国家出版基金项目
NATIONAL PUBLICATION FOUNDATION

中国中成药名方药效与应用丛书

总主编 陈 奇 张伯礼

肿瘤血液卷

肿瘤册主编 连晓嫒 田建辉 李 雁
血液册主编 胡晓梅 高瑞兰 高 月

科学出版社
北 京

内 容 简 介

"中国中成药名方药效与应用"丛书包含3种子书,共10卷。子书一以现代病症分类介绍我国中成药名方,共 8 卷,分别为①心血管神经精神卷②呼吸消化卷③内分泌代谢、风湿免疫、泌尿男生殖卷④外科皮肤科卷⑤妇产科卷⑥五官科卷⑦肿瘤血液卷⑧儿科卷;子书二共 1 卷,为子书一的精华本;子书三共 1 卷,为子书二的英文版。该丛书是由院士、国医大师、全国名中医、教授、主任医师等科研和临床一线的几百位中西医药工作者合作编纂的大型专著丛书,英文版邀请了中医药大学的专业英语教授担任翻译。

本丛书将中成药药效与现代医药学基础理论相结合,将中成药临床应用和现代研究成果相结合,使读者在理解药效原理基础上,正确使用中成药。书中有药效机制示意图,图文并茂,体例新颖。

本丛书可供中西医临床医生、社区医生及药店职工阅读使用,也可作为中医药研究工作者对古典方剂及中成药研究与开发的重要参考书,高等中医药院校中药药理学、中成药、方剂学的教学参考书。

图书在版编目(CIP)数据

中国中成药名方药效与应用丛书. 肿瘤血液卷 / 陈奇,张伯礼主编;连晓媛等本册主编. —北京:科学出版社,2021.3
国家出版基金项目
ISBN 978-7-03-068184-3

Ⅰ. ①中… Ⅱ. ①陈… ②张… ③连… Ⅲ. ①肿瘤-验方-汇编②血液病-验方-汇编 Ⅳ. ①R289.5

中国版本图书馆 CIP 数据核字(2021)第 036628 号

责任编辑:刘 亚 鲍 燕 曹丽英 / 责任校对:王晓茜
责任印制:肖 兴 / 封面设计:黄华斌

科 学 出 版 社 出版
北京东黄城根北街 16 号
邮政编码:100717
http://www.sciencep.com

中国科学院印刷厂 印刷
科学出版社发行 各地新华书店经销
*
2021 年 3 月第 一 版 开本:787×1092 1/16
2021 年 3 月第一次印刷 印张:30 1/4
字数:679 000
定价:**188.00 元**
(如有印装质量问题,我社负责调换)

中国中成药名方药效与应用丛书

总 主 编 陈 奇 江西中医药大学 教授 博导

张伯礼 中国中医科学院 天津中医药大学

名誉院长 校长 院士 教授 博导

肿瘤血液卷·肿瘤册

主 编 连晓媛 浙江大学 博士 博士后 教授 博导

田建辉 上海中医药大学附属龙华医院 博士 主任医师 博导

李 雁 上海市中医医院 博士 教授 博导

主审及
特邀编委 陈晓光 中国医学科学院药物研究院 副院长 肿瘤室主任 博士 教授 博导

陆 茵 南京中医药大学 药理系主任 博士 教授 博导

副 主 编 刘怀民 河南省肿瘤医院 主任医师 博士 硕导

周之毅 上海中医药大学附属龙华医院 主任医师 博士硕导

陈文星 南京中医药大学 副教授 博士 硕导

秘 书 唐明敏 浙江大学 博士

编 委 （以姓氏笔画为序）

马增春 军事医学研究院

王爱云 南京中医药大学

王菊勇 上海中医药大学附属龙华医院

田建辉 上海中医药大学附属龙华医院

刘怀民 河南省肿瘤医院

关新军 浙江省湖州市中医院

李 雁 上海中医药大学附属上海市中医医院

李姗姗 江西中医药大学

连晓媛 浙江大学

吴雪卿 上海中医药大学附属曙光医院

张海波 广东省中医院

陆 茵 南京中医药大学

陈文星 南京中医药大学

陈兰英　江西中医药大学
陈晓光　中国医学科学院药物研究院
周之毅　上海中医药大学附属龙华医院

作者名单（以单位首字笔画为序）

上海中医药大学附属龙华医院	田建辉	肿瘤科主任医师，教授，博士，博导
	周之毅	肿瘤科主任医师，博士，硕导
	王菊勇	GPC　办公室主任，主任医师，博士，博导
	贾　方	博士
上海中医药大学附属上海市中医医院	李　雁	肿瘤科主任，主任医师，博士，博导
	曹亚娟	主治医师，博士
	崔亚静	博士
上海中医药大学附属曙光医院	吴雪卿	乳腺科主任医师，兼中医外科研究室主任，博士，硕导
广东省中医院	张海波	肿瘤科主任医师，博士，硕导
中国医学科学院药物研究院	陈晓光	副院长　肿瘤室主任　博士　教授　博导
江西中医药大学	陈兰英	国家工程中心药理部主任，教授，博士，博导
	李姗姗	实验动物科技中心试验部主任，副教授，博士
军事医学研究院	马增春	辐射医学研究所，研究员，博士，硕导
河南省肿瘤医院	刘怀民	中西医结合科大主任，主任医师，博士，硕导
郑州市颐和医院	连慧娟	肿瘤科住院医师，硕士

南京中医药大学　　　　　　　　陆　菌　药理系主任，博士，教授，博导

陈文星　药学院副教授，博士，硕导

王爱云　药学院副教授，博士，硕导

浙江大学　　　　　　　　　　　连晓媛　中药药效与新药开发研究室主任，教授，博士，博导

唐明敏　博士

浙江省湖州市中医院　　　　　　关新军　肿瘤科主任医师，硕士

肿瘤血液卷·血液册

主　　编　胡晓梅　中国中医科学院西苑医院　博士　主任医师　博导
　　　　　高瑞兰　浙江中医药大学　博士　教授　博导
　　　　　高　月　军事医学科学院　博士　教授　博导
副 主 编　孙雪梅　江苏省中医院主任　主任医师　博士　博导
　　　　　马增春　军事医学科学院　研究员　博士　博导
　　　　　郝　征　天津中医药大学　博士　副教授
编　　委　(以姓氏笔画为序)
　　　　　马增春　军事科学院军事医学研究院辐射医学研究所
　　　　　代兴斌　江苏省中医院
　　　　　庄海峰　浙江中医药大学附属第一医院
　　　　　孙雪梅　江苏省中医院
　　　　　尚广彬　江西中医药大学
　　　　　罗梅宏　上海中医药大学附属曙光医院（宝山分院）
　　　　　郝　征　天津中医药大学
　　　　　胡致平　浙江中医药大学附属第一医院
　　　　　胡晓梅　中国中医科学院西苑医院
　　　　　徐国良　江西中医药大学
　　　　　高　月　军事科学院军事医学研究院辐射医学研究所
　　　　　高瑞兰　浙江中医药大学附属第一医院

作者名单 （以单位首字笔画为序）

上海中医药大学附属曙光医院 （宝山分院）	罗梅宏	主任医师，博士，硕导
	夏乐敏	主治医师，博士
天津中医药大学	郝　征	副教授，博士，硕导
	曾丽蓉	讲师，博士
	任海燕	讲师，博士
中国中医科学院西苑医院	胡晓梅	血液所副所长，主任医师，博士，博导
江西中医药大学	徐国良	教授，博士，博导
	尚广彬	副教授，博士
江苏省中医院	孙雪梅	科主任，主任医师，博士，博导
	代兴斌	副主任医师，博士
军事科学院军事医学研究院辐射医学研究所	高　月	研究员，博士，博导
	马增春	研究员，博士，硕导
	徐焕华	博士
	王宁宁	博士
	聂　窈	硕士
浙江中医药大学附属第一医院	高瑞兰	血液所所长，研究员，博导
	胡致平	副主任医师，副教授，硕导
	庄海峰	副主任医师，博士，硕导

总主编简介

陈 奇 江西中医药大学教授，北京中医药大学博士生导师，原北京协和医科大学博士生导师组成员和博士后合作导师，全国优秀教师，获国务院特殊津贴。国家自然科学基金评审专家，原卫生部药品审评委员，国家药品审评专家，973审评专家，国家发改委药品价格评审专家，全国中医药教材编审委员会委员。江西省药理学会名誉理事长，世界中医药学会联合会中药药理专业委员会顾问。江西省高校重点建设学科制药中药学学科带头人，江西省高等学校优秀研究生导师，江西省科学研究突出贡献先进工作者，中国药理学发展突出贡献奖并学会荣誉理事，中华人民共和国成立70周年纪念章获得者。应邀访问德国、美国、英国、新加坡并合作科研。主编《中药药理研究方法学》获全国优秀科技图书一等奖、国家图书奖、国家科技进步奖三等奖。主编的《中药药理实验方法学》获全国优秀教材奖。主编研究生教学参考用书《中药药效研究思路与方法》。主编国家规划教材《中药药理学实验》。主审国家规划教材《中药药理学》《中药炮制学》。出版《人体奥妙》译著。主编《中成药名方药理与临床》在香港、台北、北京出版。《中药新药与临床药理》《药学学报》《中国实验方剂学杂志》《中国临床药理学与治疗学》等7个杂志编委、特邀编委或顾问。主持国家重大课题和国家新药基金项目各1项，主持3项国家自然科学基金，主持或参与研究开发红管药、槲皮素、灵芝片、钻山风、复方草珊瑚含片、珍视明滴眼液、健胃消食片、赣南麦饭石等，科研获奖成果21项。

张伯礼 中国中医科学院名誉院长，天津中医药大学校长。中国工程院院士、教授、博士生导师。获国务院特殊津贴。主编《中医内科学》《中药现代化二十年》《中成药临床合理使用读本》《常见病中成药临床合理使用丛书》，陈奇、张伯礼联合主编《中药药效研究方法学》等。国家重点学科中医内科学学科带头人。中国工程院医药卫生学部主任，中国中西医结合学会名誉会长，中华中医药学会名誉会长，教育部高等学校中医学教学指导委员会主任委员，世界中医药学会联合会副主席，世界中医药学会联合会教育指导委员会主任委员。国家"重大新药创制"科技重大专项技术副总师，科技部"中药现代化产业基地建设"专家组长，第十届国家药典委员会执委兼中医专业委员会主任委员。国家抗击新冠病毒肺炎领导小组成员，抗击新冠病毒肺炎中医治疗方案设计者，获"人民英雄"国家荣誉称号。

从事中医药临床、教育和科研工作40余载，全国名中医，获何梁何利基金奖、吴阶平医学奖、世界中医药杰出贡献奖、树兰医学奖、全国优秀共产党员、全国杰出专业技术人才、全国先进工作者、全国优秀科技工作者、国家级有突出贡献中青年专家和天津市科技重大成就奖等荣誉称号。在中医临床、科研、教育、国际化、中药现代化等方面取得一批重要成果。获国家科技进步奖一等奖7项，省部级科技进步奖一等奖21项，发表论文300余篇，主编专著10余部。

《肿瘤血液卷》主编简介

肿瘤册主编简介

连晓媛 浙江大学中药药效与新药创制研究室主任，教授，博士，博士后，博导。在美国贝勒医学院从事博士后研究并任讲师。《中药新药与临床药理》杂志编委，中国药理学会中药与天然药物药理专业委员会委员、神经药理专业委员会委员。国家自然科学基金评审专家，曾任中国药理学会补益药药理专业委员会副主任委员和国际学术杂志 *Pharmaceutical Crops* 编委。主持美国癫痫基金课题 1 项，主持国家自然基金 3 项，主持科技部 973 项目和重大科学计划项目子课题各 1 项，国际和国内发明专利近 20 项，发表国际知名杂志学术论文 70 多篇。

田建辉 上海中医药大学附属龙华医院肿瘤科主任医师，上海市中医药研究院中医肿瘤研究所基础研究部主任，博士，博导，国医大师刘嘉湘先生学术思想传承博士后。中国中医肿瘤防治联盟秘书长，中华中医药学会肿瘤分会常务委员。国家食品药品监督管理局新药评审专家，国家自然科学基金评审专家。英国访问学者。主持国家自然科学基金 3 项，发表国内外科研论文 100 余篇，其中 SCI 收录论文 10 篇。获上海市科技进步一等奖等奖项 7 项，受邀主讲包括美国 AACR 和 CSCO 等在内的国内外年会主讲 30 余次。

李　雁 上海中医药大学附属市中医医院肿瘤科主任，主任医师，博士，博导。中国中医药信息研究会膏方分会副会长，上海中医药学会肿瘤专业委员会副主任委员。国家中医药管理局中医肿瘤重点专科、上海中医药大学附属市中医医院中医肿瘤重点学科、上海市中医肿瘤优势专科、上海市申康医疗发展中心中医肿瘤特色专科、上海中医药大学"杏林团队"的学科带头人。

血液册主编简介

胡晓梅 中国中医科学院西苑医院血液科负责人，主任医师，博士，博导。中医血液病国家区域诊疗中心负责人，北京市中西医结合血液病研究所副所长。世界中医药学会联合会血液病专业技术标准审定委员会主任委员，世界中医药学会联合会血液病专业委员会副会长兼秘书长，中国中西医结合学会血液学专业委员会主任委员。北京中西医结合学会血液学专业委员会主任委员。主持国家 973、国家自然科学基金、北京市科委重大项目，获科技成果奖 9 项。

高瑞兰 浙江中医药大学附属第一医院研究员、浙江省中西医血液病研究所所长，博导，享受国务院特殊津贴，留学澳大利亚新南威尔士大学，为国家中医临床血液病研究基地学术带头人，任国家中医药管理局"再障益气养血"重点研究室主任、世界中医药联合会血液病专业委员会副会长，中国中西医结合学会第五、六届血液病分会副主任委员。主持国家重大新药创制 2 项、国家自然科学基金 5 项，科技部和澳大利亚国际合作 2 项。浙江省优秀科技工作者，中国中西医结合学会贡献奖。

高 月 军事医学科学院放射与辐射医学研究所研究员，博士，博导。中华中医药学会中药毒理学与安全性研究分会主任委员、中国毒理学会药物毒理与安全性评价专业委员会副主任委员。领衔的"中药安全性关键技术研究与应用"成果获得国家科学技术进步奖一等奖。以第 1 完成人获得国家科学技术进步奖一等奖、国家科学技术进步奖二等奖、军队科学技术进步奖一等奖等 6 项。主编出版《中药安全性研究基础与方法》等专著 4 部。

编 写 说 明

1. 本丛书的组织是由总主编首先确定各分册第一负责人，由各分册第一负责人即分册第一主编组织编写，由总主编最终审定书稿发给出版社。精华本是16个分册第一负责人挑选各分册主要内容压缩而成的一本书。

2. 本丛书中成药名方是根据功能与主治以现代病症分类，每个病症有一简单概述。中成药名方的病症应用以药物功效分类，利于辨病与辨证相结合。

3. 每个中成药名方标题：药物名称、【药物组成】、【处方来源】、【功能与主治】、【药效】、【临床应用】、【不良反应】、【使用注意】、【用法与用量】、参考文献。

4.【药物组成】除极少数保密方外，介绍了该中成药名方组成的全部中药名称。

5.【处方来源】注明古方或研制方（包括经验方），《中国药典》或国家批准Z字号的中成药，可以收入中药提取物或有效成分组成的H号产品。如果是古典名方则要求写出其出处。由于大部分中成药制剂，同一个产品有不同厂家、不同剂型，故同一产品有许多批准文号，本书随机抽写其中一个产品批准文号，说明是Z字号的中成药。本书收入尚有少数无批准文号的古典名方。本书不收入正在研制中，无国家批准文号的产品，也不收入B字号保健品。

6.【功能与主治】来源于药典或国家批准的产品说明书。

7.【药效】按文献报道实验研究的药效及其作用机制。对药效及作用机制复杂的中成药，适当结合基础知识论述。对少数无药效文献的中成药，则根据其新药申报简要写出其最基本药效。部分中成药的药效或其作用机制用示意图展示，方便读者理解。

8.【临床应用】凡是收入中国药典或国药Z字号的中成药都是经过国家批准组织临床试验的。但是对无药效又无临床公开发表文献资料的中成药，则基本不能收入本书。文献写出治疗的病症，作者尽可能辨病与辨证相结合。对不是双盲和随机对照的临床应用结果，原则上不收入其报道临床治疗效果的百分率。

9.【不良反应】根据文献报道介绍不良反应。

10.【使用注意】包括指出有毒中药、配伍禁忌、辨证使用注意等。

11.【用法与用量】按产品制剂说明书的服用方法和用量。

12. 参考文献：注明药效、临床应用、不良反应的文献依据。参考文献来源主要是期刊及学术会议资料，少数是书籍或内部资料。无参考文献的中成药不收入本书。

13. 署名：本文作者的单位及姓名，以示负责。

总　前　言

中成药是中医药的重要组成部分，是由我国历代医家经过千百年临床实践，总结出来的有疗效的方剂加工而成，其历史悠久，源远流长。

用现代医药学研究中成药与古典名方，可以阐明中医药基本理论，沟通中西医药间的学术思想，扩大治疗范围和提高临床疗效，使中医药事业在继承的基础上进一步发展与提高。

中成药和中药方剂有着密切关系，绝大多数中成药是由著名方剂经长期临床实践而定型生产的。中成药可以说是著名方剂的精华，本丛书是将我国近代几十年来研究中成药名方的现代药效和临床应用加以整理与总结编著而成，有利于继承和发扬祖国中医药事业，推进中成药的正确使用。

本丛书中英文版的出版发行，对中医药走向世界有重要意义，对中国传统文化"走出去"有重要意义。

本丛书可供使用中成药治疗疾病的广大读者及中西医临床医生、社区医生及药店职工阅读使用，可作为中医药研究及中西医临床工作者对中成药进一步研究与开发的重要参考书，也可作为高等中医药院校中医药专业中药药理学、中成药、方剂学的教学参考书。

本丛书特点：

1. 新颖性和实用性　本丛书改变以往中成药书籍以中药功效如解表、清热、温里、补益药等分类方式，而用现代疾病的病症名分类，方便中西医临床工作者使用中成药。本丛书把中成药的药效与临床应用按照现代医学疾病的病症分类，是编写体例的探索与创新。

本丛书尽量改变综述形式写中成药药理，而是将中成药药效与现代医药学基础理论相结合，将中成药临床应用和现代研究成果相结合进行编纂，使读者在理解药效原理基础上，在临床上正确使用中成药。本书的部分中成药有药效及作用机制示意图，图文并茂，使读者易于理解药效及作用机制。本书体例新颖、内容富有新意。

2. 先进性和创新性　本丛书以病症分章介绍古典名方及经验方制成的中成药，以及少数尚未制成中成药的古典名方，展示了我国近代几十年来中成药药效研究与临床应用的成果，是中医药各学科科研探索的结晶，反映了当前中成药治疗疾病药效研究和临床应用的最新进展。

本丛书辨病及辨证相结合阐述中成药的主治病症原理，首次对中成药以辨病与辨证结合的方式进行分类，科学阐明传统的中成药主治疾病的现代药效学研究，是学术创新，可促进中医药与现代医药结合和中药合理应用，对中药走向世界有重要意义。

本书英文版是首次推出的以病症分类的中成药药效与临床应用专著。可让国外读者了解中成药现代药效与临床应用治疗疾病的进展，可促进国外应用，有利于国内生产企业将产品推向世界。

3. 权威性和严谨性　本丛书是在陈奇教授主编的《中成药名方药理及临床应用》的基础上，重新组织以中药药理专家为编写主体并邀请中医临床专家参加，合作编著出版的反映中成药药效与应用进展的权威性、有特色的大型丛书。陈奇教授主编《中成药名方药理及临床应用》(香港雅艺出版公司—深圳海天出版社联合出版，1991)、《中药名方药理与应用》(台北：南天书局，1993)、《中成药名方药理与临床》(北京：人民卫生出版社，1998)。本次编写在充分借鉴以上三本著作基础上，组织了中医药领域专家，邀请在中成药临床研究领域有经验的教授、临床医生参加编著和审订，是中药基础研究工作者与中医临床工作者合作编纂的成果。

本丛书包含子书 3 种，共 10 卷。子书一共 8 卷，以现代病症分类介绍我国中成药名方，分别为①心血管神经精神卷②呼吸消化卷③内分泌代谢、风湿免疫、泌尿男生殖卷④外科皮肤科卷⑤妇产科卷⑥五官科卷⑦肿瘤血液卷⑧儿科卷；子书二共 1 卷，为子书一的精华本；子书三共 1 卷，为子书二的英文版。本丛书参编者共 400 多位，各分册主编分别负责组稿和审定。本丛书于 2015 年在北京国家会议中心召开了组稿会，2017 年及 2018 年在科学出版社召开审稿会和审定稿会议。

在本丛书出版之际，首先感谢国家出版基金的资助，感谢科学出版社的支持，感谢江西中医药大学、中国中医科学院、天津中医药大学及各参编专家单位的支持。还要感谢中国药理学会、中国药理学会中药与天然药物药理专业委员会、世界中医药联合会中药药理专业委员会、江西省药理学会的支持！

由于中成药药理书籍历来以中药功效分类，而本书首创以现代病症分类，这在学术上尚有一些问题需要讨论，且部分中成药名方能治疗多种病症，故论述中有重复的问题。欢迎广大读者批评指正，以利今后进一步改进和完善。

陈　奇　张伯礼

2019 年 12 月

目　录

肿瘤血液卷·肿瘤册

肿瘤血液卷·血液册

肿瘤血液卷

肿　瘤　册

第一章

脑瘤中成药名方

第一节 概 述

一、概 念

脑瘤（brain tumor）是我国居民肿瘤死因第七位的肿瘤，与 20 世纪 70 年代相比其发病率上升了近 2 倍。其中发生自脑、脑膜、脑垂体、脑神经和脑血管等的称为原发性脑瘤，而继发性脑瘤则为身体其他部位的恶性肿瘤转移或邻近组织肿瘤的侵入。脑瘤可发生于任何年龄，以 20～50 岁青壮年多见。原发性的脑瘤占全身肿瘤的 7%，少儿以颅后窝即中线肿瘤较多见，主要为髓母细胞瘤、颅咽管瘤即室管膜瘤。成人以大脑半球胶质瘤为最多见，如星形细胞瘤、胶质母细胞瘤、室管膜瘤等，其次为脑膜瘤、垂体瘤及颅咽管瘤、神经纤维瘤、海绵状血管瘤等。继发性脑瘤主要来源于恶性肿瘤脑转移，在各器官的转移中，脑转移仅次于肺转移和肝转移，居第 3 位。20%～40% 的成人恶性肿瘤会发生脑转移，其中以肺癌最多，其次为乳腺癌、肾癌、黑色素瘤等，一半以上的脑瘤为脑转移癌。随着影像技术的发展，尤其是 MRI 的广泛应用，越来越多的小转移灶得以诊断。

中医学将生长于颅内的肿瘤统称为"脑瘤"，包括原发瘤和转移瘤。在古代文献中没有脑瘤的明确记载，但脑瘤的主要症状，如"厥逆"、"真头痛"、"头痛"、"头风"、"眩晕"、"癫痫"等则分布于头痛、呕吐、中风、痰饮等篇章中，散在提及。

二、病因及发病机制

（一）病因

中医认为，脑为精明之府，与五脏功能密切相关，脑瘤是由五脏六腑功能失调，或有外邪引动，寒热互搏，痰浊内停，瘀血内停，日久积聚而成。中医认为脑为髓之海，髓海病变，与脏腑清阳之气密切相关。脑又为诸阳之会，其有余、不足皆能影响全身。风、痰、毒邪扰乱清阳，夹瘀聚于脑部日久而成癌瘤。

西医认为目前脑瘤病因多样，无明确定论。其发生与发展与一定因素相关，如遗传、胚胎残余、致癌物质、病毒感染、放射线等。其中原发性脑瘤与放射线、化学物质、损失、病毒感染、遗传等关系较密切；继发性脑瘤病因复杂，其来源与恶性肿瘤相关，在儿童继发性脑瘤患者中以肉瘤、神经母细胞瘤及干细胞肿瘤多见。在成年继发性脑瘤患者中，以肺癌最多，尤其是小细胞肺癌。

（二）发病机制

脑瘤的发病机制目前尚不明确。目前多数研究倾向于病毒感染、致癌物质、放射线、遗传变异等因素引起脑细胞内基因片段的改变，使负责调控蛋白的通路发生变化，从而生成异常蛋白，导致脑瘤。其中放射线可直接导致胶质细胞大量增殖异常胶变，最终形成脑瘤。另外对于继发性脑瘤，身体其他部位的恶性肿瘤主要通过血行传播转移至脑，约80%的继发性脑瘤发生于大脑半球，仅15%和5%的继发性脑瘤发生于小脑和脑干，并且主要分布于灰质和白质交界处及动脉循环的"分水岭"区域，这是因为此处血管内径细小，血流缓慢，血液循环中的肿瘤细胞易于在此处形成微小癌栓，并侵袭血管内壁，进而转移至脑组织中。

三、临床表现

脑瘤的临床表现复杂多样，主要表现为神经系统症状及认知行为异常。40%～50%的脑瘤患者出现头痛症状，尤其是多发转移或颅后窝转移的患者更易出现，头痛症状与肿瘤周围脑组织水肿及颅内压升高有关。当颅内压升高时，可能出现颅高压三联征。故约40%的患者伴有恶心、呕吐。20%～40%的脑瘤患者出现局部神经功能缺失，这与肿瘤的部位有关，可出现相应部位症状，如偏瘫、单瘫、失语、视野缺失等。30%～35%的脑瘤患者出现认知障碍，如记忆力下降、情绪异常、性格改变等。10%～20%的脑瘤患者伴有癫痫发作，尤其是新出现的癫痫发作往往提示脑瘤。

四、诊　　断

完整的脑瘤诊断需包括原发部位、病理类型、转移灶部位及数量的诊断。临床上约80%的脑瘤患者有明确的原发恶性肿瘤的病史，根据其临床症状和体征及影像学检查发现的颅内占位性病灶，排除原发脑肿瘤和其他肿瘤，临床诊断脑转移即可成立。CT脑扫描与磁共振扫描是当前对脑瘤诊断最有价值的诊断方法，阳性率达95%以上。

五、治　　疗

脑瘤的治疗包括针对脑转移灶的治疗，以及对症治疗和针对并发症的治疗。继发性脑瘤是肿瘤的晚期表现，伴随不同程度的脑水肿和颅高压，甚至伴有全身其他部位的转移，因此治疗方式的选择首先需要对患者的总体预后进行评估。根据RTOG-RPA（RTOG为美国放射肿瘤协会简称，RPA为该协会提出的递归分割分析分类系统的简称）分类系统，预后好的患者其治疗目的在于更好地控制肿瘤、延长生存，因此建议接受相对积极的治疗方案；预后差的患者目的则在于缓解脑瘤症状及保证脑神经功能。

（一）常用化学药物及现代技术

1. **手术**　对于严格选择的患者，可选择手术切除。手术的指征包括：①孤立性脑转移或<3 个多发转移患者；②可控制的原发性肿瘤；③KPS（卡诺夫斯凯计分的简称，评分越高，体能状态越佳）体能状态较好；④肿瘤病灶部位可切除；⑤年龄相对较小（<60 岁）；⑥多发性或复发性继发性脑瘤，但病灶较大或压迫周围脑组织可能引起脑疝甚至危及患者生命的。而对于一般状况不佳，原发肿瘤未控制，肿瘤位于脑干或丘脑等部位的患者，不推荐手术治疗。原发肿瘤确诊与继发性脑瘤确诊之间的时间间隔较短，提示肿瘤侵袭性强，继发性脑瘤术后复发风险高，故亦不推荐手术治疗。手术治疗的患者，往往需要联合术后全脑放疗。

2. **放疗**　对于肿瘤直径小于 3cm，肿瘤部位无法切除或拒绝手术切除的患者，尤其是对放射敏感的肿瘤，SRS（stereotactic radiosurgery，立体定向放射外科）是首选的治疗手段；对于<4 个的多发转移患者，SRS 已经被证实疗效优于手术切除。全脑放疗可改善生存期并降低局部复发率，其治疗目的包括：①多发转移癌的放射治疗以缓解肿瘤脑内占位相关症状；②术后辅助放疗或 SRS 后辅助放疗以预防继发性脑瘤复发；③与化疗联合以缩小肿瘤体积；④预防性放疗，如小细胞肺癌患者，其脑转移发病率很高，需进行预防性放疗。

3. **全身治疗**　以往认为由于血脑屏障的存在，大分子或水溶性的药物难以通过血脑屏障，因此对于继发性脑瘤疗效不佳。全身治疗用于继发性脑瘤的一线治疗仅见于：①对化疗敏感的肿瘤，包括睾丸生殖细胞肿瘤、滋养细胞肿瘤及非霍奇金淋巴瘤；②无症状的同期小的继发性脑瘤患者，准备接受化疗以治疗原发病灶的患者，手术或放疗可以延迟至化疗无法控制颅内病灶之后以评估化疗疗效；③EGFR 基因突变的非小细胞肺癌患者，可以一线考虑 EGFR-TKIs（吉非替尼、厄洛替尼）靶向治疗。对于大多数肿瘤，全身治疗仅仅作为手术、WBRT（whole brain radiation therapy，全脑放射治疗）或 SRS 失败时的二线治疗，其药物的选择需同时考虑原发肿瘤的病理类型及药物通过血脑屏障的能力。

（二）中成药名方治疗

中医强调治病必求其本，脑瘤的治疗也必须遵循辨证与辨病相结合的方法，既要注意转移灶的具体情况，也要兼顾原发病灶。对于热毒证者用鸦胆子油注射液清热解毒，对于气虚证者用参芪扶正注射液益气扶正，对于血瘀证者用榄香烯注射液活血散瘀。

第二节　中成药名方的辨证分类与药效

中医学认为脑瘤的发病多由于先天不足、房劳、惊恐伤肾致肾脏亏虚，脑失所养，正虚之处，便是邪留之所。《医宗必读》："积之成者，正气不足，而后邪气踞之。"因此，脑瘤总属本虚标实之证，初期以痰瘀互结，蔽阻清窍多见，或肝阳上亢、风毒上扰，随病程的延长，本虚之象逐渐加重，渐损及气，久则损及阴阳。目前治疗脑瘤的常用中成药的辨证分类及其主要药效如下所述。

一、扶正祛邪类

脑瘤脾胃虚弱的患者主要症状是精神萎软，形体消瘦，纳呆，头昏目眩，疲乏无力，面色苍白，心慌气短，食欲不振，恶心呕吐，或呕吐痰涎，失眠多梦，头面四肢浮肿，大便不畅或干结，舌淡红苔白有齿印，脉沉细。

脑瘤使颅内压增高，刺激呕吐中枢，导致呕吐，胃肠功能减弱，进食减少，免疫功能降低，无法抵抗肿瘤细胞侵蚀。

补益药可以补中益气，增强机体免疫功能，促进自然杀伤（NK）细胞和巨噬细胞杀伤肿瘤细胞的功能[1]，并可降低血清可溶性白细胞介素-2受体（IL-2R）的活性，增强白细胞介素-2（IL-2）的活性[2]，显著增强细胞毒性 T 细胞（cytotoxic T lymphocyte，CTL）及淋巴因子激活的杀伤细胞（lymphokine-activated killer cell，LAK）抗肿瘤活性，能部分逆转 A549/DDP 细胞活性，达到抑制肿瘤的作用[3]。

常用中成药：参芪扶正注射液（参芪片、糖浆），康莱特注射液。

二、清热解毒类

脑瘤热毒证者主要表现为头痛剧烈，喷射状呕吐，发热，纳差，甚至精神萎靡不振，错乱，昏迷，舌红苔黄腻，脉数。

脑瘤热毒证者病理表现主要因脑部肿瘤使局部炎性渗出增加，导致脑组织水肿，颅内压力增高，影响中枢神经，包括呕吐中枢、延髓、下丘脑等，继而出现呕吐、发热、意识改变。

清热解毒类抗癌药主要用于由癌症引起的炎性反应及放化疗期间引起的不良反应。清热解毒药可作用于与肿瘤细胞凋亡、细胞周期、血管新生相关的关键酶及作用于癌前病变组织，从而达到预防和治疗癌症的作用[4]。

常用中成药：鸦胆子油乳口服液（软胶囊、注射液）。

三、消瘀散结类

脑瘤血瘀痰凝证属于"积聚"、"癥瘕"范畴，症状主要是头痛剧烈，以刺痛为主，痛有定处，夜间加重，口渴不喜饮或饮后吐出，或周身出现坚硬包块，压之不痛，推之不移，或头痛头晕，伴沉重感，舌暗红有瘀斑或瘀点，苔腻，舌下脉络瘀曲，脉弦涩。

肿瘤的生长和转移，以及肿瘤细胞增殖和凋亡过程中，肿瘤细胞黏附性增加，肿瘤细胞侵袭和迁移力增强，肿瘤细胞分泌相关表皮生长因子促进血管生成，影响凝血功能，出现瘀血的症状。

散结类药可除积消瘤，抑制肿块的生长和转移，抑制癌细胞中黏附分子的表达。活血化瘀药可抑制肿瘤的生长和转移，对肿瘤细胞增殖和凋亡、肿瘤细胞黏附、肿瘤细胞侵袭和迁移、肿瘤血管生成、肿瘤转移、抑制基因的表达等均有不同程度的作用[5]。

常用中成药：榄香烯注射液（口服乳）。

参 考 文 献

[1] 米娜. 补中益气汤对脾虚小鼠 NK 及 TNF 活性的影响[J]. 皖南医学院学报，2000，19（1）：6-7.

[2] 郝新芳. 补中益气汤治疗化疗致血细胞减少疗效观察[J]. 中医学报，2012，27（7）：794-795.

[3] 易佳丽，刘春英. 补中益气汤含药血清干扰 A549/DDP 生长作用的实验研究[J]. 中国医药导报，2013，10（7）：4-6，9.

[4] 刘磊磊，陈娟，师彦平. 清热解毒中药抗瘤作用研究进展[J]. 中草药，2012，（6）：1202-1203.

[5] 缪黎玮，叶丽红. 肿瘤血瘀证和活血化瘀药对血管生成的作用[J]. 吉林中医药，2015，5（35）：521-523，529.

第三节　中成药名方

一、扶正祛邪类

 参芪扶正注射液（参芪片、糖浆）

【药物组成】　党参、黄芪。

【处方来源】　研制方。国药准字 Z19990065。

【功能与主治】　益气扶正。用于肺脾气虚引起的神疲乏力，少气懒言，自汗眩晕；肺癌、胃癌见上述证候者的辅助治疗。

【药效】　主要药效如下[1-6]：

1. 抑制肿瘤转移作用　参芪扶正注射液能一定程度上抑制肿瘤血管内皮生长因子（vascular endothelial growth factor，VEGF）的表达，从而阻断肿瘤的转移途径。柏长青等在黄芪、党参提取物抑制肺癌细胞诱导血管内皮细胞迁移的实验研究中发现黄芪、党参提取物能够可以明显抑制 NCI-H446 细胞 VEGF 表达，继而对于肺癌继发性脑瘤患者亦有相应的疗效。

2. 提高免疫功能，增强抗瘤能力　用益气扶正法治疗癌症是通过增强自身正气来抵御病邪。从现代免疫学上看，人体自身免疫能力能消灭肿瘤，相关免疫细胞包括 T 淋巴细胞、NK 细胞、巨噬细胞等。现代相关临床试验表明参芪扶正注射液能有效地提高肺癌、大肠癌、胃癌、乳腺癌及脑瘤术后患者血清 T 淋巴细胞亚群的活性。

3. 降低放疗毒副作用，改善生存质量　临床试验表明，参芪扶正注射液可减轻放化疗引起的骨髓抑制，亦能减轻患者疲倦乏力、盗汗自汗等气虚症状，缓解患者心理压力，延长患者生存期。

【临床应用】

1. 脑瘤术后辅助治疗　朱锐俊等[7]研究发现参芪扶正注射液能有效改善脑瘤术后患者临床症状，减轻脑瘤术后的痛苦，改善生活质量，并且能提高脑瘤术后患者 T 淋巴细胞亚群活性，有益于脑瘤术后恢复。林尧[8]等通过对 60 例脑胶质瘤术后放化疗联合参芪扶正注射液疗效观察发现参芪扶正注射液联合放化疗，能够延缓高级别脑胶质瘤患者术后放疗导致的迟发性认知功能损害，并且能显著减少放化疗的不良反应，是一种安全有效的治疗方法。

2. 肺癌及中晚期肺癌辅助治疗，胃癌及胃癌中晚期辅助治疗　见有关章节。

【不良反应】　①非气虚证患者用药后可能发生轻度出血。②少数患者药后，可能出现低热、口腔炎、嗜睡。③偶有皮疹、注射部位疼痛、恶寒、寒战、高热、呕吐、胸闷、心慌等。

【使用注意】　片剂及糖浆：①忌油腻食物。②凡脾胃虚弱，呕吐泄泻，腹胀便溏，咳嗽痰多者慎用。③感冒患者不宜服用。④高血压、糖尿病患者应在医师指导下服用。⑤宜饭前服用。⑥按照用法用量服用，小儿及孕妇应在医师指导下服用。⑦服药两周或服药期间症状无改善，或症状加重，或出现新的严重症状，应立即停药并去医院就诊。⑧对本品过敏者禁用，过敏体质者慎用。⑨本品性状发生改变时禁止使用。⑩儿童必须在成人监护下使用。⑪请将本品放在儿童不能接触的地方。⑫如正在使用其他药品，使用本品前请咨询医师或药师。

静脉用药：①应认真辨证用于气虚证者。②有出血倾向者慎用。③本品不得与化疗药混合使用。④临床应用时滴注不宜过快，成年人以每分钟 40～60 滴为宜，年老体弱者以每分钟 40 滴为宜。⑤静脉滴注初始 30 分钟内应加强监护，如发现不良反应及时停药，处理遵医嘱。

【用法与用量】　注射液：静脉滴注。每次 250ml（即 1 瓶），每日 1 次，疗程 21 天；与化疗合用，在化疗前 3 天开始使用，疗程可与化疗同步结束。片剂：口服，每次 4 片，每日 3 次。糖浆：口服，每次 15ml，每日 2 次。

参 考 文 献

[1] 柏长青，宋颖芳，王德堂，等. 黄芪、党参提取物抑制肺癌细胞诱导血管内皮细胞迁移的实验研究[J]. 武警医学，2008，19（6）：505-508.

[2] 马兴铭，丁剑冰. 医学免疫学[M]. 北京：清华大学出版社，2013：1-260.

[3] 敖曼，连相尧，刘承一，等. 参芪扶正注射液对肺癌化疗患者造血功能和免疫功能的影响[J]. 山东医药，2012，52（3）：60-61.

[4] 谢芳. 参芪扶正注射液联合化疗治疗乳腺癌的临床分析[J]. 中国医药指南，2014，12（30）：19-20.

[5] 杨志勇，万鸿，曹钟，等. Sox 方案联合参芪扶正注射液治疗老年晚期胃癌的临床观察[J]. 中西医结合研究，2014，（6）：286-289.

[6] 戴闯. 参芪扶正注射液辅助化疗治疗结直肠腺癌的疗效分析[J]. 海峡药学，2012，24（9）：148-150.

[7] 朱文锐，田俊. 参芪扶正注射液对脑肿瘤手术患者术后临床疗效及免疫功能的影响[J]. 中医药导报，2016，22（4）：39-41.

[8] 林尧，余伟. 参芪扶正注射液联合放化疗治疗高级别脑胶质瘤术后患者的临床观察[J]. 中国医药导刊，2018，（2）：87-92.

康莱特注射液（软胶囊）

【药物组成】　薏苡仁油。

【处方来源】　研制方。国药准字 Z10970091。

【功能与主治】　益气养阴，消癥散结。康莱特注射液适用于不宜手术的气阴两虚、脾虚湿困型原发性非小细胞肺癌及原发性肝癌,配合放化疗有一定的增效作用,对中晚期肿瘤患者具有一定的抗恶病质和止痛作用。康莱特软胶囊适用于手术前及不宜手术的脾虚痰湿型、气阴两虚型原发性非小细胞肺癌。

【药效】 主要药效如下[1-4]:

1. 抑制肿瘤细胞周期,抑制肿瘤增殖 薏苡仁酯能阻止癌细胞内 DNA 复制,也可以阻止癌细胞分裂。在薏苡仁油注射液对人肺腺癌细胞 A549 增殖和凋亡作用的研究中发现,薏苡仁油注射液可显著增加 G_1 期细胞并减少 S 期细胞,这表明薏苡仁油可抑制细胞周期,从而通过干预细胞增殖达到控制肿瘤增长的效果。

2. 作用于 VEGF,控制肿瘤生长转移 薏苡仁油可作用于肿瘤 VEGF,研究发现薏苡仁油可以下调 VEGF 和碱性成纤维细胞生长因子(basic fibroblast growth factor,bFGF)的表达水平,从而抑制肿瘤的生长和转移。

3. 提高机体免疫功能,增强抗瘤效果 薏苡仁油可通过调节细胞因子水平和 T 淋巴细胞活性,提高机体免疫功能,延长患者生存期。薏苡仁油亦能作用于细胞核因子 κB(NF-κB)、细胞因子 IL-2 的表达从而发挥抗肿瘤及免疫调节作用。药物实验研究还提示薏苡仁油能促进荷瘤小鼠的脾淋巴细胞增殖,提高 NK 细胞的活性,促进巨噬细胞吞噬功能(图 1-1)。

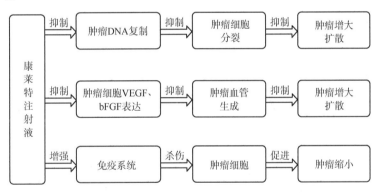

图 1-1 康莱特注射液药效机制

【临床应用】

1. 肺癌及肺癌脑转移 有临床试验报道,薏苡仁油在肺癌及肺癌脑转移的治疗中能减少患者恶病质的状态,减少放化疗的毒副作用。付文华等[5]在全脑放射治疗联合康莱特注射液治疗多发脑转移癌的疗效观察中观察了 78 例脑转移患者治疗前后状态,提示治疗组骨髓抑制、脱发等不良反应均减少,客观缓解率提高。谭宝利[6]在康莱特注射液联合旋转式伽马刀全脑放射治疗对非小细胞肺癌脑转移的疗效中对比观察了 56 例脑转移患者治疗前后情况,发现配合使用康莱特注射液的患者具有较好的耐受性,血液学毒性较低,除普遍的消化道不良反应外患者的疾病控制率和生存质量均明显改善。

2. 肺癌、肝癌、乳腺癌 见有关章节。

【不良反应】 ①临床偶见脂过敏现象,如体温上升,轻度恶心,寒颤,使用 3~5 天后此症状大多可自然消失而适应。②偶见有轻度静脉炎。

【使用注意】　①如偶有患者出现严重脂过敏现象可对症处理，并酌情停止使用。②本品不宜加入其他药物混合使用。③静脉滴注时应小心，防止渗漏血管外而引起刺激疼痛。④冬季可用30℃温水预热，以免除物理性刺激。⑤使用本品应采用一次性输液器（带终端滤器）。⑥如发现本品出现油、水分层（乳析）现象，严禁静脉使用。⑦如有轻度静脉炎出现，可在注射本品前和后适量（50～100ml）输注 0.9%氯化钠注射液或 5%葡萄糖注射液。

【用法与用量】　注射液：缓慢静脉滴注 200ml，每日 1 次，21 天为 1 个疗程，间隔3～5 天后可进行下一个疗程。联合放、化疗时，可酌减剂量；首次使用，滴注速度应缓慢，开始 10 分钟滴速应为每分钟 20 滴，20 分钟后可持续增加，30 分钟后可控制在每分钟 40～60 滴。软胶囊：口服，每次 6 粒，每日 4 次，宜联合放、化疗使用。

参 考 文 献

[1] 吕品田，周坤，郑振茹，等. 康莱特注射液对人肺腺癌细胞 A549 凋亡的影响及机制[J]. 现代中西医结合杂志，2010，19（25）：3156-3158.

[2] 许健，沈雯，孙金权，等. 薏苡仁油对人原位胰腺癌 BXPC-3 细胞生长及 VEGF 和 BFGF 表达的影响[J]. 中草药，2012，43（4）：724-728.

[3] 姚根宏，张国栋，栾建凤，等. 薏苡仁诱导急性 T 淋巴细胞白血病 Jurkat 细胞凋亡及其机制[J]. 中国实验血液学杂志，2009，17（4）：879-882.

[4] 李瑛，石廷章. 康莱特诱导肿瘤细胞凋亡的实验研究[J]. 中国肿瘤临床，2002，（12）：869-873.

[5] 付文华，田洁，曹文涛，等. 全脑放射治疗联合康莱特治疗多发脑转移癌的疗效观察[J]. 中国肿瘤临床与康复，2014，21（3）：316-318.

[6] 谭宝利. 康莱特注射液联合旋转式伽马刀全脑放疗对非小细胞肺癌脑转移的疗效[J]. 中国实用神经疾病杂志，2015，18（21）：115-116.

二、清热解毒类

 鸦胆子油乳口服液（软胶囊、注射液）

【药物组成】　鸦胆子油。

【处方来源】　研制方。国药准字 Z44022858。

【功能与主治】　作为肺癌，肺癌脑转移，消化道肿瘤及肝癌的辅助治疗剂。

【药效】　主要药效如下[1-8]：

1. 抑制癌细胞增殖，控制肿瘤增长　鸦胆子油能较好地透过血脑屏障，在脑内形成较高的药物浓度，作用于继发性脑瘤，与癌细胞有较强的亲和力，能在癌细胞周围黏附较长时间，使抗癌药物向癌细胞内渗入的机会增加，选择性破坏癌细胞膜和线粒体膜等膜系统并抑制拓扑异构酶活性，从而抑制 DNA 合成、阻断癌细胞增殖并使癌细胞变性坏死。还有研究表明鸦胆子油能阻止 G_0/G_1 期细胞向 S 期进展，从而进一步阻断癌细胞的增殖进程。

2. 促进免疫作用，提高抗癌能力　鸦胆子油对体液免疫和细胞免疫有促进作用，并有益于提高骨髓造血功能。部分临床研究提示鸦胆子油联合化疗治疗后 T 淋巴细胞亚群活性有明显增高并且能有效降低骨髓抑制发生率。

3. 逆转耐药，增强抑瘤效果　研究表明，鸦胆子油可下调 B 淋巴细胞瘤 2 基因（B cell lymphoma -2，Bcl-2）及多药耐药相关蛋白（MRP）的表达，从而起到逆转耐药的作用。同时鸦胆子油能有效降低耐药相关基因、切除和修复交叉互补基因 1（ERCC1）的 mRNA 和 ERCCl 蛋白的表达水平，从而降低癌细胞对顺铂的耐药性。另外，鸦胆子油也可被 P 糖蛋白（P-glycophorin，P-gp）识别，从而与其他化疗药物竞争 P-gp 结合位点，使胞内药物浓度增加，减小耐药性（图 1-2）。

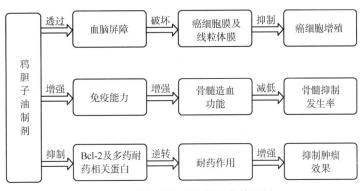

图 1-2　鸦胆子油乳注射液药效机制

【临床应用】

1. 继发性脑瘤　鸦胆子油起初多用于治疗肺癌，后因其能较好地透过血脑屏障，逐渐应用于肺癌继发性脑瘤，其在联合化疗基础上，相比单纯化疗患者，能有效提高患者生存率，提高免疫功能及减少骨髓抑制等。由此可见，鸦胆子油可作为治疗肺癌及合并脑转移的辅助用药，在提高疗效及降低化疗毒副作用方面具有一定的疗效。王新森[9]通过分析 64 例继发性脑瘤患者放疗联合鸦胆子油乳注射剂的疗效及对神经功能和生活质量的影响结果提示，鸦胆子油乳注射剂联合放疗治疗继发性脑瘤效果显著，可有效改善患者神经功能及生活质量，提高治疗效果，且安全性较高，具有推广价值。

2. 肺癌、肝癌、大肠癌、食管癌、卵巢癌、宫颈癌　见有关章节。

【不良反应】　鸦胆子油不良反应较少，临床应用较为安全。常见不良反应主要有轻微发热、腹泻、胸闷、呼吸困难、过敏性休克，静脉注射不宜过快、浓度不宜过高、量不宜过大，可减少不良反应的发生。

【使用注意】　①鸦胆子油软胶囊：本品无明显毒副作用，但少数患者偶有油腻感、恶心、厌食等消化道不适的反应，脾胃虚寒者慎用。②鸦胆子油乳注射液：鸦胆子油乳注射液外观如有分层，应停止使用；鸦胆子油乳注射液有毒，易损害肝肾功能，应在医生指导下使用，不可过量。③过敏体质者慎用。用药期间出现过敏者，应及时停药，并给予相应的治疗措施。④鸦胆子油乳注射液不宜与其他药物同时滴注，以免发生不良反应。

【用法与用量】　口服液：口服，每次 20ml，每日 2～3 次，30 天为 1 个疗程。软胶囊：口服，每次 4 粒，每日 2～3 次，30 天为 1 个疗程。注射液：静脉滴注，每次 10～30ml（每次 1～3 支），每日 1 次（本品须加灭菌 0.9%氯化钠溶液 250ml，稀释后立即使用）。

参 考 文 献

[1] 戈长征，徐炎华，张定富，等. 鸦胆子油乳注射液联合放疗治疗脑转移癌 41 例[J]. 中医药导报，2012，18（3）：29-30.

[2] 刘悦，王禾，符庆吉，等. 鸦胆子油乳对人膀胱癌细胞系的作用[J]. 临床泌尿外科杂志，2001，16（3）：86-88.

[3] 汤涛，蒙凌华，陈陵际，等. 鸦胆子油乳具有多药耐药逆转和拓扑异构酶Ⅱ抑制作用[J]. 中国药理学通报，2001，17（5）：534-539.

[4] 高艳梅，刘秋芳，王浩，等. 鸦胆子油注射液联合放疗治疗脑转移瘤疗效分析[J]. 河南职工医学院学报，2011，23（2）：145-147.

[5] 姜伟. 鸦胆子油乳注射液联合放疗治疗肺癌脑转移 94 例疗效观察[J]. 中国医师杂志，2010，（z2）：152-153.

[6] 殷丽玲，马小青. 鸦胆子油乳剂联合放疗治疗 22 例脑转移肺癌的临床研究[J]. 中国民族民间医药，2014，（5）：39-40.

[7] 陈丹. 鸦胆子油乳对人卵巢癌耐药细胞株 A2780/DDP 的耐药逆转作用[J]. 中国中医急症，2009，4（18）：598-599.

[8] 丁雨钦，曲杰，张晶晶，等. 鸦胆子油乳联合 siRNA-ERCC1 对肺腺癌 A549/DDP 细胞的耐药逆转作用[J]. 中国实验方剂学杂志，2012，18（20）：235-239.

[9] 王新森. 鸦胆子油乳注射剂联合放疗治疗脑转移瘤效果观察[J]. 临床医学，2017，（8）：69-70.

三、消瘀散结类

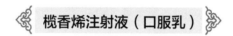

榄香烯注射液（口服乳）

【药物组成】　β-榄香烯、γ-榄香烯、δ-榄香烯混合液。

【处方来源】　研制方。国药准字 H10960114。

【功能与主治】　本品合并放、化疗常规方案对肺癌、肝癌、食管癌、鼻咽癌、脑瘤、骨转移癌等恶性肿瘤可以增强疗效，降低放化疗的毒副作用。临床上多用于恶性腹水、胸腔积液、脑瘤、呼吸道和消化道肿瘤的一线治疗，多用于妇科肿瘤、乳腺癌、皮肤癌、骨转移癌、淋巴瘤、白血病等的二线治疗。并可用于介入、腔内化疗及癌性胸腹水的治疗。

【药效】　主要药效如下[1-12]：

1. **诱导癌细胞凋亡，抑制肿瘤生长**　Bcl 蛋白家族是控制肿瘤细胞凋亡及对化疗敏感性强的一类关键蛋白家族，该家族的成员可分为两大类，包括抗凋亡的成员如 Bcl-2、Bcl-X（L）和促进凋亡的成员如 Bax、Bak 等。研究表明，榄香烯注射液通过下调 Bcl-2、Bcl-X（L）和上调 Bax 的表达来诱导癌细胞凋亡，从而抑制肿瘤生长。此外，榄香烯注射液还可下调凋亡抑制蛋白（inhibitor of apoptosis protein，IAP）中存活蛋白（Survivin）的蛋白水平。线粒体凋亡通路和死亡受体介导的凋亡通路均参与了榄香烯注射液诱导的凋亡作用。此外，榄香烯注射液抑制真核起始因子（eukaryotic initiation factor，eIF），下调 VEGF 和 bFGF 也有利于其诱导癌细胞凋亡。还可下调凋亡抑制蛋白家族。

2. **逆转耐药，协同增敏**　榄香烯注射液能逆转肿瘤细胞的耐药，防止多耐药的发生，增强化疗药的敏感性。胡军及郝立宏等的体外细胞学研究均提示 β-榄香烯能通过下调 Bcl-2 表达从而逆转耐药性，其还能抑制部分耐药基因的表达，从而降低肿瘤细胞耐药率，提高化疗的临床效果。

3. **抑制肿瘤血管生成，控制肿瘤增殖**　有相关实验研究提示，榄香烯通过作用于 eIF 家族成员引起相关蛋白 bFGF 和 VEGF 表达下降，从而抑制肿瘤血管生成。此外，它还能够明显抑制 SPC-A-1 的生长并降低 VEGF-C、VEGFR-3 的表达水平，从而起到抑制肿瘤通过血管和淋巴管转移的作用。

4. 增强免疫功能，提高抗癌能力　亦有报道，榄香烯能有效保护化疗患者骨髓功能，改善机体免疫功能。官成浓等用榄香烯乳配合化疗药物治疗进展期胃癌，可使患者外周血中的白细胞、淋巴细胞及红细胞数量增多，可一定程度增强机体免疫功能在肿瘤的发生、发展中的积极作用（图1-3）。

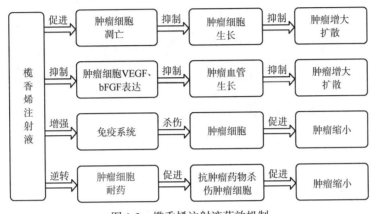

图1-3　榄香烯注射液药效机制

【临床应用】

1. 恶性继发性脑瘤　榄香烯能改善肺癌、乳腺癌、胃癌等脑转移患者头痛、恶心呕吐等不良反应，并参与免疫调剂，使正常细胞免疫功能增强，从而提高抗肿瘤效果，减少因放疗引起的白细胞降低、肢体功能障碍等毒副作用的发生。田锋奇等在榄香烯注射液辅助治疗肺癌脑转移患者的80例临床疗效观察中得出其可辅助治疗不能忍耐化疗的肺癌脑转移患者，在减少化疗副作用及提高疗效方面均有一定成效。

2. 恶性脑胶质瘤　孙瑞霞[12]通过对120例恶性脑胶质瘤患者化疗联合榄香烯乳注射液临床疗效观察分析得出，榄香烯乳注射液联合放疗治疗恶性脑胶质瘤的效果确切，可有效提升患者健康水平，改善其生存质量，且未增加毒副作用，可延长患者中位生存时间。

3. 肺癌、肝癌、食管癌、鼻咽癌、癌性胸腹水等　见有关章节。

【不良反应】　部分患者用药后可有静脉炎、发热、局部疼痛、过敏反应、轻度消化道反应。

【使用注意】　高热患者、胸腹水合并感染的患者慎用。孕妇及哺乳期妇女应慎用本品。

【用法与用量】　注射液：静脉注射。每次0.4～0.6g，每日1次，2～3周为1个疗程。用于恶性胸腔积液治疗：抽出恶性胸腔积液，胸腔内注入2%普鲁卡因或2%利多卡因5～10ml，15～20分钟后胸腔内注入榄香烯注射液0.3～0.5g。口服乳：口服，每次20ml，每日3次；饭前空腹小口吞服，连服4～8周为1个疗程。或遵医嘱。

参 考 文 献

[1] Poljicanin A，Vukusic Pusic T，Vukojevic K，et al. The expression patterns of pro-apoptotic and anti-apoptotic factors in human fetal and adult ovary[J]. Acta Histochemica，2013，115（6）：533-540.

[2] Clemens M J，Bushell M，Jeffrey I W，et al. Money SJ(2000)translation initiation factor modifications and the regulation of protein synthesis in apoptotic cells[J]. Cell Death Differ，2000，7（7）：603.

[3] Lei T，Zhou L，Zheng L Y，et al. Elemene displays anticancer ability on laryngeal cancer cells in vitro and in vivo[J]. Cancer Chemother Pharmacol，2006，58（1）：24.

[4] Li G Q，Xie B B，Li X L，et al. Down-regulation of survivin and hypoxia-inducible factor-1α by β-elemene enhances the radiosensitivity of lung adenocarcinoma xenograft[J]. Cancer Biother Radiopharmaceu，2012，27（1）：56-64.

[5] Zhang H，Xu F，Xie T，et al. β-elemene induces glioma cell apoptosis by downregulating survivin and its interaction with hepatitis B X-interacting protein[J]. Oncol Rep，2012，28（6）：2083-2090.

[6] 胡军，金伟，杨佩满. β-榄香烯逆转人乳腺癌 MCF- 7 /ADM 细胞对阿霉素耐药性的研究[J]. 中华肿瘤杂志，2001，26（5）：268-270.

[7] 郝立宏，赵瑾瑶，丁艳芳，等. β-榄香烯逆转 K562 /ADM 细胞 MICR 机制的探讨[J]. 中国肿瘤临床，2005，32（10）：548-550.

[8] 陶磊，周梁，郑璐浅，等. 榄香烯对真核细胞翻译起始因子家族表达和血管生成的抑制作用[J]. 中华耳鼻咽喉头颈外科杂志，2005，40（11）：840-845.

[9] 官成浓，何国章，银正民，等. 榄香烯乳配合化疗对进展期胃癌患者免疫功能的影响[J]. 中国肿瘤临床，2001，28（2）：123-124.

[10] Zheng，J，Liu，J，Dunne M，et al. In vivo performance of a liposomal vascular contrast agent for CT and MR-based image guidance applications[J]. Pharm Res，2007，24（6）：1193-1201.

[11] 田锋奇，杜娟. 榄香烯注射液辅助治疗肺癌脑转移患者的临床疗效观察[J]. 中国医院药学杂志，2016，36（5）：395-397，421.

[12] 孙瑞霞. 榄香烯乳注射液联合放疗治疗恶性脑胶质瘤的效果分析与评估[J]. 现代医学与健康研究，2018，2（4）：61.

（广东省中医院　张海波，珠海市中西医结合医院　陈惠惠）

第二章

鼻咽癌中成药名方

第一节 概　　述

一、概　　念

　　鼻咽癌（nasopharyngeal carcinoma）是指被覆于鼻咽腔表面的上皮或鼻咽隐窝上皮发生的上皮性恶性肿瘤。鼻咽癌地理分布特色明显，在全世界范围的发病率并不高，主要集中在东南亚和中国南方，部分中国南方地区的鼻咽癌发病率可高达（15～50）/10 万。在各种头颈部肿瘤中，未分化鼻咽癌是组织侵犯率和转移率最高的肿瘤之一。鼻咽癌属于中医学的"鼻渊"、"鼻痔"、"鼻衄"等范畴[1-13]。

二、病因及发病机制

（一）病因

　　大量的基础和临床数据均证实 EB 病毒是鼻咽癌的诱因之一，EB 病毒通过诱发潜性膜蛋白表达，使细胞分化受阻，从而导致鼻咽癌的发生。最常见的阳性抗体是抗壳抗原（VCA）、早期抗原（EA）和 EB 病毒核抗原（EBNA）的 IgA 和 IgG。不健康饮食也是高发区域的重要诱因之一，如中国人、北非人群常用的腌制食物。遗传因素也与鼻咽癌的发生有密切关系。

（二）发病机制

　　鼻咽癌是一种特殊的鳞癌，主要是低分化癌和未分化癌，目前其发病机制仍不十分明确。它的发生是一个多基因参与、多步骤发病的复杂过程，抑癌基因的失活和癌基因的活化是鼻咽癌发病的重要原因。

三、临 床 表 现

　　鼻咽癌发生部位隐蔽，邻近眼、耳、鼻、咽喉、颅底骨、脑神经等重要器官，易在黏膜下向邻近器官直接浸润或向淋巴结转移，临床症状常多变或不明显。鼻咽癌常见症状：颈部淋巴结肿大，回缩性血涕或鼻出血，耳鸣、听力减退、耳内闭塞感，头痛，鼻塞，面麻，复视，舌肌萎缩和伸舌偏斜，眼睑下垂、眼球固定等。可出现肝、骨、肺等远处转移，引发相关的症状。

四、诊　　断

鼻咽癌可通过症状体征、鼻咽镜检查、病理检查、CT 或 MRI 检查、EB 病毒血清学检查等方法确诊。

五、治　　疗

（一）常用化学药物及现代技术

鼻咽癌对放疗敏感，而且肿瘤的体积和照射剂量是放疗效果的关键因素，放疗是鼻咽癌的常规治疗手段之一，鼻咽癌的治疗效果随着放疗技术的发展和化疗方案的不断完善，已经取得一定的进展，单纯放疗或同步放化疗是鼻咽癌重要的治疗手段[4]。调强适形放射治疗（intensity-modulated radiation therapy，IMRT）可提高局部控制率，显著减少肿瘤周围正常组织的受照剂量，减轻放疗毒副作用，IMRT 治疗早期鼻咽癌的 5 年生存率可达 90% 以上，局部晚期鼻咽癌的 5 年生存率为 74.5%～80%。同期放化疗在大多数 III 期临床试验中得到肯定，已逐渐上升到鼻咽癌"标准治疗"的地位。治疗失败后，在选择性鼻咽原发灶、颈部淋巴结复发、放射后并发症处理等方面，可酌情选择外科手术治疗。鼻咽癌的分子靶点治疗法已成为药物研发的焦点，但目前仍只有西妥昔单抗是能使未治鼻咽癌患者恢复药敏性的药物，其对已运用标准放化疗治疗的患者也有以上效果。

（二）中成药名方治疗

中医药治疗鼻咽癌的效果主要体现在辅助治疗及辨证论治方面，特别是增强肿瘤对放化疗的敏感性，减轻放化疗副作用，抑制癌细胞的生存等方面；并能通过调动患者自身抗病能力，提高机体免疫功能而改善患者的生活质量，提高远期生存率。

第二节　中成药名方的辨证分类与药效

鼻咽癌常用中成药的辨证分类及其主要药效如下所述。

一、扶正祛邪类

鼻咽癌正虚邪恋证者，主要症状可见神疲乏力，口干，头晕目眩，耳鸣耳聋，鼻衄色淡红，腰膝酸软，声音嘶哑，咽部不畅，或见干咳，或见五心烦热，舌质淡红，或偏红，苔薄，或边有齿痕，脉细，或弱，或沉。

鼻咽癌正虚邪恋证者，主要的病理变化是机体免疫功能失调，免疫细胞监视及清除肿瘤细胞功能减退等。

扶正祛邪类中成药可以益气养阴，健脾补肾，改善机体免疫功能，促进自然杀伤细胞和巨噬细胞杀伤肿瘤细胞，降低血清可溶性 IL-2R 活性，增强 IL-2 活性，显著增强 CTL 及 LAK 抗肿瘤活性。

常用中成药：黄芪注射液、康莱特注射液、抗 EB 病毒口服液等。

二、清热解毒类

鼻咽癌热毒蕴结证者，主要症状可见鼻塞，涕黄浊，时伴鼻衄，头痛耳鸣，咽喉疼痛，咽燥口干，口苦，小便短赤，大便秘结，或咳嗽痰多色常偏黄，颈部肿核显露，舌质偏红，苔薄黄或黄腻，脉滑，或弦，或数。

鼻咽癌热毒蕴结证者，主要的病理变化是病毒携带的活化癌基因整合到宿主细胞基因组中，正常细胞转化为癌细胞。

肿瘤的发生与炎症相关，并且引起患者出现疼痛、发热等症状。目前药理及临床筛选研究表明大多数清热解毒药物均具有较强的抗癌活性，主要用于由癌症引起的炎性反应及放化疗期间引起的不良反应。清热解毒药可作用于与细胞凋亡、细胞周期、血管新生相关的关键酶。

常用中成药：鼻咽清毒颗粒，鼻咽灵片。

三、活血化瘀类

鼻咽癌气滞血瘀证者，主要症状可见鼻塞，胸闷，烦躁易怒，鼻衄色黯，咽中作梗，胸腹胀满，声音嘶哑，纳呆，或有头痛，苔薄质偏紫，或舌有瘀斑，脉细或涩。

鼻咽癌气滞血瘀证者，主要的病理变化是细胞分化受阻，呈浸润性生长。机体处于高凝、高黏状态，存在外周微循环障碍。

活血化瘀类药可抑制肿瘤的生长和转移，对肿瘤细胞增殖和凋亡、肿瘤细胞黏附、肿瘤细胞侵袭和迁移、肿瘤血管生成、肿瘤转移抑制基因的表达等均有不同程度的作用。活血化瘀类药既有缩小肿瘤的功效，又有免疫调节的功能。

常用中成药：榄香烯注射液（口服乳）。

参 考 文 献

[1] Cao S M, Simons M J, Qian C N. The prevalence and prevention of nasopharyngeal carcinoma in China[J]. Chin J Cancer, 2011, 30（2）：114-119.

[2] 孙燕. 内科肿瘤学[M]. 北京：人民卫生出版社，2001：506-519.

[3] 汤钊猷. 现代肿瘤学[M]. 上海：复旦大学出版社，2009：631-655.

[4] Pfister D G, Laurie S A, Weinstein G S, et al. American society of slinical oncology clinical practice guideline for the use of larynx-preservation strategies in the treatment of laryngeal cancer[J]. J Clin Oncol, 2006, 24（22）：3693-3704.

[5] 刘嘉湘. 实用中医肿瘤手册[M]. 上海：上海科技教育出版社，1996.

[6] Ma B B, Hui E P, Chan A T. Systemic approach to improving treatment outcome in nasopharyngeal cancinoma: current and future directions[J]. Cancer Sci, 2008, 99（7）: 1311-1318.

[7] Su S F, Han F, Zhao C, et al. Treatment outcome for different subgroups of nasopharyngeal carcinoma patients treated with intensity-modulated radiation therapy[J]. Chin J Cancer, 2011, 30（8）: 565-573.

[8] Airoldi M, Gabriele P, Gabriele A M, et al. Induction chemotherapy with carboplatin and taxol followed by radiotherapy and concurrent weekly carboplatin+taxol in locally advanced nasopharyngeal carcinoma[J]. Cancer chemother phamacol, 2011, 67(5): 1027-1034.

[9] Xiao W W, Huang S M, Han F, et al. Local control, survival, and late toxicities of locally advanced nasopharyngeal carcinoma treated by simultaneous modulated accelerated radiotherapy combined with cisplatin concurrent chemotherapy: long-term results of a phase 2 study[J]. Cancer, 2011, 117（9）: 1874-1883.

[10] 苏胜发, 卢泰祥. 鼻咽癌治疗进展[J]. 肿瘤预防与治疗, 2010, 23（1）: 66-70.

[11] 周龙清, 喻国冻. 鼻咽癌分子靶向治疗的研究进展[J]. 临床医学研究与实践, 2016, 1（9）: 126.

[12] Bonner J A, Harari P M, Giralt J, et al. Radiotherapy plus cetuximab for squamous-cell carcinoma of the head and neck[J]. N Engl J Med, 2006, 354（6）: 567-578.

[13] Vermorken J, Mesia R, Rivera F, et al. Platinum-based chemotherapy plus cetuximab in head and neck cancer[J]. N Engl J Med, 2008, 359（11）: 1116-1127.

第三节　中成药名方

一、扶正祛邪类

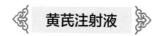

黄芪注射液

【**药物组成**】　黄芪。

【**处方来源**】　研制方。国药准字 Z23020862。

【**功能与主治**】　益气养元，扶正祛邪，养心通脉，健脾利湿。用于心气虚损、血脉瘀阻之病毒性心肌炎、心功能不全及脾虚湿困之肝炎。

【**药效**】　主要药效如下：

1. 促进鼻咽癌细胞凋亡　黄芪注射液作用于人鼻咽癌 CNE-2 细胞 48 小时左右有明显的 G_0/G_1 期阻滞作用，细胞凋亡率显著提高；作用 48 小时后出现 CNE-2 细胞质空泡、核固缩、核染色质聚集等形态学改变[1]。

2. 调控凋亡相关蛋白　p53 蛋白是肿瘤抑制基因 *p53* 编码的一种转录因子，参与细胞生长调控；Bcl-2 蛋白是 *Bcl-2* 原癌基因的编码产物，是细胞存活促进因子，能阻止细胞色素 C 从线粒体释放到细胞质，从而抑制细胞凋亡。黄芪注射液对人鼻咽癌 CNE-2 荷瘤裸鼠移植瘤具有抑制作用，移植瘤组织中凋亡相关蛋白 p53 和 Bcl-2 蛋白的表达明显降低[2]。

【**临床应用**】

1. 鼻咽癌　黄芪注射液联合放疗治疗鼻咽癌,鼻咽部肿瘤和颈部淋巴结消退率优于单纯放疗患者，毒副作用如口腔黏膜反应、胃肠道反应明显减轻，生活质量提高[3]。黄芪注射液组能够保护骨髓，预防白细胞下降，减轻放疗的毒副作用，增强放疗敏感性。有研究表明，黄芪注射液联合放疗组与单纯放疗组比较，白细胞下降发生率有明显差异，黄芪注射液与放疗合用可明显减轻白细胞下降率[4]。

2. 病毒性心肌炎及心功能不全　见有关章节。

【不良反应】　①过敏反应：常见药物热、药疹、注射部位红肿等；罕见急性过敏反应、过敏性休克等严重不良反应。②呼吸系统：常见喉头水肿、呼吸困难、哮喘、胸闷。③循环系统：偶见低血压、迟发型静脉炎；罕见快速心房颤动。④消化系统：偶见肝功能损害、呕吐、腹泻。⑤其他：偶见剧烈头痛、肾功能损害；罕见溶血性贫血；有报道静脉滴注本品出现致热原反应。

【使用注意】　①服药期间忌食生冷食物，忌烟酒、浓茶。宜进食营养丰富、易消化食物，饮食有节。②保持精神舒畅，劳逸适度。忌过度思虑，避免恼怒、惊恐等不良情绪。③严格按照本品适应证使用。黄芪补气升阳，易于助火，有热象者及表实邪盛，气滞湿阻，食积内停，阴虚阳亢，痈疽初起或溃后热毒尚盛等证忌用。④适宜单独使用，不能与其他药物在同一容器中混合使用。谨慎联合用药，如确需联合使用其他药物时，应谨慎考虑与中药注射剂的间隔时间及药物相互作用等问题。⑤本品是纯中药制剂，保存不当可能影响产品质量。发现药液出现浑浊、沉淀、变色或瓶身有漏气、裂纹等现象时不能使用。如经葡萄糖或氯化钠注射液稀释后出现浑浊、沉淀、变色亦不得使用。⑥务必加强全程用药监护和安全性监测，密切观察用药反应，特别是开始 30 分钟内。发现异常，立即停药。⑦对孕妇、哺乳期妇女的安全性尚未确定，请谨慎使用。儿童用药应严格按千克体重计算。⑧老人、儿童，或心脏严重疾患、肝肾功能异常患者等特殊人群和初次使用的患者应慎重使用。如确需使用，应减量或遵医嘱。⑨本品与氯霉素存在配伍禁忌。本品不能与青霉素类高敏类药物、头孢类合并使用，禁止与抗生素类联合使用。⑩静脉滴注时，必须稀释以后使用。严格控制滴注速度和用药剂量。建议滴速小于 40 滴/分，一般控制在 15～30 滴/分。根据患者年龄、病情、体征等从低剂量开始，缓慢滴入。首次用药宜选用小剂量并慢速滴注。⑪输液时可选用 0.9%氯化钠注射液配伍使用，应现配现用。用药前仔细询问患者有无过敏史。⑫禁止使用静脉注射的方法给药。⑬建议 1 个疗程不宜大于 2 周，中病即止，防止长期用药。对长期使用的患者，各疗程间要有一定的时间间隔。

【用法与用量】　肌内注射：每次 2～4ml，每日 1～2 次。静脉滴注：每次 10～20ml，每日 1 次，或遵医嘱。

参 考 文 献

[1] 韦世秀，刘成军，李牡艳，等. 黄芪注射液诱导人鼻咽癌 CNE-2 细胞凋亡及对细胞周期阻滞的研究[J]. 广西医科大学学报，2007，24（5）：704-705.

[2] 刘成军，桑国优，韦世秀，等. 黄芪注射液对人鼻咽癌 CNE2 裸鼠移植瘤的抑制作用[J]. 中草药，2010，41（6）：968-970.

[3] 刘俊波，黄常江，蔡凯，等. 黄芪注射液配合放疗治疗鼻咽癌 32 例临床观察[J]. 广西医学，2005，27（6）：888-889.

[4] 唐锦程，欧国富. 黄芪注射液对鼻咽癌患者放疗期间血白细胞的影响[J]. 实用医学杂志，2007，23（2）：280-281.

康莱特注射液（软胶囊）

【药物组成】　薏苡仁油。

【处方来源】　研制方。《中国药典》（2015 年版）。

【功能与主治】　益气养阴，消癥散结。康莱特注射液适用于不宜手术的气阴两虚、脾虚湿困型原发性非小细胞肺癌及原发性肝癌。配合放化疗有一定的增效作用。对中晚期肿瘤患者具有一定的抗恶病质和止痛作用。康莱特软胶囊适用于手术前及不宜手术的脾虚痰湿型、气阴两虚型原发性非小细胞肺癌。

【药效】　主要药效如下:

1. 提高咽癌细胞对放疗的敏感性　将人鼻咽癌细胞 CNE-2Z 移植到裸鼠,成瘤后经预处理再进行 γ 射线外照射,结果显示薏苡仁酯以量效方式提高移植瘤的放射敏感性,与对照组比较,肿瘤缩小更明显,肿瘤体积恢复到照射前水平所需的时间较对照组延长[1]。

2. 促进喉癌细胞凋亡　薏苡仁酯可促进喉癌 Hep-2 细胞增殖抑制和凋亡,并呈浓度依赖性[2]。

【临床应用】

1. 鼻咽癌放疗患者　康莱特注射液配合放疗治疗鼻咽癌患者,有明显增效作用,总有效率(CR+PR)95%;放射性皮炎发生率较之单纯放疗组明显降低,同期放化疗毒副作用减小[3]。放射治疗联合康莱特治疗老年鼻咽癌患者,可提高治疗有效率和 3 年生存率,且患者的白细胞、血红蛋白、白蛋白和 CD4$^+$/CD8$^+$ 值均优于单纯放疗患者,不良反应发生率显著降低[4]。康莱特注射液联合放疗治疗 III、IVA 期鼻咽癌患者,总有效率与单纯放疗患者类似,但放疗的毒副作用减轻,生活质量得到提高[5]。

2. 联合同步放化疗　康莱特联合同步放化疗治疗局部晚期鼻咽癌,口腔黏膜炎、骨髓抑制、胃肠道反应明显减轻[6]。

3. 抗肺癌、肝癌　见有关章节。

【不良反应】　临床偶见脂过敏现象,如寒颤、发热、轻度恶心及肝转氨酶可逆性升高,使用 3～5 天后此症状大多可自然消失而适应。偶见轻度静脉炎。在脂肪代谢严重失调时(急性休克、急性胰腺炎、病理性高脂血症、脂性肾病变等患者)禁用。肝功能严重异常者慎用。孕妇禁用。

【使用注意】　①如偶有患者出现严重脂过敏现象可对症处理,并酌情停止使用。②本品不宜加入其他药物混合使用。③静脉滴注时应防止渗漏血管外而引起刺激疼痛;冬季可用 30℃温水预热,以免除物理性刺激。④使用本品应采用一次性输液器(带终端滤器)。⑤如发现本品出现油、水分层(乳析)现象。严禁静脉使用。⑥如有轻度静脉炎出现,可在注射本品前和后适量(50～100ml)输注 0.9%氯化钠注射液或 5%葡萄糖注射液。

【用法与用量】　注射液:缓慢静脉滴注 200ml,每日 1 次,21 天为 1 个疗程,间隔 3～5 天后可进行下一个疗程。联合放、化疗时,可酌减剂量。首次使用,滴注速度应缓慢,开始 10 分钟滴速应为 20 滴/分,20 分钟后可持续增加,30 分钟后可控制在 40～60 滴/分。软胶囊:口服,每次 6 粒,每日 4 次。宜联合放、化疗使用。

参 考 文 献

[1] 李毓, 胡笑克. 薏苡仁酯对人鼻咽癌细胞裸鼠移植瘤的放射增敏作用[J]. 华夏医学, 2005, 18 (2): 147-148.

[2] 王厂丽, 郑敏. 薏苡仁酯对人喉癌 Hep-2 细胞增殖和凋亡的作用[J]. 中国临床康复, 2006, 10 (47): 110-111.

[3] 万震, 耿建华. 放疗配合康莱特注射液治疗鼻咽癌 60 例[J]. 中医药管理杂志, 2006, 14 (8): 63.

[4] 张丽红, 王子熹. 放射治疗联合康莱特治疗鼻咽癌的疗效观察[J]. 中国肿瘤临床与康复, 2014 (4): 476-478.

[5] 王卫东, 孙苏平, 王向东. 康莱特对晚期鼻咽癌放疗疗效的影响[J]. 中华肿瘤防治杂志, 2003, 10 (6): 635-637.

[6] 华晔, 陈德玉, 刘俊, 等. 康莱特在同步放化疗治疗局部晚期鼻咽癌中减毒增效作用初步研究[J]. 齐齐哈尔医学院学报, 2011, 32 (19): 3125-3126.

抗EB病毒口服液

【药物组成】　黄芪、败酱草、女贞子、夏枯草、山豆根。

【处方来源】　研制方。国药准字 Z20025715。

【功能与主治】　益气扶正，清热解毒。

【药效】　EB 病毒仅能在 B 淋巴细胞中增殖，可使其转化。被病毒感染的细胞具有 EB 病毒基因组，可产生 EB 病毒核抗原（EBNA）、早期抗原（EA）、衣壳抗原（VCA）等。抗 EB 病毒口服液对 EB 病毒转化人脐血 B 淋巴细胞能力具有抑制作用[1]。抗 EB 病毒口服液对 Raji 细胞 EB 病毒 EA 抗原表达、B$_{95-8}$ 细胞 EB 病毒 VCA 抗原表达、正丁酸钠激发的 B$_{95-8}$ 细胞 EB 病毒 VCA 抗原表达均有较强抑制作用；在较高的浓度下对鼻咽癌细胞 CNE-2 具细胞毒作用[2]。

【临床应用】　EB 病毒 VCA/IgA 阳性患者服用抗 EB 病毒口服液 1 个疗程后，抗体水平降低和阴转的有效率为 96%，转阴率为 70.75%[1-2]。

【不良反应】　未见报道。

【使用注意】　尚不明确。

【用法与用量】　每日 1 剂，每日 2 次，饭后服用。

参 考 文 献

[1] 刘宗潮，简少文，李华忠，等. 抗 EB 病毒口服液对 EB 病毒转化力的抑制作用[J]. 中华肿瘤防治杂志，2004，11（8）：790-792.

[2] 刘宗潮，简少文，李华忠，等 .抗 EB 病毒口服液对 EB 病毒抗原表达的抑制作用及其细胞毒作用[J]. 中草药，2004，35（5）：542-545.

二、清热解毒类

鼻咽清毒颗粒

【药物组成】　野菊花、苍耳了、重楼、茅莓根、两面针、夏枯草、龙胆、党参。

【处方来源】　研制方。国药准字 Z44023170。

【功能与主治】　清热解毒，化痰散结。用于痰热毒瘀蕴所致的鼻咽部慢性炎症，鼻咽癌放射治疗后分泌物增多等症。

【药效】　主要药效如下：

1. 抑制鼻咽癌细胞生长　能够抑制鼻咽癌 CNE-2 细胞裸鼠移植瘤的生长[1]。

2. 诱导鼻咽癌细胞凋亡　鼻咽清毒颗粒可抑制鼻咽癌 CNE-1、CNE-2、TWO-3、C666-1 细胞的增殖，改变细胞周期分布，将多数细胞阻滞于 G$_1$ 期，并能诱导细胞凋亡，其作用具有时间和浓度依赖性[2]。

【临床应用】

1. 降低鼻咽癌发病率　鼻咽清毒颗粒联合鼻渊舒口服液，鼻咽癌高危人群 EB 病毒抗原抗体 VCA/IgA 滴度水平明显受到抑制，鼻咽癌发病率降低[3]。

2. 减轻鼻咽癌放疗后毒副作用　鼻咽清毒颗粒联合鼻可乐冲洗液,对鼻咽癌患者放疗后 EB 病毒 VCA/IgA 滴度水平有明显抑制作用,可改善鼻咽部症状[4]。鼻咽清毒颗粒联合鼻渊舒口服液,可明显抑制鼻咽癌患者放疗后 EB 病毒 VCA/IgA 滴度水平,减少鼻咽部脓性分泌物[5]。

3. 防治鼻咽癌急性放射性口咽炎[6]　鼻炎清毒颗粒联合放疗,总有效率优于单纯放疗组,且对于放疗引起的口咽放射反应症状、口咽黏膜反应有显著的防治作用。

【不良反应】　未见报道。

【使用注意】　尚不明确。

【用法与用量】　口服,每次 20g,每日 2 次,30 天为 1 个疗程。

参 考 文 献

[1] 韩虹,盛晓丽,崔勇,等. 鼻咽清毒颗粒对鼻咽癌的体内抑制作用[J]. 广东医学,2009,30(9):1244-1245.

[2] 康敏,王仁生,刘文其,等. 鼻咽清毒颗粒药物血清体外对鼻咽癌细胞增殖的影响[J]. 中药材,2013,36(1):89-92.

[3] 郭长凯,孔维佳,余青松,等. 鼻咽清毒颗粒加鼻渊舒口服液抑制鼻咽癌高危人群 EB 病毒 VCA/IgA 的临床观察[J]. 中华肿瘤防治杂志,2006,13(10):729-732.

[4] 石华. 鼻咽清毒颗粒和鼻可乐冲洗液合用对鼻咽癌患者放疗后的疗效观察[J]. 临床耳鼻咽喉头颈外科杂志,2012,26(21):970-972.

[5] 郭长凯,张松,孔维佳,等. 鼻咽清毒颗粒合用鼻渊舒口服液治疗放疗后鼻咽癌患者的临床研究[J]. 中国肿瘤,2006,15(2):113-115.

[6] 张蓓,胡丕丽,黄国贤,等. 鼻咽清毒颗粒防治鼻咽癌急性放射性口咽炎疗效观察[J]. 广东医学,2003,24(6):658-659.

❀ 鼻 咽 灵 片 ❀

【药物组成】　山豆根、茯苓、天花粉、茅莓根、半枝莲、石上柏、白花蛇舌草、党参、麦冬、玄参。

【处方来源】　研制方。国药准字 Z44020991。

【功能与主治】　解毒消肿,益气养阴。用于火毒蕴结、耗气伤津所致的口干、咽痛、咽喉干燥灼热、声嘶、头痛、鼻塞、流脓涕或涕中带血;急慢性咽炎、口腔炎、鼻咽炎见上述症候者。亦用于鼻咽癌放疗、化疗辅助治疗。

【药效】

1. 抑瘤作用　鼻咽灵颗粒（浸膏）以 3.28g/kg 的剂量,以灌胃途径给药,每天 1 次,共 30 次,与化疗药 5-FU（10mg/kg,腹腔注射）合并用药,对人鼻咽癌裸鼠移植性肿瘤模型 CNE-2 有抑瘤作用,且与单独使用相同剂量的 5-FU 相比有增效作用[1]。

2. 减轻副作用　鼻咽灵片可减轻放射性口腔黏膜炎和皮肤损伤,减轻胃肠道副作用[2]。

【临床应用】

1. 鼻咽癌放疗　鼻咽灵片联合放疗治疗鼻咽癌患者,能明显减轻放疗引起的黏膜、皮肤急性损伤,降低呕吐发生率,提高正常组织对放射线的耐受,不降低放疗近期疗效[2]。鼻咽癌放疗患者加服鼻咽灵片,口咽黏膜、皮肤、胃肠的急性放射反应明显减轻,肿瘤缩小 1/2 的时间及剂量均小于单纯接受放疗患者,免疫指标如 LAK、CD3 下降幅度相对减低[3]。

2. 急慢性咽炎、口腔炎、鼻咽炎　用于火毒蕴结、耗气伤津所致的口干、咽喉干燥灼热、咽痛、鼻塞、声嘶、头痛、流脓涕或涕中带血；急慢性咽炎、口腔炎、鼻咽炎见上述证候者。

【不良反应】　未见报道。

【使用注意】　孕妇及儿童慎用。忌食辛辣等刺激性食物及油炸食物。

【用法与用量】　口服，每次 5 片，每日 3 次。

参 考 文 献

[1] 赖晓明，张瑾，梁海清，等.鼻咽灵颗粒和片剂与 5-氟尿嘧啶合用对人鼻咽癌裸鼠 CNE-2 治疗增效作用的对比研究[J]. 中草药，2007, 38（6）：891-892.

[2] 李济培，梁平，张奕敬.鼻咽灵片防治鼻咽癌急性放射反应的研究[J]. 临床肿瘤学杂志，2004, 9（2）：136-138.

[3] 邓满泉，邱枋，林焕新，等.鼻咽灵片对鼻咽癌放射治疗减毒增效作用的临床观察[J]. 中华综合医学杂志，2004, 6（1）：1-3.

三、活血化瘀类

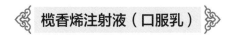

榄香烯注射液（口服乳）

【药物组成】　β-榄香烯、γ-榄香烯、δ-榄香烯混合液。

【处方来源】　研制方。国药准字 H10960114。

【功能与主治】　本品合并放、化疗常规方案对肺癌、肝癌、食管癌、鼻咽癌、脑瘤、骨转移癌等恶性肿瘤可以增强疗效，降低放、化疗毒副作用。临床上多用于恶性腹水、胸腔积液、脑瘤、呼吸道和消化道肿瘤的一线治疗，多用于妇科肿瘤、乳腺癌、皮肤癌、骨转移癌、淋巴瘤、白血病等的二线治疗。并可用于介入、腔内化疗及癌性胸腹水的治疗。

【药效】　主要药效如下：

1. 降低鼻咽癌细胞株 Bcl-2 蛋白表达　榄香烯注射液能抑制鼻咽癌细胞株 CNE-1 增殖，并呈时间和剂量依赖性，诱导其凋亡[1]。Bcl-2 蛋白是 *Bcl-2* 原癌基因的编码产物，是细胞存活促进因子，能阻止细胞色素 c 从线粒体释放到细胞质，从而抑制细胞凋亡。榄香烯能够抑制人喉癌 Hep-2 细胞生长，阻止细胞从 G_1 期向 S 期的转化进程，且呈剂量依赖性，诱导 Hep-2 细胞凋亡[2]。榄香烯能使 Hep-2 细胞 Bcl-2 蛋白表达降低，诱导其凋亡，抑制细胞增殖[3]。

2. 抑制喉鳞癌细胞生长，增强 caspase-3 活性　Caspase-3 是细胞凋亡过程中最主要的终末剪切酶，也是 CTL 细胞杀伤机制的重要组成部分。榄香烯对人喉鳞癌细胞株 Hep-2 细胞的生长抑制作用呈时间剂量依赖性，与顺铂联合用药可加强抑制作用；细胞凋亡的重要效应因子 caspase-3 活性在榄香烯作用 12 小时达到最高，并随药物作用时间的延长而下降[4]。研究发现莪术提取物榄香烯可下调喉鳞癌 Hep-2 细胞肿瘤相关钙信号传导蛋白（TROP）-2 基因 mRNA 的表达，抑制细胞侵袭[5]。

3. 抑制肿瘤血管生成　VEGF 通过与血管内皮上的相应受体结合促进内皮细胞增殖，同时增加血管通透性使内皮细胞迁移，诱导生成肿瘤血管，维持肿瘤继续生长。榄香烯对人喉鳞癌细胞株 Hep-2 细胞荷瘤裸鼠移植瘤的生长具有抑制作用，榄香烯治疗组荷瘤中 eIF4E、eIF4G、bFGF、VEGF 的表达明显降低，微血管密度降低，肿瘤血管生成得到抑制[6]。

4. 抑制鼻咽癌癌前病变　张煦[7]等发现莪术对硫酸镍诱发的大鼠鼻咽癌癌前病变有明显的抑制作用，并呈一定的剂量依赖关系，其作用机制可能与莪术富含的锰元素干扰镍的吸收有关（图 2-1）。

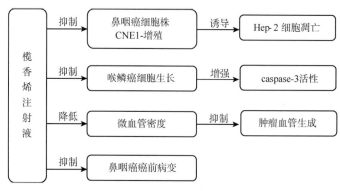

图 2-1　榄香烯注射液药效机制

【临床应用】

1. 鼻咽癌　放疗合并榄香烯乳治疗鼻咽癌，鼻塞、血涕、面麻、复视等临床症状改善及肿瘤缩小率均优于单纯放疗患者[8]。榄香烯注射液联合放化疗治疗鼻咽癌，总有效率、3 年局控率和生存率均高于放化疗组，治疗后患者血清 VEGF 明显降低，肿瘤抑制因子 nm23H1 提高明显[9]。榄香烯用于不能耐受放化疗的恶性肿瘤，疗效确切，毒副作用小，患者生活质量得到明显改善[10]。微波热疗联合榄香烯注射液对轻、中度癌性疲乏有良好的近期疗效，治疗后疲乏症状领域积分较治疗前下降，且明显优于单纯热疗组患者[11]。

2. 肺癌、肝癌、食管癌　见有关章节。

【不良反应】　部分患者用药后可有静脉炎、发热、局部疼痛、过敏反应、轻度消化道反应。

【使用注意】　高热患者、胸腹水合并感染的患者慎用。孕妇及哺乳期妇女应慎用本品。

【用法与用量】　注射液：静脉注射。每次 0.4～0.6g，每日 1 次，2～3 周为 1 个疗程。用于恶性胸腔积液治疗：抽出恶性胸腔积液，胸腔内注入 2%普鲁卡因或 2%利多卡因 5～10ml，15～20 分钟后胸腔内注入榄香烯注射液 0.3～0.5g。口服乳：口服，每次 20ml，每日 3 次；饭前空腹小口吞服，连服 4～8 周为 1 个疗程。或遵医嘱。

参 考 文 献

[1] 魏玮，相芳，相红. 榄香烯注射液对鼻咽癌细胞株 CNE1 增殖和凋亡的影响[J]. 中国实验方剂学杂志，2013，19（10）：283-285.

[2] 郑勤红，廖小方，邹燕，等. 榄香烯注射液联合放化疗治疗鼻咽癌及对患者血清 VEGF 及 nm23H1 的影响[J]. 中华中医药学刊，2014，32（11）：2767-2769.

[3] 张振田，邓泽强. 放疗合并榄香烯乳治疗鼻咽癌 60 例近期疗效观察[J]. 中国中西医结合杂志，2002，22（6）：428-428.

[4] 刘跃明，孙立群，王义. 榄香烯诱导 Hep-2 细胞凋亡及其对细胞周期各时相的影响[J]. 中国老年学杂志，2008，28（9）：45-46.

[5] 李文秀，周梁，金晓杰. 榄香烯诱导人喉癌 Hep-2 细胞凋亡的研究[J]. 中国眼耳鼻喉科杂志，2003，3（5）：284-286.

[6] 陶磊，周梁. 榄香烯对人喉鳞癌细胞生长抑制与凋亡诱导作用[J]. 中国临床药学杂志，2005，14（3）：148-152.

[7] 张煦，赵俊生. 莪术对大鼠鼻咽癌前病变影响的病理学观察[J]. 甘肃科学学报，1999，11（2）：41-44.

[8] 祁卫东，龚丹丹，钟锡明，等. 莪术提取物榄香烯对多种癌细胞增殖、侵袭及肿瘤相关钙信号传导蛋白-2 基因表达的影响[J]. 中华实验外科杂志，2014，31（11）：2459-2461.

[9] 陶磊，周梁，郑璐滢，等. 榄香烯对真核细胞翻译起始因子家族表达和血管生成的抑制作用[J]. 中华耳鼻咽喉头颈外科杂志，2005，40（11）：840-845.

[10] 田欣，张振勇，吴荣. 榄香烯治疗不能耐受放化疗的恶性肿瘤临床观察[J]. 世界中西医结合杂志，2014，（9）：978-979.

[11] 李潇，贾玫，侯丽，等. 榄香烯注射液联合微波热疗治疗癌因性疲乏临床研究[J]. 中医学报，2015，30（5）：631-632.

（上海中医药大学附属龙华医院　田建辉、周之毅，湖州市中医院　关新军）

第三章

肺癌中成药名方

第一节 概 述

一、概 念

肺癌（lung cancer）绝大多数起源于支气管黏膜上皮细胞，故亦称原发性支气管肺癌（primary bronchogenic carcinoma of lung）；生长在叶、段支气管开口以上的肿瘤称中央型肺癌，位于段以下支气管的肺癌称周围型肺癌；根据生物学特性，肺癌可分为非小细胞肺癌（non-small cell lung cancer，NSCLC）和小细胞肺癌（small cell lung cancer，SCLC）两大类，非小细胞肺癌包括腺癌、鳞癌、大细胞癌、腺鳞癌等[1]。肺癌的中医病名目前规范为"肺积"[2]。

二、病因及发病机制

（一）病因

肺癌主要病因有吸烟、大气污染、放射线、化学致癌物等，既往肺部疾病史和肺癌家族史也与肺癌有一定的联系。根据美国国立综合癌症网络（National Comprehensive Cancer Network，NCCN）指南，吸烟史（现在和既往）、职业史、肺癌家族史、肺部疾病病史（慢性阻塞性肺疾病或肺结核）、烟雾接触史（被动吸烟暴露）、氡暴露史等均为肺癌筛查风险评估因素[1]。

（二）发病机制

以上多种致病因素均可诱导细胞出现恶性转化及不可逆的基因改变，包括原癌基因的活化、抑癌基因的失活、自反馈分泌环的活化和细胞凋亡的抑制，最终涉及细胞关键性生理功能的失控，包括增殖、凋亡、分化、信号传递与运动等。从原位癌到浸润癌一般也要经过几年甚至十几年，即亚临床阶段[1]。此外，流行病学研究支持肺癌是一种与衰老密切相关的疾病，随着人体寿命的延长而发病率升高[3]。

三、临 床 表 现

肺癌的临床表现复杂，其症状和体征与肿瘤的病理类型、发生部位、病程长短、临床分期、并发症等密切相关，早期常无明显不适，随着病情发展，可出现刺激性干咳、咯血、血痰、胸闷、气促、胸痛、发热等症状。肺癌局部扩散常见纵隔受累、胸壁或肋骨受侵所致上腔静脉综合征、霍纳综合征等；远处转移则常见锁骨上淋巴结、肝、骨、脑转移，伴随出现相关症状[1,4]。

四、诊　　断

肺癌的完整诊断应该包括临床诊断、病理诊断及临床分期。根据症状，体征，螺旋CT，PET/CT，血清学肿瘤标志物检查如癌胚抗原、神经元特异性烯醇化酶、细胞角蛋白片段 19、胃泌素释放肽前体、鳞癌抗原等，可明确临床诊断。病理诊断为金标准，分为痰脱落细胞检查、纤维支气管镜、纵隔镜、细针穿刺活检等辅助下的组织活检[1]。分子病理诊断可为预后、疗效预测提供重要依据，也是现在靶向药物应用的基础。非小细胞肺癌的TNM 分期采用国际肺癌研究协会 2009 年第七版分期标准或 2015 年第八版分期标准。对于接受非手术治疗的 SCLC 患者采用美国退伍军人肺癌协会的局限期和广泛期分期方法，对于接受外科手术的局限期 SCLC 患者采用国际肺癌研究协会 2009 年第七版分期标准。目前迅速发展的液体活检包括循环肿瘤细胞已经开始被列入临床分期的考虑因素之中。

五、治　　疗

（一）常用化学药物及现代技术

1. 手术　对于 NSCLC 患者，在具备手术指征的前提下，首选手术切除。对影像学上有 N_2 纵隔淋巴结转移的患者，术前进行 2～3 个周期诱导化疗，评估后决定是否进行手术治疗。对于 SCLC 患者，Ⅰ期首选手术切除已得到国内外共识，Ⅱ期患者术前化疗的观点尚有争议；分期较晚的Ⅲ期 SCLC 应以化疗为主，如化疗成功，患者年龄较轻、全身情况良好，可进一步考虑手术治疗[5]。

2. 放疗　局限期 SCLC 首选放化疗综合治疗，化疗后放疗的范围以化疗后的病变范围为主，化疗期间宜早加放疗；化疗+胸部放疗后完全缓解或化疗+手术切除完全的患者，应接受全脑预防性照射；Ⅲ期术后患者出现胸内多个淋巴结转移，需采用放化疗综合治疗，切端阳性或有残留者倾向于先放疗后综合化疗。广泛期 SCLC 以化疗为主，放疗可较快缓解症状。NSCLC 的放疗，主要用于拒绝手术或有手术禁忌的Ⅰ期及Ⅱ期病例、术后肿瘤残留或复发风险较大的患者，以及局部症状较重的局部晚期或Ⅳ期患者[5]。

3. 化疗　SCLC 发展快，恶性程度高，对化疗敏感，除少数有充分证据说明无胸内淋巴结转移的Ⅰ期患者外，均应首选化疗。NSCLC 的Ⅰb 期高危患者、Ⅱa～Ⅳ患者，若无化疗禁忌证，一般均需要进行化疗。

4. 靶向治疗　表皮生长因子受体（epidermal growth factor receptor，EGFR）是目前肺癌研究最充分的分子靶点，对于 EGFR 基因敏感突变的晚期 NSCLC 患者，EGFR-TKI（吉非替尼、厄洛替尼、阿法替尼）相对于标准的一线化疗方案，在无进展生存期（progression free survival，PFS）、生活质量及耐受性方面具有显著优势。奥西替尼（AZD9291）是强效不可逆的第三代 EGFR-TKI，可抑制 EGFR 基因敏感突变和 T790M 耐药突变。ALK 融合基因是肺癌领域发现的另一个重要的治疗靶点，ALK-TKI 代表性药物克唑替尼已被国家市场监督管理总局批准用于 ALK 阳性晚期 NSCLC 患者的治疗。其耐药后可选择新型 ALK-TKIs，如 Ceritinib 和 Alecensa。克唑替尼还适用于 ROS1 重排和 MET 扩增患者。针对 MET 基因的扩增或 14 号外显子跳跃性突变、RET 基因的重排、HER-2 基因扩增和 BRAF 基因 V600 突变等靶向治疗的研究正在进行中。

5. 免疫治疗　NSCLC 的免疫治疗近年来取得了突破性的进展，抗原特异性肿瘤疫苗、检查点阻滞剂等多种新型抗肿瘤免疫治疗药物也正在进行 NSCLC 治疗的临床试验。程序性死亡因子-1（programmed death-1，PD-1）和程序性死亡因子配体（programmed death-legand 1，PD-L1）结合后诱导 T 淋巴细胞凋亡，抑制 T 淋巴细胞活化和增殖。抗 PD-1 抗体 Nivolumab（OPDIVO）和 Pembrolizumab（Keytruda）与 T 淋巴细胞的 PD-1 受体结合后可以阻断 PD-1 对 T 淋巴细胞的抑制作用，从而激活杀瘤效应。Nivolumab[6] 和 Pembrolizumab[7] 目前已分别被美国食品药品监督管理局（FDA）批准用于既往治疗失败的晚期肺鳞癌和既往治疗失败且 PD-L1 蛋白表达阳性的晚期 NSCLC 患者。免疫治疗已经成为 NSCLC 的重要治疗手段。

（二）中成药名方治疗

中医理论认为，机体正气不足、阴阳失衡、脏腑功能失调，客邪（致病因子）留滞，气滞血瘀、痰凝毒聚，胶结日久而成肺癌。中医药治疗肺癌强调"以人为本"，"治病留人"，追求生存质量的提高和生存期的延长。"扶正为主，兼以祛邪"已经成为主要治法，现代医学治疗肺癌注重多学科干预、个体化和精准医学的指导，也开始从"以瘤为主"向"人瘤共重"转变。中西医治疗肺癌的理念逐渐趋同为中西医融合提高疗效奠定了基础[8]。中医药治疗肺癌重视激发和维护患者自身的内在抗癌能力，调控肿瘤生长环境，具有改善症状、提高生活质量、调节机体免疫功能、稳定病灶和延长生存期的优势，弥补了现代医学手段治疗肺癌的局限性，在临床上的应用得到了广泛的接受和认同，正日益成为一种不可或缺的重要治疗方法[9]。

第二节　中成药名方的辨证分类与药效

中医药治疗肺癌是以病症结合为特征，以辨证施治为原则，已经在临床广泛应用。常用中成药的分类及其主要药效如下[10,11]：

一、益气养阴类

肺癌气阴两虚证者，咳嗽，咳声低弱，痰少，痰中带血或咯血，神疲乏力，气短，面色苍白，自汗盗汗，口干咽燥。舌淡红或舌红有齿印，舌苔薄，脉细弱。

肺癌气阴两虚证者主要病理变化为疾病及其相关治疗导致气阴耗伤，机体免疫功能失调，肿瘤细胞侵袭性生长。

益气养阴类中成药具有益气养阴，清热解毒，调节免疫功能，诱导肺癌细胞凋亡，提高患者生存质量的作用。

常用中成药：金复康口服液，益肺清化颗粒（膏），贞芪扶正胶囊（颗粒）等。

二、益气健脾类

肺癌肺脾两虚证者，咳嗽，痰多，胸闷气短，神疲乏力，腹胀纳少，面色无华，大便溏薄。舌淡胖有齿印，舌苔白腻，脉濡缓或濡滑。

肺癌肺脾两虚证者主要病理变化是肺脾两脏正气损耗，脏腑失调，免疫功能出现下降、衰退等。

益气健脾类中成药能补益肺脾损耗之气，调节脏腑功能，改善免疫功能，抑制肺癌细胞生长，延长患者生存时间。

常用中成药：参一胶囊，紫龙金片，参芪扶正注射液（参芪片、糖浆）等。

三、消瘀化痰解毒类

肺癌气滞血瘀毒聚证者，咳痰不畅，痰血暗红夹有血块，胸胁胀痛或刺痛，痛有定处，颈部及胸壁青筋显露，唇甲紫暗，舌暗红或青紫，有瘀点瘀斑，苔薄黄，脉细弦或涩。肺癌辨证属痰毒和热毒多见，故而化痰解毒法应用广泛。

肺癌气滞血瘀毒聚证者主要病理变化是机体存在高凝、高黏状态，以及外周微循环的障碍，加之机体原癌基因被激活和（或）抑癌基因被抑制，凋亡基因、DNA 修复基因的改变，或免疫系统受损，细胞出现侵袭性生长。

消瘀化痰解毒类中成药可影响微循环，增加血管通透性，诱导肿瘤细胞凋亡，调节免疫功能，改善患者症状。

常用中成药：威麦宁胶囊，参莲胶囊，芪珍胶囊，康莱特注射液（软胶囊），鹤蟾片，复方红豆杉胶囊，榄香烯注射剂（口服液体剂），鸦胆子油乳口服液（软胶囊、注射液），云芝糖肽胶囊（颗粒），斑蝥酸钠维生素 B_6 注射液，参丹散结胶囊。

参 考 文 献

[1] 孙燕. 内科肿瘤学[M]. 北京：人民卫生出版社，2001：640-648.

[2] 张明岛. 上海市中医病证诊疗常规[M]. 上海：上海中医药大学出版社，1998：98.

[3] Siegel R L，Miller K D，Jemal A. Cancer statistics，2016[J]. CA：Cancer J Clin，2016，66：7-30.

[4] 汤钊猷. 现代肿瘤学[M]. 上海：复旦大学出版社，2009：865-867.

[5] 廖美琳. 肺部肿瘤学[M]. 上海：上海科学技术出版社，2008：272-378.

[6] Brahmer J，Reckamp K L，Baas P，et al. Nivolumab versus docetaxel in advanced squamous-cell non-small-cell lung cancer[J]. N Engl J Med，2015，371（2）：123-135.

[7] Garon E B，Rizvi N A，Hui R，et al. Pembrolizumab for the treatment of non-small-cell lung cancer[J]. N Engl J Med，2015，372（21）：2018-2028.

[8] 林洪生. 恶性肿瘤中医诊疗指南[M]. 北京：人民卫生出版社，2014：267-271.

[9] 许玲，王菊勇，孙建立. 中西医肿瘤理论与临床实践[M]. 上海：上海科学技术出版社，2013：158-161.

[10] 刘嘉湘. 实用中医肿瘤手册[M]. 上海：上海科技教育出版社，1996.

[11] 吴万垠，刘伟胜. 肿瘤科专病中医临床诊治[M]. 北京：人民卫生出版社，2013：114-140.

（上海中医药大学附属龙华医院　田建辉、周之毅）

第三节　中成药名方

一、益气养阴类

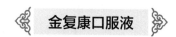

金复康口服液

【药物组成】　黄芪、北沙参、麦冬、女贞子（酒制）、山茱萸、绞股蓝、葫芦巴（盐炒）、石上柏、石见穿、重楼、天冬。

【处方来源】　研制方。《中国药典》（2015 年版）。

【功能与主治】　益气养阴、清热解毒。用于原发性非小细胞肺癌气阴两虚证不适合手术、放疗、化疗的患者；或与化疗并用，有助于提高化疗效果，改善免疫功能，减轻化疗引起的白细胞下降等副作用。

【药效】　主要药效如下：

1. 调节免疫功能　免疫系统对肿瘤细胞的"失能"是肿瘤细胞能够浸润生长及远处转移的重要原因。辅助性 T 淋巴细胞（Th）是 T 淋巴细胞的重要亚群，可分为 Th1 和 Th2 两个亚群，Th1 对免疫功能具有正向调节作用，Th2 则具有负向调节作用，其分泌的 IL-10 对免疫功能起抑制作用。金复康口服液能够促进 Lewis 肺腺癌荷瘤宿主脾细胞分泌 Th1 类细胞因子，抑制分泌 Th2 类细胞因子[1]；抑制由 IL-10 介导的抗肿瘤免疫功能障碍，对肺癌 Th1、Th2 失衡有一定的调节作用，使正负向免疫功能趋于平衡[2]。

自然杀伤细胞（NK 细胞）来源于骨髓淋巴样干细胞，其杀伤活性无 MHC 限制，不依赖抗体，是人体免疫系统的重要组成部分。系列临床研究发现，金复康口服液可提高患者 NK 细胞的活性并显著提高 T 细胞亚群中 CD3$^+$、CD4$^+$的表达水平和 CD4$^+$/CD8$^+$值，提高机体杀伤性 T 细胞（CTL，CD8$^+$、CD28$^+$）的杀瘤效应，降低调节性 T 淋巴细胞的表达水平，从而证实其具有调节肺癌患者细胞免疫功能的作用[3-4]。

CD4$^+$、CD25$^+$调节性 T 淋巴细胞可抑制激活的 T 淋巴细胞功能，影响机体抗肿瘤免疫作用，在维持自身免疫耐受性中发挥着重要作用，与肿瘤免疫逃逸关系密切。金复康口服液及其类方与化疗结合可降低肺癌免疫逃逸相关因子 CD4$^+$/CD25$^+$Tr、VEGF、TGF-β_1、IL-10 的表达水平，从而调节 Th2 的水平[5-7]。

Fas 是一种跨膜蛋白，属于肿瘤坏死因子受体超家族成员，它与 Fas 配体（FasL）结合可以启动凋亡信号的转导引起细胞凋亡。血清 sFas 可竞争性地与 CTL 膜上的 FasL 结合，导致 CTL 杀伤肿瘤细胞能力下降，进而发生免疫逃逸，益气养阴解毒方（金复康类方）则可降低肺癌患者血清可溶性 sFas 水平[8]。益肺抗瘤饮（金复康类方）则可减少 B16 黑色素瘤小鼠的肺转移灶，增加转移灶周围 T 淋巴细胞的浸润[9]。

2. 调节神经内分泌网络　β-内啡肽（β-EP）与应激条件下人或动物免疫功能下降直接相关，雌二醇（E_2）则能抑制脾脏细胞免疫功能。益肺抗瘤饮能抑制 C57BL/6 近交系 Lewis 肺癌荷瘤小鼠的肿瘤生长，降低神经内分泌免疫网络的下行通道 β-EP、E_2 的含量，消除细胞免疫功能的抑制[10]。

3. 抑制细胞增殖，调控癌基因及抑癌基因　金复康口服液具有明显的抑制裸鼠人肺腺癌 LAX-83 移植瘤生长的作用，诱导细胞凋亡，降低肿瘤组织中 Bcl-2 基因蛋白表达，增加 Bax 和 Fas 基因蛋白的表达[11]。益肺抗瘤饮抑制肺癌细胞增殖的实验研究发现，益肺抗瘤饮和顺铂（DDP）均能抑制人肺腺癌 LAX-83 细胞的增殖，降低 Ki-67 阳性率，减少 S 期细胞数，增加 G_2/M 期细胞数，并在一定程度上减弱 p53、c-myc 癌基因蛋白的表达[12]。益肺抗瘤饮能抑制 Lewis 肺癌细胞和 SPC-A-1 细胞进入增殖期，细胞的 DNA、RNA、蛋白质合成受到抑制，且呈逐级放大现象[13]。金复康口服液能够逆转人肺腺癌吉非替尼获得性耐药细胞株 PC-9R 对吉非替尼的凋亡抵抗，可能与上调 caspase-3、caspase-8 的表达有关[14]。金复康口服液能够降低 A549/DDP 膜转运蛋白 LRP、MRP 的 mRNA 表达，低剂量金复康口服液与 DDP 合用能够增加 DDP 对 A549/DDP 的增殖抑制作用，具有显著的协同增效作用[15]。金复康口服液可时间依赖性地抑制肺癌 Sca-1+ 干细胞在体外的增殖，诱导肺癌 Sca-1+ 干细胞发生凋亡，其单独应用或者与化疗药物联合均可有效下调多耐药基因 ABCG2 基因的转录和蛋白的表达[16]。三甲基化组蛋白 H3 赖氨酸 4（H3K4Me3）的全基因组图谱分析结果显示，A549 细胞株经金复康口服液干预后，SUSD2、CCND2、Bcl-2A1、TMEM158 各基因启动子中的 H3K4Me3 水平，均发生了显著的变化，提示金复康口服液可通过多基因位点调节组蛋白修饰，来发挥其抗癌活性[17]。

4. 干预免疫衰老　免疫器官、免疫细胞随着年龄增长而出现结构与功能衰退，导致机体免疫监视能力下降，从而引起肿瘤免疫逃逸发生。最新研究发现，金复康口服液可以改善免疫器官脏器指数、下调胸腺和脾 T 淋巴细胞表面的免疫衰老分子表达、增强机体清除自由基的能力（血清 SOD 活力明显上升，MDA 含量明显下降），从而延缓免疫衰老的发生[18]。

5. 对循环肿瘤细胞的清除作用　肿瘤细胞侵入到原发肿瘤细胞的周围组织中，进入血液和淋巴管系统，形成循环肿瘤细胞（circulating tumor cell，CTC）。肿瘤的复发转移与 CTC 密切相关。富集并培养肺癌患者外周血的 CTC，然后以金复康口服液进行干预，结果显示金复康口服液能显著以时间和浓度依赖性抑制 CTC 增殖，剂量依赖性显著抑制 CTC 克隆形成，诱导 CTC 发生凋亡；高浓度组的金复康口服液能显著将 CTC 增殖阻滞在 S 期[19]。

6. 抑制淋巴管内皮细胞的形成和迁徙　淋巴管内皮细胞（LEC）是构成淋巴管壁的主要结构，参与维持体液平衡、调节淋巴细胞再循环和机体免疫反应等生理过程，在肿瘤转移过程中起到重要作用。金复康口服液能通过调节 SDF-1/CXCR4 和 VEGF-C/VEGFR-3 轴，抑制淋巴管内皮细胞的形成和迁徙[20]。

7. 上调凋亡相关基因，诱导肺癌细胞凋亡　金复康醇提物可以通过上调凋亡相关基因 *FADD*（Fas 相关死亡结构域蛋白）及 *GADD45a*（生长阻滞和 DNA 损伤基因），从而诱导肺癌 A549 细胞的凋亡[21]（图 3-1）。

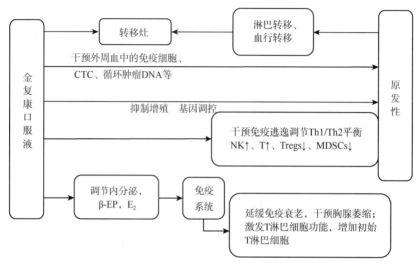

图 3-1　金复康口服液药效机制

MDSCs：骨髓来源的抑制性细胞（myeloid-derived suppressor cells）

【临床应用】

1. 肺癌　用于原发性非小细胞肺癌气阴两虚证患者，可单独应用或者与手术、放疗、化疗、靶向治疗联合应用。有助于提高化疗效果，改善免疫功能，减轻化疗引起的白细胞下降等副作用，延缓靶向药物耐药的作用。

（1）提高生活质量，延长生存期：临床研究[2]结果显示，金复康口服液能改善中晚期肺癌患者生活质量，延长晚期肺癌患者生存时间，5 年生存时间达到 20%。

（2）配合放化疗，减毒增效：一项入组 290 例患者的临床研究发现，金复康口服液联合化疗，能减轻骨髓抑制和胃肠道副作用的程度，降低毒副作用发生率，改善症状，调节免疫功能，提高生存质量[3]。

（3）改善机体免疫功能，减轻临床症状：金复康口服液治疗中晚期肺癌患者，能提高 CTL（CD8+、CD28+）百分率及其在 CD8+T 淋巴细胞中的比值，与化疗组对照，两组治疗后瘤灶部分缓解+稳定率相仿[4]。金复康类方益气养阴解毒方治疗气阴两虚型晚期肺癌患者的临床研究发现，该方能改善患者气阴两虚证候，增加 T 淋巴细胞活性、增强辅助性 T 淋巴细胞及 CTL 细胞功能[5]；能够通过调节细胞因子的分泌影响 Th1/Th2 漂移，有效调节机体的细胞免疫功能，并改善临床症状[6]。

2. 肝癌　金复康口服液组方成分中，生黄芪性甘，微温，有益气固表、托毒生肌、利水消肿功效；女贞子和麦冬入肝肾经，可补肾阳；石上柏和重楼有清热解毒、消肿止痛、散瘀等功效。金复康口服液对人体肝癌及小鼠肝癌有一定的作用[22]，临床上根据中医异病同治原则治疗肝癌也取得了一定效果。

【不良反应】　个别患者服药后可出现轻度恶心、呕吐或便秘。

【使用注意】　动物试验大鼠和犬 90 天长期毒性试验结果表明，高剂量组（大鼠 31.68g/kg，犬 12.6g/kg）有肾颗粒变性，个别大鼠还兼有肾灶性坏死。停药两周后，仍见个别动物有局灶性炎症。故临床长期使用时注意本品对肾功能的影响。

【用法与用量】　口服，每次 30ml，每日 3 次，30 天为 1 个疗程，可连续使用 2 个疗程，或遵医嘱。

参 考 文 献

[1] 孙玺媛，孙建立，刘嘉湘. 金复康口服液对 Lewis 肺腺癌荷瘤鼠脾细胞分泌 Th1/Th2 类细胞因子的影响[J]. 辽宁中医药大学学报，2008，10（9）：160-162.

[2] 孙钢，刘嘉湘. 金复康对肺癌患者 IL-10 和 IFN-γ 的影响[J]. 山东中医杂志，2001，20（12）：150-151.

[3] 刘嘉湘，潘敏求，黎月恒，等. 金复康口服液治疗原发性非小细胞肺癌临床研究[J]. 肿瘤，2001，21（6）：463-465.

[4] 孙钢，刘嘉湘. 金复康对肺癌患者外周血 T 细胞抗原表达的影响[J]. 辽宁中医杂志，2001，28（5）：279-280.

[5] 刘苓霜，刘嘉湘，李春杰，等. 益气养阴解毒方治疗晚期非小细胞肺癌临床疗效观察[J]. 中国中西医结合杂志，2008，28（4）：352-353.

[6] 梁芳，张勇，李朝衡，等. 益气养阴解毒方对非小细胞肺癌患者 T 细胞亚群及 Th1/Th2 漂移的影响[J]. 实用中医内科杂志，2011，25（5）：8-10.

[7] 黄云胜，施志明. 肺积方对肺癌免疫逃逸干预作用的临床研究[J]. 中国中西医结合杂志，2007，27（6）：501-504.

[8] 梁芳，刘嘉湘. 益气养阴解毒方辅助化疗对晚期非小细胞肺癌 Fas 凋亡抵抗的影响[J]. 中国中西医结合杂志，2008，28（8）：754-756.

[9] 许玲，刘嘉湘. 益肺抗瘤饮对肺癌转移及免疫功能的影响[J]. 中国中西医结合杂志，1997，17（7）：401-403.

[10] 朱惠蓉，刘嘉湘. 益肺抗瘤饮对 Lewis 肺癌荷瘤小鼠神经内分泌免疫的实验研究[J]. 上海中医药大学学报，2000，14（2）：44-46.

[11] 孙建立，刘嘉湘. 金复康口服液对裸鼠人肺腺癌细胞凋亡相关基因表达的影响[J]. 上海中医药杂志，2007，41（10）：69-71.

[12] 许玲，刘嘉湘. 益肺抗瘤饮抑制肺癌细胞增殖的实验研究[J]. 中国中西医结合杂志，1996，16（8）：486-488.

[13] 韩明权，刘嘉湘，高虹，等. 益肺抗瘤饮对实验性肺癌细胞周期及核酸和蛋白质合成的影响[J]. 中西医结合学报，2003，1（3）：205-208.

[14] 孙玺媛，姜梅，张忠太，等. 金复康口服液对人肺腺癌耐吉非替尼 PC-9R 细胞凋亡的影响[J]. 辽宁中医杂志，2014，41（10）：2229-2231.

[15] 孙建立，孙玺媛，刘嘉湘. 金复康口服液对耐药人肺腺癌 A549/DDP 膜转运蛋白 LRP MRP mRNA 表达的影响[J]. 辽宁中医药大学学报，2009，11（7）：210-213.

[16] 徐蔚杰，李春杰，刘嘉湘，等. 金复康口服液抑制 Lewis 肺癌 Sca-1+干细胞亚群增殖的研究[J]. 上海中医药杂志，2015，49（1）：69-71.

[17] Lu J，Zhang X，Shen T，et al. Epigenetic profiling of H3K4Me3 reveals herbal medicine Jinfukang-induced epigenetic alteration is involved in anti-lung cancer activity[J]. Evid Based Complement Alternat Med. 2016，2016：7276161.

[18] 田建辉，杨晓霞，毕凌，等. 金复康对免疫衰老小鼠癌移植瘤的防治作用[J]. 中国肿瘤生物治疗杂志. 2016，23（1）：39-46.

[19] 阙祖俊，罗斌，周之毅，等. 金复康"扶助正气、清透伏毒"预防肺癌转移的细胞学机制研究[J]. 上海中医杂志，2016，50（8）：70-74.

[20] He H L，Wang D，Tang J，et al. Jin Fu Kang Oral Liquid inhibits lymphatic endothelial cells formation and migration[J]. Evid Based Complement Alternat Med. 2016，2016：3635209.

[21] 陈健，康亚妮，沈挺挺，等. 中药复方"金复康"抑制肺癌细胞生长机制的研究[J]. 世界科学技术—中医药现代化，2016，18（10）：1813-1818.

[22] 李和根，陈秀华，姚玉龙，等. 金复康治疗肝癌的实验研究[J]. 中草药，2000，31（7）：533-535.

（上海中医药大学附属龙华医院　田建辉、周之毅，南京中医药大学　陈文星、王爱云）

益肺清化颗粒（膏）

【药物组成】 黄芪、党参、白花蛇舌草、北沙参、麦冬、败酱草、仙鹤草、川贝母、苦杏仁。

【处方来源】 研制方。《中国药典》（2015 年版）。

【功能与主治】 益气养阴，清热解毒，化痰止咳。适用于气阴两虚，阴虚内热型晚期肺癌的辅助治疗。症见气短、乏力、咳嗽、咯血、胸痛等。

【药效】 主要药效如下：

1. 抑制血管生成 肿瘤组织的生长，必须依靠新生血管生成来提供足够的氧气和营养物质来维持，VEGF 是血管内皮细胞特异性的肝素结合生长因子，可在体内诱导血管新生。益肺清化颗粒能降低 VEGF 的表达，升高血管生成抑制因子 Angiostatin、Endostatin 的表达，发挥抑瘤作用[1]。益肺清化颗粒各浓度含药血清对人脐静脉内皮细胞（human umbilical veinendothelial cell，HUVEC）的迁移、VEGF 及其受体（KDR）蛋白均具有抑制作用，益肺清化颗粒高浓度组可降低 HUVEC 在体外分化成管状结构的能力[2]。研究发现[3]，随着肺癌组织中 VEGF 表达的增强，其 S-100[+] DC（树突状细胞）密度明显降低，益肺清化膏组 VEGF 表达较低、S-100 蛋白表达较高，表明益肺清化膏可能通过抑制血管生成，促使 DC 成熟，促进机体对肿瘤细胞产生有效免疫应答。

2. 增加肿瘤细胞间的黏附，影响迁移和运动 E-钙黏附素（E-Cad）是细胞间连接的黏附分子，其功能丧失会使细胞容易分散而向外周浸润、转移。CD44v6 是介导细胞与细胞、细胞与细胞外基质的黏附和相互作用的分子，在某些肿瘤细胞中高表达，并在肿瘤的发生发展、侵袭和转移等方面发挥关键作用。益肺清化膏能提高 E-Cad 的表达水平，降低 CD44、CD44v6 的表达水平，增加肿瘤细胞间的黏附能力，降低肿瘤细胞脱落进入周围组织和血管的概率，减弱肿瘤细胞与血管内皮和细胞外基质间的异质黏附，控制肿瘤向基质侵袭，降低肿瘤细胞的迁移和运动能力[4]。

3. 增强免疫[5] 益肺清化膏可上调 DC 与抗原递呈功能相关膜分子 MHC-Ⅱ、CD80、CD83、CD86 及 CD40 的表达，并促进 DC 分泌 IL-12 水平，提高抗肿瘤免疫监视功能。

【临床应用】 适用于气阴两虚，阴虚内热型晚期肺癌的辅助治疗。

1. 控制肺癌恶性胸腔积液 益肺清化膏联合顺铂胸腔灌注，能有效控制肺癌所致恶性胸腔积液[6]。

2. 配合化疗，提高患者免疫功能，改善生存质量 益肺清化颗粒能有效提高接受 NP（N：长春瑞宾；P：顺铂）化疗的非小细胞肺癌患者免疫功能，降低毒副作用，提高生活质量[7]。一项多中心随机对照临床研究发现，ⅠB～ⅢA 期非小细胞肺癌患者术后辅助化疗并配合使用益肺清化膏，治疗 4 个周期后及随访时 FACT-L 量表（肺癌患者生存质量测定量表）各领域评分在一定程度上优于单纯化疗的对照组，尤以身体状况、社会家庭状况及功能状况最明显；KPS 变化、体重变化及免疫功能变化亦优于对照组；益肺清化膏可明显改善患者生存质量状况及临床症状，调节免疫功能，且无严重不良反应[8]。

3. 改善早期非小细胞肺癌术后患者临床症状及生活质量 益肺清化膏可有效地改善

Ⅰ～Ⅱ期非小细胞肺癌术后患者神疲乏力、少气懒言、气短、咳嗽、纳谷少馨、痰中带血、大便干结、口干咽燥、盗汗、五心烦热等。其中对少气懒言、咳嗽、纳谷少馨、大便干结等的改善尤为明显；经治患者的生存质量包括体重、KPS 和 FACT-L 量表评分均有改善，CD3、NK 水平较前明显提高[9]。

【不良反应】　偶见恶心，腹泻，一般不影响继续治疗。

【使用注意】　尚不明确。

【用法与用量】　口服，每次 2 袋，每日 3 次。两个月为 1 个疗程，或遵医嘱。

参 考 文 献

[1] 李裴裴，吴皓，陈璐，等. 益肺清化颗粒对 Lewis 肺癌小鼠 VEGF、bFGF、Angiostatin、Endostatin 影响的研究[J]. 中国中西医结合杂志，2013，33（8）：1086-1092.

[2] 崔一鸣，周斌，李斐斐，等. 益肺清化颗粒对人脐静脉内皮细胞血管生成的抑制作用及机制[J]. 中华中医药杂志，2014，29（10）：3246-3249.

[3] 郑红刚，熊露，朴炳奎，等. 肺瘤平膏及其拆方对 Lewis 肺癌移植瘤的抑瘤作用及对 S-100 蛋白和 VEGF 表达的影响[J]. 中国中医基础医学杂志，2007，13（5）：370-372.

[4] 蒋士卿，孙宏新，朴炳奎. 益肺清化膏对荷瘤小鼠瘤组织 CD44、CD44v6、E-cad 等 mRNA 表达水平的影响[J]. 中医学报，2010，25（1）：17-20.

[5] 郑红刚，朴炳奎，林洪生，等. 肺瘤平膏及其拆方对树突状细胞抗原递呈功能影响的分子机制研究[J]. 中华中医药学刊，2007，25（6）：1133-1136.

[6] 李青兰，张灵智，侯子训. 益肺清化膏联合顺铂胸腔灌注治疗肺癌胸水 30 例[J]. 华夏医学，2004，17（3）：417-418.

[7] 孙长侠. 益肺清化颗粒联合 NP 化疗方案对非小细胞肺癌患者免疫功能的影响[J]. 实用心脑肺血管病杂志，2015，23（6）：107-109.

[8] 李道睿，花宝金，张培彤，等. 益肺清化膏辅助治疗非小细胞肺癌术后患者多中心随机对照临床研究[J]. 中医杂志，2016，57（5）：396-400.

[9] 孙宏新，蒋士卿，朴炳奎，等. 益肺清化膏对早期非小细胞肺癌术后患者治疗作用的随机对照研究[J]. 光明中医，2005，20（5）：55-58.

（上海中医药大学附属龙华医院　田建辉、周之毅）

贞芪扶正胶囊（颗粒）

【药物组成】　女贞子、黄芪。

【处方来源】　研制方.《中国药典》（2015 年版）。

【功能与主治】　补气养阴，用于久病虚损，气阴不足。配合手术、放疗、化疗，促进正常功能的恢复。

【药效】　主要药效如下：

1. 提高巨噬细胞吞噬功能　贞芪扶正胶囊可显著促进免疫功能低下模型小鼠的腹腔巨噬细胞吞噬功能，提高吞噬率和吞噬指数，显著增强二硝基氯苯所致迟发型超敏反应，提高血清溶血素抗体水平[1]。

2. 增强化学诱癌时大鼠抗癌能力　在化学致癌剂二乙基亚硝胺（DENA）诱发大鼠肝癌研究过程中，贞芪扶正胶囊提前应用组的大鼠，其肝脏毒性损伤明显低于其他各组，仅有少数大鼠形成肿瘤，多数大鼠则仅出现 DENA 毒性刺激而形成的细胞增生结节[2]。

【临床应用】　配合恶性肿瘤的手术及放化疗使用，促进正常功能的恢复。

1. 肺癌　贞芪扶正胶囊联合同步放化疗治疗晚期非小细胞肺癌,疗效与同步放化疗无差异,可降低骨髓抑制毒性[3]。替吉奥胶囊联合贞芪扶正胶囊治疗老年非小细胞肺癌,疾病控制率、疾病进展时间、总生存期及 1 年生存率均优于单用替吉奥组,血液及胃肠道毒性无差异[4]。贞芪扶正胶囊配合 GP 方案（G:吉西他滨;P:顺铂）治疗晚期非小细胞肺癌气阴两虚证患者,中医证候疗效总有效率及生活质量均高于单纯化疗组,CD3、CD4 细胞活性及 CD3$^+$/CD4$^+$值较治疗前明显提高,血液学毒性、肝肾功能损害、消化道副作用较单纯化疗组明显减轻[5]。

2. 大肠癌　贞芪扶正胶囊联合化疗治疗大肠癌术后患者,与术后单纯化疗组进行对比,结果治疗组在化疗前后的 NK 细胞活性无明显降低,优于对照组,治疗组第 1、3、5 年大肠癌复发例数明显低于对照组[6]。

3. 宫颈癌　浓缩型贞芪扶正胶囊能增强宫颈癌放疗患者的疗效和免疫造血功能,促进癌周围上皮细胞修复[7]。

【不良反应】　尚不明确。

【使用注意】　尚不明确。

【用法与用量】　胶囊:口服,每次 6 粒,每日 2 次。颗粒:口服,每次 1 袋,每日 2 次。

参 考 文 献

[1] 李红,任远,吴国泰,等. 贞芪扶正胶囊对免疫力低下小鼠免疫功能的影响研究[J]. 中国药房,2009,20（24）:1853-1854.

[2] 官阳,周泽斌,阮幼冰,等. 贞芪扶正胶囊对大鼠实验性肝癌发生发展的影响[J]. 中华肿瘤防治杂志,2002,9（1）:55-57.

[3] 王勤俭,蔡想忠. 贞芪扶正胶囊联合同步放化疗治疗晚期 NSCLC 的临床疗效观察[J]. 中医临床研究,2014,6（25）:15-16.

[4] 刘静,赵增虎,杨文. 替吉奥胶囊联合贞芪扶正胶囊治疗老年非小细胞肺癌临床观察[J]. 临床误诊误治,2015,28（6）:66-69.

[5] 孔颖泽,孙毅,冷嘉兴,等. 贞芪扶正胶囊配合化疗治疗晚期非小细胞肺癌疗效观察[J]. 辽宁中医杂志,2005,32（9）:872-873.

[6] 高海德,柳仲林,陈宏生. 贞芪扶正胶囊在大肠癌术后化疗中的应用[J]. 中国医师进修杂志,2005,28（12）:39-40.

[7] 刘苗生,王崇宇. 贞芪扶正胶囊配合放疗治疗宫颈癌临床试验[J]. 药物流行病学杂志,2005,14（6）:327-329.

二、益气健脾类

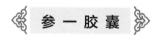

参 一 胶 囊

【药物组成】　人参皂苷 Rg3。

【处方来源】　研制方。《中国药典》（2015 年版）。

【功能与主治】　培元固本,补益气血。与化疗配合用药,有助于提高治疗原发性肺癌、肝癌的疗效,可改善肿瘤患者的气虚症状,提高机体免疫功能。

【药效】　主要药效如下:

1. 抑制血管生成　低剂量环磷酰胺联合人参皂苷 Rg3,可抑制 EMT-6 乳腺癌荷瘤小鼠的肿瘤生长,降低肿瘤微血管密度（microressel density,MVD）、核增殖抗原表达基因（Ki-67）、VEGF、凋亡抑制基因 Bcl-2、突变型 p53 的表达[1]。有临床研究[2]显示,参一胶囊联合或不联合化疗治疗,均能降低肺癌术后患者的血清 VEGF 水平。

2. 调节免疫　人参皂苷 Rg3 可明显抑制 Lewis 肺癌细胞增殖并诱导其凋亡,人参皂苷 Rg3 高、低剂量组的 NK、LAK、CTL 活性和血清肿瘤坏死因子水平均显著高于生理盐水组和顺铂组，显示可改善荷瘤小鼠免疫功能[3]。人参皂苷 Rg3 可显著增加 Lewis 肺癌细胞荷瘤小鼠脾脏 $CD4^+T$ 细胞、$CD8^+T$ 细胞阳性率并促进肿瘤特异性 CTL 细胞诱生，改善免疫抑制现象，无明显肝脏、胸腺、脾脏毒性[4]。人参皂苷 Rg3 体外能增强小鼠 NK 细胞吞噬活性，增加小鼠血清溶血素含量和抗体生成细胞数，增强体液免疫功能[5]。

3. 抑制淋巴管内皮细胞的迁移和增殖[6]　人参皂苷 Rg3 可明显抑制淋巴管内皮细胞的迁移和增殖，并具有剂量依赖性；人参皂苷 Rg3 能诱导淋巴管细胞凋亡，经人参皂苷 Rg3 条件培养液处理后，淋巴管内皮细胞可观察到其核周围有凋亡小体。

4. 诱导凋亡[7]　人参皂苷 Rg3 处理人肺鳞癌 SK-MES-1 细胞 48 小时后，细胞凋亡率增加，作用呈剂量依赖关系，凋亡相关基因 survivin 蛋白和 mRNA 的表达降低。

5. 影响细胞信号转导相关基因的差异表达[8]　人参皂苷 Rg3 干预人肺腺癌 A549 细胞后有 24 个基因发生差异表达，其中 2 个细胞信号和传递蛋白基因及 2 个细胞骨架和运动基因上调，3 个原癌基因和抑癌基因下调，蛋白翻译合成的基因 2 个下调、1 个上调，DNA 合成修复重组和 1 个代谢相关基因、1 个免疫相关基因下调，1 个代谢相关基因上调，其他功能基因也受到一定影响。

【临床应用】　用于早期手术的肿瘤患者预防复发；用于放化疗的肿瘤患者以减毒增效；用于晚期抗转移治疗；用于高龄患者辅助抗肿瘤治疗。

1. 肺癌联合化疗　参一胶囊联合化疗对气虚证的肺癌患者有增效减毒作用，能够改善气虚证候，调节免疫功能，提高生存质量，增加体重[9]。参一胶囊联合 NP 方案治疗晚期非小细胞肺癌，能降低骨髓抑制的发生率，提高患者 KPS、$CD4^+/CD8^+$值及 NK 阳性细胞百分率[10]。一项多中心双盲随机临床研究证实，参一胶囊联合 NP 方案治疗晚期非小细胞肺癌，能提高患者的近期疗效和中位生存期[11]。人参皂苷 Rg3 联合化疗治疗晚期非小细胞肺癌，治疗组负性共刺激分子细胞毒 T 淋巴细胞相关抗原（CTLA-4）较单纯化疗组表达下降，PFS 较对照组延长，两组间有显著性差异[12]。

2. 肺癌联合靶向治疗　吉非替尼联合参一胶囊治疗ⅢB～Ⅳ期非小细胞肺癌，可延长患者中位疾病 PFS，改善生活质量，降低腹泻发生率[13]。

3. 小细胞肺癌的辅助治疗　小细胞肺癌化疗患者加用参一胶囊，可溶性白细胞介素-2 受体（SIL-2R）较对照组降低，T 淋巴细胞亚群 $CD3^+$、$CD4^+$、$CD4^+/CD8^+$上升明显，免疫功能能得到提高，且毒副作用少[14]。参一胶囊联合放化疗治疗局限期小细胞肺癌，能够降低患者肿瘤新生血管形成，延长中位生存期[15]。

【不良反应】　①少数患者服药后可出现口咽干燥、口腔溃疡。如果过量服用可能出现咽痛、头晕、耳鸣、鼻血、胸闷、多梦等。②Ⅰ期临床试验中，高剂量组有一例受试者用药期间出现转氨酶轻度异常，但尚不能确定是否与服用本品有关。

【使用注意】　火热证或阴虚内热证者慎用。

【用法与用量】　饭前空腹口服，每次 2 粒，每日 2 次。8 周为 1 个疗程。

参 考 文 献

[1] 张清媛，孙理，王志华，等. 人参皂苷 Rg3 与环磷酰胺并用对 EMT-6 乳腺癌小鼠肿瘤血管生成的影响[J]. 中国组织工程研究，2004，8（29）：6395-6397.

[2] 张南生，董光同，孙卫军，等. 参一胶囊对肺癌患者血清血管内皮细胞生长因子的影响[J]. 温州医科大学学报，2006，36（3）：273-274.

[3] 张玉梅，王家晓. 人参皂甙 Rg3 对 Lewis 肺癌细胞体外增殖及荷瘤小鼠免疫功能的影响[J]. 实用临床医药杂志，2014，18（1）：5.

[4] 柯什忠，刘瑶，金浩杰，等. 人参皂甙 Rg3 抗小鼠 Lewis 肺癌的机制研究[J]. 免疫学杂志，2012，（5）：389 393.

[5] 张仲苗，江波，章荣华，等. 人参皂甙 Rg3 对小鼠免疫功能的影响[J]. 中药药理与临床，2004，20（6）：4-6.

[6] 李明秋，滕诚毅，杨春壮，等. 人参皂甙 Rg3 对淋巴管内皮细胞生成的影响[J]. 解剖学研究，2009，31（2）：81-84.

[7] 王鑫，郑玉玲，李克，等. 人参皂甙 Rg3 对人肺鳞癌 SK-MES-1 细胞凋亡的影响[J]. 南方医科大学学报，2009，29（9）：1823-1826.

[8] 陈明伟，杨岚，倪磊，等. 人参皂甙 Rg3 对肺腺癌 A549 细胞株信号传导相关基因表达的影响[J]. 中华结核和呼吸杂志，2005，28（1）：37-40.

[9] 林洪生，朴炳奎，李树奇. 参一胶囊治疗肺癌 II 期临床试验总结[J]. 中国肿瘤临床，2002，29（4）：276-279.

[10] 刘素琴，孙亮新，班丽英，等. 参一胶囊联合 NP 方案治疗晚期非小细胞肺癌的临床观察[J]. 临床肿瘤学杂志，2007，12（11）：847-849.

[11] 孙燕，林洪生，朱允中，等. 长春瑞滨合并顺铂（NP）加参一胶囊或安慰剂治疗晚期非小细胞肺癌的多中心双盲随机临床研究报告[J]. 中国肺癌杂志，2006，9（3）：254-258.

[12] 李明晶，杨焱，景年财，等. 负性共刺激分子在人参皂甙 Rg3 治疗晚期非小细胞肺癌患者中的表达及其对外周血 T 细胞的影响[J]. 中国老年学杂志，2016，36（2）：346-348.

[13] 刘浩，侯炜，王辉，等. 参一胶囊联合吉非替尼治疗晚期非小细胞肺癌 50 例临床研究[J]. 中医杂志，2012，53（11）：933-935.

[14] 赵增虎，丁瑞亮，宁宇，等. 参一胶囊对小细胞肺癌患者化疗后免疫功能的影响[J]. 中国中医急症，2010，19（4）：598-599.

[15] 赵增虎，丁瑞亮，宁宇. 参一胶囊联合放化疗治疗局限期小细胞肺癌临床研究[J]. 现代中西医结合杂志，2011，20（18）：2269-2270.

（上海中医药大学附属龙华医院　田建辉、周之毅）

紫 龙 金 片

【药物组成】　黄芪、当归、白英、龙葵、丹参、半枝莲、蛇莓、郁金。

【处方来源】　研制方。《中国药典》（2015 年版）。

【功能与主治】　益气养血，清热解毒，理气化瘀。用于气血两虚证原发性肺癌化疗者，症见神疲乏力，少气懒言，头晕眼花，食欲不振，气短自汗，咳嗽，疼痛。

【药效】　主要药效如下：

1. 提高机体免疫功能[1,2]　紫龙金片能增强小鼠迟发型超敏反应和巨噬细胞吞噬能力，激活 NK 细胞活性，提高 T 淋巴细胞增殖能力，激活人淋巴细胞杀伤肿瘤细胞，提高患者体内 IL-2 的水平。

2. 增效减毒[1]　紫龙金片联合化疗具有增效减毒作用，能明显减轻顺铂、环磷酰胺等化疗药物对骨髓抑制引起的白细胞下降等血象异常，减轻化疗引起的肝肾功能损害、恶心呕吐及脱发等不良反应。

3. 抑瘤作用[1,3]　环腺苷酸/蛋白激酶 A（cAMP-PKA）II 型酶具有促进分化的作用，二酰基甘油/蛋白激酶 C-α 亚型酶（DAG-PKC-α）具有促进癌变的作用，紫龙金片可激活癌细胞内 cAMP-PKA II 型酶信号通路，抑制 DAG-PKC-α 信号通路，进一步激活抑癌基因（$P53$、$P21$、Rb 等），同时抑制癌基因（$c\text{-}myc$、$CH\text{-}ras$）的表达等，从而有效抑制细胞增殖，向正常细胞转变。

紫龙金片可调节细胞周期引擎分子，抑制周期蛋白（CyclinD）与周期蛋白激酶

（CDK4/6）的活性，激活细胞周期蛋白激酶抑制因子（P16、P15），阻止细胞癌变，从而发挥抗肿瘤作用。

4. 减轻化疗副作用[4]　吉非替尼是一种选择性表皮生长因子受体酪氨酸激酶抑制剂，可抑制肿瘤的生长、转移和血管生成，并增加肿瘤细胞的凋亡，其副作用是会损伤 Caco-2 细胞屏障功能，导致其通透性增加；紫龙金片可激活 NF-κB 通路，起到保护细胞屏障的作用，使细胞通透性降低。

【临床应用】　应用于气血两虚证原发性肺癌化疗者。

1. 肺癌　紫龙金片联合化疗治疗中晚期非小细胞肺癌，临床症状改善率、病灶缓解率、生活质量及免疫功能均优于单独化疗组[2]。紫龙金片能有效地辅助 MVP（M：丝裂霉素；V：长春酰胺；P：顺铂）化疗方案治疗原发性肺癌并具减毒增效作用[5]。紫龙金片联合多西他赛加顺铂方案治疗非小细胞肺癌，可提高患者生活质量，减轻化疗毒副作用[6]。GP方案联合紫龙金片治疗晚期非小细胞肺癌，可提高疾病控制率，减轻化疗毒副作用，改善患者的生活质量[7]。紫龙金片联合多西他赛和奈达铂治疗局部晚期非小细胞肺癌，治疗后躯体功能、角色功能、社会功能、总健康、疲倦、气促评分均优于单纯化疗组，CD4+、CD4+/CD8+改善程度占优，化疗所致的恶心呕吐、白细胞减少症状相对较轻[8]。吉非替尼联合紫龙金片治疗非小细胞肺癌，效果略优于单用吉非替尼，患者的症状改善率优于对照组，腹泻、恶心呕吐、肝功能异常等不良反应发生率略见降低[9]。紫龙金片能提高广泛期小细胞肺癌患者接受伊立替康联合卡铂一线化疗期间的生活质量，并减轻化疗毒副作用[10]。

2. 肠癌[11,12]　紫龙金片在临床常联合化疗应用于结肠癌、大肠癌的术后治疗中。紫龙金片可有效提高结肠癌术后化疗患者的生活质量、提高细胞免疫功能和稳定白细胞及血红蛋白。

3. 鼻咽癌[13]　紫龙金片联合化疗治疗鼻咽癌可减轻化疗产生的骨髓抑制、胃肠道反应及口腔黏膜反应的毒副作用，提高机体免疫力，改善患者生存质量。

【不良反应】　未见报道。

【使用注意】　孕妇禁用。

【用法与用量】　口服，每次 4 片，每日 3 次，与化疗同时使用，每 4 周为 1 个周期，2 个周期为 1 个疗程。

参 考 文 献

[1] 穆育新. 走在世界研究前列的抗癌天然药物——紫龙金片[J]. 天津药学，2002，（3）：88-89.

[2] 汪江，颜维仁. 紫龙金片配合化疗治疗中晚期非小细胞肺癌的研究[J]. 现代中西医结合杂志，2008，（1）：3-4，7.

[3] 王再红. 紫龙金片治疗老年肺癌 60 例分析[J]. 河北医药，2009，31（16）：2156-2157.

[4] 王原，余亮科，房芳，等. 紫龙金片对吉非替尼引起 Caco-2 细胞通透性增加的抑制作用[J]. 中国老年学杂志，2012，32（24）：5498-5499.

[5] 吴鸿彬，张洁. 紫龙金片对原发性肺癌化疗增效减毒作用的临床观察[J]. 天津药学，2006，18（6）：29-30.

[6] 陈春荣，张春梅，王建云，等. 紫龙金片联合多西他赛加顺铂方案治疗中晚期非小细胞肺癌临床疗效观察[J]. 中国实用医药，2011，6（30）：139-140.

[7] 张晓飞，魏亚强. 紫龙金片联合 GP 方案治疗晚期非小细胞肺癌 41 例[J]. 陕西医学杂志，2012，41（7）：875-877.

[8] 李广生，马淑萍. 紫龙金片联合多西他赛和奈达铂治疗局部晚期非小细胞肺癌的疗效观察[J]. 现代药物与临床，2015，30（12）：1506-1510.

[9] 房芳，陈红，庞红梅，等. 吉非替尼联合紫龙金片治疗中晚期非小细胞肺癌的临床观察[J]. 现代预防医学，2011，38（7）：1346-1348.

[10] 丁勇敏, 俞哲燕, 谢欢. 伊立替康及卡铂联合紫龙金片一线治疗广泛期小细胞肺癌近期疗效观察[J]. 浙江中医药大学学报, 2013, 37 (6): 745-747.

[11] 李桂, 柴友龙. 紫龙金片联合化疗治疗大肠癌的临床观察[J]. 天津医药, 2013, 41 (10): 1026-1027.

[12] 范亚峰, 宋建国, 虞中平. 紫龙金片联合化疗治疗结肠癌术后的临床观察[C]// 石家庄: 中日肿瘤介入治疗学术会议, 2008.

[13] 马涛, 王萍, 刘斌, 等. 紫龙金对防治局部晚期鼻咽癌放化疗不良反应的临床观察[J]. 河北医药, 2015, (21): 3237-3239.

参芪扶正注射液（参芪片、糖浆）

【药物组成】 党参、黄芪。

【处方来源】 研制方。国药准字 Z19990065。

【功能与主治】 益气扶正。用于肺脾气虚引起的神疲乏力, 少气懒言, 自汗眩晕; 肺癌、胃癌见上述症候者的辅助治疗。

【药效】 主要药效如下:

1. 增强单核巨噬细胞的吞噬功能　小鼠碳粒廓清实验表明, 参芪扶正注射液可增强单核巨噬细胞的吞噬功能, 与环磷酰胺合用, 对小鼠 S180 肉瘤的生长有一定的抑制作用。参芪扶正注射液能降低抗肿瘤药物的毒性[1]。

2. 免疫调节　经参芪扶正注射液处理过的淋巴细胞, 细胞增殖快, 杀伤肝癌细胞的能力增强[2]。参芪扶正注射液可促进巨噬细胞系 RAW264.7 细胞的增殖, 改善 5-Fu 及顺铂所致的免疫抑制[3], 可提高顺铂化疗后肺癌小鼠的胸腺指数、脾脏指数、血清 IL-2 水平[4]。

3. 逆转耐药　不同浓度的参芪扶正注射液预处理顺铂耐药性 A549/DDP 细胞后, 该细胞对于顺铂的耐药性随其浓度提高而降低, 多药耐药性基因 *MDR1* 和肺耐药蛋白 LRP 的表达也受到抑制, 从而逆转 A549/DDP 对于顺铂的耐药性[5]。

4. 具有增效减毒的作用[6, 7]　有研究发现参芪扶正注射液配合化疗治疗晚期乳腺癌有明显增效减毒的疗效, 且能改善生活质量和提高免疫功能。参芪扶正注射液配合化疗治疗晚期恶性肿瘤患者, 能增强疗效, 提高患者生存质量, 降低化疗毒副作用, 具有增效减毒作用。

5. 与化疗药物配伍的安全性[8]　参芪扶正注射液分别与不同抗肿瘤药按不同比例进行配伍后, 理化性质稳定, 可以满足临床需要; 用多道生理记录仪描记参芪扶正注射液与不同抗肿瘤药配伍后家兔呼吸、血压、心电图的变化, 发现家兔的呼吸、血压、心电图均无明显变化。

【临床应用】 用于肺脾气虚引起的神疲乏力, 少气懒言, 自汗眩晕; 肺癌、胃癌见上述症候者的辅助治疗。

1. 肺癌　参芪扶正注射液联合化疗可改善接受化疗的非小细胞肺癌患者躯体、心理、社会等多方面的生存质量, 增加体重, 改善神疲乏力、少气懒言、疼痛、胸胁胀满、痰多、咳嗽、面色㿠白等症状, 调节免疫功能, 具有提高化疗客观有效率的趋势[9]。恶性肿瘤接受放化疗的患者, 使用参芪扶正注射液能减轻放化疗毒副作用[10]。参芪扶正注射液联合 TP（T: 紫杉醇; P: 顺铂）化疗方案治疗中晚期非小细胞肺癌, 能减轻患者骨髓造血功能的抑制, 提高细胞免疫功能[11]。参芪扶正注射液有助于减轻老年非小细胞肺癌放疗患者的不良反应如放射性肺炎及放射性食管炎, 保护骨髓, 提高 CD4$^+$ 及 NK 水平, 改善临床症状[12]。肺癌患者术后使用参芪扶正注射液对免疫功能有较好的调节作用[13]。

2. **胃癌**[14,15]　　参芪扶正注射液联合 FOLFOX4 化疗方案（奥沙利铂+亚叶酸钙+氟尿嘧啶）治疗胃癌，结果显示，与单独化疗组比较，患者 CD4$^+$细胞活性及自然杀伤细胞百分比明显提高。参芪扶正注射液用于气虚证胃癌的辅助治疗，患者气虚症状得到明显改善，体重、食欲明显增加，体力状态、睡眠质量明显改善，恶心呕吐、疼痛明显减轻。

【不良反应】　　①非气虚证患者用药后可能发生轻度出血。②少数患者用药后，可能出现低热、口腔炎、嗜睡。③偶有皮疹、恶寒、寒战、高热、呕吐、胸闷、心慌等。

【使用注意】　　片剂及糖浆：①忌油腻食物。②凡脾胃虚弱，呕吐泄泻，腹胀便溏，咳嗽痰多者慎用。③感冒患者不宜服用。④高血压、糖尿病患者应在医师指导下服用。⑤宜饭前服用。⑥按照用法用量服用，小儿及孕妇应在医师指导下服用。⑦服药两周或服药期间症状无改善，或症状加重，或出现新的严重症状，应立即停药并去医院就诊。⑧对本品过敏者禁用，过敏体质者慎用。⑨本品性状发生改变时禁止使用。⑩儿童必须在成人监护下使用。⑪请将本品放在儿童不能接触的地方。⑫如正在使用其他药品，使用本品前请咨询医师或药师。

静脉用药：①应认真辨证用于气虚证者。②有出血倾向者慎用。③本品不得与化疗药混合使用。④临床应用时滴注不宜过快，成年人以每分钟 40～60 滴为宜，年老体弱者以每分钟 40 滴为宜。⑤静脉滴注初始 30 分钟内应加强监护，如发现不良反应应及时停药，处理遵医嘱。

【用法与用量】　　注射液：静脉滴注。每次 250ml（即 1 瓶），每日 1 次，疗程 21 天；与化疗合用，在化疗前 3 天开始使用，疗程可与化疗同步结束。片剂：口服，每次 4 片，每日 3 次。糖浆：口服，每次 15ml，每日 2 次。

参 考 文 献

[1] 陆益，陆益线. 参芪扶正注射液的药理作用和临床应用[J]. 时珍国医国药，2006，17（10）：2083-2085.

[2] 王宁，黄林平. 参芪扶正注射液对淋巴细胞的作用[J]. 中国中西医结合外科杂志，2006，12（2）：139-142.

[3] 史晓光，丁治国，张林，等. 参芪扶正注射液对化疗后免疫抑制的减毒作用[J]. 中国实验方剂学杂志，2011，17（18）：158-160.

[4] 宋岚，徐朝军，黄春林，等. 参芪扶正注射液对肺癌小鼠顺铂化疗后免疫功能的影响[J]. 中华全科医学，2007，5（11）：943-944.

[5] 陈志强，张英志. 参芪扶正注射液对肺癌细胞 A549/DDP 顺铂耐药性的逆转作用研究[J]. 中国中医药科技，2015，22（1）：28-30.

[6] 李晓莉，田启英，马文杰. 参芪扶正注射液辅助化疗治疗晚期乳腺癌临床观察[J]. 现代肿瘤医学，2004，12（6）：574-575.

[7] 李宁，杨卫兵. 参芪扶正注射液配合化疗治疗中晚期恶性肿瘤疗效观察[J]. 四川中医，2005，23（7）：44-45.

[8] 王广，陈振宙，田明，等. 参芪扶正注射液与临床常用抗肿瘤药物的配伍禁忌实验研究[J]. 中国医药指南，2015，（17）：36-37.

[9] 林洪生，李道睿. 参芪扶正注射液提高非小细胞肺癌化疗患者生存质量的随机对照多中心临床试验[J]. 中华肿瘤杂志，2007，29（12）：931-934.

[10] 赵兴. 参芪扶正注射液减轻肿瘤放化疗毒副反应的临床观察[J]. 中国中西医结合杂志，2004，24（9）：857-858.

[11] 敖曼，连相尧，刘承一，等. 参芪扶正注射液对肺癌化疗患者造血功能和免疫功能的影响[J]. 山东医药，2012，52（3）：60-61.

[12] 孙成英，钟文，刘丹，等. 参芪扶正注射液对老年非小细胞肺癌患者放疗疗效及免疫功能的影响[J]. 中国老年学杂志，2014，34（13）：3636-3638.

[13] 梅宏，陈志昌. 参芪扶正注射液对肺癌患者手术后免疫功能的调节作用[J]. 四川大学学报(医学版)，2005，36（3）：449-450.

[14] 刘宏，韩冬. 参芪扶正注射液对老年进展期胃癌患者免疫功能及临床疗效的影响[J]. 中国临床药理学杂志，2011，27（3）：

177-179.

[15] 耿维凤，陈敏. 参芪扶正注射液临床初步观察[J]. 中国医院药学杂志，2003，23（9）：554-555.

（上海中医药大学附属龙华医院　田建辉、周之毅，南京中医药大学　陈文星、王爱云）

三、消瘀化痰解毒类

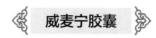

威麦宁胶囊

【药物组成】　金荞麦。

【处方来源】　研制方。《中国药典》（2015 年版）。

【功能与主治】活血化瘀，清热解毒，祛邪扶正。配合放化疗治疗肿瘤有增效、减毒作用；单独使用可用于不适宜放化疗的肺癌患者的治疗。

【药效】　主要药效如下：

1. 降低 EGFR 水平　EGFR 是上皮生长因子（EGF）细胞增殖和信号转导的受体，突变或过表达一般会引发肿瘤。威麦宁胶囊可降低非小细胞肺癌化疗患者血清中 EGFR 水平[1]。

2. 抑制细胞外基质降解[2]　金荞麦提取物 Fr4 可抑制 C57/BL6 小鼠 Lewis 肺癌生长，下调基质金属蛋白酶-9（matrix metallop-roteinase，MMP-9）的表达，抑制细胞外基质降解。

3. 调节免疫[3]　金荞麦 E 能显著提高正常小鼠单核吞噬细胞系统的吞噬指数 K 及吞噬系数 α，减轻药物及接种肿瘤所诱导的小鼠单核吞噬细胞系统吞噬功能低下的副作用。

4. 抑制肿瘤微血管生成[4]　威麦宁胶囊能减少小鼠 Lewis 肺癌移植瘤肿瘤组织的血管生成，降低 MVD，抑制小鼠移植瘤的生长。

5. 降低肺肿瘤诱发率[5]　相对于单纯皮下注射 DENA 诱发肿瘤的实验组，灌胃威麦宁的预防组小鼠死亡率、肺肿瘤总诱发率、恶性肿瘤发生率、自行死亡鼠诱瘤比（诱发肿瘤鼠数/自行死亡鼠数）均明显降低；实验组小鼠胸腺萎缩，周围血中 ANAE 阳性淋巴细胞（T 淋巴细胞）水平显著降低；提示威麦宁胶囊可保护胸腺，降低肺肿瘤诱发率，有利于T 淋巴细胞增殖、发育，并抑制靶细胞的肿瘤性转归。

6. 化疗增效作用[6]　威麦宁对肺癌细胞株 PG、PAa、A549，肝癌细胞株 BEL-7402，胃癌细胞株 MGC-803 及黑色素瘤细胞株 B16-BL6 等有抑制作用，可明显增强顺铂的抑瘤作用，将 PG、PAa 细胞周期阻滞在 S 期。

【临床应用】

1. 改善肺癌患者生存质量[7]　威麦宁胶囊可改善非小细胞肺癌患者咳嗽、咳痰、血痰、胸痛、发热等症状，提高免疫功能，改善生存质量，且无明显毒副作用。

2. 提高肺癌放化疗疗效　威麦宁胶囊能提高中晚期肺癌患者化疗疗效，改善临床症状，无明显毒副作用[8]。晚期肺腺癌接受多西他赛加顺铂方案化疗的患者，联合使用威麦宁胶囊，血清 IL-12 的表达水平得到提高，治疗有效率增加，骨髓抑制和胃肠道副作用发生率降低，PFS 和中位生存期明显延长[9]。威麦宁胶囊联合三维适形放射治疗治疗老年晚期非小细胞肺癌，能缓解改善局部症状，降低放射性肺炎、放射性食管炎等放疗不良反应发生率，提高生活质量[10]。

【不良反应】 偶有恶心等消化道症状。

【使用注意】 尚不明确。

【用法与用量】 饭后口服，每次6～8粒，每日3次，或遵医嘱。

参 考 文 献

[1] 赵尚清，许长青，陈晓辉. 威麦宁胶囊治疗非小细胞肺癌的疗效及对血清表皮生长因子受体的影响[J]. 中国老年学杂志，2014，34（18）：5070-5071.

[2] 陈晓锋，顾振纶，杨海华，等. 金荞麦 Fr4 对小鼠 lewis 肺癌细胞 MMP-9、TIMP-1 蛋白表达的影响[J]. 苏州大学学报：医学版，2005，25（3）：383-386.

[3] 杨体模，荣祖元，吴友仁. 金荞麦 E 对小鼠网状内皮系统吞噬功能的影响[J]. 四川生理科学杂志，1992，14（1）：9-12.

[4] 吴学敏，金艳书，娄金丽，等. 威麦宁抑制小鼠 Lewis 肺癌移植瘤的生长及其血管生成的实验研究[J]. 数理医药学杂志，2007，20（5）：630-631.

[5] 董玉宁，吴友仁. 威麦宁抑制 DENA 诱发小鼠肺肿瘤发生的实验研究[J]. 肿瘤预防与治疗，1996，（1）：5-8.

[6] 娄金丽，林洪生，邱全瑛，等. 威麦宁体外抗肿瘤作用的实验研究浅探[J]. 中华中医药学刊，2004，22（5）：810-811.

[7] 林洪生，李玫戌. 威麦宁胶囊治疗非小细胞肺癌的临床研究[J]. 肿瘤研究与临床，2003，15（6）：368-370.

[8] 周浩本. 化疗加威麦宁胶囊治疗中晚期肺癌 65 例临床观察[J]. 中国现代中药，2005，7（8）：172-174.

[9] 杨艳，阎吕军. 威麦宁胶囊联合化疗治疗晚期肺腺癌的临床疗效[J]. 遵义医学院学报，2015，38（6）：618-621.

[10] 高玉伟，尹立杰，丁田贵，等. 威麦宁胶囊联合放疗治疗老年晚期非小细胞肺癌的临床观察[J]. 实用癌症杂志，2013，28（6）：668-670.

参 莲 胶 囊

【药物组成】 苦参、山豆根、半枝莲、防己、三棱、莪术、丹参、补骨脂、苦杏仁、乌梅、白扁豆。

【处方来源】 研制方。《中国药典》（2015 年版）。

【功能与主治】 清热解毒，活血化瘀，软坚散结。用于由气血瘀滞，热毒内阻而致的中晚期肺癌、胃癌患者。

【药效】 主要药效如下：

1. 增强肿瘤坏死因子活性[1] 肿瘤坏死因子是一种能直接杀伤肿瘤细胞的细胞因子。参莲胶囊能增强患者体内肿瘤坏死因子活性，降低血清中可溶性肿瘤坏死因子受体表达。

2. 改善红细胞免疫功能[2] 红细胞的免疫黏附作用是红细胞表面的 C_3b 受体完成的，可以直接黏附表面覆有 C_3b 的癌细胞，防止肿瘤转移，清除循环免疫复合物，防止其沉积及损伤组织。参莲胶囊可提高非小细胞肺癌患者的 RBC-C_3bRR（红细胞 C_3b 受体花环率），降低 RBC-ICR（红细胞免疫复合物花环率），与治疗前和化疗组治疗后比较有显著差异，使化疗患者的红细胞免疫功能得到明显改善。

【临床应用】

1. 肺癌 参莲胶囊联合厄洛替尼治疗非小细胞肺癌，有效率为 52.5%，不良反应轻[3]；联合同步放化疗治疗中晚期肺癌，能明显减轻放化疗不良反应[4]；联合消癌平注射液治疗非小细胞肺癌能提高 CD3+、CD4+含量及 CD4+/CD8+值，改善患者生活质量[5]。

2. 肝癌[6] 参莲胶囊联合肝复乐胶囊治疗早期原发肝癌，显效率和有效率显著优于两药单独治疗组，腹泻、恶心、盗汗、体温升高、心脏异常、肾脏异常副作用发生率也较高，但可在临床应用。

3. 胃癌[7]   参莲胶囊联合多西他赛注射液和卡铂注射液治疗晚期胃癌可降低肿瘤标志物（CEA、CA-199）水平，降低血清 S100 钙结合蛋白 A4、胰岛素样生长因子 1、MMP-9 水平，提升 IL-2 和 γ 干扰素（INF-γ）水平，从而改善机体免疫，抑制血管新生和细胞侵袭，提高患者生活质量。

【不良反应】   ①少数患者使用本品后出现恶心，呕吐。②本品处方中山豆根超出常规用量，据文献报道，过量使用山豆根可有神经毒性反应、胃肠道反应，表现为恶心、呕吐、腹痛、腹泻，头晕、头胀，四肢软弱无力，步态不稳，甚至四肢抽搐，神志不清，呼吸浅速，口唇发绀，肌张力、肌力下降，腱反射消失等，以及过敏性药疹。山豆根上述毒性与所含苦参碱、金雀花碱等生物碱有关。

【使用注意】   孕妇慎用。

【用法与用量】   口服，每次 6 粒，每日 3 次。

参 考 文 献

[1] 吕俊华，张连同，张立新. 参莲胶囊对肿瘤坏死因子基因表达调控作用研究[J]. 医学研究杂志，2003，32（10）：32-33.

[2] 陈勇杰，吴道立，田炳如，等. 参莲胶囊对非小细胞肺癌化疗患者红细胞免疫功能的影响[J]. 中国中医药科技，2013，20（3）：300-301.

[3] 葛立刚. 厄洛替尼联合参莲胶囊治疗非小细胞肺癌 40 例患者临床观察[J]. 海峡药学，2010，22（10）：96-97.

[4] 齐创，王文萍，幸茂晖. 参莲胶囊联合同步放化疗治疗中晚期非小细胞肺癌临床观察[J]. 辽宁中医药大学学报，2012，14（4）：185-186.

[5] 张旭霞，山广志. 参莲胶囊合消癌平注射液治晚期非小细胞肺癌 40 例[J]. 江西中医药，2011，42（8）：27-28.

[6] 李建良. 肝复乐胶囊联合参莲胶囊治疗早期原发性肝癌临床研究[J]. 当代医学，2012，18（36）：149-150.

[7] 唐小慧，王娟娟，唐鸣，等. 参莲胶囊联合 DP 方案治疗晚期胃癌的临床研究[J]. 现代药物与临床，2018，33（8）：2055-2059.

（上海中医药大学附属龙华医院   田建辉、周之毅）

芪 珍 胶 囊

【药物组成】   珍珠、黄芪、三七、大青叶、重楼。

【处方来源】   研制方。《中国药典》（2015 年版）。

【功能与主治】   益气化瘀，清热解毒。用于肺癌、乳腺癌、胃癌患者化疗的辅助治疗。

【药效】   主要药效如下：

1. 提高机体免疫功能[1,2]   以芪珍胶囊灌胃，对小鼠腹腔的巨噬细胞吞噬百分比、吞噬指数、NK 细胞活性、淋巴细胞转化均有明显提高作用。药理实验表明，芪珍胶囊可促进巨噬细胞的吞噬功能，提高荷瘤小鼠的 NK 细胞与 T 淋巴细胞的活性，对抗肿瘤药所致的免疫低下小鼠的白细胞降低具有一定的保护作用。

2. 抑制肿瘤细胞[1]   芪珍胶囊对大鼠 W256 肉瘤、小鼠 Lewis 肺癌、S180 肉瘤及人体肝癌，无论口服或腹腔给药，均显示 40% 以上的抑制率。

3. 与化疗同用增效减毒[3,4]   芪珍胶囊与环磷酰胺常规治疗的半量 15mg/kg 合并给药，对大鼠 S180 肉瘤生长的试验：化疗+芪珍组与单用化疗组相比，有一定的增效作用。高剂量环磷酰胺 100mg/d，腹腔注射，连续两天导致大鼠白细胞低下，采用上述给药方案后，能明显地提升白细胞。

【临床应用】

1. 非小细胞肺癌[4,5]　芪珍胶囊能提高 NP 化疗的气虚血瘀型非小细胞肺癌患者的免疫功能，改善症状和生活质量。晚期肺癌患者，接受芪珍胶囊治疗的临床疗效明显优于仅接受最佳支持治疗者；芪珍胶囊联合化疗的患者，生活质量好于仅接受化疗的患者。

2. 乳腺癌[6-8]　乳腺癌是我国女性常见的恶性肿瘤疾病，其发病率居高不下。相关研究表明，恶性肿瘤患者受癌细胞困扰，机体的免疫功能通常降低。而化疗可致乳腺癌患者出现 CD8$^+$升高，CD4$^+$、CD4$^+$/CD8$^+$降低。有实验研究结果显示患者经治疗后，化疗联合芪珍胶囊会使得 CD3$^+$、CD4$^+$、CD4$^+$/CD8$^+$比治疗前显著升高，而单纯进行化疗患者的 CD3$^+$、CD4$^+$、CD4$^+$/CD8$^+$比治疗前显著降低。这表明芪珍胶囊有助于改善乳腺癌患者的免疫功能。

3. 胃癌[9]　有临床研究将 160 例晚期胃癌患者随机分为单纯化疗组和联合用药组（化疗联合芪珍胶囊），连续治疗 6 个疗程后，联合用药组的有效率、疾病控制率、一年的生存率和 KPS 明显高于单纯化疗组，这表明芪珍胶囊能够提高胃癌患者的免疫力，提高疗效并减轻化疗毒副作用。

【不良反应】　尚不明确。

【使用注意】　在医生指导下使用。

【用法与用量】　口服，每次 5 粒，每日 3 次。

参 考 文 献

[1] 汪贵昌，施杞，高益民. 芪珍胶囊的实验研究[J]. 首都食品与医药，2004，11（4）：49-50.

[2] 何立丽，顾恪波，孙桂芝，等. 芪珍胶囊对气虚血瘀型非小细胞肺癌患者 NP 方案化疗的影响[J]. 中华中医药杂志，2015，（10）：3780-3784.

[3] 王学谦，侯炜，董海涛，等. 芪珍胶囊与化疗联合治疗恶性肿瘤的多中心随机对照临床研究[J]. 中华中医药杂志，2015，（6）：1968-1971.

[4] 何立丽，顾恪波，孙桂芝，等. 芪珍胶囊对气虚血瘀型非小细胞肺癌患者 NP 方案化疗的影响[J]. 中华中医药杂志，2015，（10）：3780-3784.

[5] 陆林，王杰军. 芪珍胶囊治疗晚期非小细胞肺癌的临床研究[J]. 临床荟萃，2004，19（18）：1057-1058.

[6] 许炜茹，张青，富琦，等. 升血汤对转移性结直肠癌化疗患者骨髓抑制及免疫功能的影响[J]. 中华中医药杂志，2015，（6）：2230-2232.

[7] 姜慧芳，周惠丹，连燕虹，等. 右美托咪定对乳腺癌根治术患者 Th1/Th2 细胞因子的影响[J]. 肿瘤学杂志，2015，21（6）：496-498.

[8] 唐鹏. 芪珍胶囊对乳腺癌化疗患者 T 细胞亚群的影响[J]. 实用癌症杂志，2016，31（7）：1084-1087.

[9] 康毅，高峻，杨牡丹，等. FOLFOX4 化疗方案联合芪珍胶囊治疗晚期胃癌的疗效观察[J]. 首都食品与医药，2015，22（24）：80-83.

（南京中医药大学　陈文星、王爱云，上海中医药大学附属龙华医院　田建辉、周之毅）

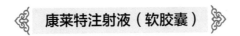

康莱特注射液（软胶囊）

【药物组成】　薏苡仁油。

【处方来源】　研制方。《中国药典》（2015年版）。

【功能与主治】　益气养阴，消癥散结。康莱特注射液适用于不宜手术的气阴两虚、脾虚湿困型原发性非小细胞肺癌及原发性肝癌，配合放化疗有一定的增效作用，对中晚期肿瘤患者具有一定的抗恶病质和止痛作用。康莱特软胶囊适用于手术前及不宜手术的脾虚痰湿型、气阴两虚型原发性非小细胞肺癌。

【药效】　主要药效如下：

1. 调节免疫　研究表明，高剂量康莱特组能明显降低Lewis肺癌小鼠外周血中TNF-α、IL-1、IL-6含量[1]。康莱特注射液联合顺铂，能降低Lewis肺癌小鼠肿瘤相关巨噬细胞（tumor associated macrophage，TAM）及缺氧诱导因子-1α（HIF-1α）的表达，改善缺氧，提高免疫力，增强顺铂抑瘤效果[2]。

2. 抑制肺癌组织VEGF-C、EGFR的表达　康莱特注射液能抑制Lewis肺癌组织中VEGF-C蛋白及mRNA表达[3]，能选择性抑制A549肺癌细胞COX-2表达[4]，抑制Lewis肺癌小鼠肿瘤的生长，降低肿瘤组织中EGFR的蛋白表达量，影响肿瘤组织的形态及组织学改变[5]。康莱特联合吉非替尼具有协同抗肿瘤血管生成的作用[6]，能降低Lewis肺癌小鼠肿瘤组织中MVD阳性标记指数，下调VEGF和KDR mRNA表达水平。

3. 诱导肿瘤细胞凋亡　caspase-3是细胞凋亡过程中最主要的终末剪切酶，也是CTL细胞杀伤机制的重要组成部分；Bcl-2家族分为抑制凋亡和促进凋亡蛋白两大类，Bcl-2和Bax分别是家族中最主要的抑制凋亡和促进凋亡蛋白，在多数肿瘤中，Bcl-2表达水平升高，而Bax表达下降。康莱特注射液可上调A549细胞caspase-3、Fas和FasL的表达，降低Bcl-2/Bax值，诱导细胞凋亡[7]。

4. 改善肿瘤微环境　康莱特注射液能降低小鼠Lewis移植瘤中的肿瘤相关巨噬细胞比例，提高上皮间质化关键因子E-cadherin表达、降低Vimentin表达，从而改善上皮间质化现象，抑制肿瘤生长[8]。

5. 防治化疗肾损伤　李大鹏[9]实验研究发现，康莱特注射液对于顺铂所致急性肾损伤有一定的保护作用，可显著减低血清尿素氮、肌酐值。

6. 化疗增效　李瑛[10]等采用MTT比色法观察在化疗周期不同阶段加用康莱特对人肺腺癌细胞95D的抑制作用，结果显示康莱特先于吉西他滨、顺铂加入对95D的抑制最强，提示在化疗周期前使用康莱特优于化疗后使用。

【临床应用】

1. 原发性非小细胞肺癌　康莱特注射液联合TP方案治疗晚期非小细胞肺癌，可提高化疗有效率，提高KPS，减轻骨髓抑制[11]。康莱特注射液用于肺癌手术患者，可提高免疫功能，改善KPS，促进患者术后恢复[12]。康莱特注射液联合吉非替尼治疗晚期非小细胞肺癌，能提高有效率和疾病控制率，改善生活质量[13]。康莱特治疗原发性支气管肺癌的多中心临床研究[14]结果显示，康莱特组有效率12.15%（26/214），化疗对照组有效率14.29%（13/91），两组无显著性差异；康莱特对患者的咳嗽、痰血、胸痛、发热、神疲乏力、食欲不振等症状改善作用优于化疗组。

2. 原发性肝癌及消化系肿瘤　见肝癌章节。

【不良反应】　①临床偶见脂过敏现象，如寒颤、发热、轻度恶心及肝转氨酶可逆性升高，使用 3～5 天后此症状大多可自然消失而适应。②偶见轻度静脉炎。③在脂肪代谢严重失调时（急性休克、急性胰腺炎、病理性高脂血症、脂性肾病变等患者）禁用。④肝功能严重异常者慎用。⑤孕妇禁用。

【使用注意】　①如偶有患者出现严重脂过敏现象可对症处理，并酌情停止使用。②本品不宜加入其他药物混合使用。③静脉滴注时应防止渗漏出血管外而引起刺激疼痛；冬季可用 30℃温水预热，以免除物理性刺激。④使用本品应采用一次性输液器（带终端滤器）。⑤如发现本品出现油、水分层（乳析）现象，严禁静脉使用。⑥如有轻度静脉炎出现，可在注射本品前和后适量（50～100ml）输注 0.9%氯化钠注射液或 5%葡萄糖注射液。

【用法与用量】　注射液：缓慢静脉滴注 200ml，每日 1 次，21 天为 1 个疗程，间隔 3～5 天后可进行下 1 个疗程。联合放、化疗时，可酌减剂量。首次使用，滴注速度应缓慢，开始 10 分钟滴速应为 20 滴/分，20 分钟后可持续增加，30 分钟后可控制在 40～60 滴/分。软胶囊：口服，每次 6 粒，每日 4 次。宜联合放、化疗使用。

参 考 文 献

[1] 张爱琴，马胜林，孙在典，等. 康莱特注射液对 Lewis 肺癌小鼠免疫功能的影响[J]. 上海交通大学学报（医学版），2009，17（12）：199-200.

[2] 闫哲，彭丽丽，申婷，等. 康莱特注射液对 Lewis 肺癌小鼠 TAM 及 HIF-1α 的影响[J]. 现代中西医结合杂志，2016，25（10）：1047-1049.

[3] 张爱琴，孙在典，马胜林，等. 康莱特注射液对 Lewis 肺癌小鼠 VEGF-C 蛋白及 mRNA 表达的影响[J]. 实用中西医结合临床，2008，8（1）：5-6.

[4] 董庆华，钟献，郑树. 康莱特注射液对肺癌 A549 细胞环氧化酶作用的研究[J]. 中国中药杂志，2005，30（20）：1621-1623.

[5] 潘沛，吴岩，王蓉. 康莱特注射液在 Lewis 肺癌中对肿瘤生长及 EGFR 蛋白表达的影响[J]. 中国临床药理学与治疗学，2010，15（1）：32-35.

[6] 沈飞琼，魏素菊，洪雷，等. 康莱特联合吉非替尼对 Lewis 肺癌小鼠血管生成的影响[J]. 肿瘤，2013，33（12）：1047-1053.

[7] 吕品田，周坤，郑振茹，等. 康莱特注射液对人肺腺癌细胞 A549 凋亡的影响及机制[J]. 现代中西医结合杂志，2010，19（25）：3156-3158.

[8] 李莉，陈红耀，韩晓丽，等. 康莱特对 Lewis 肺癌小鼠 TAM 及 E-cadherin、Vimentin 表达的影响[J]. 河北医药，2016，38（10）：1512-1514.

[9] 李大鹏. 康莱特注射液对顺铂合并健择化疗致大鼠急性肾毒性的防治作用研究[J]. 中药新药与临床药理，2005，16（2）：84-86.

[10] 李瑛，焦顺昌，杨俊兰，等. 康莱特联合化疗药物增敏的最佳时机的实验研究[J]. 现代肿瘤学，2006，14（6）：655-656.

[11] 朱永忠，张海涛. 康莱特注射液联合 TP 方案治疗晚期非小细胞肺癌 100 例疗效观察[J]. 现代肿瘤医学，2010，18（8）：1569-1571.

[12] 王云杰，黄立军，张志培，等. 康莱特注射液治疗原发性肺癌的临床研究[J]. 现代肿瘤医学，2006，14（1）：36-37.

[13] 张曙辉，邹立新. 吉非替尼联合康莱特注射液治疗晚期非小细胞肺癌探讨[J]. 现代肿瘤医学，2014，22（12）：2857-2859.

[14] 朴丙奎，林洪生，李佩文，等. 康莱特抗肿瘤的研究[M]. 杭州：浙江大学出版社，1998：152-168.

鹤 蟾 片

【药物组成】　仙鹤草、干蟾皮、猫爪草、浙贝母、生半夏、鱼腥草、天冬、人参、葶苈子。

【处方来源】　研制方。《中国药典》（2015 年版）。

【功能与主治】　解毒除痰，凉血祛瘀，消癥散结。用于原发性支气管肺癌、肺部转移癌，能够改善患者的主观症状体征，提高患者体质。

【药效】　主要药效如下：

1. 降低细胞 EGFR 表达　鹤蟾片含药血清能抑制 A549 人肺腺癌细胞生长，使其呈凋亡形态学改变，降低细胞 EGFR 表达[1]。

2. 促进肿瘤细胞凋亡　鹤蟾片含药血清能抑制 LAC 细胞 DNA 的合成和分裂，将细胞周期阻滞于 G_0/G_1 期，促进 LAC 肿瘤细胞的凋亡，对人肺腺癌细胞株 LAC 增殖具有一定的抑制作用[2]。

【临床应用】

肺癌　鹤蟾片联合长春瑞滨、顺铂治疗晚期非小细胞肺癌能改善症状，减轻化疗毒副作用，提高生活质量[3]。鹤蟾片维持治疗一线化疗后的中晚期非小细胞肺癌，可延长患者的 PFS，改善症状，不良反应小[4]。

【不良反应】　有研究发现部分患者出现胃部不适、恶心、烧灼感等轻度消化道反应，对症治疗后好转；2 例既往有高血压病史的患者，出现心悸、心前区不适，心电图提示阵发性心房扑动、阵发性心房颤动，对症治疗后好转[5]。

【使用注意】　在医生指导下使用。

【用法与用量】　口服，每次 6 片，每日 3 次。

参 考 文 献

[1] 熊绍权，周岱翰，林丽珠. 鹤蟾片诱导人肺腺癌 A549 细胞凋亡的实验研究[J]. 中国中西医结合杂志，2010，30（6）：607-610.

[2] 朱华宇，周岱翰，戴馨仪. 鹤蟾片含药血清对人肺腺癌细胞株增殖和凋亡的影响[J]. 广州中医药大学学报，2006，23（4）：325-329.

[3] 陆真权，陈焕伟. 鹤蟾片合盖诺、顺铂治疗晚期非小细胞肺癌的研究[J]. 现代中西医结合杂志，2006，15（3）：1730-1731.

[4] 席彩霞，杨国泉，李正国，等. 鹤蟾片维持治疗中晚期非小细胞肺癌的临床观察[J]. 肿瘤防治研究，2011，38（10）：1170-1172.

[5] 温宗秋. 鹤蟾片治疗中晚期非小细胞肺癌临床研究[D]. 广州：广州中医药大学，2008.

复方红豆杉胶囊

【药物组成】　南方红豆杉、铁包金、白花蛇舌草、黄芪、玄参、柴胡等。

【处方来源】　研制方。《中国药典》（2015 年版）。

【功能与主治】　祛邪散结。用于气虚痰瘀所致的中晚期肺癌化疗的辅助治疗。

【药效】　主要药效如下[1]：

1. 抗肿瘤　复方红豆杉胶囊能明显抑制小鼠 S_{180} 实体瘤的生长，平均抑瘤率为 21.5%～37.1%；能抑制小鼠肝癌 H_{22} 实体瘤生长，平均抑制率 25.3%～52.7%。

2. 增强免疫功能　本品能增强荷瘤小鼠的免疫功能、单核吞噬细胞系统的吞噬功能和小鼠半数溶血值、增强迟发超敏反应。

3. 增加机体抗病能力　本品可延长耐常压缺氧的生存时间，对抗环磷酰胺引起的小鼠体重下降。

【临床应用】

1. 肺癌　用于气虚痰瘀所致的中晚期肺癌化疗的辅助治疗。复方红豆杉胶囊联合放化疗治疗肺癌，具有明显的增效作用，且能提高患者生活质量[2]。复方红豆杉胶囊治疗老年Ⅲ～Ⅳ期非小细胞肺癌患者，可延长中位无进展时间和总生存时间，患者 KPS 升高，生活质量改善，无明显不良反应[3]。

2. 肝癌　复方红豆杉胶囊联合化疗治疗肝癌，近期疗效总有效率 81.67%，优于单纯化疗组，具有明显的增效作用，并可提高 KPS，改善患者生活质量，且未发现骨髓抑制及其他副作用[4]。

【不良反应】　尚不明确。

【使用注意】　在医生指导下使用。

【用法与用量】　口服，每次 2 粒，每日 3 次，21 天为 1 个疗程。

参 考 文 献

[1] 钟鸣，李茂. 复方红豆杉胶囊抗肿瘤药效学实验研究[J]. 中国实验方剂学杂志，2002，8（5）：45-47.

[2] 钟鸣，滕红丽，余胜民，等. 复方红豆杉胶囊治疗肺癌近期临床疗效观察[J]. 广西中医药，2002，25（4）：10-12.

[3] 贺兼斌，廖慧中. 复方红豆杉胶囊对老年Ⅲ、Ⅳ期非小细胞肺癌患者的治疗作用[J]. 临床医学，2012，32（11）：53-55.

[4] 滕红丽，李珏，钟鸣，等. 复方红豆杉胶囊治疗肝癌 60 例临床研究[J]. 中医杂志，2006，47（4）：277-279.

榄香烯注射液（口服乳）

【药物组成】　从温郁金（温莪术）中提取获得的萜烯类化合物。主要成分为 β-榄香烯，γ-榄香烯，σ-榄香烯混合液。

【处方来源】　研制方。国药准字 H10960114。

【功能与主治】　本品合并放、化疗常规方案对肺癌、肝癌、食管癌、鼻咽癌、脑瘤、骨转移癌等恶性肿瘤可以增强疗效，降低放、化疗毒副作用。临床上多用于恶性腹水、胸腔积液、脑瘤、呼吸道和消化道肿瘤的一线治疗，多用于妇科肿瘤、乳腺癌、皮肤癌、骨转移癌、淋巴瘤、白血病等的二线治疗。并可用于介入、腔内化疗及癌性胸腹水的治疗。

【药效】　对多种肿瘤细胞具有显著的抑杀作用，能够诱导肿瘤细胞凋亡和分化，逆转肿瘤细胞多药耐药性和抗肿瘤转移，联合放化疗可增效减毒，提高机体免疫力，减轻毒副作用。

1. 直接抑制杀伤肿瘤细胞　明显地抑制多种肺癌细胞株的生长，包括在体外抑制人肺癌细胞株 LAX、Anip-937、Spc-A1、A549、H128、SPC 和在体内抑制小鼠 Lewis 肺癌细胞株[1]。榄香烯乳可抑制肺腺癌 A549 细胞增殖，致其 hnRNP A2/B1 的 mRNA 和蛋白表达水平均有下降[2]。

2. 诱导肿瘤细胞凋亡　榄香烯存在剂量依赖性和时间依赖性，榄香烯在 48 小时、72 小时对肺癌 A549 细胞周期有明显影响，可阻滞 A549 细胞于 S 期并诱导细胞凋亡[3]。

3. 诱导肿瘤细胞分化　榄香烯乳处理肺癌细胞，可以导致肺癌细胞增殖减慢，G_0～G_1 期细胞比例增多，S 期细胞比例减少，增殖指数下降；同时癌细胞缩小变圆，形态趋于一致，细胞核浆比例下降，表现出常染色质减少、异染色质增多等成熟分化的表征[4]。

4. 抗肿瘤细胞转移　榄香烯能降低 Lewis 肺癌小鼠血清血凝素、Ⅳ型胶原蛋白含量，维持纤连蛋白在瘤细胞周围基膜及细胞外基质中的线状表达，降低肿瘤细胞层粘连蛋白表达，保护小鼠基膜及细胞外间质屏障，从而起到抗肿瘤转移的作用[5]。

5. 抗肿瘤血管生成　榄香烯能够明显抑制人肺腺癌 SPC-A-1 细胞的生长并降低 VEGF-C 及其受体 VEGFR-3 的表达水平，从而起到抑制肿瘤血管、淋巴管转移的作用[6]。

6. 放疗增敏　榄香烯联合射线作用后能明显诱发肺腺癌 A549 细胞凋亡，上调 p53 基因水平，下调 Bcl-2 基因表达，加强射线作用[7]。

7. 逆转 EGFR-TKI 耐药　吉非替尼联合 β-榄香烯，能部分逆转人肺腺癌耐药细胞 PC9/ZD 对吉非替尼的耐药能力，抑制凋亡相关信号通路蛋白 p-Akt 和 p-Erk 的表达，增强其对靶向药物的敏感性[8]。

【临床应用】

1. 肺癌

（1）抗氧化，调节免疫：榄香烯可以提高肺癌患者血浆超氧化物歧化酶（P-SOD）和红细胞超氧化物歧化酶（E-SOD）活性，降低血浆过氧化脂质（E-LPO）浓度，恢复红细胞过氧化脂质（P-LPO）达正常水平，从而起到抗氧化、提高免疫、改善患者体质的作用[9]。

（2）提高生活质量：围术期肺癌患者使用榄香烯，不影响伤口愈合，术后胸腔引流量减少，KPS 提高[10]。胸腔灌注榄香烯治疗肺癌胸腔积液，有效率高于顺铂组，生活质量改善也占优[11]。榄香烯联合 GP 方案治疗晚期非小细胞肺癌，可减轻骨髓抑制程度，改善肺癌症状量表评分，有效率及生存率与单独化疗组比较无差异[12]。榄香烯乳剂联合 NP 方案治疗晚期非小细胞肺癌，可延长中位生存期，提高 1、2、3 年生存率，Kaplan-Meier 曲线与单纯化疗组比较有显著差异，KPS 有较明显提高[13]。

2. 肝癌、食管癌、鼻咽癌、脑瘤、骨转移癌　见有关章节。

【不良反应】　部分患者用药后可有静脉炎、发热、局部疼痛、过敏反应、轻度消化道反应。

【使用注意】　高热患者、胸腔积液、腹水合并感染的患者慎用。孕妇及哺乳期妇女应慎用本品。

【用法与用量】　注射液：静脉注射，每次 0.4～0.6g，每日 1 次，2～3 周为 1 个疗程；用于恶性胸腔积液治疗，抽出恶性胸腔积液，胸腔内注入 2%普鲁卡因或 2%利多卡因 5～10ml，15～20 分钟后胸腔内注入榄香烯注射液 0.3～0.5g。口服乳：口服，每次 20ml，每日 3 次；饭前空腹小口吞服，连服 4～8 周为 1 个疗程。或遵医嘱。

参 考 文 献

[1] 秦叔逵，钱军，杨爱珍，等. 榄香烯乳抗肺癌细胞的实验研究[J]. 肿瘤防治研究，1996，23（4）：251-255.

[2] 周欣，李龙云，郭子建. 榄香烯乳对肺腺癌 A549 细胞 hnRNP A2/B1 的 mRNA 及蛋白表达的影响[J]. 临床肿瘤学杂志，2004，9（3）：229-231.

[3] 许浪，刘丹，晏丹，等. 榄香烯诱导肺癌 A549 细胞凋亡作用的剂量和时间依赖性研究[J]. 中国现代药物应用，2009，3（6）：136-137.

[4] 钱军，秦叔逵. 榄香烯乳逆转入肺癌细胞的实验研究[J]. 肿瘤防治研究，1996，23（5）：299-301.

[5] 冯利, 林洪生. 榄香烯对 Lewis 肺癌小鼠基底膜及细胞外间质影响的实验研究[J]. 中国肿瘤临床, 2005, 32（15）: 891-894.

[6] 周昆, 崔黎, 闫焱, 等. 榄香烯对人肺腺癌 SPC-A-1 细胞 VEGF-C 及 VEGFR-3 表达的影响[J]. 中国老年学杂志, 2008, 28（6）: 551-553.

[7] 江皓, 马胜林, 冯建国. 榄香烯对肺腺癌 A549 细胞放射增敏作用的研究[J]. 中华放射医学与防护杂志, 2009, 29（4）: 395-396.

[8] 郜飞宇, 张爱琴, 孙燕. 榄香烯对肺腺癌 PC9/ZD 细胞株吉非替尼耐药的逆转作用[J]. 中华中医药学刊, 2014, 32（1）: 131-133.

[9] 郦志军, 周君富, 陈周苗, 等. 榄香烯对肺癌患者血液 SOD 活性和 LPO 浓度的影响研究[J]. 中国肿瘤临床, 1998, 25（11）: 852-853.

[10] 郦志军, 陈周苗. 榄香烯在肺癌围术期使用的疗效观察[J]. 中国肿瘤临床, 2000, 27（2）: 132-133.

[11] 武变荣, 王绍山, 张秀峰. 榄香烯治疗肺癌恶性胸腔积液临床观察[J]. 广州医药, 2015, 46（1）: 74-76.

[12] 储德节, 郭水根, 姚冬娥. 榄香烯乳联合 GP 方案治疗晚期非小细胞肺癌[J]. 中国临床医学, 2010, 17（4）: 491-494.

[13] 郭惠琴, 陈洪亮, 楚社录, 等. 榄香烯乳剂在晚期非小细胞肺癌（ⅢB～Ⅳ期）综合治疗中应用[J]. 中国肿瘤, 2007, 16（6）: 471-473.

（上海中医药大学附属龙华医院　田建辉、周之毅）

鸦胆子油乳口服液（软胶囊、注射液）

【药物组成】　鸦胆子油。

【处方来源】　研制方。国药准字 Z44022858。

【功能与主治】　作为肺癌，肺癌脑转移，消化道肿瘤及肝癌的辅助治疗剂。

【药效】　鸦胆子油是鸦胆子的石油醚提取物，主要活性成分为油酸和亚油酸，可抑制癌细胞的 DNA 合成，破坏肿瘤细胞生物膜结构，增强 NK 细胞对肿瘤细胞的敏感性，增强机体免疫功效。

1. 抑制肺癌细胞增殖，促进凋亡　鸦胆子油乳注射液对人肺腺癌细胞 A549/DDP 有较好的抑制作用，能有效抑制细胞活性，抑制细胞增殖、促进凋亡，并呈浓度依赖性，可有效逆转 A549/DDP 对顺铂的耐药性，将细胞杀死在 S 和 G_2/M 期[1]。鸦胆子油乳呈剂量和时间依赖性地抑制 A549 肺癌细胞的增殖，抑制凋亡相关蛋白 Bcl-2 的表达，促进 Bax 蛋白的表达[2]。

2. 调节荷瘤肺癌小鼠上呼吸道定植菌群[3]　鸦胆子油乳治疗 A549 肺癌细胞株荷瘤小鼠，能提高呼吸道菌群多样性，抑制条件致病菌的定植，调节机体的微生态平衡。

3. 调节细胞因子，改善恶病质[4]　鸦胆子油乳能下调 Lewis 肺癌小鼠恶病质相关细胞因子 IL-6 和 TNF-α 水平，改善癌症恶病质相关的体重下降、摄食量及饮水量减少等症状。

4. 阻滞细胞周期，诱导肝癌细胞凋亡[5]　鸦胆子油为细胞周期非特异性抗癌药，对肿瘤细胞 G_0、G_1、S、G_2、M 期均有抑制作用，能明显抑制肿瘤细胞 DNA、RNA 及蛋白质的合成，干扰肽腱的形成。此外，鸦胆子油能诱导肿瘤细胞凋亡，抑制 p53 和 Bcl-2 的表达是其重要机制。同时，鸦胆子油对多药耐药性有一定的逆转作用。

5. 抑制信号转导通路，降低胶质瘤细胞侵袭性[6]　鸦胆子油乳注射液可以抑制 PI3K、AKT 及 NF-κB 的蛋白表达水平，分别于鸦胆子油乳注射液作用 30 分钟、60 分钟和 120 分钟时抑制程度最高，作用 180 分钟时对 C6 胶质瘤细胞增殖的抑制作用最强，且此时 Transwell 下室面的胶质瘤细胞数最少。其可能是通过抑制 PI3K/AKT 信号转导通路抑制胶质瘤细胞的增殖，降低侵袭性。

【临床应用】　　用于肺癌、脑瘤、消化系统肿瘤等各种癌症。

1. 肺癌　　鸦胆子油乳注射液配合 NP 化疗方案治疗中晚期肺癌，患者临床控制率显著提高，生活质量及免疫功能明显高于单纯化疗组，骨髓抑制减轻[7]。鸦胆子油乳注射液联合 DP 化疗方案治疗中晚期非小细胞肺癌，能提高化疗疗效，保护骨髓，改善生活质量[8]。鸦胆子油乳联合 EP（E：足叶乙苷；P：顺铂）化疗方案治疗晚期小细胞肺癌客观疗效与单纯化疗组相当，但能改善症状，提高生活质量，减轻化疗不良反应[9]。

2. 恶性胸腔积液　　鸦胆子油乳注射液联合顺铂胸腔内注射治疗肺癌胸腔积液，近期疗效、生活质量较单用顺铂组明显提高，毒副作用相对较轻[10]。

3. 胃癌　　鸦胆子油用于治疗贲门癌可明显减轻癌性疼痛、改善患者进食量，延长患者生存时间[11]。鸦胆子油乳注射液协同周剂量 TX（T：多西他赛；X：希罗达）方案治疗晚期胃癌，近期有效率和中位生存时间优于单纯周剂量 TX 方案化疗患者[12]。

4. 肝癌　　血清可溶性 B7-H4 是一种 T 淋巴细胞免疫负调节分子，在多种肿瘤组织中大量表达，使肿瘤细胞逃避免疫系统的攻击。甘氨双唑钠静脉滴注联合鸦胆子油乳介入治疗原发性肝癌，明显降低了患者血清可溶性 B7-H4 的水平，临床受益率、近期总缓解率明显优于常规介入治疗的对照组患者，不良反应发生率低[13]。

5. 结直肠癌　　鸦胆子油乳联合奥沙利铂+亚叶酸钙+氟尿嘧啶（mFOLFOX6）方案治疗晚期结直肠癌，客观缓解率（ORR）、肿瘤进展时间（TTP）高于单纯化疗的对照组患者，KPS、生活质量评分（QOL）优于对照组，且骨髓抑制发生率低，不增加胃肠道反应和神经不良反应[14]。

【不良反应】　　鸦胆子油不良反应较少，临床应用较为安全。常见不良反应主要有轻微发热、腹泻、胸闷、呼吸困难、过敏性休克，静脉注射不宜过快、浓度不宜过高、量不宜过大，可减少不良反应的发生。

【使用注意】　　①鸦胆子油软胶囊：本品无明显毒副作用，但少数患者偶有油腻感、恶心、厌食等消化道不适的反应，脾胃虚寒者慎用。②鸦胆子油乳注射液：鸦胆子油乳注射液外观如有分层，应停止使用；鸦胆子油乳注射液有毒，易损害肝肾功能，应在医生指导下使用，不可过量。③过敏体质者慎用。用药期间出现过敏者，应及时停药，并给予相应的治疗措施。④鸦胆子油乳注射液不宜与其他药物同时滴注，以免发生不良反应。

【用法与用量】　　口服液：口服，每次 20ml，每日 2～3 次，30 天为 1 个疗程。软胶囊：口服，每次 4 粒，每日 2～3 次，30 天为 1 个疗程。注射液：静脉滴注，每次 10～30ml（每次 1～3 支），每日 1 次（本品须加灭菌 0.9%氯化钠溶液 250ml，稀释后立即使用）。

参 考 文 献

[1] 周强，陈蜜，徐正阳，等. 鸦胆子油乳注射液体外抑制肺腺癌耐药株 A549/DDP 增殖作用的研究[J]. 医学研究杂志，2013，42（4）：63-67.

[2] 宋广福，陈丽娜，许玉凤，等. 鸦胆子油乳对 A549 肺癌细胞及 A549 肺癌裸鼠的肿瘤抑制作用和凋亡机制研究[J]. 中医药导报，2017，（24）：26-29.

[3] 杨彪，解傲，肖纯凌. 鸦胆子油乳对肺癌荷瘤鼠上呼吸道菌群定植的影响[J]. 中国微生态学杂志，2017，29（6）：652-654.

[4] 李静，代婀娜，许良. 鸦胆子油乳对 Lewis 肺癌小鼠恶病质相关细胞因子 TNF-α/IL-6 的影响[J]. 中华肿瘤防治杂志，2017，（18）：1280-1283.

[5] 李超英，陈文文，王楚盈，等. 鸦胆子油口服乳液抑制肝癌发生的实验研究[J]. 中国肿瘤临床，2014，41（12）：762-765.

[6] 秦丽娟，贾永森，赵喜庆，等. 鸦胆子油乳注射液对胶质瘤细胞侵袭性的影响及其可能机制[J]. 四川大学学报（医学版），2016，47（3）：347-350.

[7] 叶开秀. 鸦胆子油乳注射液联合 NP 方案治疗中晚期肺癌的临床观察[J]. 当代医学，2014，20（2）：143-144.

[8] 姚扬伟，胡梦伟，王海琴. 鸦胆子油乳注射液联合 DP 方案化疗治疗中晚期非小细胞肺癌疗效观察[J]. 实用肿瘤杂志，2010，25（1）：74-76.

[9] 赵本玉，方明. 鸦胆子油乳注射液联合 EP 方案治疗晚期小细胞肺癌临床观察[J]. 临床肺科杂志，2010，15（9）：1233-1234.

[10] 王红梅，廖国清，刘鹏辉，等. 鸦胆子油乳注射液联合顺铂治疗肺癌胸水疗效观察[J]. 中国现代中药，2007，9（2）：23-24.

[11] 邓有峰，王崇宝，刘亚民. 鸦胆子油介入化疗治疗中晚期贲门癌的临床疗效评价[J]. 实用肿瘤杂志，2009，24（6）：603-604.

[12] 游隽，何福根，王增，等. 鸦胆子油乳协同周剂量 TX 方案治疗晚期胃癌的疗效研究[J]. 药物流行病学杂志，2018，（5）：310-313.

[13] 李虎年，何婷，许涛. 甘氨双唑钠联合鸦胆子油乳介入治疗原发性肝癌的疗效以及对可溶性 B7-H4 的影响[J]. 实用癌症杂志，2017，32（7）：1139-1141.

[14] 包向东，崔焌辉，潘海强，等. 鸦胆子油乳对晚期结直肠癌患者疗效和生存质量的影响[J]. 中国临床药理学杂志，2014，（6）：497-499.

（上海中医药大学附属龙华医院 田建辉、周之毅，

河南省肿瘤医院 刘怀民、连慧娟，浙江大学 连晓媛、唐明敏）

云芝糖肽胶囊（颗粒）

【药物组成】 多糖肽聚合物。

【处方来源】 研制方。国药准字 Z10980124。

【功能与主治】 补益精气，健脾养心。对细胞免疫功能有一定的保护作用。用于食管癌、胃癌及原发性肺癌患者放化疗所致的气阴两虚、心脾不足证。

【药效】 主要药效如下：

1. 诱导肿瘤细胞凋亡[1] 细胞凋亡的调控机制错综复杂，主要涉及的信号通路有外源信号通路（即死亡受体通路）及内源信号通路（即线粒体通路）。云芝糖肽通过增高促凋亡蛋白 Bax 的表达量，下调抗凋亡蛋白 Bcl-2 表达，降低 Bcl-2/Bax 值，启动细胞凋亡的分子开关，活化 caspase 家族，从而促进肿瘤细胞发生不可逆凋亡。同时，云芝糖肽也可以上调死亡受体 Fas 和 TNFR1 的表达，参与向胞内传递的凋亡信号。

2. 阻滞细胞周期[2, 3] 肿瘤的发生可以看作是细胞周期调节失控而导致的细胞异常增殖。云芝糖肽可使肿瘤细胞周期阻滞在 S 期和 G_2/M 期，且使其 DNA 合成期延长。Cyclin D1/CKD4 为细胞周期蛋白，是细胞分裂周期 G_1 期的关键调节因子。动物实验证明，云芝糖肽可以降低肿瘤组织中 CDK4 的表达量，使细胞周期阻滞于 G_1 期而减少分裂增殖，从而促进细胞发生凋亡。

3. 靶定肿瘤干细胞[4] 研究表明，将云芝糖肽作用于人前列腺癌干细胞 PC-3 后，检测发现肿瘤干细胞标志物 CD133 和 CD44 表达量显著下降，说明云芝糖肽可以抑制肿瘤干细胞的更新，从而有效预防前列腺癌的发生发展。

4. 免疫调节作用[5-8] 云芝多糖通过调节机体免疫功能，诱导 INF-γ、IL-2 释放和 T 淋巴细胞增殖，激活吞噬细胞、NK 细胞等免疫细胞的活性，拮抗癌症患者放化疗所致的免疫抑制。对经植物血凝素（PHA）诱导的人外周血淋巴细胞增殖有显著的促进作用，也

能促进细胞从 G_1 期进入 S 期，并可使 $CD4^+$ 细胞明显升高，使 $CD4^+/CD8^+$ 细胞比例增加。

5. 抗肿瘤作用　云芝糖肽对裸鼠人肺腺癌有明显的抑制作用，抑制率为 50%～70%，在抑制肿瘤生长的同时，未见有血液系统和体重方面的变化[9]。云芝糖肽（PSP）与日本的云芝多糖（PSK）的抗癌生物活性基本相同，二者均对靶细胞增殖具有中等抑制作用；PSP 为 1000μg/ml 时对人肺腺癌细胞株（SPC）仍能引起一系列的形态学异常变化，如细胞肿大、核染色质凝聚、锯齿状核和多核现象[10]。

【临床应用】　用于食管癌、胃癌及原发性肺癌患者放、化疗所致的气阴两虚、心脾不足证。

1. 肺癌　云芝糖肽配合化疗治疗中晚期肺癌，有效率高于单用化疗组；治疗前后的免疫功能转化情况优于化疗组患者[11]。云芝糖肽联合化疗治疗非小细胞肺癌，近期疗效与单用化疗无差异，但骨髓抑制程度及末梢神经炎发生率明显降低[12]。云芝糖肽对肺癌气阴两虚的患者治疗后症候疗效均在 87.5% 以上，总有效率在 93.3%，较化疗组明显提高；治疗后免疫指标测定 NK 细胞活性、T 淋巴细胞亚群的绝对平均数都有所提高[13]。

2. 胃癌　胃癌术后患者中，手术合并云芝糖肽组 RBC-C3bRR、$CD3^+$、$CD4^+$、$CD4^+/CD8^+$、NK 细胞活性较单纯手术组显著升高，RBC-ICR 较单纯手术组显著降低；胃癌化疗患者中，化疗合并云芝糖肽组 RBC-C3bRR、$CD3^+$、$CD4^+$、$CD4^+/CD8^+$、NK 细胞活性较单纯化疗组显著升高，RBC-ICR 较单纯化疗组显著降低；胃癌患者术后和化疗时合并应用云芝糖肽可改善机体的免疫功能[14]。

3. 食管癌放疗人群　食管癌患者放疗前淋巴细胞 T3、T4、T4/T8 值，NK、IL-2 和淋巴细胞转化率明显低于正常人，抑制性淋巴细胞 T8 上升；放疗后，单纯放疗组 T4、NK 和淋巴细胞转化率、T4/T8 值进一步下降，T8 上升，表明放疗抑制患者免疫功能；而云芝糖肽联合放疗组上述参数改变不明显，提示云芝糖肽对于放疗中患者的免疫功能有保护作用[15]。

【不良反应】　尚不明确。

【使用注意】　使用免疫抑制剂者禁用。

【用法与用量】　胶囊：口服，每次 3 粒，每日 3 次。颗粒：口服，每次 3 粒，每日 3 次。

参 考 文 献

[1] 李丽美，杨晓彤，糜可，等. Fas 在云芝糖肽诱导 HL-60 细胞凋亡中的作用[J]. 上海师范大学学报（自然科学版），2007，1：60-64.

[2] 刘佳，杨晓彤，杨庆尧. 流式细胞术 BrdU/DNA 双染法测定云芝糖肽诱导的 Molt-4 细胞周期阻滞[J]. 现代生物医学进展，2011，20：3826-3829.

[3] Wan J M F, Sit W H, Yang X T, et al. Polysacchatopeptides derived from Coriolus versicolor potentiate the S-phase specific cytotoxicity of Camptothecin（CPT）on human leukemia HL-60cells[J]. Chinese Medicine，2010，（5）：1626.

[4] Luk S U, Lee T K, Liu J, et al. Chemopreventive effect of PSP through targeting of prostate cancer stem cell-like population[J]. Plos One，2011，6（5）：1851-1864.

[5] 董冰，冯子芳，余爽，等. 云芝糖肽对 EAC 荷瘤小鼠脾脏 TLR4 信号通路调控机制的研究[J]. 中国免疫学杂志，2014，（3）：333-337.

[6] 张俊，黄睿，郝迎迎，等. 云芝糖肽对环磷酰胺所致免疫抑制小鼠 Th1/Th2 平衡的影响[J]. 中国医院药学杂志，2013，（23）：1922-1925.

[7] 沈旭华，陈长勋. 新云芝糖肽对 S180 荷瘤小鼠环磷酰胺化疗的增效减毒作用[J]. 肿瘤，2008，（7）：572-576.

[8] 梁中琴，盛伟华，王晓霞，等. 云芝糖肽对人外周血淋巴细胞增殖和 T 细胞亚群变化的调节作用[J]. 中草药，1999，30（1）：37-39.

[9] 曾淑君，沈宝莲. 云芝糖肽对裸鼠人肺腺癌抗癌作用的研究[J]. 中国药理学通报，1995，11（1）：46-49.

[10] 李熙民，许良中. 比较两种云芝糖肽对体外人癌细胞株的抗癌作用[J]. 复旦学报（医学版），1987，14（5）：326-330.

[11] 黄常江，蔡恕一，刘俊波，等. 云芝糖肽胶囊配合化疗治疗中晚期肺癌的临床疗效观察[J]. 微创医学，2000，19（6）：871-872.

[12] 高峰，朱英杰，孙建国. 云芝糖肽联合化疗治疗非小细胞肺癌临床观察[J]. 河北联合大学学报（医学版），1999，（5）：436-437.

[13] 柯玲，姚培炎，高正明，等. 云芝糖肽对肺癌病人的前瞻性辅助治疗观察[J]. 上海师范大学学报（自然科学版），1995，24（1）：66-71.

[14] 张洪. 云芝糖肽对胃癌患者手术及化疗时免疫功能的影响[J]. 中国医药导报，2010，7（11）：11-12.

[15] 施学辉，姚伟强，刘泰福. 云芝糖肽对放疗中食管癌患者细胞免疫功能的保护作用[J]. 中华放射肿瘤学杂志，1993，2（4）：39-41.

（上海中医药大学附属龙华医院 王菊勇、蔡婷婷、田建辉、周之毅，

南京中医药大学 王爱云、郑 茜）

斑蝥酸钠维生素 B_6 注射液

【药物组成】 斑蝥酸钠维生素 B_6。

【处方来源】 研制方。国药准字 H20045312。

【功能与主治】 抗肿瘤药。适用于原发性肝癌、肺癌及白细胞低下症，亦可用于肝炎、肝硬化及乙型肝炎携带者。

【药效】 主要药效如下：

1. 诱导肺癌细胞凋亡 NF-κB 是将信息从细胞质传至细胞核引起相应基因表达的重要转录因子，广泛存在于真核细胞内，NF-κB 的异常激活可诱导促癌基因 *c-myc* 激活，使其过量表达而抑制细胞凋亡、促进细胞增殖。NF-κB 也能直接抑制凋亡相关分子 caspase-8 的活化，从而抑制 caspase-3 等一系列下游 caspases 级联反应，最终抑制肿瘤细胞凋亡。凋亡执行分子 caspase-3/caspase-7 被激活则表明细胞进入凋亡的最后阶段，有研究发现斑蝥酸钠维生素 B_6 注射液可抑制 NF-κB-P65 表达，激活 caspase-3/caspase-7 活性，从而抑制人非小细胞肺癌 A549 细胞增殖，诱导细胞凋亡[1]。

2. 调节细胞因子分泌，提高细胞免疫 体外实验发现本品能促进淋巴细胞分泌 IL-2，抑制 IL-8 的分泌[2]。本品可以促进接受化疗患者的外周血 T 淋巴细胞增殖，使细胞从 G_0/G_1 期向 S 期转化，提高细胞免疫功能[3]。

【临床应用】

1. 肺癌术前使用 非小细胞肺癌患者术前使用斑蝥酸钠维生素 B_6 注射液，可降低血清 VEGF 水平，降低非小细胞肺癌复发转移的可能性[4]。

2. 联合放疗治疗肺癌 斑蝥酸钠维生素 B_6 注射液同步联合放疗治疗晚期非小细胞肺癌，可提高疗效，降低Ⅲ～Ⅳ级骨髓抑制发生率[5]。本品可改善经射波刀治疗的晚期非小细胞肺癌患者生活质量，降低骨髓抑制和消化道反应发生率及程度[6]。

3. 联合化疗治疗肺癌 斑蝥酸钠维生素 B_6 注射液（艾易舒）联合常规化疗[7]治疗晚期非小细胞肺癌，不仅可以提高患者疾病控制率，而且能减少Ⅱ～Ⅳ度骨髓抑制发生率，提高生活质量。本品联合化疗治疗非小细胞肺癌，能够调节患者的免疫功能，降低化疗期

间血红蛋白下降、白细胞下降、肝肾功能损伤、恶心呕吐等不良反应的发生率，改善生活质量[8]。艾易舒联合 NP 方案治疗非小细胞肺癌，不仅能提高近期疗效及临床受益率，还能明显提高抗肿瘤药物的敏感性，对肿瘤细胞的多药耐药性有明显改善作用[9]。

【不良反应】 偶见患者局部静脉炎。

【使用注意】 肾功能不全者慎用，泌尿系统出现刺激症状，应暂停用药。

【用法与用量】 静脉滴注，每日 1 次。每次 10～50ml，以 0.9%氯化钠或 5%～10%葡萄糖注射液，适量稀释后滴注。

参 考 文 献

[1] 温省初，王一飞，李爱明，等. 斑蝥酸钠维生素 B_6 注射液对人肺癌细胞系 A549 增殖抑制及核因子 κB 和 Caspase3/7 的影响[J]. 中国全科医学，2011，14（36）：4176-4179.

[2] 魏素菊，苑素云，刘义冰. 斑蝥酸钠维生素 B_6 注射液体外调节细胞因子的实验研究[J]. 现代肿瘤医学，2007，15（9）：1226-1228.

[3] 刘义冰，魏素菊，苑素云. 斑蝥酸钠维生素 B_6 注射液抗肿瘤的免疫调节作用[J]. 实用临床医药杂志，2009，13（12）：56-57.

[4] 施庆彤，刁亚利，包阳. 斑蝥酸钠维生素 B_6 注射液对非小细胞肺癌手术患者血清 VEGF 水平的影响[J]. 中国现代医学杂志，2017，27（7）：61-63.

[5] 刘国辉. 斑蝥酸钠维生素 B6 注射液同步联合放疗治疗晚期非小细胞肺癌的临床效果分析[J]. 中外医学研究，2016，14（30）：28-30.

[6] 潘玲，宋策，张阳德，等. 斑蝥酸钠维生素 B_6 注射液改善经射波刀治疗的非小细胞肺癌患者生活质量的研究[J]. 中国现代医学杂志，2014，24（10）：55-59.

[7] 袁贤彬，冯国生，陆水. 斑蝥酸钠维生素 B_6 注射液联合化疗治疗晚期非小细胞肺癌的临床观察[J]. 河北医药，2013，35（18）：2764-2766.

[8] 陈奕霖，杨卫兵. 斑蝥酸钠维生素 B_6 注射液联合化疗对非小细胞肺癌患者免疫功能的影响[J]. 中国老年学杂志，2015，35（20）：5806-5807.

[9] 王迎利，王丽萍，李晓凤，等. 斑蝥酸钠维生素 B_6 注射液对改善非小细胞肺癌多药耐药研究[J]. 中国中医基础医学杂志，2013，（9）：844-845.

参丹散结胶囊

【药物组成】 人参、黄芪、白术（麸炒）、鸡内金、瓜蒌、半夏（清）、厚朴、枳壳（炒）、郁金、丹参、全蝎、蜈蚣。

【处方来源】 研制方。国药准字 Z20040121。

【功能与主治】 益气健脾、理气化痰、活血祛瘀。合并化疗可改善原发性非小细胞肺癌、胃肠癌、乳腺癌脾虚痰瘀证所致的气短、面色㿠白、胸痛、纳谷少馨、胸胁胀满等症状，提高患者化疗期间的生活质量。

【药效】 主要药效如下：

1. 抗肿瘤　本品 4～16g 生药/kg 剂量灌胃给药，对小鼠移植 S180 肉瘤、EAC 小鼠腹水癌及 HepA 肝癌模型有一定抑瘤作用。

2. 增强免疫功能　本品能提高荷 S180 肉瘤小鼠血清 TNF-α 水平；16g 生药/kg 剂量能增强荷瘤小鼠脾淋巴细胞转化功能，提高荷瘤小鼠对碳粒的廓清速率，增加正常小鼠血清溶血素水平；8～16g 生药/kg 剂量能延长荷 S180 肉瘤小鼠存活时间。

【临床应用】

1. 肺癌　参丹散结胶囊可调节非小细胞肺癌患者接受化疗期间的免疫功能,降低化疗引起的毒副作用[1]。参丹散结胶囊辅助培美曲塞联合卡铂治疗Ⅳ期非小细胞肺癌,近期有效率、疾病控制率、生存质量总改善率、PFS、1 年生存率均显著高于单纯使用培美曲塞联合卡铂化疗组患者,白细胞减少、血小板减少、消化道反应、血红蛋白下降发生率均显著降低[2]。

2. 胃癌[3]　参丹散结胶囊联合 XELOX(奥沙利铂联合卡培他滨)化疗方案治疗晚期胃癌,可提高患者 NK 细胞活性,升高 $CD3^+$、$CD4^+$、T 细胞亚群比例及 $CD4^+/CD8^+$值,从而改善患者免疫功能。

【不良反应】　尚不明确。

【使用注意】　尚不明确。

【用法与用量】　口服,每次 6 粒,每日 3 次,疗程 42 天。

参 考 文 献

[1] 汪浙炯,卜兴胜,谈潘莉,等. 参丹散结胶囊对晚期非小细胞肺癌患者化疗疗效及免疫的影响分析[J]. 中国生化药物杂志,2017,37(5):200-202.

[2] 王蜀梅,李钧. 平消胶囊与参丹散结胶囊辅助培美曲塞联合卡铂治疗Ⅳ期非小细胞肺癌的疗效比较[J]. 中国药房,2015,(30):4200-4202.

[3] 刘娟,高峻,杨牡丹. 参丹散结胶囊联合 XELOX 方案化学治疗晚期胃癌患者的疗效研究[J]. 实用医技杂志,2017,24(10):1141-1143.

(上海中医药大学附属龙华医院　田建辉、周之毅)

第四章

食管癌、大肠癌中成药名方

第一节 概 述 [1-8]

一、概 念

食管癌（esophageal cancer）是常见的上消化道肿瘤，是发生在食管黏膜上皮或腺体的恶性肿瘤，属中医"噎膈"、"反胃"范畴。我国每年因为食管癌死亡者约 15 万人，占全部恶性肿瘤死亡总数近 1/4。本病男性多于女性，以高年龄组较高，70 岁后发病率逐渐降低。食管分上、中、下三段，本病发生以中段最多见，下段次之，上段少见。食管癌按细胞学分类，可分为鳞状上皮瘤和腺癌；按临床分类，可分为 5 型：乳头型、溃疡型、髓质型、蕈伞型、缩窄型。

大肠癌（colorectal cancer）包括结肠癌和直肠癌。本病是发生在大肠黏膜上皮和腺体的恶性肿瘤，属于中医的"肠覃"、"积聚"、"脏毒"等范畴。大肠癌组织学分类：腺癌占近 4/5，黏液癌占约 1/5，未分癌占约 2%。其他鳞癌、鳞腺癌、小细胞癌等均罕见。

二、病因及发病机制

（一）病因

病因尚未完全清楚，其发生与化学因素、生物因素、饮食习惯和遗传等相关。化学因素，如黄曲霉素、苯茋芘、亚硝酸盐、尼古丁等；生物因素，如病毒（乙肝、丙肝病毒等）、细菌（幽门螺杆菌等）、寄生虫等。饮食习惯：食管癌主要与长期进食烫食、粗食、辛辣刺激食物等有关。大肠癌多因嗜食醇酒肥甘厚味，或过食辛辣，湿热内蕴，胃肠积热。遗传因素主要指致癌因素的易感性或倾向性可以遗传，遗传因素与环境因素的共同作用参与了肿瘤的发生。此外，机体免疫功能变弱也与食管癌、大肠癌的发生发展有密切关系。

（二）发病机制

食管癌、大肠癌是多种相关或者独立的基因与分子改变的多阶段进行性演变引起的结果。不良因素致使消化道黏膜上皮细胞损伤，引起免疫应激反应而诱发炎症。炎症长期不愈则形成炎性肿块、溃疡等癌变前组织。这些癌变前组织的局部微循环受阻且不断加重，进一步加剧了黏膜上皮细胞的慢性缺氧，产生更多的氧自由基，并与 DNA 的原子、分子、基团结合产生 DNA 加合物，造成 DNA 断裂、多基因突变及原癌基因的激活、抑癌基因的失活，从而损伤上皮细胞和核膜，引起上皮细胞代谢方式和细胞性质的改变，最终导致癌变。癌细胞一旦形成，就可利用周围正常细胞的中间代谢产物，来合成自身的癌蛋白和酶，实现自身的快速增殖，进而形成消化道实质器官肿瘤。

三、临床表现

食管癌患者早期表现为胸骨后不适，食管有异物感，食物通过缓慢，有梗塞感。患者吞咽时胸骨后有烧热感，进而有吞咽困难，并进行性加重，咽下梗阻即吐，吐出黏液或白色泡沫黏痰。严重时伴有胸骨后或肩胛区持续性钝痛，进行性消瘦。

大肠癌患者通常早期表现为排便习惯改变、间断性腹痛、便秘或腹泻、黏液便、便血。随着肿瘤的进展，可出现体重减轻、发热、乏力、消瘦、便血、贫血、肠梗阻、腹部肿块、无力等全身症状。梗阻多见于乙状结肠癌患者。急性穿孔常伴腹痛、发热和腹部包块。上述两种肿瘤生长相对缓慢但又具有潜在恶性生物学特性，临床表现无特征性，明显症状一旦出现，说明肿瘤恶化程度已经比较严重，且病势一般进展迅速，通常在数周内即呈现恶病质。

四、诊　断

食管癌、大肠癌临床诊断主要采用内镜（包括常规内镜、染色内镜、超声内镜、放大内镜、激光共聚焦等）观察肿瘤部位、形状、大小；影像学检查（包括 CT、PET-CT、MRI、MRCP 等）可以显示肿瘤侵袭的程度及转移情况；结合细胞学、活组织及血清学检查，检测脏器功能、肿瘤标志物、病毒标志物、免疫功能指标等以作为辅助诊断。此外，利用血液生化免疫学对患者特异性变化进行检查。早期无特异性血生化改变，如肿瘤阻塞胆管可引起血胆红素升高，伴有谷丙转氨酶（ALT）、谷草转氨酶（AST）等酶学改变。此外，可对患者进行基因诊断，主要有 K-ras、端粒酶活性检测，*p53*、*p21*、*p16* 基因，DPC4 基因染色体异常等检测及基因芯片的诊断。

五、治　疗

肿瘤的治疗强调多学科协作综合治疗，根据患者身体状况、肿瘤部位、侵袭范围等采取个性化处理。

（一）常用化学药物及现代技术

1. **外科治疗**　手术切除是首选方法。由于食管癌和大肠癌早期缺乏明显症状，大多数病例确诊时已失去根治性的机会。早期肿瘤可采用手术治疗，位于食管中、上段而年龄较大或有手术禁忌证者，以放射治疗为佳。针对不同病期和肿瘤病灶局部侵袭的程度，采取恰当的手术方式，主要包括切除与移植两方面。

2. 放疗   是一种精准度较高的治疗手段，已成为食管癌与大肠癌治疗的一种主要治疗方式。具有无须开刀、不流血、无创伤、治疗时间短、相对安全等优点。放疗和手术综合治疗，可增加手术切除率，也能提高远期生存率。

3. 生物治疗   食管癌和大肠癌的生物治疗方法目前仍处于起始阶段，肿瘤的生物治疗即自体细胞免疫治疗。明确肿瘤抗原的 T 淋巴细胞表位，通过体内注射特定的多肽外致敏 T 淋巴细胞或树突状细胞，诱导机体产生特异于肿瘤抗原的 CTL，进而发挥肿瘤免疫效应。

4. 分子靶向药物   靶向药物进入机体会特异地选择致癌位点结合发挥作用，从而特异性抑制肿瘤细胞增殖和（或）诱导肿瘤细胞凋亡，而不会影响肿瘤周围的正常组织细胞。目前 FDA 已批准的治疗大肠癌的靶向药物有帕尼单抗、西妥昔单抗、瑞戈非尼。

5. 化学药物   是临床食管癌和大肠癌治疗的主要药物，在一定病程内可有效杀死肿瘤细胞，但是由于缺乏特异选择性，常常引起患者出现多个器官系统不良反应，如消化道毒性、造血系统毒性、心脏、肝脏、肾脏毒性，神经系统毒性等。此外，化学药物治疗后易表现出多药耐药性及多向耐药性，最终使得肿瘤细胞逃避化学药物的作用而存活下来，从而导致肿瘤治疗的失败及复发。

目前用于消化道肿瘤的抗肿瘤化学药物主要有：①氟尿嘧啶类，如 5-FU、卡培他滨、TS-1（替加氟+吉美嘧啶+奥替拉西）等。通过抑制肿瘤细胞 DNA 合成发挥抑制瘤细胞增殖的作用。②铂类，如顺铂、奥沙利铂等。主要作用于肿瘤细胞 DNA 分子，导致 DNA 结构改变、DNA 复制转录障碍，最终引起细胞凋亡。③拓扑异构酶抑制剂，如喜树碱。促使 DNA 可断裂复合物的形成，干扰 DNA 再链接反应，导致 DNA 断裂，杀伤肿瘤细胞。④紫杉醇类，如紫杉醇、多烯紫杉醇等，通过破坏微管而诱导肿瘤细胞凋亡。

（二）中成药名方治疗

中药对食管癌和大肠癌的治疗主要包括癌前病变和癌病变治疗两方面内容。目前，中药主要作为食管癌、大肠癌治疗的辅助药物。一方面，可通过促进肿瘤细胞凋亡、抑制肿瘤细胞转移、逆转肿瘤细胞多耐药性等多机制的协同作用来发挥抗肿瘤作用。另一方面，可提高机体免疫功能，有效降低放疗、化疗、免疫疗法的不良反应。因此，与手术治疗、放疗、化疗、免疫疗法及靶向治疗相结合，可提高抗肿瘤疗效，改善临床症状，提高患者生存质量，对促进患者康复、防止其复发转移、延长患者生命有着重要作用。

第二节   中成药名方的辨证分类与药效[9-15]

中医理论认为癌症不外乎热、痰、瘀、毒和正虚，认为食管癌和大肠癌的发生多因正气亏虚、饮食不节、外邪侵袭、七情内伤、情志不遂以致气滞血瘀、痰毒瘀结导致脏腑功能失常。邪滞于脏腑，耗气伤阴，造成气阴两虚，热毒内蕴，灼液成痰，气血痰浊壅阻经络脏腑，日久遂成消化系统肿瘤。中成药名方的常见辨证分类及其主要药效如下所述。

一、清热解毒类

肿瘤的发生与炎症相关，并且引起患者出现疼痛、发热等症状。目前药理及临床筛选研究表明大多数清热解毒药物均具有一定程度的抗癌活性，主要用于由癌症引起的炎性反应及放化疗期间引起的不良反应。

消化道肿瘤患者表现为疼痛并伴有发热，消化道黏膜表面轻微下陷与皱襞紊乱，固有膜炎症反应中部分有表面糜烂或炎性渗出。此外，清热解毒药还可直接作用于肿瘤细胞，抑制细胞增殖、诱导细胞凋亡、抑制血管新生等，从而发挥预防和治疗消化道癌症的作用。

常用中成药：消癌平注射液（片，口服液）、增生平片、复方天仙胶囊、珍香胶囊。

二、消瘀散结类

消化道肿瘤属于“积聚”、“癥瘕”的范畴，因脾不健运，聚湿生痰，痰湿凝聚，血壅不通，痰湿着于脏腑形成阴毒结于体表从而形成瘰疬、瘿瘤。消化道肿瘤患者舌下静脉粗，脉络有紫黑色的瘀点。此外，由于肿瘤转移至肝、脾、胰等器官或淋巴结等肿块的压迫或肿瘤自身的因素，易产生腹痛、腹胀。颈部淋巴结转移时可见颈部肿块，伴颈部酸胀不适，属气滞血瘀型。中晚期消化道肿瘤患者，消化道腔内出现结节状、息肉状或菜花状隆起。

散结类药可除积消瘤，抑制肿块的生长和转移，抑制癌细胞中黏附分子的表达。活血化瘀药可抑制肿瘤的生长和转移，其作用机制与抑制肿瘤细胞增殖，诱导凋亡和抑制肿瘤细胞黏附、肿瘤细胞侵袭及迁移、肿瘤血管生成等有关。此外，活血化瘀药还可调节免疫功能，而间接杀伤肿瘤细胞。

常用中成药：平消胶囊（片）、安替可胶囊、食道平散。

参 考 文 献

[1] DeVita V T，Theodore L S，Steren R A. 癌症·基础卷[M]. 李桂源，向娟娟，武明花译. 北京：科学出版社，2012.

[2] 陈治水，邓伟哲，李春雷. 中医中药在消化道恶性肿瘤中的应用与研究进展[J]. 北京中医药，2009，28（6）：47.

[3] 曹治云，兰岚. 杜建教授中西医结合治疗消化道肿瘤经验[J]. 福建中医药大学学报，2011，21（6）：51-53.

[4] 韩锐. 新世纪癌的化学预防与药物治疗[J]. 癌症：英文版，2005，（5）：626.

[5] National Cancer Institute. Gastrointestinal carcinoid tumors treatment（PDQ®）[M]. 2014.

[6] Hsiao W L，Liu L. The role of traditional Chinese herbal medicines in cancer therapy--from TCM theory to mechanistic insights[J]. Planta Medica，2010，76（11）：1118-1131.

[7] 陈文莉，张俐敏，周娴芳，等. 消化道肿瘤的中医药治疗 7 法[J]. 湖南中医杂志，2015，31（6）：132-133.

[8] 张继承. 消化道肿瘤的中医学研究[J]. 亚太传统医药，2010，6（7）：153-155.

[9] 陈治水. 中医中药在消化道恶性肿瘤中的应用[A]//中国中西医结合学会消化系统疾病专业委员会. 第二十五届全国中西医结合消化系统疾病学术会议论文集[C]. 中国中西医结合学会消化系统疾病专业委员会：中国中西医结合学会，2013：4.

[10] 林洪生. 肿瘤中成药临床应用手册[M]. 北京：人民卫生出版社，2011：1-589.

[11] 孙晓波，徐惠波. 现代方剂药理与临床[M]. 天津：天津科技翻译出版公司，2005：1-1165.

[12] 贾英杰. 中西医结合肿瘤学[M]. 武汉：华中科技大学出版社，2009：185-555.

[13] 郭勇. 恶性肿瘤及并发症中西医结合治疗[M]. 北京：人民军医出版社，2014：1-22.

[14] 李家庚，屈松柏. 中医肿瘤防治大全[M]. 北京：科学技术文献出版社，1994：185-529.

[15] 刘宏杰. 常见肿瘤的中医诊疗[M]. 北京：华龄出版社，2015：1-104.

（浙江大学　连晓媛、唐明敏）

第三节　中成药名方

一、清热解毒类

消癌平注射液（片，口服液）

【药物组成】　通关藤（乌骨藤）。

【处方来源】　研制方。国药准字 Z20025868。

【功能与主治】　清热解毒，化痰软坚，抗癌，消炎，平喘。用于食管癌、胃癌、肺癌，对大肠癌、宫颈癌、白血病等多种恶性肿瘤亦有一定疗效，亦可配合放疗、化疗及手术后治疗。

【药效】　主要药效如下[1-8]：

1. **阻滞肿瘤细胞周期、抑制细胞增殖**　细胞周期反映了细胞的增殖情况，细胞周期大致分为 4 个时相，功能阶段包括 S 期和 M 期，准备阶段包括 G_1 期与 G_2 期。并且细胞周期存在着特定的检验点（G_1/S、S、G_2/M、中/后期），即细胞内部存在一个监控系统可检查细胞各期的状态，使细胞暂时滞留在某一时期，让细胞修复完毕，再进入下一时相。细胞周期紊乱是肿瘤发生发展的最主要机制之一，控制细胞增殖的细胞周期检验点在肿瘤细胞和正常细胞中存在差异，从而成为肿瘤治疗的靶点。Cyclin D1 是 G_1/S 期监控点重要的正向调控因子，在多种肿瘤细胞中高表达，被认为是一种原癌基因。

消癌平注射液可下调 Cyclin D1 的蛋白水平，阻滞食管癌细胞周期于 G_0/G_1 期，从而抑制肿瘤细胞增殖。

丝裂原活化蛋白激酶（MAPK）家族是丝氨酸–苏氨酸蛋白激酶，调节着细胞的生长、分化、对环境的应激适应、炎症反应等多种重要的细胞生理、病理过程。

消癌平注射液可抑制 MAPK 通路蛋白的活化从而影响肿瘤细胞的生长。

2. **诱导肿瘤细胞凋亡**　细胞凋亡是在一定的生理或病理条件下细胞内特定的"自杀"程序，启动后引起细胞自主有序的死亡，细胞凋亡的发生可以遏制肿瘤细胞迅速生长，因此，肿瘤细胞凋亡相关信号通路为目前抗肿瘤药物的重要靶点之一。Bcl-2 家族蛋白是细胞凋亡中一类重要的分子，可分为两大类，即抗凋亡蛋白家族如 Bcl-2 等，和促凋亡蛋白家族如 Bax 等。

消癌平可下调胃癌细胞内 Bcl-2 水平同时增加 Bax 水平。此外，消癌平也可诱导 caspase-3 的表达增加。caspases 家族是一类特异的蛋白水解酶，该酶的激活能够高度选择性地切割某些蛋白质，caspase-3 最主要的底物是多聚（ADP-核糖）聚合酶 PARP[poly（ADP-ribose）polymerase]，该酶与 DNA 修复、基因完整性监护有关。caspase-3 激活后 PARP

被切割从而使其丧失了正常功能，DNA 被裂解，引起肿瘤细胞凋亡（图 4-1）。

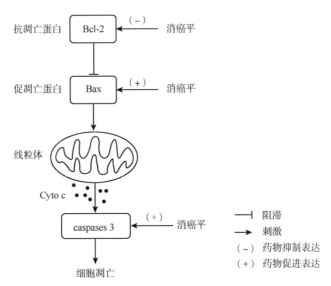

图 4-1　消癌平诱导肿瘤细胞凋亡作用机制

注：消癌平通过抑制抗凋亡蛋白 Bcl-2，促进促凋亡蛋白的表达，从而诱导线粒体释放细胞色素 c（Cyto c），引起 caspse-3 切割增加，诱导肿瘤细胞发生凋亡

3. 抗肿瘤细胞转移　肿瘤细胞通过上皮细胞-间充质转化（EMT）作用形成具有迁移能力的间充质细胞，经血液循环在全身转移扩散，而原发肿瘤的生长中新生血管大量形成，为癌细胞发生转移提供条件。消癌平注射液能抑制人脐静脉内皮细胞的生长和存活、增殖、迁移及管腔形成，并可以有效抑制大鼠动脉环的出芽和鸡胚尿囊膜的微血管形成，其作用机制与下调血管形成相关因子和信号通路有关。

PI3K/Akt 信号通路在多种肿瘤中被过度活化，与肿瘤的生存增殖、转移及多药耐药性表型相关，Akt 活化可以促进肿瘤血管生成。消癌平可降低 Akt 的活化水平，抑制血管内皮细胞生长因子受体 2（VEGFR2）的磷酸化从而抑制肿瘤血管的新生。VEGF 是促血管生成因子，可促进内皮细胞的增殖和迁移，消癌平可以下调 VEGF、bFGF 等血管形成相关因子的表达。可见，消癌平可能通过抑制肿瘤血管新生来抑制食管癌细胞的侵袭和转移。

4. 改善化疗药物耐药性　消癌平与吉非替尼联用可显著提高吉非替尼的抗癌药效，抑制裸鼠移植瘤的生长，提高肿瘤抑制率。

消癌平注射液联合奥曲肽显著抑制肿瘤细胞的增殖，降低肿瘤细胞的移行能力，对肝癌细胞生长的抑制作用明显优于单独用药。

5. 增强机体免疫力　消癌平注射液是通关藤根部提取的灭菌水溶液，现代药学研究显示通关藤能够增强机体的免疫能力，明显延长癌症患者的生存期。

【临床应用】　广泛应用于多种恶性肿瘤的治疗，主要应用于食管癌、胃癌、肺癌的治疗。

1. 治疗晚期食管癌[9, 10]　临床上消癌平注射液可显著提高食管/贲门癌术后患者的生活质量。并且与化疗及手术配合在白细胞减少、红细胞减少及恶心呕吐方面有显著缓解作用，并能改善患者舌质颜色。

2. 治疗晚期胃癌[11-13] 消癌平注射液能改善晚期胃癌患者的临床症状（如上腹部闷胀、疼痛、恶心、嗳气等），改善食欲，提高生活质量，并在一定程度上稳定或缩小肿瘤。此外，消癌平注射液联合 SOX 方案（奥沙利铂+替吉奥）治疗晚期胃癌可明显提高患者生活质量，为后继治疗奠定良好基础。消癌平注射液联合伊立替康化疗治疗老年晚期胃癌效果明显。

3. 治疗中晚期肺癌[14-16] 消癌平注射液既能够增强机体的免疫能力，又能够杀灭多种肿瘤细胞，具有显著的抑制肿瘤作用，同时还具有消炎、平喘、利尿等治疗作用，临床上用于晚期肺癌的治疗。此外，消癌平注射液还能减轻 GP 方案（吉西他滨+顺铂）对机体的毒副作用，增强患者对化疗的耐受性。消癌平注射液联合化疗治疗非小细胞肺癌，可提高患者的 NK 细胞活性及 CD4/CD8 值，能减少中性粒细胞减少的发生率和严重程度，生存率有延长趋势，KPS 提高，稳定率有升高趋势。

4. 其他[17-19] 临床上消癌平注射液还可用于辅助化疗治疗鼻咽癌、乳腺癌等，以减轻恶性肿瘤化疗患者的血小板下降，改善化疗患者生活质量。

【不良反应】 个别患者在用药期间有低热，多汗，游走性肌肉、关节疼痛等不适，一般不须特殊处理。

【使用注意】 孕妇忌用，对药物成分过敏者禁用。

【用法与用量】 注射液：肌内注射，每次 2～4ml，每日 1～2 次；或遵医嘱。静脉滴注，用 5%或 10%葡萄糖注射液稀释后滴注，每次 20～100ml，每日 1 次；或遵医嘱。片剂：口服，每次 8～10 片，每日 3 次。口服液：口服，每次 10～20ml，每日 3 次。

参 考 文 献

[1] 张明智，何振，吴广银，等. 消癌平对 Ec-9706 食管癌细胞的作用及机制实验研究[J]. 时珍国医国药，2008，（5）：1182-1184.

[2] 何振. 消癌平注射液体内外抗肿瘤作用实验研究[D]. 郑州：郑州大学，2007.

[3] 艾利赛，苏楠，胡万峰，等. 消癌平注射液的抗肿瘤作用（英文）[J]. 中国天然药物，2012，10（5）：339-346.

[4] 李伟杰，蔺春芳，任元满，等. 消癌平抗肝癌细胞体外生长的实验研究[J]. 中国药物与临床，2010，10（2）：164-165.

[5] Koumtebaye E，Nan S U，Wan-Feng H U，et al. Antitumor activity of Xiaoaiping injection on human gastric cancer SGC-7901 cells[J]. Chinese Journal of Natural Medicines，2012，10（5）：339-346.

[6] 范薇，杜鸿志，林森森，等. 消癌平注射液抗食管癌作用及抗血管形成作用的研究[A]//中国抗癌协会，中华医学会肿瘤学分会. 第八届中国肿瘤学术大会暨第十三届海峡两岸肿瘤学术会议论文汇编[C]. 中国抗癌协会、中华医学会肿瘤学分会：2014：1.

[7] 赵和平，梁利群，解燕茹. 消癌平注射液联合奥曲肽抑制肝癌细胞生长作用及对 PAK1 表达影响的实验研究[J]. 临床肿瘤学杂志，2011，16（1）：19-22.

[8] 于绍帅，陈明苍，李志雄，等. 通关藤的化学成分与药理活性研究进展[J]. 中国实验方剂学杂志，2011，17（21）：279-283.

[9] 刘宏伟，于珊虹，刘凤林，等. 消癌平注射液联合化疗治疗晚期食管癌的临床观察[J]. 当代医学，2013，19（24）：3-4，23.

[10] 许文科. 食管/贲门癌术后化疗辅助应用中药精制剂消癌平注射液的临床观察[D]. 南京：南京中医药大学，2015.

[11] 刘小北，苏全胜，冒晓蓓，等. 消癌平注射液治疗老年晚期胃癌疗效观察[J]. 肿瘤基础与临床，2012，25（6）：513-514.

[13] 马亚军. 消癌平注射液联合 SOX 方案治疗晚期胃癌的疗效观察[J]. 临床医药文献电子杂志，2015，2（32）：6731-6732.

[13] 李妮，冉建波. 消癌平联合 CPT-11 化疗方案治疗老年晚期胃癌的临床疗效观察[J]. 河北医学，2016，22（2）：198-201.

[14] 黄振倩，谭荻，王春燕，等. 消癌平注射液联合化疗治疗中晚期肺癌的临床研究[J]. 临床肿瘤学杂志，2007，（2）：97-99，102.

[15] 李清林，程斌. 消癌平注射液联合 GP 化疗方案治疗晚期非小细胞肺癌临床疗效研究[J]. 中华中医药学刊，2016，34（4）：785-787.

[16] 刘淑真，齐元玲，于国华. 消癌平注射液联合化疗对中晚期肺癌患者 CD4+CD25+FOXP3+调节型 T 细胞的影响[J]. 中国医药科学，2011，1（18）：17-18，21.

[17] 周卫兵，何凤姣，姜武忠，等. 消癌平联合同步放化疗治疗局部晚期鼻咽癌的临床观察[J]. 临床肿瘤学杂志，2009，14（11）：1029-1031.

[18] 阮立为，邓甫川. 消癌平对乳腺癌新辅助化疗疗效的增强作用及其机制探讨[J]. 中国中药杂志，2015，40（4）：749-752.

[19] 雷勇. 消癌平注射液对恶性肿瘤化疗患者外周血象影响的回顾性临床研究[D]. 北京：北京中医药大学，2014.

（浙江大学　连晓媛、唐明敏，上海中医药大学附属龙华医院　田建辉、周之毅）

增 生 平 片

【药物组成】　山豆根、拳参、北败酱、夏枯草、白鲜皮、黄药子。

【处方来源】　研制方。国药准字 Z20093198。

【功能与主治】　清热解毒、化瘀散结。适用于食管和贲门上皮增生，具有呃逆，进食吞咽不利，口干、口苦、咽痛、便干，舌暗，脉弦滑，热瘀内结表现者。

【药效】　主要药效如下[1,2]：

1. 抑制肿瘤生长　增生平片可明显地抑制肿瘤生长，与化疗药联合对小鼠移植性肿瘤的抑制作用明显提高。

2. 提高机体免疫功能　增生平片可提高机体免疫，缓解放疗引起的毒副作用。

单核吞噬细胞系统的吞噬能力及溶血素含量分别反映机体非特异性免疫功能及体液免疫功能强弱，增生平片可明显增强小鼠单核吞噬细胞系统吞噬异物的功能，并显著提高溶血素的含量。

IL-2 是一种糖蛋白，是活化的 T 淋巴细胞产生的活性物质，在体内外均可诱导 T 淋巴细胞的增殖反应，参与机体的多种免疫调节活动。增生平片可促进 T 淋巴细胞的应答功能，提高小鼠脾细胞产生 IL-2 的能力。NK 细胞占白细胞循环池的 5%～10%，具有强大的杀伤作用，被认为是机体抵御肿瘤细胞的主要成员，是机体免疫监视的第一道防线。增生平片可显著增加 NK 细胞的杀伤活性。

【临床应用】

1. 食管癌[3]　增生平片可缓解食管癌患者腹胀、腹痛、食欲降低及睡眠不佳等症状，联合放疗可显著消退食管上的癌变病灶，改善患者便秘、神疲乏力等症状，提高生存率。

2. 其他[4,5]　增生平片临床上还可以用于治疗包括慢性胃炎及消化性溃疡等胃癌前病变。

【不良反应】　少数患者可出现大便次数增多、恶心、皮疹。必要时及时停药。

【使用注意】　肝功能异常、素体虚寒者及孕妇忌服。本品应在医生指导下使用；用药期间应定期复查肝功能；注意严格掌握服用剂量，忌食辛辣。

【用法与用量】　口服，每次 8 片，每日 2 次。疗程 6 个月，或遵医嘱。

参 考 文 献

[1] 王德昌，王德斌，张金生，等. 增生平片药理学作用及其作用机理的实验研究[J]. 中华肿瘤杂志，1994，（6）：419-423.

[2] 潘清辉，李艾恩，林玉宗. 增生平片在食管癌放疗中的应用[J]. 福建中医学院学报，2005（6）：14.

[3] 朱应康，尤毓元，韦忠绵，等. 增生平片治疗晚期消化道癌症 22 例近期疗效研究[J]. 广西医学，2000，（2）：314-316.

[4] 周凤骑，郑振华，徐敏，等. 增生平片联合洛赛克治疗消化性溃疡的疗效分析[J]. 中国现代药物应用，2010，4（19）：100-101.

[5] 郑江. 增生平片治疗 106 例伴肠化生的慢性胃炎的临床疗效观察[J]. 中成药，2005，（6）：755-756.

（浙江大学　连晓媛、唐明敏）

复方天仙胶囊

【药物组成】 天花粉、威灵仙、白花蛇舌草、人工牛黄、龙葵、胆南星、乳香（制）、没药、人参、黄芪、珍珠（制）、猪苓、蛇蜕、冰片、人工麝香。

【处方来源】 研制方。国药准字 Z10880008。

【功能与主治】 清热解毒，活血化瘀，散结止痛。对食管癌、胃癌有一定抑制作用；配合化疗、放疗，可提高抗肿瘤效果。

【药效】 主要药效如下[1-4]：

1. 癌细胞毒性　复方天仙胶囊具有显著的癌细胞毒性，使癌组织中心癌细胞互相分离、变性及核固缩和核裂碎而坏死，从而能缩小肿瘤体积，抑制肿瘤生长。

2. 诱导癌细胞分化和凋亡　复方天仙胶囊中含有的熊果酸、人参皂苷、天花粉蛋白、茯苓素等有效成分，均为癌细胞分化诱导剂或凋亡促进剂，可诱导癌细胞分化和凋亡，从而使得癌细胞向正常细胞分化或走向死亡。

3. 促使癌细胞周围组织纤维化　复方天仙胶囊可使癌细胞发生坏死，经过炎症反应将坏死组织分解、吸收，同时使纤维组织增生和胶原蛋白沉积形成纤维化。癌组织由浅层向深层逐渐发生脱落，瘤体周围组织松软，有效地阻断了癌细胞向周边浸润及转移，并且易于肿瘤组织剥离。

4. 逆转肿瘤细胞的多药耐药性　P-gp 是一种跨膜糖蛋白，它具有能量依赖性"药泵"功能。P-gp 既能与药物结合，又能与 ATP 结合，ATP 供能，使细胞内药物泵出细胞外，减低了细胞内的药物浓度使细胞产生耐药性，肿瘤细胞中 P-gp 的高表达是肿瘤细胞多耐药性发生的主要机制之一。复方天仙胶囊中含有较多的人参皂苷 Rbl 有效成分，可有效地抑制 P-gp 的功能，与其他抗癌药物联用可提高癌细胞抑制与杀伤活性。

5. 激活抗肿瘤 T 淋巴细胞和 NK 细胞　T 淋巴细胞表面有多种受体，在体外培养中加入特异性抗原或在非特异性促有丝分裂原的刺激下，细胞代谢和形态可发生一系列变化，转化细胞数量可反映机体细胞免疫功能，恶性肿瘤患者的 T 淋巴细胞转化率较正常人显著降低。复方天仙胶囊能明显提高淋巴细胞转化率和 NK 细胞活性，从而提高机体免疫功能的抗肿瘤作用；复方天仙胶囊还可加强白细胞的吞噬能力。因此，复方天仙胶囊可能是通过提高机体免疫功能有效地抑制甚至杀灭变异细胞，从而避免变异细胞过度增殖，从整体上改善患者的抗病能力提高患者的生存质量。

6. 放疗增敏　细胞的功能活动几乎都与细胞膜的调节作用有关，复方天仙胶囊中有作用于膜相结构的药物成分，在 $^{60}Co\text{-}\gamma$ 射线放射增敏中起重要作用，促进炎性细胞浸润可能为此药辐射增敏作用的表现形式之一。

【临床应用】 临床主要用于食管癌、胃癌等。

1. 食管癌[5-7]　复方天仙胶囊对治疗中晚期食管癌有较好的疗效，具有不良反应少的优势。临床治疗研究显示该药可升高患者外周血 NK 细胞数目，提高淋巴细胞转化率及血清中 NO 和 IL-12 水平，可提高机体免疫功能，对放疗、化疗起增敏增效的作用。

2. 胃癌[8,9]　复方天仙胶囊可用于治疗中晚期胃癌，其与平消胶囊及化疗药物联合使用均能提高胃癌的治疗效果，降低不良反应，改善患者生活质量。

3. 胃溃疡[10]　复方天仙胶囊具有清热解毒、活血化瘀、散结止痛、祛腐生肌、健胃和胃、补气养血的功能，临床上用于治疗胃溃疡，能起到止痛、愈合溃疡等作用，并且副作用低，复发率低。

【不良反应】　对消化系统有一定的刺激作用，部分患者出现轻度灼心、恶心感，于饭后调以粥或蜜蜂、牛奶、麦乳精等送服可使反应减轻或消失，少数患者因胃肠反应较大需减量或停药。

【使用注意】　不宜与洋地黄类药物同用。运动员慎用。

【用法与用量】　口服，每次 2～3 粒，每日 3 次。饭后半小时用蜂蜜水或温水送下（吞咽困难可将药粉倒出服用）。每 1 个月为 1 个疗程。停药 3～7 天再继续服用。

参 考 文 献

[1] 沙静姝，毛洪奎. 复方天仙胶囊（天仙丸）[J]. 中国药学杂志，1993，4：249-250.

[2] 李如军，张勃. 复方天仙胶囊对恶性肿瘤的治疗作用[J]. 肿瘤防治杂志，2002，（3）：339-340.

[3] 唐立明，王玲，牛玉中. 天仙冲击疗法治疗晚期恶性肿瘤作用机制的探讨[J]. 中国医学文摘（肿瘤学），2003，17（4）：365-366.

[4] 段宴泉，王子云，匡朴. 中药复方天仙胶囊对消化道恶性肿瘤的临床疗效观察[J]. 中国肿瘤临床，1990，（1）：40-41.

[5] 蔡执敏，蔡廉甫. 抗癌中药复方天仙胶囊治疗中、晚期食管癌的临床疗效观察[J]. 中国肿瘤临床，1990，（1）：32-34.

[6] 周月芬，朱月娇. 复方天仙胶囊加联合化疗治疗中晚期食管癌疗效观察[J]. 浙江中西医结合杂志，1999，（2）：77-79.

[7] 王秀艳，张岩. 复方天仙胶囊联合放疗治疗中晚期食管癌的临床研究[J]. 现代药物与临床，2015，30（3）：279-282.

[8] 吕琪新. 复方天仙胶囊联合平消胶囊治疗晚期胃癌临床观察[J]. 右江医学，2007，（1）：25-26.

[9] 抗癌中药复方天仙胶囊临床与实验研究协作组. 中药复方天仙胶囊治疗食管癌和胃癌的临床研究（附 807 例临床观察）[J]. 中国肿瘤临床，1990，（1）：22-28，51.

[10] 赵呈华. 复方天仙胶囊治疗胃溃疡 26 例[J]. 河南中医，1995，（6）：358.

（浙江大学　连晓媛、唐明敏，上海中医药大学附属市中医医院　李　雁、曹亚娟）

❧ 珍 香 胶 囊 ❧

【药物组成】　珍珠、人工牛黄、血竭、三七、麝香、冰片、西洋参。

【处方来源】　研制方。国药准字 Z20000123。

【功能与主治】　清热解毒，活血化瘀，消痰散结。对于证属痰瘀凝聚，毒热蕴结的食管癌患者的放疗有协同作用。

【药效】　主要药效如下[1-3]：

1. 抑制肿瘤生长　珍香胶囊可抑制人食管癌细胞、人宫颈癌细胞增殖，诱导细胞凋亡，并且可显著抑制皮下移植瘤模型的肿瘤生长。

2. 增强免疫力　珍香胶囊具有增强免疫的作用，可显著升高化疗、放疗癌症患者免疫功能指标和 T 淋巴细胞亚群 CD3、CD4 细胞活性。

3. 放射增效　珍香胶囊对食管癌有放射增效作用，可加快放疗时食管癌肿块消退速度。

【临床应用】

1. 食管癌[4]　珍香胶囊可缓解放疗后食管癌患者的口干、大便秘结症状，且无造血系统毒性反应、肝肾功能不正常反应。

2. 结肠癌[5]　珍香胶囊为结肠癌的辅助治疗药物，可提高患者生活质量，增强机体免疫功能，而且对化疗药物有显著的增效减毒作用，可联合卡培他滨有效治疗结肠癌。

3. 宫颈癌[6]　珍香胶囊对人宫颈癌有抗癌作用，且联合放化疗能显著提高宫颈癌疗效。

4. 肺癌[7]　珍香胶囊可配合化疗治疗中晚期肺癌。

5. 子宫内膜异位症[8,9]　珍香胶囊可治疗子宫内膜异位症，它能够抑制、破坏异位内膜的增长，其作用与孕三烯酮相似。

【不良反应】　少数患者用药后发生恶心、便溏。

【使用注意】　可视病情在饭后 1 小时服用，宜温开水或蜜水送服；因吞咽困难者，可去掉胶囊外壳，将胶囊中药物调蜜含服；配合放疗期间，注意复查外周血象。孕妇忌服。

【用法与用量】　口服，每日 3 次，每次 6 粒。

参 考 文 献

[1] 许锦阶，徐小虎，王德昌，等. 珍香胶囊对人食管癌的抗癌作用及其机制研究[J]. 癌变·畸变·突变，2001，（3）：147-151.

[2] 罗丽莉，于晓军，陈福，等. 珍香胶囊抗人宫颈癌作用及其机制研究[J]. 中国热带医学，2007，（1）：16-17.

[3] Wei X，Chen ZY，Yang XY，et al. Medicinal herbs for esophageal cancer[J]. The Cochrane Library，2007，27（1）：4520.

[4] 陈志坚，李东升，周明镇，等. 珍香胶囊治疗食管癌Ⅱ期临床试验结果[J]. 中国肿瘤，2002，（9）：39-40.

[5] 宾湘义. 珍香胶囊联合卡培他滨治疗结肠癌的临床观察[J]. 世界中西医结合杂志，2012，7（6）：492-493，531.

[6] 孙红，刘斌，张凯. 珍香胶囊联合放化疗治疗宫颈癌的疗效观察[J]. 医药论坛杂志，2011，32（11）：12-14.

[7] 郭俊吉. 珍香胶囊联合化疗治疗中晚期肺癌疗效分析[J]. 中国误诊学杂志，2008，（27）：6605-6606.

[8] 罗丽莉，曾如辉，隋旭霞，等. 珍香胶囊治疗子宫内膜异位症作用机制的初步研究[J]. 中国现代医学杂志，2008，（14）：1999-2002，2021.

[9] 曾如辉，罗丽莉，许铭炎，等. 珍香胶囊对大鼠子宫内膜异位症模型病灶的影响[J]. 中国现代医学杂志，2006，（21）：3211-3214，3217.

二、消瘀散结类

平消片（胶囊）

【药物组成】　郁金、马钱子粉、仙鹤草、五灵脂、白矾、硝石、干漆（制）、枳壳（麸炒）。

【处方来源】　研制方。《中国药典》（2015 年版）。

【功能与主治】　活血化瘀，散结消肿，解毒止痛。对毒瘀内结所致的肿瘤患者具有缓解症状，缩小瘤体，提高机体免疫力，延长患者生存时间的作用。

【药效】　主要药效如下[1-7]：

1. 抑制肿瘤细胞增殖　有丝分裂是肿瘤细胞产生子细胞的方式之一，对肿瘤细胞的增殖有着重要意义，平消胶囊可抑制肿瘤细胞有丝分裂。

2. 减少肿瘤复发和转移　VEGF 是促血管生成因子，可促进血管内皮细胞的增殖和迁移，原发肿瘤的生长依赖于新生血管的长入。其次，侵入肿瘤，并通过血液循环在全身转移播散。平消胶囊具有抑制 VEGF 蛋白表达的作用，从而抑制肿瘤复发和远端转移。

3. 增强放疗敏感性　实体瘤乏氧是放疗失败的主要原因，肿瘤组织中细胞生长是无序的，并且肿瘤组织中血管生成不充分使得大多实体瘤存在氧缺乏区域，使得这一区域的肿瘤细胞抵抗电离辐射的能力增强。平消胶囊可改善肿瘤组织的含氧量，使富氧细胞增加，其中马钱子可特异性增加乏氧细胞对放射线的敏感性，从而达到一定的放射增敏作用。另外，平消胶囊可抑制肿瘤生长，缩小瘤体，使肿瘤组织的含氧情况相对增加，从而使富氧细胞比例升高，也相对提高了放射敏感性。

4. 减毒增效　平消胶囊可增强细胞免疫和体液免疫，联合常规放化疗治疗癌症，可减轻放化疗的副作用，延长患者的生存期。另外，与化疗药物合用，理论上有利于病灶内药物浓集，提高疗效。

5. 提高机体免疫力　平消片可通过增强荷瘤小鼠抗体效价，提高其吞噬率和淋巴细胞转化率，抑制脾脏重量减轻，从而加强荷瘤小鼠的免疫功能。

6. 止痛　平消片可显著延长小鼠热板法疼痛反应潜伏期，减少醋酸扭体实验中小鼠扭体次数。

7. 抑菌　白细胞是人体血液中非常重要的一类血细胞，具有吞噬异物并产生抗体的作用，可提高机体伤病的损伤治愈能力，抵御病原体入侵的能力和对疾病的免疫抵抗力等。平消胶囊具有抑制多种细菌和真菌的作用，可辅助机体白细胞加强吞噬微生物的能力，有效杀灭变异细胞，并遏制其过度增殖。

【临床应用】　主要用于肿瘤的辅助治疗。

1. 协同放化疗治疗肿瘤[8,9]　平消胶囊是一种广谱抗癌药，可提高放化疗疗效，降低放化疗毒副作用，缓解肿瘤患者的痛苦，提高生存质量和延长生存期。在放化疗的基础上，应用平消胶囊辅助治疗食管癌和其他肿瘤，其疗效和安全性优于单纯放化疗，在放化疗后持续使用平消胶囊 3 个月以上，可显著抑制肿瘤复发与转移。

2. 放射性肺癌[10]　平消胶囊可用于同步放化疗治疗局限期小细胞肺癌，减轻早期放射性肺炎的炎症反应。显著改善患者白细胞下降、血小板下降及恶心、呕吐等症状，降低肺炎发生率。

3. 乳腺疾病[11]　平消胶囊对浆细胞性乳腺炎、乳腺增生和乳腺癌等乳腺疾病具有较好的治疗效果。乳腺癌术后患者采用平消胶囊联合化疗的疗效显著优于单纯化疗组。

【不良反应】　少见恶心、药疹，偶见头晕、腹泻。停药后上述症状可自行消失。

【使用注意】　①可与手术治疗、放疗、化疗同时进行。②孕妇禁用。③用药过程中饮食宜清淡，忌食辛辣刺激之品。④本品不可过量服用。⑤不宜久服。⑥运动员慎用。

【用法与用量】　片剂：口服，每次 4～8 片，每日 3 次。胶囊剂：口服，每次 4～8 粒，每日 3 次。

参 考 文 献

[1] 劳高权，施智严，陈丰，等. 平消胶囊配合化疗治疗恶性肿瘤 32 例临床观察[J]. 中医临床研究，2011，3（16）：37-38，40.

[2] 刘非，刘健. 平消胶囊治疗恶性肿瘤研究概况[J]. 现代肿瘤医学，2007，（1）：142-143.

[3] 程嘉艺，阎醒予，刘守义，等. 平消片主要药效学研究[J]. 中成药，2008，（3）：350-352.

[4] 朱兆承，姚亚民，杨峰. 平消片联合化疗治疗消化系恶性肿瘤的临床观察[J]. 现代肿瘤医学，2010，18（8）：1603-1605.

[5] 钱弘泉. 平消胶囊联合化疗对结直肠癌术后患者免疫功能和 VEGF 蛋白表达的影响[J]. 中国中医药科技，2013，20（3）：228-229.

[6] 谷牧人. 平消胶囊联合常规放化疗治疗肺癌疗效观察[J]. 新中医，2015，47（12）：179-180.

[7] 杨军英，程体娟，马建秀. 平消片对荷瘤小鼠免疫功能的影响[J]. 中药药理与临床，2001，（2）：32-33.

[8] 王冬果，刘建军，刘金安. 平消片合并放射治疗食管癌疗效观察[J]. 现代肿瘤医学，1996，（3）：136-137.

[9] 花宝金，杜亮，唐荣欣. 平消胶囊用于肿瘤协同治疗的临床证据[J]. 中国循证医学杂志，2013，13（8）：1018-1024.

[10] 张志新，王传亭，孙红，等. 平消胶囊对放射性肺炎的防治[J]. 现代肿瘤医学，2011，19（5）：916-918.

[11] 王金鑫，王志勇，梅其炳. 平消胶囊治疗乳腺疾病的研究进展[J]. 世界临床药物，2016，37（2）：144-148.

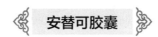

安替可胶囊

【药物组成】　当归、蟾皮。

【处方来源】　研制方。国药准字 Z10960071。

【功能与主治】　软坚散结、解毒定痛、养血活血。用于食管癌瘀毒证，与放疗合用可增强对食管癌的疗效；用于晚期原发性肝癌瘀毒证，对不宜手术、放化疗者有一定抑制肿瘤增长的作用，可改善生存质量；用于中晚期胃癌（瘀毒证）的化疗辅助治疗，配合 5-FU-DDP 方案（5-FU、丝裂霉素、顺铂），可改善临床症状、生存质量。

【药效】　主要药效如下[1-4]：

1. 抑制肿瘤生长　安替可胶囊具有显著的体内外抗肿瘤活性，诱导肿瘤细胞凋亡、分化，抑制肿瘤血管形成。显著抑制人胃癌、食管癌和肝癌肿瘤细胞生长及其动物移植瘤生长。

2. 提高免疫功能　巨噬细胞属于免疫细胞的一种，能够吞没、破坏受损伤的组织，有助于启动康复过程。拆方研究发现，当归可以提高巨噬细胞吞噬功能，增强细胞免疫功能，提高脾脏自然杀伤细胞（NK 细胞）活性作用。此外，安替可胶囊中的蟾皮通过刺激巨噬细胞释放抗肿瘤因子肿瘤坏死因子、NK 细胞和 IL-2。

3. 对放疗增敏作用　放疗在肿瘤治疗中是不可替代的治疗手段，实体瘤生长于一个独特的微环境中，为实体瘤提供一套特有的异常的供血系统，从而导致对肿瘤细胞的氧气及养分供应不足，这些乏氧细胞限制了放化疗的敏感性，也是肿瘤复发的根源。安可替胶囊有活血化瘀、改善微循环的作用，通过降低血液黏稠度来改善肿瘤局部血液循环、提高肿瘤局部血流，使局部氧浓度增加，减少乏氧细胞比例，从而提高肿瘤细胞对放疗的敏感性，进而提高放疗效果。

【临床应用】　主要与化疗联合辅助治疗食管癌、肠癌、鼻咽癌及其他消化系统肿瘤。

1. 食管癌[3]　安可替胶囊可显著改善食管癌患者吞咽困难、乏力、噎膈、腹胀，使患者体重显著增加。明显提高患者免疫功能，缓解食管癌患者癌性疼痛。

2. 肠癌[4,5]　安替可胶囊与化疗联合，可提高化疗药物的治疗效果，显著抑制晚期肠癌转移，改善患者生存质量。

3. 其他癌症[6-9]　安可替胶囊与化疗药物联合使用可降低肿瘤标志物水平，缓解化疗后患者白细胞、红细胞及血小板的减少等症状，减轻化疗毒副作用，提高癌症患者的疾病控制率和生活质量，从而辅助治疗胃癌、肝癌、鼻咽癌等。

【不良反应】　少数患者使用后可出现恶心、血象降低。过量、连续久服可致心慌。

【使用注意】　①心脏病患者慎用。②孕妇忌服。③注意观察血象。④注意掌握服用剂量。

【用法与用量】　口服，每次2粒，每日3次，饭后服用；疗程6周，或遵医嘱。

参 考 文 献

[1] 李瑛，曹蔚，王四旺，等. 安替可胶囊物效基础研究进展[J]. 亚太传统医药，2012，8（2）：177-179.

[2] 娄彦妮，贾立群. 安替可胶囊治疗消化系统肿瘤的文献分析[J]. 中国医院用药评价与分析，2013，13（9）：807-809.

[3] 江晓燕，管志峰. 安替可胶囊合并放射治疗食管癌近期疗效分析[J]. 齐齐哈尔医学院学报，2012，33（17）：2337-2338.

[4] 汤虹，赵红星. 安替可胶囊联合化疗治疗晚期结肠癌的临床观察[J]. 大家健康（学术版），2013，7（17）：87-88.

[5] 李宇清，江素华. 安替可胶囊联合化疗治疗转移性结直肠癌的疗效观察[J]. 中国医院用药评价与分析，2013,13（9）:829-830.

[6] 刘俊保，王存丰. 安替可胶囊联合 CRFA 治疗原发性肝癌 264 例临床研究[J]. 亚太传统医药，2014，10（1）：110-112.

[7] 洪卫，朱利明，刘碧霞，等. 安替可胶囊联合化疗治疗晚期胃癌的临床研究[J]. 新中医，2014，46（6）：171-173.

[8] 谢方云，黄惠英，胡家柱，等. 安替可胶囊联合放射治疗鼻咽癌的疗效观察[J]. 中国中西医结合杂志，2001，（12）：888-890.

[9] 胡家柱，谢方云，曹小龙，等. 放疗结合安替可胶囊治疗Ⅱ～Ⅳ期鼻咽癌的临床观察[J]. 国际医药卫生导报，2006，（11）：4-5.

食 道 平 散

【药物组成】　人参、西洋参、紫硇砂、珍珠、人工牛黄、熊胆粉、全蝎、蜈蚣、细辛、三七、薄荷脑、朱砂。

【处方来源】　研制方。国药准字 Z20025080。

【功能与主治】　益气破瘀，解毒散结。用于中晚期食管癌而致食管狭窄梗阻，吞咽困难，疼痛，噎膈反涎等病症。

【药效】　主要药效如下[1-3]：

1. 抑制细胞增殖　食道平散可阻滞消化系统肿瘤细胞周期，从而抑制肿瘤细胞分裂增殖、阻碍肿瘤生长。

2. 诱导肿瘤细胞凋亡　通过消化系统癌细胞内信号转导系统，选择性抑制钠，钾-ATP酶（Na^+，K^+-ATP 酶）活性，下调癌基因表达，诱导肿瘤细胞凋亡。

3. 抑制肿瘤细胞转移　控制原发病的转移及转移灶的继续扩散。

4. 提高机体免疫力　食道平散可以增强单核吞噬细胞系统的吞噬廓清能力，提高 NK 细胞的杀伤作用，促使其他静止淋巴细胞分裂，通过提高淋巴细胞数量和促进淋巴细胞的转化作用来提高机体细胞免疫水平。从而辅助抑制肿瘤细胞的生长及转移。

【临床应用】　主要用于食管癌等[1-3]。

1. 治疗消化道肿瘤　临床上食道平散可用于治疗食管癌、贲门癌、胃癌、贲门痉挛、食管狭窄梗阻、食管炎和各种咽喉炎等。主要用于中、晚期食管癌引起的食管不适、吞咽困难、滴水不下、噎膈、反涎及各种食管疾患。

2. 肿瘤辅助及预防　与放疗、化疗联合可协同治疗消化道肿瘤，并且可用于食管和胃肠道的癌变防治。

【不良反应】　尚不明确。

【使用注意】 ①食管有溃疡者慎用；②本品含有马兜铃科植物细辛，宜在医生指导下服用，定期复查肾功能。③孕妇禁服。

【用法与用量】 口服，每次 0.3～0.5g，每日 3～5 次；饭前用凉开水服下或含化。服药后挺胸深呼吸 5～7 次，服药几分钟后便可吃较干硬的食物，也有少数人两三天后见效。1 个月为 1 个疗程，或遵医嘱。

参 考 文 献

[1] 李乃高，杜健，高安成. HPLC 测定食道平散中人参皂苷 Rgl、Re 含量[J]. 现代医药卫生，2006，（1）：137-138.

[2] 食道平散新药申报资料.

[3] 林洪生. 肿瘤中成药临床应用手册[M]. 北京：人民卫生出版社，2011：205-206.

（浙江大学　连晓媛、唐明敏）

第五章

胃癌中成药名方

第一节 概 述[1-3]

一、概 念

胃癌（gastric carcinoma）是指起源于胃黏膜上皮细胞的恶性肿瘤。中医无胃癌的名称，根据临床表现和古代医籍可归属于"胃脘痛"、"伏梁"、"噎膈"、"反胃"、"积聚"等范畴。

二、病因及发病机制

胃癌的发生是多步骤、多因素发展的过程。由慢性炎症—萎缩性胃炎—萎缩性胃炎伴肠化—异型增生逐渐向胃癌演变，在此过程中，胃黏膜增殖和凋亡的正常动态平衡被打破，发生基因突变，抑癌基因受抑，胃上皮细胞过度增殖又不能启动凋亡信号，逐渐进展为胃癌。环境和饮食因素、幽门螺杆菌感染、EB病毒感染、胃息肉、胃溃疡、残胃炎、慢性萎缩性胃炎、胃食管反流、胃酸缺乏症、恶性贫血及家族遗传史等均为胃癌发生的危险因素。

三、临 床 表 现

早期胃癌可无症状，或症状非特异，常见临床症状：中上腹不适或隐痛，消化不良，原有胃病近期加重。进展期胃癌可出现上述症状加重，消瘦，乏力，不同程度的腹痛，恶心呕吐，贫血，消化道出血、穿孔及癌细胞扩散转移引起的相应症状。

四、诊 断

详细的病史、临床症状，结合以下检查可明确诊断本病。胃镜是胃癌最重要的诊断方法，可直接观察胃黏膜的变化并获取组织学证据，必要时可行超声胃镜检查了解肿瘤侵犯的层次；X线钡餐造影对观察胃腔内肿瘤大小、形态及胃壁蠕动等具有优越性；血生化，肿瘤标志物等可提高诊断的敏感性；腹部 B 超和 CT/MRI 可显示胃部肿瘤与周围脏器之间的关系、肿瘤有无外侵等；PET/CT 较 CT 增加了监测远处转移的敏感性。

五、治　疗

（一）常用化学药物及现代技术

（1）治疗原则：早期黏膜内癌可行内镜治疗。进展期胃癌无远处转移者行手术治疗，根治术后分期为Ⅰa、Ⅰb 且无高危因素者不推荐辅助化疗，分期为Ⅰb 存在高危因素及Ⅰ期以上者推荐辅助化疗。进展期胃癌术前辅助化疗可增加手术根治的机会。进展期胃癌未能行根治术且体力状况良好者，可姑息化疗。

（2）常用化学药物分类：①氟尿嘧啶类：5-FU、卡培他滨、替吉奥，干扰核苷酸合成；②铂类：奥沙利铂、顺铂，直接影响 DNA 的合成及复制；③蒽环类：多柔吡星，干扰转录过程和阻止 RNA 合成；④紫杉醇类：（多西）紫杉醇，抑制蛋白质合成与功能；⑤拓扑异构酶Ⅰ抑制剂：伊立替康，直接影响 DNA 结构和功能。另外，分子靶向药物也在不断的研究使用：如西妥昔单抗、贝伐珠单抗、曲妥珠单抗、阿帕替尼等。化学药物治疗胃癌的特点是最大程度减少肿瘤负荷，杀灭癌细胞，起效快，作用强，根据病理分型及分期决定不同的化学药物治疗方案。

（二）中成药名方治疗

中成药治疗胃癌不同于化学药物，抗肿瘤作用多靶点，兼顾祛邪和扶正两个方面，既可以预防胃癌术后复发、转移，抑制中晚期胃癌细胞生长，又可以辅助放化疗增效减毒，调节机体免疫功能等，通过临床医师合理辨证，使用于胃癌的各型各期，服用方便，毒副作用比化学药物轻，在延长胃癌患者生存时间，提高生存质量方面有一定作用。胃癌的治疗需遵循多学科、个体化治疗原则，中成药是其中一个重要的方法。

第二节　中成药名方的辨证分类与药效[4-6]

中药治疗胃癌是辨证用药，发挥治疗胃癌的不同药效特点，中成药名方及传统方剂的常见辨证分类及其主要药效如下所述。

一、健脾益气类

胃癌脾胃虚弱者，主要症状为面色萎黄，神疲乏力，少气懒言，食少，腹胀，便溏，舌淡苔白，脉缓弱。

胃癌脾胃虚弱者主要是消化系统功能下降，机体免疫功能紊乱，细胞突变。

健脾益气药可通过纠正消化系统功能，调节免疫，发挥反突变，阻断和抑杀胃癌细胞，保护正常组织的作用。

常用中成药及传统方剂：胃复春片、补中益气丸（颗粒、口服液、合剂、片）、参芪扶正注射液（参芪片、糖浆）、复生康胶囊。

二、益胃养阴类

胃癌胃阴不足者，可有胃阴虚兼虚热表现，主要症状为胃脘嘈杂、隐痛，饥不欲食，口干盗汗，五心烦热，苔薄或剥，脉细数。

胃癌胃阴不足者主要是内环境平衡紊乱，胃黏膜受损，黏膜抗病能力下降。

益胃养阴药可通过稳固内环境，营养胃黏膜，改善胃功能及萎缩等形态学结构，调动机体免疫监视功能，发挥抑制胃癌细胞增殖和对抗化疗毒副作用的作用。

常用中成药及传统方剂：益胃汤。

三、温阳补虚类

胃癌脾胃虚寒者，主要症状为神疲乏力，畏寒肢冷，脘腹疼痛，喜温喜按，脘痞纳少，大便稀溏，舌淡苔白润，脉沉细无力。

胃癌脾胃虚寒者主要是血液中的血细胞、细胞因子和补体成分的免疫、吞噬功能下降。

补益气血药可通过调节血细胞及细胞因子、补体水平，改善免疫、吞噬功能，调节机体免疫功能，发挥抑制胃癌细胞增殖生长的作用。

常用中成药及传统方剂：黄土汤、丁香柿蒂汤、理中丸、小健中颗粒（合剂、胶囊）。

四、化瘀解毒、软坚散结类

胃癌瘀血证者，主要症状为胃脘刺痛，且位置固定、拒按，腹内可扪及肿块，出血，舌质紫暗，有瘀斑瘀点，舌下瘀筋，脉细涩或结、代。

胃癌瘀血证者主要是血液黏度增高，胃黏膜血流减缓，为癌细胞生长提供土壤。

活血化瘀药有解聚作用，可改善血液流变，降低血液黏度，改善微循环，并可提高血液及组织含氧量，消除胃黏膜代谢障碍，促进增生性病变软化和吸收，发挥抗肿瘤作用。

热毒证者胃脘疼痛，消谷善饥，大便秘结，小便黄赤，舌质红苔黄，脉滑数。主要是病理产物直接刺激胃黏膜发生炎症反应，萎缩、肠化，上皮细胞变异，最终癌变。清热解毒药可通过抗炎作用，修复胃黏膜，发挥直接损伤和破坏癌细胞、抑制 DNA 合成的作用。

常用中成药及传统方剂：金蒲胶囊、抗癌平丸、猴菇菌片、枫苓合剂、康力欣胶囊、柘木糖浆。

五、理气化痰类

胃癌痰气郁阻中焦者，主要症状为脘腹痞闷，口腻纳呆，泛恶欲吐，或合并胸胁胀满，舌苔白腻或黄腻，脉缓弱或濡数。

胃癌痰气郁阻中焦者主要是物质代谢障碍，组织水肿，病理产物堆积，胃黏膜凋亡和增殖平衡被打破。

理气化痰类药可减轻组织水肿，调节胃黏膜凋亡和增殖，诱导癌细胞凋亡，阻断细胞增殖周期，抑制癌细胞生长。

常用中成药及传统方剂：半夏泻心汤。

参 考 文 献

[1] 葛均波，徐永健. 内科学[M]. 北京：人民卫生出版社，2013：375-378.

[2] 廖继鼎. 临床肿瘤学[M]. 台北：合记图书出版社，2012：425-458.

[3] 殷蔚伯，余子豪，徐国镇，等. 肿瘤放射治疗学[M]. 北京：中国协和医科大学出版社，2008：799-828.

[4] 杨金坤. 现代中医肿瘤学[M]. 上海：上海中医药大学出版社，2004：293-302.

[5] 陈奇. 中药药理研究方法学[M]. 北京：人民卫生出版社，2011：980-981.

[6] 周仲瑛. 中医内科学[M]. 北京：中国中医药出版社，2005：230.

第三节　中成药名方

一、健脾益气类

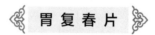

胃 复 春 片

【药物组成】　红参、香茶菜、麸炒枳壳。

【处方来源】　研制方。《中国药典》（2010 年版）。

【功能与主治】　健脾益气，活血解毒。用于治疗胃癌前病变、胃癌手术后辅助治疗、慢性浅表性胃炎属脾胃虚弱证者。

【药效】　主要药效如下：

1. 抗幽门螺杆菌[1-3]　胃黏膜发生癌肿是一个由量变到质变的多步骤癌变的过程。即慢性胃炎—胃黏膜萎缩—肠上皮化生—异型增生—胃癌。Hp 感染可诱发胃黏膜炎症的发生，诱发炎症介质前列腺素 E_2（PGE_2）、IL-8、活性氧（ROS）释放增加。胃复春片可抑制人 GES-1 上皮细胞分泌促炎因子 IL-8，促进 GES-1 分泌抑炎因子 IL-4。通过抑制 Hp 诱导人胃 GES-1 上皮细胞炎症，能早期阻断慢性胃炎的进展，减少胃癌的发生。进一步拆方研究表明，胃复春片中香茶菜能改善胃黏膜病变部位血液循环状态，消除炎症，促进黏膜再生；红参具有健脾益气，促进胃黏膜修复，增强胃黏膜抵抗力，整体提高机体免疫功能的作用（图 5-1）。

2. 抑制细胞增殖及细胞周期转换[4]　细胞凋亡和增殖细胞核抗原（proliferating cell nuclear antigen，PCNA）在分子水平反映肿瘤的生物学特性，PCNA 在胃癌组织中有很高的阳性率，说明在胃癌的发展过程中，存在癌细胞的过度增殖，胃复春片对人 GES-1 上皮细胞的增殖呈时间-浓度依赖性的抑制作用，即随着药物作用浓度的增加，或随着药物作用时间的延长，对细胞增殖的抑制率不断升高。Hp 与人 GES-1 上皮细胞作用 24 小时后，加速了人 GES-1 上皮细胞从 G_1 期到 S 期的转化，给予不同浓度胃复春片干预后可以抑制 Hp

诱导的周期转换，而这种抑制以高浓度的胃复春片明显。

3. 抗胃黏膜肠上皮化生[1,5-9]　胃成体干细胞能分化形成完整的小肠隐窝和胃腺体，当受到持续的炎性刺激、自身抗体或其他理化因素作用时增殖为肠上皮细胞，即肠上皮化生。在 Hp 感染基础上，多次急慢性胃炎反复发作引发萎缩性胃炎，萎缩性胃炎没有得到积极有效治疗，胃黏膜在多次重创及修复过程中，可造成胃黏膜的糜烂、坏死及溃疡形成并产生多种致癌物质，这种损伤与修复伴炎性坏死产生的致癌物质，导致细胞出现异型增生，需 10～20 年由炎性增生、异型增生致癌变。成人性别决定区 Y 框蛋白 2（SOX2）主要表达在正常食

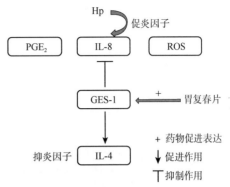

图 5-1　胃复春片抗 Hp 作用图

注：Hp 可诱发胃黏膜炎症的发生，诱发炎症介质 PGE_2、IL-8、ROS 释放增加，胃复春片抑制 GES-1 分泌促炎因子 IL-8，促进 GES-1 分泌抑炎因子 IL-4

管和胃上皮中，以维持胃和食管正常上皮表型，而在肠道中不表达。MUC2 为肠型胃癌分子标志物，在肠上皮化生过程中，胃复春片通过下调 MUC 2 和上调 SOX 2 的表达来实现抑制肠上皮化生的过程。

【临床应用】　临床上主要用于治疗胃癌前病变、慢性萎缩性胃炎，另外还用于慢性浅表性胃炎、胃十二指肠溃疡等。

1. 治疗胃癌前病变[10-12]　通过随机对照实验胃镜病理证实，胃复春片可通过改善肠上皮化生和不典型增生，从而逆转慢性萎缩性胃炎、胃癌前病变。

2. 治疗慢性萎缩性胃炎[12-14]　轻、中、重度的慢性萎缩性胃炎胃镜示：胃黏膜苍白或灰红或红白相间，皱襞细而平坦，黏膜薄而透明，可见紫蓝色血管纹，有散在不规则的颗粒或结节杂以浅表糜烂和出血点，周围呈浅表性胃炎改变，以胃复春片治疗，胃镜检查黏膜萎缩区都有不同程度缩小或充血水肿不同程度减轻，可改善胃黏膜萎缩程度、异型增生和肠上皮化生，是治疗慢性萎缩性胃炎比较理想的药物。

【不良反应】　尚不明确。

【使用注意】　①治疗期间忌食腌制、烧烤、油炸食品，不饮浓茶、咖啡等。②本品含人参，不宜与藜芦、五灵脂合用。

【用法与用量】　口服，每次 4 片，每日 3 次。

参 考 文 献

[1] 赵敏，吕宾，黄宣，等. 胃复春对肿瘤坏死因子诱导人胃上皮 GES-1 细胞炎症和肠化的影响[J]. 中国中西医结合消化杂志，2012，20（9）：394-397.

[2] 黄宣，吕宾，张烁，等. 胃复春对幽门螺杆菌诱导人胃 GES-1 细胞炎症的抑制作用及对 NF-κB 通道的影响[J]. 中国中西医结合杂志，2014，34（4）：450-454.

[3] 宿玉，崔佳，施务务，等. 中药香茶菜研究进展[J]. 亚太传统医药，2011，7（6）：155-158.

[4] 高青，刘兴，王丕龙. 胃癌组织 COX-2 的表达及其与细胞增殖和凋亡的关系[J]. 重庆医科大学学报，2003，28（3）：276-278.

[5] Saikawa Y，Fukuda K，Takahashi T，et al. Gastric carcinogenesis and the cancer stem cell hypothesis[J]. Gastric Cancer，2010，13（1）：11-24.

[6] 黄文生，陈柳静. 肿瘤干细胞与结直肠癌肿瘤干细胞[J]. 医学综述，2007，13（3）：691.

[7] 高泽立，张成，盛飞英，等. 胃黏膜肠上皮化生、胃上皮内瘤变与胃癌的组织发生[J]. 世界华人消化杂志，2011，（19）：1981-1984.

[8] Tani Y, Akiyama Y, Fukamachi H, et al. Transcription factor SOX2 up-regulates stomach-specific pepsinogen A gene expression[J]. Journal of Cancer Research and Clinical Oncology，2007，133（4）：263-269.

[9] Hasuo T, Semba S, Satake S, et al. Superficially elevated-type serrated hyperplastic lesion of the stomach with minute adenocarcinoma[J]. Digestive Endoscopy，2009，21（2）：101-105.

[10] 陈曦，赵亚红，张也青，等. 胃复春的临床应用和现代研究进展[J]. 江西中医药，2016，47（9）：77-80.

[11] 杜雯文，宁宝森. 慢性萎缩性胃炎的发病机制、治疗及胃复春片的临床应用[J]. 社区医学杂志，2013，11（23）：22-23.

[12] 周怀力，徐晓华，边壮. 胃复春片治疗萎缩性胃炎对内镜及病理变化的影响[J]. 中国中医急症，2009，18（9）：1421.

[13] 雷永其. 胃复春片治疗慢性萎缩性胃炎152例[J]. 西部中医药，2010，23（8）：39-40.

[14] 郭国英，王瑞华，张明. 胃复春对慢性萎缩性胃炎肠化生及胃粘膜 COX-2 蛋白表达的影响[J]. 中国药物经济学，2012，12（1）：25-27.

补中益气丸（颗粒、口服液、合剂、片）

【药物组成】　黄芪（蜜炙）、党参、白术（炒）、甘草（蜜炙）、陈皮、当归、升麻、柴胡、生姜、大枣。

【处方来源】　金·李东垣《脾胃论》。《中国药典》（2010 年版）。

【功能与主治】　补中益气，升阳举陷。主治脾胃虚弱、中气下陷所致的体倦乏力、食少腹胀、便溏久泻、肛门下坠。

【药效】　主要药效如下：

1. 抗基因突变及抗肿瘤作用[1-5]　补中益气汤具有抗基因突变和抗肿瘤作用，且作用强于四君子汤。体内研究表明补中益气汤能明显抑制 S180 荷瘤小鼠瘤体的生长，延长 H22 荷瘤小鼠的生存时间，具有抗肿瘤作用。体外研究表明补中益气汤能抑制肿瘤细胞增殖与促凋亡，阻滞细胞周期于 G_0/G_1 期，并能抑制肿瘤细胞 DNA 合成，从而达到抑制肿瘤细胞增殖的目的，可上调凋亡相关信号分子 caspase-9 和 caspase-3 的 mRNA 及蛋白水平，从而增强 caspase-3 和 caspase-9 诱导肿瘤细胞凋亡的作用。

2. 提高机体免疫功能[6-8]　脾脏、胸腺是重要的免疫器官，补中益气丸可增加脾脏指数、胸腺指数，提高腹腔巨噬细胞吞噬作用，提高 S180 荷瘤小鼠血液中 IL-2、TNF-α、INF-γ 的水平及 NK 细胞活性，使脾虚小鼠红细胞 C3b 受体花环率及红细胞免疫复合物花环率明显升高，通过调节免疫进而达到抑制肿瘤的作用。血清 sIL-2R 是一种免疫活性物质，可与 IL-2 结合，抑制 IL-2 的活性，血清 sIL-2R 水平反映 T 淋巴细胞的活化状态和机体细胞免疫功能，高水平的 sIL-2R 参与抑制 IL-2 介导的细胞免疫反应而使肿瘤患者细胞免疫功能处于低下状态。补中益气汤能明显降低体内 sIL-2R 的水平，即抑制免疫抑制因子，从另一方面提高了机体的免疫功能。

3. 改善化疗耐药及化疗相关性疲乏[9-10]　细胞过度增殖，凋亡受到抑制是肺癌耐药的主要机制之一，mTOR 是其信号通路上的主要蛋白，补中益气汤能增强 A549/DDP 对顺铂的敏感性，并能通过降低细胞生存通路中 mTOR 的表达，抑制细胞增殖，促进凋亡，协同顺铂作用，有效逆转肺腺癌细胞的顺铂耐药。应用紫杉醇化疗的荷瘤小鼠肌肉超氧化物歧化酶（SOD）活性会降低，丙二醛（MDA）浓度会升高，而补中益气丸可明显升高应用紫杉醇化疗的荷瘤小鼠肌肉 SOD 活性并降低 MDA 浓度，化疗药物引起的氧化应激损伤可能是肿瘤患者出现疲劳的潜在机制之一，而补中益气丸可能是通过抑制氧化应激损伤发挥抗乳腺癌化疗相关性疲劳的作用。

【临床应用】

1. 胃癌肿瘤辅助治疗[11-13]　两项随机研究表明，补中益气汤联合化疗可有效地提高胃癌术后患者生存率，改善生存质量，降低疾病复发率，补中益气汤加减联合小剂量化疗治疗进展期胃癌对癌细胞的凋亡有一定的促进作用，可明显抑制免疫封闭因子的产生而保护机体的免疫功能，同时还能部分防治化疗所引起的毒副作用。

2. 癌性疲乏及癌性发热[14-19]　癌性疲乏是由于肿瘤或相关治疗所造成的患者长期紧张和痛苦而产生的主观感觉，如虚弱、注意力不集中、活动无耐力、动力和兴趣下降等。研究发现癌性疲乏和患者因疾病导致的体质及免疫功能下降有很大的联系，可以通过提高患者免疫力和身体素质来改善乏力症状。在中医学上肿瘤相关性乏力被描述成懈怠或神疲疲乏、倦怠困顿及四肢劳倦等，补中益气汤通过调节免疫，改善气血治疗癌性疲乏。

3. 腹泻、脱肛、子宫脱垂等　见有关章节。

【不良反应】　尚不明确。

【使用注意】　①本品不适用于恶寒发热表证者，暴饮暴食脘腹胀满实证者。②不宜和感冒类药同时服用。③高血压患者慎服。④服本药时不宜同时服用藜芦或其制剂。⑤本品宜空腹或饭前服为佳，亦可在进食时同服。⑥按照用法用量服用，小儿应在医师指导下服用。⑦服药期间出现头痛、头晕、复视等症，或皮疹、面红者，以及血压有上升趋势，应立即停药。⑧对本品过敏者禁用，过敏体质者慎用。⑨本品性状发生改变时禁止使用。⑩儿童必须在成人监护下使用。⑪请将本品放在儿童不能接触的地方。⑫如正在使用其他药品，使用本品前请咨询医师或药师。

【用法与用量】　丸剂：口服，小蜜丸每次 9g，大蜜丸每次 1 丸，每日 2～3 次。颗粒剂：口服，每次 3g，每日 2～3 次。口服液：口服，每次 1 支，每日 2～3 次。合剂：口服，每次 10～15ml，每日 3 次。片剂：口服，每次 4～5 片，每日 3 次。

参 考 文 献

[1] 季宇彬. 补中益气汤和四君子汤抗突变及抗肿瘤作用的实验研究[J]. 中成药研究，1985，（12）：27-28.

[2] 王雨，刘春英. 补中益气汤对 A549 荷瘤小鼠脾脏上 Caspase-3 蛋白表达影响研究[J]. 中国生化药物杂志，2014，34（1）：19-21.

[3] 井欢，于丹，唐莹，等. 补中益气汤对 A549/DDP 肺腺癌耐药动物模型中凋亡相关信号分子 caspase-9 的影响[J]. 解剖科学进展，2014，（2）：134-136.

[4] 陈义萍，许勇. 补中益气汤治疗肿瘤研究进展[J]. 亚太传统医药，2016，12（16）：65-67.

[5] 李滨，齐凤琴，李燕敏，等. 补中益气汤抗肿瘤作用的实验研究[J]. 中医药学报，2006，34（1）：22-23.

[6] 田建华，张肖楠，任锡玲，等. 胃癌患者可溶性白细胞介素-2 受体与肿瘤坏死因子-α 水平的临床观察[J]. 中华消化内镜杂志，1998，15（4）：224-227.

[7] 胡芳. 补中益气丸谱-效相关性研究、主成分含量测定及抗肿瘤作用研究[D]. 兰州：兰州大学，2015：34-39.

[8] 米娜. 补中益气汤对小鼠非特异性免疫功能的影响[J]. 中国中西医结合脾胃杂志，1997，7（4）：206.

[9] 欧阳明子，谭为，刘艳艳，等. 补中益气丸对小鼠乳腺癌化疗相关性疲劳的影响[J]. 热带医学杂志，2013，5（13）：585-589.

[10] 史妍婷，井欢，王莹，等. 补中益气汤含药血清逆转 A549/DDP 的顺铂耐药及对 mTOR 表达的影响[J]. 中国实验方剂学杂志，2013，19（9）：215-219.

[11] 孟燕，凤军，陈萍. 补中益气汤加减联合化疗治疗胃癌术后 50 例[J]. 环球中医药，2015，8（8）：995-998.

[12] 徐燕冬，陈苑林. 补中益气汤加减中药口服辅助化疗治疗胃癌术后患者的疗效[J]. 世界临床医学，2016，10（8）：185.

[13] 李航，潘立群. 中药联合斩辅助化疗治疗进展期胃癌的临床研究[J]. 江苏中医药，2016，27（3）：25-27.

[14] Sood A，Moynihan T J. Cancer-related fatigue：an update[J]. Current Oncology Reports，2005，7（4）：277-282.

[15] 邓育，梁锦雄，邝锦波，等. 补中益气汤对肿瘤脾气虚症患者免疫功能及生活质量的影响[J]. 国际医药卫生导报，2010，16（23）：2834-2838.

[16] 施旭光，翟理祥，邓淙友，等. 补中益气汤的现代研究进展[C]. 中华中医药学会方剂学分会第十二次学术年会，2012.

[17] 王婷琳. 补中益气汤治疗肿瘤相关性乏力的临床疗效评价[J]. 世界最新医学信息文摘（电子版），2016，16（85）：168.

[18] 张学民，钱钢，张微微，等. 补中益气汤治疗肿瘤性发热疗效观察[J]. 江西中医药，2006，37（7）：55.

[19] 杨月兰. 补中益气汤治疗肿瘤性发热疗效分析[J]. 大家健康旬刊，2013，7（2）：28-29.

参芪扶正注射液（参芪片、糖浆）

【药物组成】　党参、黄芪。

【处方来源】　研制方。国药准字 Z19990065。

【功能与主治】　益气扶正。用于肺脾气虚引起的神疲乏力，少气懒言，自汗眩晕；肺癌、胃癌见上述症候者的辅助治疗。

【药效】　主要药效如下：

1. 抑制胃癌细胞增殖，诱导胃癌细胞凋亡[1-2]　参芪扶正注射液体内外可抑制 SGC-7901 细胞增殖，对 SGC-7901 荷瘤裸鼠具有诱导癌细胞凋亡的作用。

2. 提高免疫功能　能一定程度上提高免疫功能。抑制胃癌 MGC-803 细胞株体外侵袭能力，并且下调胃癌细胞中 Tenascin-C 的表达，这可能是其抑制肿瘤侵袭的分子机制。

【临床应用】

1. 胃癌辅助化疗[3-6]　多项 Meta 分析结果显示，参芪扶正注射液联合化疗，可显著减轻化疗不良反应，改善晚期胃癌患者生存质量，提高患者免疫力，疗效优于常规化疗。

2. 肺癌　见有关章节。

【不良反应】　①非气虚证患者用药后可能发生轻度出血。②少数患者用药后，可能出现低热、口腔炎、嗜睡。③偶有皮疹、注射部位疼痛、恶寒、寒战、高热、呕吐、胸闷、心慌等。

【使用注意】　片剂及糖浆：①忌油腻食物。②凡脾胃虚弱，呕吐泄泻，腹胀便溏，咳嗽痰多者慎用。③感冒患者不宜服用。④高血压、糖尿病患者应在医师指导下服用。⑤宜饭前服用。⑥按照用法用量服用，小儿及孕妇应在医师指导下服用。⑦服药两周或服药期间症状无改善，或症状加重，或出现新的严重症状，应立即停药并去医院就诊。⑧对本品过敏者禁用，过敏体质者慎用。⑨本品性状发生改变时禁止使用。⑩儿童必须在成人监护下使用。⑪请将本品放在儿童不能接触的地方。⑫如正在使用其他药品，使用本品前请咨询医师或药师。

静脉用药：①应认真辨证用于气虚证者。②有出血倾向者慎用。③本品不得与化疗药混合使用。④临床应用时滴注不宜过快，成年人以每分钟 40～60 滴为宜，年老体弱者以每分钟 40 滴为宜。⑤静脉滴注初始 30 分钟内应加强监护，如发现不良反应应及时停药，处理遵医嘱。

【用法与用量】　注射液：静脉滴注。每次 250ml（即 1 瓶），每日 1 次，疗程 21 天；

与化疗合用，在化疗前 3 天开始使用，疗程可与化疗同步结束。片剂：口服，每次 4 片，每日 3 次。糖浆：口服，每次 15ml，每日 2 次。

参 考 文 献

[1] 马军伟，宋永春，张勇，等. 参芪扶正注射液对人胃癌 MGC-803 细胞侵袭能力及 Tenascin-C 表达的影响[J]. 现代肿瘤医学，2013，21（2）：263-266.

[2] 张玉洁，李灿，洪学军. 参芪扶正注射液对 SGC-7901 荷瘤裸鼠的抑制及诱导凋亡的影响[J]. 中医药导报，2013，19（6）：67-69.

[3] 王晓凡，谭诗云，郭毅. 参芪扶正注射液辅助治疗胃癌患者系统评价[J]. 辽宁中医药大学学报，2014，16（3）：133-138.

[4] 蔡亚南. 参芪扶正注射液治疗胃癌疗效的系统评价[J]. 中药与临床，2012，3（5）：25-28.

[5] 宋宁，史留斌，张群华. 参芪扶正注射液联合化学药物治疗进展期胃癌的 Meta 分析[J]. 中国临床医学，2013，20（4）：507-511.

[6] 徐宏彬，李玲. 参芪扶正注射液辅助肿瘤化疗的系统评价[J]. 中国药学杂志，2010，45（22）：1765-1770.

复生康胶囊

【药物组成】 蒲葵子、喜树果、莪术、绞股蓝、柴胡、黄芪、香菇、甘草。

【处方来源】 研制方。国药准字 Z20025221。

【功能与主治】 活血化瘀、健脾消积。用于胃癌、肝癌，能增强放疗、化疗的疗效，增强机体免疫功能，改善肝癌患者临床症状。

【药效】 主要药效如下：

1. 抗肿瘤作用 复生康胶囊直接抵制与杀灭癌细胞，防治肿瘤扩散与转移。一方面，复生康胶囊中的细胞分化诱导成分可调控细胞内的癌基因及相关的 cAMP（环磷酸腺苷）信号转导系统，促成癌细胞重新分化使其向正常细胞转化，实现癌细胞逆转；另一方面，复生康胶囊可启动"细胞凋亡基因"促成癌细胞死亡；复生康胶囊可激活 *p53* 基因阻断癌细胞扩散转移。

2. 免疫调节[1] 人体的免疫功能低下是癌症发生的主要原因之一，免疫调节可间接抑制肿瘤生长，改善全身功能，缓解肿瘤患者全身不适症状，增加食欲，增强体力。复生康胶囊的有效药物成分可双向调节人体的免疫功能，显著提高血清 IgG、IgA、IgM、CD3$^+$、CD4$^+$ 水平，降低癌胚抗原（CEA）、糖类抗原 125（CA125）及 VEGF 水平。

3. 刺激骨髓造血功能 人的血细胞是由骨髓内的"造血干细胞"分化而成的。复生康胶囊对"造血干细胞"有诱导分化作用，尤其是肿瘤患者在放、化疗当中，成熟的白细胞减少，而"造血干细胞"分化加强后，白细胞数量增加，起到升白作用。

【临床应用】

1. 胃癌辅助治疗[2] 用于胃癌能增强放疗、化疗的疗效，并能增强机体免疫功能。配合放、化疗时具有增效减毒、提高机体免疫功能、防止肿瘤细胞复发和转移的作用。

2. 肝癌 见本书肝癌章节。

【不良反应】 尚不明确。

【使用注意】 使用期间，注意检查血象。

【用法与用量】 口服，每次 4 粒，每日 3 次，4 周为 1 个疗程。

参 考 文 献

[1] 侯春光，徐磊. 复生康胶囊联合实时虚拟导航射频消融术治疗原发性肝癌临床评价[J]. 中国药业，2018，27（9）：44-47.

[2] 黄瑞松，叶云峰，苏青，等. 复生康胶囊质量标准的研究[J]. 中草药，2003，34（8）：698-701.

二、益胃养阴类

益 胃 汤

【药物组成】 沙参、麦冬、生地黄、玉竹、冰糖。

【处方来源】 清·吴鞠通《温病条辨》。

【功能与主治】 益胃养阴。主治胃阴损伤。症见：胃脘灼热隐痛，饥不欲食，口干咽燥，大便干结，或干呕、呃逆，舌红少津，脉细数者。

【药效】 主要药效如下[1-8]：

1. 保护胃黏膜 益胃汤对慢性萎缩性胃炎模型大鼠胃黏膜有良好的治疗作用，能改善和逆转实验性萎缩性胃炎大鼠胃黏膜萎缩，其机制可能与其增加胃黏膜血流量、增强胃黏膜屏障功能、抗自由基损伤等有关。

2. 抗肿瘤 益胃汤组方的君药麦冬、生地黄有调节免疫功能，抗肿瘤及改善胃黏膜功能状态的药效。

【临床应用】

晚期胃癌辅助治疗[9-12] 益胃汤联合化疗在提高晚期胃癌化疗疗效及患者生活质量，改善症状方面有较好的临床效果。另外，以益胃汤为主的复方辅助化疗治疗晚期胃癌可以提高治疗效果，显著改善患者的生活质量。

【不良反应】 无明显不良反应。

【使用注意】 胃热实证者禁用。

【用法与用量】 水煎400ml，2次分服。

参 考 文 献

[1] 琦瑾，吴良村. 新加沙参麦冬汤抗肿瘤的实验研究[J]. 中国中医基础医学杂志，2002，8（4）：34.

[2] 马健，龚婕宁，樊巧玲，等. 沙参麦冬汤对大鼠巨噬细胞功能的调节作用[J]. 中成药，1998，20（1）：33.

[3] 于震，王军，李更生，等. 地黄苷A对环磷酰胺致小鼠白细胞减少症的影响[J]. 中草药，2001，32（11）：1002-1004.

[4] 王军，于震，李更生，等. 地黄苷A对"阴虚"及免疫功能低下小鼠的药理作用[J]. 中国药学杂志，2002，37（1）：20-22.

[5] 王汀，陈礼明. 地黄药理研究进展[J]. 基层中药杂志，2001，15（2）：41-43.

[6] 沈永顺. 自拟加味麦冬饮治疗慢性萎缩性胃炎68例[J]. 中国中医药信息杂志，2002，9（4）：52.

[7] 王竹立，李林，叶美红，等. 干地黄对胃粘膜的快速保护作用及其机制[J]. 中国中西医结合脾胃杂志，2000，8（5）：265-267.

[8] 李静江，席军. 养阴益胃汤对慢性萎缩性胃炎大鼠胃黏膜中BF、SOD、GSH-Px活性及MDA影响的实验研究[J]. 现代中药研究与实践，2015，3：28-30.

[9] 王红丽. 健脾益胃汤辅助化疗治疗晚期胃癌临床研究[J]. 中医临床研究，2015，7（30）：129-130.

[10] 刘涌涛. 健脾益胃汤辅助化疗治疗晚期胃癌对患者生存质量的影响[J]. 临床医药文献杂志，2015，2（11）：2083-2086.

[11] 李强，杨柳. 益胃汤合橘皮竹茹汤治疗胃癌放疗后呃逆96例[J]. 中国中医药信息杂志，2001，8（7）：67.

[12] 叶强，刘辉华. 补中益气汤合益胃汤联合化疗治疗晚期胃癌30例临床观察[J]. 中医药导报，2017，2：47-48.

三、温阳补虚类

黄 土 汤

【药物组成】 甘草、干地黄、白术、炮附子、阿胶、黄芩、灶心土。

【处方来源】 东汉·张仲景《金匮要略》。

【功能与主治】 温阳健脾，养血止血。主治脾阳不足，脾不统血证。症见：大便下血，先便后血，以及吐血、衄血、妇人崩漏，血色暗淡，四肢不温，面色萎黄，舌淡苔白，脉沉细无力。

【药效】 主要药效如下[1-3]：

1. 保护胃黏膜 黄土汤的君药灶心土（伏龙肝）主要成分是硅酸盐和氧化铝，为不溶于水的矿物质，服用后可在胃肠内壁形成不被吸收的保护层，从而避免胃酸等对黏膜的刺激与损害，并对胃肠末梢神经有镇静和麻醉作用，因此可产生止痛、止血及降逆止呕的疗效。

2. 缩短凝血时间，减轻溃疡形成 黄土汤可缩短凝血时间，减轻溃疡形成，从血小板计数的影响来看，无统计学差异，可能是由于影响止血的因素很多，不仅仅与血小板的计数增高有关，还应考虑到可能与增高内在的凝血因子的活性等其他因素相关。从血红蛋白数量的分析比较来看，血红蛋白无明显上升反而有所下降，可能原因在于急性出血导致血红蛋白快速丢失。此外还可考虑给药时间，短时间内补血药并未能通过升高血红蛋白而起到明显作用。

【临床应用】 用于肿瘤辅助治疗，消化道出血等属脾阳不足者[5,6]。

1. 胃肠肿瘤化疗相关消化道反应 一项随机研究显示重用灶心土的中药能减轻胃肠肿瘤术后化疗期间的消化道反应，并对防治化疗延迟性呕吐、化疗引起的厌食、腹泻优于5-羟色胺受体抑制剂。

2. 胃癌合并出血 消化道出血是胃癌常见的并发症，黄土汤治疗上消化道出血的特点是脾阳不足证导致的虚寒性出血。两项随机研究观察黄土汤治疗上消化道出血包括胃癌合并上消化道出血者疗效的结果发现，黄土汤总有效率优于西药治疗，或黄土汤联合西药治疗优于单纯西药治疗。

【不良反应】 无明显不良反应。

【使用注意】 血热迫血妄行所致出血者忌用。

【用法与用量】 先将灶心土水煎过滤取汤，再煎余药，阿胶烊化冲服，汤剂温服，每日3次[7]。

参 考 文 献

[1] 瞿德竑，陈家旭. 脾不统血的现代研究概况[J]. 河北中医，2001，23（8）：639-640.

[2] 刘茜. 黄土汤配伍意义之研究[D]. 南京：南京中医药大学，2009.

[3] 郭兰忠. 现代实用中药学[M]. 北京：人民卫生出版社，1999：535.

[4] 郭建林. 黄土汤加减治疗上消化道出血65例[J]. 中西医结合与祖国医学，2012，16（8）：1045-1046.

[5] 金卫中. 黄土汤联合西药治疗上消化道出血的临床疗效观察[J]. 中国临床研究，2014，6（11）：95-96.

[6] 党彩风, 薛文翰, 张桂琼, 等. 中药灶心土防治胃肠肿瘤术后辅助化疗消化道反应的临床研究[J]. 甘肃医药, 2012, 31（6）: 418-419.

[7] 蒋馨, 张丰华, 沈涛. "黄土汤"规范性表述研究初探[J]. 亚太传统医药, 2017, 13（3）: 3-5.

丁香柿蒂汤

【药物组成】　丁香、柿蒂、人参、生姜。

【处方来源】　明·秦景明《症因脉治》。

【功能与主治】　温中补气, 降逆止呃。主治胃气虚寒证。症见: 呃逆不止, 胸痞脉迟。现代应用于胃癌化疗期间消化道反应。

【药效】　主要药效如下[1, 2]:

止呕　丁香柿蒂汤可降低小肠上段紧张性, 不改变其收缩性功能, 是其降逆止呕的可能药理学作用机制之一, 使胃黏膜充血, 促进胃酸分泌, 刺激胃肠道蠕动。柿鞣质对胃黏膜有保护作用, 可抑制胃肠道出血, 减少分泌。

【临床应用】

1. 肿瘤化疗致消化道反应　丁香柿蒂汤单用或联合西药应用于肿瘤化疗的辅助治疗, 可改善化疗所致呃逆或迟发性呕吐的症状, 提高生活质量。

2. 肿瘤合并顽固性呃逆　丁香柿蒂汤治疗肿瘤合并顽固性呃逆较西医治疗总有效率高, 毒副作用低[3-5]。

【不良反应】　无明显不良反应。

【使用注意】　呕逆属湿热证者忌用。

【用法与用量】　水煎 400ml, 2 次分服。

参 考 文 献

[1] 谢金东, 涂春香, 陈继承, 等. 丁香柿蒂汤及其拆方对小鼠离体小肠收缩活动的影响[J]. 福建中医学院学报, 2010, 20（4）: 36-37.

[2] 胡洪波, 钱长苏. 丁香柿蒂在呃逆中的应用[J]. 实用中医内科杂志, 2007, 21（1）: 84.

[3] 栾祖鹏, 隗希花, 马敏, 等. 丁香柿蒂汤治疗肿瘤致顽固性呃逆 30 例临床观察[J]. 河北中医, 2005, 27（3）: 205.

[4] 沈礼平, 张卉, 沈金根, 等. 丁香柿蒂汤加味防治化疗致延迟性呕吐 51 例临床观察[J]. 中国中医药科技, 2014, 21（2）: 198-199.

[5] 吴培俊. 胃复安联合丁香柿蒂汤治疗化疗后顽固性呃逆的疗效观察[J]. 中国中医药科技, 2014, 21（6）: 662.

理 中 丸

【药物组成】　人参、干姜、甘草、白术。

【处方来源】　东汉·张仲景《伤寒论》。国药准字 Z13021517。

【功能与主治】　温中散寒, 健胃。用于脾胃虚寒, 呕吐泄泻, 胸满腹痛, 消化不良。

【药效】　主要药效如下[1, 2]:

1. 抗染色体突变　突变是癌症发生的重要因素, 理中汤能抑制环磷酰胺诱发的微核升高, 又能抑制环磷酰胺诱发的姐妹染色单体互换, 可能在于理中汤能对染色体起保护作用, 使其免受诱变剂的影响, 具潜在的抗突变、预防肿瘤价值。

2. 拮抗环磷酰胺毒性 环磷酰胺是目前临床上常用的烷化剂类的抗肿瘤药物,同时又是一种免疫抑制剂,在杀伤肿瘤细胞的同时,也损伤了正常组织细胞,特别是对人体中生长旺盛的血液、淋巴组织细胞,产生许多毒副作用。理中汤可拮抗环磷酰胺毒性,可能机制是:①减轻了环磷酰胺对骨髓细胞染色体和DNA的损伤,加强了DNA损伤的修复能力及逆转环磷酰胺对骨髓细胞增殖的抑制,保护骨髓细胞不受损伤、破碎,促进骨髓细胞的增殖分化,保证有充足的骨髓细胞发育成熟,进入血液循环,从而拮抗环磷酰胺对骨髓造血系统的抑制作用,维持其正常功能。②减少了环磷酰胺造成的脾细胞凋亡,拮抗了环磷酰胺对胸腺细胞、脾细胞增殖周期的抑制,提高了机体的免疫力。③拮抗环磷酰胺所致抗氧化系统的抑制作用,提高机体的抗氧化能力,清除自由基,使细胞免受过多自由基的侵袭。

【临床应用】 用于消化道肿瘤、急慢性胃炎、胃及十二指肠溃疡等属脾胃虚寒者[3,4]。

1. 辅助胃癌化疗,改善胃癌术后胃肠功能 理中汤为主的复方,辅助胃癌化疗减轻化疗药物毒性反应,主要体现在减轻消化道反应及骨髓抑制反应方面。用于治疗胃癌术后胃肠功能紊乱,可改善肠鸣音、减少倾倒综合征及肠梗阻的发生。

2. 调节免疫功能 血清Th是由T淋巴细胞产生的,Th1及Th2的平衡维持机体免疫功能的稳态,理中汤可调节Th1及Th2平衡,使Th2细胞中的IL-4、IL-10细胞因子水平降低,改善患者的免疫功能。

3. 急慢性胃炎、胃及十二指肠溃疡 见有关章节。

【不良反应】 无明显不良反应。

【使用注意】 ①忌食生冷油腻、不易消化的食物。②感冒发热者慎用。③孕妇慎用。④服药3天症状未改善,或症状加重,或出现新的症状者,应立即停药并去医院就诊。⑤有慢性结肠炎、溃疡性结肠炎便脓血等慢性病史者,患泄泻后应在医师指导下使用。⑥小儿用法用量,请咨询医师或药师。⑦对本品过敏者禁用,过敏体质者慎用。⑧本品性状发生改变时禁止使用。⑨儿童必须在成人监护下使用。⑩请将本品放在儿童不能接触的地方。⑪如正在使用其他药品,使用本品前请咨询医师或药师。

【用法与用量】 口服,每次1丸,每日2次。小儿酌减。

参 考 文 献

[1] 王明艳,吴海涛,赵鸣芳. 4种方药对环磷酰胺诱发的SCE的抑制作用[J]. 中成药,2000,22(3):212-214.
[2] 王明艳,赵凤鸣,许冬青,等. 5种补益方对环磷酰胺毒性的拮抗作用[J]. 中国实验方剂学杂志,2009,15(1):51-54.
[3] 李天传,陈乃杰,陈云莺. 加味理中汤联合化疗对脾肾阳虚型胃癌患者血清TH1/TH2细胞因子漂移的影响[J]. 中国急救医学,2016,36(11):171-172.
[4] 苗木,刘迪,张艳娜,等. 理中汤合六君子汤加减治疗胃癌术后胃肠功能障碍35例[J]. 中国中医急症,2014,23(1):106.

小建中颗粒(合剂、胶囊)

【药物组成】 桂枝、甘草、大枣、芍药、生姜、饴糖。

【处方来源】 东汉·张仲景《伤寒论》。《中国药典》(2005年版)。

【功能与主治】 温中补虚,缓急止痛。用于脾胃虚寒,脘腹疼痛,喜温喜按,嘈杂吞酸，食少心悸及腹泻与便秘交替症状的慢性结肠炎，胃及十二指肠溃疡。

【药效】　主要药效如下[1-3]：

1. 调节免疫功能　癌症与免疫系统功能异常关系密切，单核吞噬细胞系统是机体最重要的防御系统，其功能反映机体非特异性免疫能力，小建中汤明显提高单核巨噬细胞的吞噬功能，提高机体非特异性免疫的能力。溶血空斑实验不仅反映抗体形成的细胞数量，也提示合成抗体的能力，小建中汤明显提高溶血空斑 A413 的值，具有增强机体特异性免疫系统能力的作用，特异性免疫与非特异性免疫相辅相成，共同发挥免疫作用。

2. 抗氧化，调整环核苷酸水平　脾胃虚寒时，体内的脂质过氧化物作用与抗氧化系统作用紊乱，破坏胃黏膜保护屏障，小建中汤清除氧自由基，增强抗氧化酶活性，抑制脂质过氧化物产生，保护胃黏膜；升高血浆中环磷酸腺苷的含量，降低环磷酸鸟苷的含量，调整环核苷酸的水平，调理阴阳。

3. 抗炎作用　炎症反应贯穿于胃肠肿瘤的整个过程之中，IL-6 是病理情况下导致胃肠黏膜屏障破坏的主要炎症因子，诱导肿瘤的发生和发展。促胃液素具有刺激胃酸分泌的作用，还可促进黏膜生长，改善胃黏膜的供血。脾胃虚寒模型大鼠血清 IL-6 升高，胃组织中促胃液素含量降低，是造成脾胃虚寒的可能机制之一，小建中汤能够通过降低血清 IL-6 水平和升高胃组织中的促胃液素水平，起到抗炎、保护胃黏膜的作用，从而促进胃黏膜恢复。

【临床应用】　用于肿瘤的辅助治疗，以及慢性胃炎、胃及十二指肠溃疡、功能性消化不良等。

1. 消化道恶性肿瘤辅助治疗[4]　小建中汤是《伤寒论》温中补虚、调和脾胃的代表方，现代临床应用广泛，其特点在于扶正补虚，可用于消化道恶性肿瘤的辅助性治疗，以缓解手术和化疗后的虚证。一项随机对照研究采用四君子汤合小建中汤对比多种西药对症治疗，结果显示小建中汤合四君子汤对于胃肠道恶性肿瘤虚证和免疫功能低下的患者，在一定程度上能改善临床症状、提高机体的免疫功能。

2. 慢性胃炎、胃及十二指肠溃疡、功能性消化不良　见有关章节。

【不良反应】　无明显不良反应。

【使用注意】　①服药期间忌食生冷油腻不易消化食物。②不适用于脾胃阴虚，主要表现为口干，舌红少津，大便干者。③外感风热表证未清患者及脾胃湿热或有明显胃肠道出血症状者不宜服用。④不适用于肝肾阴虚，主要表现为口干、急躁易怒、头晕、血压高者。

【用法与用量】　颗粒：口服，每次 15g，每日 3 次。合剂：口服，每次 20～30ml，每日 3 次，用时摇匀。胶囊：口服，每次 2～3 粒，每日 3 次。

参 考 文 献

[1] 沈祥春，陶玲，柏帅. 小建中汤抗炎免疫作用的实验研究[J]. 时珍国医国药，2008，19（9）：2100-2101.

[2] 周永学，刘茜，王斌. 小建中汤抗脾胃虚寒大鼠脂质过氧化损伤及环核苷酸水平紊乱的研究[J]. 中国实验方剂学杂志，2011，17（23）：151-154.

[3] 刘茜，周永学，王斌. 小建中汤对脾胃虚寒大鼠 IL-6、GAS 水平的影响[J]. 陕西中医，2011，32（3）：368-369.

[4] 陆培芬，束家和，吴丽英，等. 四君子汤合小建中汤治疗胃肠道恶性肿瘤手术和化疗后 45 例临床观察[J]. 云南中医中药杂志，2007，28（10）：20-21.

四、化瘀解毒、软坚散结类

金蒲胶囊

【药物组成】　人工牛黄、金银花、蜈蚣、穿山甲、蟾酥、蒲公英、半枝莲、山慈菇、莪术、白花蛇舌草、苦参、龙葵、珍珠、大黄、黄药子、乳香、没药、延胡索、红花、姜半夏、党参、黄芪、刺五加、砂仁。

【处方来源】　研制方。《中国药典》（2015年版）。

【功能与主治】　清热解毒、消肿止痛、益气化痰。用于晚期胃癌、食管癌患者痰湿瘀阻及气滞血瘀证。

【药效】　主要药效如下[1]：

1. 抗肿瘤　金蒲胶囊对S180的抑制率为63.41%，与化疗药联合应用能提高其抗肿瘤效果，延长寿命，并可降低化疗药毒性。

2. 提高免疫力　金蒲胶囊可增加小鼠胸腺、脾脏重量，提高小鼠腹腔吞噬细胞的吞噬功能，促进溶血素形成。

【临床应用】　金蒲胶囊的特点是以祛邪为主，兼益气养血，祛邪不伤正气，用于晚期胃癌、食管癌患者。

1. 治疗晚期食管贲门癌与胃癌[2]　金蒲胶囊可稳定瘤体，部分病例瘤体可明显缩小。

2. 控制消化系统肿瘤术后放、化疗不良反应[3]　用于各种消化系统肿瘤术后放、化疗患者引起的虚损，促进正常功能的恢复，可以改善临床症状，提高生存质量，延长生存期。一项随机对照研究显示金蒲胶囊配合放、化疗能增效减毒，提高患者的耐受性，减轻疼痛。

【不良反应】　用药早期偶有恶心，可自行缓解，超量服用少数患者可见恶心、食欲不振。

【使用注意】　①本品药性苦寒伤胃，脾胃虚弱者慎用。②孕妇忌服。③不可过量、久服。④不宜与洋地黄类强心苷、普罗帕酮、奎尼丁同用。⑤不宜与藜芦同用。⑥不宜与乌头类药物同用。

【用法与用量】　饭后温开水送服，每次3粒，每日3次，饭后温水送服。6周为1个疗程，或遵医嘱。

参 考 文 献

[1] 金蒲胶囊新药申报资料.

[2] 赵永斌.金蒲胶囊治疗晚期食管贲门癌与胃癌的近期疗效观察[J].山西职工医学院学报，2007，17（4）：45-46.

[3] 刁宗盛，江立静，阎磊，等.金蒲胶囊对消化系统肿瘤术后放、化疗作用的临床观察[J].安徽卫生职业技术学院学报，2003，2（3）：32-34.

（上海中医药大学附属市中医医院　李　雁、曹亚娟）

抗 癌 平 丸

【药物组成】　半枝莲、珍珠菜、香茶菜、藤梨根、肿节风、蛇莓、白花蛇舌草、石上柏、兰香草、蟾酥。

【**处方来源**】　研制方。《中国药典》（2010 年版）。

【**功能与主治**】　清热解毒、散瘀止痛。用于热毒瘀血壅滞所致的胃癌，贲门癌，食管癌，直肠癌等消化道肿瘤。

【**药效**】　主要药效如下[1-4]：

1. **抑制肿瘤细胞增殖、生长，诱导肿瘤细胞凋亡**　抗癌平丸可诱导消化系统肿瘤细胞发生细胞周期阻滞，抑制肿瘤细胞分裂增殖，促使其分化，阻碍肿瘤生长，使瘤体缩小或肿瘤细胞死亡，并可下调癌基因表达，诱导肿瘤细胞凋亡。抗癌平颗粒灌胃可抑制 S180 移植性肿瘤和艾氏腹水瘤的生长，体外能剂量依赖性地抑制 BGC-823 细胞的生长。

2. **放化疗增效减毒**　抗癌平丸可保护骨髓造血，增加白细胞数，降低放化疗及癌性毒素对造血系统的损害，与放化疗联合有明显的增效减毒作用。抗癌平颗粒灌胃可提高小剂量环磷酰胺对 S180 小鼠的抑瘤率，提高大剂量环磷酰胺降低的 S180 小鼠白细胞水平。

3. **改善机体免疫功能**　胃癌患者由于肿瘤细胞产生可溶性免疫抑制因子，抑制 T 淋巴细胞的产生和成熟，使 T 淋巴细胞介导的免疫功能及 NK 细胞活性受到抑制，从而使机体识别和杀伤肿瘤细胞的能力下降。抗癌平丸可提高胃癌化疗机体 T 淋巴细胞亚群和 NK 细胞活性，刺激网状内皮细胞增生，增强吞噬能力，降低血清 sIL-2R 水平，从而降低 sIL-2R 抑制 T 淋巴细胞免疫反应的作用，对机体免疫功能有一定的影响和改善。

【**临床应用**】　主要用于胃癌、贲门癌、食管癌、直肠癌等消化道肿瘤[5-11]。

1. **胃癌**　可单独使用或联合放化疗，起到抑制肿瘤生长，放化疗增效减毒，改善机体免疫功能的作用，从而延长胃癌患者生存期，提高生活质量。分析临床研究文献，抗癌平丸治疗消化道肿瘤在药物安全性、患者生存质量、保护骨髓造血及改善免疫功能方面取得了一定疗效。

2. **肝癌、食管癌、直肠癌**　见有关章节。

【**不良反应**】　无明显毒性。部分患者偶见荨麻疹，个别患者有胃部刺激，无白细胞及血小板计数下降，无心血管系统及肝肾功能损害。

【**使用注意**】　①本品药性苦寒，脾胃虚寒者慎用。②初服时由少到多，逐步增加，如胃部有发胀感，可酌情减少。③服药期间忌食霉菌类、辛辣刺激、油腻、生冷食物。④本品所含蟾酥有毒，应在医生指导下使用，不可过量、久用。⑤孕妇忌用。

【**用法与用量**】　口服，每次 0.5～1g，每日 3 次，饭后半小时服用，或遵医嘱。

参 考 文 献

[1] 胡宗涛，魏倩，董六一. 抗癌平颗粒剂的体内外抗肿瘤作用[J]. 安徽医科大学学报，2011，46（3）：245-248.

[2] 张家骅，孙敏，郭永章. 抗癌平丸对胃肠道恶性肿瘤患者细胞免疫功能的影响[C]. 第七届全国中西医结合普通外科临床及基础研究学术会议及论文汇编. 2001：257-258.

[3] 高雪艳，陈家俊，黄慧琳. 抗癌平丸对胃癌化疗免疫功能的影响[J]. 福建医药杂志，2004，26（2）：106-107.

[4] 柴瑞震. 抗癌平丸治疗消化系统肿瘤药理实验和临床研究[J]. 中医药学刊，2003，21（12）：1999-2001.

[5] 刘铁成，郑荣生，俞秀琴. 抗癌平丸联合 FED 方案治疗晚期胃癌的临床研究[J]. 全科临床研究，2009，7（9）：921-923.

[6] 张米玲，苟小林，宁俞. 抗癌平丸配合腹腔灌注治疗消化道肿瘤的临床观察[J]. 现代中医药，2007，27（4）：41-42.

[7] 孙敏. 抗癌平丸治疗消化道肿瘤的临床观察[J]. 海南医学，2004，15（2）：64.

[8] 张杰峰. 抗癌平丸联合肝动脉栓塞化疗术在 30 例中晚期肝癌中的临床应用[J]. 重庆医学，2010，39（5）：563-564.

[9] 陈丽. 抗癌平丸联合肝动脉化疗栓塞术治疗中晚期肝癌的临床研究[J]. 中医学报，2016，31（212）：23-25.

[10] 任运华，张孟蕊，张国栋，等，肝动脉化疗栓塞结合射频消融抗癌平丸治疗原发性肝癌的应用研究[J]. 中国医疗前沿，2011，6（1）：56.

[11] Huang Z, Wang Y, Chen J, et al. Effect of Xiaoaiping injection on advanced hepatocellular carcinoma in patients[J]. J Tradit Chin Med，2013，33（1）：34-38.

（上海中医药大学附属市中医医院　李　雁、曹亚娟，浙江大学　连晓媛、唐明敏）

猴菇菌片

【药物组成】　猴头菌培养产物。

【处方来源】　研制方。国药准字 Z35020198。

【功能与主治】　消化道溃疡和抗肿瘤药。用于治疗胃溃疡及十二指肠溃疡、慢性胃炎，亦可用于胃癌、食管癌等。

【药效】　主要药效如下：

1. 促进溃疡愈合，逆转胃癌前病变[1]　溃疡病的病因和发病机制较为复杂，近百年来消化学说认为胃液量的增加、胃液酸度增高及胃蛋白酶的增多均能促使胃组织的蛋白质水解，出现"自体消化"，于是形成溃疡。猴菇菌片在胃蛋白酶抑制吸附试验中，对胃蛋白酶有一定的抑制吸附作用，通过抑制胃蛋白酶活性而促进溃疡愈合。因此对胃癌前病变有逆转作用。

2. 提高机体免疫功能[2-4]　猴头菌的活性物质包括多糖、多肽、脂肪族酰类物质，其中最主要的是猴头菌多糖（HEP）。多糖类化合物具有抗癌作用，其作用机制并非直接杀伤杀死癌细胞或降低癌细胞的转化率，而是通过提高机体免疫力和抗病力，增强机体对放疗、化疗的耐受性，间接达到抑制癌细胞生长和扩散的作用。猴头菌多糖既可提高非特异性免疫功能又可提高特异性细胞免疫功能，明显提高自然杀伤细胞的活性，促进 T 淋巴细胞介导的迟发型超敏反应的发生，增强巨噬细胞的吞噬功能。

【临床应用】　用于治疗胃溃疡及十二指肠溃疡、慢性胃炎，亦可用于胃癌、食管癌等。

1. 调节免疫、抗肿瘤[5,11]　猴头菌的活性物质猴头菌多糖可以显著地促进胸腺细胞和脾脏淋巴细胞的增殖，提高机体对抗胃炎的免疫力，同时可以提高自然杀伤细胞的产量，产生 IL-2、IFN-γ、IL-1 和集落刺激因子（colony stimulating factor，CSF）等多种淋巴因子，加强或扩大其免疫监视作用，达到抑制和消灭肿瘤细胞的效果，可辅助化疗。

2. 慢性萎缩性胃炎[5,6]　猴菇菌片可有效地杀灭 Hp，消除慢性萎缩性胃炎的主要促发因素，有效抑制病理性炎症，改善临床症状和胃镜病理状态，详见有关章节。

3. 胃及十二指肠溃疡[7,11]　猴菇菌片可通过增加机体的免疫功能，提高淋巴细胞活性，诱导细胞因子及抗体的产生，起到保护胃黏膜的目的。同时，增强胃黏膜上皮细胞对 H^+ 的防御功能，促进黏膜修复，对 Hp 所致的细胞脂质过氧化损害有保护作用，当胃黏膜受到损伤时，对胃黏膜上皮的再生、修复和溃疡的愈合有显著效果，详见有关章节。

【不良反应】　有报道仅有个例患者出现过敏反应[12,13]。

【使用注意】　尚不明确。

【用法与用量】　口服，每次 3～4 片，每日 3 次。

参 考 文 献

[1] 朱鹏麟. 猴菇菌片治疗胃溃疡病作用机理的探讨[J]. 药学实践杂志，1994，（4）：5-6.

[2] 张庆梅，谢干琼，刘靖. 猴头菌多糖与肿瘤[C]. 广西生物化学与分子生物学会第六次学术研讨会论文摘要，2003.

[3] 刘维，刘迪，李冠. 猴头菌多糖的研究进展[J]. 中国食物与营养，2007，（12）：23-25.

[4] 杨焱，周昌艳. 猴头菌多糖调节机体免疫功能的研究[J]. 食用菌学报，2000，7（1）：19-22.

[5] 孙军. 猴头菌提取物颗粒治疗慢性萎缩性胃炎的病理研究[J]. 国医院药学杂志，2008，28（20）：1779-1782.

[6] Chang G，Jang W，Jung H，et al. Induction of murine interleukin-1 beta expression by water-soluble components from Hericium erinaceum[J]. Acta Pharmacologica Sinica，2006，27（8）：1058-1064.

[7] 潘超雄，陈立军，许燕云. 猴菇菌片治疗慢性胃炎及消化性溃疡的临床疗效观察[J]. 海南医学院学报，2004，10（4）：260-261.

[8] 李翔，孙军，侯仪，等. 胃葆冲剂治疗慢性浅表性胃炎临床观察[J]. 中国中医药信息杂志，2004，11（9）：826-827.

[9] 赵兰平，张三明，郑志新. 多肽对小鼠酒精性胃粘膜损伤影响的观察[J]. 神经药理学报，2004，21（3）：12-13.

[10] 江必武，吴玉芳，李桂珍，等. 猴头菌提取物颗粒预防胃、十二指肠溃疡复发的临床疗效观察[J]. 中国基层医药，2007，14（4）：656-657.

[11] 卢雨霖，林树强，刘通，等. 猴菇菌与顺铂为主的 PPF 方案联合治疗食管癌 45 例临床观察[J]. 癌症：英文版，1992，（6）：470-471.

[12] 杨启瑞. 猴菇菌片致过敏反应一例[J]. 新疆中医药，1991，（2）：20.

[13] 吴国权. 猴菇菌片致过敏性休克一例[J]. 重庆医学，1987，（1）：59-60.

枫 苓 合 剂

【药物组成】 木鳖子、大风子、穿山甲、大黄、甘草。

【处方来源】 研制方。国药准字 Z20053611。

【功能与主治】 攻毒散积、活血行瘀。适用于不宜进行手术、放化疗的晚期瘀毒结滞证胃癌。本品与化疗药合用，对瘀毒结滞证胃癌的化疗、瘀毒结滞证原发性肝癌介入加栓塞化疗有一定增效作用。

【药效】 主要药效如下[1]：

1. 抗肿瘤作用 枫苓合剂口服给药和腹腔给药均对动物移植性人体胃癌 MKN 具有较高的抑制作用，抑瘤率可达 80%。

2. 调节免疫功能 枫苓合剂可提高 Lewis 肺癌小鼠 NK 细胞的活力；可明显促进正常小鼠腹腔巨噬细胞的吞噬功能；与环磷酰胺合并用药可显著提高对 S180 肉瘤的抑制率。

【临床应用】 枫苓合剂的作用特点是以祛邪为主，又有扶正作用和增效功能[2]。

1. 用于不宜手术、放化疗的晚期瘀毒结滞证胃癌 晚期胃癌中医辨证属于瘀毒结滞证者，口服枫苓合剂，可获得部分缓解率及较好的瘤体稳定率，提高 KPS。

2. 与化疗药联用，对胃癌化疗有一定增效作用 枫苓合剂联合化疗，可提高总体疗效及 KPS、缩小癌灶，有较好的增效和辅助治疗作用。

【不良反应】 尚不明确。

【使用注意】 ①因枫苓合剂采用水醇双提工艺，药液中含有微量的酒精（含醇量 6%～8%），如患者对酒精过敏，可在服用前在药剂中加少许温开水或用开水将装在量杯中的药剂烫热，使酒精挥发后服用。②如天气寒冷，为避免冰冷的药剂对患者胃部产生不良刺激，患者可将药剂装在量杯中温热后服用。

【用法与用量】 ①用于中晚期癌症患者：每次 15ml，每日 3 次，病情严重可适当增量。②用于配合放化疗治疗：每次 15ml，每日 2 次。③用于手术、放化疗结束后半年内：每次 15ml，每日 2 次。④用于康复期患者：每次 10ml，每日 2 次。

参 考 文 献

[1] 胡寅康，严惠芳，陈执中. 新的抗癌中药枫苓合剂的主要药效学[J]. 中国临床药学杂志，2006，15（3）：167-169.

[2] 胡寅康，赖世隆，徐凯，等. 新的抗癌中药枫苓合剂治疗胃癌的临床研究[C]. 上海：国际药学临床研讨会，2006：71-73.

康力欣胶囊

【药物组成】　阿魏、九香虫、大黄、姜黄、诃子、木香、丁香、冬虫夏草。

【处方来源】　研制方。国药准字 Z20025075。

【功能与主治】　扶正祛邪，软坚散结。用于消化道恶性肿瘤，乳腺恶性肿瘤，肺恶性肿瘤见气血瘀阻证者。

【药效】　主要药效如下[1, 2]：

1. 抗肿瘤作用　康力欣胶囊对肺癌细胞 GLC-82、口腔鳞癌细胞 KB、宫颈癌细胞 Hela、胃腺癌细胞 SGC-7901 和肝癌细胞 BEL-7402 均具有抗肿瘤活性。作用于 SGC-7901 细胞后将细胞周期阻滞在 G_1 期，同时下调 S 期和 G_2 期细胞比例，通过阻滞细胞周期和诱导细胞凋亡来实现抗肿瘤作用。

2. 调节免疫功能　通过观察小鼠胸腺系数和脾脏系数来考查康力欣对小鼠细胞免疫和体液免疫功能的影响，康力欣胶囊能增强小鼠单核吞噬细胞系统的吞噬功能，增加小鼠的胸腺系数和脾脏系数，具有提高机体免疫力的作用。

【临床应用】　用于消化道恶性肿瘤，乳腺恶性肿瘤，肺恶性肿瘤见气血瘀阻证者[3]。

1. 胃癌辅助治疗　辅助消化道肿瘤放化疗，保护骨髓造血，有较好的增效减毒作用。对食欲不振，神疲乏力，呕吐恶心，便血，咯血，气短等症状有明显的改善作用。

2. 乳腺恶性肿瘤、肺恶性肿瘤　见有关章节。

【不良反应】　尚不明确。

【使用注意】　孕妇禁服。

【用法与用量】　口服，每次 2～3 粒，每日 3 次；或遵医嘱。

参 考 文 献

[1] 温先敏，杨缅南，段为钢，等. 康力欣胶囊对小鼠免疫功能的促进作用[J]. 云南中医中药杂志，2008，29（9）：45-46.

[2] 刘学芳，董浩然，张娜，等. 康力欣胶囊对胃癌细胞株细胞周期和细胞凋亡的影响[J]. 云南中医学院学报，2016，39（6）：10-14.

[3] 郭利群，郭利华. 康力欣胶囊治疗中晚期恶性肿瘤临床疗效观察[J]. 中医临床研究，2015，7（20）：21-23.

柘 木 糖 浆

【药物组成】　柘木。

【处方来源】　研制方。国药准字 Z31020484。

【功能与主治】　抗肿瘤药。用于食管癌、胃癌、贲门癌、肠癌的辅助治疗。

【药效】　主要药效如下[1]:

1. 抗肿瘤作用　柘木糖浆对肠癌细胞 HTC-116 和胃癌细胞 SGC-7901 的生长活性均具有明显的抑制作用,对 SGC-7901 裸鼠移植瘤的生长有显著的抑制作用。

2. 调节免疫功能　柘木糖浆能显著促进荷肠癌 C26 小鼠的淋巴细胞转化并提高 NK 细胞活性。

【临床应用】

胃癌辅助化疗[2, 3]　对消化道肿瘤,特别是对胃癌,拓木糖浆具有一定疗效,可减少化疗的副作用,提高患者生存质量。

【不良反应】　尚不明确。

【使用注意】　尚不明确。

【用法与用量】　口服,每次 25ml,每日 3 次。

参 考 文 献

[1] 谢家骏,乔正东,成苗,等. 柘木颗粒抗小鼠 C26 肠癌作用及与柘木糖浆抗肿瘤活性的比较研究[C]. 南宁:第十二届中国实验动物科学学年会,2016:10.

[2] 丁红华,陈栋晖,朱莉菲,等.柘木糖浆治疗胃癌疗效观察[J]. 中成药,2001,23(2):151-152.

[3] 许得盛,肖丽明,茆香存. 柘木糖浆治疗胃癌与化疗合同减毒作用的疗效观察[C]. 青岛:第八届全国中西医结合肿瘤学术会议论文集,2005:5.

五、理气化痰类

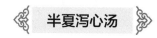

半夏泻心汤

【药物组成】　半夏、黄芩、干姜、人参、炙甘草、黄连、大枣。

【处方来源】　东汉·张仲景《伤寒论》。

【功能与主治】　寒热平调,消痞散结。主治寒热错杂之痞证。症见:心下痞,但满而不痛,或呕吐,肠鸣下利,舌苔腻而微黄。现代应用于 Hp 感染、消化性溃疡等胃癌前病变,肿瘤化疗所致之呕吐等。

【药效】　主要药效如下:

1. 阻断和逆转实验性胃癌前病变[1]　半夏泻心汤及其拆方能在不同程度上降低大鼠胃黏膜肠上皮化生或异型增生的发生,阻断和逆转癌前病变的发展。

2. 诱导胃癌细胞凋亡[2]　正常胃黏膜—萎缩性胃炎—肠上皮化生—异型增生—胃癌,此过程 Bcl-2 表达逐渐增强,而细胞凋亡指数却逐渐降低,Bcl-2 蛋白表达与细胞凋亡指数呈负相关。半夏泻心汤促使凋亡相关基因 Bcl-2 的表达下调,诱导胃癌细胞凋亡。

3. 抗 Hp,修复损伤的胃黏膜[3-6]　Hp 能诱导胃黏膜上皮细胞的凋亡,打破细胞增殖与凋亡之间的平衡,从而引起急慢性胃炎,使控制线粒体膜通透性的 Bax 基因表达上调,加剧膜通透性的改变,引起细胞色素 C 释放,激活 caspase 家族,进而诱导了 GES-1 细胞的凋亡,抑制人胃黏膜上皮细胞株 GES-1 的增殖。半夏泻心汤可降低 Hp 的抑制作用,这主要是由于半夏泻心汤会影响 Hp 的酯酶和过氧化物酶同工酶的表达。

　　Hp 阳性患者尤其是消化性溃疡、慢性萎缩性胃炎、胃癌患者均存在细胞免疫功能亢进，具体表现为 IFN-γ 优势应答，造成胃黏膜上皮细胞的损伤。IFN-γ 的大量分泌，可增强巨噬细胞、中性粒细胞的活性，释放炎性介质，造成上皮细胞损伤，同时还会促进促胃液素的释放，加剧胃酸的分泌作用，导致溃疡的形成。半夏泻心汤可抑制胃液分泌，降低胃蛋白酶的游离酸度和总酸度，减轻胃黏膜炎性细胞浸润，修复损伤的胃黏膜。

　　4. 提高机体免疫力[7, 8]　半夏泻心汤可升高 Balb/c 小鼠的脾脏指数、抗体生成滴度及鸡红细胞的吞噬率，加强机体的体液免疫，抑制淋巴因子的游离及其所导致的各种炎症。

　　5. 抗肿瘤侵袭转移[9]　胃癌的侵袭和转移是一个多细胞参与、癌细胞与宿主细胞及细胞外基质之间发生的一系列多因素相互作用的动态过程。间皮细胞的完整性能抵御肿瘤细胞对腹膜的侵袭，胃癌细胞可以通过对间皮细胞的破坏来达到腹膜转移的目的。半夏泻心汤可明显减少间皮细胞凋亡的数量。

　　【临床应用】　半夏泻心汤适用于 Hp 感染、消化性溃疡等胃癌前病变，肿瘤化疗所致之呕吐等。

　　1. 胃癌前病变[10,11]　肠上皮化生及异型增生为重要的胃癌前病变之一。应用半夏泻心汤后经胃镜及病理组织学检查证实肠上皮化生及异型增生得到很大程度上的改善，患者的腺体萎缩、增生和肠上皮化生有所消失或减轻。

　　2. 慢性胃炎[12]　一项随机对照实验的 Meta 分析显示，半夏泻心汤在症状和体征改善及抗 Hp 方面均优于雷尼替丁及三九胃泰。对各类型慢性胃炎患者总有效率明显高于对照组。

　　【不良反应】　个别患者有轻微头晕和乏力。未发现有肝、肾功能损害等反应。

　　【使用注意】　气滞或食积所致的心下痞满实证者不宜使用。

　　【用法与用量】　口服，水煎 400ml，每日 3 次。

参 考 文 献

[1] 张艳，汪永锋，刘喜平，等. 半夏泻心方及其拆方配伍药组对实验性大鼠胃癌前病变胃黏膜组织病理学影响[J]. 甘肃中医，2007，20（6）：69.

[2] 刘喜平，李帅清，席时燕，等. 半夏泻心方配伍与诱导 BGC-823 细胞凋亡关系的血清药理学研究[J]. 中医杂志，2006，47（2）：134.

[3] Mönnikes H, Van der Voort TR, Wollenberg B, et al. Gastric perception thresholds are low and sensory neuropeptide levels high in helicobacter pylori-positive functional dyspepsia[J]. Digestion，2005，71（2）：111-123.

[4] 姜成，鄢春锦，刘芬. 不同中药诱生的幽门螺杆菌球形体同工酶分析[J]. 福建中医药大学学报，2005，15（3）：36-38.

[5] 吴忠祥，贺龙刚，谭达全，等. 半夏泻心汤及其拆方对 Hp 感染小鼠胃黏膜保护作用的研究[J]. 湖南中医药大学学报，2010，30（5）：23-25.

[6] 赵虎. 厌氧菌和微需氧菌感染与实验诊断[M]. 上海：上海科学技术出版社，2005.

[7] 贾永芳，马玉坤，赵丹丹，等. 半夏泻心汤对束缚应激小鼠免疫功能的影响[J]. 四川动物，2011，30（5）：805-807.

[8] 崔丽君. 半夏泻心汤免疫调节作用对 BMSCs 移植治疗 UC 细胞定植状态的影响[D]. 济南：山东中医药大学，2015.

[9] Yung S, Fu K L, Chan T M. Peritoneal dialysis international journal of the international society for peritoneal dialysis[J]. Peritoneal Mesothelial Cell Culture and Biology，2006，26（2）：162.

[10] 许少华. 半夏泻心汤加味治疗慢性萎缩性胃炎 62 例疗效观察[J]. 河北中医，2011，33（9）：1333-1334.

[11] 李国春. 半夏泻心汤治疗慢性胃炎随机对照试验的 Meta 分析[J]. 循证医学，2004，4（1）：14-21.

[12] 李静，阮成华. 半夏泻心汤治疗慢性萎缩性胃炎 68 例[J]. 实用中医药杂志，2004，20（2）：77.

（上海中医药大学附属市中医医院　李　雁、曹亚娟）

第六章

肝癌中成药名方

第一节 概 述

一、概 念[1-2]

原发性肝癌（primary liver cancer，PLC）是常见恶性肿瘤，指自肝细胞或肝内胆管上皮细胞发生的恶性肿瘤，病理分型主要包括肝细胞癌（hepatocellular carcinoma，HCC）、肝内胆管细胞癌（ICC）和肝细胞癌-肝内胆管细胞癌混合型等不同病理类型。其中 HCC 占肝癌的 90%。肝癌属中医"肝积"、"胁痛"、"肝胀"、"痞气"、"肝水"、"积聚"等范畴。

二、病因及发病机制

（一）病因[3-5]

肝癌的发生是多因素、多途径、多步骤长期作用的结果，包括外环境致癌因素（病毒感染、寄生虫、细菌的感染、黄曲霉毒素的摄入、水源污染及吸烟、饮酒）和自身遗传因素。

（二）发病机制

肝癌的发病机制尚不明确。

三、临 床 表 现

肝癌起病隐匿，早期缺乏典型临床症状和体征。肝癌早期可见上腹闷胀、腹痛、乏力和食欲不振等慢性基础肝病的相关症状，中晚期以肝区疼痛（右上腹间歇性或持续性隐痛、钝痛或胀痛）为主，见食欲减退，饭后上腹饱胀，恶心，呕吐，腹泻等消化道症状，伴发热、消瘦、乏力，严重者伴黄疸、出血、肝性脑病、肝肾功能衰竭等。

四、诊　　断

组织病理学诊断仍然是肝癌诊断的金标准，但肝癌的临床诊断已得到国内、外的广泛认可。肝癌的临床诊断主要取决于三大因素：慢性肝病背景、影像学检查结果及血清 AFP 水平。同时满足以下条件中的①+②a 两项或者①+②b+③三项时，可以确立 HCC 的临床诊断。具体如下：①具有肝硬化及 HBV 和（或）HCV 感染 [HBV 和（或）HCV 抗原阳性]的证据。②典型的 HCC 影像学特征：同期多排 CT 扫描和（或）动态对比增强 MRI 检查显示肝脏占位在动脉期快速不均质血管强化，而静脉期或延迟期快速洗脱。a.如果肝脏占位直径≥2cm，CT 和 MRI 两项影像学检查中有一项显示肝脏占位具有上述肝癌的特征，即可诊断肝癌；b.如果肝脏占位直径为 1～2cm，则需要 CT 和 MRI 两项影像学检查都显示肝脏占位具有上述肝癌的特征，方可诊断 HCC，以加强诊断的特异性。③血清甲胎蛋白≥400μg/L 持续 1 个月或≥200μg/L 持续 2 个月，并能排除其他疾病引起的甲胎蛋白升高。

五、治　　疗

（一）常用化学药物及现代技术[6,7]

1. 外科治疗　手术治疗是目前治疗肝胆胰肿瘤最为积极、有效的手段，彻底清除癌组织为患者提供了唯一治愈和长期生存的机会。主要包括根治性切除术、区域淋巴结清扫术、姑息性手术、移植术。外科治疗应在具有丰富经验的外科医师和病理科医师的医疗中心完成，手术方式的选择应基于肝胆胰肿瘤的 TNM 分期、术中病理诊断、患者体质耐受情况。

2. 化疗　新辅助化疗可降低肿瘤分期、提高手术切除率；术后辅助化疗可防止或延缓肿瘤复发、提高术后生存率；对于不可切除的局部晚期或转移性肝胆胰肿瘤，积极的化疗可减轻症状、延长生存期、提高生活质量。化疗药物因缺乏特异选择性，在有效杀伤肿瘤细胞的同时，损伤正常组织引起多个器官系统不良反应，如消化道毒性，造血系统毒性，心脏、肝脏、肾脏毒性，神经系统毒性等。此外，化疗药物的多药耐药性，导致病情进展。

目前肝胆胰肿瘤建议采用以下方案：吉西他滨、氟尿嘧啶类（S1、卡培他滨）、吉西他滨联合 5-FU/紫杉醇/铂类、FOLFIRINOX（5-FU、亚叶酸钙、伊立替康、奥沙利铂）、5-FU 联合奥沙利铂。

3. 放疗　是肝胆胰肿瘤的治疗手段之一，以下情况可同时联合化疗：伴淋巴结转移、骨转移、腹壁转移、肝转移等，进展期或晚期肝胆胰肿瘤患者进行姑息性辅助治疗，术后肿瘤复发伴肝脏局部转移、区域淋巴结转移。

4. 靶向治疗　靶向药物在控制肿瘤增殖、预防和延缓复发转移及提高患者的生活质量等方面具有独特的优势。其主要通过阻断肿瘤信号转导通路、抑制肿瘤血管生成发挥抗肿瘤作用。靶向药物包括索拉非尼、仑伐替尼、瑞戈非尼、卡博替尼、阿帕替尼、雷莫芦单抗等。

5. 生物治疗   可以改善肝胆胰肿瘤患者的生活质量、提高抗肿瘤疗效、降低术后复发率。肿瘤的生物治疗即自体细胞免疫治疗。根据肿瘤抗原，明确肿瘤抗原的 T 淋巴细胞表位，通过用特定的多肽外致敏 T 淋巴细胞或树突状细胞体内注射，诱导机体产生特异于肿瘤抗原的 CTL，进而发挥肿瘤免疫效应。

6. 介入治疗   是肝胆胰肿瘤局部治疗的一种手段，目前射频/微波消融、冷冻治疗、超声聚焦消融、肝动脉灌注化疗（TAI）、肝动脉栓塞（TAE）和肝经导管动脉栓塞化疗（transcatheter arterial chemoembolization，TACE）已广泛应用于肝癌及肝转移病灶的局部治疗。胆道引流术或胆道内支架置入术可解除肝胆胰肿瘤引起的梗阻性黄疸。

7. 姑息治疗与营养支持   对于肝胆胰肿瘤终末期患者应予姑息及营养支持治疗，其目的是减轻临床症状和提高患者生活质量。终末期肿瘤患者的症状可以大致归为两类，一类是疼痛，包括肿瘤引起的癌痛和器官累及引起的其他疼痛，如消化道中胆道梗阻引起的痉挛痛等；另一类是乏力相关症状，主要是由于营养摄入不足或代谢异常引起的营养不良。

（二）中成药名方治疗

与现代医学相比，中医药并非着眼于直接杀灭癌细胞，而是注重于"扶正"调理，临床上常与手术、放化疗、免疫、靶向治疗配合应用。多年临床研究表明中医药主要通过提高机体免疫功能、促进肿瘤细胞凋亡、抑制肿瘤细胞转移、逆转肿瘤细胞多耐药性及多机制共同协同杀伤肿瘤细胞等途径发挥抗肿瘤作用。由此可见，中医药已成为肿瘤综合治疗的重要组成部分。

第二节   中成药名方的辨证分类及药效[8-12]

中医学认为肿瘤是正虚与标实相互作用的结果，肝癌多由正气内虚、感受邪毒、情志内伤、饮食损伤、宿有旧疾等因素，使脏腑功能失调，气血津液运行失常，产生气滞、血瘀、痰湿、热毒等病理变化，蕴结于脏腑组织，相互搏结，日久积渐而成。中成药治疗肝癌是辨证用药。中成药的常见辨证分类及其主要药效如下所述。

一、清热解毒类

肝癌的热毒蕴结证者，主要症状为右胁疼痛，甚至痛引肩背，右胁部结块，身黄目黄，口干口苦，心烦易怒，舌质红，苔黄腻，脉弦滑或滑数。

肝癌的热毒蕴结证者主要的病理变化是病毒破坏肝组织及其血管，肝功能损伤，机体代谢失常，毒素在体内聚集，长期炎症刺激。

清热解毒类药物在体内外均有一定程度的直接或间接的抗癌及抑癌作用，能提高机体免疫力，促进巨噬细胞功能，有助于控制肿瘤的发展；能增强肾上腺皮质功能，对放、化疗有增效作用；还具有散肿、退热、消炎、抗菌、抗病毒作用；能清解癌毒产物在体内的蓄积，中和毒素，防治感染。

常用中成药：慈丹胶囊、华蟾素胶囊（注射液）、复方鹿仙草颗粒、软坚口服液、艾迪注射液、鹤蟾片、安宫牛黄丸。

二、活血化瘀类

肝癌的气滞血瘀证者，主要症状为右胁疼痛拒按，如锥如刺，入夜尤甚，甚至痛引肩背，舌质紫暗，有瘀点或瘀斑，脉弦涩。

肝癌的气滞血瘀证者主要的病理变化是病毒、毒性物质、缺氧等致病因素长期作用于肝脏，肝实质及其毛细血管被破坏，再生结节压迫门静脉与肝静脉分支导致血管畸形闭塞及肝功能损伤，异常蛋白大量增生，红细胞易于聚集，肝脏及全身性血循环动力学改变，最终血液呈高黏滞状态，出现"浓、黏、凝、聚"改变，存在血液流变性异常，同时还有微循环障碍。

活血化瘀药的药效作用：药理实验证明活血化瘀药对血小板、PGI_2、TXA_2、纤维蛋白原的影响较大，还可改善末梢循环使局部血流量增加，血液流速增加，血管痉挛解除，血细胞聚集减轻，进而使组织缺血所致营养失调、代谢障碍得到调整。另外，活血化瘀类药物可提高肿瘤局部的血供和血内含氧量，从而提高肿瘤组织对放射线和化疗药物的敏感性。

常用中成药：肝复乐片、复方斑蝥胶囊、楼莲胶囊、金龙胶囊、康力欣胶囊、回生口服液、槐耳颗粒、鳖甲煎丸、养正消积胶囊。

三、扶正祛邪类

肝胆胰肿瘤的气阴两虚证者，主要症状为胁肋疼痛，胁下痞块，质硬拒按，五心烦热，潮热盗汗，头晕目眩，舌红少苔，脉细而数。

肝胆胰肿瘤的气阴两虚证主要的病理变化是肝癌晚期呈消耗性状态，肝功能受损、肝脏合成障碍，机体免疫力处于长期抑制状态，肿瘤生长迅速；肝脏循环血量减少，细胞凋亡，释放炎症因子及毒素。

扶正祛邪类药的药效作用：益气养阴药具有改善机体免疫功能、调节癌基因、抑制血管生成等作用而达到抑制肿瘤、增强化疗药物疗效的药效；补气药可协同养阴药抑制肝癌细胞增殖、诱导细胞分化的效应，而提高细胞内 cAMP 含量。

常用中成药：康莱特注射液（软胶囊）、康艾注射液。

四、其　　他

鸦胆子油乳口服液（软胶囊、注射液）、榄香烯注射液（口服乳）、葫芦素片、复方木鸡颗粒、得力生注射液。

参 考 文 献

[1] 房龙，樊艳华. 2016 年欧洲肿瘤内科学会胆管癌诊断、治疗与随访临床实践指南[J]. 临床肝胆病杂志，2017，33（2）：238-243.

[2] 中华医学会外科学分会胆道外科学组. 胆囊癌诊断和治疗指南（2015 版）[J]. 中华消化外科杂志，2015，14（11）：411-419.

[3] Hundal R，Shaffer E A. Gallbladder cancer：epidemiology and outcome[J]. Clin Epidemiol，2014，6（6）：99-109.

[4] 中华医学会外科学分会胆道外科学组. 胆囊癌诊断和治疗指南（2015 版）[J]. 中华消化外科杂志，2015，14（11）：881-890.

[5] 中国抗癌协会. 胆囊癌规范化诊治专家共识（2016）[J]. 中华肝胆外科杂志，2016，22（11）：721-728.

[6] 中国临床肿瘤学会胰腺癌专家委员会. 胰腺癌综合诊治中国专家共识（2014 年版）[J]. 临床肿瘤学杂志，2014，（4）：358-370.

[7] 中华医学会外科学分会，国际肝胆胰学会中国分会. 胆管癌诊断与治疗——外科专家共识[J]. 临床肝胆病杂志，2015，（1）：1-5.

[8] 王榕平，王莹. 原发性肝癌与肝硬化瘀证的血液流变学测定[J]. 福建中医药，1999，10（3）：2-3.

[9] 张辉跃，陈康银，兰品英. 48 例原发性肝癌患者血液流变学分析[J]. 广东医学，2002，23（8）：795.

[10] 方肇勤，管冬元，李海燕. 不同中医治法对大鼠肝癌作用的比较[J]. 上海中医药大学学报，1999，13（1）：57.

[11] 何好臣，郭勇. 益气养阴中药抗肿瘤转移的研究现状[J]. 山西中医学院学报，2007，8（2）：57-58.

[12] 刘平，周建锋，胡义扬，等. 益气养阴诱导 SMMC-7721 肝癌细胞分化作用与意义[J]. 中国中医基础医学杂志，2000，6（8）：29-34.

第三节　中成药名方

一、清热解毒类

慈 丹 胶 囊

【药物组成】　莪术、山慈菇、鸦胆子、马钱子粉、蜂房、僵蚕、黄芪、当归、丹参、人工牛黄、冰片等。

【处方来源】　研制方。国药准字 Z20063914。

【功能与主治】　化瘀解毒、消肿散结、益气养血。用于原发性肝癌、肺癌、消化道肿瘤或经手术、放疗、化疗后患者的辅助治疗。

【药效】　主要药效作用如下[1-3]：

1. 抑瘤作用　慈丹胶囊在细胞水平和在体动物水平有显著的抑瘤效果，其主要成分能抑制癌细胞 DNA 聚合酶的活性，对细胞有丝分裂有抑制作用，可使癌细胞的纺锤体无法形成，使有丝分裂停止在中期。

2. 抑制肿瘤转移　最新药理学动物试验研究证明，慈丹胶囊具有明显抑制肿瘤新生血管的作用，同时能纠正机体高凝状态，疏通微血管减少癌栓形成，从而阻止癌细胞的着床达到抗癌复发和转移的作用。

【临床应用】

1. 原发性肝癌[4,5]　研究表明慈丹胶囊联合化疗可增强疗效，提高瘤体稳定率；能明显改善临床症状，提高生存质量，延长生存时间；可保护骨髓造血功能及机体细胞免疫功能，提高机体免疫力，减轻化疗毒副作用。研究表明慈丹胶囊配合化疗可提高患者 3 年生存率，并能较好地降低血中 AFP 水平。

2. 肺癌　见肺癌章节。

【不良反应】　服药后偶见恶心。

【使用注意】　本品含马钱子、鸦胆子等，不可超量服用。运动员慎用。

【用法与用量】　口服，每次 5 粒，每日 4 次，1 个月为 1 个疗程，或遵医嘱。

参 考 文 献

[1] 郑伟达. 国家级抗癌新药慈丹胶囊抗肿瘤作用研究概述[J]. 光明中医，2004，19（6）：12.

[2] 郑东海. 肝癌瘀毒理论创立及慈丹胶囊的研究概况[C]. 杭州：2013 中医、中西医结合防治肝癌、肝病高峰论坛会议论文集会议报告，2013：42-50.

[3] 郑伟达，吴焰林，郑东海，等. 伟达慈丹四位一体抗癌康复疗法治疗晚期恶性肿瘤 476 例分析[C]. 北京：2008 中国中医药肿瘤大会暨全国中医药名医学术思想研究大会，2008.

[4] 郑东海，董文杰，郑伟鸿. 慈丹胶囊治疗原发性肝癌Ⅳ期 86 例的临床研究[J]. 世界中医药，2012，7（2）：108-110.

[5] 董文杰，郑东海，郑伟鸿，等. 郑伟达教授治疗恶性肿瘤学术思想[J]. 世界中医药，2017，12（7）：1612-1615.

华蟾素胶囊（注射液）

【药物组成】　干蟾皮。

【处方来源】　研制方。国药准字 Z34020273。

【功能与主治】　解毒，消肿，止痛。用于中、晚期肿瘤，慢性乙型肝炎等症。

【药效】　主要药效作用如下：

1. 抑制肿瘤细胞增殖[1]　PCNA 是仅在增殖细胞中合成和表达的一种多肽，是 DNA 聚合酶 δ 的辅助蛋白，可作为增殖细胞的组织标记。研究发现华蟾素可通过抑制 PCNA，对癌前病变细胞 DNA 复制及细胞增殖起抑制作用。

2. 促进肿瘤细胞凋亡[2-4]　细胞凋亡是受某些特殊基因控制的细胞自杀行为，是由多种基因参与的复杂网络系统。在许多肿瘤的发生过程中，Bcl-2 蛋白表达率呈逐渐增加的趋势，提示 Bcl-2 蛋白表达增加是肿瘤细胞凋亡受抑制的重要机制之一。王焰等研究证实华蟾素可能通过下调 Bcl-2 的表达，增加白血病细胞株 NB4 对凋亡信号的易感性；通过增加 Fas 的表达，抑制其生长并诱导凋亡。盛秀胜等研究认为华蟾素能提高 caspase-3 的表达，从而诱导白血病细胞 K562 的凋亡。以上研究均提示华蟾素可能通过改变凋亡相关基因的表达来实现诱导肿瘤细胞凋亡的作用。

3. 抑制血管内皮生长细胞生长[5]　在肿瘤血管形成过程中，内皮细胞的分裂增殖是其物质基础，而血管生长相关因子的表达又起到关键作用。体外实验结果表明，华蟾素能下调 VEGF、EGFR 的表达，抑制血管内皮细胞的生长，阻抑肿瘤血管的形成，并最终抑制肿瘤的生长。

4. 逆转多药耐药性[6]　多药耐药性指肿瘤细胞对一种抗肿瘤药物产生耐药性后，同时对结构和作用机制不同的多种抗肿瘤药物产生交叉耐药性。寻找能逆转多药耐药性以增加现有化疗物敏感性的药物是解决途径之一，研究认为华蟾素能抑制 P-gp 的功能与表达，增加细胞内多柔比星的含量，从而部分逆转 MCF-7/ADM 细胞的多药耐药性。

5. 提高机体免疫功能[7]　机体免疫功能低下易患肿瘤，动物实验切除胸腺或应用免疫抑制剂后，再用化学致癌剂诱发肿瘤，不仅诱发率高，诱发的时间也缩短。IL-2 主要是由 T 辅助细胞产生的细胞因子，具有很强的免疫增强作用。研究证实华蟾素能促进脾淋巴细胞分泌 IL-2，从而增强 T 淋巴细胞免疫功能，提高对肿瘤细胞的杀伤力。

【临床应用】

1. 原发性肝癌[8-10]　华蟾素对中晚期肝癌具有一定的临床疗效，既可单药用于治疗肝癌，也可与介入、化疗联合应用，可起到增效和减轻不良反应的作用。

2. 直肠癌[11]　华蟾素胶囊在治疗直肠癌放疗后引起的气阴两虚证方面效果显著，而且能够有效改善患者的免疫功能。

3. 胃癌[12]　替吉奥与华蟾素胶囊联合治疗胃癌，具有良好的协同作用，既能够提高临床疗效，又可以减轻不良反应，对提高患者生活质量起到促进作用。

4. 肺癌[13,14]　华蟾素胶囊联合化疗（吉西他滨+顺铂）治疗晚期非小细胞肺癌能够提高免疫抵抗力，降低不良反应的发生率，延长患者的生存期。支气管动脉灌注化疗联合华蟾素胶囊治疗晚期非小细胞肺癌能提高患者近期疗效和远期生存率，并能改善患者生存质量，且毒副作用较轻。

5. 宫颈癌[15]　在原有化疗基础上联合华蟾素胶囊可以提高化疗率，减少不良反应的发生，提高化疗耐受性。

6. 乳腺癌[16]　华蟾素胶囊可显著提高含卡培他滨基础方案治疗晚期乳腺癌的远期疗效，提升患者生活质量，降低血清肿瘤标志物水平，减轻化疗毒副作用，增强患者耐受性，延长患者生存期。

7. 恶性淋巴瘤[17]　华蟾素胶囊联合 CHOP 化疗（环磷酰胺+多柔比星+长春新碱+泼尼松）可有效改善恶性淋巴瘤患者症状，稳定病情，安全性高，可通过调节血清 TNF-α、血小板衍生生长因子（platelet derived growth factor，PDGF）-BB 的水平发挥作用。

【不良反应】　尚不明确。

【使用注意】　过敏体质者或对本品过敏者慎用。

【用法与用量】　胶囊：口服，每次 2 粒，每日 3～4 次。注射液：肌内注射，每次 2～4ml，每日 2 次；静脉滴注，每日 1 次，每次 10～20ml，用 5% 的葡萄糖注射液 500ml 稀释后缓缓滴注，用药 7 天，休息 1～2 天，4 周为 1 个疗程，或遵医嘱。

参 考 文 献

[1] 郝传铮，施公胜，朱建华，等. 鳖甲煎丸大黄䗪虫丸联合华蟾素预防实验性肝癌的研究[J]. 现代中西医结合杂志，2005，14（24）：3203-3204.

[2] Burlacu A. Regulation of apoptosis by Bcl-2 family proteins[J]. Cell Mol Med，2003，7（3）：249-257.

[3] 王焰，李军民，杨晨敏，等. 华蟾素诱导 NB4 细胞凋亡及其作用机制[J]. 肿瘤，2005，25（6）：534-537.

[4] 盛秀胜，徐玲娟. 华蟾素诱导人红白血病细胞 K562 凋亡及对 Caspase-3 表达的影响[J]. 实用肿瘤杂志，2007，22（1）：32-35.

[5] 王南瑶，李苏宜，赵伟，等. 华蟾素联合三氧化二砷抑制鸡胚尿囊膜血管生成的实验研究[J]. 临床肿瘤学杂志，2006，11（7）：494-496.

[6] 王玲，刘世坤，周于禄，等. 华蟾素对人乳腺癌细胞阿霉素多药耐药性的逆转作用[J]. 中国药理学通报，2007，23（5）：677-680.

[7] 刘祥胜，刘开俊，杨业金. 华蟾素对 Hela 细胞生长和小鼠脾淋巴细胞分泌 IL-2 的影响[J]. 免疫学杂志，2005，21（3）：132-135.

[8] 陈华，孙宇，崔晓楠. 华蟾素注射液对人肝癌 HepG2 细胞 DNA 拓扑异构酶Ⅰ的影响[J]. 中国癌症杂志，2010，20（3）：642-646.

[9] 陈川，杨志祥，王阁. 原发性肝癌分子靶向治疗的进展[J]. 重庆医学，2007，36（19）：1981-1983.

[10] 孙宇，单路娟，刘越坚，等. 华蟾素注射液对人肝癌 HepG-2 细胞的增殖及凋亡的影响[J]. 中国肿瘤，2010，19（6）：410-413.

[11] 马海锋. 华蟾素胶囊对直肠癌放疗后气阴两虚证患者的疗效及对免疫功能的影响[J]. 中国中西医结合消化杂志, 2014,
22（4）: 185-188.

[12] 王飞, 吴礼国, 乐晓燕, 等. 替吉奥联合华蟾素胶囊治疗胃癌的临床疗效[J]. 中国肿瘤临床与康复, 2014, 21（12）: 1485-1488.

[13] 陈建英, 胡先全, 黄三雄, 等. 华蟾素胶囊联合 GP 方案对晚期非小细胞肺癌患者免疫功能的影响[J]. 中国现代医生, 2016,
54（14）: 12-15.

[14] 李万刚, 崔静, 王建军, 等. 支气管动脉灌注化疗联合华蟾素胶囊治疗晚期非小细胞肺癌的临床观察[J]. 中国药房, 2015,
（26）: 3703-3706.

[15] 张伟珍, 徐凤秋, 王小芬, 等. 华蟾素胶囊联合 TP 方案治疗晚期宫颈癌临床观察[J]. 浙江中西医结合杂志, 2015,（2）:
145-147.

[16] 邓爽, 冯国斌, 徐久东. 华蟾素胶囊联合含卡培他滨基础方案治疗晚期乳腺癌疗效及耐受性观察[J]. 药学与临床研究,
2017, 25（5）: 439-442.

[17] 蒋晖, 谢蓉, 汤静. 华蟾素胶囊联合 CHOP 化疗方案对恶性淋巴瘤患者疗效及对 TNF-α、PDGF-BB 的影响[J]. 中成药,
2018, 40（2）: 499-501.

复方鹿仙草颗粒

【药物组成】 鹿仙草、九香虫（炒）、黄药子、土茯苓、苦参、天花粉。

【处方来源】 研制方。国药准字 Z20025653。

【功能与主治】 疏肝解郁, 活血解毒。用于肝郁气滞, 毒瘀互阻所致的原发性肝癌。

【药效】 主要药效作用如下:

1. 抑制肿瘤细胞生长作用 药效研究发现复方鹿仙草颗粒对裸鼠人肝癌 SMMC-7721、LTNM4 和人肺腺癌 LAX-83 的生长均有明显抑制作用, 在组织病理形态上, 也可观察到给药组肿瘤细胞的变形、坏死, 细胞内出现空泡样变和巨核细胞、炎细胞浸润。

2. 诱导细胞凋亡作用[1] 复方鹿仙草颗粒插入到碱基对之间, 抑制 DNA 复制, 减低细胞内 DNA 含量, 并作用于 DNA 链, 使其发生断裂, 从而可能诱导细胞的凋亡。

3. 提高机体免疫功能 研究表明复方鹿仙草颗粒对小鼠的免疫功能有明显的增强作用, 能减轻环磷酰胺引起的免疫抑制作用。

4. 增效减毒 复方鹿仙草颗粒在结合放化疗使用时, 可明显增加放化疗敏感性, 同时减轻放化疗之毒副作用, 提高机体免疫力。

【临床应用】

肝癌[2] 复方鹿仙草颗粒在抑制肿瘤生长、缩小肿瘤包块、延长患者生存期、控制癌症转移、减轻肿瘤患者痛苦、提高肿瘤患者生活质量等方面效果良好, 其中以肝癌的治疗效果尤为显著。研究表明复方鹿仙草颗粒可提高肝癌的总有效率（92% VS 68.76%）。

【不良反应】 尚不明确。

【使用注意】 ①服用本品期间, 忌食鹅蛋和豆腐; ②若需配合服用其他中西药物进行治疗时, 二者服用时间需间隔半小时; ③定期复查肝功能。

【用法与用量】 口服, 每次 5g, 每日 3 次。

参 考 文 献

[1] 张金彦, 郭建宇, 蔡炜颖, 等. 拉曼光谱研究复方鹿仙草颗粒对 SMMC-7721 肝癌细胞的作用[J]. 光谱学与光谱分析, 2008,
28（11）: 2574-2578.

[2] 黄传贵. 复方鹿仙草颗粒治疗原发性肝癌 243 例随访观察[J]. 中国民族民间医药, 2018, 27（22）: 123-125.

软坚口服液

【药物组成】　白附子、人参、半枝莲、三棱、黄芪、山豆根、重楼。

【处方来源】　研制方。国药准字 Z20180427。

【功能与主治】　化瘀、解毒、益气。适用于肝癌治疗。同时应用放化疗有协同增效作用。并可提高机体免疫功能，缓解癌性疼痛及消除肝癌腹水。对胁肋疼痛、腹痛、纳呆、腹胀、神疲乏力等症状有明显改善作用。

【药效】　主要药效作用如下[1, 2]：

1. 抑制肿瘤细胞生长作用　研究表明，软坚口服液对小鼠 S-180 瘤株（实体及腹水型）和艾氏腹水瘤有一定的抑制作用；对环磷酰胺抑制肿瘤有增效作用；体外试验证明，本品能抑制人肝癌、胃癌细胞的生长。

2. 调节机体免疫功能　研究表明软坚口服液对荷瘤鼠的免疫功能具有一定的调节作用。

【临床应用】

肝癌　临床研究表明软坚口服液能提高Ⅱ、Ⅲ期肝癌患者的生存质量，能明显改善肝癌的主要症状（如神疲乏力、纳呆、胸胁疼痛、腹胀、腹块等证候），与化疗联合应用有增效作用。

【不良反应】　尚不明确。

【使用注意】　孕妇忌用，阴虚患者慎用。注意观察血常规、尿常规及肝功能、肾功能。

【用法与用量】　口服，每日 3 次，每次 20ml，摇匀后服用；或遵医嘱。30～60 天为1 个疗程。

参 考 文 献

[1] 戴德银，李宏斌，彭海波. 中成药在肝癌放、化疗后的临床应用[J]. 中国药业，2007，16（13）：61-62.

[2] 陈绚. 薄层扫描法测定软坚口服液中苦参碱的含量[J]. 中国野生植物资源，1999，（4）：45-46.

艾迪注射液

【药物组成】　斑蝥、人参、黄芪、刺五加。

【处方来源】　研制方。国药准字 Z52020236。

【功能与主治】　清热解毒，消瘀散结。用于原发性肝癌，肺癌，直肠癌，恶性淋巴瘤，妇科恶性肿瘤等。

【药效】　主要药效作用如下：

1. 抗肿瘤作用[1,2]　艾迪注射液的抗瘤机制可能与直接的细胞毒作用，诱导肿瘤细胞凋亡，抑制细胞增殖及引起细胞周期的重新分布有关。

2. 放射增敏作用[3]　艾迪注射液可通过抑制亚致死性细胞损伤的修复，阻滞细胞于G_2/M 期，诱导细胞凋亡实现放射增敏作用。

3. 诱导癌细胞凋亡[4,5]　研究发现，艾迪注射液可通过降低瘤组织 VEGF、bFGF 的表达，来抑制瘤组织的血管生成，从而诱导癌细胞凋亡、细胞的增殖，且呈剂量依赖性。

4. 增强机体免疫功能[7,8]　发生肿瘤时机体的免疫功能下降，这可能是肿瘤免疫逃避抑制的一个因素，艾迪注射液通过促进荷瘤小鼠体内 TNF-α、IL-6 的分泌，从而提高小鼠非特异性免疫单核吞噬细胞系统的吞噬功能，提高机体免疫系统的抗肿瘤能力。

【临床应用】

1. 肝癌　艾迪注射液常联合化疗用于原发性中晚期肝癌的治疗，同时对肝转移瘤疗效显著，可对介入化疗起到协同、增效、减毒及提高免疫力的作用。

2. 肺癌　研究表明，联用艾迪注射液治疗肺癌能够增强患者的机体免疫功能、改善症状、提高患者生存质量、减轻毒副作用。

3. 直肠癌[9]　艾迪注射液具有扶植肠道正常菌群、肠杆菌、肠球菌、双歧杆菌、乳杆菌生长的作用，化疗同时使用艾迪注射液可增加双歧杆菌及乳杆菌数量，可使 CD8+明显下降，CD4+/CD8+值上升。

4. 其他　见其他章节。

【不良反应】　首次应用本品，偶有患者出现面红、荨麻疹、发热等反应，极个别患者有心悸、胸闷、恶心等反应。

【使用注意】　①首次用药应在医师指导下，控制给药滴速（50 滴/分）。②如有不良反应发生应停药对症处理；再次应用时，减少剂量并加入地塞米松注射液 5～10mg。③因本品含有微量斑蝥素，输注时会刺激血管，在静脉滴注前后予利多卡因处理。

【用法与用量】　静脉滴注。成人每次 50～100ml，加入 0.9%氯化钠注射液或 5%～10%葡萄糖注射液 400～450ml 中，每日 1 次。疗程：①与放化疗合用时，疗程与放化疗同步；②手术前后及介入治疗使用本品，10 天为 1 个疗程；③单独使用，15 天为 1 个周期，间隔 3 天，2 个周期为 1 个疗程；④晚期恶病质患者，连用 30 天为 1 个疗程，或视病情而定。

参 考 文 献

[1] 陈翼，黄永火，康小兵. 经皮瘤内注射艾迪注射液治疗兔移植性 VX2 肝肿瘤[J]. 中国介入影像与治疗学，2010，7（2）：192-195.

[2] 胡文兵，高清平. 艾迪注射液对肝癌 HepG2 细胞放疗增敏的研究[J]. 现代肿瘤医学，2011，19（3）：446-448.

[3] 纪宁，朱蕙霞，季斌. 艾迪注射液对肺癌细胞 A549 放射增敏作用的实验研究[J]. 实用肿瘤杂志，2010，25（1）：60-64.

[4] 张金娟　张贵林. 艾迪注射液对裸鼠人胃癌移植瘤血管生成的影响[J]. 山东医药，2010，50（47）：34-35.

[5] 张金娟，张贵林. 艾迪注射液对裸鼠人胃癌移植瘤细胞凋亡的影响[J]. 贵阳医学院学报，2010，35（1）：34-36.

[6] 王晶，刘天伯，于丽波，等. 艾迪注射液对 SKOV3 人卵巢癌细胞作用的研究[J]. 中国现代医学杂志，2011，21（5）：582-584.

[7] Zhang H，Zhou Q M，Lu Y Y，et al. Aidi injection alters the expression profiles of microRNA s in human breast cancer cells[J]. Journal of Traditional Chinese Medicine，2011，31（1）：10-16.

[8] 潘耀振，余黎，李晓冬，等. 艾迪注射液抗肿瘤作用及其对免疫功能的增强效应的研究[J]. 时珍国医国药，2009，20（6）：1491-1493.

[9] 海艳洁，鞠宝玲，卢林. 艾迪联合化疗对大肠癌免疫及肠道菌群的影响[J]. 中国微生态学杂志，2008，20（4）：400-401.

鹤蟾片

【药物组成】　仙鹤草、干蟾皮、猫爪草、浙贝母、生半夏、鱼腥草、天冬、人参、葶苈子。

【处方来源】　研制方。《中国药典》（2015 年版）。

【功能与主治】　解毒除痰，凉血祛瘀，消癥散结。用于原发性支气管肺癌、肺部转移癌，能够改善患者的主观症状体征，提高患者体质。

【药效】　主要药效如下：

1. 增强机体免疫功能[1]　T 淋巴细胞是具有免疫效应的杀伤细胞，研究表明局部 T 淋巴细胞浸润是机体抗肝癌的特异性免疫反应，癌组织有 T 淋巴细胞浸润者预后较好，鹤蟾片能提高荷瘤动物周围血液中 T 淋巴细胞百分率。

2. 抑制肿瘤细胞增殖[2]　肿瘤的发生不仅与肿瘤细胞增殖加快有关，而且与肿瘤细胞死亡受抑制密切相关，细胞凋亡是细胞在生理或病理条件下主动启动相关凋亡基因而发生的一种死亡形式。研究表明鹤蟾片通过抑制人肺腺癌细胞 DNA 的合成和分裂，将细胞周期阻滞于 $G_0 \sim G_1$ 期，促进肿瘤细胞的凋亡。

3. 诱导肿瘤细胞凋亡[3-7]　EGFR 属于细胞表面受体酪氨酸激酶，在多种实体肿瘤中高表达或异常激活。EGFR 与多条胞内信号通路关联，一旦由配体诱发并活化，受体磷酸化后募集 Ras 和 PI3K，从而激发 MAPK 和 Akt 通路等，抑制细胞凋亡，促进细胞增殖和生存。抑制 EGFR 高表达或抑制 EGFR 激酶活性，可有效诱导癌细胞凋亡。研究表明鹤蟾片抑制 A549 细胞 EGFR mRNA 的转录表达，诱导细胞凋亡。

【临床应用】

肺癌[8,9]　鹤蟾片联合盖诺、顺铂治疗晚期非小细胞肺癌能改善症状，减轻化疗的毒性反应，提高生存质量。鹤蟾片维持治疗一线化疗后的中晚期非小细胞肺癌，可延长患者的 PFS，改善症状，且不良反应小。

【不良反应】　未见报道。

【使用注意】　尚不明确。

【用法与用量】　口服，每次 6 片，每日 3 次。

参 考 文 献

[1] 周岱翰，张伦，陈锐深，等. 鹤蟾片治疗肺癌临床研究报告–附 102 例疗效分析[J]. 新中医，1986，18（4）：152-153.

[2] 朱华宇，周岱翰，戴馨仪. 鹤蟾片含药血清对人肺腺癌细胞株增殖和凋亡的影响[J]. 广州中医药大学学报，2006，23（4）：325-329.

[3] 熊绍权，周岱翰，林丽珠. 鹤蟾片诱导人肺腺癌 A549 细胞凋亡的实验研究[J]. 中国中西医结合杂志，2010，30（6）：607-610.

[4] Niu G，Carter W B. Human epidermal growth factor receptor 2 regulates angiopoietin-2 expression in breast cancer via AKT and mitogen-activated protein kinase pathways[J]. Cancer Res，2007，67（4）：1487-1493.

[5] Sequist L V，Bell D W，Lynch T J，et al. Molecular predictor of response to epidermal growth factor receptor antagonists in non-small cell lung cancer[J]. J Clin Oncol，2007，25（5）：587-595.

[6] Sheng G，Guo J，Wamer B W. Epidermal factor receptor signaling modulates apoptosis via P38 MAPK-dependent activation of Bax intestinal epithelial cells[J]. Am J Physiol Gastrointest Liver Physio，2007，293（3）：599-606.

[7] Kaulfuss S，Burfeind P，Gaedcke J，et al. Dual silencing of insulin like growth factor-1 receptor and epidermal growth factor recepor in colorectal cancer cells is associated with decreased proliferation and enhanced apoptosis[J]. Mol Cancer THer，2009，8（4）：821-833.

[8] 陆真权，陈焕伟. 鹤蟾片合盖诺、顺铂治疗晚期非小细胞肺癌的研究[J]. 现代中西医结合杂志，2006，15（3）：1730-1731.

[9] 席彩霞，杨国泉，李正国，等. 鹤蟾片维持治疗中晚期非小细胞肺癌的临床观察[J]. 肿瘤防治研究，2011，38（10）：1170-1172.

安宫牛黄丸

【药物组成】 牛黄、水牛角浓缩粉、麝香、珍珠、朱砂、雄黄、黄连、黄芩、栀子、郁金、冰片。

【处方来源】 研制方。国药准字 Z11020076。

【功能与主治】 清热解毒，镇惊开窍。用于热病，邪入心包，高热惊厥，神昏谵语；中风昏迷及脑炎、脑膜炎、中毒性脑病、脑出血、败血症见上述证候者。

【药效】 主要药效作用如下：

1. 抑制肿瘤细胞增殖[1]　安宫牛黄丸可能通过诱导细胞凋亡和降低肿瘤细胞线粒体膜电位，发挥抑制肿瘤细胞增殖的作用。

2. 提高机体免疫功能、抑杀肿瘤细胞[2]　安宫牛黄丸可显著提高实验性白血病小鼠 L7212 NK 细胞的活性，同时可降低脑膜白血病细胞浸润程度，提示有抑杀肿瘤细胞的作用。另外安宫牛黄丸有提高机体免疫力的作用，通过促进机体产生 INF 和 IL-2，从而使 NK 细胞易于激活，发挥抑杀肿瘤细胞的作用。

【临床应用】

肝癌[3,4]　安宫牛黄丸可改善肝癌栓塞术后发热、恶心呕吐、疼痛等栓塞综合征，改善生活质量，减少痛苦。安宫牛黄丸既可控制晚期肝癌的主要症状（黄疸、发热、出血、疼痛）及体征（腹胀），又相应地改善了生存质量。

【不良反应】 有文献报道，不当使用本品可致体温过低，亦有个别患者引起过敏反应。

【使用注意】 ①本品为热闭神昏所设，寒闭神昏者不得使用。②本品处方中含麝香，芳香走窜，有损胎气，孕妇慎用。③服药期间饮食宜清淡，忌食辛辣油腻之品，以免助火生痰。④本品处方中含朱砂、雄黄，不宜过量久服，肝肾功能不全者慎用。⑤在治疗过程中如出现肢寒畏冷，面色苍白，冷汗不止，脉微欲绝，由闭证变为脱证时，应立即停药。⑥高热神昏、中风昏迷等口服本品困难者，当鼻饲给药。⑦孕妇及哺乳期妇女、儿童、老年人使用本品应遵医嘱。⑧运动员慎用。⑨过敏体质者慎用。⑩儿童必须在成人的监护下使用。

【用法与用量】 口服，每次 1 丸，每日 1 次；小儿 3 岁以内每次 1/4 丸，4～6 岁每次 1/2 丸，每日 1 次或遵医嘱。

参 考 文 献

[1] 戴支凯，黄姣娥，江晋渝，等. 安宫牛黄丸通过诱导细胞凋亡和降低线粒体膜电位抑制肿瘤细胞增殖（英文）[J]. 中国药理学与毒理学杂志，2012，26（3）：269-275.

[2] 陈泽涛，李芮. 传统急救中成药对白血病小鼠 L7212 NK 细胞活性的影响[J]. 山东中医药大学学报，1995，（4）：254-255.

[3] 王成刚，陈越，邱伟利，等. 安宫牛黄丸防治肝癌经动脉化疗栓塞术后综合征[J]. 中国临床医学，2008，15（3）：355-357.

[4] 张所乐，龙浩，赵德慧，等. 安宫牛黄丸并中医辨证治疗晚期肝癌——附六例报告[J]. 实用癌症杂志，1989，4（3）：182-184.

二、活血化瘀类

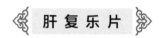

肝复乐片

【药物组成】　党参、鳖甲（醋制）、重楼、白术（炒）、黄芪、陈皮、土鳖虫、大黄、桃仁、半枝莲、败酱草、茯苓、薏苡仁、郁金、苏木、牡蛎、茵陈、川木通、香附（制）、沉香、柴胡。

【处方来源】　研制方。国药准字 Z10940066。

【功能与主治】　健脾理气，化瘀软坚，清热解毒。适用于以肝瘀脾虚为主证的原发性肝癌，症见上腹肿块，胁肋疼痛，神疲乏力，食少纳呆，脘腹胀满，心烦易怒，口苦咽干等。对于上述症候的乙型肝炎肝硬化患者的肝功能及肝纤维化血清学指标有改善作用。

【药效】　主要药效作用如下：

1. 增强机体免疫功能[1]　肝复乐片具有免疫调节作用，可通过激活 NK 细胞、巨噬细胞、淋巴细胞的活性并刺激干扰素和 IL-2 的分泌，从而促进免疫系统杀伤肿瘤细胞，抑制肿瘤细胞生长。

2. 抑制肿瘤血管生成[2-4]　VEGF 为机体内重要的促血管生成因子，在促进肿瘤血管形成方面具有重要作用。HIF-1α 与肿瘤细胞代谢、新生血管形成及肿瘤生长转移有重要关系，且在缺氧的环境下 HIF-1α 能够诱导 VEGF 的高度表达而刺激新生血管形成，导致肿瘤生长。OPN 是细胞基质中的一种分泌型糖蛋白，主要参与骨代谢、新生血管生成、动脉硬化等病理反应。肝复乐片联合索拉非尼可通过降低肝癌患者血清 VEGF、HIF-1α 和 OPN 水平，有效抑制肿瘤新生血管形成，抑制肿瘤的生长和转移。

3. 抗炎、抗肝纤维化[5]　肝复乐片通过降低脂质过氧化反应及肝细胞膜破损而抑制肝细胞激活，进而减轻肝细胞炎症坏死及纤维化。

【临床应用】

肝癌[6,7]　肝复乐片治疗中晚期原发性肝癌临床效果显著，可缩小肿瘤体积、改善生存率、改善肝功能。肝复乐片对乙型肝炎及肝硬化具有一定的治疗作用，通过改善肝脏环境，从而减轻肝栓塞化疗引起的肝损伤，提高患者的耐受性。

【不良反应】　少数患者服药后出现腹泻，多可自行缓解。

【使用注意】　①非肝瘀脾虚者忌服；②孕妇忌服；③有明显出血倾向者慎服。

【用法与用量】　口服，每次 6 片（薄膜衣片），每日 3 次。Ⅱ期原发性肝癌 2 个月为 1 个疗程，Ⅲ期原发性肝癌 1 个月为 1 个疗程，乙型肝炎肝硬化 3 个月为 1 个疗程，或遵医嘱。

参 考 文 献

[1] 陈伟丽，聂梅. 肝复乐胶囊对慢性乙型肝炎患者肝功能及肝纤维化指标的影响[J]. 河南职工医学院学报，2012，24（3）：283-285.

[2] 周晓琳. 肝癌组织中 VEGF-C 及其受体 Flt-4 的表达及意义[J]. 临床与实验病理学杂志，2013，29（3）：340-342.

[3] 倪嘉延，吴裕丹，黄康华，等. HIF-1α 基因干扰对大鼠 CBRH-7919 肝癌细胞 HIF-1α 与 VEGF 表达影响的研究[J]. 中华肿瘤防治杂志，2012，19（22）：1704-1708.

[4] 马桂芳，蔡红星，丁凤云，等. 胃癌组织中 OPN、c-Met 蛋白的异常表达及其意义[J]. 重庆医学，2012，41（36）：3823-3824.

[5] 杨俊，张静，周锡健，等. 肝复乐胶囊治疗慢性乙型肝炎、肝硬化临床疗效观察[J]. 中南药学，2010，8（11）：872-875.

[6] 周德江，何胜，翁敏. 口服肝复乐联合经皮肝动脉栓塞化疗治疗中晚期原发性肝癌 42 例临床观察[J]. 医药前沿，2011，1（24）：10-11.

[7] 吴孝雄，陈挺松，孙保木，等. 肝复乐胶囊预防原发性肝癌经导管动脉化疗栓塞后肝损伤[J]. 中成药，2014，36（12）：2475-2478.

复方斑蝥胶囊

【药物组成】　斑蝥、刺五加、莪术、熊胆粉、人参、三棱、山茱萸、甘草、黄芪、半枝莲、女贞子。

【处方来源】　研制方。国药准字 Z52020238。

【功能与主治】　破血消瘀，攻毒蚀疮。用于原发性肝癌，肺癌，直肠癌，恶性淋巴瘤，妇科恶性肿瘤等。

【药效】　主要药效作用如下：

1. 增强机体免疫功能[1-6]　研究表明，复方斑蝥胶囊能够提高 NK 细胞活性及 $CD4^+/CD8^+$ 值、血清 TNF-α 和 IL-12 水平，改善机体免疫功能，提高免疫细胞水平，抑制肿瘤因子和炎症因子，发挥抗肿瘤作用。

2. 阻滞细胞周期，诱导细胞凋亡[7,8]　细胞异常增生是肿瘤发展的基础，研究表明复方斑蝥胶囊中的有效成分可抑制肿瘤细胞 S 期 DNA 合成，呈现 S/G_2+M 期阻滞现象，诱导肿瘤细胞凋亡。

3. 下调凋亡基因表达，诱导细胞凋亡[9]　复方斑蝥胶囊通过下调抑凋亡基因 Bcl-2 的表达来改变与 Bax 之间的比例，对肝癌细胞产生诱导凋亡作用。

4. 减少骨髓抑制[10]　研究证明复方斑蝥胶囊的有效成分还能促进造血干细胞的增殖，加速骨髓成熟或释放，减少骨髓抑制，不仅无骨髓抑制作用，还有良好的提升白细胞的功能。

5. 抑制肿瘤血管新生[11-13]　血管新生在机体的多种生理、病理过程中有着重要的作用，它是指从已有的毛细血管或毛细血管后静脉发展而形成新的血管，主要包括激活期血管基膜降解；血管内皮细胞的激活、增殖、迁移；重建形成新的血管和血管网，是一个涉及多种细胞的多种分子的复杂过程。癌细胞的生长、转移依赖新生血管的形成，肿瘤 VEGF 是最有效的促血管生长因子。研究表明复方斑蝥胶囊通过抑制 VEGF 的表达，阻碍肿瘤新生血管形成起到抗肿瘤作用。

6. 抑制肝癌细胞系内 S100A3 信号通路，促进细胞凋亡[14]　肝癌组织中 S100A3 呈高表达，S100A3 的阳性表达率与肝细胞癌的分化程度有关，分化程度越低，阳性表达率越高。斑蝥酸钠可抑制 HepG2 和 Huh7 肝癌细胞系内 S100A3 的表达，促进 HepG2 和 Huh7 肝癌细胞的凋亡。

【临床应用】

原发性肝癌[15-17]　研究表明，复方斑蝥胶囊治疗肝癌可以提高治疗的有效率和 1 年生存率，改善生活质量，降低白细胞减少和肝功能损害的发生，增加外周血中 CD3+、CD4+、NK 细胞水平。复方斑蝥胶囊联合三维适形放射治疗或放疗治疗原发性肝癌可产生协同作用，促进肿瘤消退，提高近期疗效，提高生存率，并可提高免疫力，保护骨髓，减轻放疗所致骨髓抑制。

【不良反应】　尚不明确。

【使用注意】　糖尿病患者及糖代谢紊乱者慎用。

【用法与用量】　口服，每次 3 粒，每日 2 次。

参 考 文 献

[1] Cooper M A，Fehniger T A，Caligiuri M A. The biology of human natural killer-cell subsets[J]. Trends Im-munol，2001，22：633-640.

[2] Khazaie K，von Boehmer H. The impact of CD4+CD25+ Treg on tumor specific CD8+ T cell cytotoxicity and cancer[J]. Semin Cancer Biol，2006，16：124-136.

[3] 殷飞，李进军，曹凤，等. 复方斑蝥胶囊对肝癌患者 TACE 治疗前后细胞免疫功能的影响[J]. 世界华人消化杂志，2011，19（17）：1843-1846.

[4] 李海霞，张年宝. 斑蝥酸钠维生素 B6 对非小细胞肺癌患者血清肿瘤坏死因子-α 和白介素-12 的影响[J]. 亚太传统医药，2014，10（23）：94-96.

[5] 金冰. 复方斑蝥胶囊联合手术治疗早期非小细胞肺癌的临床疗效[J]. 中药药理与临床，2015，31（6）：186-188.

[6] 孙荣生，邢惠芝，逄建议，等. 华蟾素注射液配伍复方斑蝥胶囊对膀胱癌荷瘤小鼠瘤体的生长抑制作用[J]. 滨州医学院学报，2015，38（1）：13-14.

[7] 张卫东，赵惠儒，阎影，等. 斑蝥素诱导人肺癌 A549 细胞凋亡及其分子机制的研究[J]. 中华肿瘤杂志，2005，27：330-334.

[8] 孙震晓，魏育林，赵天德，等. 斑蝥素等及去甲斑蝥素诱导人红白血病 K562 细胞凋亡的细胞学研究[J]. 解剖学报，2000，31：56-60.

[9] 杨军，丁敏，张太君，等. 复方斑蝥胶囊抑制人肝癌细胞 SMMC-7721 的增殖和诱导凋亡的实验研究[J]. 中成药，2007，29（5）：772-773.

[10] 孙震晓，李家实. 去甲基斑蝥素抗肿瘤研究热点[J]. 西北药学杂志，1998，13：227-229.

[11] 陈荣荣，郭浩，徐砚通，等. 中药复方和有效成分对血管新生促进或抑制作用的研究进展[J]. 中草药，2013，44（23）：3413-3421.

[12] 曹亚，朱小立，赵婧，等. 肿瘤标志蛋白的电化学分析[J]. 化学进展，2015，27（1）：1-10.

[13] 许长青，刘丹，郭喆. 复方斑蝥胶囊抑制血管新生的体内体外研究[J]. 新中医，2015，（11）：211-213.

[14] 林成，韦忠恒，黄瑞棋. 斑蝥酸钠治疗原发性肝癌的机制及临床应用进展[J]. 右江医学，2017，45（5）：744-745.

[15] 孟慧，孙旭，杨永，等. 复方斑蝥胶囊治疗原发性肝癌的 Meta 分析[J]. 中医药导报，2018，24（5）：71-76.

[16] 陈军，陈典. 复方斑蝥胶囊联合三维适形放疗治疗中晚期原发性肝癌临床观察[J]. 现代肿瘤医学，2012，20（1）：114-116.

[17] 王夏飞，王贵吉，裴迎新，等. FOLFOX6 联合复方斑蝥胶囊治疗晚期原发性肝癌的效果[J]. 郑州大学学报（医学版），2012，47（3）：385-387.

❖ 楼 莲 胶 囊 ❖

【药物组成】　白花蛇舌草、天葵子、水红花子、重楼、鳖甲（制）、莪术、半边莲、土鳖虫、水蛭（烫）、红参、制何首乌、龙葵、鸡内金（炒）、半枝莲、乌梅（去核）、水牛角浓缩粉、砂仁、没药（制）、白英、乳香（制）。

【处方来源】　研制方。国药准字 Z10980133。

【功能与主治】　行气化瘀，清热解毒。本品为原发性肝癌辅助治疗药，适用于原发性肝癌 Ⅱ 期气滞血瘀证患者，合并肝动脉插管化疗，可提高有效率并缓解腹胀、乏力等症状。

【药效】　主要药效作用如下：

1. 调节机体免疫作用[1]　研究表明楼莲胶囊可提高肿瘤患者 CD3+/CD4+值和 CD4+/CD8+值，调节 T 淋巴细胞免疫功能。

2. 抑瘤作用[2]　实验表明，楼莲胶囊对裸小鼠移植人肝癌有明显的抑制作用，抑瘤率可达 90%以上，说明楼莲胶囊对人肝癌有较好的抑制作用。

【临床应用】　用于肝癌、食管癌、胃癌、鼻咽癌、肺癌等多种肿瘤放、化疗的合并用药。

1. 原发性肝癌[2]　研究表明，楼莲胶囊治疗原发性肝癌可提高有效率，增强化疗疗效，改善生活质量，增强机体免疫力。

2. 食管癌、胃癌　见相关章节。

【不良反应】　偶见恶心，轻度腹泻。

【使用注意】　尚未明确。

【用法与用量】　饭后口服，每次 6 粒，每日 3 次；6 周为 1 个疗程或遵医嘱。

参 考 文 献

[1] 陈乃杰，金源，赖义勤. 楼莲胶囊配合化疗治疗中晚期消化道恶性肿瘤的临床观察[J]. 福建医药杂志，1999，21（6）：42-43.
[2] 王仁术，王医林，蒋红球. 楼莲胶囊治疗肝癌的疗效观察[J]. 中国社区医师：医学专业，2006，8（18）：86.

金 龙 胶 囊

【药物组成】　鲜守宫、鲜金钱白花蛇、鲜蕲蛇。

【处方来源】　研制方。国药准字 Z10980041。

【功能与主治】　破瘀散结，解郁通络。用于原发性肝癌血瘀郁结证，症见右胁下积块，胸胁疼痛，神疲乏力，腹胀，纳差等。

【药效】　主要药效作用如下：

1. 增强机体免疫功能[1]　金龙胶囊可增强 LAK 细胞、巨噬细胞及 NK 细胞的活性，以此促进白细胞介素、肿瘤坏死因子及干扰素产生，有效提高淋巴因子及 NK 细胞的活性，最终提高机体免疫力以有效抵御及杀死肿瘤细胞。

2. 阻滞细胞周期、抑制肿瘤细胞增殖[2]　金龙胶囊能阻滞肿瘤细胞有丝分裂，抑制肿瘤细胞从 S 期向 G_2 期和 M 期转化，使分裂期的瘤细胞减少，从而抑制肿瘤细胞增殖。

3. 抑制肿瘤转移[3]　现代研究表明金龙胶囊对 MH CC97H 细胞（高转移潜能人肝癌细胞株）黏附、运动、侵袭能力均有明显的抑制作用，从而阻抑肿瘤细胞的转移。

4. 抑制血管生成[4,5]　新血管的形成是肿瘤生长转移和侵袭过程中的一种基本活动，由肿瘤微环境所决定，多种信号分子共同参与其调控。研究表明：金龙胶囊通过下调 Mig-7 mRNA 和 Mig-7 蛋白的表达，抑制结肠肿瘤血管生成拟态的形成。金龙胶囊可减少移植瘤新生血管的形成，抑制肺腺癌 A549 移植瘤的生长。

【临床应用】

肝癌[6-8]　金龙胶囊治疗原发性肝癌可控制瘤体进展，提高晚期肝癌患者的生活质量，延长生存期。金龙胶囊联合 TACE 治疗肝癌，能提高总有效率，保护患者细胞免疫功能，减少药物不良反应，并降低患者死亡率；金龙胶囊先期干预对原发性肝癌具有抑制肿瘤、减毒增效、保肝、提高生存质量、增强免疫功能等疗效。

【不良反应】 尚不明确。

【使用注意】 服药期间出现过敏者，应及时停药，并给予相应的治疗措施。妊娠及哺乳期妇女禁用。

【用法与用量】 口服，每次 4 粒，每日 3 次。

参 考 文 献

[1] 李宾，赵立新，刘志伟，等. 金龙胶囊联合介入治疗原发性肝癌 150 例临床分析[J]. 中华肝胆外科杂志，2013，19（7）：530-533.

[2] 赵冬梅，关大创.“金龙胶囊”抑制 HL-60 细胞生长并诱导细胞凋亡[J]. 中国医药学报，2002，17（6）：346-348.

[3] 李立新，叶胜龙，王艳红，等. 金龙胶囊对人肝癌高转移细胞系转移的抑制作用[J]. 肝脏，2011，16（3）：240-241.

[4] 刘娇萍，袁昌劲，余涛，等. 金龙胶囊对结肠癌血管生成拟态及 Mig-7 的影响[J]. 肿瘤防治研究，2016，43（12）：1059-1062.

[5] 戴明，杨清蓉，钟华成，等. 金龙胶囊对荷人肺腺癌 A549 裸鼠皮下移植瘤生长的影响[J]. 光明中医，2014，29（7）：1387-1389.

[6] 朱霞. 金龙胶囊治疗晚期原发性肝癌的疗效观察[J]. 现代中西医结合杂志，2003，12（16）：1739-1740.

[7] 郑操，张荣胜，潘勇，等. 金龙胶囊与介入治疗原发性肝癌的疗效及对 T 淋巴细胞亚群、肿瘤免疫因子的影响[J]. 现代消化及介入诊疗，2018，23（4）：80-83.

[8] 杨佩颖，孙一予，张蕴超，等. 金龙胶囊先期干预 TACE 治疗原发性肝癌的临床研究[J]. 中国肿瘤临床，2013，40（1）：45-49.

康力欣胶囊

【药物组成】 阿魏、九香虫、大黄、姜黄、诃子、木香、丁香、冬虫夏草。

【处方来源】 研制方。国药准字 Z20025075。

【功能与主治】 扶正祛邪，软坚散结。用于消化道恶性肿瘤，乳腺恶性肿瘤，肺恶性肿瘤气血瘀阻证者。

【药效】 主要药效作用如下：

1. 对放化疗的增效减毒作用 康力欣胶囊能保护骨髓造血功能，促进造血细胞单系分化，有效阻止白细胞下降，使白细胞、血小板维持在一个理想水平，同时，康力欣胶囊能改善胃黏膜表面细胞和酶平衡，恢复胃肠正常功能，消除呕吐、恶心、便秘、腹泻等痛苦。而且康力欣胶囊能有效消除肝、肾代谢毒素，抑制并防止脂质过氧化物在细胞内的累积，保肝护肾。康力欣胶囊与放化疗联合使用可起到显著的增效减毒的作用，不但可明显提高综合疗效，而且对放、化疗引起的一系列毒副作用，如白细胞减少、血小板减少、恶心、呕吐、腹泻、脱发、肝肾功能受损等均有很好的治疗效果。

2. 抗肿瘤作用[1] 康力欣胶囊是由八种中药组成的复方中药制剂，组方中的某些中药经现代药理、药效学研究发现，均具有抗癌活性物质且具有提高免疫力的功能。其中姜黄素、大黄素的抗癌作用是研究的热点，其作用机制包括：①抑制肿瘤细胞的增殖；②促进肿瘤细胞的凋亡；③抑制肿瘤血管生成及肿瘤侵袭转移；④增强肿瘤细胞对放化疗的敏感度。其他药物中所含化学成分也具有抗癌活性。

3. 增强机体免疫力[2-6] 恶性肿瘤常导致或伴有免疫功能障碍并诱发疼痛使患者的生

活质量严重下降，而康力欣胶囊中的冬虫夏草、姜黄、大黄、阿魏等中药具有较好的免疫调节作用，可提高机体的免疫力。研究表明，康力欣胶囊可提高小鼠单核吞噬细胞系统的廓清能力，使小鼠胸腺系数和脾脏系数明显提高；提示康力欣胶囊具有提高机体免疫功能的作用。

【临床应用】

1. 消化道、乳腺及肺部恶性肿瘤　对消化道恶性肿瘤、乳腺肿瘤、宫颈癌、肺癌疗效确切。康力欣胶囊是通过诱生体内干扰素，激活 NK 细胞，攻击肿瘤细胞，使肿瘤细胞坏死缩小，而起到治疗作用的。

2. 其他肿瘤　康力欣胶囊对白血病、淋巴系统恶性肿瘤、成骨肉瘤、多发骨髓瘤、恶性黑色素瘤等恶性肿瘤皆有较好的抑制作用。

【不良反应】　尚不明确。

【使用注意】　孕妇禁服。

【用法与用量】　口服，每次 2～3 粒，每日 3 次；或遵医嘱。

参 考 文 献

[1] 郭利群，郭利华. 康力欣胶囊治疗中晚期恶性肿瘤临床疗效观察[J]. 中医临床研究，2015，7（20）：21-23.

[2] 郭峰，钱宝华，张乐之，等. 冬虫夏草对肿瘤患者红细胞天然免疫粘附肿瘤细胞的增强作用[J]. 肿瘤学杂志，2004，10（6）：398-400.

[3] 金莉，张晓智，李明众，等. 姜黄素对 S180 荷瘤小鼠抑瘤及免疫调节作用的研究[J]. 陕西医学杂志，1999，28（11）：700-702.

[4] 马迪，唐阁. 大黄免疫功能的研究进展[J]. 中医药学刊，2006，24（8）：1505-1507.

[5] 赵祁，肖杰，王勤. 阿魏菇对小鼠免疫功能的影响[J]. 中国食用菌，2001，20（1）：43-45.

[6] 温先敏，杨缅南，段位钢，等. 康力欣胶囊对小鼠免疫功能的促进作用[J]. 云南中医中药杂志，2008，29（9）：45-46.

回生口服液

【药物组成】　益母草、鳖甲、水蛭（制）、虻虫、干漆（煅）、桃仁、红花、川芎、延胡索（醋炙）、三棱（醋炙）、乳香（醋炙）、没药（醋炙）等 34 味。

【处方来源】　研制方。国药准字 Z20025042。

【功能与主治】　消癥化瘀，用于原发性肝癌、肺癌。

【药效】　主要药效作用如下：

1. 改善机体免疫功能[1, 2]　红细胞免疫黏附功能是红细胞免疫的重要部分，红细胞通过其表面的 I 型补体受体（CR1）与红细胞补体受体 C3b 调理过的免疫复合物（IC）结合，并黏附于肿瘤细胞，将其携带到肝脾等脏器，以利于吞噬细胞吞噬，从而促进 IC 的清除，防止肿瘤细胞在血液中扩散。回生口服液可提高肿瘤患者的红细胞免疫功能。另外，回生口服液有较好的保护白细胞、红细胞、血小板、血红蛋白的作用，可使化疗患者 NK 细胞活性及 T 淋巴细胞亚群活性显著提高。

2. 抑制肿瘤增殖及转移　回生口服液通过提高肿瘤细胞的转移基因 nln-23 的表达和分布，从而阻滞肿瘤转移、黏附、降解、移动中的蛋白酶降解步骤。

3. 抑制肿瘤血管生成　肿瘤血管生成依赖于多种相关因子的诱导和调节。正常组织中，血管促进因子与抑制因子调节平衡使血管处于静止状态。肿瘤发生后，血管促进因子增多，而抑制因子降低，回生口服液可能通过影响这些因子，从而抑制肿瘤转移血管生成，抑制肿瘤的转移。

4. 影响肿瘤细胞周期、促进细胞凋亡　回生口服液通过诱导细胞凋亡和影响细胞周期，使 G_0/G_1 期细胞数目增多，S 期细胞数目下降，同时诱导 G_0/G_1 期细胞凋亡。

5. 镇痛作用[3]　对晚期肺癌患者应用回生口服液，具有较好的控制癌痛的作用，其机制可能为抑制疼痛相关细胞因子产生，其机制有待进一步研究。

6. 放疗增敏作用　瘤体内乏氧细胞对放射线的抗拒性，是放疗后肿瘤复发及转移的重要原因之一，回生口服液可提高瘤体内乏氧细胞的放射敏感性，具有放疗增敏作用。

【临床应用】

1. 原发性肝癌[4]　研究表明 TACE 联合回生口服液可最大限度地减轻不能手术的原发性肝癌患者的肿瘤负荷，减轻化疗不良反应，提高生活质量。回生口服液联合介入治疗原发性肝癌无论外周白细胞的保护、症状的改善、生活质量的改善还是对 AFP 的影响均显著优于单纯化疗介入组。

2. 肺癌　研究发现，回生口服液对移植性小鼠肉瘤 180（S180）、小鼠肝癌（H22）和小鼠肺癌（Lewis 肺癌）具有肯定的抑瘤作用，其抑瘤作用具有剂量依赖关系，其机制考虑为回生口服液中所含许多中药具有抗癌作用。

【不良反应】　尚不明确。

【使用注意】　①孕妇禁用。②过敏体质者慎服。

【用法与用量】　口服，每次 10ml，每日 3 次；或遵医嘱。

参 考 文 献

[1] 周长杰，田保德，郭秀兰. 放疗合并回生口服液对恶性肿瘤患者红细胞免疫功能的影响[J]. 中国肿瘤临床与康复，1999，6（2）：73.

[2] 王道梅，燕平，莫正英，等. 回生口服液对非小细胞肺癌化疗患者血象及免疫功能的影响[J]. 中国中医药信息杂志，2007，14（10）：67-78.

[3] 邓晓华，徐新化. 回生口服液治疗晚期肺癌 32 例[J]. 实用中医内科杂志，1999，13（1）：28.

[4] 李洪涛，付国权，王成权. 肝动脉栓塞化疗结合回生口服液治疗原发性肝癌疗效观察[J]. 华西医学，2003，18（4）：16.

槐 耳 颗 粒

【药物组成】　槐耳菌质。

【处方来源】　研制方。《中国药典》（2005 年版）。

【功能与主治】　扶正固本，活血消癥。适用于正气虚弱，瘀血阻滞，原发性肝癌不宜手术和化疗者辅助治疗用药，有改善肝区疼痛、腹胀、乏力等症状的作用。

【药效】　主要药效作用如下：

1. 调节机体免疫[1,2]　机体抗肿瘤免疫反应包括细胞免疫和体液免疫，细胞免疫通过体内的免疫活性细胞，主要是 NK 细胞、T 淋巴细胞和巨噬细胞完成。槐耳颗粒可通过增强巨噬细胞的吞噬功能，并诱导其分泌 TNF-α、IL-1 和 INF-α 等细胞因子增强机体固有免疫和体液免疫能力达到抗肿瘤的目的，还可通过增强 NK 细胞的活性和 T 淋巴细胞亚群水平，增强机体细胞免疫。

2. 诱导肿瘤细胞凋亡[3,4] 细胞凋亡又称为程序性细胞死亡，是维持细胞数量稳定的重要机制，其受到抑制能够促进恶性肿瘤的自主增殖。槐耳颗粒通过调节细胞凋亡相关蛋白 p53、Bax、Bcl-2 及 caspase-3 等的表达，抑制肿瘤细胞生长、诱导肿瘤细胞的凋亡。

3. 抑制肿瘤血管生成[5,6] 肿瘤的生长和转移依赖于血管生成，肿瘤血管生成是血管内皮细胞、肿瘤细胞与其微环境相互影响的结果，其中，血管内皮细胞的增殖、迁移和分化，是抗血管生成最有效的靶点。槐耳颗粒通过特异性阻止内皮细胞由 S 期进入 G_2/M 期，产生 S 期阻滞，从而影响 VEGF 诱导血管内皮细胞的增殖和分化，具有潜在的抗血管生成作用。endostatin 是高效、特异的血管抑制因子，可抑制内皮细胞增殖、抑制血管生成及拮抗动物肿瘤转移。槐耳颗粒在体外可上调细胞株中 endostatin 的表达水平，抑制肿瘤血管的生成。

【临床应用】

肝癌[7, 8] 槐耳颗粒剂对肝癌具有缩小抑制作用，可明显降低患者的 AFP 水平，显著改善肝癌患者的症状，尤其对肝区痛、腹胀、腹水效果更佳，可以防止放疗引起的白细胞下降作用。

【不良反应】 个别患者出现恶心，呕吐。

【使用注意】 尚不明确。

【用法与用量】 口服，每次 20g，每日 3 次。肝癌的辅助治疗 1 个月为 1 个疗程，或遵医嘱。肺癌、胃肠癌和乳腺癌的辅助治疗 6 周为 1 个疗程。

参 考 文 献

[1] 陈慎宝，丁如宝. 槐耳菌质成分对小鼠免疫功能的影响[J]. 食用菌学报，1995，（1）：21.

[2] 袁林，杨建青，潘光栋. 槐耳配合体部伽马刀治疗对原发性肝癌患者免疫功能的影响[J]. 时珍国医国药，2010，21（3）：684-686.

[3] 黄涛，孔庆志，卢宏达，等. 槐耳清膏诱导人肺腺癌细胞 A549 凋亡的实验研究[J]. 中华结核和呼吸杂志，2001，24（8）：503.

[4] Cui Y，Meng H，Liu W，et al. Huaier aqueous extract induces apoptosis of human fibrosarcoma HT1080 cells through the mitochondrial pathway[J]. Oncol Lett，2015，9（4）：1590-1596.

[5] 许戈良，荚卫东，马金良，等. 槐耳清膏体外抑制血管生成的实验研究[J]. 中国药理学通报，2003，19（12）：1410-1412.

[6] 范羽. 槐耳清膏抑制肺癌血管生成及其分子机理的实验研究[D]. 成都：四川大学，2006：137-141.

[7] 顾承美，丁尔辛. 金克槐耳治疗肝癌[J]. 上海中医药杂志，1994，7：16.

[8] Zhou J，Li D C，Kuang Y T. Experimental study of growth and metastasis inhibition induced by Jin-ke in human pancreatic adenocarcinom a cell line panc-1[J]. Su Zhou University Journal of Medical Science，2005，25（2）：226-228.

鳖 甲 煎 丸

【药物组成】 鳖甲、射干、黄芩、鼠妇虫、干姜、大黄、桂枝、石韦、厚朴、紫葳、阿胶、柴胡、蜣螂、芍药、牡丹皮、土鳖虫、蜂房、赤硝、桃仁、瞿麦、人参、半夏、葶苈。

【处方来源】 东汉·张仲景《金匮要略》。《中国药典》（1985 年版）。

【功能与主治】 行气活血，祛湿化痰，软坚消癥。主治疟母、癥瘕。疟疾日久不愈，胁下痞硬成块，结成疟母；以及癥瘕结于胁下，推之不移，腹中疼痛，肌肉消瘦，饮食减少，时有寒热，女子月经闭止等。

【药效】 主要药效作用如下：

1. 抑制肿瘤血管生成[1]　VEGF 可与血管内皮细胞受体进行紧密的、特异性的结合，促进血管内皮细胞进行有丝分裂，导致内皮细胞大量增生，逐渐形成了血管雏形，最后生成新的血管，促进肿瘤的生长、侵袭及转移，鳖甲煎丸可抑制 Wnt/β-catenin 信号通路的激活，减少肝癌细胞 HepG2 中 VEGF 的表达，从而抑制肿瘤的生长、侵袭和转移。

2. 抑制肿瘤细胞增殖、分化及成熟[2-5]　β-catenin 作为 Wnt/β-catenin 信号通路重要的信号，在参与细胞间黏附，调控细胞生长、分化和凋亡等过程中，起到重要的作用。Wnt/β-catenin 信号通路的激活可引起 β-catenin 在细胞质内积聚，当其浓度达到一定的程度时向细胞核内转移，在细胞核中 β-catenin 与转录因子家族 Tcf/Lefs 结合，可激活 *cyclinD1* 和 *c-myc* 等原癌基因而导致细胞增殖、分化和成熟。因此，β-catenin 在细胞内的积聚与肿瘤的发生及转移侵袭密切相关。鳖甲煎丸一方面可直接降低肝癌细胞 HepG2 中 β-catenin 的表达水平，减少 β-catenin 在肝癌细胞 HepG2 内的积聚；另外可抑制肝癌细胞 HepG2 中 GSK-3β 磷酸化，从而促进 β-catenin 降解，减少 β-catenin 在肝癌细胞 HepG2 内的积聚，进一步抑制肝癌细胞的转移与侵袭。

3. 增强机体免疫力作用[6,7]　肿瘤患者的免疫功能多处于低下状态，而机体的抗肿瘤效应又是通过细胞免疫实现的，T 淋巴细胞在机体的抗肿瘤免疫排斥反应中占有重要的地位，T 淋巴细胞主要可分为辅助性 T 淋巴细胞（Th 细胞）CD4$^+$T 及抑制性 T 淋巴细胞（Ts 细胞）CD8$^+$T。在肿瘤免疫的监视及调控过程中，CD4$^+$T 淋巴细胞起着十分重要的作用，其免疫记忆是该细胞参与肿瘤免疫的基础，它通过直接或间接的方式参与肿瘤细胞的破坏与清除；CD8$^+$T 在细胞免疫过程中为负调节效应[6]。IFN-γ 能够诱导 CTL 细胞和 Th1 细胞的产生、活化巨噬细胞、加强固有性和获得性免疫应答，进而增加机体抗肿瘤的能力。免疫调节因子 IL-2 具有活化单核吞噬细胞的杀瘤作用，加强 T 淋巴细胞增殖分化，增强 NK 细胞杀伤活性，诱导 B 淋巴细胞分泌抗体等功能；同时还可以促进 NK 细胞分泌 TNF-α 和 IFN-γ 等细胞因子，从而间接发挥抗肿瘤作用。鳖甲煎丸通过刺激 IL-2 和 IFN-γ 的生成，提高肝癌荷瘤小鼠外周血中 CD4$^+$T 细胞亚群的比例并降低 CD8$^+$T 细胞亚群的比例，纠正 CD4$^+$/CD8$^+$的失衡，改变 Th1/Th2 的漂移现象，维持 Th1 功能亚群的优势，发挥抗肿瘤作用。

【临床应用】

肝癌[8]　鳖甲煎丸化裁方不但能明显改善肝癌患者的肝功能、生活质量及中医证候指标，同时联合 TACE 治疗中晚期肝癌可提高近期有效率。

【不良反应】　个别患者服药后，有恶心、食欲减退、头晕、眼花、精神不振及腹部不适，上述反应多发生于体质虚弱患者，只需对症处理。

【使用注意】　①孕妇忌服。②年老体虚者慎用。③忌食辛辣、油腻、生冷、鸡蛋等食物。

【用法与用量】　大蜜丸每次 2 丸；水蜜丸每次 3g；小蜜丸每次 6g，每日 2～3 次，温开水送服，以饭后服为宜，儿童酌减。

参 考 文 献

[1] 京佳，林相国，许涛，等. VEGF 家族及其在肿瘤生长中作用的研究[J]. 现代生物医学进展，2012，4：777-779.

[2] Veeman M T，Axelrod J D，Moon R T. A second canon. Functions and mechanisms of beta-catenin-independent Wnt signaling[J]. Dev Cell，2003，5（3）：367-377.

[3] Behrens J，Lustig B. The Wnt connection to tumorigenesis[J]. Int J Dev Biol，2004，48（5/6）：477-487.

[4] Doucas H，Garcea G，Neal C P，et al. Changes in the Wnt signaling pathway in gastrointestinal cancers and their prognostic significance[J]. Eur J Cancer，2005，41（3）：365-379.

[5] 孙海涛，贺松其，文彬，等. 鳖甲煎丸对肝癌细胞中 Wnt 信号分子 β-catenin、GSK-3β 及靶基因 CD44v6、VEGF 的影响[J]. 南方医科大学学报，2014，34（10）：1454-1458.

[6] Puan K J，Low J S，Tan T W，et al. Phenotypic and functional altera-tions of Vgamma2 Vdelta2 T cell subsets in patients with active naso-pharyngeal carcinoma[J]. Cancer Immunol Immunother，2009，58：1095 -1107.

[7] 罗庆东，王月飞，赵红晔，等. 鳖甲煎丸对肝癌荷瘤小鼠细胞免疫功能的干预作用[J]. 中医药学报，2012，40（3）：21-23.

[8] 文庆贤，郭萍，蒋树龙. 化痰祛瘀方联合肝动脉化疗栓塞术治疗中晚期原发性肝癌[J]. 吉林中医药，2015，35（2）：150-153.

养正消积胶囊

【**药物组成**】　黄芪、女贞子、人参、莪术、灵芝、绞股蓝、炒白术、半枝莲、白花蛇舌草、茯苓、土鳖虫、鸡内金、蛇莓、白英、绵茵陈、徐长卿。

【**处方来源**】　研制方。《中国药典》（2015 年版）。

【**功能与主治**】　为补益剂，具有健脾益肾、化瘀解毒之功效。适用于不宜手术的脾肾两虚、瘀毒内阻型原发性肝癌辅助治疗，与肝内动脉介入灌注加栓塞化疗合用，有助于提高介入化疗疗效，减轻对白细胞、肝功能、血红蛋白的毒性作用，改善患者生存质量，改善脘腹胀满痛、纳呆食少、神疲乏力、腰膝酸软、溲赤便溏、疼痛等症状。

【**药效**】　主要药效作用如下：

1. 对肿瘤细胞迁移和黏附的影响[1-7]　养正消积胶囊对肿瘤细胞的生长影响很小，但可以抑制多种肿瘤细胞的黏附、迁移。通过细胞动态分析仪高通量检测发现养正消积胶囊的活性提取物可以浓度依赖性地抑制多种肿瘤细胞如胃癌 HGC27 细胞、结肠癌 HRT18 细胞、乳腺癌 MCF7 细胞、肺癌 A549 细胞及骨肉瘤 MG-63 细胞的黏附，以及肺癌、结肠癌肿瘤细胞的迁移。进一步的实验证实养正消积胶囊对肿瘤细胞黏附的影响与 PI3K 通路有关，PI3K 活性的强抑制剂 Wortmannin 可以抑制 AKT 和哺乳动物雷帕霉素靶蛋白（mTOR）。DME25 可提高 Wortmannin 对细胞黏附的抑制作用，与单独加入 AKT 抑制剂产生的效应不同。DME25 对 PI3K 通路的影响可能不依赖某单一通路，如 AKT 通路。

2. 对肿瘤血管生成的作用[8-10]　养正消积胶囊可以在体外明显地抑制血管内皮细胞的小管形成，对细胞基质黏附和迁移具有浓度依赖性抑制作用。细胞基质黏附是细胞迁移的重要步骤，而黏附迁移是血管生成的核心，向基质黏附又在基质上迁移是内皮细胞形成血管样小管的关键。因此，养正消积胶囊对血管内皮细胞黏附和迁移的抑制作用可能是其抑制小管形成的主要机制。

【**临床应用**】

肝癌　养正消积胶囊联合 TACE，在一定程度上可防止和减轻 TACE 术后的不良反应，提高患者治疗的耐受性。二者联合治疗后，患者的 PSF 延长，KPS 提高，可能与其能提高免疫功能，加强免疫监视及阻止肿瘤新生血管的生成有关。

【**不良反应**】　尚不明确。

【**使用注意**】　尚不明确。

【用法与用量】　口服，每次4粒，每日3次。

<h2 style="text-align:center">参 考 文 献</h2>

[1] Ye L, Ji K, Frewer N, et al. Impact of Yangzheng Xiaoji on the adhesion and migration of human cancer cells: the role of the AKT signaling pathway[J]. Anticancer Res, 2012, 32（7）: 2537-2543.

[2] Ye L, Ji K, Ji J F, et al. Application of electric cell-sub-strate impedance sensing in evaluation of traditional medicine on the cellular functions of gastric and colorectal cancer cells[J]. Elect Cell-Subst Imped Sens Cancer Metast, 2012, 17: 195-202.

[3] Li L, Xia Y F, Wang Z W, et al. Suppression of the PI3K-Akt pathway is involved in the decreased adhesion and migration of bone marrow-derived mesenchymal stem cells from non-obese diabetic mice[J]. Cell Biol Int, 2011, 35（9）: 961-966.

[4] Thamilselvan V, Craig D H, Basson M D. FAK association with multiple signal proteins mediates pressure-induced colon cancer cell adhesion via a Src-dependent PI3K/Akt pathway[J]. FASEB J, 2007, 21（8）: 1730-1741.

[5] Ayral-Kaloustian S, Gu J, Lucas J, et al. Hybrid inhibitors of phosphatidylinositol 3-kinase（PI3K）and the mammalian target of rapamycin（mTOR）: design, synthesis, and superior antitumor activity of novel wortmannin-rapamycin conjugates[J]. J Med Chem, 2010, 53（1）: 452-459.

[6] Wu Q, Chen Y, Cui G H, et al. Wortmannin inhibits K562 leukemic cells by regulating PI3k/Akt channel in vitro[J]. J Huazhong Univ Sci Technol MedSci, 2009, 29（4）: 451-456.

[7] Zhang F, Zhang T, Jiang T, et al. Wortmannin potentiates roscovitine-induced growth inhibition in human solid tumor cells by repressing PI3K/Akt pathway[J]. Cancer Lett, 2009, 286（2）: 232-239.

[8] Kohno T, Matsuda E, Sasaki H, et al. Protein-tyrosine kinase CAKbeta/PYK2 is activated by binding Ca^{2+}/calmodulin to FERM F2 alpha2 helix and thus forming its dimer[J]. Biochem J, 2008, 410（3）: 513-523.

[9] Gilmore A P, Romer L H. Inhibition of focal adhesion kinase（FAK）signaling in focal adhesions decreases cell motility and proliferatio[J]. MolBiolCell, 1996, 7（8）: 1209-1224.

[10] Cai J, Parr C, Watkins G, et al. Decreased pigment epithelium derived factor expression in human breast cancer progression[J]. Clin Cancer Res, 2006, 12: 3510-3517.

三、扶正祛邪类

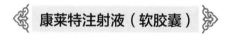

康莱特注射液（软胶囊）

【药物组成】　薏苡仁油。

【处方来源】　研制方。《中国药典》（2015年版）。

【功能与主治】　益气养阴，消癥散结。康莱特注射液适用于不宜手术的气阴两虚、脾虚湿困型原发性非小细胞肺癌及原发性肝癌，配合放化疗有一定的增效作用，对中晚期肿瘤患者具有一定的抗恶病质和止痛作用。康莱特软胶囊适用于手术前及不宜手术的脾虚痰湿型、气阴两虚型原发性非小细胞肺癌。

【药效】　主要药效作用如下：

1. 抑制肿瘤细胞增殖、诱导肿瘤细胞凋亡、抗肿瘤[1]　肿瘤的发生和发展是细胞的过度繁殖和细胞凋亡受到抑制的过程；细胞周期紊乱导致细胞增生过多或凋亡减少，康莱特注射液通过下调*Bcl-2*基因，从而影响细胞周期，进而产生抗癌作用。

2. 调节细胞因子水平、影响机体代谢、抗恶病质[2]　晚期肿瘤出现的恶病质状态本质是一种代谢障碍综合征，产生机制为全身炎性反应和神经内分泌应激反应的激活，肿瘤坏死因子、IL-2、IL-6、IL-8、干扰素、甲状旁腺相关肽是癌症恶病质发生的重要因子，诱导产生肝脏急性期蛋白反应，提高炎症反应，激活宿主炎症细胞产生细胞因子瀑布。康莱特注射液通过调节炎症细胞因子水平，影响机体代谢，起到抗恶病质作用。

3. 增强机体免疫　康莱特注射液可诱导机体产生免疫活性细胞因子，此因子可刺激机体提高细胞免疫功能，增加 T 淋巴细胞亚群及免疫球蛋白水平，从而提高机体对恶性肿瘤细胞的杀灭和防御作用。

【临床应用】

1. 肝癌[3]　康莱特注射液对肝癌细胞 Hep G$_2$ 增殖有明显的抑制作用，其抑制作用与时间、剂量成依赖关系，其机制为通过抑制下游 cyclin D1、cyclin E 的表达而阻止细胞进入 S 期。

2. 非小细胞肺癌[4]　康莱特注射液联合化疗治疗非小细胞肺癌可提高治疗有效率，还可显著改善患者的一般状况，对保护血小板、提升血小板功能有一定作用。

3. 结直肠癌[5]　康莱特注射液协同奥沙利铂可抑制人结肠癌细胞 SW480 的增殖，使细胞周期阻滞于 G$_2$/M 期，可能与抑制凋亡蛋白 Bcl-2 的表达、增强 L-OHP 对结直肠细胞的凋亡作用有关。

4. 胰腺癌[6]　薏苡仁油能影响人原位胰腺癌 BxPC-3 细胞生长周期，导致细胞周期阻滞，下调 VEGF 和 bFGF 的表达水平，可能对抑制胰腺癌细胞的扩散产生一定作用。

【不良反应】　①临床偶见脂过敏现象，如寒颤、发热、轻度恶心及肝转氨酶可逆性升高，使用 3～5 天后此症状大多可自然消失而适应。②偶见轻度静脉炎。③在脂肪代谢严重失调时（急性休克、急性胰腺炎、病理性高脂血症、脂性肾病变等患者）禁用。④肝功能严重异常者慎用。⑤孕妇禁用。

【使用注意】　①如偶有患者出现严重脂过敏现象可对症处理，并酌情停止使用。②本品不宜加入其他药物混合使用。③静脉滴注时应防止渗漏出血管外而引起刺激疼痛；冬季可用 30℃温水预热，以免除物理性刺激。④使用本品应采用一次性输液器（带终端滤器）。⑤如发现本品出现油、水分层（乳析）现象，严禁静脉使用。⑥如有轻度静脉炎出现，可在注射本品前和后适量（50～100ml）输注 0.9%氯化钠注射液或 5%葡萄糖注射液。

【用法与用量】　注射液：缓慢静脉滴注 200ml，每日 1 次，21 天为 1 个疗程，间隔 3～5 天后可进行下 1 个疗程。联合放、化疗时，可酌减剂量。首次使用，滴注速度应缓慢，开始 10 分钟滴速应为 20 滴/分，20 分钟后可持续增加，30 分钟后可控制在 40～60 滴/分。软胶囊：口服，每次 6 粒，每日 4 次。宜联合放、化疗使用。

参 考 文 献

[1] 苏伟贤，朱光辉，肖焕擎，等. 康莱特对胃癌细胞增殖及凋亡能力的影响[J]. 临床和实验医学杂志，2008，7（4）：89-90.

[2] Skipworth R J, Stewart G D, Deiong C H, et al. Pathophysiology of cancer cachexia: much more than host-tumour interaction[J]. Clin Nutur, 2007, 26（6）: 667-676.

[3] 梁铁军，秦成勇，谭艳蓉，等. 康莱特抑制肝癌细胞 Hep G2 增殖的实验研究[J]. 中国肿瘤临床，2006，33（13）：743-746．

[4] 崔成旭，李峻岭，储大同，等. 康莱特联合化疗治疗晚期非小细胞肺癌89例临床观察 [J]. 实用肿瘤杂志，1998，13（6）：376-377.

[5] 车晓玲，李进，何敬东，等. 康莱特注射液联合奥沙利铂对 SW480 细胞株增殖和凋亡的影响[J]. 肿瘤，2011，31（4）：321-325.

[6] 许健，沈雯，孙金权，等. 薏苡仁油对人原位胰腺癌 BxPC-3 细胞生长及 VEGF 和 bFGF 表达的影响[J]. 中草药，2012，43（4）：724-728.

康艾注射液

【药物组成】　黄芪、人参、苦参素。

【处方来源】　研制方。《中国药典》（2015 年版）。

【功能与主治】　益气扶正，增强机体免疫功能。用于原发性肝癌、肺癌、直肠癌、恶性淋巴瘤、妇科恶性肿瘤；各种原因引起的白细胞低下及减少症。慢性乙型肝炎的治疗。

【药效】　主要药效作用如下：

1. 调节炎症因子、维系免疫因子平衡、改善机体免疫[1,2]　恶性肿瘤的发生发展乃至转移与免疫系统密切相关，细胞因子是由免疫效应细胞产生的一大类能在细胞间传递信息、具有免疫调节和效应功能的蛋白质或小分子多肽，炎性细胞因子如 IL-6、TNF-α、IL-1 等的升高可促进恶性肿瘤的发生、发展和转移。康艾注射液可显著降低恶性肿瘤患者外周血炎性细胞因子 IL-6、TNF-α 的水平。辅助性 Th1、Th2 细胞处于相互抑制和相互转化的平衡状态，失去平衡，抑制机体的免疫功能，康艾注射液可以促进 Th1 和 Tc1 应答优势改变，改善代偿期肝硬化患者 Th1/Th2、Tc1/Tc2 亚群的平衡，从而提高其免疫功能。

2. 抑制肿瘤细胞增殖[3,4]　恶性增殖是肿瘤细胞的主要特性之一，康艾注射液在体内代谢转化过程可能显著增强了其抑制肿瘤细胞增殖的效应。研究表明苦参素可能为康艾注射液在体外发挥直接抑瘤作用的主要活性物质，苦参素在体内的主要活性代谢物为苦参碱，苦参碱较原形物质具有更强的直接抑制肿瘤细胞增殖的活性。

3. 抑制血管生成[5]　肿瘤生长依赖于血管生成，肿瘤的血管生成是个复杂的多阶段、多步骤的过程，其中 VEGF 的作用最为重要，是已知直接激活血管生成蛋白质作用最强烈的。康艾注射液可下调肿瘤患者外周血 VEGF 的表达，抑制血管新生，抑制肿瘤细胞侵袭转移。

【临床应用】

肝癌[6,7]　康艾注射液应用于 TACE 后患者，可提高近期疗效，显著改善患者肝功能，改善患者临床症状，提高生活质量。康艾注射液亦能减慢肝癌的增长速度，预防静脉癌栓的形成，抑制肿瘤远处转移。

【不良反应】　本品不良反应十分罕见，在临床使用过程中罕见有过敏反应的报道。

【使用注意】　①对过敏体质的患者，用药应慎重，并随时进行观察。②临床使用应辨证用药，严格按照药品说明书规定的功能主治使用。③医护人员应严格按照说明书规定用法用量使用。④输液速度：滴速勿快，老人、儿童以 20～40 滴/分为宜，成年人以 40～60 滴/分为宜。⑤加强用药监护。用药过程中，应密切观察用药反应，特别是开始 30 分钟，发现异常，立即停药，对患者采用积极救治措施。

【用法与用量】　缓慢静脉注射或滴注；每日 1～2 次，每日 40～60ml，用 5%葡萄糖注射液或 0.9%氯化钠注射液 250～500ml 稀释后使用。30 天为 1 个疗程或遵医嘱。

参 考 文 献

[1] Wang T W. Kang'ai injection combined with chemotherapy in treatment of malignant tumor[J]. Chinese Journal of Experimental

Traditional Medical Formulae, 2012, 18（19）：281-283.

[2] Sun T，Chen K H，Pei H，et al. Changes of Th1/Th2 and Tc1/Tc2 pattern in patients with compensated cirrhosis treated by Kang'ai injection[J]. Zhongguo Zhong Xi Yi Jie He Xiao Hua Za Zhi，2012，20（5）：197-200.

[3] Huang S P，Hao N，Qiao H L. Comparative analysis of the inhibitory effect on HO-8910 cell proliferation of Kangai injection[J]. Zhongguo Yi Yuan Yao Xue Za Zhi，2011，31（14）：1187-1190.

[4] Huang S P. Inhibitory effect of Kangai injection vs. Kushensu injection on tumor cell proliferation[J]. Zhongguo Yi Yuan Yong Yao Ping Jia Yu Fen Xi，2012，12（8）：712-715.

[5] Zhang C M，Zhao Z W，Zeng J. Intervention effects of adjuvant chemotherapy combined with kang'ai injection on expression of serum vegf in patients with advanced non-small cell lung cancer[J]. Zhong Liu Fang Zhi Yan Jiu，2011，38（5）：545-547.

[6] 张太峰，万强，李军，等. 康艾注射液对肝癌介入治疗后患者肝功能的影响[J]. 中国中西医结合杂志，2009，29（4）：360-362.

[7] 杨如意，张红武. 康艾注射液治疗晚期肝癌的临床研究[J]. 中国新药杂志，2010，（17）：1575-1577.

四、其　　他

 鸦胆子油口服乳液（软胶囊、注射液）

【**药物组成**】　鸦胆子油。

【**处方来源**】　研制方。国药准字 Z44022858。

【**功能与主治**】　作为肺癌，肺癌脑转移，消化道肿瘤及肝癌的辅助治疗剂。

【**药效**】　主要药效如下：

1. 抑制肿瘤细胞活性作用[1-3]　鸦胆子油能够抑制癌细胞对氧的摄取，降低脂质过氧化反应和氧自由基的活动水平，阻止其有毒代谢产物对细胞的损害；同时也对肿瘤细胞膜有特异的亲和力，通过破坏肿瘤细胞生物膜结构来抑制癌细胞 DNA、RNA、蛋白质的合成，干扰肽腱的形成，对肿瘤细胞 M、G_0、G_1、G_2、S 期均有抑制作用。研究表明鸦胆子油阻止 BIU-87、RLC-310、GRC-1 细胞由 G_0、G_1 期向 S 期进展，阻断肝癌细胞的增殖通路，能够破坏癌细胞质膜系统、线粒体及粗面内质网等细胞器。鸦胆子油还能够通过蛋白降低 GAPDH、Akt、TGF-1 和 SMA 的水平来抑制瘤体增长，改善肝功能，降低白细胞计数。

2. 诱导细胞凋亡作用[4-7]　药理学研究表明鸦胆子油可以增强 NK 细胞对肝癌细胞的敏感性，使胞体变圆，胞质浓缩，染色质边积聚浓缩、呈破损状，部分线粒体肿大，出现空泡化，其内容物电子密度与基质相似，细胞核不规则，加速细胞凋亡，导致细胞膜破裂。鸦胆子油通过体外诱导人肝癌 HepG2 和 Huh7 细胞阻滞于 G_0/G_1 期致其凋亡，机制可能与 caspase-3 蛋白酶依赖的线粒体凋亡途径有关。

3. 逆转化疗药耐药性作用[8-13]　鸦胆子油能通过抑制肿瘤细胞 DNA 聚合酶，抑制肝癌细胞的增长，能够一定程度上克服肿瘤耐药性。临床上常通过鸦胆子油联合化疗药物，抑制肿瘤细胞，延长耐药周期，逆转耐药性。研究表明鸦胆子油乳以拓扑异构酶Ⅱ为其细胞内靶点逆转耐药；鸦胆子油乳能够穿过细胞膜到达细胞内，通过竞争 P-gp 与其他化疗药物的结合位点，抑制药物泵出，逆转耐药性。

4. 增强机体免疫作用[14]　研究表明鸦胆子油可提高机体免疫功能，可能与促进 T、B 淋巴细胞增殖，上调 TGF-α 水平及下调 TNF-α 水平有关。

【临床应用】

1. 肝癌[15-17]　研究表明鸦胆子油栓塞治疗肝癌的确具有明显抑制肿瘤生长、降低并发症、提高患者生存率的良好治疗效果。单纯的 TACE 作用于局部肝脏，易导致肝脏缺血坏死，致使血中内毒素及 VEGF 水平升高，而鸦胆子油能够降低内毒素和 VEGF 的水平，从而减低复发概率和肝损伤程度。鸦胆子油联合 TACE 通过 Fas/FasL 基因通路能够诱发细胞凋亡，提高机体免疫力及生存率。

2. 肺癌、消化道肿瘤　见有关章节。

【不良反应】　鸦胆子油不良反应较少，临床应用较为安全。常见不良反应主要有轻微发热、腹泻、胸闷、呼吸困难、过敏性休克，静脉注射不宜过快、浓度不宜过高、量不宜过大，可减少不良反应的发生。

【使用注意】　①鸦胆子油软胶囊：本品无明显毒副作用，但少数患者偶有油腻感、恶心、厌食等消化道不适的反应，脾胃虚寒者慎用。②鸦胆子油乳注射液：鸦胆子油乳注射液外观如有分层，应停止使用；鸦胆子油乳注射液有毒，易损害肝肾功能，应在医生指导下使用，不可过量。③过敏体质者慎用。用药期间出现过敏者，应及时停药，并给予相应的治疗措施。④鸦胆子油乳注射液不宜与其他药物同时滴注，以免发生不良反应。

【用法与用量】　口服液：口服，每次 20ml，每日 2～3 次，30 天为 1 个疗程。软胶囊：口服，每次 4 粒，每日 2～3 次，30 天为 1 个疗程。注射液：静脉滴注，每次 10～30ml（每次 1～3 支），每日 1 次（本品须加灭菌 0.9%氯化钠溶液 250ml，稀释后立即使用）。

参 考 文 献

[1] 骆红霞，胡伟跃，李进. 鸦胆子油乳注射液治疗肝癌晚期 28 例疗效观察[J]. 浙江中医杂志，2014，49（11）：812.

[2] Pan L，Chin Y W，Chai H B，et al. Bioactivity-guided isolation of cytotoxic constituents of Brucea javanica collected in Vietnam[J]. Bioorg Med Chem，2009，1（7）：2219-2224.

[3] 李滨萍，王颖彦，肖焕. 鸦胆子油抗肿瘤作用时间药理学的研究[J]. 中国实验方剂学杂志，2015，20（21）：150-153.

[4] 韩凤娟，蔡冬燕，吴效科，等. 鸦胆子油乳抗肿瘤机制研究进展[J]. 现代肿瘤医学，2013，21（3）：669-671.

[5] 孙忠慧. 几种中药材及制剂抗卵巢癌研究探要[J]. 中医药学刊，2002，20（2）：199-200.

[6] Lau F Y，Chui C H，Gambari R，et al. Antiproliferative and apoptosis inducing activity of Brucea javanica extract on human carcinoma cells[J]. Intern J Molec Med，2005，16（6）：1157-1162.

[7] 石磊，岳媛，王作仁. 鸦胆子油脂质体对人肝癌细胞株 HepG2 抑制作用的体内外研究[J]. 西安交通大学学报：医学版，2011，32（6）：772-777.

[8] 马青松，庞玉新，杨全，等. 鸦胆子的药理作用和抗肿瘤机制研究进展[J]. 贵州农业科学，2015，43（2）：137-140.

[9] Cui Y X，Wu Z M，Liu X X，et al. Preparation, safety, pharmacokinetics, and pharmacodynamics of liposomes containing Brucea javanica oil[J]. AAPS Pharm Sci Tech，2015，11（2）：878-884.

[10] 俞丽芬，吴云林，章永平. 鸦胆子油乳剂对人胃腺癌长春新碱耐药细胞株 MKN28/VCR 的逆转作用[J]. 世界华人消化杂志，2001，9（4）：376-378.

[11] 高娜，茹俊卿，张育. 中药逆转白血病多药耐药的研究进展[J]. 江苏中医药，2007，39（3）：60-62.

[12] Bruix J，Sherman M. Management of hepatocellular carcinoma：an update[J]. Hepatology，2011，53（3）：1020-1022.

[13] 赵丹懿，张阳，李曼琦，等. 肝动脉栓塞化疗术治疗肝恶性肿瘤对于肝功能的影响[J]. 疑难病杂志，2013，12（7）：516-518.

[14] 宋艳丽，薛瑞，吴倩，等. 鸦胆子油注射液对 H22 细胞增殖的抑制作用及其机制探讨[J]. 实用肝脏病杂志，2014，17（2）：180-183.

[15] 田华琴，李宏良，梁贵文，等. 鸦胆子油乳介入治疗不同年龄段原发性中晚期肝癌疗效分析[J]. 光明中医，2008，23（12）：1888-1890.

[16] Jin W，Han H M，Zhou S L，et al. Therapeutic efficacy of brucea javanica oil emulsion（BJOE）combined with transcatheter

hepaticarterial chemoembolization（TACE）in patients with primary liver cancer[J]. Int J Clin Exp Med, 2015, 8（10）: 18954-18962.

[17] 李燕, 贾勋超, 张希. 鸦胆子油口服乳液联合肝动脉栓塞化疗治疗肝癌临床疗效以及对患者血浆内毒素及血管内皮生长因子水平影响研究[J]. 陕西医学杂志, 2016, 45（7）: 892-893.

榄香烯注射液（口服乳）

【药物组成】　β-榄香烯、γ-榄香烯、δ-榄香烯混合液。

【处方来源】　研制方。国药准字 H10960114。

【功能与主治】　本品合并放、化疗常规方案对肺癌、肝癌、食管癌、鼻咽癌、脑瘤、骨转移癌等恶性肿瘤可以增强疗效，降低放化疗的毒副作用。临床上多用于恶性腹水、胸腔积液、脑瘤、呼吸道和消化道肿瘤的一线治疗，多用于妇科肿瘤、乳腺癌、皮肤癌、骨转移癌、淋巴瘤、白血病等的二线治疗。并可用于介入、腔内化疗及癌性胸腹水的治疗。

【药效】　主要药效如下：

1. 诱导细胞凋亡作用[1-3]　研究表明榄香烯注射液可降低缺氧诱导因子-1α（HIF-1α）和 Survivin 基因，增加肺腺癌 A549 细胞凋亡的数量；榄香烯注射液可降低溶酶体膜通透性（LMP），增加组织蛋白酶 D 表达，激活 caspase-3，促进肺癌 A549 细胞的凋亡；β-榄香烯通过下调 Bcl-2，上调凋亡蛋白（Bax）水平诱导人脑胶质瘤 SHG44 细胞凋亡。

2. 阻滞细胞周期作用[4-6]　正常细胞周期可分为静止期（G_0 期）、细胞间期[或称 DNA 合成前期（G_1 期）]、DNA 合成期（S 期）、DNA 合成后期（G_2 期）和细胞分裂期（M 期）。许多药物通过阻滞细胞周期起作用。榄香烯注射液将细胞周期阻滞在细胞间期，致细胞增殖停滞，诱导细胞凋亡。研究表明 β-榄香烯体外用于人脑胶质瘤细胞，发现 Fas/FasL 和 Bax 上调，Bcl-2 下调，caspase-3、caspase-8 和 caspase-9 活化，细胞周期停留在 G_0/G_1 期；榄香烯注射液能逆转 GSTP1 抑癌基因甲基化并抑制其激活，使细胞周期抑制在 S 期；榄香烯注射液下调 eIF4E（真核起始因子）表达，降低肺癌 A549 细胞株 G_2/M 期细胞比例。

3. 诱导细胞自噬作用[7,8]　研究表明榄香烯注射液上调自噬调节关键因子（Beclin-1）表达，诱导自噬性凋亡；β-榄香烯可能通过上调 Atg5-Atg12 结合蛋白表达诱导胃癌 MGC803 细胞自噬发生，且作用可能与抑制 PI3K/Akt/mTOR 信号通路相关。

4. 抑制肿瘤血管生成作用[9]　基质金属蛋白酶（matrix metalloproteinases，MMPs）高表达于肿瘤细胞中，可降解肿瘤外基质，促进癌细胞突破基膜，侵袭周围毛细血管；VEGF 可增加血管通透性，诱导淋巴管产生，促血管生成，二者均可诱发肿瘤侵袭和转移。国内研究显示榄香烯注射液影响 eLF 家族成员下调 bFGF 和 VEGF 表达，以抗肿瘤血管生成。

5. 抗肿瘤侵袭转移作用[10,11]　榄香烯注射液下调尿激酶型纤溶酶原激活物（uPA）及其受体（uPAR）、MMP-2 和 MMP-9 的表达，抑制黑色素瘤转移[22]。榄香烯注射液联合化疗还能影响免疫调节，抑制小鼠 Lewis 肺癌细胞转移。

6. 逆转肿瘤细胞耐药作用[12-14]　MDR 和自噬活性增强致化疗失败。研究表明榄香烯注射液逆转肿瘤细胞耐药的机制大致有：①抑制细胞周期依赖性蛋白激酶（CDK）成员 CDK8 基因表达，促进 p21 基因抑制肿瘤旁分泌促肿瘤生长因子，逆转肺腺癌细胞 A549 化疗耐药；②下调 P-gp 蛋白：上调磷酸酶基因（PTEN 基因），下调 P-gp，逆转 MCF-7/ADR

和 MCF-7/DOC 乳腺癌细胞化疗耐药；③下调凋亡因子如 NF-κB，逆转胃癌细胞耐药；④诱导自噬作用：上调 Beclin-1 表达，下调 MRP 表达，诱导自噬性凋亡，逆转顺铂耐药肺癌 A549 细胞。

7. 放疗增敏作用[15-17]　榄香烯注射液可提高 *Fas* 基因表达率，下调 HIF-1α 和 Survivin 蛋白表达，介导线粒体和 caspase 酶细胞死亡途径，诱导 DNA 损伤，干扰损伤修复，诱导自噬作用发挥其放射增敏机制。

8. 调节机体免疫功能[18]　榄香烯注射液可有效调节机体的免疫功能发挥抗肿瘤作用，其调节免疫功能主要包括诱导细胞免疫应答（包括提高 T 淋巴细胞转化率及生成率、增强 NK 细胞活性、激活巨噬细胞杀瘤活性、联合树突状细胞疫苗激发机体免疫应答），介导体液免疫应答，调节细胞因子如白细胞介素、干扰素和肿瘤坏死因子的含量，增强肿瘤细胞免疫原性，促进红细胞免疫功能等多条免疫效应。

【临床应用】

1. 肝癌[19]　榄香烯注射液联合 TACE 治疗肝癌，可明显提高临床疗效，减轻 TACE 导致的栓塞综合征的症状（如术后疼痛、发热等），并保护肝功能、免疫功能。

2. 肺癌、卵巢癌、乳腺癌、鼻咽癌等　见相关章节。

【不良反应】　部分患者用药后可有静脉炎、发热、局部疼痛、过敏反应、轻度消化道反应。

【使用注意】　高热患者、胸腹水合并感染的患者慎用。孕妇及哺乳期妇女应慎用本品。

【用法与用量】　注射液：静脉注射。每次 0.4～0.6g，每日 1 次，2～3 周为 1 个疗程。用于恶性胸腔积液治疗：抽出恶性胸腔积液，胸腔内注入 2%普鲁卡因或 2%利多卡因 5～10ml，15～20 分钟后胸腔内注入榄香烯注射液 0.3～0.5g。口服乳：口服，每次 20ml，每日 3 次；饭前空腹小口吞服，连服 4～8 周为 1 个疗程。或遵医嘱。

参 考 文 献

[1] Zou K, Tong E J, Xu Y H, et al. Down regulation of mammalian target of rapamycin decreases HIF-1α and survivin expression in anoxic lung adenocarcinoma A549 cell to elemene and/or irradiation[J]. Tumor Biol，2014，35（10）：9735-9741.

[2] Li L J, Zhong L F, Jiang L P, et al. Lysosomal membrane permeabilization contributes to elemene emulsion-induced apoptosis in A549 cells[J]. Free Radic Res，2011，45（10）：1232-1240.

[3] 郭立彬，董秋峰，付宏亮，等. β-榄香烯对人脑胶质瘤 SHG44 细胞增殖及凋亡的影响[J]. 现代生物医学进展，2016，16（6）：1039-1042.

[4] Li C L, Chang L, Guo L, et al. β-elemene induces caspase-dependent apoptosis in human glioma cells in vitro through the upregulation of Bax and Fas/ FasL and downregulation of Bcl-2[J]. Asian Pac J Cancer Prev，2014，15（23）：10407-10412.

[5] Wu B Q, Jiang Y, Zhu F, et al. Demethylation effects of elemene on the GSTP1 gene in HCC cell line QGY7703[J]. Oncol Lett，2016，11（4）：2545-2551.

[6] 王斌梁，蔡媛媛，张蓉映，等. 榄香烯对肺癌 A549 细胞凋亡影响及分子机制研究[J]. 上海预防医学，2015，27（11）：690-693.

[7] Zhou K, Wang L P, Cheng R R, et al. Elemene increases autophagic apoptosis and drug sensitivity in human cisplatin（DDP）-resistant lung cancer cell line SPC-A-1/DDP by inducing Beclin-1 expression[J]. Oncol Res，2017，5：23.

[8] Liu J, Zhang Y, Qu J L, et al. β-elemene induced autophagy protects human gastric cancer cells from undergoing apoptosis[J]. BMC Cancer，2011，20（11）：183.

[9] Tao L, Zhou L, Zheng L Y, et al. Inhibition of eIF families expression and angiogenesis for human laryngeal carcinoma by elemene administration[J]. Chinese Journal of Otorhinolaryngology，2005，40（11）：840-845.

[10] Shi H，Liu L，Liu L M，et al. β-elemene inhibits the metastasis of B16F10 melanoma cells by downregulation of the expression of uPA，uPAR，MMP-2and MMP-9[J]. Melanoma Res，2014，24（2）：99-107.

[11] 党晓敏,孙忠民,杨岚．等. 榄香烯乳联合化疗对小鼠 Lewis 肺癌的抑瘤作用[J]. 西安交通大学学报,2015,36(1):112-116.

[12] 张永军，张爱琴，包文龙，等. 榄香烯抑制 P21 基因表达逆转肺癌化疗耐药的实验研究[J]. 中华中医药学刊，2015，33（12）：2956.

[13] Zhang J，Zhang H，Yao Y F，et al. β-elemene reverses chemoresistance of breast cancer cells by reducing resistance transmission via exosomes[J]. Cell Physiol Biochem，2015，36（6）：2274-2286.

[14] Fu T H，Li J Y，Jing Y Y，et al. Effect of elemene on reversing chemoresistance to adriamycin in human stomach cancer cell line[J]. Zhong Yao Cai，2013，36（4）：601-603.

[15] 陈进才，佘军军、王光辉，等. β-榄香烯对裸鼠直肠癌的放射增敏作用[J]. 西安交通大学学报：医学版，2014，35（3）：394-398.

[16] Li Q Q，Lee R X，Liang H S，et al. Enhancement of cisplatin-induced apoptosis by β-elemene in resistant human ovarian cancer cells[J]. Med Oncol，2013，30（1）：424.

[17] Zou K，Liu C G，Zhang Z，et al. The effect of elemene on lung adenocarcinoma A549 cell radiosensitivity and elucidation of its mechanism[J]. Clinics（Sao Paulo），2015，70（8）：556-562.

[18] 麻杰、陈娟，赵冰洁，等. 抗癌药物 β-榄香烯及其衍生物的研究进展[J]. 中药材，2018，49（5）：1184-1191.

[19] 卢丽琴、赵同伟. 榄香烯注射液结合肝动脉栓塞化疗治疗肝转移癌的临床观察[J]. 中华中医药学刊,2011,29(2):253-255.

葫 芦 素 片

【药物组成】　总葫芦素。

【处方来源】　研制方。国药准字 Z20093150。

【功能与主治】　解毒清热，利湿退黄。用于湿热毒盛所致迁延性肝炎、慢性肝炎及原发性肝癌的辅助治疗。

【药效】　主要药效如下：

1. 阻滞肿瘤细胞周期，抑制肿瘤增殖作用[1,2]　研究表明葫芦素 B 能够抑制肿瘤细胞 STAT3 转录因子的活化，干扰丝裂原活化蛋白激酶信号转导通路，将肿瘤细胞周期阻滞于 G_2/M 期，抑制肿瘤细胞的增殖。葫芦素 E 通过诱导 G_2/M 周期阻滞抑制人 HepG2 细胞增殖，并可下调 Cdk1 蛋白的表达，上调 p21 蛋白的表达。

2. 诱导细胞凋亡作用[3]　体外实验表明葫芦素 E 可以破坏 HepG2 细胞的细胞骨架，使细胞内核酸发生断裂,并能诱导细胞凋亡蛋白 Bax 的表达及活化凋亡核心蛋白 caspase3，最终使 HepG2 细胞呈现凋亡状态。

3. 抑制肿瘤血管生成作用[4-9]　VEGFR 是人体中最重要的促新生血管形成因子，VEGFR-2 能够刺激血管内皮细胞的增殖，对新生血管的出芽产生较强的促进作用。在相对低氧的环境下癌细胞可分泌 HIF-1α，进一步刺激肿瘤细胞表达 VEGF，最终产生促血管生成活性。研究表明葫芦素片可降低小鼠肿瘤组织中 VEGF、VEGFR-2 及 HIF-1α 的表达，从而抗肿瘤血管生成。

4. 抗肝损害作用[10-14]　研究表明，葫芦素 BE 可提高血浆 cAMP 水平，调节肝蛋白浓度，增加 cAMP/cGMP 值，使肝损害所致的谷丙转氨酶（ALT）异常改善，使损害的肝细胞修复。葫芦素 BE 能明显抑制肝组织内纤维组织增生，防止脂肪肝变性及肝硬化的形成和发展。

5. 提高机体免疫功能[15,16]　葫芦素 BE 可显著增加机体的淋巴细胞转化率、玫瑰花环结合率和 T 淋巴细胞数；较大剂量时可提高巨噬细胞吞噬率。葫芦素 BE 可逆转细胞免疫缺陷，有类似转移因子的作用，可激发细胞免疫，对体液免疫也有较强的作用。

6. 其他作用 葫芦素能抑制二十烷化合物的合成，具有抗炎作用；能促进胃肠蠕动，有一定的催泻作用；能增加毛细血管的通透性，对循环有促进作用。

【临床应用】 用于湿热毒盛所致迁延性肝炎、慢性肝炎及原发性肝癌的辅助治疗。

原发性肝癌[17] 葫芦素片联合沙利度胺经肝TACE治疗老年不可切除原发性肝癌疗效显著，可提高近期疗效总有效率，延长总生存时间与中位无疾病进展生存时间，且不增加不良反应。

【不良反应】 少数患者偶有轻微胃肠道反应，但一般不影响治疗。

【使用注意】 使用剂量不得随意加大，孕妇及严重消化道溃疡患者忌服。

【用法与用量】 口服。迁延性肝炎、慢性肝炎：每次 1～3 片，每日 3 次，连服 3 个月为 1 个疗程，饭后服，儿童酌减。原发性肝癌：每次 2～4 片，每日 3 次或遵医嘱，连服 3 个月为 1 个疗程，饭后服。

参 考 文 献

[1] 张延亭，欧阳东云，何贤辉. 葫芦素 B 抗肿瘤作用及其机制研究进展[J]. 中国药理学及毒理学杂志，2012，26（1）：112-114.

[2] 李艳春，张鹏飞，罗杞瑜，等. 葫芦素 E 通过诱导 G_2/M 周期阻滞抑制人肝癌细胞增殖[J]. 沈阳药科大学学报，2010，27（5）：388-391.

[3] 沈杭，陈宗科，钱叶本. 葫芦素 E 诱导肝癌细胞凋亡及其机制[J]. 临床与实验病理学杂志，2015，31（12）：1339-1343.

[4] 王静，刘静，曲红卫，等. 葫芦素片对移植性宫颈癌荷瘤小鼠的肿瘤作用机制研究[J]. 山东中医药大学学报，2018，42（16）：544-548.

[5] Goel H L，Mercurio A M. VEGF targets the tumour cell[J]. Nat Rev Cancer，2013，13（12）：871-882.

[6] Jais A，Solas M，Backes H，et al. Myeloid-cell-derived VEGF maintains brain glucose uptake and limits cognitive impairment in obesity[J]. Cell，2016，165（4）：882-895.

[7] Haimng L，Christopher G，Stephen A，et al. PET imaging of VEGFR- 2 expression in lung cancer with ^{64}Cu-labeled ramucirumab[J]. J Nucl Med，2016，57（2）：285-290.

[8] Mi H P，Kang-Yell C，Yunjin J，et al. Phospholipase D1 protein coordinates dynamic assembly of HIF-1α-PHD-VHL to regulate HIF-1α stability[J]. Oncotarget，2014，5（23）：11857-11872.

[9] Shu Y C，Cheng Q Y，Tao T L，et al. AMPK- HDAC5 pathway facilitates nuclear accumulation of HIF-1α and functional activation of HIF-1α by deacetylating Hsp70 in the cytosol[J]. Cell Cycle，2015，14（15）：2520-2536.

[10] 吉宏. 葫芦素及其药理学研究[J]. 国外医学：中医中药分册，1996，18（6）：13-14.

[11] 刘颖菊，刘文清. 葫芦素的药理与临床应用[J]. 中草药，1992，23（11）：605-608.

[12] Agil A，Miro M，Jimenez J，et al. Isolation of ani-hepatotoxic principle from the juice of Ecballium elaterium[J]. Planta Med，1999，65（7）：673-675.

[13] 聂侃，聂荣海. 中药及其有效成分抗病毒性肝炎的研究概况[J]. 中草药，1994，25（7）：381-384.

[14] 贾建伟，杨积明，袁桂玉，等. 甜瓜蒂经鼻粘膜给药治疗顽固性黄疸[J]. 天津医学，2004，32（6）：345-346.

[15] Attard E，Brincat M P，Cuschieri A. Immunomodulatory activity of cucurbitacin E isolated from Ecballium elaterium[J]. Fitoterapia，2005，76（5）：439-441.

[16] 上海市传染病总院. 中药甜瓜蒂喷鼻治疗病毒性肝炎免疫学机理的初步探讨[J]. 新医药学杂志，1976，9：426.

[17] 谭栋，何盟国，沈乃营，等. 葫芦素片联合沙利度胺经 TACE 治疗老年不可切除原发性肝癌的临床疗效及安全性[J]. 中国肝脏病杂志（电子版），2017，9（2）：36-40.

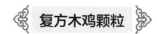

复方木鸡颗粒

【药物组成】 云芝提取物、山豆根、菟丝子、核桃楸皮。

【处方来源】　研制方。国药准字 Z21020413。

【功能与主治】　具有抑制甲胎蛋白升高的作用。用于肝炎，肝硬化，肝癌。

【药效】　主要药效如下：

1. 诱导肿瘤细胞凋亡[1]　研究表明复方木鸡颗粒对 K652、Hela 和 A549 细胞的生长有明显的抑制作用，这种作用随时间的延长抑制度渐渐升高，有明显的时间依赖性；对 HL-60、HepG2、Raji 细胞的生长抑制也很明显，但随时间的变化，抑制率变化不明显。抑制癌细胞生长的途径是诱导癌细胞凋亡。

2. 抑制端粒酶活性[2-4]　在人类超过 90% 的肿瘤尤其是恶性、晚期肿瘤中，端粒酶的表达都有增加，这就表明，在肿瘤发生的过程中，正常人体中已经失去活性的端粒酶再次被激活，也就是说端粒酶在肿瘤发生过程中扮演着一个关键角色，要维持肿瘤细胞的发生、发展及恶性转化，就需要更高浓度的端粒酶水平更有效地维持端粒的长度。研究表明：肿瘤细胞株及肿瘤组织中，端粒酶阳性的比率高达 70%～100%。核桃楸提取液可抑制 Hela 细胞、PC-3 细胞（前列腺癌细胞株）的端粒酶活性，但对人体正常组织的 HLF 细胞（人胚肺细胞株）的端粒酶活性影响不大，说明核桃楸有可能作为有效的端粒酶活性抑制剂从而成为低毒高效的新型肿瘤治疗药物。

3. 癌前阻断作用　甲胎蛋白（AFP）为肝癌最富特性的肿瘤标志物，已广泛用于肝癌的早期普查、早期诊断、早期治疗中。复方木鸡颗粒具有肝癌前期阻断性治疗作用，其重要的机制是降低 AFP。

4. 抑瘤、保肝降酶作用[5]　有关报道对复方木鸡颗粒抑瘤保肝降酶作用进行了研究，结果显示：复方木鸡颗粒对小鼠 S180 有明显的抑制作用，能增强小鼠的免疫功能；对小鼠肝癌也有一定抑制作用；对四氯化碳致急性肝损伤大鼠血清转氨酶升高，有明显的降低作用。

【临床应用】　用于甲胎蛋白低浓度持续阳性，慢性活动性肝炎及早期或中期原发性肝癌。

1. 肝癌[6]　原发性肝癌介入治疗疗效是肯定的，但也有一定不足之处：①原发性肝癌大多是在肝炎、肝硬化基础上发生的，介入治疗能有效控制肿瘤，但同时对肝脏有损害，甚至可使肝炎、肝硬化加重。②介入治疗由于用化疗药物，对免疫功能有一定影响。③介入治疗不能改变肿瘤生长的基础。④介入治疗不能完全杀灭肿瘤细胞。研究证明复方木鸡颗粒能弥补介入治疗的一些不足。

2. 肝炎[7]　研究表明该药具有加强肝细胞保护、抗肝纤维化、抑制 AFP 产生和减轻脾肿大的作用，疗效良好且持久。

3. 肝纤维化[8]　研究表明复方木鸡颗粒对慢性乙型肝炎（湿热留恋瘀毒型）有明显的抗肝纤维化作用，其疗效优于大黄䗪虫丸。

4. AFP[9]　临床实验研究显示，复方木鸡颗粒具有降低血清 AFP 和谷丙转氨酶（ALT）的作用，口服方便，未发现任何毒性反应。

【不良反应】　尚不明确。

【使用注意】　在医生指导下使用。

【用法与用量】　口服，每次 10g，每日 3 次。饭后服。

参 考 文 献

[1] 郝晓娜，孙俊杰. 复方木鸡冲剂对多种肿瘤细胞体外生长抑制作用的研究[J]. 中国现代药物应用，2008，2（17）：13-15.

[2] 王洁. 端粒酶与肿瘤的关系[J]. 广西医学，2010，32（2）：204-207.

[3] Jiang X R，Jin enez G，Chang E，et al. Telomerase expression in human somatic cells does not induce changes associated with a transformed phenotype[J]. Nature Genet，1999，21（1）：111-114.

[4] Phatak P，Burger A M. Telam erase and its potential for therapeutic intervention[J]. Br J Pham acol，2007，152（7）：1003-1011.

[5] 鑫和筠，曹颖林，程秀娟，等. 复方木鸡冲剂的抑瘤、保肝降酶作用的研究[J]. 时珍国药研究，1996，7（2）：87-88.

[6] 吴海江，崔宁，曹驰，等. 介入治疗加服复方木鸡冲剂治疗原发性肝癌的临床观察[J]. 中国医药，2008，3（12）：792-793.

[7] 韩捷，陈海燕，沈培辰，等. 复方木鸡冲剂治疗慢性乙型肝炎的回顾性研究[J]. 细胞与分子免疫学杂志，2005，21（5）：631-634.

[8] 李向日，耿新义，常占杰. 复方木鸡颗粒治疗慢性乙型肝炎（湿热留恋瘀毒型）肝纤维化的临床研究[J]. 现代中医药，2003，（5）：15-16.

[9] 张宝初，王墨荣，陈建国. 复方木鸡冲剂治疗甲胎蛋白阳性 102 例[J]. 中国肿瘤，2002，11（11）：644-645.

得力生注射液

【药物组成】　红参、黄芪、生蟾酥、生斑蝥。

【处方来源】　研制方。国药准字 Z20010135。

【功能与主治】　益气扶正，消癥散结。用于中晚期原发性肝癌气虚瘀滞证，症见右肋腹积块，疼痛不移，腹胀食少，倦怠乏力等。

【药效】　主要药效如下：

1. 阻滞肿瘤细胞周期[1-5]　细胞周期的进展和凋亡被认为是保持体内平衡的两个关键的信号机制，许多抗癌机制和 DNA 损伤机制都是阻滞细胞周期在 G_0/G_1、S 或者 G_2/M 期，然后诱导细胞死亡。研究表明得力生注射液阻滞人肝癌 SMMC-7721 细胞株至 G_1 期，阻止细胞进一步的增殖和诱导细胞凋亡。

2. 抑制肿瘤血管生成作用[5,6]　血管生成由促进血管生成的血管蛋白和抑制血管生成的血管蛋白共同决定。VECF、OPN 及内皮抑素（endostadin，ENS）都参与了肿瘤血管的生成。得力生注射液通过下调 VECF、OPN 及上调 ENS 的表达来抑制和诱导人肝癌 SMMC-7721 细胞株的增殖与凋亡。

3. 增强机体免疫功能[7-11]　得力生注射液的主要扶正成分是人参和黄芪。人参的主要活性成分为人参皂苷和人参多糖，其中人参多糖可显著增强腹腔巨噬细胞的吞噬功能，激活单核吞噬细胞系统，提高机体免疫力。人参多糖能显著增强单核吞噬细胞系统的吞噬功能，增强正常小鼠脾脏中 NK 细胞的杀伤活性及分泌 IL-2 和 IFN-γ 的水平；显著增加血清补体和血清免疫球蛋白 G（IgG）的含量，以及小鼠脾脏及胸腺的重量。人参皂苷也能够增强 T 淋巴细胞和 B 淋巴细胞功能，诱导体内干扰素、白细胞介素的产生，并可增强淋巴因子激活杀伤细胞及 NK 细胞的活性。黄芪多糖是黄芪中免疫活性较强的一类物质，可增强小鼠腹腔巨噬细胞的吞噬功能和数量，刺激 NK 细胞增殖并提高其活性；还能促进 IgG、IgA、IgM 的形成，提高体外抗体形成细胞（PFC）的溶血能力，增加胸腺内 T 淋巴细胞百分数。

【临床应用】

1. 肝癌[12]　得力生注射液联合经肝 TACE 治疗原发性肝癌能提高患者的生活质量，

增强患者的细胞免疫功能，其中 NK 细胞生长明显。

2. 肺癌[13]　得力生注射液配合化疗治疗非小细胞肺癌，能显著改善临床症状，降低化疗期间的毒副作用，增强患者对化疗的耐受性。

3. 鼻咽癌[14]　得力生注射液配合 IMRT 治疗鼻咽癌可以减轻急性放疗反应，增强患者免疫功能。

4. 消化系统肿瘤　得力生注射液可明显提高晚期消化道癌症化疗患者的免疫球蛋白、T 淋巴细胞亚群的活性，对化疗患者的免疫功能有较好的保护作用。

【不良反应】　①少数患者用药后可能出现尿频尿急的泌尿系统刺激症状，偶可致血尿和蛋白尿，如出现上述不良反应，应停药，如再应用时应按 1：20 稀释药液或减慢滴速，一般不超过 40 滴/分，或多饮水。②少数患者用药后可能出现肝肾损害，偶见恶心呕吐、腹胀。

【使用注意】　①本品切忌直接静脉注射。②本品含斑蝥素和华蟾蜍次素，严禁未经适当稀释使用，不可加入滴壶滴入或静脉推入，稀释浓度一般不应低于 1：10。如需避免进液量过大，最高稀释浓度不能低于 1：5，并应在 1：10 以上浓度使用 2 天后，无任何不良反应，才能使用 1：5 浓度滴入，此浓度滴速每分钟不宜超过 50 滴。③本品不宜与其他药品混合静脉滴注。④用药期间注意肝、肾功能检测。⑤如出现胸闷、心悸、气短等反应，需立即停药作常规处置。

【用法与用量】　静脉滴注。成人每次按 40～60ml 稀释于 5% 葡萄糖注射液或 0.9% 氯化钠注射液 500ml 中，每日 1 次。每疗程首次用量减半，并将药液稀释至不低于 1：20，每分钟不超过 15 滴，如无不良反应，半小时后可逐渐增加滴速，但以每分钟不超过 50 滴为宜。如患者出现尿路刺激，可按 1：20 稀释使用。每个疗程 45 天，停药 1 周后，可进行下 1 个疗程，或遵医嘱。

参 考 文 献

[1] Kessel D, Luo Y. Cells in cryptophycin-induced cell-cycle arrest are susceptible to apoptosis[J]. Cancer Lett, 2000, 151(1): 25-29.

[2] Purohit A, Hejaz H A, Walden L, et al. The effect of 2-methoxyoestrone-3-o-sulphamate on the growth of breast cancer cells and induced mammary tumours[J]. Int J Cancer, 2000, 85（4）: 584-589.

[3] Tanaka Y, Fujiwara K, Tanaka H, et al. Paclitaxel inhibits expression of heat sock protein 27 in ovarian and uterine cancer cells[J]. Int J Gynecol Cancer, 2004, 14（4）: 616-620.

[4] Harakeh S, Abu-ei-ardat K, Diab-assaf M, et al. Epigallocatechi-3-gallate induces apoptpsis and cell cycle arrest i HTLV-1-positive and negative leukemia cells[J]. Med Oncol, 2008, 25（1）: 30-39.

[5] 孙海凤，黎明，赵征，等. 得力生通过调节血管蛋白抑制肝癌 SMMC-7721 细胞增殖并促凋亡[J]. 中医药研究，2015，36（5）: 703-706.

[6] Douglas H, Judah F. Patterns and emerging mechanisms of the angiogenic switch during tumorigenesis[J]. Cell, 1966, 86（3）: 353-364.

[7] 赵俊，吴宏，王亚平. 人参多糖的化学与药理学研究进展[J]. 国际中医中药杂志，2004，26（2）: 79-81.

[8] Jia W W, Bu X, Philips D, et al. RH2, a compound extracted from ginseng, hypersensitizes multidrug-resistant tumor cells to chemotherapy[J]. Can J Physiol Pharmacol, 2004, 82（7）: 431-437.

[9] Smolinski A T, Pestka J J. Modulation of lipopolysaccharide-induced proinflammatory cytokine production in vitro and in vivo by the herbal constituents apigenin(chaomile), ginsenoside Rb（1）(ginseng)and　parthenolide(feverfew)[J]. Food Chem Toxicol, 2003, 41（10）: 1381-1390.

[10] Assinewe V A, Amason J T, Aubry A, et al. Extractable polysaccharides of Panax quinquefolius L（North American ginseng）

root stimulate TNF alpha production by alveolar macrophages[J]. Phytomedicine，2002，9（5）：398-404.

[11] Liu Z G，Xiong Z M，Yu X Y. Effect of astragelus injection on immune function in patients with congestive heart failure[J]. Zhongguo Zhong XiYi Jie He Za Zhi，2003，23（5）：351-353.

[12] 向德兵，谢家印，王东，等. 得力生注射液联合肝动脉化疗栓塞治疗原发性肝癌的临床研究[J]. 现代肿瘤医学，2006，14（7）：861-862.

[13] 吴贤，叶圣雅，谢炳銮. 得力生注射液在非小细胞肺癌术后化疗中的作用[J]. 中国中西医结合外科杂志，2010，（4）：412-414.

[14] 赵荡，刘兴京，谢强，等. 得力生注射液配合调强适形放疗治疗鼻咽癌的临床研究[J]. 南方医科大学学报，2006，26（6）：874-875.

（河南省肿瘤医院　刘怀民，郑州颐和医院　连慧娟）

第七章

卵巢癌、宫颈癌中成药名方

第一节 概 述[1-18]

一、概 念

在妇科恶性肿瘤中，卵巢癌（ovarian cancer）的发病率目前排名第三，仅次于宫颈癌、子宫内膜癌。美国国家癌症研究所对 2002～2012 年中的卵巢癌患者进行统计显示，5 年生存率 45.6%。2009 年我国 72 个肿瘤登记地区统计数据显示卵巢癌发病率为 7.95/10 万，死亡率为 3.44/10 万。卵巢癌病理诊断常见上皮癌和恶性生殖细胞肿瘤，70%的患者术中发现肿瘤已扩散到子宫、双侧附件、大网膜等盆腔各器官。宫颈癌（cervical cancer）是最为常见的妇科恶性肿瘤，流行病学数据显示，每年全球大约新增 50 万宫颈癌病例，占所有新增癌症患者的 5%。2003～2007 年间，中国的宫颈癌发病率 9.62/10 万，死亡率 2.54/10 万，分别在癌症发病构成和癌症死亡原因中排列第 7 位和第 14 位，不仅发病率、死亡率呈上升趋势，而且城市的增长趋势高于农村地区。

目前，卵巢癌和宫颈癌的中医诊断病名均规范为"妇科癌"。

二、病因及发病机制

（一）病因

卵巢癌发病原因较为复杂，与病毒感染、饮食、月经、妊娠及哺乳、遗传、外源性激素、癌基因与抑癌基因、精神因素等因素相关，是生物、心理、环境、社会等多种共同因素作用的结果。高危型 HPV 病毒感染、多个性伴侣、初次性生活年龄小于 16 岁、初产年龄小、多孕多产、沙眼衣原体及滴虫等病原体的感染、卫生条件差、营养不良、吸烟等多种因素均可能与宫颈癌发病相关。

（二）发病机制

卵巢癌发病机制尚不完全清楚，主要集中在"二元发病模型"和"大部分卵巢癌可能起源于卵巢外组织"两方面。Ⅰ型卵巢癌有比较明确的前驱病变,癌细胞生长缓慢,大多局限于卵巢内;Ⅱ型卵巢癌有很大一部分可能起源于输卵管伞端的 STIC(浆液性输卵管上皮内癌),进而播散到卵巢,或者正常的输卵管黏膜直接种植到卵巢表面形成 OEI(卵巢上皮包涵体),最终导致细胞恶变。宫颈上皮细胞在被 HPV(人乳头瘤病毒)E_6、E_7 两种病毒癌基因感染后,具有了转化生长能力,病毒癌基因持续表达维持了恶性表型,癌变过程会因二者联合作用而加速,引起细胞失控性生长。肿瘤抑制基因的 DNA 甲基化在宫颈癌的发生发展中具有重要作用。宫颈癌病变级别的增加会引起部分基因甲基化的频率增加,宫颈上皮内瘤样变的加重则会导致甲基化基因数目的增多。

三、临 床 表 现

卵巢癌常见症状为下腹不适、腹部作胀、腹痛、盆腔下坠感、月经紊乱、不规则阴道流血、消瘦等,具体症状和体征因肿瘤的大小、性质、有无并发症、发生时期等而不同。宫颈癌早期症状主要是阴道流血和白带增多,出血量可因病灶大小、浸润间质内血管程度而不同;多数患者有阴道白色或血性排液,稀薄如水样或米泔状,或有腥臭味。年轻宫颈癌患者也可表现为经期延长、经量增多,老年患者常见绝经后不规则阴道流血。尿频尿急、大便干结、贫血、下肢肿痛、恶病质等不同继发症状常见于晚期患者,也可因癌组织坏死伴感染而出现大量米汤样或脓性恶臭白带。

四、诊　　断

早期即能触及附件包块者,或临床有可疑情况,借助于影像学检查和肿瘤标志物检查,定位诊断并不困难。如遇原发肿瘤较小时即有卵巢外转移而形成盆腔内散在小结节的病例,应选择一些特殊检查方法辅助定性诊断,不应单纯依靠随诊。简易、快速的基本检查方法包括腹水细胞学检查、阴道穹后部吸液涂片检查、子宫直肠陷凹穿刺液检查等。腹腔镜及组织学检查可帮助明确可疑病例的诊断。宫颈癌患者可根据病史、症状、妇科检查、阴道镜检查并进行宫颈组织活检而确诊,包括宫颈刮片细胞学检查、阴道镜检查、宫颈及宫颈管活组织检查、宫颈碘试验、宫颈锥切术等具体检查方法。

五、治　　疗

(一)常用化学药物及现代技术

1. **手术治疗**　全面分期手术探查是卵巢癌正确分期诊断的基础,全子宫、双附件合并大网膜切除是早期卵巢癌的基本术式,Ⅲb 期以下均应行腹膜后淋巴结清扫,中晚期卵巢癌的主要术式为肿瘤细胞减灭术、间隔减瘤术。恶性生殖细胞肿瘤、交界性肿瘤、早期浸润性上皮癌等早期低危肿瘤患者,如有保留生育功能的需求,可考虑仅行患侧附件切除,保留子宫和对侧附件,但应行广泛分期手术,除外潜在晚期肿瘤可能。广泛性子宫颈切除术、腹腔镜下宫颈癌根治术、阴式广泛全子宫切除加腹腔镜下淋巴结切除术、机器人腹腔镜下宫颈癌根治术等手术方法，是早期宫颈癌的主要治疗手段，临床上根据不同分期选用不同的术式。

2. 化疗　铂类化合物是目前治疗卵巢癌最有效的药物，紫杉醇联合卡铂方案堪称一线化疗的标准方案。对于难治性卵巢癌等复发性卵巢癌而言，治疗方法主要取决于患者初次治疗后疾病缓解时间的长短及症状。以铂类为基础的二次治疗对于铂类耐药的复发性卵巢癌很少有效，多柔比星脂质体、多西他赛、依托泊苷及拓扑替康等作用机制不同的单药或联合化疗，可作为挽救治疗，有效率达 10%～25%。2009 年《卵巢癌临床实践指南》中指出，残存肿瘤≤1cm 的满意减瘤术Ⅲ期和Ⅱ期可行腹腔化疗。对晚期或复发性宫颈癌而言，化疗是主要的选择。美国妇科肿瘤组（GOG）2009 年的一项Ⅲ期临床试验结果显示，513例晚期或复发性宫颈癌患者，接受顺铂与紫杉醇联合化疗方案（PC 方案）的，疾病 PFS、总生存时间（OS）、缓解率（RR）指标结果均优于顺铂联合长春瑞滨、吉西他滨、拓扑替康化疗方案者。目前 PC 方案是晚期或复发性宫颈癌的首选化疗方案。

3. 放疗　宫颈癌放疗包括腔内和体外照射两种，可单独治疗，亦可联合治疗，适用于不同分期患者。腔内治疗采用高剂量率射线，治疗时间短，疗效确切，并发症少，肿瘤消退快，因此已被广泛使用。体外照射技术则根据患者及肿瘤情况设计放疗方案，目前应用较多的是常规分割放疗、超分割放疗和加速超分割放疗等分割放疗方法。三维适形放射治疗（3D-CRT）、IMRT 等体外照射技术，越来越多地被应用于宫颈癌的治疗中，一般为全盆腔照射，配合盆腔内后装治疗。

4. 同步放化疗　顺铂和 5-FU 配合放疗同步使用，可使不同细胞周期的肿瘤细胞同步化，增加其对放射线的敏感性，从而避免了延迟盆腔放疗时间，降低了死亡危险，患者生存率得到明显改善。

5. 靶向治疗　抗血管内皮因子抗体贝伐珠单抗（bevacizumab）提高了卵巢癌患者的 PFS，实验研究和临床数据均表明抗血管生成药物能够让患者获益，但没有增加总体生存率。GOG240 研究结果显示抗血管生成治疗联合化疗方案治疗转移或复发宫颈癌，患者的总生存期优于单独化疗，这也是抗血管生成治疗在妇科肿瘤方面的突破性进展。帕唑帕尼（pazopanib）及拉帕替尼（lapatinib）的Ⅱ期临床试验证实，可以延长晚期或复发性宫颈癌患者的疾病无进展时间。

（二）中成药名方治疗

妇科癌属于中医学"癥瘕"、"积聚"等范畴。中医认为，"癥瘕"、"积聚"的发生，是由于正气不足、邪气内侵，本质属于本虚标实。中医药可以降低妇科癌手术并发症的出现，减轻放化疗毒副作用，提高其疗效，并延长患者生存期，提高生存质量。

第二节　中成药名方的辨证分类与药效

中药治疗妇科癌是辨证论治，常用中成药的辨证分类及其主要药效如下：

一、活血化瘀类

妇科癌气血瘀滞证者，腹部可扪及肿块，质地坚硬，推之不移，按之不散，或小腹疼痛，腹部坠胀不适，肌肤甲错，面色晦黯，纳呆，消瘦，神疲乏力，或伴胸闷气短，小便不利，舌质黯紫或有瘀斑，脉细涩或细弦。

妇科癌气血瘀滞证者主要病理变化为机体存在高凝、高黏状态，外周微循环障碍，以及细胞分化受阻，呈浸润性生长。

活血化瘀类中成药可调节机体免疫功能，抑制肿瘤的生长和转移，对肿瘤细胞增殖和凋亡、肿瘤血管的生成、肿瘤细胞的黏附侵袭和迁移、肿瘤转移抑制基因的表达等多方面具有干预作用。

常用中成药：桂枝茯苓丸、榄香烯注射液（口服乳）等。

二、益气健脾化湿类

妇科癌痰湿凝聚证者，腹部扪及肿块，疼痛不显，脘腹胀满，身倦无力，纳呆少寐，带下增多，形体偏胖，舌质淡红，舌体胖边有齿痕，苔薄白或薄腻，脉细滑或濡滑。

妇科癌痰湿凝聚证者主要病理变化是脾虚正气损耗，脏腑失调，痰湿凝聚，机体免疫功能失调，肿瘤细胞侵袭性生长。

益气健脾化湿类中成药能补益脾脏损耗之气，调节脏腑功能，化痰除湿，软坚解毒，抑制癌细胞生长。

常用中成药：康艾注射液、参芪扶正注射液（参芪片、糖浆）、安康欣胶囊等。

三、清热解毒类

妇科癌热毒内蕴证者，乏力，口干欲饮，消瘦，大便干结，小便灼热，或伴有不规则阴道流血，舌质偏红或紫黯，舌苔薄或薄黄，脉细弦或细弦数。

妇科癌热毒内蕴证者主要病理变化是机体原癌基因被激活和（或）抑癌基因被抑制，加之凋亡基因、DNA 修复基因的改变，或机体免疫系统受损，使细胞出现侵袭性生长。

目前药理及临床筛选研究表明，大多数清热解毒药物均具有较强的抗癌活性，主要用于由癌症引起的炎性反应及放化疗期间引起的不良反应。清热解毒药可作用于与细胞凋亡、细胞周期、血管新生相关的关键酶。

常用中成药：鸦胆子油口服乳液（软胶囊、注射液）、宫颈癌栓、紫杉醇注射液等。

参 考 文 献

[1] 张惜阴，朱人烈. 临床妇科肿瘤学[M]. 上海：上海医科大学出版社，1993：153-154.

[2] Howlader N，Noone A M，Krapcho M，et al. SEER cancer statistics review，1975-2012[EB/OL]. http：//seer. cancer. gov/csr/1975_2010. [2013-6-14].

[3] 杨念念，严亚琼，郑荣寿，等. 中国 2009 年卵巢癌发病与死亡分析[J]. 中国肿瘤，2013，22（8）：617-621.

[4] 刘赛，张艳，尤丽，等. 宫颈癌的治疗新进展[J]. 中国医药指南，2013，23（32）：47-48.

[5] 李霓，郑荣寿，张思维，等. 2003～2007 年中国宫颈癌发病与死亡分析[J]. 中国肿瘤，2012，21（11）：801-804.

[6] 汤钊猷. 现代肿瘤学[M]，上海：复旦大学出版社，2009：899-1265.

[7] Zhang X Y. Progress in study on etiology of ovarian epithelial cancer[J]. International Obstetric Gynecology. 2010，37（5）：325-327.

[8] 王楠，马蓉，吴建中，等. 宫颈癌的发病机制、诊断及治疗进展[J]. 中国肿瘤外科杂志，2013，5（2）：121-124.

[9] Monk B J，Sill M W，McMeekin D S，et al. Phase Ⅲ trial of four cisplatin-containing doublet combinations in stage ⅣB，recurrent，or persistent cervical carcinoma：a gynecologic oncology group study[J]. J Clin Oncol，2009，27（28）：4649-4655.

[10] 高永良，朱笕青. 宫颈癌的筛查及诊治进展[J]. 国际妇产科学杂志，2012，39（4）：319-321.

[11] 丁滨. 卵巢癌治疗研究进展[J]. 人民军医，2011，54（3）：237-239.

[12] 吴令英. 卵巢上皮性癌的巩固治疗及复发治疗[J]. 中国实用妇科与产科杂志，2008，24（9）：645-647.

[13] Mancuso M R，Davis R，Norberg S M，et al. Rapid vascular regrowth in tumors after reversal of VEGF inhibition[J]. J Clin Invest，2006，116：2610-2621.

[14] 刘云，杜成，刘文超. 卵巢癌治疗新进展[J]. 现代肿瘤医学，2015，23（4）：553-556.

[15] Resbeut M，Haie-Meder C，Alzieu C，et al. Radiochemotherapy of uterine cervix cancers. Recent data[J]. Cancer Radiother，2000，4：140-146.

[16] Krill L S，Tewari K S. Integration of bevacizumab with chemotherapy doublets for advanced cervical cancer[J]. Expert Opin Pharmacother，2015，16（5）：675-683.

[17] Monk B J，Mas Lopez L，Zarba J J，et al. Phase Ⅱ，open-label study of pazopanib or lapatinib monotherapy compared with pazopanib plus lapatinib combination therapy in patients with advanced and recurrent cervical cancer[J]. J Clin Oncol，2010，28（22）：3562-3569.

[18] 刘从容，郑文新. 卵巢癌发生机制研究进展[J]. 中华病理学杂志，2011，40（8）：569-572.

（上海中医药大学附属龙华医院 田建辉、周之毅，湖州市中医院 关新军）

第三节 中成药名方

一、活血化瘀类

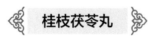

桂枝茯苓丸

【**药物组成**】 桂枝、茯苓、牡丹皮、赤芍、桃仁。

【**处方来源**】 东汉·张仲景《金匮要略》。《中国药典》（2015 年版）。

【**功能与主治**】 活血、化瘀、消癥。用于妇人宿有癥块，或血瘀经闭，行经腹痛，产后恶露不尽。现用于治疗子宫内膜炎、附件炎、月经不调、痛经、流产后阴道出血、子宫肌瘤、宫外孕、卵巢肿瘤、不孕症。

【**药效**】 主要药效如下：

1. 调节细胞免疫 辅助性 T 淋巴细胞（Th）是 T 淋巴细胞的重要亚群，具有协助体液免疫和细胞免疫的功能，可分为 Th1 和 Th2 两个亚群，Th1 和 Th2 对免疫功能分别具有正向、负向调节作用。IL-2 是调控免疫应答的重要细胞因子，主要由活化的 $CD4^+$ Th1 细胞产生，具有广泛的生物活性。桂枝茯苓丸能增加 T 淋巴细胞总数，调整 T 淋巴细胞亚群紊乱，提升 IL-2 水平[1]。桂枝茯苓丸作用于卵巢癌 HO8910 细胞，可见细胞呈凋亡改变，DNA 琼脂糖凝胶电泳呈典型的凋亡特征，细胞周期发生特定改变[2]。桂枝茯苓丸与顺铂均对小鼠宫颈癌 HeLa 瘤体有明显抑制作用，效果类似，桂枝茯苓丸还能提高小鼠脾脏指数、胸腺指数、IL-2 水平、Th1/Th2 值[3]。

2. 增强 nm23H1 蛋白表达，抑制细胞黏附分子 CD44 表达　*nm23* 是一种抑癌基因，位于染色体 17q21 区带，在人类基因中，起到抑制肿瘤转移作用的主要是 *nm23H1* 亚型。细胞表面黏附分子 CD44 主要参与细胞之间、细胞与基质间的粘连过程，与胞内骨架蛋白结合，这种黏附与结合的增高有利于癌细胞的扩散与转移。桂枝茯苓丸可调控 VEGF 的表达，抑制新生血管生成，抑制细胞黏附分子 CD44 的表达及活性，增强 S180 荷瘤鼠肿瘤细胞 nm23H1 蛋白表达[4]。

3. 下调转录因子 Twist　Twist 作为转录因子参与表皮-间叶细胞转换调控，该转录因子过表达在肿瘤的发生、侵袭转移、血管生成和肿瘤细胞耐药中发挥了重要作用。桂枝茯苓丸可下调卵巢癌变组织 Twist-1 表达，降低 IL-2、IL-12 水平，降低 VEGF、HIF-1α 蛋白及 mRNA 表达，减轻炎症反应，干预裸鼠上皮性卵巢癌变[5]。

4. 逆转耐药　MDR1 表达产物是 P-gp，该蛋白有 ATP 依赖性跨膜转运活性，可将药物转运至细胞外，使细胞获得耐药性。有研究发现，桂枝茯苓丸能够逆转 SKOV3/DDP 耐药性卵巢癌模型裸鼠的耐药性，提高裸鼠生存率，抑制 MDR1 mRNA 的表达[6]。

5. 内分泌调节　有学者[7]以实验性高雌二醇、黄体酮大鼠为研究对象，给予桂枝茯苓胶囊悬液 30 天后，放射免疫法测定各组血浆内雌二醇、黄体酮、催乳素的含量。结果显示，桂枝茯苓胶囊能显著降低实验性高雌激素模型大鼠异常升高的雌二醇、黄体酮的血浓度，提示桂枝茯苓丸是治疗雌激素水平异常升高所致子宫肌瘤、子宫内膜异位症等疾病的有效药物。

6. 抗炎作用[8,9]　桂枝茯苓丸具有明显的抗炎作用，能抑制慢性肉芽组织增生，其抗炎作用的主要途径不是通过调节垂体-肾上腺系统，而是对炎症过程的许多环节直接起作用。桂枝茯苓丸还具有调节免疫、抗血栓形成、改善血流等广泛的药理活性，可明显改善变态反应性炎症大鼠全身性症状（图 7-1）。

【临床应用】

1. 卵巢癌　桂枝茯苓丸联合环磷酰胺加顺铂化疗方案治疗卵巢癌患者，近期疗效优于单纯化疗组，过敏反应、血液学毒性、皮疹、肌痛、胃肠道反应发生率均较单纯化疗组明显降低[10]。对照单纯化疗组，桂枝茯苓丸加减联合 DP 化疗方案治疗卵巢癌，在提高患者生活质量、体力状况、更年期指数及改善中医症状等方面均优于单纯化疗组[11]。

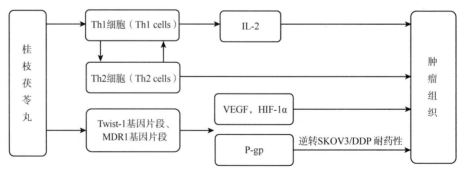

图 7-1　桂枝茯苓丸药效机制

桂枝茯苓丸对小鼠宫颈癌 HeLa 瘤体有明显抑制作用，能提高小鼠脾脏指数与胸腺指数，提高 Th1 细胞因子 IL-2 水平；能增强 S180 荷瘤鼠肿瘤细胞 nm23H1 蛋白表达，抑制细胞黏附分子 CD44 的表达或活性；桂枝茯苓丸可下调腹腔卵巢癌变组织 Twist-1 表达，降低 VEGF、HIF-1α 蛋白及 mRNA 表达；桂枝茯苓丸能够逆转 SKOV3/DDP 耐药性卵巢癌模型裸鼠的耐药性，提高裸鼠生存率，抑制 MDR1 mRNA 的表达

2. 宫颈癌　宫颈癌术后患者，同步放化疗联合使用桂枝茯苓丸和参麦散加减，总有效率与同步放化疗相当，但治疗后患者的 CD3$^+$、CD4$^+$、CD4$^+$/CD8$^+$水平占优，骨髓抑制、皮肤反应及直肠刺激反应相对较轻，KPS 高于同步放化疗患者[12]。张英蕾[13]采用桂枝茯苓胶囊预防性干预治疗宫颈癌患者，发现术后尿潴留程度、残尿量明显低于对照组未干预患者，出现尿潴留的患者经服桂枝茯苓胶囊治疗后均恢复。

【不良反应】　未见报道。

【使用注意】　孕妇慎用。

【用法与用量】　口服，每次 1 丸，每日 1～2 次。

参 考 文 献

[1] 于晓红，郑瑞茂，王雅贤，等. 桂枝茯苓丸对小鼠免疫功能的影响[J]. 中医药信息，2001，18（2）：52-53.
[2] 王英，高洪泉. 桂枝茯苓丸诱导卵巢癌 HO8910 细胞凋亡的研究[J]. 牡丹江医学院学报，2003，24（6）：1-4.
[3] 陈婉玲，李宇清，骆佩怡，等. 桂枝茯苓丸对人宫颈癌荷瘤小鼠免疫调节机制的实验研究[J]. 实用中医内科杂志，2010，24（6）：27-29.
[4] 罗晓庆，孙济宇，王琪，等. 桂枝茯苓丸对 S180 荷瘤鼠移植性肿瘤细胞转移影响的实验研究[J]. 中国中药杂志，2012，37（4）：520-523.
[5] 殷红岩，杨娥，梁江红，等. 桂枝茯苓丸干预裸鼠上皮性卵巢癌的机制研究[J]. 国际中医中药杂志，2016，38（9）：831-836.
[6] 郭晓娟，韩立，杨雷，等. 桂枝茯苓丸联用顺铂紫杉醇化疗提高卵巢癌多药耐药模型裸鼠生存率[J]. 科学技术与工程，2016，16（20）：120-124.
[7] 李洁，林杰. 桂枝茯苓胶囊对实验大鼠血浆内雌二醇、黄体酮、催乳素的影响[J]. 中国新药与临床杂志，2003，22（3）：146.
[8] 侯莉莉. 桂枝茯苓丸的药理实验研究[J]. 河北中医，1997，19（6）：45.
[9] 周小祝，莫志贤. 桂枝茯苓丸的药理作用进展[J]. 医药导报，2006，25（2）：142.
[10] 谭敏. 桂枝茯苓丸辅助化疗治疗卵巢癌患者 28 例临床观察[J]. 肿瘤药学，2011，1（6）：520-523.
[11] 徐力，陈敏. 桂枝茯苓丸加减联合 DP 方案治疗晚期卵巢癌 20 例[J]. 现代中医药，2011，31（2）：11-14.
[12] 王瑞敏，侯懿，豆艳艳. 桂枝茯苓丸和参麦散加减对宫颈癌患者术后放化疗的近期疗效观察[J]. 中国实验方剂学杂志，2014，20（6）：187-191.
[13] 张英蕾，马宝璋. 桂枝茯苓胶囊的临床新用[J]. 中医药信息，2004，21（2）：44-45.

（上海中医药大学附属龙华医院　田建辉、周之毅，南京中医药大学　王爱云、郑　茜，

湖州市中医院　关新军）

榄香烯注射液（口服乳）

【药物组成】　β-榄香烯、γ-榄香烯、δ-榄香烯混合液。

【处方来源】　研制方。国药准字 H10960114。

【功能与主治】　本品合并放、化疗常规方案对肺癌、肝癌、食管癌、鼻咽癌、脑瘤、骨转移癌等恶性肿瘤可以增强疗效，降低放化疗的毒副作用。临床上多用于恶性腹水、胸腔积液、脑瘤、呼吸道和消化道肿瘤的一线治疗，多用于妇科肿瘤、乳腺癌、皮肤癌、骨转移癌、淋巴瘤、白血病等的二线治疗。并可用于介入、腔内化疗及癌性胸腹水的治疗。

【药效】　主要药效如下：

1. 诱导肿瘤凋亡　caspase 存在于细胞质中，是一类蛋白酶家族，与真核细胞凋亡密切相关，能特异性切割靶蛋白天冬氨酸残基上的肽键，参与细胞的生长、分化与凋亡调节。caspase-3 是细胞凋亡过程中最主要的终末剪切酶，也是 CTL 细胞杀伤机制的重要组成部分。丝氨酸/苏氨酸激酶（Akt）通过下游多种途径对靶蛋白进行磷酸化而发挥抗凋亡作用，

也能抑制蛋白水解酶 caspase-9 的活性而阻止凋亡级联反应的激活。研究发现，β-榄香烯以剂量和时间依赖方式抑制宫颈癌 Hela 细胞增殖和细胞活性，还可上调凋亡蛋白（caspase-3、caspase-9、AIF、Cyto-c）的表达水平，下调 Akt 磷酸化水平，有效抑制 Akt 信号转导通路[1]。对 Hela 细胞也有较强的体外增殖抑制作用，能诱导其凋亡，同时伴随有 Bcl-2 蛋白表达下调[2]。榄香烯阻滞 HeLa 细胞在 G_2/M 期，降低 Hela 细胞分裂能力，抑制其增殖；其抗肿瘤作用存在明显的阈值，达到某一有效剂量，就可发挥显著的抗肿瘤作用[3]。β-榄香烯作用于人卵巢癌 SKOV3 细胞后，凋亡细胞数量，相关凋亡蛋白 caspase-3、caspase-8、caspase-9及 Cyto-c 蛋白表达水平明显升高，还可活化 PI3K 信号通路进而诱导 HIF-1α 高表达[4]。张毅等[5]发现 β-榄香烯能够抑制卵巢癌细胞 SKOV3 的增殖，促进细胞凋亡，在一定程度上呈浓度和时间依赖性。

2. 抑制转录因子　　c-fos 是编码核蛋白的基因，是一种原癌基因。榄香烯口服乳能抑制人宫颈癌 Hela 细胞的生长，其机制可能与下调转录因子 ELK1 的磷酸化水平、抑制靶基因 c-fos 的表达相关[6]。

3. 加强抗原呈递　　β-榄香烯可以上调人类白细胞抗原 HLA-I 蛋白及基因表达，从而加强宫颈癌细胞系 HeLa 表面的抗原呈递[7]。

4. 联合化疗药物，促进肿瘤细胞凋亡　　β-榄香烯、奈达铂单独或二者联合作用均能抑制 Hela 细胞的增殖，联合应用的效果显著优于单独用药，可协同促进 Hela 细胞的凋亡[8]。培美曲塞与 β-榄香烯联合应用可抑制 Hela 细胞的增殖，协同促进 Hela 细胞的凋亡[9]。β-榄香烯、顺铂单独或联合作用均能抑制 SiHa 细胞的增殖，促进其凋亡，且 β-榄香烯联合顺铂效果显著高于单独用药，β-榄香烯和顺铂可协同促进 SiHa 细胞凋亡[10]。

5. 抑制端粒酶催化亚单位基因表达　　端粒酶在细胞中负责端粒的延长，填补 DNA 复制缺陷，增强体外细胞的增殖能力。榄香烯诱导 HeLa 细胞凋亡过程中，端粒酶催化亚单位（hTERT）基因表达受到明显抑制[11]。

【临床应用】

1. 卵巢癌　　榄香烯联合顺铂腹腔注射，能有效控制卵巢癌腹水，提高患者生存质量，减轻顺铂所致胃肠反应及骨髓抑制[12]。上皮性卵巢癌术后复发伴腹水患者，应用榄香烯联合顺铂腹腔灌注化疗，可提高腹水控制总有效率，改善化疗后患者的躯体功能、情绪功能、角色功能、认知功能、总健康状况及疲倦、恶心呕吐、失眠症状[13]。

2. 宫颈癌　　榄香烯口服乳联合三维适形放射治疗治疗复发性宫颈癌，能提高治疗有效率，延长中位生存时间，且不增加放疗毒性反应[14]。榄香烯口服乳联合放疗治疗晚期宫颈癌，宫颈局部肿瘤缩小和消失时间及宫颈局部肿瘤缩小 50% 所需的放射剂量均较单纯放疗患者少[15]。常规根治性放疗加同步化疗，联合榄香烯口服乳治疗宫颈癌，可缩短达 CR 的平均时间，具有良好协同作用[16]。晚期宫颈癌患者用榄香烯口服乳、5-FU、卡铂联合动脉灌注化疗，结合腔内加外照射放疗，可提高完全缓解率、1 年及 3 年生存率[17]。

【不良反应】　　部分患者用药后可有静脉炎、发热、局部疼痛、过敏反应、轻度消化道反应。

【使用注意】　　高热患者、胸腔积液、腹水合并感染的患者慎用。孕妇及哺乳期妇女应慎用本品。

【用法与用量】　　注射液：静脉注射，每次 0.4～0.6g，每日 1 次，2～3 周为 1 个疗程。用于恶性胸腔积液治疗：抽出恶性胸腔积液，胸腔内注入 2% 普鲁卡因或 2% 利多卡因 5～10ml，15～20 分钟后胸腔内注入榄香烯注射液 0.3～0.5g。口服乳：口服，每次 20ml，每日 3 次；饭前空腹小口吞服，连服 4～8 周为 1 个疗程。或遵医嘱。

参 考 文 献

[1] 张蕊，褚晴晴. β-榄香烯对宫颈癌细胞 PI-3K/Akt 信号通路活化和凋亡相关蛋白表达的影响[J]. 解剖科学进展，2014，20（3）：197-200.

[2] 于荣，柳庆玲，赵冬梅. 榄香烯对人宫颈癌细胞 Hela 的体外抑瘤效应[J]. 滨州医学院学报，2006，29（2）：106-107.

[3] 马东礼，肖家祁，童善庆，等. 榄香烯诱导 HeLa 细胞凋亡的实验研究[J]. 上海交通大学学报（医学版），2000，20（6）：484-487.

[4] 贾丽，张秀丽，刘海波，等. β-榄香烯对卵巢癌细胞凋亡的影响及机制[J]. 解剖科学进展，2016，22（4）：400-403.

[5] 张毅，黄志祥，王建，等. β-榄香烯对卵巢癌细胞 SKOV3 增殖和凋亡的影响[J]. 现代生物医学进展，2015，15（11）：2010-2013.

[6] 陈小军，顾立刚，李佩文，等. 榄香烯乳对人宫颈癌 Hela 细胞转录因子 ELK1 及其靶基因的影响[J]. 中国中医药信息杂志，2008，15（1）：26-27.

[7] 金哲，曹颖，于妍妍，等. 清毒栓及 β-榄香烯对宫颈癌 HeLa 细胞 HLA-I 类抗原表达的影响[J]. 北京中医药大学学报，2012，35（8）：529-534.

[8] 郑瑾，马力天，任秦有，等. 奈达铂联合 β-榄香烯对宫颈癌 HeLa 细胞增殖和凋亡的影响[J]. 山西医科大学学报，2014，45（7）：565-569.

[9] 白杨，李录，马力天，等. 培美曲塞联合 β-榄香烯对宫颈癌 HeLa 细胞增殖和凋亡的影响[J]. 医学研究生学报，2015，28（1）：7-10.

[10] 马力天，任秦有，史恒军，等. β-榄香烯联合顺铂对宫颈癌 SiHa 细胞增殖和凋亡的影响[J]. 现代肿瘤医学，2014，22（2）：265-268.

[11] 马东礼，童善庆，肖家祁，等. 榄香烯对 HeLa 细胞端粒酶催化亚单位基因表达的作用[J]. 中国癌症杂志，2001，11（1）：9-13.

[12] 王晶，徐峰. 榄香烯治疗卵巢癌腹水疗效观察[J]. 中医药学报，1999，（1）：35-36.

[13] 王子熹. 榄香烯对复发性卵巢癌腹腔积液患者疗效及生命质量的影响[J]. 国际肿瘤学杂志，2016，43（10）：748-751.

[14] 李胡斌，胡芝. 榄香烯乳联合三维适形放疗治疗复发性宫颈癌疗效观察[J]. 中华中医药学刊，2010，28（4）：894-895.

[15] 闫涛，黄惠玲，杨栓雀. 榄香烯乳和放疗联合治疗晚期宫颈癌疗效观察[J]. 现代肿瘤医学，1999，7（3）：167.

[16] 胡芝，李胡斌，黄一统，等. 放化疗联合榄香烯乳治疗宫颈癌 29 例[J]. 肿瘤学杂志，2009，15（4）：367.

[17] 陈景林，刘德鑫，吴秀蓉. 动脉灌注化疗结合腔内及体外放疗治疗中晚期宫颈癌的疗效观察[J]. 齐齐哈尔医学院学报，1998，19（3）：1.

二、益气健脾化湿类

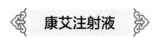
康艾注射液

【药物组成】　　黄芪、人参、苦参素。

【处方来源】　　研制方。《中国药典》（2015 年版）。

【功能与主治】　　益气扶正，增强机体免疫功能。本品用于原发性肝癌、肺癌、直肠癌、恶性淋巴瘤、妇科恶性肿瘤；各种原因引起的白细胞低下及减少症；慢性乙型肝炎的治疗。

【药效】　　主要药效如下：

1. 抗肿瘤作用　　对卵巢癌 HO-8910 肿瘤细胞增殖有明确抑制作用，其主要的抑瘤成分为氧化苦参碱，且体内转化过程显著增强了其抑瘤作用[1]。

2. 增强免疫作用　本品有明显增强机体免疫的作用。

【临床应用】

1. 改善卵巢癌患者生活质量　康艾注射液联合化疗治疗Ⅲ～Ⅳ期卵巢癌，可提高临床症状改善率及 KPS，增加体重，降低白细胞下降的发生率[2]。卵巢癌术后辅助化疗患者联合使用康艾注射液，近期疗效较好，能够提高 CA125 有效率，改善患者生活质量，降低血液学及胃肠道毒副作用[3]。康艾注射液联合同步放化疗治疗中晚期宫颈癌，可提高有效率，改善生活质量，减轻骨髓抑制[4]。调强放疗联合替吉奥胶囊与康艾注射液治疗中晚期宫颈癌，患者的生存率、局部复发率及远处转移率优于单纯放化疗患者，还可降低消化道损伤、骨髓抑制发生率，提高 KPS[5]。

2. 调节细胞免疫　CD4+细胞是重要的免疫细胞，主要表达于辅助 T 淋巴（Th）细胞，参与 Th 细胞 TCR 识别抗原的信号转导。康艾注射液联合新辅助化疗及手术治疗宫颈癌，能提高患者血浆中 CD4+细胞百分率、CD4+/CD8+值、外周血淋巴细胞计数，降低 CD8+细胞百分率、血清 IGF-2、SCC 及 CYFRA21-1 水平[6]。

【不良反应】　本品不良反应十分罕见，在临床使用过程中罕见有过敏反应的报道。

【使用注意】　禁止与含有藜芦的制剂配伍使用。

【用法与用量】　缓慢静脉注射或滴注；每日 1～2 次，每日 40～60ml，用 5%葡萄糖或 0.9%氯化钠注射液 250～500ml 稀释后使用。30 天为 1 个疗程或遵医嘱。

参 考 文 献

[1] 黄素培，郜娜，乔海灵. 康艾注射液对 HO-8910 肿瘤细胞增殖的抑制作用[J]. 中国医院药学杂志，2011，31（14）：1187-1190.

[2] 李静. 康艾注射液联合化疗对卵巢癌患者生活质量的影响[J]. 医药论坛杂志，2009，30（9）：117-118.

[3] 黄晶，张才友，余瑛，等. 康艾注射液联合化疗在卵巢癌术后辅助治疗中的疗效评价[J]. 赣南医学院学报，2014，34（4）：563-564.

[4] 钟金平，黄晶，丁金泉，等. 康艾注射液联合同步放化疗治疗中晚期宫颈癌的临床分析[J]. 江西医药，2014，49（1）：64-66.

[5] 齐曼，刘秋霞，王立志，等. 调强放疗联合替吉奥胶囊与康艾注射液同步增敏应用于中晚期宫颈癌的临床疗效[J]. 中国医院药学杂志，2016，36（15）：1294-1298.

[6] 马玉荣，胡彦萍，吴丽娟，等. 康艾注射液对子宫颈癌患者抗肿瘤作用机制分析[J]. 临床合理用药杂志，2015，8（1）：110-111.

参芪扶正注射液（参芪片、糖浆）

【药物组成】　党参、黄芪。

【处方来源】　研制方。国药准字 Z19990065。

【功能与主治】　益气扶正。用于肺脾气虚引起的神疲乏力，少气懒言，自汗眩晕；肺癌、胃癌见上述症候者的辅助治疗。

【药效】　主要药效如下：

1. 调节细胞免疫功能　参芪扶正注射液可增加荷瘤 Wistar 大鼠的 Th1 类细胞因子，减少 Th2 类细胞因子，使 Th2 向 Th1 漂移，延长大鼠生存时间[1]。经参芪扶正注射液处理过的淋巴细胞，细胞增殖快，有较强的抵抗化疗药诱导凋亡的能力，杀伤肝癌细胞的能力增强[2]。

2. 改善化疗药物所致免疫抑制　参芪扶正注射液可促进巨噬细胞系 RAW264.7 细胞的增殖，改善 5-Fu 及顺铂所造成的免疫抑制[3]。

【临床应用】

1. 提高卵巢癌患者生活质量　卵巢癌术后辅助化疗患者联合使用参芪扶正注射液，能减轻化疗毒副作用，改善临床症状，提高生存质量[4]。联合化疗治疗晚期卵巢癌患者：参芪扶正注射液联合 TP 方案治疗卵巢癌患者，可以一定程度上减轻Ⅱ度以上胃肠道反应，减少淋巴细胞的降低，不影响化疗疗效[5]。TP 化疗方案联合参芪扶正注射液治疗晚期卵巢癌，可提高总有效率及 KPS，改善神疲乏力、纳差、恶心呕吐、失眠症状，降低骨髓抑制、肝肾损害、心脏毒性等不良反应发生率，降低复发率[6]。

2. 改善宫颈癌患者免疫功能，提高生活质量　参芪扶正注射液联合多西他赛和顺铂治疗中晚期宫颈癌，可减轻骨髓抑制程度，提高 T 淋巴细胞亚群 $CD3^+$、$CD4^+$ 和 $CD4^+/CD8^+$ 值，改善生活质量[7]。参芪扶正注射液联合同步放化疗治疗中晚期宫颈癌，可提高治疗有效率，改善生存质量[8]。宫颈癌术后患者，在接受体外全盆腔照射放疗的同时，联合使用参芪扶正注射液，可改善生活质量，有效提高细胞免疫功能（$CD3^+$、$CD4^+$、$CD4^+/CD8^+$、NK 细胞）[9]。

【不良反应】　①非气虚证患者用药后可能发生轻度出血。②少数患者用药后，可能出现低热、口腔炎、嗜睡。③偶有皮疹、恶寒、寒战、高热、呕吐、胸闷、心慌等。

【使用注意】　片剂及糖浆：①忌油腻食物。②凡脾胃虚弱，呕吐泄泻，腹胀便溏，咳嗽痰多者慎用。③感冒患者不宜服用。④高血压、糖尿病患者应在医师指导下服用。⑤宜饭前服用。⑥按照用法用量服用，小儿及孕妇应在医师指导下服用。⑦服药两周或服药期间症状无改善，或症状加重，或出现新的严重症状，应立即停药并去医院就诊。⑧对本品过敏者禁用，过敏体质者慎用。⑨本品性状发生改变时禁止使用。⑩儿童必须在成人监护下使用。⑪请将本品放在儿童不能接触的地方。⑫如正在使用其他药品，使用本品前请咨询医师或药师。

静脉用药：①应认真辨证用于气虚证者。②有出血倾向者慎用。③本品不得与化疗药混合使用。④临床应用时滴注不宜过快，成年人以每分钟 40～60 滴为宜，年老体弱者以每分钟 40 滴为宜。⑤静脉滴注初始 30 分钟内应加强监护，如发现不良反应应及时停药，处理遵医嘱。

【用法与用量】　注射液：静脉滴注。每次 250ml（即 1 瓶），每日 1 次，疗程 21 天；与化疗合用，在化疗前 3 天开始使用，疗程可与化疗同步结束。片剂：口服，每次 4 片，每日 3 次。糖浆：口服，每次 15ml，每日 2 次。

参 考 文 献

[1] 朱世杰，于莉莉，贾立群，等. 参芪扶正注射液对荷瘤动物生存期影响的免疫机制研究[J]. 中华肿瘤防治杂志，2009，16（4）：264-266.

[2] 王宁，黄林平. 参芪扶正注射液对淋巴细胞的作用[J]. 中国中西医结合外科杂志，2006，12（2）：139-142.

[3] 史晓光，丁治国，张林，等. 参芪扶正注射液对化疗后免疫抑制的减毒作用[J]. 中国实验方剂学杂志，2011，17（18）：158-160.

[4] 付玉兰，李辉贤，雷成阳，等. 参芪扶正注射液配合卵巢癌术后化疗临床观察[J]. 现代肿瘤医学，2005，13（1）：110-111.

[5] Zhang Y，Wan J，Yang Y B，et al. Clinical study of Shenqi Fuzheng injection decreasing side-effects of chemotherapy for patients

with ovarian epithelial cancer[J]. The Chinese-German Journal of Clinical Oncology，2013，12（11）：537-539.

[6] 狄晓鸿，吕瑞. TP 化疗方案联合参芪扶正注射液治疗晚期卵巢癌的临床观察[J]. 西部中医药，2015，28（8）：1-3.

[7] 赵能彩，缪延栋，全无瑕，等. 参芪扶正注射液联合多西他赛和顺铂治疗中晚期宫颈癌的疗效观察[J]. 实用中西医结合临床，2013，13（3）：3-5.

[8] 黄晶，张才友，丁金泉，等. 参芪扶正注射液联合放化疗治疗中晚期宫颈癌的疗效分析[J]. 赣南医学院学报，2014，34（6）：885-887.

[9] 卢文，肖敏，唐丽萍，等. 参芪扶正注射液对宫颈癌术后放疗患者细胞免疫功能及生存质量的影响[J]. 现代中西医结合杂志，2016，25（29）：3218-3220.

安康欣胶囊

【药物组成】　黄芪、党参、人参、丹参、灵芝、山豆根、半枝莲、石上柏、夏枯草、穿破石、鱼腥草、鸡血藤、蒲公英、淫羊藿、补骨脂、枸杞、黄精。

【处方来源】　研制方。国药准字 Z20023377。

【功能与主治】　活血化瘀、软坚散结、清热解毒、扶正固本。用于肺癌、胃癌、肝癌等肿瘤的辅助治疗。

【药效】　主要药效如下：

1. 提高细胞免疫功能　安康欣胶囊辅助化疗治疗中晚期宫颈癌，可显著提高患者血清 $CD3^+$、$CD4^+$、$CD4^+/CD8^+$、NK 细胞指标，优于对照组[1]。

2. 抑制肿瘤细胞生长　安康欣胶囊对艾氏实体瘤（EC）、Lewis 肺癌、黑色素瘤 B16 有显著的抑制作用。

【临床应用】

1. 宫颈癌新辅助化疗患者　安康欣胶囊辅助新辅助化疗治疗中晚期宫颈癌，可显著提高近期总有效率，缩短化疗时间，提高生存率，降低局部复发率和远处转移率；治疗后肿瘤直径显著小于对照组[1]。

2. 宫颈癌放疗患者　安康欣胶囊联合放疗治疗宫颈癌患者，可使患者生活质量、免疫功能得到改善，造血功能得到有效保护[2]。

【不良反应】　孕妇慎用或遵医嘱服用。

【使用注意】　请注意掌握剂量，勿超剂量使用。

【用法与用量】　口服，每日 3 次，每次 4～6 粒，饭后温开水送服。疗程 30 天。

参 考 文 献

[1] 胡婕. 安康欣胶囊辅助新辅助化疗治疗中晚期宫颈癌的临床疗效分析[J]. 中医药导报，2016，22（12）：35-37.

[2] 姚志伟，杨晓霞，安凤伟. 安康欣胶囊配合放疗治疗宫颈癌疗效观察[J]. 医药论坛杂志，2004，25（21）：33.

三、清热解毒类

 鸦胆子油乳口服液（软胶囊、注射液）

【药物组成】　鸦胆子油。

【处方来源】　研制方。国药准字 Z44022858。

【功能与主治】　作为肺癌，肺癌脑转移，消化道肿瘤及肝癌的辅助治疗剂。

【药效】　主要药效如下：

1. 抑制细胞增殖　鸦胆子油乳剂连续用药 72 小时对人卵巢癌细胞株 CAOV3 的毒性作用优于氟尿嘧啶、卡铂、足叶乙苷；0.5mg/ml 的鸦胆子油乳剂与 4 种化疗药物联合使用，对细胞的毒性作用高于 4 种化疗药物单独使用[1]。鸦胆子油乳明显抑制 HPV16 亚型感染细胞的增殖，抑制作用表现为对药物浓度与时间的依赖性；还可下调突变型 p53 蛋白、病毒癌基因 E6 及 E7 的表达，增强 Rb 蛋白的表达[2]。

2. 诱导凋亡　细胞膜皱缩内陷，胞质被分割包裹，内含 DNA 物质及细胞器，形成泡状小体称为凋亡小体。鸦胆子油静脉乳剂作用后，卵巢癌细胞株 CAOV3 细胞的超微结构变化明显，出现中晚期细胞凋亡现象，微绒毛及突起明显减少，伪足消失，线粒体空泡化，核染色质凝集，可见凋亡小体，CAOV3 细胞侵袭和转移能力从而降低[3]。鸦胆子油乳可抑制宫颈癌 Hela 细胞的增殖且呈时间依赖性，能诱导凋亡，阻滞 S 期细胞进入 $G_2 \sim M$ 期，且有凋亡峰[4]。鸦胆子油乳对 SiHa 细胞增殖也有明显的抑制作用，具剂量和时间依赖性，透射电镜下可见凋亡小体，琼脂糖凝胶电泳显示细胞凋亡特征性的 DNA 片段化"梯状"条带[5]。

3. 逆转耐药　经鸦胆子油乳预处理 24 小时后，顺铂对人卵巢癌耐药细胞 A2780/DDP 的耐药倍数显著下降[6]。

4. 抑制肿瘤细胞侵袭和转移　鸦胆子油乳对人卵巢癌 SKOV3 细胞的抑制作用呈剂量-时间依赖关系，鸦胆子油乳与顺铂联合用药组的肿瘤组织运动相关蛋白 MRP-1/CD9 和整合素 α-5 表达水平明显降低，对人卵巢癌 SKOV3 细胞的抑制作用亦显著高于这两种药物的单独应用[7]。Survivin 具肿瘤特异性，仅表达于肿瘤和胚胎组织中，是凋亡抑制蛋白家族的成员，其与肿瘤细胞的分化、增殖、浸润、转移密切相关。鸦胆子油乳与顺铂联合对宫颈癌 HeLa 细胞增殖的抑制有协同作用，能降低 Survivin 蛋白表达，增强 caspase-3 蛋白表达[8]。

【临床应用】

1. 卵巢癌　鸦胆子油乳联合顺铂腹腔灌注治疗卵巢癌腹水患者，可提高腹水控制有效率、临床症状总改善率、生活质量评分提高率，降低白细胞下降发生率[9]。鸦胆子油乳联合化疗能降低卵巢癌患者血清 CEA、CA125、CA199 水平，提高临床总有效率[10]。

2. 宫颈癌　鸦胆子油乳配合调强放疗及腔内后装放疗治疗宫颈癌，可提高患者 KPS，提高 1 年、2 年控制率和生存率，有效避免或降低放疗毒副作用如急性放射性肠炎、骨髓抑制，提高免疫功能[11]。老年宫颈癌术后放疗患者使用鸦胆子油乳注射液，可提高 CD3$^+$、CD4$^+$、CD4$^+$/CD8$^+$、NK 细胞、IFN-γ、IL-2 水平，降低 IL-4、IL-6、IL-10 水平，改善生存质量[12]。

【不良反应】　鸦胆子油不良反应较少，临床应用较为安全。常见不良反应主要有轻微发热、腹泻、胸闷、呼吸困难、过敏性休克，静脉注射不宜过快、浓度不宜过高、量不宜过大，可减少不良反应的发生。

【使用注意】　①鸦胆子油软胶囊：本品无明显毒副作用，但少数患者偶有油腻感、恶心、厌食等消化道不适的反应，脾胃虚寒者慎用。②鸦胆子油乳注射液：鸦胆子油乳注射液外观如有分层，应停止使用；鸦胆子油乳注射液有毒，易损害肝肾功能，应在医生指导下使用，不可过量。③过敏体质者慎用。用药期间出现过敏者，应及时停药，并给予相应的治疗措施。④鸦胆子油乳注射液不宜与其他药物同时滴注，以免发生不良反应。

【用法与用量】　口服液：口服，每次 20ml，每日 2～3 次，30 天为 1 个疗程。软胶囊：口服，每次 4 粒，每日 2～3 次，30 天为 1 个疗程。注射液：静脉滴注，每次 10～30ml（每次 1～3 支），每日 1 次（本品须加灭菌 0.9%氯化钠注射液 250ml，稀释后立即使用）。

参 考 文 献

[1] 崔勇志，张玲华. 中药鸦胆子油乳剂对人卵巢癌细胞株 CAOV3 的毒性作用[J]. 中国医科大学学报，1997，26（1）：82-84.

[2] 胡燕，万小洁，潘镏镏，等. 鸦胆子油乳对 HPV16 亚型感染细胞的作用及机制研究[J]. 中国中西医结合杂志，2013，33（11）：1545-1551.

[3] 孙忠慧. 鸦胆子油静脉乳剂对卵巢癌细胞株 CAOV3 作用的实验研究[J]. 现代中西医结合杂志，2009，18（14）：1591-1592.

[4] 尹香菊，栾和芝，安春丽，等. 鸦胆子油乳对宫颈癌 Hela 细胞的抑制作用及其作用机制[J]. 中国肿瘤生物治疗杂志，2008，15（4）：393-395.

[5] 王晓娜，马力，安春丽，等. 鸦胆子油乳对宫颈癌 SiHa 细胞的抑制[J]. 中国肿瘤生物治疗杂志，2009，16（5）：494-497.

[6] 陈丹，陈萍，祝敏，等. 鸦胆子油乳对人卵巢癌耐药细胞 A2780/DDP 的耐药逆转作用[J]. 中国中医急症，2009，18（4）：598-599.

[7] 赵楠，李玉花，吴效科，等. 鸦胆子油乳及联合顺铂对卵巢癌 SKOV3 裸鼠移植瘤生长抑制的影响[J]. 中国中西医结合杂志，2015，35（1）：57-62.

[8] 尹宝靓，潘莹，申芳芳，等. 鸦胆子油乳联合顺铂对宫颈癌 HeLa 细胞的抑制作用及其机制[J]. 新乡医学院学报，2014，31（7）：528-531.

[9] 陈玉林，杨长福，程丽. 鸦胆子油乳联合顺铂腹腔灌注治疗卵巢癌的效果[J]. 中国当代医药，2015，22（20）：115-117.

[10] 汪涛，王萍，胡玥，等. 鸦胆子油乳对卵巢癌患者血清 CA125、CA199 及临床疗效影响研究[J]. 辽宁中医药大学学报，2016，18（8）：208-211.

[11] 邓守恒，段霞，陈萍. 鸦胆子油乳在宫颈癌放疗中的作用观察[J]. 时珍国医国药，2015，26（8）：1940-1942.

[12] 刘凤勤，李丹，刘芳. 鸦胆子油乳注射液对老年宫颈癌术后放疗患者细胞免疫功能的影响[J]. 中国老年学杂志，2015，35（9）：2429-2431.

宫 颈 癌 栓

【药物组成】　掌叶半夏。

【处方来源】　研制方。国药准字 Z22022103。

【功能与主治】　消肿散结。用于子宫颈癌。

【药效】　主要药效如下：

1. 抑瘤作用[1]　掌叶半夏经分离得到的 β-谷甾醇，稀释至 516 倍，仍对宫颈癌 Hela 细胞有抑制作用，U14 抑瘤率 21%～40%。

2. 抗血栓作用[2]　掌叶半夏碱乙是掌叶半夏生物碱丙酮部分的有效单体，可抑制 ADP 和胶原引起的血小板聚集作用，也可抑制 Chamdler 法形成的体外血栓，延长血栓及纤维蛋白血栓形成时间。

【临床应用】

子宫颈癌　掌叶半夏可用于子宫颈癌及子宫颈癌前病变。247 例子宫颈癌患者口服片剂并外用栓剂及棒形栓剂，总有效率 77.33%，其中 I 期有效率 96.67%，II 期 74.66%，III

期 74.24%[3]。

【不良反应】　未见报道。

【使用注意】　请注意掌握使用剂量，避免超剂量使用。

【用法与用量】　外用，使用时需口服宫颈癌片。棒形栓：阴道用，每次 2 枚，每日 1～2 次。

参 考 文 献

[1] 上海第一医学院妇产科医院. 掌叶半夏治疗子宫颈癌的研究[J]. 上海医学，1978，1：13.

[2] 秦文娟，王蜀鑫，范志同，等. 掌叶半夏化学成分的研究[J]. 中草药，1983，14（10）：11.

[3] 上海第一医学院妇产科医院. 掌叶半夏治疗子宫颈癌的研究[J]. 中国药学杂志，1978，13（1）：48.

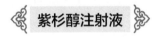

紫杉醇注射液

【药物组成】　紫杉醇。

【处方来源】　研制方。国药准字 H20063787。

【功能与主治】　利尿消肿，温肾通经，抗癌。可用于初疗或其后化疗失败的转移性卵巢癌的一线化疗。联合化疗失败或辅助化疗 6 个月内复发的转移性乳腺癌，一线治疗晚期非小细胞肺癌，乳腺癌淋巴结阳性术后的辅助治疗。

【药效】　主要药效如下：

1. 稳定微管，抑制细胞分裂和增殖　细胞毒类抗癌药物，可促进微管双聚体装配成微管，防止去多聚化，稳定微管，抑制微管网正常动力学重组，使癌细胞在有丝分裂时无法形成纺锤体和纺锤丝，从而抑制细胞分裂和增殖，停止在 G_2 期和 M 期[1]。

2. 降低凋亡抑制蛋白 Survivin 表达　紫杉醇可诱导卵巢癌 A2 780 凋亡，凋亡率呈浓度依赖性，卵巢癌细胞经紫杉醇作用后，凋亡抑制蛋白 Survivin 表达较用药前明显下降[2]。

【临床应用】

1. 卵巢癌　GOG111 研究[3]入组了 410 例已接受不满意肿瘤细胞减灭术（残余肿瘤大于 1cm）的患者，随机接受顺铂联合泰素或顺铂联合环磷酰胺方案化疗；结果显示顺铂联合泰素组在缓解率（$P=0.01$）、无进展生存率（$P<0.001$）和总生存率（$P<0.001$）方面均明显优于顺铂联合环磷酰胺组，中位生存期延长 14 个月（38 个月 VS 24 个月）。Ghamandet[4]等给予 28 例对紫杉醇与铂类联合化疗耐药的卵巢癌患者紫杉醇单药治疗（$80mg/m^2$），每周 1 次，共 6～8 周；疾病缓解率 50%，中位无进展时间 6 个月，中位生存时间 8 月余，毒性可耐受。Schink 等[5]给予 59 例Ⅱ～Ⅳ期卵巢上皮癌且伴有术后残留（最大径线＞1.0cm）患者紫杉醇联合卡铂方案化疗，每 4 周重复 1 次，共 6 个疗程，缓解率（CR+ PR）72%，无进展时间 17.5 个月，中位生存时间 30.1 个月，毒性可控，治疗期间生活质量评分改善。一项多中心、平行、随机试验（ICON4 /AGO-OVAR-2.2）分析了 802 例铂类敏感型复发性卵巢癌的化疗效果[6]，结果表明采用紫杉醇联合卡铂化疗，缓解率为 66%，总生存期 29 个月；而单用卡铂化疗者缓解率 54%，中位总生存期 25 个月。

2. 宫颈癌　紫杉醇联合顺铂同步调强放疗治疗盆腔淋巴结阳性的Ⅲ期宫颈癌患者[7]，有效率 97.73%，3 年 PFS 29.55%，优于顺铂同步放疗组（$P<0.05$），Ⅲ～Ⅳ度骨髓抑制发

生率及Ⅲ度以上胃肠道不良反应发生率均低于顺铂同步放疗组（$P < 0.05$）。小剂量紫杉醇联合顺铂新辅助治疗局部晚期宫颈癌，客观缓解率显著高于顺铂联合 5-氟尿嘧啶组，化疗相关不良反应发生率无明显差异[8]。2～3 个疗程的紫杉醇联合洛铂新辅助治疗局部晚期宫颈癌患者，可降低血清中诱捕受体 3（Dc R3）和 Survivin 水平[9]。

【不良反应】 ①骨髓抑制是主要的受剂量限制的毒性，中性白细胞减少与剂量相关。②可见发热，并发感染和出血。③偶见严重过敏反应，表现为呼吸困难，低血压，血管神经性水肿，全身性荨麻疹，胸痛。此外还可见潮红、皮疹。本药还可致心动过缓及心电图异常。④常见周围神经病变，表现为轻度麻木，少数患者有严重的神经症状，症状的严重性随剂量而加剧。在中断本药治疗的几个月内，症状常获得改善或完全消失。除周围神经病变外，也可能发生癫痫大发作。⑤关节痛，肌肉痛，肝功能异常。⑥恶心、呕吐、腹泻和黏膜炎。

【使用注意】 ①动物实验表明本药对胚胎和胎儿有危害，可引起流产，减少黄体生成，降低着床数和胎儿的存活数，并增加胎儿的死亡率。本药是否经乳汁分泌尚不清楚。本药需慎用于孕妇及哺乳妇女。②在处理本药时宜戴手套，如果皮肤或黏膜接触本药，应立即用肥皂和清水彻底清洗。

【用法与用量】 静脉滴注，135mg/m^2 或 175mg/m^2，3 小时滴完，每 3 周重复 1 次。具体由医师根据病情决定。

参 考 文 献

[1] 扈志洪. 紫杉醇的药理与临床研究进展[J]. 重庆教育学院学报，2005，18（6）：46-49.

[2] 马湘一，何福仙，陈刚，等. 紫杉醇诱导卵巢癌细胞凋亡及对 survivin 基因表达的影响[J]. 现代妇产科进展，2005，14（1）：44-46.

[3] Mcguire W P, Hoskins W J, Brady M F, et al. Cyclophosphamide and cisplatin compared with paclitaxel and cisplatin in patients with stage Ⅲ and stage Ⅳ ovarian cancer[J]. New England Journal of Medicine，1996，334（1）：1-6.

[4] Ghmtande S, Lele S, Marcheti D, et al. Weekly paclitaxcl in patients with recurrent or persistent advanced ovarian cancer[J]. Int J Gynecal Cancer. 2003，13（2）：142-147.

[5] Schink J C. Weller E, Harris L S, et al. Outpatient taxol and carbo-platin chemotherapy for suboptimally debulked epithelial carcinoma of the ovary results in improved quality of life：an Eastern Cooperative Oncology Group Phase Ⅱ Study（E2E93）[J]. Cancer J，2001，7（2）：155-164.

[6] Kaye S B. Management of platinum-sensitive relapsed ovarian cancer，with particular reference to the International Collaboration in Ovarian Neoplasm-4/Arbeitsgemein-schaft Gynakologische Onkologie Ovarian Cancer-2. 2 trial[J]. Int J Gynecol Cancer，2005，15（Suppl 1）：31-35.

[7] 李承慧，龙婷婷，段爱雄，等. 紫杉醇联合顺铂同步放疗盆腔淋巴结阳性Ⅲ期宫颈癌[J]. 肿瘤学杂志，2018，14（1）：44-46.

[8] 刘少晓，程晓燕，郑红枫，等. 紫杉醇联合顺铂新辅助治疗局部晚期宫颈癌的临床疗效及安全性评价[J]. 中国临床药理学杂志，2015，31（6）：432-434.

[9] 张印星，潘春燕，陈小刚，等. 紫杉醇联合洛铂新辅助化疗治疗局部晚期宫颈癌的疗效及其对患者血清 DcR3 及 Survivin 的影响[J]. 海南医学，2016，27（18）：2948-2951.

（上海中医药大学附属龙华医院 田建辉、周之毅，湖州市中医院 关新军）

第八章

乳腺癌中成药名方

第一节 概　述

一、概　念

乳腺癌（breast cancer）是女性最常见的恶性肿瘤之一，居女性癌症发病的第 1 位，居女性癌症死因的第 6 位。乳腺癌是通常发生在乳房腺上皮组织的恶性肿瘤，是一种严重影响妇女身心健康甚至危及生命的最常见的恶性肿瘤之一。近年乳腺癌的发病率逐年上升，但随着筛查的普及和分子生物学的发展，在欧美国家，乳腺癌的死亡率已呈现下降趋势，治疗中除了生存率改善以外，更强调了生活质量的提升。乳腺癌属于中医学"乳岩"范畴[1]。

二、病因及发病机制

（一）病因

乳腺癌的病因尚未完全清楚，目前国内外进行的大量流行病学研究表示，患者的年龄、生育因素、家族病史、内源性及外源性雌激素变化（如饮食，药物等）、遗传易感基因（如 *BRCAL1*，*BRCAL2*，目前认为乳腺癌的发生与其基因突变有关）均为乳腺癌发生的易感因素[2,3]。

（二）发病机制

乳腺癌的发病机制有多种假设，但直接原因尚未证实。目前认为可能与遗传相关，有部分患者是家族聚集型发病，可能与遗传基因相关，影星安吉丽娜·朱莉就是因为检查带有易感基因进而进行了乳房预防性切除手术。其次，曾因工作或其他疾病胸部接受射线者，由于基因可能突变，也是乳腺癌易感因素之一。此外，不良的生活习惯，如高脂饮食、肥胖、情绪欠佳可能会引起内分泌紊乱，引起内源性的雌激素变化，或因其他原因接受外源雌激素，进而发病。目前国内外进行的大量研究中认为遗传因素、基因突变、机体免疫功能下降、神经功能异常是可能引起发病的原因，其中最主要的是基因突变，包括原癌基因人类表皮生长因子受体 HER2、乳腺癌易感基因 *BRCAL1*、雌激素和孕激素、可抑基因 *c-myc* 等[4]。中医认为乳腺癌主要与气滞、血瘀、痰凝、肝郁脾肾阳虚、肝肾冲任亏虚等关系密切，属本虚标实之症。临床上多用扶正健脾之法固本培元，御邪外出。

三、临 床 表 现

1. 乳房肿块　乳腺癌患者以乳房肿块首发，肿块多为单发，质硬，边缘不规则，表面欠光滑。大多数乳腺癌为无痛性肿块，仅少数伴有不同程度的隐痛或刺痛。

2. 乳头溢液　非妊娠期从乳头流出血液、浆液、乳汁、脓液，或停止哺乳半年以上仍有乳汁流出者，称为乳头溢液。尤其是血性溢液应进一步检查引起重视。

3. 皮肤改变　乳腺癌引起皮肤改变可出现多种体征，最常见的是肿瘤侵犯了连接乳腺皮肤和深层胸肌筋膜的 Cooper 韧带，出现"酒窝征"。若癌细胞阻塞了淋巴管，则会出现"橘皮样改变"。乳腺癌晚期形成散在分布的质硬结节，即所谓"皮肤卫星结节"。

4. 乳头、乳晕异常　可见乳头回缩或抬高。乳腺 Paget's 病，表现为乳头皮肤瘙痒、糜烂、破溃、结痂、脱屑、伴灼痛。

5. 腋窝淋巴结肿　初期可出现同侧腋窝淋巴结肿大，肿大的淋巴结质硬、散在、可推动。晚期可在锁骨上和对侧腋窝摸到转移的淋巴结。

四、诊 　 断

患者多因乳房肿块、乳头溢液（血性多见）及体检发现异常而就诊，乳房可有或无疼痛。乳房肿块需与纤维腺瘤、腺病、囊肿等相鉴别，可通过相关病史、临床体检及影像学检查提示肿块及其性质（包括 B 超、钼靶及 MRI）进行鉴别，病理结果（包括细针穿刺、粗针穿刺及活检）可直接明确诊断。乳头溢液需与导管扩张、导管内乳头状瘤等相鉴别，可通过乳管镜等检查排除他变。结合患者症状体征、实验室检查（血常规，肿瘤标志物 CA50、CA125、CEA、CA153、TPA 持续成倍升高等）、辅助检查（B 超、钼靶及 MRI）可进行初步诊断，金标准来自病理诊断（包括细针穿刺、粗针穿刺及活检），同时病理诊断及其免疫组化指导后续治疗。

五、治 　 疗

（一）常用化学药物及现代技术

1. 手术　外科手术在乳腺癌的诊断、分期和综合治疗中有重要作用，分为全乳切除术及保乳切除术。一旦诊断乳腺癌，在病情允许的情况下应尽早手术切除。部分患者可在新辅助治疗化疗及中药辅助治疗后进行手术治疗，以达到降级手术的目的。

2. 辅助放疗　放疗是利用放射线破坏癌细胞的生长、繁殖，达到控制和消灭癌细胞的作用。乳腺癌的放疗多用于综合治疗，包括根治术之前或后作辅助治疗，晚期乳腺癌的姑息性治疗。

3. 辅助化疗　化学治疗是一种应用抗癌药物抑制癌细胞分裂，破坏癌细胞的治疗方法，简称化疗。化疗方案的制定需要综合考虑肿瘤的临床病理性特征、患者生理条件和基础疾患、患者的意愿，以及化疗可能获益与由之带来的不良反应等。

4. 辅助内分泌治疗　内分泌治疗是乳腺癌全身治疗手段之一，采用药物或去除内分泌腺体或减少激素的方法来调节机体内分泌功能，从而达到治疗乳腺癌的目的，适用于（免疫组化中）激素受体 ER 和（或）PR 阳性的乳腺癌患者，目的是降低肿瘤复发，提高总生存率。目前临床内分泌药物主要分为选择性 ER 调节药（SERMs）、孕激素类、芳香化酶抑制药（AIs）和促黄体激素释放激素类似物（LHRH 类似物）四类，其中选择性 ER 调节药和芳香化酶抑制药在临床中占有重要地位，根据不同的情况使用 5～10 年。

5. 靶向治疗　是具有多环节作用机制的新型抗肿瘤治疗药。对于乳腺癌 HER-2 阳性的患者，根据不同病情均推荐或考虑使用曲妥珠单抗作为靶向治疗，以期达到降低复发率、延长生存期的目的[5]。

（二）中成药名方治疗

中药对乳腺癌的治疗主要在术后持续抗肿瘤和缓解症状两方面，也可应用在术前的辅助治疗中。目前，中药主要作为乳腺癌治疗的辅助治疗药物。一方面可促进肿瘤细胞凋亡、抑制肿瘤细胞转移、逆转肿瘤细胞多耐药性，通过多机制协同杀伤肿瘤细胞来发挥抗肿瘤作用。另一方面与手术治疗、放疗、化疗、免疫疗法及靶向治疗相结合，通过提高机体免疫功能，有效降低治疗不良反应，提高抗肿瘤疗效，改善临床症状，提高患者生存质量。对促进患者康复，防止其复发转移，延缓患者生命有着重要作用。

第二节　中成药名方的辨证分类与药效

一、疏肝理气类

肝气郁结型乳腺癌常为七情所伤，所愿不遂所致，肝郁气滞可导致两胁胀痛，易怒易躁，乳房结块如石。舌苔薄黄或薄白，舌红有瘀点，脉弦有力。

乳腺癌肝气郁结证主要的病理变化是肝气郁久可导致血流失调，气滞瘀凝血聚集成块状。

疏肝理气类药物可以调畅气机，肝为中焦气机之枢纽，肝气条达可使升降有序，现代药理学证明此类药物还可以调节机体免疫功能，抑制肿瘤的增殖，同时缓解症状。

常用中成药：小金胶囊（丸、片），平消片（胶囊）。

二、益气扶正类

气血亏虚型乳腺癌可表现为头晕耳鸣，形体消瘦，五心烦热，面色苍白，夜寐不安，乳房结块溃烂，色紫黯，时流污水，臭气难闻。舌绛无苔或苔黄白，脉滑数。

乳腺癌气血亏虚主要的病理变化是正气不足，邪毒留滞。气血不足为本病发病之本，中医学认为，乳腺癌以脏腑亏虚为发病根本，气郁、痰浊、瘀血、热毒等为发病之标。

益气扶正类药物可以调节机体免疫功能，有效缓解症状。

常用中成药：复方皂矾丸，益气养血口服液，槐耳颗粒。

参 考 文 献

[1] 黄哲宙，陈万青，吴春晓，等. 中国女性乳腺癌的发病和死亡现况——全国32个肿瘤登记点2003—2007年资料分析报告[J]. 肿瘤，2012，6：435-439.

[2] 戚益铭，沈敏鹤，阮善明，等. 乳腺癌病因病机及中医证治的研究进展[J]. 黑龙江中医药，2014，5：81-83.

[3] 王顾，吴久玲. 农村妇女乳腺癌筛查培训教材[M]. 北京：人民卫生出版社，2016.

[4] 王肖寒. 乳腺癌的发病机制与治疗[J]. 世界最新医学信息文摘，2017，17（63）：195.

[5] 中国抗癌协会乳腺癌专业委员会. 中国抗癌协会乳腺癌诊治指南与规范（2017年版）[J]. 中国癌症杂志，2017，27（9）：695-759.

第三节　中成药名方

一、疏肝理气类

小金胶囊（丸、片）

【药物组成】　人工麝香、木鳖子、制草乌、枫香脂、醋乳香、醋没药、五灵脂（醋制）、酒当归、地龙、香墨。

【处方来源】　清·王维德《外科全生集》。《中国药典》（2015年版）。

【功能与主治】　散结消肿，化瘀止痛。用于阴疽初起，皮色不变，肿硬作痛，多发性脓肿，瘰疬，痰核，乳岩，乳癖。

【药效】　主要药效如下[1-3]：

1. **抑制肿瘤生长及增殖**　肿瘤的发生发展与机体的代谢及免疫过程密切相关。小金片具有抑制肿瘤生长的作用，增强NK细胞的杀伤活性和巨噬细胞的吞噬功能。小金丸能显著抑制癌细胞核酸代谢，减少肿瘤的蛋白合成，显著抑制异常组织细胞DNA的合成。小金丸及其组成药味木鳖子、当归、乳香、没药均对肿瘤细胞增殖有不同程度的抑制作用，具有诱导肿瘤细胞凋亡、调节丝裂原活化蛋白激酶（MAPK）信号通路、抑制相关炎症因子表达和肿瘤血管生成的作用。

2. **化疗的减毒增效**　化疗是乳腺癌治疗中重要的角色，但是化疗往往伴随一系列的毒副作用，如骨髓抑制、免疫抑制等。小金丸可以减轻部分化疗药物的骨髓抑制反应，包括白细胞计数、血红蛋白含量、血小板计数等。

3. **抗炎镇痛作用**　抑制炎性细胞增生和阻止致炎性物质的释放，改善炎症组织的红、肿、热、痛现象，并一定程度缓解疼痛。小金丸通过降低全血黏度，改善高凝状态和受损组织微循环，减轻缺血器官的痉挛疼痛。

4. **改善内分泌**　体内激素的波动是乳腺疾病发生发展的一个重要影响因素。小金丸所含中药可提高卵泡期的激素分泌比值，能改善全身及局部组织的充血水肿，抑制单胺氧化酶的活力，抑制胶原值，达到消肿止痛之功效（图8-1）。

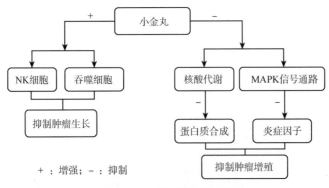

图 8-1　小金丸抗肿瘤机制

【临床应用】　具体临床应用如下[3-8]：

1. 乳腺癌术后化疗　在常规化疗基础上联合小金丸，可以提高患者免疫功能。研究表明小金丸联合多西他赛、表柔比星、环磷酰胺治疗晚期（Ⅲ期，乳腺癌术后根据病理中肿瘤大小，淋巴结情况及远处转移情况进行 TNM 分期后进行的分期）乳腺癌可以提高患者免疫功能，改善患者术后情况。

2. 多种恶性肿瘤的治疗　小金丸对骨肿瘤、胃癌、舌癌、乳腺癌、子宫癌、皮肤癌、恶性淋巴瘤等恶性肿瘤有一定的治疗作用。

3. 缓解癌性疼痛　小金丸可以缓解癌性疼痛、带状疱疹后遗神经疼痛。小金丸具有缓解疼痛的作用，包括一般疼痛及癌性疼痛。有报道称小金丸对带状疱疹后遗神经痛仍有作用，故临床可用小金丸止痛。

4. 乳腺增生　小金丸具有疏肝理气、活血化瘀、软坚散结的作用，能改善全身及局部组织的充血水肿，达到消肿止痛之功效。

5. 甲状腺结节　甲状腺结节的形成与甲状腺素的分泌相关，小金丸可使甲状腺激素水平下降，减少垂体过度分泌 TSH，降低由于甲状腺激素引起的代偿性增大和肥大后期，进而减少结节形成和发展。

6. 慢性乙型肝炎肝纤维化　小金丸能抑制纤维细胞摄取 ^{14}C-甘氨酸，减少胶原纤维合成，又能促使细胞吞噬胶原纤维及其断片，增强细胞溶酶体释放组织蛋白，水解胶原纤维，从而消除纤维细胞的增生、粘连，具有抗肝纤维化的作用。

7. 慢性盆腔炎　小金丸能降低全血黏稠度，改善高凝状态和受损组织微循环，减轻缺血器官的痉挛疼痛，提高疼痛阈值；抑制炎性细胞浸润和炎性介质释放。对金黄色葡萄球菌、肺炎双球菌、痢疾杆菌、大肠杆菌等有明显的抑制作用。

8. 淋巴结炎　小金丸联合抗生素对肠系膜淋巴结炎有治疗作用，联合双柏膏可以治疗颈部淋巴结炎[9-11]。

【不良反应】　可引起比较严重的皮肤过敏反应。

【使用注意】　①脾胃虚弱者慎用。②本品含制草乌，不宜长期使用。③肝、肾功能不全者慎用。④忌食辛辣、油腻及海鲜等发物。⑤忌与含人参、半夏、瓜蒌、贝母、白及、白蔹、犀角等的制剂同时服用。

【用法与用量】　胶囊：口服，每次 3～7 粒（每粒装 0.35g），每次 4～10 粒（每粒装

0.3g），每日 2 次；小儿酌减。丸剂：打碎后口服，每次 1.2～3g（2～5 瓶），每日 2 次；小儿酌减。片剂：口服，每次 2～3 片，每日 2 次；小儿酌减。

参 考 文 献

[1] 柳芳，鞠海，苗颖，等. 小金丸及其组成药味抗肿瘤作用的研究进展[J]. 中国药房，2015，13：1844-1846.

[2] 谢佐福，魏莉，袁丁，等. 小金丹对 5-FU 治疗肝癌的减毒增效作用[J]. 福建中医学院学报，2007，17（1）：37-39.

[3] 柴素萍. 小金丸配合理疗治疗慢性盆腔炎 110 例疗效观察[J]. 上海预防医学杂志，2009，（5）：246-247.

[4] 林洪生. 肿瘤中成药临床应用手册[M]. 北京：人民卫生出版社，2011：62.

[5] 赵益，董伟，聂苏然，等. 小金分散片抗炎镇痛的实验研究[J]. 时珍国医国药，2011，11：2692-2694.

[6] 冯庆菁. 小金丸治疗乳腺增生症 96 例临床分析[J]. 现代中西医结合杂志，2006，（21）：2910-2912.

[7] 刘现栋. 小金丸治疗甲状腺结节临床研究[J]. 河南中医，2014，（6）：1189-1190.

[8] 张超，冯秀芳，王爱云，等. 小金丸联合多西他赛、表柔比星、环磷酰胺治疗Ⅲ期乳腺癌的疗效及对患者免疫功能的影响[J]. 中国药房，2016，27（15）：2059-2061.

[9] 郑奕虹，傅国，梁轶容，等. 双柏膏外敷联合小金丸治疗颈部淋巴结炎的疗效观察[J]. 广西中医药，2018，41（3）：24-26.

[10] 索桂海，郑玉芹. 小金丸联合青霉素治疗小儿急性肠系膜淋巴结炎临床疗效[J]. 中国实用医药，2015，10（28）：15-16.

[11] 侯元婕. 小金丸联合头孢克肟治疗小儿肠系膜淋巴结炎的疗效观察[J]. 海南医学，2013，24（18）：2738-2739.

平消片（胶囊）

【药物组成】　郁金、仙鹤草、五灵脂、白矾、硝石、干漆（制）、枳壳（麸炒）、马钱子粉。

【处方来源】　研制方。《中国药典》（2015 年版）。

【功能与主治】　活血化瘀，散结消肿，解毒止痛。对毒瘀内结所致的肿瘤具有缓解症状，缩小瘤体，提高机体免疫力，延长患者生存时间的作用。

【药效】　主要药效如下[1-3]：

1. 抑瘤作用　目前的研究认为肿瘤的发生发展与机体的免疫相关，并通过复杂的信号通路进行转导。有研究表明，平消胶囊混悬液对肿瘤细胞有抑制作用，同时平消胶囊对人乳腺癌细胞 MCF-7 细胞的部分信号转导基因具有显著的调节作用。

2. 增强机体免疫功能，降低副作用　平消片能增强荷瘤小鼠的抗体效价，提高其吞噬率和淋巴细胞转化率，抑制脾脏重量的减轻和肿瘤的生长。平消片联合复方苦参注射液治疗可降低乳腺癌患者的肿瘤标志物水平，提高细胞因子和 T 淋巴细胞亚群水平，即提高机体的免疫功能。研究表明平消片能显著增强荷瘤小鼠的免疫功能。

3. 镇痛　有研究表明平消片可以一定程度地缓解研究对象的疼痛（图 8-2）。

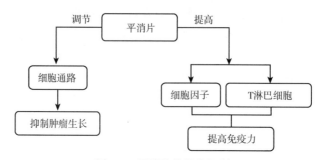

图 8-2　平消片抗肿瘤机制

【临床应用】　具体临床应用如下[4,5]：

1. 乳腺癌及各种中晚期肿瘤　平消胶囊对晚期乳腺癌有一定的治疗效果，在临床上能够提高晚期乳腺癌的有效率，有助于减轻化疗的毒副作用；可以作为乳腺癌综合治疗的辅助治疗的有效手段。

2. 乳腺增生　平消片中郁金、枳壳、五灵脂、白矾等药物具有活血化瘀、软坚散结、消炎止痛、清热解毒、扶正补虚、温经通络之功能，有研究显示对乳腺增生结节具有良好的散结作用，与对照组相比，差异有显著性。

【不良反应】　不少患者服用后有恶心、胃脘不适等不良反应。部分患者可出现皮疹，停药后可消失。

【使用注意】　①本品所含马钱子、干漆有毒，不可过量、久用。②用药期间饮食宜清淡，忌食辛辣食物。③运动员慎用。

【用法与用量】　片剂：口服，每次 4～8 片，每日 3 次。胶囊剂：口服，每次 4～8 粒，每日 3 次。

参 考 文 献

[1] 赵韬. 平消胶囊干预乳腺癌的临床观察及其抗肿瘤分子生物学机制研究[D]. 福州：福建中医学院，2006.

[2] 谢薇，靳纪强. 观察平消胶囊合并化疗治疗消化系统恶性肿瘤的疗效[J]. 中国继续医学教育，2016，（30）：177-178.

[3] 金政男. CAF 方案联合平消胶囊治疗乳腺癌术后临床观察[J]. 辽宁中医杂志，2012，1：98-99.

[4] 费雁，张丽娟，平消片合并化疗治疗晚期恶性肿瘤 132 例疗效观察[J]. 现代肿瘤医学，2006，（4）：493-494.

[5] 陈元香. 平消片治疗乳腺增生病的临床观察[J]. 时珍国医国药，2007，18（11）：2825-2826.

二、益气扶正类

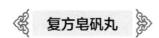

复方皂矾丸

【药物组成】　皂矾、西洋参、海马、肉桂、大枣（去核）、核桃仁。

【处方来源】　清·凌奂《外科方外奇方》。国药准字 Z61020457。

【功能与主治】　温肾健髓，益气养阴，生血止血。用于再生障碍性贫血，血小板减少症，骨髓增生异常综合征及放化疗引起的骨髓损伤、血细胞减少症属肾阳不足，气血两虚证者。

【药效】　主要药效如下[1-3]：

1. 降低骨髓抑制　复方皂矾丸联合环孢素加雄激素治疗再生障碍性贫血能进一步提高骨髓微血管密度、血管内皮生长因子水平，降低骨髓抑制。

2. 改善骨髓造血功能　复方皂矾丸对骨髓 MVD、VEGF 有作用，使得血红蛋白、粒细胞等升高，从而改善造血功能。

【临床应用】　主要用于乳腺癌放化疗后出现骨髓抑制及贫血[4-8]。

1. 乳腺癌及胃癌放化疗后骨髓抑制　放化疗后出现骨髓抑制时，复方皂矾丸可降低骨髓抑制，促进造血，达到减轻化疗后骨髓抑制等其他不良反应。防治化疗导致的骨髓抑制，缩短骨髓恢复时间，有利于化疗按时完成。

2. 贫血　研究表明，乳腺癌化疗间歇期服用复方皂矾丸对贫血的发生具有抑制作用。复方皂矾丸联合多种药物，如六味地黄丸、安特尔、达那唑等可有效治疗再生障碍性贫血。复方皂矾丸联合泼尼松治疗免疫性血小板减少症，能提高总有效率，缩短药物起效时间。本品治疗贫血，详见血液篇。

【不良反应】　少数病例初服本品有轻微消化道反应，减量服用数日，即可耐受。

【使用注意】　忌茶水。

【用法与用量】　口服，每次 7～9 丸，每日 3 次，饭后即服。

参 考 文 献

[1] 孙文辉，骆明远，余健. 复方皂矾丸对乳腺癌化疗骨髓抑制的预防作用[J]. 海峡药学，2010，（5）：100-102.

[2] 何肇晴，程冬英，龚皓，等. 复方皂矾丸对抗胃癌化疗骨髓抑制的临床研究[J]. 现代肿瘤医学，2008，（4）：616-617.

[3] 杨方方，王康玮，向琪，等. 复方皂矾丸对慢性再生障碍性贫血骨髓 MVD、VEGF 的影响[J]. 中国实验血液学杂志，2015，（2）：477-480.

[4] 郑煦，代利霞. 达那唑联合复方皂矾丸治疗再生障碍性贫血 38 例[J]. 长江大学学报（自然科学版），2017，14（16）：33-35，38.

[5] 王伟，王璇，崔海朋. 复方皂矾丸联合安特尔治疗慢性再障 40 例的疗效观察[J]. 中国实用医药，2006，（6）：65-66.

[6] 王伟，王建敏. 复方皂矾丸联合六味地黄丸治疗慢性再障[J]. 现代中西医结合杂志，2001，（20）：1928-1929.

[7] 洪凤娟，王柳飞，韩明锦，等. 乳腺癌化疗间歇期服用复方皂矾丸对贫血发生率的影响研究[J]. 中国现代药物应用，2017，11（15）：96-98.

[8] 朱丽，郑彤，梁香改，等. 复方皂矾丸联合泼尼松治疗免疫性血小板减少症的疗效观察[J]. 甘肃医药，2017，36（1）：66-67.

益气养血口服液

【药物组成】　人参、黄芪、党参、麦冬、当归、白术（炒）、地黄、制何首乌、五味子、陈皮、地骨皮、鹿茸、淫羊藿。

【处方来源】　研制方。《中国药典》（2005 年版）。

【功能与主治】　益气养血。用于气血不足所致的气短心悸、面色不华、体虚乏力。

【药效】　主要药效如下：

1. 乳腺癌术后调节内分泌作用　益气养血颗粒对患者激素水平具有调节作用，对性激素孕酮（P）、雌三醇（E₃）、睾酮（T）和促性腺激素促卵泡生成素（FSH）、促黄体生成素（LH）及催乳素（PRL）有调节作用，与化疗对内分泌机制的影响具有协同作用[1]。

2. 补血作用　本品能促进骨髓造血功能。

3. 抗心律失常　本品有抗心律失常作用。

【临床应用】

1. 协同内分泌治疗乳腺癌　益气养血颗粒对患者激素水平具有调节作用，与化疗对内分泌机制的影响具有协同作用。内分泌水平尤其是雌激素水平的变化对乳腺癌术后复发转移有重要影响，故起到协同辅助治疗。

2. 贫血　本品用于症见气短头晕，心悸失眠，神疲乏力，下肢浮肿，舌淡，脉沉细，气血两虚的贫血者。

3. 心律失常　本品用于症见气短，心悸，面色不华，倦怠乏力，舌淡苔薄，脉细弱，气血不足的心律失常者[2]。

【不良反应】　尚不明确。

【使用注意】　①忌不易消化食物。②感冒发热患者不宜服用。③糖尿病患者及有高血压、心脏病、肝病、肾病等慢性病严重者应在医师指导下服用。④儿童、孕妇、哺乳期妇女应在医师指导下服用。⑤服药 4 周症状无缓解，应去医院就诊。⑥对本品过敏者禁用，过敏体质者慎用。⑦本品性状发生改变时禁止使用。⑧儿童必须在成人监护下使用。⑨请将本品放在儿童不能接触的地方。⑩如正在使用其他药品，使用本品前请咨询医师或药师。

【用法与用量】　口服，每次 15～20ml，每日 3 次。

参 考 文 献

[1] 张瑾，吴咸中，伍孝先. 益气养血颗粒对绝经前乳腺癌患者内分泌功能的调节作用[J]. 中国中西医结合外科杂志，1999，（5）：4-6.

[2] 国家药典委员会. 中华人民共和国药典临床用药须知[M]. 北京：中国医药科技出版社，2015.

槐 耳 颗 粒

【药物组成】　槐耳菌质。

【处方来源】　研制方。《中国药典》（2005 年版）。

【功能与主治】　扶正固本，活血消癥。适用于正气虚弱，瘀血阻滞，原发性肝癌不宜手术和化疗者辅助治疗用药，有改善肝区疼痛、腹胀、乏力等症状的作用。

【药效】　主要药效如下[1-3]：

1. 调节免疫　槐耳颗粒具有抑制肿瘤生长、诱导肿瘤细胞凋亡、诱导机体产生多种细胞因子、调节免疫的功能。最新的研究表明，槐耳清膏还可抑制血管内皮细胞增殖、小管生成，从而抑制血管生成，防止肿瘤生长及转移。

2. 耐药逆转　非细胞毒性剂量槐耳颗粒具有逆转 MCF-7/A 细胞耐药性的作用，逆转机制和其耐药基因 *mdr1*、*MDR-1* 的 mRNA 及相应的 P-gp、MRP 蛋白的表达水平下调相关，提示槐耳颗粒是一种有潜力的耐药逆转剂。

【临床应用】　临床应用如下[4,5]：

1. 抗恶性肿瘤　槐耳颗粒具有抑制肿瘤生长、诱导肿瘤细胞凋亡、诱导机体产生多种细胞因子、提高机体免疫力等作用。联合化疗能显著改善患者化疗后的免疫功能。

2. 抗耐药　槐耳颗粒在乳腺癌综合治疗中具有双效性，一是抗肿瘤活性，二可作为耐药逆转剂。

3. 预防复发　槐耳颗粒有降低早期乳腺癌复发转移率的趋势，以及延长早期乳腺癌患者无复发生存时间的优势。

【不良反应】　个别患者出现恶心、呕吐。

【使用注意】　尚不明确。

【用法与用量】　口服，每次 20g，每日 3 次。肝癌的辅助治疗 1 个月为 1 个疗程，或遵医嘱。肺癌、胃肠癌和乳腺癌的辅助治疗 6 周为 1 个疗程。

参 考 文 献

[1] 徐峰，唐中华. 金克槐耳对新辅助化疗乳腺癌患者细胞免疫功能的影响[J]. 中国普通外科杂志，2009，（5）：524-526.

[2] 李戎，谢莎，张莉，等. 槐耳颗粒逆转人乳腺癌细胞 MCF-7 耐药的初步机制[J]. 中国实用医药，2009，（17）：1-3.

[3] 关若丹，郑远，陈前军. 槐耳颗粒防治可手术乳腺癌短期复发转移的回顾性队列研究[J]. 广东医学，2011，（11）：1490-1492.

[4] 李思维，邹立勇，尹宜发. 槐耳颗粒在肿瘤临床中的应用[J]. 中国肿瘤，2005，（10）：698-700.

[5] 张玉宝，张国强，王劲松，等. 槐耳颗粒在乳腺癌综合治疗中的作用及其机制[J]. 中国肿瘤临床与康复，2004，（6）：37-40.

（上海中医药大学附属曙光医院　吴雪卿）

第九章

肾癌、膀胱癌中成药名方

第一节　概　　述

一、概　　念

肾癌（kidney cancer）亦称肾细胞癌、肾腺癌，是肾脏最常见的恶性疾病，是起源于肾实质泌尿小管上皮系统的恶性肿瘤，属中医"腰痛"、"肾积"、"溺血"范畴。

膀胱癌（bladder cancer）是泌尿系统中最常见的肿瘤，大多来源于上皮细胞，其中约90%的患者为移行细胞癌。临床上分为基层浸润性膀胱癌（MIBC）、非肌层浸润性膀胱癌（NMIBC）和转移性膀胱癌。在中医属"尿血"、"血淋"、"癃闭"、"淋病"等范畴。

二、病因及发病机制

（一）病因[1-4]

肾癌的确切病因尚不清楚，流行病学调查发现除遗传因素外，与发病相关的因素还包括吸烟、肥胖、高血压、职业、饮食药物等。膀胱癌的发生发展是多因素、多步骤复杂变化的过程，经研究发现，膀胱癌的发生与遗传易感性（*GSTM1* 和 *GSTT1* 基因的缺失），环境因素（吸烟和被动吸烟、职业暴露——主要致癌物质是芳香胺、空气污染），基因与环境相互作用，液体摄入，饮食，药物（吡格列酮、胰岛素、含马兜铃酸的药物），感染与其他疾病（尿路感染、感染 HPV、膀胱结石）有关。此外，机体免疫应答反应的异常与膀胱癌的发生和发展也有密切关系。

（二）发病机制

肾癌、膀胱癌的发病机制尚不明确。

三、临 床 表 现

肾脏位置隐蔽，往往缺乏早期症状和体征，血尿、腰痛、腹部肿块为经典的"肾癌三联症"，但临床出现率不到 15%，部分肾癌患者可出现副肿瘤综合征，表现为高血压、贫血、体重减轻、恶病质、发热、血沉增快、红细胞增多症、肝功能异常、高钙血症、高血糖、神经肌肉病变、淀粉样变性、凝血机制异常等改变。有些患者临床表现以转移灶的症状和体征为主，如胸痛、咳嗽、骨痛等。

膀胱癌最常见的临床表现以间歇性无痛血尿、脓尿、排尿困难、烧灼感、尿频为主，在合并感染或病变侵犯深肌层时出现疼痛，当盆腔广泛浸润时伴腰骶部疼痛、下肢水肿。晚期多发转移患者以转移灶的症状和体征为主，如胸痛、咳嗽、骨痛等。

四、诊 　 断

腹部彩超、CT 扫描、MRI 检查是本病最常用的检查方法，通过彩超、CT、MRI 可了解肾肿瘤大小、位置、局部蔓延、淋巴结及血管受侵情况。静脉尿路造影可以了解双侧肾脏的功能及肾盂、肾盏、输尿管和膀胱的情况，对诊断有重要的参考价值。下腔静脉造影可了解下腔静脉、肾静脉内有无瘤栓，此外，必要时还需行胸片、骨扫描、头部 MRI 等检查，了解有无远处转移情况。

膀胱癌的临床诊断主要采用实验室检查（尿常规、尿脱落细胞学检查），内镜（膀胱镜检查能直接观察肿瘤部位、大小、数目、形态、基底情况、与输尿管及膀胱颈的关系，还可行镜下活检术），彩超（包括普通彩超、经尿道彩超，可动态观察并准确显示肿瘤浸润程度及范围），影像学检查（CT、MRI、PET，了解肿瘤浸润深度及盆腔转移情况以明确分期），泌尿系统造影检查（了解肾盂、输尿管有无肿瘤及肾功能情况）。

五、治 　 疗

（一）常用化学药物及现代技术

1. **外科治疗**　外科手术切除仍是局限性肾癌治疗的一项有效治疗手段，术式可选择根治性肾切除或部分肾切除术。手术治疗也是膀胱癌的主要治疗手段，手术方案为经尿道膀胱肿瘤电切术（TURBT）、钬激光膀胱肿瘤切除术（HOLRBT）、部分膀胱切除术及根治性膀胱切除术等。临床需根据患者体质状况、肿瘤分化及恶性程度、病理分型、分期、患者意愿特点，选择合理的手术方式。

2. **化学治疗**　肾癌对化疗药物普遍抗拒，这与肾癌细胞高表达多药耐药性基因有关，常用药物：长春碱（VLB）和氟尿嘧啶类，近来临床研究示吉西他滨联合多柔比星或卡培他滨、吉西他滨或紫杉醇联合卡铂治疗转移性肾癌具有一定的疗效。全身化疗是Ⅳ期膀胱癌患者唯一能够改善生存的治疗方法，单药方案：顺铂、甲氨蝶呤、紫杉醇、多西他赛和吉西他滨；联合化疗方案：M-VAC 和 GC 方案（GC 方案安全性更好）；二线治疗药物：长春氟宁。

3. **放疗** 膀胱癌的放疗常用的形式主要有膀胱内照射和体外照射。但膀胱癌对放疗不敏感，主要用于手术和化疗的辅助治疗或不能手术的晚期膀胱癌改善症状的姑息性治疗。

4. **靶向治疗** 酪氨酸激酶抑制剂和抗 VEGF 的靶向治疗广泛应用于肾癌的一、二线治疗，已被 FDA 批准的药物：舒尼替尼、索拉菲尼、帕唑帕尼、阿昔替尼、替西罗莫司、依维莫司、贝伐珠单抗联合干扰素。针对膀胱肿瘤，进入临床研究的药物：抗血管生成药物（舒尼替尼、索拉菲尼、帕唑帕尼、凡德他尼、贝伐珠单抗）、成纤维细胞生长因子受体抑制剂（多韦替尼）、人类表皮生长因子家族受体抑制剂（吉非替尼、西妥昔单抗、曲妥单抗、拉帕替尼）、MET 信号通路抑制剂（卡博替尼）、免疫检查点抑制剂（伊匹单抗、Atezolizum、Pembrolizumab）。其中 FDA 已正式批准 Atezolizumab 作为局部晚期或转移性尿路上皮癌的二线治疗药物。

5. **免疫治疗** 免疫治疗是转移性肾癌传统的标准治疗方案，主要包括细胞因子 IL-2 和 IFN-α。免疫治疗曾被广泛应用于转移性肾癌的治疗，虽有一定疗效但十分有限。高剂量的 IL-2 可引起严重的低血压、心肌缺血、心肌梗死、呼吸困难、肝肾功能异常等。研究表明 IFN-α 联合 IL-2 可提高缓解率和延缓疾病进展时间，但并不提高总生存时间，并能加重毒副作用。

6. **膀胱灌注治疗** 非肌层浸润性膀胱癌患者经尿道膀胱肿瘤电切术（TURBT）后，行膀胱药物灌注是预防其复发和进展的重要措施，不仅可杀死膀胱内遗留的肿瘤细胞，而且可控制或消除肉眼难以发现的原位癌及癌前病变。膀胱内灌注的药物主要有免疫制剂（如 BCG、IL-2、IFN）和细胞毒类药物（如噻替哌、阿霉素类、丝裂霉素、羟基喜树碱、新药吉西他滨、紫杉醇等）。

（二）中成药名方治疗

目前，中药为肿瘤治疗的辅助药，与手术治疗、放疗、化疗、免疫疗法及靶向治疗相结合，能够有效降低治疗不良反应，提高抗肿瘤疗效，改善临床症状，提高患者生存质量，对促进患者康复、防止肿瘤的复发转移、延缓患者生命有着重要作用。

第二节　中成药名方的辨证分类与药效

中医学认为[5]肾癌、膀胱癌发病多由肾气不足，水湿不化，湿毒内生，结于腰府及膀胱；或感受外邪，湿热毒蕴结水道，导致气滞血瘀，日久形成有形之块，其病机以正虚、脏腑功能失调为本，湿热毒瘀互结为标，为虚实夹杂之证；本虚主要表现在肝肾阴虚、脾肾两虚，标实主要表现在湿、热、毒、瘀互结。目前治疗肾癌、膀胱癌的常用中成药的辨证分类及其主要药效如下。

一、活血化瘀类

肾癌、膀胱癌的瘀血内阻证的主要表现为面色晦黯，腰腹疼痛，甚则腰腹部肿块，尿血，发热，舌质紫暗或有瘀点、瘀斑，苔薄白，脉涩。

肿瘤患者在临床上常表现为血小板增多，增多的血小板引起的肿瘤宿主的高凝状态和通过活化多种信号转导机制促进肿瘤转移有关[6]。肾癌、膀胱癌的患者多处于高凝状态，血液黏稠度增加、血流缓慢，气血运行不畅、不通则痛，故见腰腹疼痛、面色晦黯、舌质紫暗有瘀斑。日久气血积聚成块，局部炎症刺激及损伤血络，故见发热、尿血。

活血化瘀类药物可改善机体血凝状态，从而抑制肿瘤的生长和转移，对肿瘤细胞增殖和凋亡、肿瘤细胞黏附、肿瘤细胞侵袭和迁移、肿瘤血管生成、肿瘤转移抑制基因的表达等均有不同程度的作用。

常用中成药：复方斑蝥胶囊。

二、清热解毒类

肾癌、膀胱癌的湿热蕴结证的主要表现：腰痛，腰腹坠胀不适，尿血，尿急，尿频，尿痛，发热，消瘦，纳差，舌红苔黄腻，脉濡数。

肿瘤与炎症密切相关，持续炎症反应可刺激恶性肿瘤细胞的增殖、血管形成、转移和耐药性[7]。

现代药理研究表明[8,9]清热解毒中药可以通过直接抑制肿瘤细胞增殖、诱导细胞凋亡、调节和增强机体的免疫能力、诱导细胞的分化与逆转、抗突变等作用达到抗肿瘤的目的。

常用中成药：血尿胶囊。

参 考 文 献

[1] 白云金，李金洪，魏强，等. 膀胱癌病因学研究进展[J]. 现代泌尿外科杂志，2014，19（10）：693-697.

[2] Safarinejad M R，Safarinejad S，Shafiei N，et al. Association of genetic polymorphism of glutathione S-transferase（GSTM1，GSTT1，GSTP1）with bladder cancer susceptibility[J]. Urol Oncol，2013，31（7）：1193-1203.

[3] Jimenez-pacheco A，Exposito-ruiz M，Arrabalpolo M A，et al. Meta-analysis of studies analyzing the role of human papillomavrirus in the development of bladder carcinoma[J]. Korean J Urol，2012，53（4）：240-247.

[4] 胡吉梦. 免疫相关因素在膀胱癌发病机制与免疫治疗中的研究进展[J]. 现代泌尿外科杂志，2015，20（7）：520-524.

[5] 毕向雁，刘苓霜. 刘苓霜辨证治疗肾癌经验[J]. 湖南中医药大学学报，2018，38（5）：531-534.

[6] 王卉. 血小板淋巴细胞比率（PLR）、中性粒细胞淋巴细胞比率（NLR）对Ⅱ、Ⅲ期结肠癌术后患者生存期预测的研究[D]. 大连：大连医科大学，2013.

[7] 晁凡，张桂铭，孙立江. 血液和系统炎症指标在泌尿系肿瘤中的应用[J]. 现代泌尿外科杂志，2016，21（8）：638-644.

[8] 潘磊，陈培丰. 清热解毒中药抗肿瘤作用机理研究进展[J]. 中华中医药学刊，2007，25（3）：569-571.

[9] 鲁恒心，方肇勤. 清热解毒治法的现代研究进展及在肝癌中的应用概况[J]. 江苏中医，2001，22（4）：43-45.

第三节　中成药名方

一、活血化瘀类

❖ 复方斑蝥胶囊 ❖

【药物组成】　斑蝥、刺五加、半枝莲、黄芪、女贞子、山茱萸、人参、三棱、莪术、熊胆粉、甘草。

【处方来源】　研制方。国药准字 Z52020238。

【功能与主治】　破血消瘀，攻毒蚀疮。用于原发性肝癌，肺癌，直肠癌，恶性淋巴瘤，妇科恶性肿瘤等。

【药效】　主要药效如下。

1. 调节机体免疫[1-3]　复方斑蝥胶囊具有提高机体免疫的作用。机体的免疫状态与肿瘤的发生、发展密切相关。当 T 淋巴细胞亚群及 NK 细胞数量变化时，可导致细胞免疫功能紊乱。CD4+淋巴细胞具有辅助调节功能，CD8+淋巴细胞具有细胞毒性效应，可特异杀死靶细胞，CD4+/CD8+细胞比值为中心的免疫调节细胞是机体免疫状态的中心环节。NK 细胞是机体抗肿瘤免疫中的另一类重要细胞，可直接杀伤肿瘤细胞，其杀伤作用无肿瘤特异性和 MHC 限制性，在免疫监视中发挥重要作用，是机体抗肿瘤的第一道防线。

2. 抗肿瘤作用[4,5]　复方斑蝥胶囊具有抗肿瘤的作用。IL-12 是糖蛋白，主要作用于 CD8+或 CD4+ T 淋巴细胞和 CD56+ NK 细胞，有着强大的抗病毒和抗肿瘤效应。其能够独立激活 LAK、CTL、NK 细胞，增强机体对肿瘤细胞的杀伤清除能力，还可以促进巨噬细胞、NK 细胞和 T 淋巴细胞增殖，诱生各种细胞因子，其中，TNF-α 就是一个重要的抗肿瘤因子，TNF-α 和细胞表面的受体结合能够触发肿瘤细胞凋亡。研究表明，复方斑蝥胶囊能够提高 NK 细胞活性及 CD4+/CD8+比值，以及血清 TNF-α、IL-12 水平，改善机体免疫功能，提高免疫细胞水平，抑制肿瘤因子和炎症因子，发挥抗肿瘤作用。

3. 阻滞细胞周期，诱导细胞凋亡[6-8]　细胞异常增生是肿瘤发展的基础，研究表明复方斑蝥胶囊中的有效成分可抑制肿瘤细胞 S 期 DNA 合成，呈现 S/G_2+M 期阻滞现象，诱导肿瘤细胞凋亡。

4. 减少骨髓抑制[9]　研究证明复方斑蝥胶囊的有效成分还能促进造血干细胞的增殖，加速骨髓成熟或释放，减少骨髓抑制，不仅无骨髓抑制作用，还有良好的提升白细胞的功能。

5. 抑制肿瘤血管新生[10-12]　血管新生在机体的多种生理、病理过程中有着重要的作用，它是指从已有的毛细血管或毛细血管后静脉发展而形成新的血管，主要包括：激活期血管基膜降解；血管内皮细胞的激活、增殖、迁移；重建形成新的血管和血管网，是一个涉及多种细胞的多种分子的复杂过程。癌细胞的生长、转移依赖新生血管的形成，VEGF 是最有效的促血管生长因子。研究表明复方斑蝥胶囊可有效抑制肿瘤血管新生，药物通过抑制 VEGF 的表达起到抗肿瘤作用。

【临床应用】

1. 膀胱癌[13]　复方斑蝥胶囊可以增强机体自身免疫力。研究表明复方斑蝥胶囊可提升手术后、化疗后的膀胱癌老年患者的免疫功能，遏制潜在膀胱肿瘤细胞的转移和发展，改善患者的预后，提高患者手术和化疗的适应能力。

2. 对放化疗的增敏减毒[14]　研究表明复方斑蝥胶囊与放疗联合可增强放疗敏感性，促进肿瘤消退。复方斑蝥胶囊能增强网状内皮细胞的功能，对急性放射反应有明显防治作用。并可缓解放疗引起的胃肠道反应，增加体重，提高生活质量，同时减轻放疗所致骨髓抑制，使患者外周白细胞持续稳定在正常范围，提高放疗耐受性。

【不良反应】　尚不明确。

【使用注意】　糖尿病患者及糖代谢紊乱者慎用。

【用法与用量】　口服，每次3粒，每日2次。

参 考 文 献

[1] Cooper M A，Fehniger T A，Caligiuri M A. The biology of human natural killer-cell subsets[J]. Trends Immunol，2001，22：633-640.

[2] Khazaie K，von Boehmer H. The impact of CD4+CD25+ treg on tumor specific CD8+ T cell cytotoxicity and cancer[J]. Semin Cancer Biol. ，2006，16：124-136.

[3] 殷飞，李进军，曹凤，等. 复方斑蝥胶囊对肝癌患者 TACE 治疗前后细胞免疫功能的影响[J]. 世界华人消化杂志，2011，19（17）：1843-1846.

[4] 李海霞，张年宝. 斑蝥酸钠维生素 B6 对非小细胞肺癌患者血清肿瘤坏死因子-α和白介素-12 的影响[J]. 亚太传统医药，2014，10（23）：94-96.

[5] 金冰. 复方斑蝥胶囊联合手术治疗早期非小细胞肺癌的临床疗效[J]. 中药药理与临床，2015，31（6）：186-188.

[6] 孙荣生，邢惠芝，逄建议，等. 华蟾素注射液配伍复方斑蝥胶囊对膀胱癌荷瘤小鼠瘤体的生长抑制作用[J]. 滨州医学院学报，2015，38（1）：13-14.

[7] 张卫东，赵惠儒，阎影，等. 斑蝥素诱导人肺癌 A549 细胞凋亡及其分子机制的研究[J]. 中华肿瘤杂志，2005，27：330-333.

[8] 孙震晓，魏育林，赵天德，等. 斑蝥素等及去甲斑蝥素诱导人红白血病 K562 细胞凋亡的细胞学研究[J]. 解剖学报，2000，31：56-60.

[9] 孙震晓，李家实. 去甲基斑蝥素抗肿瘤研究热点[J]. 西北药学杂志，1998，13：227-228.

[10] 陈荣荣，郭浩，徐砚通，等. 中药复方和有效成分对血管新生促进或抑制作用的研究进展[J]. 中草药，2013，44（23）：3413-3421.

[11] 曹亚，朱小立，赵婧，等. 肿瘤标志蛋白的电化学分析[J]. 化学进展，2015，27（1）：1-10.

[12] 许长青，刘丹，郭喆. 复方斑蝥胶囊抑制血管新生的体内体外研究[J]. 新中医，2015，（11）：211-213.

[13] 宋文辉，马洪顺，杨世强，等. 复方斑蝥胶囊对膀胱癌术后化疗患者免疫功能的影响分析[J]. 转化医学电子杂志，2017，4（10）：40-42.

[14] 赵忠仁. 复方斑蝥胶囊联合放疗治疗中晚期恶性肿瘤的临床研究[J]. 现代肿瘤医学，2009，17（12）：2417-2418.

二、清热解毒类

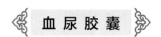

血 尿 胶 囊

【药物组成】　棕榈子、菝葜、薏苡仁。

【处方来源】　研制方。国药准字 Z20003007。

【功能与主治】　清热利湿，凉血止血。用于急、慢性肾盂肾炎血尿，肾小球肾炎血尿，泌尿结石及肾挫伤引起的血尿及不明原因引起的血尿，亦可作为治疗泌尿系统肿瘤的辅助药物。

【药效】 主要药效如下：

1. 护肾、抗菌[1] 血尿胶囊通过增强肾脏功能，修复肾脏损伤，降低肾间质炎细胞浸润从而达到抗菌的作用。

2. 增强机体免疫[2] 现代药理研究表明血尿胶囊中的有效成分能够加速 T 淋巴细胞增殖，全面诱导 IL-2、NF-κB 表达量，提升免疫功能。

3. 抗肿瘤[3] 研究表明棕榈子乙醇提取物后的正丁醇部位对人肝癌细胞株 Hep G2 有显著抑制作用，具有明显的抗肿瘤活性。

4. 止血[4] 肾小球肾炎由于免疫复合物沉着在肾小球基膜造成免疫性炎症，使基膜滤孔增大或断裂，红细胞漏出形成血尿。血尿胶囊中的活性生物素能激活肾小球基膜细胞的再生修复，实际上起到堵漏作用，而不影响凝血过程。

【临床应用】

1. 急性肾盂肾炎[1] 有报道显示血尿胶囊能够改善肾功能，修复肾小球基膜，降低尿肌酐含有量，下调趋化因子水平，减轻急性肾盂肾炎模型大鼠的肾脏炎症反应，达到治疗急性肾盂肾炎的目的。

2. 血尿[5] 现代医药联合血尿胶囊可提高无症状血尿的治疗疗效，延缓肾脏病恶化。

【不良反应】 尚不明确。

【使用注意】 孕妇慎用。

【用法与用量】 口服，每次 5 粒，每日 3 次，饭后开水吞服或遵医嘱。

参 考 文 献

[1] 姚静，杨彦坤，杨柳，等. 基于细胞调控因子探讨血尿胶囊对急性肾盂肾炎模型大鼠的作用及机制[J]. 中成药，2017，39（8）：1705-1708.

[2] Safioleas K, Giamarellos–Bourboulis E J, CarrerD P, et al. Reverse kinetics of angiopoietin-2 and endotoxinsin acute pyelonephritis：implications for antiinflammatory treatment[J]. Cytokine, 2016, (81)：28-34.

[3] 陈小会，周云凯，蒋福升，等. 棕榈子提取物抗肿瘤活性研究[J]. 海峡药学，2012，（6）：265-267.

[4] 李晓燕. 血尿胶囊治疗 60 例肾小球肾炎性血尿疗效观察[J]. 中国实用医药，2007，2（31）：66-67.

[5] 冯静，赵自云，许颖川，等. 血尿胶囊治疗无症状性血尿 39 例疗效观察[J]. 中国中西医结合肾病杂志，2012，13（4）：345-346.

（河南省肿瘤医院 刘怀民，郑州市颐和医院 连慧娟）

第十章

前列腺癌中成药名方

第一节 概 述

一、概 念

前列腺癌（prostate cancer）是指发生于前列腺体的恶性肿瘤，是泌尿系统中发病率最高的肿瘤[1]。病理类型上包括腺癌（腺泡腺癌）、导管腺癌、尿路上皮癌、鳞状细胞癌、腺鳞癌。

中医学中并无前列腺癌这一病名，根据其临床表现，一般将其归入"癃闭"、"淋证"、"尿血"、"癥积"等疾病范畴[2]。前列腺癌早期的临床表现和良性前列腺增生症类似，以排尿障碍为主，晚期则以局部浸润或远处转移症状为主。

二、病因及发病机制[1-4]

（一）病因

前列腺癌的病因尚不明确，目前研究认为其可能与遗传、环境、病毒及衣原体感染、性生活强度及性激素的影响等有关。年龄是前列腺癌的一个单一的最有意义的危险因素，衰老的出现是高级别癌前病变——前列腺上皮内瘤（prostatic intraepithelial neoplasia, PIN）进展到早期浸润性癌的最重要因素。同时，前列腺属于性激素依赖器官，其发生、发育、增生和恶变均受性激素的影响。

（二）发病机制

前列腺癌的发生从基因层面来讲，前列腺癌的发生与雄激素受体（androgen receptor, AR）基因扩增、突变及 AR 配体非依赖性激活有关。正常前列腺上皮因 *RNASEL*，*MSR1* 基因突变，出现增生性炎症萎缩，染色体 8q 获得或丢失 *GSTP1* 基因 CPG 甲基化等导致前列腺上皮内瘤变，PTNE 低表达最终导致局限前列腺癌转移，若出现 AR 基因突变则形成雄激素非依赖性肿瘤（androgen independent prostate cancer，AIPC），雄激素依赖性前列腺癌（androgen-dependent prostate cancer，ADPC）向雄激素非依赖性前列腺癌转变说明了肿瘤的进展和恶化[3]。

三、临床表现

（一）症状

早期前列腺癌常无明显临床表现，随着肿瘤的不断发展，则会表现出多种不同的临床症状[4]。

1. 下尿路症状　前列腺癌的下尿路症状与良性前列腺增生相似，表现为尿频、排尿费力、尿线变细、排尿不尽、夜尿增多，严重时可引起排尿滴沥及尿潴留。其阻塞过程中，病程不断进展，与前列腺增生时病情进展缓慢不同。

2. 局部浸润症状　前列腺癌可侵犯尿道、膀胱颈、精囊腺、输精管等膀胱直肠间隙的器官，产生血尿、血精、腰痛、射精痛、勃起功能障碍等症状。向直肠浸润压迫时，可出现便秘、腹痛、便血等类似直肠癌的表现。前列腺癌向膀胱方向发展并浸润膀胱三角区时，可引起不同程度的膀胱出口和（或）输尿管开口梗阻，发生急、慢性尿潴留或肾积水。

3. 转移症状　前列腺癌发病较隐匿，转移性症状往往是前列腺癌首诊的原因，其中以转移性骨痛最明显，而无下尿路梗阻表现。最常见的转移部位是全身骨骼及盆腔内淋巴结群。

（二）体征

1. 直肠指诊　典型的前列腺癌直肠指诊征象是前列腺坚硬如石头、边境不清、不规则结节、无压痛、活动度差，但同时要注意并非所有肿瘤都是坚硬的。

2. 转移体征　前列腺癌局部或远处转移时可出现相应的临床体征，如肝脏转移可触及肿大肝脏或肿块；骨转移可出现疼痛、肿块或骨折的体征；盆腔淋巴结转移可引起下肢浮肿；晚期前列腺癌则出现恶病质表现等。

四、诊　　断[5-7]

前列腺癌的临床诊断主要依靠直肠指检（digital rectal examination，DRE）。前列腺特异性抗原（prostate-specific antigen，PSA）检查：PSA＞4.0ng/ml，FPSA（总 PSA）/TPSA（游离 PSA）＜0.16 提示前列腺癌，前列腺超声检查：①前列腺内异常回声结节；②前列腺包膜连续性中断；③前列腺内局部血流增多。经直肠前列腺穿刺活检术（prostate biopsy，PB）病理学检测是确诊前列腺癌的"金标准"[5,6]，此外，还可依靠 CT、MRI、X 线、骨扫描等其他影像学检查。其中直肠指检、PSA 检查是最常用和最基础的筛查方法。

五、治　疗[8-10]

（一）常用化学药物及现代技术

1. 化学药物治疗　大多数患者初期都对内分泌治疗有效，但经过中位时间 14～30 个月后，几乎所有患者都将逐渐发展为雄激素非依赖性前列腺癌，对于这些患者，主要方法为化疗。化学药物治疗常用的方案主要有以蒽环类（anthracycline）为主的方案、以雌二醇氮芥（estramustine，ETM）为主的方案、以多西紫杉醇（docetaxel，DXT）为主的方案和以环磷酰胺（cyclophosphamide，CTX）为主的方案[7]。

2. 观察等待治疗　指主动监测前列腺癌的进程，在出现病变进展或临床症状明显时给予其他治疗。观察等待治疗适应证：①适用于低危前列腺癌和预期寿命短的患者；②晚期前列腺癌患者，治疗并发症和风险大于延长寿命的情况。等待观察治疗的主动监测有两个主要目标，一是当前列腺癌进展时及时给予有效的治疗，二是尽量减少非进展型前列腺癌患者的治疗并发症。如选择观察等待治疗，患者必须了解并接受局部进展和转移的危险。

3. 根治性前列腺切除术　是治疗局限性前列腺癌最有效的方法，耐受性好，疗效高。根治性前列腺切除术后生存率的高低与病例选择、手术技术、术前 PSA 水平、Gleason 评分、临床分期、切缘状况等密切相关。

4. 放疗　前列腺患者的放疗具有疗效好、适应证广、并发证少等特点，适用于各期患者。早期患者行根治性放射治疗，局部晚期前列腺癌以辅助性放疗和内分泌治疗为主。转移性癌可行姑息性放疗，以减轻症状、改善患者生活质量。

5. 内分泌治疗　内分泌治疗的方法包括去势、最大限度雄激素阻断、间歇内分泌治疗、根治术治疗前新辅助内分泌治疗和辅助内分泌治疗，是目前前列腺癌的主要治疗方法。随着雄激素及其类似物、促性腺激素释放激素类似物（luteinizing hormone releasing hormone agonist，LHRH-A）及 LHRH 拮抗剂等去势药物，醋酸环丙孕酮（Cyproterone acetate，CPA）为代表的甾类抗雄激素药物，尼鲁米特（Anandran，RU）、氟他胺（Flutamide）、比卡鲁胺（Bicalutamide）等非甾类抗雄激素药物等多种新药的应用，以及多种内分泌治疗策略的推广，使得前列腺癌内分泌治疗由早期作为失去手术机会患者的姑息治疗手段，发展成为早晚期前列腺癌治疗的主要手段之一[8]。

（二）中成药名方治疗

中医药针对肿瘤患者正虚邪实、虚实兼杂的特点，攻补并济，同时大多数中成药有显著的增加免疫功能的作用，且相对安全可靠。用于前列腺癌早期可控制肿瘤，延缓疾病进展；降低前列腺癌术后的复发率和转移率；减少放化疗的毒副作用，缓解晚期前列腺癌骨转移引起的癌痛，提高患者生存期，改善生活质量[9,10]。

第二节　中成药名方的辨证分类与药效

中医药治疗前列腺癌需要以辨证论治为基础，合理配合抗癌中成药的使用，更好地发挥中药抗肿瘤作用，改善临床症状，提高生存质量，延长生存期。常用中成药的辨证分类及其主要药效如下。

一、清热解毒类

前列腺癌热毒壅盛者，腰背疼痛，小便滴沥，少腹坠胀，排尿困难或血尿，口干口苦，发热便秘，舌红苔黄，脉数。

前列腺癌热毒壅盛主要病理变化是逐渐增大的前列腺腺体压迫尿道引起的进行性排尿困难，或者肿瘤破溃引起的血尿，引起局部炎症。

清热解毒类药物可起到抗炎、消肿、镇痛的作用。

常用中成药：复方苦参注射液、鸦胆子油乳口服液（软胶囊、注射液）、肿节风注射液。

二、扶正温阳类

前列腺癌阳虚者，排尿余沥不尽、尿细如线，形体消瘦、面色苍白，伴畏寒怕冷、下肢浮肿，大便稀溏，舌质淡苔白滑，脉沉细弱。

前列腺癌阳虚者主要病理变化是肿瘤造成机体免疫力下降，或肿瘤生长部位血液循环障碍，或盆腔淋巴结转移引起双下肢水肿。

扶正温阳类药物可改善局部血液循环，增强机体免疫力。

常用中成药：参附注射液。

三、健脾益肾类

前列腺癌脾肾两虚者，夜尿增多，尿意频繁，或尿流变细，腰膝酸软，神疲畏冷，口干而不欲多饮，舌质淡或淡红，苔白或少苔，脉沉细或细软。

前列腺癌脾肾两虚者主要病理变化是肿瘤造成机体免疫力下降，前列腺癌后期侵及膀胱、精囊、血管神经束等。

健脾益肾类药物可以增强机体免疫力。

常用中成药：健脾益肾颗粒。

参 考 文 献

[1] 韩苏军，张思维，陈万青，等. 中国前列腺癌发病现状和流行趋势分析[J]. 临床肿瘤学杂志，2013，（4）：330-334.
[2] 周岱翰. 中医肿瘤学[M]. 北京：中国中医药出版社，2011：308-309.
[3] 朱圣生，刘向云，孙祖越. 前列腺癌的分类及发生机制研究进展[J]. 中国老年学杂志，2013，24：6333-6337.

[4] 邢金春. 前列腺癌诊断治疗学[M]. 北京：人民卫生出版社，2011：57-59.

[5] 胡梦博，姜昊文，丁强. 前列腺癌早期诊断新进展[J]. 上海医药，2013，（20）：12-15.

[6] 王江平，王勤章. 2014 年前列腺癌指南修订要点及意义[J]. 现代泌尿外科杂志，2015，20（12）：844-847.

[7] 徐涛. 前列腺癌药物治疗学[M]. 北京：北京大学医学出版社，2016：85-93.

[8] 黄宝星，宿恒川，曹万里，等. 前列腺癌内分泌治疗方法研究及预后分析[J]. 中华男科学杂志，2013，（9）：815-819.

[9] 王菊勇，许玲，张瑞新，等. 癌痛的中医药治疗[J]. 中西医结合学报，2011，（2）：129-134.

[10] 贾玉森，陈小均，张志杰. 中医药治疗前列腺癌的临床研究概况[J]. 中医杂志，2012，（24）：2142-2146.

第三节　中成药名方

一、清热解毒类

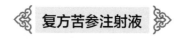

【药物组成】　苦参、白土苓。

【处方来源】　研制方。《中国药典》（2015 年版）。

【功能与主治】　清热利湿，凉血解毒，散结止痛。用于癌肿疼痛、放化疗的增效减毒等。

【药效】　主要药效如下：

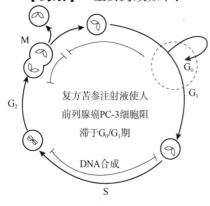

图 10-1　复方苦参注射液抗肿瘤机制
复方苦参注射液使人前列腺癌 PC-3 细胞阻滞于 G_0/G_1 期，改变细胞周期分布，诱导其凋亡，从而起到抑制肿瘤细胞增殖的作用

1. 影响肿瘤细胞周期及其凋亡[1,2]　肿瘤发生的基础是细胞生长和凋亡失调，由于细胞紊乱，从而导致肿瘤的发生。正常细胞周期主要由 G_1、S、G_2 和 M 期组成，G_0 期是暂时脱离细胞周期不进行增殖的时期。$G_1 \sim$ S 相和 $G_2 \sim$ M 相转换处各有一个节点，通过对这 2 个节点的控制可调控细胞周期的进程，使不同的细胞周期事件在时间和空间上相互协调。因此，抑制细胞周期的正常转换，可以阻止细胞有丝分裂，抑制细胞增殖，引起细胞凋亡。复方苦参注射液使人前列腺癌 PC-3 细胞阻滞于 G_0/G_1 期，改变细胞周期分布，抑制其生长增殖，诱导其凋亡，并且该作用呈时间和剂量依赖关系，在作用 48 小时后，抑制作用最为显著，72 小时后抑制作用下降（图 10-1）。

2. 下调 cyclinE 的蛋白表达[2]　细胞周期运行过程中，cyclinE 在晚 G_1 期形成 cyclinE/CDK2 复合体，加强促转录活性，由此促进细胞越过 G_1/S 点，进入 S 期。复方苦参注射液通过下调细胞周期调控蛋白 cyclinE 表达，减少 cyclinE/CDK2 复合体形成，抑制人前列腺癌 PC-3 细胞进入 S 期，从而使 PC-3 细胞在 G_0/G_1 期堆积，从而抑制肿瘤细胞增殖。

3. 激活机体免疫系统，提高患者免疫功能[3,4]　前列腺癌的发生发展并非是局部变化，而是与其他肿瘤一样，与全身变化，尤其是细胞免疫功能紊乱有密切关系。前列腺癌患者的 T 淋巴细胞亚群的整体水平和 NK 细胞活性均下降，细胞免疫功能紊乱。复方苦参注射液可以使 T 淋巴细胞活性增强，淋巴细胞数量增加，抗体生成释放增加，从而整体地刺激机体免疫系统而起到抗肿瘤作用。

4. 改善局部晚期前列腺癌内分泌治疗耐药[5]　内分泌治疗是局部晚期前列腺癌的主要治疗方法。采用内分泌治疗 1.5～3 年后 75%患者会进入雄激素抵抗阶段，从而使肿瘤快速进展，导致治疗失败，甚至危及生命。对前列腺癌内分泌治疗生化复发患者，采用复方苦参注射液治疗 1～3 个月，tPSA 水平基本保持稳定（tPSA 是监测内分泌治疗效果的敏感指标），能明显缓解晚期前列腺癌患者的癌痛症状，延长疾病 PFS，提高患者的生存质量。

【临床应用】

1. 前列腺癌及其他癌症辅助治疗[6]　治疗晚期前列腺癌的临床疗效研究发现，与单纯内分泌治疗相比，复方苦参注射液联合内分泌治疗可降低患者 PSA、增大最大尿流率、改善前列腺体积、提高 KPS、提高 NK 细胞活性，复方苦参注射液还可以改善局部前列腺癌内分泌治疗耐药及化疗耐药，延长疾病无进展生存期，最终起到提高患者免疫功能，改善生活质量的作用。复方苦参注射液还用于非小细胞肺癌、原发性肝癌、胃癌、肠癌等消化道癌和胸腔积液疾病的辅助治疗，减少放、化疗的毒副作用，缓解疼痛，提高机体免疫力，改善患者生活质量。

2. 寻常型银屑病，亚急性和慢性湿疹等皮肤病　在常规治疗的基础上，加用复方苦参注射液治疗寻常型银屑病，观察临床疗效结果显示[7]治疗组疗效明显优于对照组，其作用机制可能与苦参碱抑制肿瘤坏死因子的产生，从而影响表皮炎性反应及过度增殖形成有关。采用小鼠阴道上皮细胞有丝分裂模型及小鼠尾部鳞片表皮模型对复方苦参注射液进行了药理实验研究[8]，实验结果表明，复方苦参注射液对小鼠阴道上皮细胞有丝分裂有显著的抑制作用，对小鼠尾部鳞片表皮的颗粒形成有显著的促进作用，从病理上证实复方苦参注射液治疗银屑病的疗效是可靠的，其治疗银屑病的机制可能与抑制表皮细胞增生过快和促进表皮形成颗粒层有关。

现代药理研究证实，苦参具有抗菌、抗炎、抗过敏、调节免疫、抑制角质形成细胞增殖的作用。有报道[9]应用复方苦参注射液与卤米松乳膏配合，治疗确诊为急、慢性湿疹的患者 45 例，与对照组相比，能迅速抗炎、抗过敏、抑制表皮增生、控制症状、提高有效率，治疗亚急性、慢性湿疹效果良好。王娟、许焕美等[10,11]的临床实验研究结果亦证实了复方苦参注射液对急慢性湿疹治疗的确切疗效。

3. 慢性乙型肝炎[12,13]　复方苦参注射液在保护肝损伤、抗肝脏纤维化、缓解肝硬化临床症状等方面具有较好的效果。同时，复方苦参注射液对 HBeAg、HBV-DNA 均有一定的转阴作用，可抑制乙肝病毒的复制，使肝功能明显好转，且用药过程中出现的毒副作用小。

4. 心律失常　有文献报道[14]应用参麦注射液与复方苦参注射液治疗室性期前收缩，对照组予普罗帕酮片，结果显示治疗组总有效率为 96.4%，治愈率为 56.4%，治愈后复发率为 17.9%，说明其疗效确切，治愈率高，复发率低。且用药中未发现明显不良反应，对肝、肾功能及 P-R、Q-T 间期无影响。其机制可能与苦参碱具有抗心律失常、抗缺氧、扩血管、增强肌力等多种抗心血管系统疾病的药理作用有关，但仍然缺少严格随机、双盲方法的大样本试验，建议应进一步严格临床试验研究。

【不良反应】　临床报道[15,16]本药不良反应以过敏性反应（皮肤反应和过敏性休克）为主，其次表现为恶心、呕吐、腹胀和胃部不适等消化系统反应，以及头晕、头痛等神经系统反应，注射部位红肿、疼痛等静脉炎表现。

【使用注意】　严重心肾功能不全者慎用。

【用法与用量】　肌内注射，每次 2～4ml，每日 2 次；或静脉滴注，每次 12ml，用氯化钠注射液 200ml 稀释后应用，每日 1 次，儿童酌减，全身用药总量 200ml 为 1 个疗程，一般可连续使用 2～3 个疗程。

参 考 文 献

[1] 刘志跃. 复方苦参注射液对 PC-3 细胞凋亡的影响[J]. 中国医药导报，2008，（28）：28-29.

[2] 张晏，冯传首. 复方苦参注射液对 PC-3 细胞凋亡及 cyclinE 蛋白表达的影响[J]. 中国医院用药评价与分析，2008，（4）：287-288.

[3] 古炽明，潘明沃，陈志强，等. 前列腺癌患者 T 淋巴细胞亚群及 NK 细胞的变化[J]. 南方医科大学学报，2009，（10）：2140-2141.

[4] 高瞻，邵魁卿，沈建武，等. 复方苦参注射液辅助治疗晚期前列腺癌的临床观察[J]. 中国医院用药评价与分析，2011，（9）：821-823.

[5] 刘浩，张培宇，张葛. 复方苦参注射液对局部晚期前列腺癌内分泌治疗耐药改善作用的临床研究[J]. 中国中医药科技，2016，（4）：385-387.

[6] 夏乐敏. 复方苦参注射液治疗恶性肿瘤的临床研究进展[J]. 中国肿瘤临床与康复，2011，（4）：365-367.

[7] 艾洪亮，熊学平. 复方苦参注射液治疗寻常型银屑病的临床疗效观察[J]. 实用中西医结合临床，2009，（1）：57-58.

[8] 宋茹，袁继民，王媛媛. 复方苦参注射液治疗银屑病的实验研究[J]. 中国现代应用药学，2002，（3）：177-179.

[9] 孙虹. 复方苦参注射液及卤米松乳膏外用治疗湿疹的疗效观察[J]. 中国中西医结合皮肤性病学杂志，2009，（6）：377-378.

[10] 王娟，刘梦庄，普雄明，等. 复方苦参注射液治疗急性、亚急性湿疹疗效观察[J]. 中国中西医结合皮肤性病学杂志，2013，（6）：380-381.

[11] 许焕美. 复方苦参注射液治疗慢性湿疹临床观察[J]. 新中医，2016，（4）：187-189.

[12] 夏炜，王东，肖世全，等. 复方苦参注射液治疗慢性乙型病毒性肝炎肝纤维化疗效观察[J]. 中西医结合研究，2012，（5）：229-230，233.

[13] 王永来，吕萍，周师，等. 复方苦参注射液佐治慢性乙型肝炎的临床疗效观察[J]. 中国医院用药评价与分析，2011，（1）：55-57.

[14] 李瀛. 参麦注射液与复方苦参注射液联用治疗室性早搏[J]. 浙江中医学院学报，2001，（4）：18-19.

[15] 赵业清，徐传新. 我院 20 例复方苦参注射液不良反应报告分析[J]. 中国药业，2015，（2）：56-57.

[16] 范逸群. 复方苦参注射液致不良反应 1 例[J]. 现代养生，2016，（4）：175.

鸦胆子油乳口服液（软胶囊、注射液）

【药物组成】　鸦胆子油。

【处方来源】　研制方。《中国药典》（2015 年版）。

【功能与主治】　作为肺癌，肺癌脑转移，消化道肿瘤及肝癌的辅助治疗剂。

【药效】　主要药效如下：

1. 阻断癌细胞的细胞周期，阻碍癌细胞 DNA 合成，抑制肿瘤细胞生长[1]　肿瘤治疗的中心环节是干扰肿瘤细胞的细胞周期，从而使瘤细胞增殖速率减慢或诱导其凋亡。鸦胆子油乳在一定浓度下对雄激素非依赖型前列腺癌细胞株 PC-3 细胞生长有明显抑制作用，大量药物微粒进入癌细胞内，抑制 PC-3 细胞 DNA 合成。鸦胆子油乳可阻止肿瘤细胞由

G_0/G_1 期向 S 期进展，抑制细胞增殖。

2. 破坏肿瘤细胞结构，诱导肿瘤细胞凋亡[2,3] 经鸦胆子油乳作用后，肿瘤细胞核固缩、染色质高度浓缩聚集，随药物浓度增加，核染色质更加密集，浓缩成块或呈新月形聚集于核膜下，最终会形成核膜包裹的凋亡小体，通过破坏质膜系统和线粒体系统直接杀伤癌细胞。流式细胞仪检测结果显示，随着鸦胆子油乳浓度增加，亚 G_1 期细胞群逐渐增大，提示其诱导凋亡作用增强。

3. 增强机体细胞免疫能力、保护骨髓和提升白细胞[4] 鸦胆子油静脉乳油滴与癌细胞有较强的亲和力，能在癌细胞周围黏附较长时间，使抗癌药增加向癌细胞内渗入的机会，从而产生杀伤和抑制癌细胞的作用，却不伤害正常细胞，同时对体液免疫和细胞免疫均有促进作用，并能保护正常骨髓，提高白细胞数量。

4. 逆转多药耐药性[5] 大多数癌细胞在化疗开始时都比较敏感，但随着化疗的进行，癌细胞不仅对该化疗药物不敏感，而且对非同类型的化疗药物也会产生抗药性，这种现象即多药耐药性。鸦胆子油乳可穿过细胞膜到达细胞内，被 P-gp 识别并与其作用，竞争 P-gp 与其他化疗药物的结合位点，抑制药物泵出，并且显著减少多药耐药性相关蛋白（MRP）的表达，抑制拓扑异构酶 n（Topo II）的活性，从而达到逆转耐药的目的。

【临床应用】

1. 前列腺癌 鸦胆子油乳可直接破坏前列腺癌细胞膜、线粒体膜、内质网膜及核膜等膜性系统，使癌细胞变性坏死。联合鸦胆子油较单纯药物治疗效果好，安全性相当[6]。鸦胆子油乳剂对前列腺癌细胞有特殊亲和力，黏附在癌细胞表面发挥作用，并对转移灶有破坏作用。将鸦胆子油乳剂直接注射于腺体内可使癌硬结消失，腺体大小接近正常[7]。临床使用鸦胆子油乳联合氟他胺治疗，可显著降低血清前列腺特异性抗原（PSA）[6]。

2. 其他恶性肿瘤 近年来鸦胆子油乳在临床上作为肿瘤的联合放、化疗药物，已广泛用于肺癌、肝癌、胃癌、食管癌、膀胱癌、卵巢癌等的治疗。鸦胆子油乳在防治肿瘤方面，证明能抑制肿瘤细胞 DNA 合成，杀伤肿瘤细胞，增强机体免疫功能，提高患者生活质量，降低化疗所带来的不良反应，还能逆转化疗药物的耐药性，诱导肿瘤细胞的凋亡，增强化疗药物的抗肿瘤作用，具有较好的临床应用价值。

3. 恶性胸腔积液、腹水 鸦胆子油能促进胸膜、腹膜的粘连和纤维化，减少恶性积液的形成，治疗胸腔积液、腹水。鸦胆子油通过与具有分泌功能的组织直接接触破坏其细胞膜，产生炎症反应，使组织发生纤维化和粘连，达到减少积液的作用，鸦胆子油增强免疫功能的作用，能进一步促进积液的吸收。

4. 尖锐湿疣 是由于人乳头瘤病毒感染形成的赘生物，鸦胆子油阻滞疣的细胞增殖周期，抑制细胞的 DNA 合成和生长，达到祛除疣体的效果。

5. 血液疾病 老年血液病患者由于器官功能衰竭，免疫力低下，对化疗的耐受性差，鸦胆子油能促进骨髓造血功能，对骨髓有保护作用，能提高机体免疫力。临床上用鸦胆子油联合阿糖胞苷对老年急性白血病进行治疗，结果患者的生活质量得到改善，患者对化疗的耐受性提高，化疗的不良反应减轻[8]。

【不良反应】 鸦胆子油不良反应较少，临床应用较为安全。常见不良反应主要有轻微发热、腹泻、胸闷、呼吸困难、过敏性休克，静脉注射不宜过快、浓度不宜过高、量不宜过大，可减少不良反应的发生。

【使用注意】 ①鸦胆子油软胶囊：本品无明显毒副作用，但少数患者偶有油腻感、恶心、厌食等消化道不适的反应，脾胃虚寒者慎用。②鸦胆子油乳注射液：鸦胆子油乳注射液外观如有分层，应停止使用；鸦胆子油乳注射液有毒，易损害肝肾功能，应在医生指导下使用，不可过量。③过敏体质者慎用。用药期间出现过敏者，应及时停药，并给予相应的治疗措施。④鸦胆子油乳注射液不宜与其他药物同时滴注，以免发生不良反应。

【用法与用量】 口服液：口服，每次 20ml，每日 2～3 次，30 天为 1 个疗程。软胶囊：口服，每次 4 粒，每日 2～3 次，30 天为 1 个疗程。注射液：静脉滴注，每次 10～30ml（每次 1～3 支），每日 1 次（本品须加灭菌 0.9%氯化钠注射液 250ml，稀释后立即使用）。

参 考 文 献

[1] 南勋义，贺大林，党建功，等. 中药鸦胆子油乳治疗中、晚期前列腺癌[J]. 现代泌尿外科杂志，1998，（2）：68-71.

[2] 王芳，曹玉，刘红岩，等. 鸦胆子油乳诱导 HL-60 细胞凋亡的研究[J]. 中国中药杂志，2003，（8）：70-73.

[3] 张秉鸿，郭昱，王庆堂，等. 中药鸦胆子对前列腺癌细胞超微结构及 PSA 水平的影响[J]. 西南国防医药，2007，（4）：402-404.

[4] 韩凤娟，蔡冬燕，吴效科，等. 鸦胆子油乳抗肿瘤机制研究进展[J]. 现代肿瘤医学，2013，（3）：669-671.

[5] 赵楠，韩凤娟，王桂媛，等. 鸦胆子油乳抗肿瘤机制及其临床应用研究进展[J]. 生物技术通讯，2014，（5）：738-741.

[6] 朱丹丹，揭晶，张勇钢，等. 鸦胆子油临床应用及剂型研究进展[J]. 中南药学，2014，（10）：997-1000.

[7] 南勋义，张越，贺大林，等. 中药鸦胆子油乳剂治疗前列腺癌 10 例[J]. 中国中西医结合杂志，1996，（4）：227-228.

[8] 谭建福，周军，赵云. 鸦胆子油的临床应用及研究进展[J]. 广东医学，2013，34（9）：1467-1468.

肿节风注射液

【药物组成】 肿节风。

【处方来源】 研制方。国药准字：Z44021030。

【功能与主治】 清热解毒，消肿散结。主要用于消化系统肿瘤，同时对血液系统肿瘤、鼻咽癌、膀胱癌、肺癌、甲状腺癌亦有明显效果。

【药效】 主要药效如下：

1. 抑制肿瘤细胞增殖，诱导凋亡[1,2] 体外实验结果表明，肿节风对体外人前列腺癌细胞 PC-3 有较强的体外细胞毒作用，并存在剂量依赖性。同时，能使人前列腺癌 DU-145 细胞形态呈凋亡改变，抑制细胞增殖，抑制细胞周期进展和促使细胞凋亡，并呈现量效关系。肿节风溶液作用 48 小时后，人前列腺癌 DU-145 细胞表现形态呈凋亡改变，数量减少，形态不规则，不同程度的细胞皱缩，边缘毛糙，染色质凝集或细胞核固缩碎裂；细胞增殖受到抑制，细胞周期阻滞于 G_2/M 期，细胞凋亡率明显增加，并呈现量效关系。

2. 减轻骨髓抑制 肿节风能减轻化疗药物对骨髓系统的抑制，加速骨髓的巨核系统造血功能的恢复，从而防止化疗后血小板减少的发生。

3. 调节机体免疫功能 肿节风的挥发油能抑制巨噬细胞的吞噬功能，同时含有较高的锌元素，故能通过改善机体胸腺的正常发育和促进胸腺素的分泌，达到调整机体免疫功能的作用。

【临床应用】

1. 前列腺癌及各种恶性肿瘤 近年来，肿节风注射液被越来越多地用于抗肿瘤治疗，能明显改善晚期患者的生活质量，减轻化疗的不良反应，发挥增效、增敏作用。研究表明[3]，在内分泌治疗基础上加用肿节风注射液，明显降低了术后 15 个月总前列腺特异性抗原（PSA）水平，影响游离前列腺特异性抗原/前列腺特异性抗原（FPSA/PSA）值，并改善了患者前列腺症状等临床症状。

有临床研究发现肿节风注射液联合阿帕替尼治疗晚期胃癌，可有效改善患者生活质量和提高机体免疫力，患者血清 VEGF、S100A4、基质金属蛋白酶 2（MMP-2）水平均显著降低，而 IL-12 和 IFN-γ 水平显著升高[4]。

肿节风注射液配合化疗治疗晚期非小细胞肺癌，可减轻患者化疗后血红蛋白减少、血小板减少及恶心呕吐，可保证疗效并提高患者的生活质量[5]。

2. 癌性疼痛[6]　减轻患者疼痛是肿瘤治疗的一个主要目的，肿节风注射液有明显的活血化瘀、镇痛作用，可有效抑制癌性疼痛，其配合三阶梯止痛法治疗癌性疼痛，在改善临床症状、提高生活质量方面具有协同作用，且毒副作用小，无成瘾性，可广泛用于临床治疗。

3. 呼吸系统感染[7,8]　肿节风具有广谱抗菌作用，体内外试验证明，肿节风对金黄色葡萄球菌、痢疾杆菌、大肠杆菌、绿脓杆菌、伤寒杆菌等均有一定的抑制作用；对金黄色葡萄球菌耐药菌株也有一定的抑制作用。肿节风注射液可用于治疗急性上呼吸道感染、肺炎、疱疹性咽峡炎、慢性支气管炎、鼻窦炎、腮腺炎等呼吸系统感染疾病。

4. 血液系统疾病[9]　肿节风对巨噬细胞系统及 T、B 淋巴细胞均有一定的免疫抑制作用，临床上可用于皮肤紫斑、原发性及继发性血小板减少性紫癜等血液系统疾病。

【不良反应】　临床报道肿节风注射液可引起变态反应[10]，包括一般过敏反应和过敏性休克，一般在首次用药后 5～30 分钟内发生，多发生于 10 岁以下儿童，临床表现一般为心慌、胸闷、呼吸困难、发绀、血压下降、意识模糊等。临床上应用肿节风注射液致腹水和高热的报道较少。

【使用注意】　本品是纯中药制剂，保存不当可能影响产品质量。发现药液出现混浊、沉淀、变色、漏气等现象时不能使用。临床应用时应该掌握肿节风注射液的用药指征，患者无论有无过敏史，尽量单独用药。

【用法与用量】　肌内注射，每次 2～4ml（1～2 支），每日 1～2 次。

参 考 文 献

[1] 周仕轶，丁维俊，张蜀武. 肿节风对人前列腺癌 DU-145 细胞增殖和凋亡的影响[J]. 辽宁中医杂志，2012，（1）：172-175.

[2] 赵益，孙有智，陈奇. 肿节风注射液体外抗肿瘤作用的实验研究[J]. 中国民族民间医药，2008，（2）：8-9.

[3] 黄智峰，赖海标，曾晔，等. 肿节风注射液对中晚期前列腺癌 26 例 PSA、F-PSA 的影响[J]. 中医研究，2006，（11）：25-26.

[4] 宋朝阳. 肿节风注射液联合阿帕替尼治疗晚期胃癌的临床研究[J]. 现代药物与临床，2017，（6）：1114-1117.

[5] 丛珊亭，毕文，姜立喜. 肿节风注射液联合化疗治疗晚期非小细胞肺癌[J]. 中华肿瘤防治杂志，2005，12（2）：156.

[6] 杨焕彪. 肿节风注射液治疗癌性疼痛 60 例[J]. 中国药业，2008，（20）：59-60.

[7] 杨勇. 肿节风注射液治疗急性上呼吸道感染的临床研究[J]. 实用心脑肺血管病杂志，2011，（12）：2139.

[8] 王松涛，徐化利，王聪聪，等. 中药注射液治疗小儿肺炎的临床应用进展[J]. 中国处方药，2016，（7）：90-91.

[9] 巩振东，李翠娟. 肿节风注射液合泼尼松治疗原发性血小板减少性紫癜 36 例临床观察[J]. 陕西中医学院学报，2007，（6）：20-21.

[10] 罗清，彭伟文，曾聪彦. 肿节风注射液致不良反应 19 例文献分析[J]. 临床合理用药杂志，2010，（3）：85-86.

二、扶正温阳类

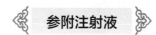

参附注射液

【药物组成】　红参、附片（黑顺片）。

【处方来源】　宋·赵佶《圣济总录》参附汤。国药准字：Z51020664。

【功能与主治】　回阳救逆，益气固脱。主要用于阳气暴脱的厥脱症（感染性、失血性、失液性休克等）；也可用于阳虚（气虚）所致的惊悸、怔忡、喘咳、胃痛、泄泻、痹证等。

【药效】　主要药效如下：

1. 抑制肿瘤细胞生长，诱导肿瘤细胞凋亡[1,2]　参附注射液的活性成分人参皂苷（Rg1）在体外能抑制肺泡巨噬细胞（AMC）过量分泌 TNF-α。同时，通过抑制 Bcl-2 基因表达，以降低 Bcl-2/Bax 值，从而诱导肿瘤细胞凋亡。

2. 改善免疫功能[3]　参附注射液能刺激细胞的免疫功能，降低 IL-6、TNF-α 的水平，同时能作用于免疫调节功能的生物活性介质，从而促进 T 淋巴细胞增殖，发挥对免疫细胞的促进作用。

3. 改善心血管系统作用[4]　参附注射液能显著增加血管灌流量、改善微循环、保护血管内皮细胞、改善心肌能量代谢、影响心肌细胞电生理效应及离子通道。通过改善血流动力学状态，增强心肌的收缩力，逆转慢性心力衰竭时心肌重塑过程，从而保护心肌，减慢心力衰竭进程。

【临床应用】

1. 前列腺癌的辅助治疗[5,6]　临床试验证实，参附注射液治疗晚期前列腺癌具有较佳疗效，能有效改善患者的血清 PSA 水平及生存质量。同时，参附注射液能减轻化疗对机体产生的副作用，减缓恶性肿瘤化疗所致白细胞下降程度，提高骨髓造血功能，改善体力状态，促进机体恢复。与术前介入化疗联合使用，能保护和增强身体免疫功能，减轻化疗毒副作用，提高患者对化疗的耐受性，为肿瘤的综合治疗创造有利条件。

2. 心血管系统疾病[7]　参附注射液具有抗休克、心律失常、心力衰竭的作用，亦可用于血压的调节，或用于冠心病、急性心肌梗死等心血管系统疾病。

3. 辅助戒毒[8,9]　临床观察应用参附注射液对治疗阿片类成瘾的急性戒断症状有良好的疗效。其疗效与可乐定类似，戒断症状快速减轻，呈现出明显的时效关系，但其不良反应明显低于对照西药，且停药后戒断症状无反复。

【不良反应】　据文献报道，临床偶见心动过速、皮疹等过敏反应，以及头晕头痛、呃逆、震颤、呼吸困难、胸闷、恶心、视觉异常、肝功能异常、尿潴留、多汗、过敏性休克等。

【使用注意】　①对本品有过敏或严重不良反应史者禁用。②新生儿、婴幼儿禁用。③孕妇、有药物过敏史或过敏体质的患者慎用本品。④年老体弱者、心肺严重疾患者用药要加强临床监护。⑤临床应辨证使用。气虚、阳虚的一般临床表现主要有疲乏无力，少气懒言，语言低微，自汗怕冷，舌质淡、胖嫩，脉虚无力等。本品益气回阳，也可用于心力衰竭、冠心病、围手术期及肿瘤见阳虚、气虚之证者。⑥临床应用时，滴速不宜过快，儿童及年老体弱者以 20～40 滴/分为宜，以防止不良反应的发生。⑦本品一般连续使用不宜超过 20 天。⑧除按【用法与用量】中说明使用以外，伴有糖尿病等特殊情况时，改用 0.9%氯化钠注射液稀释后使用。⑨本品不宜与中药半夏、瓜蒌、贝母、白蔹、白及、五灵脂、藜芦等同时使用。⑩治疗期间，心绞痛持续发作，宜加服硝酸酯类药物或遵医嘱。⑪本品含有皂苷，摇动时产生泡沫是正常现象，不影响疗效。⑫本品是中药制剂，保存不当可能影响产品质量。使用前必须对光检查，如发现药液出现浑浊、沉淀、变色、漏气或瓶身细微破裂等异常情况，均不能使用。⑬本品稀释后及输注前均应对光检查，若出现浑浊或沉淀不得使用。⑭配制好后，请在 4 小时内使用。⑮本品不与其他药物在同一容器内混合使用。⑯输注本品前后，应用适量稀释液对输液管道进行冲洗，避免输液的前后两种药物在管道内混合，引起不良反应。⑰静脉滴注初始 30 分钟内应加强监护，发现不良反应应及时停药，处理遵医嘱。

【用法与用量】 肌内注射，每次 2～4ml，每日 1～2 次。静脉滴注，每次 20～100ml，（用 5%～10%葡萄糖注射液 250～500ml 稀释后使用）疗程 3～7 天。静脉注射，每次 5～20ml（用 5%～10%葡萄糖注射液 20ml 稀释后使用）。或遵医嘱。

参 考 文 献

[1] 徐军，楼洪刚，楼宜嘉，等. 参附注射液药理作用的研究进展[J]. 上海中医药杂志，2008，（10）：87-89.

[2] 凌昌全，俞超芹，潘瑞萍，等. 人参皂甙对人 T 淋巴细胞白血病细胞株凋亡基因的影响[J]. 中医杂志，2000，（3）：176-177.

[3] 于红涛，吴涛，何锦照，等. 化疗联合参附注射液对急性白血病患者 T 淋巴细胞亚群、白介素-6、肿瘤坏死因子-α 的影响[J]. 中国医药导报，2011，（34）：84-86.

[4] 朱金墙，梁钰彬，华声瑜，等. 参附注射液的成分及其对心血管系统的药理作用研究进展[J]. 中成药，2014，（4）：819-823.

[5] 陈晓农，王荣江. 参附注射液对晚期前列腺癌患者的 PSA 水平及生存质量的影响[J]. 中华中医药学刊，2014，（6）：1459-1461.

[6] 雷静，李琼，田丽华，等. 参附注射液减轻肿瘤化疗毒性反应及改善生活质量的作用[J]. 中国中医急症，2004，（12）：813-814.

[7] 刘建伟，戴友平. 参附注射液在心血管系统疾病中应用现状[J]. 辽宁中医药大学学报，2010，（11）：242-244.

[8] 张国梅，郑有顺，余晓静，等. 参附注射液对吗啡依赖大鼠戒断症状及单胺类神经递质的影响[J]. 中药药理与临床，2000，（5）：1-2.

[9] 王小平，刘铁桥，郝伟. 参附脱毒胶囊治疗海洛因依赖者戒断症状对照研究[J]. 中国药物依赖性杂志，2002，11（2）：120-124.

（上海中医药大学附属龙华医院 王菊勇、蔡婷婷）

三、健脾益肾类

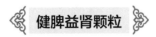

健脾益肾颗粒

【药物组成】 党参、枸杞子、女贞子、白术、菟丝子、补骨脂（盐炙）。

【处方来源】 研制方。国药准字 Z20023306。

【功能与主治】 健脾益肾。用于减轻肿瘤患者术后放化疗副作用，提高机体免疫功能及改善脾肾虚弱所引起的症状。

【药效】 主要药效如下：

1. 提高机体免疫功能[1,2]　健脾益肾颗粒可以上调 CD3+、CD4+T 细胞亚群及 NK 细胞，调动人体主动免疫，调节机体免疫平衡。有研究显示，采用健脾益肾颗粒治疗的试验组在 8 周后血红蛋白较对照组明显上升，KPS 高于治疗前，而对照组血红蛋白水平有所下降。研究证实健脾益肾颗粒能够稳定患者的血红蛋白水平，激活骨髓造血能力，提高细胞免疫力，增强治疗疗效。

2. 抗肿瘤[3]　TMSG-1 蛋白的高表达可以促进细胞凋亡，从而抑制肿瘤的转移。化疗药物环磷酰胺与健脾益肾颗粒联合用药对人乳腺癌裸鼠移植瘤生长有显著抑制增殖和促凋亡的作用，同时还可以上调 TMSG-1 蛋白起到抗肿瘤的作用。

【临床应用】

1. 前列腺癌[1]　健脾益肾颗粒具有一定克服前列腺癌术后内分泌治疗耐药、控制肿瘤复发转移作用；可以提高晚期前列腺癌患者免疫功能、稳定机体内环境，改善患者生活质量，特别是明显改善患者神疲乏力、食欲下降症状，减轻手术及内分泌治疗后出现的去势综合征。

2. 乳腺癌[4]　健脾益肾颗粒可减轻乳腺癌内分泌治疗患者在治疗过程中出现的类更年期反应、骨质疏松等不良反应，提高乳腺癌 5 年无病生存率，改善患者生活质量，降低不良反应的发生率。

3. 放化疗联用[5,6]　健脾益肾颗粒可用于治疗化疗后白细胞减少症，减轻肿瘤患者术后放疗不良反应，促进造血及机体免疫功能的恢复，促使化疗患者血象正常，能改善脾肾虚弱所引起的疾病，抑制肿瘤细胞转移，改善患者生存质量。

【不良反应】　尚不明确。

【使用注意】　①本品为补益之剂，外感表证及内有湿热证时慎用。②服药期间饮食宜选清淡易消化之品，忌食辛辣、油腻、生冷之品。③高血压和有其他并发症的患者应慎用。④不可与中药藜芦同用。

【用法与用量】　开水冲服，每次 10g，每日 2 次。

参 考 文 献

[1] 刘浩, 刘硕, 王辉. 健脾益肾颗粒对前列腺癌去势术后患者生活质量及免疫功能的影响[J]. 中国中医药信息杂志, 2012, 19（6）: 77-78.

[2] 刘杰, 侯丽, 陈信义. 健脾益肾颗粒治疗肺癌化疗相关性贫血的临床研究[J]. 中医药学刊, 2006,（2）: 277-278.

[3] 谢明, 谭玉林, 麻明彪, 等. 化疗联合中药对人乳腺癌裸鼠移植瘤生长及 TMSG-1 表达的影响[J]. 湘南学院学报（医学版）, 2013, 15（4）: 1-5.

[4] 张剑辉, 杨婧, 刘颖, 等. 健脾益肾颗粒对乳腺癌内分泌治疗患者无病生存期及生活质量的影响[J]. 中医药导报, 2016, 22（11）: 33-34, 39.

[5] 董海涛, 刘浩, 关念波, 等. 健脾益肾颗粒减轻 528 例肿瘤患者化疗毒副作用的临床观察[J]. 中国中医药信息杂志, 2008,（9）: 12-13.

[6] 彭轶霞, 张亚密, 潘改燕. 健脾益肾颗粒预防化疗后白细胞减少症的临床研究[J]. 湖北中医杂志, 2009, 31（5）: 29-30.

（南京中医药大学　陈文星、王爱云）

第十一章

皮肤癌中成药名方

第一节 概　述[1-8]

一、概　念

皮肤癌（cutaneum carcinoma）是发生于被覆体表的皮肤和皮肤附属器官的恶性肿瘤，包括恶性黑色素瘤（malignant melanoma）、基底细胞癌（basal cell carcinoma）和鳞状细胞癌（squamous cell carcinoma）等，属中医学"翻花疮"、"石疔"、"石疽"、"恶疮"、"癌疮"等范畴。皮肤癌多发于鼻部、颊部、眼睑皮肤等长期暴露于阳光的部位，半数以上见于头颈部。各国皮肤癌发病率差异较大，其中白色人种发病率较高，我国以沿海地区及高山地区较多见。

皮肤恶性黑色素瘤是由黑色素细胞异常增生产生的，源于表皮正常黑素细胞或原有痣细胞，故其大多原发于皮肤，也可起源于眼、鼻腔等其他器官。虽较皮肤癌少见，但恶性程度高，进展迅速，浸润和迁移能力强，病情险恶，预后极差。

二、病因及发病机制

（一）病因

皮肤癌的病因极其复杂，至今未能充分阐明，可能涉及内在和外在多种因素的协同作用，包括紫外线损害，X射线及热辐射，经常接触石油、沥青、煤油、焦油、砷等物质；慢性皮肤病症：如慢性炎症性皮肤病的瘢痕、盘状红斑狼疮、黏膜白斑、长期皮肤溃疡、瘘管及窦道、烧伤瘢痕的基础上也可发生癌变；患有不耐阳光的遗传性疾病，如着色性干皮病、白化病的患者，皮肤癌的危险性明显增高；此外，人乳头瘤病毒与皮肤鳞状细胞癌有一定的相关性。

皮肤恶性黑色素瘤的病因学也尚未完全阐明，除了上述皮肤癌的诱因外，还有下列易发因素：近一半的恶性黑色素瘤发生在已有的黑痣基础上；多数发育不良痣综合征患者的一个或几个痣易衍生恶性黑色素瘤；大型先天性痣，超过2cm者恶变危险性增高。

（二）发病机制

现阶段对发病机制研究较多的是紫外线引起的皮肤癌。长期暴露于紫外线中，会损伤皮肤抗原递呈细胞郎格罕斯细胞，抑制其所介导的刺激抗原特异性 T 淋巴细胞增殖，削弱机体对变性上皮细胞的免疫反应，而且减少上皮细胞胸腺细胞激活因子（ETAF）的产生，进一步阻碍刺激免疫 T 淋巴细胞，引起免疫抑制，以致瘤性皮肤细胞逃脱免疫损伤存活并生长。此外，受损细胞中 p53、FasL 等凋亡控制因子功能的损伤或缺失，也会使损伤细胞得以保留，使其癌变概率增加。

三、临 床 表 现

鳞状细胞癌生长较快，早期即形成溃疡。有的呈结节样、乳状或菜花状，向深部侵犯较小，基底可移动；有的呈蝶状，向深部浸润较明显，破坏性大，常累及骨骼。鳞状细胞癌合并感染有黏稠脓液，伴有恶臭、疼痛。

基底细胞癌多单个发生，好发于面颊部、鼻梁及鼻两旁。该肿瘤不疼不痒，常无自觉不适。发病常无症状，初期多为基底较硬斑块状丘疹，有的先发生边缘半透明结节隆起浅在溃疡，继之渐扩大，可侵袭周边组织及器官，成为侵袭性溃疡，形状不规则，边缘隆起，底部凹凸不平。

恶性黑色素瘤早期表现是在正常皮肤上出现黑色损害，或原有的黑痣于近期内扩大，色素加深。随着增大，损害隆起呈斑块或结节状，也可呈蕈状或菜花状，表面易破溃、出血。周围可有不规则的色素晕或色素脱失晕。如向皮下组织生长时，则呈皮下结节或肿块。如向周围扩散时，尚可出现卫星状损害。

四、诊　　断

皮肤恶性肿瘤的治疗效果与其早期诊断密切相关，应注意高度可疑的早期恶性病变征兆，如经久不愈、时好时犯或有少量出血的皮肤溃疡；日光性角化病出现流血、溃烂或不对称性结节突起等症状；射线照过的皮肤或旧疮疤，窦道处出现溃破或结节突起；久不消退的红色皮肤瘢痕上显示轻度糜烂等。针对恶性黑色素瘤的可疑皮损，如黑痣突然增大，隆起；色素加深发亮，周围发红；表面结痂；易出血；发生破溃；附近的淋巴结肿大；周围有卫星状损害；自觉瘙痒或疼痛等，早期可根据美国国立癌症研究所提出的"ABCD"，即从 asymmetry（不对称性）、border（边缘）、colour（颜色）和 diameter（直径）四方面进行初步判断，如皮损符合 ABCD 标准高度怀疑恶性黑色素瘤，取活检进行组织病理学检查进一步确诊。

组织病理学检查虽然是以形态学异常为基础的诊断，其超前程度有限，但目前尚无其他方法可以代替，是皮肤癌早期诊断最重要、最常用的手段。活检取材必须有代表性，必须充足。某些血液学、血清学检验可能对特定的肿瘤早期诊断有价值，但往往缺乏特异性和定位性。为了明确诊断，有时需要多次作活检，皮肤科医师与病理科医师共同磋商，反复把组织病理与临床表现相对照。

五、治　疗

（一）常用化学药物及现代技术

皮肤恶性肿瘤部位浅表，治疗方法较多，如手术疗法、放射疗法、物理疗法（包括电外科疗法、冷冻疗法和激光疗法等）、外用药物及全身系统给药（包括化学药物、皮质激素和中医中药等），此外还有的治疗手段包括免疫治疗、基因治疗等，但有些仍处于试用阶段。临床将根据患者具体情况、皮损的单发和多发性、病变的良恶性、病期的早晚、有无播散趋向等，权衡得失，决定治疗方法。治疗原则是去除肿瘤，最大化地保留功能，减少外貌损伤。对恶性程度较低的皮肤癌，单纯切除即可，但对恶性程度高的，应采取综合治疗措施。例如，手术切除病损之后，有时还有必要再加上局部性放射疗法和（或）全身性化学疗法，为的是进一步清除局部残存的和远隔部位转移的"微小病灶"。这种辅助疗法可明显提高某些皮肤癌的治愈率，延长存活期。

由于恶性黑色素瘤对化学药物不敏感，且化疗本身可损伤人体免疫系统，减弱机体抗肿瘤的能力，引起严重的不良反应，故其疗效还尚未令人满意，当禁忌或不可进行外科手术及放疗时采用；也适于已有转移的晚期患者，可使症状得到缓解。最有效的单一化疗药物是达卡巴嗪（dacarbazine，DTIC），此外替莫唑胺（temozolamide）也有较肯定的效果。联合化疗常采用顺铂、DTIC、卡莫司汀（BCNU）、他莫西芬、长春新碱、放线菌素 D、环磷酰胺、甲氨蝶呤和氟尿嘧啶（5-FU）等，但其疗效仍不容乐观，很少有临床报道证明联合化疗能明显提高恶性黑色素瘤的生存时间。

（二）中成药名方治疗

中医认为肿瘤成因为人体正气虚弱，毒邪外侵，脏腑功能失调，气滞血瘀，或与寒凝，或与痰结，或为湿聚，或挟毒邪，日久则成为积块。其中皮肤癌虽然症候多样复杂，但究其病因不出内外二因，内为脏腑功能失调，外为六淫之邪入侵。至其为病，则无非气血壅滞，营卫稽留之所致。其发病机制主要有正虚、气滞血瘀、湿浊和外邪入侵四个方面。中药保守治疗皮肤癌，有非常独到的作用，有康复的可能。对于部分恶性黑色素瘤，治疗能在短期内缩小肿块，控制转移，减轻痛苦，稳定病情，延长生存期，甚至达到临床治愈。

第二节　中成药名方的辨证分类与药效[9,10]

根据皮肤癌具体的病因病机特点，现代中医对皮肤癌的临床研究主要分为专病专方与辨证治疗两种，在治疗方法上除了外治内服以外，更多的采用综合性治疗。中医治疗皮肤恶性肿瘤的主要原则有扶正固本、活血化瘀、清热解毒、温经散寒、理气化痰、软坚散结。用药方法分内服与外用。内服宜用滋肝养血、益气培元、补养脾胃、疏肝解郁等治则；外用则是利用药物透过皮肤、黏膜等部位，使其直接吸收，发挥整体和局部的调节作用，具有疗效确切、操作简单、经济实惠等优势。基于皮肤癌的发病位置，外治法在皮肤科的运用最为广泛，其不但对局部瘤肿有直接消散作用，而且能减轻癌性疼痛等症状。

　　根据中医治疗皮肤癌的主要原则，用药以补虚药、清热药、解表药为主，辅以活血化瘀药、攻毒杀虫止痒药、理气药、泻下药等，"补兼施"，在祛邪的同时不忘固护正气，即祛邪不伤正，并且加以外用的攻毒杀虫止痒药，体现了"内外兼治"的原则。药物以经典方剂加减为主，中成药较少。目前治疗皮肤癌的常用中成药的辨证分类及其主要药效如下。

清热解毒类

　　肿瘤的发生与炎症相关，并且引起患者出现疼痛、发热等症状。目前药理及临床筛选研究表明大多数清热解毒药物均具有较强的抗癌活性，主要用于由癌症引起的炎性反应及放化疗期间引起的不良反应。

　　热毒郁结是皮肤癌的主要病理之一，患者表现为疼痛并伴有发热，鳞状细胞癌合并感染有黏稠脓液，伴有恶臭、疼痛。基底细胞癌有的先发生边缘半透明结节隆起浅在溃疡，继之渐扩大，可侵袭周边组织及器官，成为侵袭性溃疡。恶性黑色素瘤也可呈蕈状或菜花状，表面易破溃、出血。

　　清热解毒药可作用于与肿瘤细胞凋亡、细胞周期、血管新生相关的关键酶及作用于癌前病变组织，从而达到预防和治疗癌症的作用。

　　常用中成药：五虎丹、艾迪注射液、五妙水仙膏。

参 考 文 献

[1] 魏国清，耿耘. 近年来中医药治疗皮肤癌的研究概况[J]. 中华中医药学刊，2014，（2）：269-270.

[2] 冷方南，吴大真. 中国中成药优选[M]. 北京：人民军医出版社，2014：754.

[3] 吴昊. 恶性黑色素瘤的治疗研究进展[J]. 浙江创伤外科，2015，（6）：1259-1262.

[4] 张石琳，邹征云. 中药对恶性黑色素瘤细胞体内外作用的研究进展[J]. 医学研究杂志，2014，（8）：20-22.

[5] 周启明，陈倩琪，文习之. 生物化疗法用于治疗恶性黑色素瘤的临床疗效研究[J]. 现代诊断与治疗，2013，（9）：1931-1932.

[6] 李黎波，李文敏，项蕾红，等. 光动力疗法在中国的应用与临床研究[J]. 中国激光医学杂志，2012，（5）：278-307.

[7] 常东民，张勇，陈德强，等. 恶性黑色素瘤主动特异性免疫治疗的临床研究[J]. 陕西医学杂志，2010，（2）：214-216.

[8] 吴育罗，黄冠军. 恶性黑色素瘤的细胞免疫治疗研究进展[J]. 中国当代医药，2014，（27）：194-196.

[9] 田素琴，李国强，张永志，等. 中药白砒条治疗皮肤癌 50 例[J]. 辽宁中医杂志，1996，（8）：16-17.

[10] 程培育，李辰慧，张青. 郁仁存治疗恶性黑色素瘤经验[J]. 北京中医药，2013，（7）：515-517.

第三节　中成药名方

清热解毒类

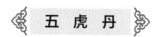

五　虎　丹

【药物组成】　　水银、火硝、皂矾、白矾、食盐。

【处方来源】　　清·顾世澄《疡医大全》。

【功能与主治】　提脓祛腐，清热消肿。主治颜面疔疮，手足疔疮，跌打损伤，瘀血不散。

【药效】　主要药效如下：

抗肿瘤作用[1]　五虎丹是一种含汞制剂，其所含 Hg^+ 和 Hg^{2+} 具有强烈的癌细胞毒性，用其外敷癌灶，可直接杀伤皮肤癌细胞。

【临床应用】　主要用于皮肤癌治疗。

1. 肿瘤治疗[2-4]　外用五虎丹，汞离子的癌细胞杀伤作用配合铁离子的收敛止血功能，可有效治疗皮肤癌，且生存质量较治疗前均有明显改善，总有效率可达95%；但对恶性黑色素癌疗效差，治愈率低。对晚期乳癌也有一定效果。

2. 淋巴结结核[3]　外用五虎丹可治疗淋巴结结核，部分可治愈。

3. 瘘管[3]　外用五虎丹辅以中药益气托里之品内服可治疗胸腔手术后形成的慢性窦道，以及化脓性骨髓炎、骨关节结核所致的瘘管形成。

4. 颈痈[3]　对于年高体弱疮面较大者，在大剂量"益气养阴、托里解毒"中药内治同时，配合外用五虎丹，可治疗颈痈。

5. 血栓闭塞性脉管炎[3]　内服温经祛寒、活血通脉之品，外以五虎丹糊剂换药于本病所致的坏死处，可使坏死组织脱落，疮面肉芽红活。

6. 多种皮肤疾病[3,5,6]　可单用或结合内治用于治疗神经性皮炎、皮肤淀粉样变、银屑病、局限性硬皮病、顽癣、皮肤赘瘤等皮肤疾病，有较好效果。

【不良反应】　五虎丹为汞制剂，持续用之过多，时间过长，少数患者临床表现有急、慢性汞中毒现象，如头痛、头昏、失眠、恶心呕吐、腹痛、腹泻或便秘、牙齿浮动或脱落等，对部分患者有致敏作用，个别还出现肾功能损害如蛋白尿等。患者上药后24～30小时内，局部持续性剧痛难忍，用一般止痛针药往往无效，需用吗啡类止痛剂方能缓解[2-4]。

【使用注意】　要掌握药量及配伍方法，因该药毒性大，腐蚀性强，剂量大可伤筋坏骨，脱骨腐肉。配伍不准，患者不能接受，有时可能恶化病情。撒药时应撒在疮口上，健康皮肤不能接触，以免引起坏死[7]。

【用法与用量】　按中药传统降丹法炼制，即将药材放乳钵内共研至不见水银珠为度，再放入炼铜砂罐内加温，蒸发水分，使成"丹胎"，然后将砂罐倒置于瓷碗内。盐水石膏封口盛放入荷叶水坛口上，坛内盛水约5千克，罐上放炭火约2小时，冷却瓷碗后取丹，以白色结晶为佳。将上药研成粉末，散点局部，或用浆糊调成糊状，或用米饭赋形，搓成钉剂（每根长2～3cm，直径2～3mm），视癌肿大小分次粘涂在上面或嵌入其中1～6根，待肿块坏死脱落后，创面改撒红升丹，每2天换药1次，直至收口。用五虎丹、红升丹换药时，均应加贴普通膏药，密闭创口[2]。

参 考 文 献

[1] 祝柏芳. 五虎丹外敷加BCG前臂划痕治疗皮肤恶性黑色素瘤9例[J]. 辽宁中医杂志, 1992, （2）: 32-33.

[2] 湖南中医学院第二附属医院. 外用五虎丹治疗皮肤癌15例小结[J]. 新医药学杂志, 1973, （4）: 20-21.

[3] 欧阳恒, 谢新剑. "五虎丹"制剂及其临床应用——萧梓荣教授疮疡外治经验之一[J]. 湖南中医学院学报, 1987, （4）: 26-28.

[4] 肖毅良. 五虎丹治疗皮肤癌 162 例[J]. 中国中西医结合外科杂志, 1997,（3）: 64.

[5] 杜颖, 魏艳霞, 惠瑞玲. 五虎丹治疗静脉炎及其体会[J]. 国医论坛, 2004,（3）: 22.

[6] 赵满祥. 五虎丹治疗疔疮三十例[J]. 湖北中医杂志, 1984,（4）: 53-54.

[7] 何柏生. 五虎丹在外科疾病中的运用[J]. 新中医, 1988,（9）: 27-28.

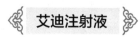

艾迪注射液

【药物组成】   斑蝥、人参、黄芪、刺五加。

【处方来源】   研制方。国药准字 Z52020236。

【功能与主治】   清热解毒，消瘀散结。用于原发性肝癌，肺癌，直肠癌，恶性淋巴瘤，妇科恶性肿瘤等。

【药效】   主要药效如下：

1. 抗肿瘤作用[1-6]   通过抑制肿瘤血管新生，减少肿瘤细胞 DNA 复制、修复、能量代谢及致癌活性物基因编码蛋白的表达，诱导肿瘤细胞凋亡和对多药耐药性的逆转而产生抗肿瘤作用。

2. 免疫调节作用[2,7-10]   艾迪注射液能增强机体的非特异性和特异性免疫功能，提高机体的应激能力，缩短化疗引起的淋巴细胞下调时间，改善化疗引起的机体淋巴细胞免疫活性下降。其可减轻和改善化疗引起的 T 淋巴细胞免疫活性下降，显著提高 NK 的治疗作用，显著降低晚期肺癌患者血清 MMP-9、TIMP-1、CRP 及 VEGF 水平，显著升高鼻咽、喉、食管、肺、宫颈、淋巴、纵隔等部位恶性肿瘤放疗后患者的免疫球蛋白含量，减轻放射性肺炎及胸部放射学改变。

3. 骨髓保护作用[2,9]   艾迪注射液有骨髓保护作用，具有显著骨髓刺激作用，促进放化疗导致白细胞减少的恢复，和抗癌药 5-FU、CTX 联合应用及与放疗同步治疗有协同增效作用，能使白细胞和血小板保持在正常范围；明显减轻化疗造成的白细胞降低，尤其减少了Ⅲ、Ⅳ度骨髓抑制的发生率，增加了患者对化疗的耐受性（图 11-1）。

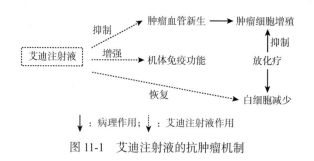

图 11-1   艾迪注射液的抗肿瘤机制

【临床应用】

1. 肿瘤[9,11-14]   艾迪注射液与其他化疗药物如 5-FU、顺铂等联用，较单用可显著降低病变进展率和 AFP，用于肝癌等消化道恶性肿瘤、肺癌、血液系统恶性肿瘤（急性髓细胞白血病、急性淋巴细胞白血病、慢性髓细胞白血病、慢性淋巴细胞白血病、淋巴瘤细胞白血病、多发性骨髓瘤及非霍奇金病等）、鼻咽癌、卵巢癌、骨肿瘤及各类肿瘤所致恶性胸腔积液、腹水的治疗。

2. 放、化疗减毒增效作用[9,15,16]　艾迪注射液进行抗肿瘤治疗的同时还可调节机体免疫，减轻化疗导致和肿瘤本身引起的免疫低下，增强疗效；骨髓保护作用又可提高化疗成功的概率。抗肿瘤、提高免疫力、改善骨髓造血综合作用可改善患者的生活质量并延长其生存期，常与放化疗联合应用。

皮肤癌患者在接受治疗后其临床病理特点得以有效缓解，皮肤瘙痒、皮肤暗沉、鳞屑、皮肤增厚及皮纹加深的患者病例数明显减少，患者湿疹病症得以有效缓解。

【不良反应】　首次应用本品，偶有患者出现面红、荨麻疹、发热等反应，极个别患者有心悸、胸闷、恶心等反应。包括变态反应、消化道反应、心血管系统反应等，严重者为过敏性休克、呼吸困难、昏迷，甚至死亡[9,17,18]。

【使用注意】　①首次用药应在医师指导下，给药速度开始 15 滴/分，30 分钟后如无不良反应，给药速度控制在 50 滴/分。②如有不良反应发生应停药并作相应处理。再次应用时，艾迪注射液用量从 20～30ml 开始，加入 0.9%氯化钠注射液或 5%～10%葡萄糖注射液 400～450ml，同时可加入地塞米松注射液 5～10mg。③因本品含有微量斑蝥素，外周静脉给药时对注射部位静脉有一定刺激，可在静脉滴注本品前后给予 2%利多卡因 5ml 加入0.9%氯化钠注射液 100ml 静脉滴注。

【用法与用量】　静脉滴注。成人每次 50～100ml，加入 0.9%氯化钠注射液或 5%～10%葡萄糖注射液 400～450ml 中，每日 1 次。疗程：与放化疗合用时，疗程与放化疗同步；②手术前后及介入治疗使用本品，10 天为 1 个疗程；③单独使用，15 天为 1 个周期，间隔 3 天，2 个周期为 1 个疗程；④晚期恶病质患者，连用 30 天为 1 个疗程，或视病情而定[12]。

用于皮肤癌治疗时，用 50～100ml 的艾迪注射液与 400～500ml 浓度为 0.9%的葡萄糖注射液进行融合稀释后经由静脉滴注输入患者体内，并观察患者应用效果。

参 考 文 献

[1] Zhang J P，Ying K，XiaoZ Y，et al. Analysis of gene expression profiles in human HL-60 cell exposed to cantharidin using cDNA microarray[J]. Int J Cancer，2004，108（2）：212-218.

[2] 耿维凤. 艾迪注射液的药理作用与临床评价[J]. 中国现代药物应用，2009，（20）：149-150.

[3] 宋国红，邸立军，聂均金，等. 艾迪注射液合并化疗治疗晚期恶性肿瘤疗效观察[J]. 肿瘤防治杂志，2004，（6）：650-651.

[4] 刘德艳，李辅军，王常玉，等. 艾迪注射液及联合应用化疗药物抑制人卵巢癌细胞株 A2780 增殖的研究[J]. 现代妇产科进展，2005，（1）：47-49.

[5] 徐洁，居文政，谈恒山. 艾迪注射液药理作用及临床应用研究概况[J]. 药学与临床研究，2012，（1）：48-52.

[6] 朱世杰，贾立群，李佩文. 艾迪注射液抑制肿瘤新生血管形成的实验研究[J]. 中国实验方剂学杂志，2008，（11）：55-57.

[7] 李海金，董良，李英，等. 艾迪注射液对晚期肿瘤患者 T 淋巴细胞亚群的影响[J]. 中国中医药信息杂志，2007，14（6）：66-67.

[8] 刘志聪，周凌燕. 艾迪注射液辅助治疗对晚期肺癌患者血清 MMP-9、TIMP-1、CRP 及 VEGF 水平的影响[J]. 中国生化药物杂志，2016，（5）：163-165.

[9] 张毅. 艾迪注射液临床应用进展[J]. 中国中医药信息杂志，2007，14（6）：91-93.

[10] 侯冰宗，舒晓春，周少朋，等. 中药艾迪注射液对大肠癌术后机体免疫功能的影响[J]. 第四军医大学学报，2008，（10）：933-935.

[11] 蒟培，韩磊，赵丽波，等. 艾迪注射液辅助治疗晚期非小细胞肺癌的疗效观察[J]. 中国医院用药评价与分析，2016，（9）：1164-1166.

[12] 詹静. 艾迪注射液静滴治疗皮肤癌的临床诊治分析[J]. 中国保健营养（旬刊），2013. 33（5）：2590-2591.

[13] 陈为明. 艾迪注射液联合 CEF 化疗方案治疗乳腺癌术后的临床观察[J]. 中国现代药物应用, 2016, (15): 185-187.

[14] 李寿杰, 陈高峰, 付啸风. 艾迪注射液联合 FOLFOX4 方案化疗治疗结肠癌的临床疗效观察[J]. 吉林医学, 2016, (8): 2023-2024.

[15] 贾淑薇, 贾辉, 唐焕新, 等. 艾迪注射液在恶性肿瘤放、化疗中增效减毒作用的临床研究[J]. 现代肿瘤医学, 2007, 15 (6): 854-856.

[16] 杜华昆, 于晓旻, 孙燕. 艾迪注射液在非小细胞肺癌放疗中的应用效果观察[J]. 中国现代药物应用, 2016, (12): 131-132.

[17] 朱广媛, 李东华, 张树范, 等. 艾迪注射液的临床研究进展[J]. 中医药学报, 2010, (1): 123-127.

[18] 罗卓卡, 张明珠, 何丽霞, 等. 抗肿瘤辅助药艾迪注射液的应用现状及合理性分析[J]. 安徽医药, 2016, (1): 191-192.

五妙水仙膏

【药物组成】　黄柏、紫草、五倍子、碳酸钠、生石灰。

【处方来源】　研制方。国药准字 Z32020217。

【功能与主治】　本品具有祛腐生新, 清热解毒的作用。主治毛囊炎、结节性痒疹、寻常疣、神经性皮炎等。

【药效】　主要药效如下[1,2]:

1. 治疗皮肤损伤　五妙水仙膏可使病变组织蛋白发生凝固, 血管闭塞, 组织萎缩, 体积缩小, 角质溶解。有抗菌、消炎作用, 没有耐药性, 经多年临床应用, 极少发生感染。对神经末梢有刺激作用, 能扩张血管, 改善微循环, 软坚、消肿, 促进组织新生, 加速愈合。还有镇痛作用。

2. 抗皮肤癌　可通过腐蚀破坏瘤组织, 并使瘤细胞（组织）发生凝固性坏死; 其刺激作用, 可改善血液循环, 祛腐生新, 加速瘤面愈合; 以及发挥收敛、杀菌、消炎、消肿、止血功效起到抗皮肤癌的作用。

【临床应用】

1. 治疗皮肤科疾病[1,3-5]　疗效较好的疾病主要是色素痣、寻常疣、毛囊炎、痤疮炎性结节、雀斑、扁平疣、传染性软疣等, 其次为血管瘤、带状疱疹、尖锐湿疣、皮脂腺痣、脂溢性角化病、结节性痒疹、溃疡、血栓性外痔、神经性皮炎、化脓性肉芽肿、睑黄疣、疣状痣、鸡眼、胼胝等。

2. 皮肤癌及血管瘤　单纯外涂药物, 有使皮肤癌及血管瘤瘤体萎缩的疗效。

【不良反应】　①疼痛, 绝大多数病例在用药时都有不同程度的疼痛, 但此种痛感一般能忍受。②可遗留暂时性红斑、色素沉着斑或色素减退斑。③出血, 尤其在治疗部分化脓性肉芽肿、血管瘤时容易出血。出血时可用粘有 35% 三氯化铁溶液的棉签压迫止血, 血止后再行治疗。④个别患者可继发细菌感染及遗留瘢痕[3]。

【使用注意】　①使用前应将药物搅匀, 需稀释的药液随配随用, 治疗要注意常规消毒, 清洁皮肤。②擦洗药物应用 0.9% 氯化钠溶液或冷开水擦洗, 不能用酒精棉球擦洗。③切忌将药物进入眼内。大血管与近骨膜处药物不能久留。④用药后病变组织形成的痂, 不可强行剥落, 让其自行脱落, 少数患者脱痂时间较长, 有一定痒感, 属正常情况。⑤脱痂初期, 皮肤粉红或留有少量色素, 1~2 个月后与正常皮肤同色, 不必担心。

【用法与用量】　外用药。由医生掌握使用。

参 考 文 献

[1] 喻文球，叶义森，李金娥，等. 五妙水仙膏临床应用研究总结[J]. 江西中医药，1994，（S1）：14-15.

[2] 沈子伟. 五妙水仙膏治疗皮肤恶性肿瘤 2 例[J]. 陕西中医，1989，（10）：458-459.

[3] 杜锡贤，张贞. 五妙水仙膏在皮外科的应用[J]. 中国中西医结合外科杂志，2001，（2）：56-57.

[4] 吴一菲，曹萍. 五妙水仙膏治疗扁平疣疗效分析[J]. 航空航天医药，2009，（12）：80-81.

[5] 秦晓庆. 液氮冷冻联合五妙水仙膏治疗面部色素痣效果观察[J]. 交通医学，2015，（4）：371-374.

（江西中医药大学　李姗姗、陈兰英）

第十二章

甲状腺癌中成药名方

第一节 概 述[1-6]

一、概 念

甲状腺癌（thyroid carcinoma）是一种头颈部较为常见的恶性肿瘤，占全身恶性肿瘤的1%～2%，好发于女性，男女发病比例约为1:2，属中医学"石瘿"、"肉瘿"、"瘿瘤"等范畴。常见症状为甲状腺结节明显肿大，质地坚硬，吞咽时上下移动，一般治疗不见缩小；晚期可出现颈部淋巴结肿大，耳、枕及肩背部放射性疼痛，声音嘶哑，压迫症状如呼吸困难，吞咽困难等。一般而言，质地坚硬、缺乏包膜感者，诊断为恶性肿瘤的可能性较大。依据肿瘤细胞镜下表现的差异，可将甲状腺癌分为不同的病理类型，即乳头状癌（papillary carcinoma）、滤泡状癌（follicular carcinoma）、髓样癌（medullary carcinoma）、未分化癌（undifferentiated carcinoma）等分化型。

二、病因及发病机制

（一）病因

甲状腺癌的病因极其复杂，至今未能充分阐明，可能涉及内在和外在多种因素的协同作用，包括 X 射线，接触射线的时间越长，年龄越小，发病率越高；促甲状腺激素（TSH）增加，刺激甲状腺滤泡增生肥大，发生甲状腺肿大，使甲状腺癌发病率增加；性激素，甲状腺癌好发于女性，提示女性激素可能参与甲状腺癌的发病过程；碘摄入过多或过少，碘缺乏导致甲状腺激素合成减少，TSH 水平增高，而高碘饮食可能增加甲状腺乳头状癌的发生率；生甲状腺肿物质，可阻碍甲状腺激素的合成，使 TSH 分泌增多，刺激甲状腺滤泡增生，并伴有甲状腺的弥漫性肿大，而引起甲状腺肿瘤；遗传因素，甲状腺癌较少作为独立的家族性综合征，但可作为家族性综合征或遗传性疾病的一部分，少数家族有患多灶性分化良好的甲状腺癌的倾向。

（二）发病机制

甲状腺癌的发生、演化与其他肿瘤类似，均与癌基因和抑癌基因有关，经历了一个多基因参与、多步骤的过程。当甲状腺滤泡细胞受到 X 射线辐射或其他事件影响时，癌基因 *RET/PTC* 和 *TRK* 发生重排，但尚不足以引起滤泡细胞恶性变。在此基础上发生 *ras* 癌基因突变会导致进一步的克隆性发展和恶性变发生，形成甲状腺乳头状癌。随后如果发生抑癌基因 *p53* 的缺失，甲状腺乳头状癌可转变为未分化癌。癌变过程中伴有 DNA 甲基化异常和基因表达的改变。

除了相关的癌基因或抑癌基因，一些细胞因子同样在甲状腺癌的发病过程中起作用，其中最重要的是 VEGF 家族。VEGF 作为血管生成因子的代表，可以通过对血管内皮细胞生长的直接促进或增加血管的通透性，为成纤维细胞和内皮细胞生长提供基质两种方式促进肿瘤血管的形成。另外，bFGF、转化生长因子（TGF-β）等细胞因子在甲状腺癌的发生发展中也有重要的促进作用。

三、临 床 表 现

甲状腺内发现肿块，质地硬而固定、表面不平是各型癌的共同表现。腺体在吞咽时上下移动性小。未分化癌可在短期内出现上述症状，除肿块增长明显外，还伴有侵犯周围组织的特性。晚期可产生声音嘶哑，呼吸、吞咽困难和交感神经受压引起 Horner 综合征及侵犯颈丛出现耳、枕、肩等处疼痛和局部淋巴结及远处器官转移等表现。颈淋巴结转移在未分化癌发生较早。有的患者甲状腺肿块不明显，因发现转移灶而就医时，应想到甲状腺癌的可能。髓样癌患者应排除 Ⅱ 型多发性内分泌腺瘤综合征的可能。对合并家族史和在出现腹泻、颜面潮红、低血钙时应注意。

四、诊 断

甲状腺癌早期多无明显症状，患者的主诉通常为颈部肿块或颈部结节，因此对任何年龄出现的甲状腺肿大或结节均应提高警惕。要详细询问病史，包括甲状腺肿大的时间，生长速度，是否伴有局部症状如吞咽困难、疼痛或声音改变、呼吸困难等，以及全身症状、年龄、性别、工作环境、家族史及头颈部或上纵隔放射史等。还应了解患者的碘摄入情况。

实验室诊断可明确甲状腺的功能情况，为判断病变性质提供参考，能够协助追踪病情、监测疗效和预后分析。此外，临床医师可根据情况灵活选择合适的影像学检查，包括超声检查、CT 检查、MRI 检查、核素显像等。并采用病理诊断确诊，其主要包括术前细针穿刺细胞学检查（FNAC）、术中冷冻切片病理检查和术后组织病理学检查。特异性肿瘤分子标志物对于甲状腺肿瘤患者的诊断和治疗也具有重要意义。

五、治 疗

（一）常用化学药物及现代技术

甲状腺癌的传统治疗是以手术切除及术后放疗和 TSH 抑制治疗为主。如手术禁忌、患者不接受手术或肿瘤不摄碘，可采取化疗，但化疗疗效欠佳且毒副作用大。针对不同的病理类型，大多数学者认为分化型甲状腺癌（乳头状癌和滤泡状癌）的治疗原则应以手术为主，辅以 [131]I 和甲状腺激素替代治疗；髓样癌也以手术为首选；未分化癌恶性程度高，病情发展迅速，以综合治疗为主。

在化学药物治疗中，分化型甲状腺癌、乳头状癌和滤泡状癌一般分化程度较好，部分肿瘤细胞内存在 TSH 受体，对垂体分泌的 TSH 有一定的依赖性。TSH 长期分泌过多，发生甲状腺癌的危险性增加，因此应用甲状腺激素抑制垂体产生 TSH，从而降低血 TSH 水平，有可能抑制分化型甲状腺癌的生长。甲状腺髓样癌发生于滤泡旁细胞，不依赖于 TSH，应用甲状腺激素无明显的疗效。三苯氧胺可影响甲状腺癌细胞株移植瘤和体外组织培养细胞的生长，具有抗肿瘤细胞增殖的作用，临床上应用三苯氧胺对进展期的髓样癌进行短期治疗，有一定的疗效。

（二）中成药名方治疗

中医学认为甲状腺癌多因情志不畅、肝郁气滞、痰湿凝聚所致。瘀血阻络，气滞痰凝则瘿肿如石，故称"石瘿"。发生机制为在正虚的基础上，气郁痰凝血瘀聚结颈前，日久蕴结成毒所致。现代来讲即气滞、血瘀、痰凝、湿滞等是本病的关键，正气不足是根本。肝郁不疏，脾失健运，痰湿凝聚，随肝气上逆，凝结于颈部；痰湿凝聚，气滞血瘀则瘿肿如石；阻于气道，则声嘶气粗；若郁久化火灼伤阴津，则见烦躁、心悸、多汗；若病程日久耗阴伤血，气血双亏则见全身乏力、形体消瘦、精神不振、口干、纳差等。中医药治疗甲状腺癌可贯穿整个治疗过程，有着独特的优势和潜力，能够减轻西药的毒副作用，提高患者的生存质量，延长患者的生存期。

第二节 中成药名方的辨证分类与药效[1,5,7-10]

甲状腺癌临床上多采用辨证与辨病相结合的治疗方式，主要从甲状腺癌期和甲状腺癌术后期两个时期进行辨证治疗。甲状腺癌早期以邪实为主，治以健脾利湿化痰，疏肝理气，消瘿散结；中晚期由实转虚，尤以气虚、阴虚为多见，治疗上更注重扶正，治以健脾益气，养阴生血，扶正以祛邪。甲状腺癌患者术后以虚证和瘀证为主要表现，虚证患者当以扶正培本为主、以解毒抗癌为辅；瘀证患者阴虚火旺，虚火上炎，阴津耗损，血液凝滞，临床治疗多以益气养阴、活血化瘀为治疗大法。

此外，临床上甲状腺癌常出现淋巴结转移和骨转移。中医认为甲状腺癌淋巴结转移主要是由于正气亏虚，癌毒、痰、瘀血等互相交阻导致，因此中医施治常采用扶正培本法、活血化瘀法、清热解毒法和化痰软坚散结法等，可有效预防淋巴结转移。

化瘀解毒类

甲状腺癌初期多为情志不遂，气机郁滞，津凝痰聚，随肝气上逆，凝结于颈部。痰瘀互结证甲状腺癌患者痰凝气滞日久，帅血失职而成瘀；痰瘀互结，化火成毒。

患者痰湿凝聚，气滞血瘀则癌肿如石；毒热蕴结颈部，可见咽喉肿痛、口舌生疮。

活血化瘀药可抑制肿瘤的生长和转移，对肿瘤细胞增殖和凋亡、肿瘤细胞黏附、肿瘤细胞侵袭和迁移、肿瘤血管生成、肿瘤转移抑制基因的表达等均有不同程度的作用。活血化瘀药既有缩小肿瘤的功效，又有免疫调节功能。清热解毒药可作用于与肿瘤细胞凋亡、细胞周期、血管新生相关的关键酶及作用于癌前病变组织，从而达到预防和治疗癌症的作用。

常用中成药：五海丸、海藻玉壶汤。

参 考 文 献

[1] 周立娟，赵晓珍，王中奇. 甲状腺癌的中医药治疗[J]. 黑龙江中医药，2014，（2）：5-6.
[2] 赵许杰，闫雪生. 中药治疗甲状腺瘤的研究进展[J]. 中国医药科学，2013，（14）：34-35，40.
[3] 冷方南，吴大真. 中国中成药优选[M]. 北京：人民军医出版社，2014：754.
[4] 王庆祝. 甲状腺癌的发病机制、诊断与治疗[D]. 郑州：郑州大学，2006.
[5] 郑东京，许鑫，郑伟达. 名老中医郑伟达治疗甲状腺癌经验探析[J]. 中医临床研究，2015，（21）：1-3.
[6] 王斌，林兰，倪青，等. 中医辅助西医治疗甲状腺癌优势探究[J]. 北京中医药，2011，（5）：354-356.
[7] 周宜强. 实用中医肿瘤学[M]. 北京：中医古籍出版社，2006：624.
[8] 孙伯菊，董莉莉，魏军平. 中医药治疗甲状腺癌临床研究概述[J]. 中医杂志，2016，（21）：1882-1885.
[9] 姚暄，贾立群. 恶性肿瘤骨转移的中医临床研究进展[J]. 北京中医药，2012，（1）：67-69.
[10] 奚燕，杨铭，许丽雯. 我院抗肿瘤中药处方分析[J]. 中国医药导刊，2015，（1）：61-62，64.

第三节　中成药名方

化瘀解毒类

五 海 丸

【药物组成】　夏枯草、海藻、海带、海螺（煅）、昆布、蛤壳（煅）、木香、川芎。

【处方来源】　研制方。国药准字 Z63020024。

【功能与主治】　散结消瘿、活血化瘀。用于瘿瘤初起，淋巴结结核，甲状腺肿大。

【药效】　主要药效如下：

1. 抗肿瘤作用[1,2]　五海丸能够抑制肺癌细胞生长，促进肺癌细胞凋亡，与化疗药物具有协同抑瘤作用。此外，五海丸还具有抑制肺腺癌生长的作用，同时具有抑制肺癌细胞自主性肺转移和淋巴转移的作用，降低转移基因 $nm23$ 的蛋白表达，对 LA795 小鼠肺腺癌细胞具有整体调控作用。

2. 增加免疫　本品有增加机体免疫作用的功效。

【临床应用】　主要用于瘿瘤初起。

甲状腺疾病[3,4]　五海丸合化核丸治疗甲状腺腺瘤，取得了较理想的疗效。五海瘿瘤丸能明显缩小甲状腺体积，近期疗效与左甲状腺素相似，联合治疗甲状腺肿可显著提高疗效。还可治疗甲状腺结节。

【不良反应】　未见明显毒副作用。

【使用注意】　无。

【用法与用量】　口服，每次1丸，每日2次，小儿酌减。

参 考 文 献

[1] 田菲，陈军，贾英杰，等. 五海丸对体外培养肺癌细胞生长及诱导细胞凋亡的影响[J]. 中国中医急症，2004，13（10）：681-682.

[2] 田菲，贾英杰，陈军，等. 五海丸抗LA795小鼠肺癌腺细胞转移的研究[J]. 中医药学刊，2002，20（7）：37，40.

[3] 何福山. 五海丸合化核丸治疗甲状腺腺瘤38例[J]. 中国中医药科技，2001，（4）：269-270.

[4] 秦树光，杨宝良，李建军，等. 五海瘿瘤丸联合左甲状腺素治疗单纯性甲状腺肿疗效观察[J]. 中国基层医药，2009，16（1）：45-46.

海藻玉壶汤

【药物组成】　海藻、昆布、贝母、半夏、青皮、陈皮、当归、川芎、连翘、甘草。

【处方来源】　明·陈实功《外科正宗》；清·吴谦《医宗金鉴》。

【功能与主治】　化痰软坚，理气散结，滋阴泻火。

【药效】　主要药效如下：

1. 抗肿瘤作用[1-7]　海藻玉壶汤能够降低肿瘤血流速度和瘤组织黏度，抑制组织纤维化主要调控因子TGF-β$_1$、新生血管形成调控因子VEGF和bFGF，以及抑制与细胞外基质沉积正相关的TIMP-1的表达；上调细胞凋亡相关的Fas蛋白、上调降解细胞外基质MMP-9和MMP-2的表达，从而阻止瘤内纤维化，软化肿瘤，并抑制瘤内新生血管形成，阻止瘤内细胞外基质沉积，诱导肿瘤细胞凋亡，并达到阻止小鼠胸腺淋巴瘤生长，软化和缩小肿瘤的效果，其机制与调节肿瘤微环境中基质降解、细胞凋亡和机体免疫增强有关。对于甲状腺癌，海藻玉壶汤可以降低血清甲状腺球蛋白水平，使小鼠出现肿瘤生长减缓现象，并且降低趋化因子受体CXCR4的表达。海藻、昆布、海带中富含多种天然复合多糖类成分及有机硒化物等物质，具有抗肿瘤、免疫激活和免疫调节、抗氧化应激等功能；海带中的昆布多糖是一种β-1，3葡萄糖聚合物，具有广泛的生物学活性，可以通过激活巨噬细胞，产生细胞毒性作用，抑制肿瘤细胞增殖而杀死肿瘤细胞；也可通过抑制肿瘤血管生成而抑制肿瘤生长；也可直接抑制肿瘤生长。有机硒化物有明显的免疫激发效应，能够使Tc细胞杀伤活性增强、NK细胞杀伤力提高，使T淋巴细胞增生，对抗原刺激的反应性增强，增强机体的非特异性免疫，调节细胞因子的分泌。海藻玉壶汤还通过提高甲状腺组织对氧化应激的防御能力，避免甲状腺氧化应激程度加重。

2. 甲状腺保护作用[5,8]　富碘中药方剂海藻玉壶汤与单纯摄入大剂量的无机碘不同，大部分情况并未出现单纯高碘摄入所致的甲状腺肿、甲状腺功能亢进和甲状腺功能减退、甲状腺自身免疫等副作用，相反，还能够有效地调节免疫，减轻甲状腺内的氧化应激反应，提高抗氧化应激防御能力，保护甲状腺细胞（图 12-1）。

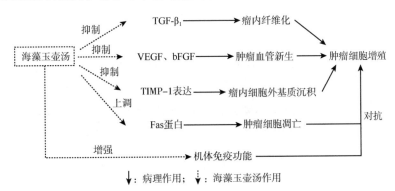

图 12-1　海藻玉壶汤抗肿瘤作用机制

【临床应用】　主要用于肿瘤治疗。

1. 甲状腺疾病[9-18]　海藻玉壶汤在单纯性甲状腺肿、甲状腺腺瘤、结节性甲状腺肿、甲状腺功能亢进、瘿瘤、瘰疬等甲状腺疾病治疗中，在改善患者临床症状、体征及甲状腺体积方面有明显优势。

2. 妇科疾病[9,13,19-24]　海藻玉壶汤加减与西药或者中成药相比较，对乳腺增生病的治疗疗效稳定，同时避免了西药的不良反应，此外还可治疗乳癖和乳房异常发育症。此外，还可治疗乳腺增生、子宫肌瘤、卵巢囊肿、盆腔囊性病变和双侧输卵管阻塞。

3. 男科疾病[9,13,20,25]　运用海藻玉壶汤加减治疗慢性附睾炎，在原方的基础上加橘核、荔枝核加强行气散结止痛之功，使结块消散，疗效满意。海藻玉壶汤加减还可治疗前列腺增生。

4. 肝胆疾病[9,26]　海藻玉壶汤加减在改善非酒精性脂肪性肝病的临床症状和腹部彩超疗效方面有一定的应用价值；对胆囊息肉有较好疗效。

5. 抗肿瘤[2,27]　海藻玉壶汤能够显著缩小甲状腺肿瘤的体积。对 1 例慢性淋巴细胞白血病患者起到了治疗作用；治疗痰瘀互结型脑瘤收效甚佳，但样本量较少。此外，还曾用于防止 1 例儿童甲状腺囊内乳头状癌的复发。

6. 皮肤病[9]　内服海藻玉壶汤兼外用火针治疗，可有效治疗痤疮。

7. 儿科疾病[9,28]　海藻玉壶汤合苍耳子散能有效改善患儿症状，使腺体缩小，并减少了手术率。治疗小儿瘰疬有较高好转率。

【不良反应】　未见明显毒副作用[15]。

【使用注意】　在医生指导下使用。

【用法与用量】　水 400ml，煎至 320ml，量病上下，食前后服之。

参 考 文 献

[1] 张勤良，关琪. 海藻玉壶汤对甲状腺癌荷瘤小鼠趋化因子受体 CXCR4 的影响研究[J]. 中国生化药物杂志，2014，（2）：42-44.

[2] 刘洁，蔡鹄，彭芸崧，等. 海藻玉壶汤治疗甲状腺肿瘤研究进展[J]. 实用中医药杂志，2016，（12）：1262-1264.

[3] 齐腾澈，高天舒. 碘与海藻玉壶汤对碘缺乏致甲状腺肿干预机制的比较研究[J]. 中华中医药学刊，2012，（6）：1211-1214，1445-1446.

[4] 王业生，杜钢军，孙玲，等. 海藻玉壶汤对 N-甲基亚硝基脲诱导小鼠胸腺淋巴瘤的疗效研究[J]. 中国现代医学杂志，2013，（27）：6-10.

[5] 高天舒，崔鹏，李红梅，等. 海藻玉壶汤对碘缺乏致甲状腺肿大鼠甲状腺功能和形态的影响[J]. 中国中医基础医学杂志，2008，（2）：113-116.

[6] 王业生，杜钢军，孙玲，等. 海藻玉壶汤对小鼠胸腺淋巴瘤生长和转移的影响[J]. 中国医院药学杂志，2013，（21）：1743-1747.

[7] 王业生，杜钢军，孙玲，等. 海藻玉壶汤对小鼠胸腺淋巴瘤生长抑制的机制研究[J]. 中国实验方剂学杂志，2013，（2）：191-195.

[8] 高天舒，齐腾澈. 海藻玉壶汤及其拆方对大鼠碘缺乏致甲状腺肿的干预作用[J]. 中医杂志，2012，（19）：1671-1676.

[9] 张晓苗，裴晓华，肖金禾，等. 海藻玉壶汤的临床研究进展[J]. 世界中西医结合杂志，2017，（1）：145-148.

[10] 刘国敏. 海藻玉壶汤加复方碘溶液治疗甲状腺腺瘤 86 例临床观察[J]. 甘肃中医，2004，（8）：11-12.

[11] 凌珑，陈永华. 海藻玉壶汤联合甲巯咪唑治疗瘿病（痰结血瘀证型）42 例临床观察[J]. 黔南民族医专学报，2013，（1）：34-35，38.

[12] 张晓东. 海藻玉壶汤临床治验 4 则[J]. 江苏中医药，2011，（5）：64-65.

[13] 郝福明，李寿亭. 海藻玉壶汤外科临床应用[J]. 内蒙古中医药，2001，（S1）：53.

[14] 何太清，乔淑兰. 海藻玉壶汤治疗甲状腺机能亢进症 46 例[J]. 光明中医，1997，（5）：18-19.

[15] 杨柳. 海藻玉壶汤治疗甲状腺结节的疗效及安全性评价[J]. 光明中医，2016，（21）：3157-3159.

[16] 刘洪，陈宏鹏，王宽宇，等. 海藻玉壶汤治疗甲状腺腺瘤 30 例[J]. 光明中医，2011，（5）：949-950.

[17] 陈云林. 海藻玉壶汤治疗甲状腺肿 24 例[J]. 中医函授通讯，1999，（1）：35-36.

[18] 丁淑琴，何琪，周伟红. 海藻玉壶汤治疗盆腔囊性病变 117 例[J]. 浙江中医杂志，2010，（3）：219.

[19] 张红，王丹辉，张梅. 董克勤研究员运用海藻玉壶汤治疗乳癖经验[J]. 长春中医药大学学报，2009，（4）：501.

[20] 黄晓朋，俞旭君，陈晓洋，等. 海藻玉壶汤临床应用举隅[J]. 实用中医药杂志，2014，（4）：343-344.

[21] 耿静. 海藻玉壶汤治疗妇科杂证举隅[J]. 深圳中西医结合杂志，2001，（4）：237-238.

[22] 孙玉岩，孔庆森，王晓莉. 海藻玉壶汤治疗卵巢囊肿 66 例[J]. 中医药学报，1996，（4）：17.

[23] 解平芬. 海藻玉壶汤治疗乳腺增生症 20 例[J]. 江西中医药，1995，（S3）：60.

[24] 沈英. 海藻玉壶汤治疗乳腺增生症 46 例[J]. 四川中医，1997，（11）：38-39.

[25] 张文科. 海藻玉壶汤治疗前列腺增生 98 例临床观察[J]. 甘肃中医，2000，（2）：28-29.

[26] 潘艺芳. 海藻玉壶汤治疗胆囊息肉 120 例疗效观察[J]. 新中医，2011，（2）：46.

[27] 曾灏，王少丽，林伟根，等. 加减海藻玉壶汤治疗肉瘿 108 例临床疗效分析[J]. 广东医学，2010，（8）：1050-1052.

[28] 杨建勋. 海藻玉壶汤治疗小儿瘰疬 50 例疗效观察[J]. 新疆中医药，2004，（1）：11.

（江西中医药大学　李姗姗、陈兰英）

第十三章

骨肿瘤中成药名方

第一节 概 述

一、概 念

骨肿瘤（bone tumor）是指发生于骨及骨的附属组织的肿瘤，可以是良性的，也可以是恶性的。其中恶性骨肿瘤（bone cancer）占全部恶性肿瘤的 1%～2%，但因其多发生于青壮年，致残、致死率较高，故也是重要而又紧迫的研究任务之一。

骨肿瘤还分为起源于骨或骨源性细胞和组织的原发性肿瘤，起源于其他部位和扩散、转移到骨架的继发性肿瘤。原发恶性骨肿瘤以骨肉瘤和软骨肉瘤为主。在骨肿瘤的发生中，男性多于女性，且好发年龄小于 30 岁[1]。

中医学对骨肿瘤较早就有记载，春秋战国时期的典籍《灵枢·刺节真邪》曰："有所结，深中骨，气因于骨，骨与气并，日以益大，则为骨疽。"中医古籍中的"肉瘤"、"石瘤"、"岩"、"骨石痈"，都与骨肿瘤有关[2]。

二、病因及发病机制

（一）病因

目前了解到的引起骨肿瘤的病因是多方面的，大体可归纳为物理、化学、生物、遗传、激素、营养、机体免疫因素等。

1. 物理因素 如电离辐射、日光及紫外线、热刺激、慢性炎症、创伤等。

2. 化学因素 主要的致癌化学物质有多环碳氢化合物、氨基偶氮染料、芳香胺类、亚硝胺类及砷化合物等。

3. 生物因素 病毒、寄生虫、霉菌及其毒素等均与肿瘤的发生有较为密切的关系。

4. 遗传因素 肿瘤的遗传易感性可能与患者某些染色体的变异有关。

5. 激素因素 内分泌紊乱与某些肿瘤的发生发展有密切关系。

6. 营养因素 某些重要营养物质的缺乏可使机体的代谢和功能状态紊乱而导致肿瘤

的发生。

7. 机体免疫因素　研究表明，机体的免疫状态与肿瘤的发生发展有密切的关系，先天免疫缺陷或免疫功能低下的人易患肿瘤[2]。

（二）病机

骨肿瘤的发病机制仍不明确。

三、临床表现

1. 疼痛与压痛　疼痛常是恶性肿瘤的早期症状，但也可以是良性肿瘤压迫重要器官或神经的早期症状。夜间痛是骨肿瘤的一个重要特征，疼痛部位往往捉摸不定，有窜痛感。肿瘤局部可有压痛，一般良性肿瘤压痛轻，而恶性肿瘤压痛常较明显。

2. 肿胀或肿块　位于骨膜下或表浅的肿瘤出现较早，可触及骨膨胀变形。如肿瘤穿破到骨外，可产生固定的软组织肿块，表面光滑或者凹凸不平。良性肿瘤的肿块常出现在疼痛之前。肿块常不能移动。而恶性骨肿瘤的肿块，常出现在疼痛之后，生长迅速，边界不清。

3. 功能障碍和畸形　在骨肿瘤的后期，由于疼痛和肿胀加重，常可致局部的功能障碍。肿瘤的生长可使患部肿胀变性；骨肿瘤因破坏了骨质的完整性和坚固性，在负重或外力的作用下可出现肢体变性或并发病理性骨折，从而出现相应的畸形。

4. 压迫症状　按肿瘤所在部位及体积大小、形态等的不同，可以在相应的周围组织出现压迫症状。

5. 全身症状　骨肿瘤后期由于肿瘤的消耗、毒素的刺激和疼痛的折磨，可出现一系列全身症状，如失眠、烦躁、食欲不振、精神委靡、进行性消瘦、贫血、恶病质等。

四、诊　　断

本病诊断需要结合临床症状，实验室检查可见贫血，血尿酸水平升高，血钙、磷酸升高，免疫球蛋白异常等。影像学检查：X线检查示良性肿瘤可见肿块，边界清楚；恶性肿瘤可见侵犯周围软组织，边缘模糊、密度升高，骨质遭到破坏，见层状、花边状骨膜反应。CT检查见良性肿瘤有宽或窄基地骨性突起，伴软骨帽；恶性肿瘤表现为虫咬状、筛孔样、溶骨破坏及瘤骨，可伴有葱皮样骨膜反应，骨膜反应再次破坏后可形成"Codman"三角。组织病理检查见骨膜、皮质、髓腔病变。

五、治　　疗

（一）化学药物及现代科学技术疗法

1. 化疗　分全身化疗及局部化疗。常用的药物有多柔比星及大剂量氨甲蝶呤，但药物的作用选择性不强，肿瘤细胞在分裂周期中不同步，都会影响化疗的效果。局部化疗包括动脉内持续化疗及区域灌注。

目前用于恶性骨肿瘤的化疗药物有多柔比星、顺铂（cisplatin，CDP）、长春新碱（vincristine，VCR）、博来霉素（bleomicyn）、环磷酰胺（cyclophosphamide，CTX）、放线菌素 D（dactinomycin）和异环磷酰胺（ifosfamide，IFO）等[3]。伊班磷酸钠和唑来磷酸等二磷酸盐可以抑制破骨细胞介导的骨重吸收而起到抗肿瘤的作用[4]。

2. 免疫疗法　干扰素其来源有限，目前还不能广为应用。

3. 放疗　放疗对骨肿瘤的治疗只能作为一种辅助治疗。

4. 手术　手术切除是肿瘤治疗的主要手段。截肢、关节离断是最常用的方法。但是由于化疗方法的进步，近年来一些学者开始作瘤段切除或全股骨切除，并用人工假体置换。采取保留肢体的"局部广泛切除术加功能重建"，并辅以化疗等措施，于骨肿瘤的手术治疗而言亦是一种可取的方法。

（二）中成药治疗

中医药结合手术及放化疗治疗肿瘤的文献报道有很多，特别是在放疗或化疗的同时，根据临床辨证论治配用中成药，不仅可以增加抗癌效应，还能减轻放疗、化疗对机体的毒副作用，提高疗效。因此，对于骨肿瘤的患者，正确合理地应用中成药不仅可增效减毒，更可以提高患者的免疫功能及生活质量，以防止或减少肿瘤的复发、转移，并延长其生存时间[5]。

第二节　中成药名方的辨证分类与药效

中医药治疗骨肿瘤需要以辨证论治为基础，常用中成药的辨证分类及其主要药效如下。

一、温阳散寒类

骨肿瘤阳虚血凝者，主要症状是骨瘤初起，局部肿块，酸楚轻痛，皮色不变，其痛多昼轻夜重，遇寒加重，压痛不显，甚至不痛，舌质淡或略淡紫，苔薄白，脉沉迟或细涩[6]。治以温散寒邪，通络行滞。

骨肿瘤阳虚血凝者主要病理变化是骨肿瘤生长破坏局部骨质，造成骨组织局部缺氧及影响肿瘤生长部位的血液循环。

温阳散寒类药可改善局部血液循环，改善骨局部缺氧反应和骨质破坏等。

常用中成药：阳和汤。

二、清热解毒类

骨肿瘤热毒炽盛者，主要症状是肿瘤迅速增大，疼痛加重，刺痛灼痛，皮色变紫暗、红瘀，肢体活动障碍，且时有发热，便干，舌暗红有瘀，脉弦数或细数。治以清热解毒，化瘀散结。

骨肿瘤热毒炽盛者主要病理变化是肿瘤生长部位出现局部炎症，引起机体炎症相关细胞因子分泌、表达的改变。

清热解毒类药可起到抗炎抑菌、调节免疫等作用。

常用中成药：昆明山海棠片。

三、活血散瘀类

骨肿瘤痰血凝滞者，病变局部有明显的肿块，酸胀肿痛，皮温较高，伴有相关部位功能障碍，精神倦怠，纳减口干，便干尿赤，舌质淡红，苔薄黄或厚黄，脉弦数。治以活血散瘀，祛风止痛。

骨肿瘤痰血凝滞者主要病理变化是骨肿瘤生长过程中压迫周围组织造成疼痛及局部炎症。

活血散瘀类药可起到抗炎及镇痛等作用。

常用中成药：健骨注射液。

参 考 文 献

[1] 王连唐，刘子君. 5444 例原发性恶性骨肿瘤组织病理学统计分析[J]. 中国肿瘤临床，2007，34（8）：457-461.
[2] 陈锐深. 现代中医肿瘤学[M]. 北京：人民卫生出版社，2004：801-802.
[3] 郭卫，燕太强. 恶性骨肿瘤的化疗进展[J]. 中华肿瘤杂志，2002，24（5）：516-517.
[4] 郑晓世，廉红星，刘瑞吉. 二磷酸盐类药物在骨科中的应用[J]. 中华综合临床医学杂志，2006，8（5）：91-94.
[5] 许玲，王菊勇，孙建立. 中西医肿瘤理论与临床实践[M]. 上海：上海科学技术出版社，2013：4-6.
[6] 贾英杰. 中西医结合肿瘤学[M]. 武汉：华中科技大学出版社，2009：552-553.

第三节 中成药名方

一、温阳散寒类

阳 和 汤

【药物组成】 熟地黄、白花蛇舌草、鹿角胶、牛膝、白芥子、生甘草、肉桂、姜炭、麻黄。

【处方来源】 清·王洪绪，《外科证治全生集》。

【功能与主治】 温阳散寒，通络行滞。主要适用于骨软骨瘤、骨巨细胞瘤、骨肉瘤、软骨肉瘤属阴寒凝滞者。

【药效】 主要药效如下[1-4]：

1. 抗肿瘤作用 动物实验结果表明，阳和汤高剂量组和唑来膦酸组骨转移癌生长缓慢，药物抑制骨转移癌生长作用优于阳和汤低剂量组；唑来膦酸组、阳和汤高剂量组、阳和汤低剂量组的骨转移抑制率分别为 50.61%、45.05%、32.42%。在骨转移过程中，骨保护素（OPG）的表达量会很低，甲状旁腺激素相关蛋白（PTHrP）和 NF-κB 受体活化因子配体（RANKL）的表达量增加，这样就促使骨转移的发生。通过 ELISA 法检测，发现阳和汤高、低剂量组均可作用调节因子产生调控作用，促进 OPG 表达，抑制 PTHrP、RANKL 的表达，其中以阳和汤高剂量组效果最明显。

2. 提高免疫力　现代研究表明，地黄多糖可以提高 S180 荷瘤小鼠脾脏 T 淋巴细胞的增殖能力，并能在较长时间维持较高水平，还能部分阻碍瘤株对脾脏 NK 细胞活力的抑制作用，相对改善荷瘤小鼠因为肿瘤引起的 IL-2 分泌能力的下降，明显提高 CTL 细胞的活力，进而发挥抗肿瘤免疫效应。桂皮醛对小鼠肉瘤 S180 瘤株比较敏感，且能升高白细胞及提高 T 淋巴细胞增殖能力。没药甾酮对乳腺癌、前列腺癌、卵巢癌等多种肿瘤细胞均有抑制作用。

3. 抗菌作用　动物实验结果表明，阳和汤能有效降低实验性感染小鼠的体温和其中性粒细胞百分率，明显升高淋巴细胞百分率；且能使二甲苯导致的小鼠耳郭肿胀度明显降低，以此表明，阳和汤具有抗炎、抗肿胀作用。

4. 改善局部血液循环　实验发现，阳和汤对骨性关节炎软骨细胞缺氧诱导因子-1α（HIF-1α）和 VEGF 的表达有明显的下调作用，从而减少血管的生成，以改善骨性关节炎的缺氧反应和减少骨质的破坏，延缓关节炎的发展。

【临床应用】

1. 骨肿瘤[5,6]　有临床研究用阳和汤加减治疗骨肿瘤，40 例患者中有 23 例服药期间原有病灶未见扩大及转移。

2. 肺癌　临床研究中应用阳和汤联合 NP 方案治疗晚期非小细胞肺癌，并与艾迪注射液联合 NP 方案对照，观察两组治疗有效率，结果认为阳和汤与艾迪注射液同样具有抗非小细胞肺癌的作用。

3. 癌痛[6]　骨转移癌导致的癌痛多为昼轻夜重，或者阴雨天加重，符合阴邪致病的特点，可选用阳和汤加味治疗，临床用药观察发现，服药后多数患者自觉疼痛逐渐减轻，而且随着服药时间的延长镇痛效果进一步提高。

4. 乳腺炎[3]　有报道应用阳和汤加减治疗乳腺急性炎症，包括哺乳期急性乳腺炎、浆细胞性乳腺炎和乳房外伤感染引起的乳腺炎，效果显著。

5. 骨性关节炎[7]　临床研究通过膝关节 HSS 评分对 80 例膝关节骨性关节炎患者进行随访，发现运用加味阳和汤治疗骨性关节炎近期具有显著的疗效，1 年 3 个月后疗效开始减退，需再次服用加味阳和汤治疗，且治疗不同时期关节炎的疗效有差别，早期骨性关节炎治疗效果更优。

【不良反应】　临床报道偶有胃肠不适。

【使用注意】　孕妇慎服。

【用法与用量】　水煎，每日 1 剂，分两次温服。

参 考 文 献

[1] 田莎，王云丹，黄立中，等. 阳和汤对裸鼠移植性乳腺癌骨转移模型作用机制的探讨[J]. 湖南中医药大学学报，2012，（7）：27-30.

[2] 丑天舒. 阳和汤加味联合来膦酸治疗阳虚寒凝型骨转移癌的临床疗效观察[D]. 长沙：湖南中医药大学，2011.

[3] 赵虹，楼丽华. 阳和治疗急性炎症的实验研究[J]. 中国中医药科技，2010，（4）：306-307.

[4] 陈朝蔚，陈永强. 阳和汤治疗兔膝骨性关节炎的作用机制[J]. 中医正骨，2008，（4）：11-12.

[5] 郑翠娥，王晓红. 阳和汤加减治疗骨肿瘤[J]. 山东中医杂志，1998，（2）：12.

[6] 叶峥嵘，杨晓航，吴琳. 阳和汤治疗肿瘤的临床应用与实验研究进展[J]. 陕西中医学院学报，2011，（4）：90-93.

[7] 杨凤云，段裕庭，王丽华，等. 加味阳和汤治疗膝骨性关节炎的远期疗效观察[C]. 南昌：首届江西省科协学术年会——江西省中医药学术发展论坛，2010.

二、活血散瘀类

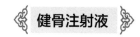

健骨注射液

【**药物组成**】 战骨（茎）。

【**处方来源**】 研制方。《中国药典》（2015 年版）。

【**功能与主治**】 活血散瘀，强筋健骨，祛风止痛。用于脊椎骨质增生，对风湿性关节痛和骨肿瘤疼痛明显者亦有疗效。

【**药效**】 主要药效作用如下[1-5]：

1. 镇痛作用 健骨注射液的主要成分是广西特有植物——战骨藤提取的柚皮素，已有研究表明，柚皮素具有抗炎解痉、利胆作用，对肾皮质的 11β 羟化类固醇脱氢酶有抑制作用，能缓解肌肉痉挛，消除无菌性炎症，同时促进微循环而改善组织损伤的病理过程。另有研究显示，健骨注射液对乙酸引起的疼痛有明显的抑制作用。

2. 抗炎作用 研究表明，健骨注射液具有明显改善微循环和软组织损伤后淤血、水肿的作用，其对小鼠坐骨神经损伤有明显的保护作用，对大鼠关节炎的早期炎症反应和晚期炎症反应均有明显的抑制作用。

3. 抗肿瘤作用 柚皮素可通过抑制肿瘤细胞的生长、增殖及转移，从而促进肿瘤细胞凋亡，发挥抗肿瘤作用。研究发现，柚皮素能通过抑制 MAPK-AP-1 和 IKKs-IKK-NF-κB 的联合信号转导途径使得 EGF 诱导的 MUC5AC 在 A549 细胞中的分泌衰减，从而达到预防肿瘤的目的。已知 PI3K/Akt 通路的过度激活将引起癌症的发生，而柚皮素能够抑制 MCF-7 乳腺癌细胞和 3T3-L1 脂肪细胞的 PI3K 活性，且能通过降低 caspase-31 /CPP32 的活性，引起 HL-60 的凋亡。

【**临床应用**】

1. 骨性关节炎[1] 健骨注射液主要成分为黄酮类化合物，能促进局部血液循环，增进组织新陈代谢，缓解肌肉痉挛，消除无菌性炎症，促进损伤组织的修复；临床观察发现，健骨注射液穴位注射治疗膝关节骨性关节炎 40 例，症状体征改善明显，早期疗效显著。

2. 腰椎间盘突出症[5] 将健骨注射液与地塞米松、维生素、0.9%氯化钠注射液合用，行骶管硬膜外冲击疗法治疗腰椎间盘突出症，已被证实是很有效的非手术疗法。健骨注射液具有与地塞米松、维生素 B 相同的作用，即对充血水肿的消除和维持神经组织正常生理功能，以及改善微循环、止痛、解痉。

3. 骨肿瘤辅助药[4] 柚皮素可通过抑制肿瘤细胞的生长与增殖、抑制肿瘤细胞转移、促进肿瘤细胞凋亡等途径，发挥抗肿瘤作用。

【不良反应】　暂无相关文献报道。

【使用注意】　①孕妇忌用；②婴幼儿、青少年不宜使用。

【用法与用量】　肌内注射，每次 2ml，每日 1～2 次。

参 考 文 献

[1] 王海全，黄有荣，覃学流. 健骨注射液穴位注射治疗膝关节骨性关节炎 40 例[J]. 广西中医学院学报，2011，（2）：23-24.

[2] 陈宙，郝林端，钟文. 健骨注射液痛点注射治疗急性腰扭伤的临床观察[J]. 广东医学院学报，2016，（3）：295-297.

[3] 潘洪平. 黄毛豆腐柴化学成分、药理研究及临床应用进展[J]. 广西医学，2002，24（3）：365-367.

[4] 季鹏，赵文明，于桐. 柚皮素的最新研究进展[J]. 中国新药杂志，2015，（12）：1382-1386.

[5] 吴迎星，顾亚夫，王海英，等. 健骨液行骶管冲击法治疗腰椎间盘突出症疗效观察[J]. 人民军医，2002，（7）：386-387.

（上海中医药大学附属龙华医院　王菊勇、崔文静）

第十四章

抗癌镇痛中成药名方

第一节 概 述[1,2]

一、概 念

癌症疼痛（cancerous pain）是疼痛部位需要修复或调节的信息传到神经中枢后引起的感觉。别名：癌痛，晚期癌痛，是造成癌晚期患者主要痛苦的原因之一。在疼痛患者中，因各种原因使 50%～80% 的疼痛没有得到有效控制。中医无癌痛的名称，根据临床表现和古代医籍可分别归属于"头痛"、"胸痛"、"胁痛"、"腹痛"、"腰痛"等范畴。

二、病因及发病机制

（一）病因

癌性疼痛的原因可分三类：

1. 肿瘤直接引起的疼痛 最为常见：

（1）组织毁坏：当肿瘤侵及胸膜、腹膜、神经，或侵及骨膜、骨髓腔使其压力增高甚至发生病理性骨折时，患者可出现疼痛，如骨转移、骨肿瘤所致的骨痛；肺癌侵及胸膜可致胸痛；肺尖部肿瘤侵及臂丛可出现肩臂疼痛等。

（2）压迫：脑肿瘤可引起头痛及脑神经痛；鼻咽癌颈部转移可压迫臂神经丛或颈神经丛，引起颈、肩、臂痛；腹膜后肿瘤压迫腰、腹神经丛，可引起腰、腹疼痛；神经组织受肿瘤压迫常常同时并存神经受侵蚀。

（3）阻塞：空腔脏器被肿瘤阻塞时，可出现不适、痉挛，完全阻塞时可出现剧烈绞痛，如胃、肠及胰头癌等。另外，乳腺癌腋窝淋巴结转移时，可压迫腋淋巴结及血管引起患肢手臂肿胀疼痛。

（4）张力：原发及肝转移肿瘤生长迅速时，肝包膜被过度伸展、绷紧便可出现右上腹剧烈胀痛。

（5）肿瘤溃烂，经久不愈，发生感染可引起剧痛。

2. 肿瘤治疗中引起的疼痛　此种疼痛是癌症治疗的常见并发症：如放射性神经炎、口腔炎、皮肤炎、放射性骨坏死；放疗、化疗后可出现带状疱疹产生疼痛；化疗药物渗漏出血管外引起组织坏死，化疗引起的栓塞性静脉炎，中毒性周围神经炎；乳腺癌根治术中损伤腋淋巴系统，可引起手臂肿胀疼痛；手术后切口瘢痕、神经损伤、幻肢痛。

3. 肿瘤间接引起的疼痛　衰竭患者的褥疮，机体免疫力低下均可引起局部感染而产生疼痛。另外，前列腺、肺、乳腺、甲状腺癌等出现骨转移而引起剧烈的疼痛。

（二）发病机制

疼痛的发生包括三个环节：①感受器；②神经纤维；③神经中枢。癌性疼痛的机制尚不完全清楚。一般认为，在骨、软组织、淋巴管、血管、内脏，机械或化学刺激激活或激敏机械感受器及化学感受器，通过 Aδ 纤维（有髓鞘的神经纤维）或 C 纤维（无髓鞘神经纤维）传至中枢，产生痛觉。疼痛刺激引起这两种纤维活动，先感到快速、定位精确但不剧烈的锐痛，继而是弥散的钝痛，程度较强，前者称为"第一疼痛"，后者称为"第二疼痛"。

三、临 床 表 现

躯体痛：一般表现为急性或慢性，痛的部位明确，性质为针刺样痛、跳痛、刀割样痛等。常见癌组织压迫或侵及邻近的软组织、血管或骨等。

内脏痛：发病因素源于胸、腹、内脏器官，定位不明确，常伴有自主神经功能紊乱，如大汗淋漓等。性质为急慢性钝痛、绞痛、胀痛等，可放射到远处的体表即牵涉痛，常伴有各系统症状。常见于癌肿压迫血管、神经、筋膜、肠管引起脏器缺血，侵及胸、腹膜，肝、胰转移引起包膜紧张等。

神经痛：由于外因及中枢神经受到损伤引起，性质为持续钝痛伴短暂、严重的烧灼或触电样感觉异常，如皮肤麻木、针刺或蚁感，可有神经功能障碍。

暴发性痛：患者突然出现剧烈不可忍受的疼痛，并伴有其他症状，常见如肝癌破裂、胃肠穿孔和脏器扭转等。

癌性疼痛不单单是由肿瘤直接引起的疼痛，同时伴有其他方面的症状，包括：躯体的、心理的、社会的和精神的因素。存在"失眠→疲乏→疼痛→失眠"这样的恶性循环。伴有强烈的自主神经异常，对持续疼痛的反应是自主神经性的，患者精神上和体力上都是退却的，有些患者焦虑居多，或焦虑与忧郁混合在一起同时存在。伴有心理学异常，痛苦与疼痛同时存在，痛苦既可由疾病也可由其治疗引起，不仅限于躯体症，还经受着疾病和治疗对外貌及各种能力影响的痛苦，以及患者对未来理解的痛苦，癌症的疼痛一直不断，这个痛苦及死亡的前景造成了巨大的忧虑及不安。

四、诊　　断

癌性疼痛的诊断主要根据以下几个方面。①疼痛的部位；②疼痛的性质；③疼痛的程度；④影响疼痛程度的因素；⑤疼痛对日常生活影响情况及接受止痛治疗后疼痛缓解情况；⑥疼痛与肿瘤发病的时间关系，排除肿瘤原因，有利于鉴别诊断；⑦疼痛与抗肿瘤治疗的时间关系，帮助了解疼痛是肿瘤引起还是抗肿瘤治疗的副作用引起；⑧结合实验室检查：血常规、血生化，CT、B超、核素、MRI、X线等有助于确定肿瘤的部位及性质。核素检查对骨转移可较早地提供明确诊断。

五、治　　疗

（一）常用化学药物及现代技术

癌性疼痛一般以药物治疗为主，药物治疗原则：①口服给药，便于长期用药，可以减少依赖性和成瘾性。②有规律按时给药，而不是出现疼痛时再给药。③按阶梯给药，根据WHO推荐的癌性疼痛"三阶梯疗法"。④用药应该个体化。⑤注意使用抗焦虑、抗抑郁和激素等辅助药物，可提高镇痛治疗效果。

癌性疼痛药物治疗的"三阶梯疗法"：①第一阶梯——非阿片类镇痛药：用于轻度癌性疼痛患者，主要药物有阿司匹林、对乙酰氨基酚（扑热息痛）等，可酌情应用辅助药物。②第二阶梯——弱阿片类镇痛药：用于当非阿片类镇痛药不能满意止痛时或中度癌性疼痛患者，主要药物有可待因，一般建议与第一阶梯药物合用，因为两类药物作用机制不同，第一阶梯药物主要作用于外周神经系统，第二阶梯药物主要作用于中枢神经系统，二者合用可增强镇痛效果。根据需要也可以使用辅助药。③第三阶梯——强阿片类镇痛药：用于治疗中度或重度癌性疼痛，当第一阶梯和第二阶梯药物疗效差时使用，主要药物为吗啡，也可酌情应用辅助药物。

（二）中成药名方治疗

癌性疼痛多见于晚期癌症患者，一般状况较差，中成药治疗癌性疼痛不同于化学药物，有以下优势：①兼顾祛邪和扶正两个方面，既可以发挥抗肿瘤作用，抑制癌细胞生长，又可以辅助放化疗增效减毒，调节机体免疫功能；②达到镇痛目的，经随机双盲多中心前瞻性研究表明，有些中成药的镇痛效果及镇痛时间与吗啡注射液并无明显差异，且可以改变患者精神情绪因素导致的疼痛；③不良反应较化学药物轻，使用方便，患者易接受。因此，通过临床医师合理辨证，中成药在延长癌症患者生存时间，提高生存质量方面有一定作用。癌痛的治疗使用中成药是其中一个重要的方法，需遵循多学科、个体化、综合治疗的原则。

第二节　中成药名方的辨证分类与药效[3-9]

一、活血化瘀类

癌性疼痛气滞血瘀者，主要症状为疼痛剧烈如针刺，痛处固定，拒按，舌紫暗或有瘀斑，脉弦细或涩。

　　血流动力学改变是恶性肿瘤疼痛血瘀证的病理本质之一。肿瘤侵袭时血浆和全血黏度显著增高，血液黏度增高导致微循环障碍、组织缺氧、酸中毒，造成血管内皮损伤是引起癌栓及血栓形成的主要因素，癌细胞脱落进入血流，以后可到达某一个器官，黏附于这个器官的小血管壁上，形成血栓，在该处增殖生长形成转移灶，压迫或侵犯周围神经导致疼痛发生。气滞血瘀，脉络受阻，气血不能布达脏腑器官，中医认为"不通则痛，不荣则痛"，因此血瘀是癌性疼痛重要病理机制之一，活血化瘀是肿瘤的重要治则。

　　活血化瘀药在癌性疼痛治疗中具有以下4个方面作用：①直接抑杀肿瘤细胞；②改善血液流变性和凝固性，降低血液黏度，抗凝，抑制血小板活性，促纤溶，抗血栓，消除微循环障碍，从而发挥抗转移作用，对化疗、放疗有增效作用；③免疫调理作用；④镇痛、抗炎、抗感染等作用。

　　常用中成药：蟾乌巴布膏（蟾酥膏、蟾乌凝胶膏）、天蟾胶囊、复元活血汤、小金胶囊（丸、片）、血府逐瘀丸（胶囊）、蟾酥镇痛膏、蟾酥注射液、痛安注射液。

二、清热解毒类

　　癌性疼痛热毒积聚者，主要症状为局部灼热疼痛，触之加剧，可伴身热，口渴，汗多，舌红，苔白腻或黄腻。

　　炎症是癌性疼痛热毒积聚的主要病理本质，肿瘤刺激引起局部组织损伤，早期毛细血管扩张、通透性增高、渗出和水肿；中期血小板黏附及白细胞游走，与免疫反应紧密联系；后期纤维组织增生，肉芽肿形成。在癌性疼痛过程中，组织中炎症反应增强、炎性细胞因子表达增加，使神经纤维的敏感性增加，进而出现疼痛感。多种炎性细胞因子如 TNF-α、IL-6 等在癌性疼痛过程中发挥了重要的调控作用。

　　清热解毒药可直接抑制炎性因子表达，改善毛细血管通透性，调控炎症相关信号转导通路。

　　常用中成药：复方苦参注射液、紫金锭、六神丸、片仔癀（胶囊）、如意金黄散、新癀片。

三、其　　他

　　乌头注射液、志苓胶囊。

参 考 文 献

[1] 孙燕. 癌症"三阶梯"止痛指导原则[M]. 北京：北京医科大学出版社，1999：25-26.

[2] 廖继鼎. 临床肿瘤学[M]. 台湾：合记图书出版社，2012：97-114.

[3] 杨金坤. 现代中医肿瘤学[M]. 上海：上海中医药大学出版社，2004：202.

[4] 乔文彪，张亚密. 复元活血汤对恶性肿瘤患者血流动力学的影响[J]. 辽宁中医药杂志，2006，33（9）：1119-1120.

[5] 齐元富. 肿瘤血瘀证及活血化瘀治疗的现代研究进展[J]. 中医杂志，1993，（6）：370.

[6] 付雯雯，江一川，张虹，等. 乌头注射液对不同阶段炎症动物模型的抗炎作用[J]. 吉林大学学报，2015，41（3）：568-572.

[7] 宋君利. 抑制 IKK2/NF-κB 信号通路对骨癌痛大鼠模型的镇痛作用研究[J]. 海南医学院学报，2016，22（3）：221-224.

[8] Lu C，Liu Y，Sun B，et al. Intrathecal injection of JWH-015 attenuates bone cancer pain via time-dependent modification of pro-inflammatory cytokines expression and astrocytes activity in spinal cord[J]. Inflammation，2015，38（5）：1880-1890.

[9] Doong S H, Dhruva A, Dunn L B, et al. Associations between cytokine genes and a symptom cluster of pain, fatigue, sleep disturbance, and depression in patients prior to breast cancer surgery[J]. Bio Res Nurs, 2015, 17 (3): 237-247.

第三节　中成药名方

一、活血化瘀类

蟾乌巴布膏（蟾酥膏、蟾乌凝胶膏）

【药物组成】　蟾酥、生川乌、两面针、七叶一枝花、生关白附、芙蓉叶、三棱、莪术、红花、丁香、细辛、肉桂、八里麻、荜茇、甘松、山柰、乳香、没药、薄荷脑、冰片、樟脑、水杨酸甲酯、苯甲醇、二甲基亚砜。

【处方来源】　研制方。国药准字 Z20027885。

【功能与主治】　活血化瘀，消肿止痛。用于肺、肝、胃等多种癌症引起的疼痛。

【药效】　主要药效如下[1]：

止痛　蟾乌巴布膏可活血化瘀，药物通过皮肤，渗透至肿瘤表面血管，改善肿瘤组织的微血管循环，溶解或破坏肿瘤周围及瘤内纤维蛋白凝集，缓冲肿瘤对患者痛觉神经的化学毒性刺激，或物理性压迫，使刺激的信息减弱，疼痛自然缓解，同时蟾乌巴布膏还可与具有抗肿瘤和消炎作用的清热解毒药及软坚散结药配伍使用。

【临床应用】　主要用于各种癌痛的治疗[1-4]。

1. 各种癌痛　蟾乌巴布膏治疗癌性疼痛是基于中医对肿瘤形成的认识，中医学认为邪毒内蓄，导致气滞血瘀，痰湿胶结而成为癥结，癥结的增大和邪毒的浸淫，又可导致气机不畅，血行瘀滞，经络壅阻，不通则痛。因此蟾酥膏活血化瘀，消肿止痛。可用于各种癌痛的治疗，与伤痛舒对比缓解疼痛总有效率为 92.65%，与三阶梯止痛药对比有效率 93.2%，可减少或不使用三阶梯止痛药。蟾酥膏为一种新型的布质含中药外贴橡皮膏，具有贴用方便、药味馥香、洁净而不污染服装，以及可随肿块和疼痛范围的大小而任意敷贴等优点，较一般敷药优越，颇受临床欢迎。连续使用无成瘾性和毒副作用。尤其是对实体瘤的效果显著，但对脏器深部肿瘤疼痛和胸膜转移引起的疼痛止痛效果欠佳。

2. 其他　蟾乌巴布膏对风湿性关节炎、跌打损伤、冻疮等部分病例的治疗也均有较好的止痛、消肿效果。

【不良反应】　皮肤红痒，停药后可自行消失。

【使用注意】　孕妇禁用。

【用法与用量】　用前清洁疼痛部位皮肤，疼痛处外贴，每日 1 次，24 小时后更换。

参 考 文 献

[1] 刘嘉湘. 蟾酥膏用于恶性肿瘤止痛的临床观察–附 332 例随机双盲治疗对照观察[J]. 中医杂志, 1988, (3): 30-31.

[2] 刘嘉湘, 许德凤, 范忠泽. 蟾酥膏缓解癌性疼痛的临床疗效观察[J]. 中医杂志, 1993, 34 (5): 281-282.

[3] 李静. 蟾乌巴布膏在晚期肺癌患者疼痛护理中的应用[J]. 上海护理，2007，7（1）：24-25.
[4] 兰红艳，李晓珍. 蟾乌巴布膏在肝癌微波凝固治疗术后疼痛患者中的应用[J]. 当代护士，2009，（2）：32-33.

天蟾胶囊

【药物组成】　夏天无、制川乌、蟾酥、祖司麻、白屈菜、秦艽、白芷、川芎、白芍、甘草。

【处方来源】　研制方。国药准字 Z20020052。

【功能与主治】　行气活血，通络止痛。用于肺癌、胃癌、肝癌等引起的轻、中度癌性疼痛属气滞血瘀证者。

【药效】　主要药效如下[1]：

镇痛　天蟾胶囊有明显的镇痛作用，对小鼠醋酸扭体、热板法、大鼠甩尾法及刺激三叉神经脊束核尾侧所致疼痛有明显的抑制作用，镇痛作用随剂量的加大而增加。

【临床应用】　主要用于癌痛治疗[2,3]。

癌痛　祖国医学认为，气血瘀滞是癌症的重要病理基础，气滞血瘀，脉络受阻，不通则痛，故对癌性疼痛的治疗宜理气活血、通络止痛。天蟾胶囊可行气活血，通络止痛，对中度癌痛患者的镇痛总有效率及平均起效时间与氨酚待因比较无显著性差异，未见成瘾性及药物依赖性，对中度癌性疼痛的镇痛效果明显，服用安全，单独使用或与三阶梯止痛药物合用，不良反应发生率低，安全性好，是值得临床推广的镇痛中药制剂。

【不良反应】　用药过程中偶见思睡、口干、恶心呕吐、食欲不振、便秘、背部灼热。

【使用注意】　①请在医生指导下使用本药。②心脏病患者慎用。③饭后服用为宜。④孕妇、哺乳期妇女禁用。

【用法与用量】　口服，每次 3 粒，每日 3 次，5 天为 1 个疗程。

参 考 文 献

[1] 颜博，王尊荣，张永斌，等. 天蟾胶囊镇痛作用的实验研究[J]. 中国新药杂志，2013，12（8）：660-663.
[2] 魏琳，杨晨光，苗文红. 天蟾胶囊治疗癌性疼痛Ⅱ期临床研究[J]. 中国新药杂志，2013，12（8）：663-665.
[3] 赵怡，罗皓，王春雷. 天蟾胶囊治疗轻、中度癌性疼痛 241 例有效性与安全性的临床观察[J]. 黑龙江医药，2015，5（8）：1040-1042.

复元活血汤

【药物组成】　柴胡、瓜蒌根、当归、红花、甘草、穿山甲、大黄、桃仁。

【处方来源】　清·李东恒《医学发明》。

【功能与主治】　活血祛瘀、疏肝通络。主治跌打损伤，瘀血阻滞证，症见：胁肋瘀肿，痛不可忍。

【药效】　主要药效如下[1-3]：

1. 镇痛　采用小鼠热板法及小鼠扭体法观察镇痛作用，复元活血汤可提高小鼠热板痛阈值；延长扭体潜伏期并可减少扭体次数，具有显著的镇痛作用。

2. 抗炎　采用小鼠耳郭二甲苯肿胀法及小鼠腹腔毛细血管通透性实验观察抗炎作用，

复元活血汤对乙酸引起的小鼠腹腔毛细血管通透性增加、角叉菜胶所致的大鼠足跖肿胀、二甲苯所致的小鼠耳肿胀均有显著的抑制作用。

3. 改善微循环　复元活血汤能显著延长小鼠凝血时间、凝血酶时间、血浆复钙时间，降低大鼠全血黏度，抑制大鼠动-静脉旁路血栓形成，扩张大鼠后肢血管，使灌流量增加，扩张小鼠耳郭微动脉、微静脉，改善微循环。具有显著的抗凝、抗血栓、降低血液黏度、扩张外周血管、改善微循环的作用，是本方治疗多种瘀血病证的药理基础。

【临床应用】　本方活血化瘀止痛之力较大，有"伤科第一方"之称，广泛用于跌打损伤，瘀血留于胁下，痛不可忍。

1. 癌痛　复元活血汤联合三阶梯止痛法治疗气滞血瘀型癌痛，可明显缓解癌痛症状，改善患者生活质量，并且能降低三阶梯止痛药物的毒副作用[4]。

2. 抗肿瘤　血流动力学改变是恶性肿瘤血瘀证的病理本质之一[5]。肿瘤侵袭时血浆和全血黏度显著增高，尤其是晚期肿瘤转移患者血浆黏度升高更加明显。血液黏滞度增高导致微循环障碍、组织缺氧、酸中毒，造成血管内皮损伤是引起癌栓及血栓形成的主要因素。癌栓的形成，使癌细胞逃避机械性损伤和免疫攻击，成为癌症转移和复发的根源。癌细胞脱落进入血流，以后可到达某一个器官，黏附于这个器官的小血管壁上，形成微血栓，在该处增殖生长形成转移灶。中医认为血瘀是恶性肿瘤发生、发展的重要病理机制之一，所以活血化瘀是肿瘤的根本治则。活血化瘀药在恶性肿瘤治疗中具有以下 4 个方面作用：其一直接抑杀肿瘤细胞；其二改善血液流变性和凝固性，降低血液黏度，抗凝，抑制血小板活性，促纤溶，抗血栓，消除微循环障碍，从而发挥抗转移作用，对化疗、放疗有增效作用；其三为免疫调理作用；其四为镇痛、抗炎、抗感染等作用。复元活血汤活血祛瘀、疏肝通络，可改善全血黏度、血浆黏度、血细胞比容、血浆纤维蛋白原、血小板计数及红细胞聚集指数，具有改善肿瘤患者血流动力学的作用，在抗癌同时防止肿瘤复发和转移。

3. 其他　广泛用于胸胁部挫伤，骨折，肋间神经痛，乳腺增生等属瘀血停滞者。

【不良反应】　尚不明确。

【使用注意】　服药后应"以利为度"，若虽"得利痛减"，而病未痊愈，需继续服药者，必须更换方剂或调整原方剂量，孕妇忌服。

【用法与用量】　以利为度，得利痛减，不尽服，共为粗末，每服 30g，加黄酒 30ml，水煎服。

参 考 文 献

[1] 石米扬，段礼新，易吉萍. 复元活血汤部分药理作用研究[J]. 武汉大学学报，2004，25（1）：58-61.

[2] 窦昌贵. 复元活血汤活血化瘀作用的实验研究[J]. 中药药理与临床，1998，14（5）：9-10.

[3] 祖丽红，王继文. 复元活血汤抗炎镇痛作用的实验研究[J]. 中医正骨，2003，15（9）：17-18.

[4] 李应宏，张宇杰，宋亚平. 复元活血汤联合三阶梯止痛法治疗气滞血瘀型癌痛 58 例[J]. 中国中医药现代远程教育，2016，14（21）：50-51.

[5] 乔文彪，张亚密. 复元活血汤对恶性肿瘤患者血流动力学的影响[J]. 辽宁中医药杂志，2006，33（9）：1119-1120.

❧ 小金胶囊（丸、片）❧

【药物组成】　人工麝香、木鳖子、制草乌、枫香脂、醋乳香、醋没药、五灵脂（醋制）、酒当归、地龙、香墨。

【处方来源】　清·王维德《外科全生集》。《中国药典》（2015 年版）。

【功能与主治】　散结消肿，化瘀止痛。用于阴疽初起，皮色不变，肿硬作痛，多发性脓肿，瘿瘤，瘰疬，乳岩，乳癖。

【药效】　主要药效如下[1-5]：

1. 镇痛　采用小鼠甲醛致痛法及醋酸扭体法研究小金胶囊的镇痛作用，小金胶囊对甲醛所致的小鼠足疼痛具有抑制作用，并可减少乙酸引起的小鼠扭体次数。

2. 抗炎　采用小鼠耳肿胀法、大鼠踝关节肿胀法研究小金胶囊的抗炎作用，小金胶囊对二甲苯所致的小鼠耳炎具有明显的抑制作用，可抑制角叉菜胶所致的大鼠踝关节肿胀。

3. 抑制肿瘤合成代谢，诱导肿瘤细胞凋亡　小金胶囊能抑制癌细胞核酸代谢，减少肿瘤的蛋白合成，显著抑制异常组织细胞 DNA 的合成；诱导细胞凋亡，抑制斑马鱼 MCF-7 移植瘤生长和新血管形成。

4. 抑制肿瘤细胞增殖　肿瘤的发生发展与免疫过程密切相关。小金片具有抑制肿瘤生长的作用，可增强 NK 细胞的杀伤活性和巨噬细胞的吞噬功能。

【临床应用】　临床用于癌痛及辅助恶性肿瘤的治疗[6-8]：

1. 癌痛　小金片辅助化疗治疗晚期恶性肿瘤可改善晚期恶性肿瘤患者生活质量，缓解癌性疼痛。

2. 肺癌、胃癌、乳腺癌、肝癌等晚期恶性肿瘤的治疗，乳腺增生、甲状腺结节等疾病的治疗　详见有关章节。

【不良反应】　皮疹、瘙痒，也有腹泻及鼻衄各 1 例报道，服药 3 天内是不良反应的高发时间，如发生不良反应，当立即停药观察，如不良反应严重，当服用抗过敏药物，一般预后良好[9-11]。

【使用注意】　孕妇禁用。

【用法与用量】　胶囊：口服，每次 3～7 粒（每粒装 0.35g），每次 4～10 粒（每粒装 0.3g），每日 2 次；小儿酌减。丸剂：打碎后口服，每次 1.2～3g（2～5 瓶），每日 2 次；小儿酌减。片剂：口服，每次 2～3 片，每日 2 次；小儿酌减。

参 考 文 献

[1] 金捷，金祖汉，杨明华. 小金胶囊抗炎、镇痛作用药效学试验[J]. 中国现代应用药学，2002，19（3）：179-180.

[2] 黄志军，兰小红，赵刚. 小金胶囊对斑马鱼移植瘤的抗肿瘤作用[J]. 中成药，2016，38（9）：1902-1906.

[3] 柳芳，鞠海，苗颖，等. 小金丸及其组成药味抗肿瘤作用的研究进展[J]. 中国药房，2015，13：1844-1846.

[4] 谢佐福，魏莉，袁丁，等. 小金丹对 5-FU 治疗肝癌的减毒增效作用[J]. 福建中医学院学报，2007，17（1）：37-39.

[5] 柴素萍. 小金丸配合理疗治疗慢性盆腔炎 110 例疗效观察[J]. 上海预防医学杂志，2009，（5）：246-247.

[6] 张少正，刘超，苏泰安. 小金片联合化疗治疗结直肠癌的疗效及对其免疫功能和生活质量的影响[J]. 中国处方药，2012，15（5）：3-5.

[7] 魏常胜. 小金片治疗乳腺增生及乳腺疼痛症的疗效观察[J]. 医药论坛杂志，2016，37（5）：153-154.

[8] 廖湘晖, 官成浓. 小金片联合沙利度胺治疗晚期消化道肿瘤患者的临床观察[J]. 中医药临床杂志, 2016, 28（6）: 830-832.

[9] 张征, 张佳丽. 小金丸及小金胶囊致45例不良反应分析[J]. 中国药物警戒, 2012, 9（4）: 242-244.

[10] 蔡进章, 叶会洲. 小金丸致严重腹泻1例[J]. 中国临床药学杂志, 2005, 14（1）: 54.

[11] 李桂梅. 小金丸致鼻衄1例[J]. 中国现代药物应用, 2009, 3（3）: 128.

❀ 血府逐瘀丸（胶囊）❀

【药物组成】　当归、赤芍、桃仁、红花、川芎、地黄、牛膝、枳壳（麸炒）、桔梗、柴胡、甘草。

【处方来源】　清·王清任《医林改错》。国药准字Z13021060。

【功能与主治】　活血祛瘀, 行气止痛。主治瘀血内阻之头痛或胸痛, 内热烦闷, 失眠多梦, 心悸怔忡, 急躁善怒。本品主要用于头痛、眩晕、脑损伤后遗症、冠心病、心绞痛等。

【药效】　主要药效如下[1-3]:

1. 抗肿瘤　血府逐瘀汤能够活化T淋巴细胞增殖能力, 改善环磷酰胺引起的免疫抑制, 抑制肿瘤细胞增殖, 延长荷瘤小鼠生存期。

2. 改善血液循环　本品有改善血液循环的作用。

【临床应用】　临床用于癌痛的辅助治疗, 以及冠心病心绞痛、高血压、脑损伤后遗症等症属气滞血瘀者[4,5]。

1. 癌痛辅助治疗　血府逐瘀丸治疗恶性肿瘤, 可有效缓解恶性肿瘤气滞血瘀证患者的中医证候, 联合美施康定、奥施康定治疗血瘀型癌痛能够提高患者的疼痛治疗效果和生活质量, 降低盐酸羟考酮缓释片的日均用量及患者不良反应的发生。

2. 冠心病心绞痛、高血压、脑损伤后遗症等症属气滞血瘀者　见有关章节。

【不良反应】　尚不明确。

【使用注意】　忌食辛冷食物。孕妇禁用。

【用法与用量】　丸剂: 口服, 每次1~2丸, 每日2次, 空腹用红糖水送服。胶囊: 口服, 每次6粒, 每日2次, 1个月为1个疗程。

参 考 文 献

[1] 吴剑宏, 陈幸谊. 血府逐瘀汤方剂的现代药理研究进展[J]. 中成药, 2013, 35（5）: 1054-1058.

[2] 韩彦龙, 宋洁, 徐晓焱. 血府逐瘀汤抗肿瘤作用的实验研究[J]. 牡丹江医学院学报, 2007, 28（5）: 14-15.

[3] 祁艳波, 吴嘉慧, 刘柏杨, 等. 血府逐瘀汤对荷瘤小鼠的抑瘤作用[J]. 现代预防医学, 2005, 32（5）: 446-448.

[4] 陈赫军, 何世学, 刘珊. 血府逐瘀汤联合美施康定治疗中晚期癌症癌性疼50例临床观察[J]. 中医药导报, 2014, 20（6）: 67-68.

[5] 李应宏, 张宇杰, 刘生永, 等. 血府逐瘀汤联合盐酸羟考酮缓释片治疗血瘀型癌痛的疗效观察[J]. 内科, 2017, 12（5）: 605-609.

❀ 蟾酥镇痛膏 ❀

【药物组成】　蟾酥、生马钱子、生川乌、生天南星、雄黄、白芷、姜黄、冰片、樟脑、半边莲、薄荷脑、二甲苯麝香、盐酸苯海拉明、二甲基亚砜。

【处方来源】　研制方。国药准字Z22022113。

【功能与主治】　消肿散结, 消肿止痛。适用于各种肿块的止痛消散, 也用于肌肉劳损、骨刺、关节炎等引起的疼痛。

【药效】　主要药效如下[1]：

1. 止痛　蟾酥具有较强的局部麻醉作用，其中的蟾毒灵局麻作用最强，其麻醉效果相当于可卡因的 90 倍；蟾酥有一定的中枢性镇痛作用，对横纹肌、子宫、输卵管有兴奋作用，能提高机体痛阈，起到止痛效果，这也为蟾酥在癌痛治疗中的应用提供了理论依据。

2. 抗炎　本品有抗炎作用。

【临床应用】　用于各种肿块的止痛消散，也用于肌肉劳损、骨刺、关节炎等引起的疼痛。

【不良反应】　尚不明确。

【使用注意】　使用本品后，局部可能有瘙痒或灼热感，皮肤潮红，可继续使用，少数患者可能出现皮疹或疱疹等过敏反应，则暂停使用，以 1%龙胆紫涂患处，数日可愈，愈后酌情使用。孕妇及患处溃疡忌用。

【用法与用量】　贴患处。贴敷 12 小时后揭去，间隔 12 小时后重复使用；或遵医嘱。

参 考 文 献

[1] 殷子斐，张慧卿，苏永华. 外用蟾酥在肿瘤治疗中的应用[J]. 中医药导报，2012，18（4）：78-80.

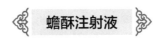

蟾酥注射液

【药物组成】　蟾酥。

【处方来源】　研制方。国药准字 Z34020604。

【功能与主治】　清热解毒。用于急性、慢性化脓性感染；亦可作为抗肿瘤辅助用药。

【药效】　主要药效如下[1-5]：

1. 抗肿瘤　蟾酥注射液对肿瘤细胞有直接杀伤作用，可下调 Bcl-2 基因 mRNA 和蛋白表达水平，降低肿瘤坏死因子水平，诱导肿瘤细胞凋亡；另外，蟾酥注射液可抑制白血病 HL-60 细胞增殖，从而发挥抗肿瘤作用。

2. 调节免疫功能　蟾酥注射液能够显著增强小鼠脾淋巴细胞的增殖能力，提高小鼠 NK 细胞对靶细胞的杀伤活性，增强小鼠脾淋巴细胞分泌 Th1 型细胞因子。提高免疫低下小鼠脾脏指数，提高抗体水平，促进淋巴细胞分泌细胞因子。

【临床应用】　临床用于抗肿瘤辅助治疗，以及急、慢性化脓性感染的治疗[6-12]。

1. 癌痛及肿瘤放化疗减毒　恶性肿瘤晚期患者，常合并不同程度的疼痛，蟾酥注射液可有效减轻癌痛及放化疗引起的不良反应：蟾酥注射液可有效治疗恶性肿瘤放化疗过程中的白细胞减少症。其可预防白细胞下降或减慢放化疗所致的白细胞下降速度，提高患者放化疗疗程达标率。

2. 抗肿瘤　蟾酥注射液联合化疗治疗晚期恶性肿瘤具有较好的抗肿瘤作用，能增强机体免疫力，减轻化疗副作用，改善患者生活质量。其联合化疗治疗非小细胞肺癌、胃癌具有较好的临床疗效，可降低化疗对患者免疫功能的影响，提高有效率。蟾酥注射液联合介入治疗中晚期肝癌可降低患者甲胎蛋白水平，提高临床疗效，改善患者生活质量。

3. 急性、慢性化脓性感染　见有关章节。

【不良反应】　静脉滴注的剂量一般为 10～20ml，剂量过大或滴速过快时，输液部位有疼痛感，部分患者出现皮疹样反应。

【使用注意】　①老年、儿童慎用；②心脏病者慎用；③过敏体质及有对其他药物过敏史者慎用；④使用本品时，应严密观察不良反应，必要时采取相应的控制及救治措施；⑤孕妇及哺乳期妇女禁用。

【用法与用量】　肌内注射，每次 2～4ml（每次 1～2 支），每日 2 次。静脉注射，每次 10～20ml（每次 5～10 支），用 5%葡萄糖注射液 500ml 稀释后缓慢滴注，每日 1 次。抗感染，7 天为 1 个疗程；抗肿瘤，30 天为 1 个疗程，或遵医嘱。

参 考 文 献

[1] 李贵新，徐功立，张玲，等. 蟾酥注射液诱导肿瘤细胞凋亡和对 bcl-2 基因表达影响的研究[J]. 潍坊医学院学报，2010，32（3）：161-165.

[2] 金军，张铭熙，符路娣. 蟾酥注射液对 H22 腹水型肝癌的抑制作用及对荷瘤小鼠生存周期的影响[J]. 中国中医药信息杂志，2007，14（7）：40-41.

[3] 曹杰，王缨，葛信国，等. 蟾酥注射液联合化疗治疗晚期恶性肿瘤疗效观察[J]. 辽宁中医杂志，2005，32（1）：36-37.

[4] 于洋，安娜，王小亮，等. 蟾酥注射液对小鼠免疫细胞影响的实验研究[J]. 中国农学通报，2009，25（22）：1-6.

[5] 郭维霄，仲伟婷，李文华，等. 蟾酥注射液对免疫抑制小鼠免疫功能的调节作用[J]. 中国农学通报，2011，27（14）：45-49.

[6] 程金霞，张强. 蟾酥注射液防治放化疗病人白细胞减少症 66 例分析[J]. 医学理论与实践，2000，13（10）：607.

[7] 上海第二医学院附属第九人民医院.临床资料汇编，1973-1974.

[8] 罗忻. 蟾酥注射液治疗原发性肺癌疼痛的疗效分析[J]. 中国肿瘤临床与康复，2014，21（10）：1212-1213.

[9] 高欣，董瑞华，梁宇光，等. 蟾酥注射液联合化疗治疗晚期非小细胞肺癌的 meta 分析[J]. 肿瘤药学，2013，3（6）：467-470.

[10] 赵建清，邢立强，李旺，等. 蟾酥注射液联合化疗治疗晚期非小细胞肺癌的临床研究[J]. 时珍国医国药，2006，17（8）：1604-1605.

[11] 吴宁波，梁惠. 蟾酥注射液联合同步放化疗治疗中晚期胃癌的疗效分析[J]. 医药前沿，2012，6：27-28.

[12] 曲金荣，王青山，王书行，等. 康艾、参芪扶正、蟾酥注射液与介入联合治疗原发性中晚期肝癌的近期疗效观察[J]. 河北医药，2013，35（11）：1728-1729.

痛安注射液

【药物组成】　青风藤、白屈菜、汉桃叶。

【处方来源】　研制方。国药准字 Z20050287。

【功能与主治】　通络止痛。适用于放化疗或非放化疗的肺癌、肝癌、胃癌等肿瘤属血瘀引发的癌性中度疼痛。

【药效】　主要药效如下[1]：

1. 镇痛　痛安注射液明显减少小鼠扭体反应次数，明显提高小鼠镇痛百分率，明显延长大鼠甩尾时间，并呈剂量依赖关系。

2. 抗炎　本品有抗炎作用。

【临床应用】

疼痛[2]　痛安注射液可有效缓解辨证属血瘀证的中度癌性疼痛，副作用小，临床使用安全。

【不良反应】　个别患者出现轻微的头晕、恶心、呕吐，不需要特殊处理，可自行缓解。

【使用注意】 ①有心脏病病史的患者慎用。②部分受试者在注射部位出现轻度至中度的肿胀、疼痛，持续时间在 2～5 小时，但无局部红肿、灼热或皮疹、瘙痒等表现，注射部位也无硬结形成。可在发生肿胀的部位进行热敷，以促进肿胀、疼痛的消除。③未见本品用于孕妇、哺乳期妇女的临床安全性研究资料。

【用法与用量】 肌内注射，每次 2ml，每日 2～3 次。或遵医嘱。

参 考 文 献

[1] 萧伟，尚强，孙兰，等. 痛安注射液镇痛作用实验研究[J]. 吉林中医药，2009，29（2）：172-173.
[2] 关洁珊，景娇，林丽珠，等. 痛安注射液对中度癌性疼痛的治疗作用[J]. 广州中医药大学学报，2013，30（1）：12-15.

二、清热解毒类

复方苦参注射液

【药物组成】 苦参、白土苓。

【处方来源】 研制方。《中国药典》（2015 年版）。

【功能与主治】 清热利湿，凉血解毒，散结止痛。用于癌肿疼痛、放化疗的增效减毒等。

【药效】 主要药效如下：

1. 止痛[1,2] 复方苦参注射液中的苦参碱、氧化苦参碱等多种抗癌活性成分在中枢影响 Ca^{2+} 内流和减少 NO 产生，改变中枢对疼痛的反应，同时还有扩张血管、抗炎、改善脏器缺血瘀血的特点，从而多方位地减轻或消除引起疼痛的原因（图 14-1）。

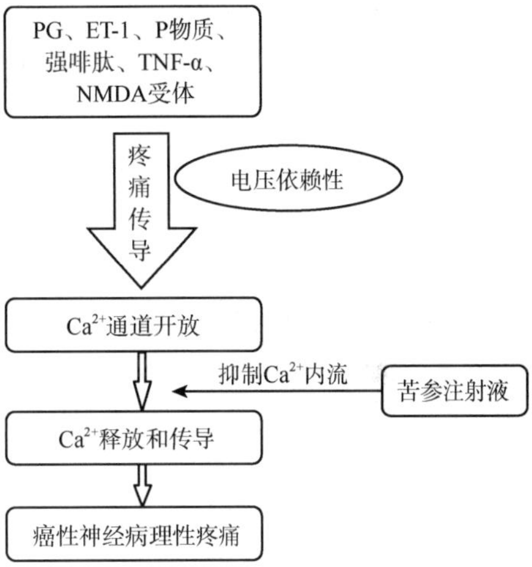

2. 抗肿瘤[3-5] 对人肝癌细胞 HepG2、BEL-7402、SMMC-7721 和人胃腺癌细胞 SGC-7901 具有明显的体外杀伤作用，能将 SGC-7901、HepG2 细胞阻滞在 G_2 期，减少细胞向 M 期的转化；促进

PG、ET-1、P物质、强啡肽、TNF-α、NMDA受体

疼痛传导

电压依赖性

Ca^{2+}通道开放

抑制Ca^{2+}内流 ← 苦参注射液

Ca^{2+}释放和传导

癌性神经病理性疼痛

图 14-1 复方苦参注射液抑制癌性疼痛的作用

注：复方苦参注射液中的苦参碱、氧化苦参碱等多种抗癌活性成分在中枢影响 Ca^{2+} 内流和减少 NO 产生，改变中枢对疼痛的反应

BEL-7402 细胞的抑转移因子 nm23 表达；诱导 SMMC-7721 细胞凋亡可能与抑制 Survivin 和 Bcl-2 蛋白的表达及促进 caspase-3 蛋白表达有关。复方苦参注射液对人结肠癌细胞 SW480 和 CW-2、人胰腺癌细胞 SW1990、肺癌 LAC 和 Lewis 细胞、胃癌 SGC-7901 细胞、大肠癌 LoVo 细胞、鼻咽癌 CNE2 细胞、人前列腺癌细胞 PC-3 等均有抑制细胞增殖、促进细胞凋亡的作用。

3. 调节免疫[6-8] 复方苦参注射液可以增强胃肠道肿瘤血清 IgA、IgG、IgM、IL-2、IL-4 及 IL-10 水平，降低 IL-6 及 TNF-α 水平。复方苦参注射液联合环磷酰胺可促进 T 淋巴细胞转化，增强 NK 细胞活性及杀伤率。此外，复方苦参注射液可不同程度地降低肿瘤患者 T 淋巴细胞亚群 $CD4^+$ 水平，升高 $CD8^+$ 水平，改善失调的 $CD4^+/CD8^+$ 比例。

【临床应用】 主要用于癌肿疼痛、放化疗的增效减毒。

1. 癌痛[1,2] 目前癌痛的西医治疗方法主要是在抗肿瘤治疗基础上加药物三阶梯止痛法、生物治疗、神经阻滞治疗等。虽然止痛疗法作用迅速但仍有大部分患者难以忍受癌痛，甚至严重影响了生活质量，且常有胃肠道反应、耐药性、药物依赖性等不良反应。大量研究表明，复方苦参注射液联合止痛药对于癌痛的疗效优于单纯使用止痛药，且能够辅助降低单纯使用止痛药的不良反应。复方苦参注射液在治疗癌性疼痛方面具有潜在优势。

2. 恶性肿瘤[3-5] 复方苦参注射液具有多途径抗肿瘤作用。复方苦参注射液联合常规化疗可降低癌症患者恶心呕吐等胃肠道反应，稳定白细胞水平，降低心肝肾功能损伤程度，减轻化疗毒副作用，防止多药耐药性，提高癌症患者对化疗的耐受性。复方苦参注射液联合放疗可减轻放射线相关肺损伤。复方苦参注射液灌注治疗中晚期肝癌，可有效抑制肿瘤扩散，改善患者生命质量，化疗栓塞配合复方苦参注射液药盒灌注，有协同相加作用，可在肿瘤局部产生更高的药物浓度，提高杀灭肿瘤的疗效，不良反应极少。

3. 调节免疫[6-8] 恶性肿瘤患者免疫功能低下与肿瘤的发生、发展及其预后密切相关。复方苦参注射液联合环磷酰胺可促进 T 淋巴细胞转化，增强 NK 细胞活性及杀伤率。此外，复方苦参注射液可不同程度地降低肿瘤患者 T 淋巴细胞亚群 $CD4^+$ 水平，升高 $CD8^+$ 水平，改善失调的 $CD4^+/CD8^+$ 比例。

4. 抗炎、抗应激、止血[7] 复方苦参注射液还具有抗炎、抗应激及止血作用。顺铂等化疗药物联合复方苦参注射液治疗恶性胸腔积液，有叠加协同作用，较单用化疗药物疗效较好，且可减少毒性药物用量，可防止大剂量用药所导致的胸痛、发热、恶心、呕吐、白细胞下降等毒性反应。

【不良反应】 本品无明显全身毒副作用，局部使用有轻度刺激，但吸收良好。

【使用注意】 在医师指导下使用。使用前若发现药液浑浊、沉淀、安瓿破裂等现象时，请勿使用。常温下保存，忌冷冻及高温。严重心肾功能不全者慎用。

【用法与用量】 肌内注射，每次 2～4ml，每日 2 次；或静脉滴注，每次 12ml，用氯化钠注射液 200ml 稀释后应用，每日 1 次，儿童酌减。全身用药总量 200ml 为 1 个疗程，一般可连续使用 2～3 个疗程。

参 考 文 献

[1] Guo Y M，Huang Y X，Shen H H，et al. Efficacy of compound kushen injection in relieving cancer-related pain：a systematic review and meta-analysis[J]. Evid Based Complement Alternat Med，2015，2015：840742.

[2] 黄奕雪，郭玉明，桑秀秀，等. 复方苦参注射液治疗癌性疼痛的系统评价[J]. 中国实验方剂学杂志，2016，22（2）：172-179.

[3] Wang W，You R L，Qin W J，et al. Anti-tumor activities of active ingredients in Compound Kushen Injection[J]. Acta Pharmacol Sin，2015，36（6）：676-679.

[4] Sun M Y，Cao H Y，Sun L，et al. Antitumor activities of Kushen：literature review[J]. Evid Based Complement Alternat Med，2012，2012：373219.

[5] 雍红梅，周学义，朱子元，等. 复方苦参注射液对减轻晚期恶性肿瘤化疗不良反应以及临床疗效的影响[J]. 中外医疗，2016，34：125-127.

[6] 马悦，张启伟，王智民，等. 复方苦参注射液研究进展[J]. 中国实验方剂学杂志，2012，18（23）：342-345.

[7] 夏乐敏. 复方苦参注射液治疗恶性肿瘤的临床研究进展[J]. 中国肿瘤临床与康复，2011，18（4）：365-367.

[8] Zhou S K, Zhang R L, Xu Y F, et al . Antioxidant and immunity activities of Fufang Kushen injection liquid[J]. Molecules, 2012, 17（6）: 6481-6490.

紫 金 锭

【药物组成】　五倍子、雄黄、山慈菇、红大戟、千金子霜、朱砂、人工麝香。

【处方来源】　研制方。《中国药典》（2015年版）。

【功能与主治】　辟瘟解毒，消肿止痛。用于中暑，脘腹胀痛，恶心呕吐，痢疾泄泻，小儿痰厥；外治疔疮疖肿，痄腮，丹毒，喉风。现代应用于癌痛，化疗性静脉炎，恶性胸腔积液、腹水，流行性腮腺炎，带状疱疹，流行性脑髓炎，急性呕吐，慢性咽炎等。

【药效】　主要药效如下[1]：

1. 镇痛　紫金锭可减少小鼠腹腔注射乙酸所致扭体反应次数，降低腹腔毛细血管通透性。

2. 抗炎　本品有抗炎作用。

【临床应用】

恶性肿瘤及癌痛治疗　癌痛是恶性肿瘤常见并发症之一，严重影响患者生活质量，紫金锭有清热解毒、消肿散结止痛等作用，同时具有抗癌作用，不良反应小，价格低廉，患者容易接受。另外，可用于缓解化疗性静脉炎及癌性胸腔积液、腹水[2-6]。

【不良反应】　尚不明确。

【使用注意】　方中千金子霜、红大戟等均为通利迅疾而有毒之品，不可过量或久服，小儿用量宜减；且麝香性味芳香走窜，孕妇忌服[7]。

【用法与用量】　口服，每次0.6～1.5g，每日2次；外用，醋磨调敷患处。

参 考 文 献

[1] 袁劲松，汤翠娥. 紫金胶囊的药效学研究[J]. 中药药理与临床，2001，17（1）：6-8.

[2] 山东省北镇卫生学校. 紫石凼砂、紫金锭合剂治疗食道癌、贲门癌635例疗效的初步报道[J]. 新医学，1974，（3）：110.

[3] 杨桂珠. 紫金锭外敷治疗纵隔淋巴结肿瘤疼痛1例[J]. 吉林中医药，2007，27（5）：46.

[4] 赵洁，黄红花. 紫金锭外敷治疗化疗所致静脉炎的疗效观察[J]. 吉林医学，2007，2（81）：101-102.

[5] 杨宏光. 紫金锭外敷联合香菇多糖腔内注射治疗癌性胸腔积水28例[J]. 光明中医，2015，30（4）：772-775.

[6] 王朝荣，曹景梅. 紫金锭的临床应用[J]. 现代中西医结合杂志，2001，10（14）：1401.

[7] 徐泽森. 玉枢丹[J]. 开卷有益·求医问药，2015，9：52-53.

六 神 丸

【药物组成】　牛黄、珍珠（豆腐制）、冰片、蟾酥、雄黄（飞）、麝香。

【处方来源】　清·雷允上《雷允上诵芬堂方》。国药准字 Z20020069。

【功能与主治】　清凉解毒，消炎止痛。用于烂喉丹痧，咽喉肿痛，喉风喉痈，单双乳蛾，小儿热疖，痈疡疔疮，乳痈发背，无名肿毒。

【药效】　主要药效如下[1-7]：

1. 镇痛抗炎　六神丸能明显抑制角叉菜胶引起的小鼠足跖肿胀，显著减少乙酸诱导的小鼠扭体次数，可显著延长热刺激引起的小鼠的痛阈，有明显的中枢和外周镇痛活性。显著抑制乙酸致小鼠腹腔毛细血管的通透性升高，其作用环节可能与抑制前列腺素等炎症介质有关。

2. 抗肿瘤　体外研究发现六神丸对人白血病细胞株 HL60、肝癌 BEL7402H 和肺癌 A549 均有不同程度的抑制作用，体内研究发现六神丸对小鼠 S180 实体瘤、裸鼠 BEL-7402 人移植性肝癌瘤有显著的抑制作用。可能机制是通过抗肿瘤血管生成机制实现的，且抑制作用随用药浓度增大而增强。肿瘤的新生血管生成在肿瘤的发生发展中起促进作用，阻断肿瘤的血管生成即可抑制肿瘤的发生、发展、转移和复发，bFGF、MMPs 是重要的肿瘤血管生成活性因子，bFGF 与血管内皮细胞膜上的 bFGF 受体结合后，直接刺激内皮细胞增生，促进内皮细胞产生蛋白酶，调节内皮细胞表面整合素表达，促进内皮细胞迁移，增加微血管通透性，并通过上调 VEGF、TGF-p 等血管生长因子的表达而间接刺激血管生成。MMPs 是蛋白水解酶中较为重要的一类，通过对基膜和血管基质的降解增强肿瘤性血管的生成作用并促进肿瘤细胞的侵袭和转移，MMP-9 参与肿瘤血管生成，并与 bFGF 等其他促血管生成因子在肿瘤血管生成中起协同作用。六神丸显著下调 bFGF、MMP-9 的表达，发挥抗血管生成的作用。

【临床应用】

癌痛[8-10]　癌痛中医辨证为病邪（气滞、血瘀、痰凝、毒热）壅滞于脏腑、经络，毒瘀内结、气血凝滞而成，六神丸有清热解毒、消肿止痛之功。配合三阶梯止痛法治疗癌性疼痛，不良反应发生率减少，特别是阿片类常见的便秘副作用，通过中西药协同作用，提高了止痛效果，减轻了毒副作用，改善了癌症患者的生活质量，临床效果明显。联合伊班膦酸钠治疗骨转移癌疼痛可以提高疗效和生活质量，安全性好。单独使用六神丸口服对晚期恶性肿瘤癌痛的控制也有明显的缓解作用。

【不良反应】　不良反应除药物使用过量引起的砷中毒和蟾酥用量过大致心脏麻痹而致死亡外，偶见过敏现象，发生过敏性休克较少见[11,12]。

【使用注意】　①过敏体质者慎用。②药品性状发生改变时禁止使用。③儿童应遵医嘱，且必须在成人监护下使用。④请将此药品放在儿童不能接触的地方。⑤本品含有麝香，运动员慎用。

【用法与用量】　口服，每日 3 次，温开水吞服；1 岁每次服 1 粒，2 岁每次服 2 粒，3 岁每次服 3～4 粒，4～8 岁每次服 5～6 粒，9～10 岁每次服 8～9 粒，成年每次服 10 粒。另可外敷在皮肤红肿处，取丸十数粒，用冷开水或米醋少许，盛食匙中化散，敷搽 4 周，每日数次常保潮润，直至肿退为止。如红肿已将出脓或已穿烂，切勿再敷。

参 考 文 献

[1] Ma H Y, Kou J P, Zhu D N, et al. Liu-Shen-Wan, a traditional Chinese medicine, improves survival in sepsis induced by cecal ligation and puncture via reducing TNF-α levels, MDA content and enhancing macrophage phagocytosis[J]. International lmmunopharmaeology, 2006, 6: 1355-1362.

[2] Ma H Y, Kou J P, Wang J R, et al. Evaluation of the anti-inflammatory and analgesic activities of Liu-Shen-Wan and its individual fractions[J]. Journal of Ethnopharmacology, 2007, 112: 108-114.

[3] 马宏跃, 余伯阳, 寇俊萍, 等. 一种抗炎的中药组合物及其制备方法和用途[P]. 中国, 200610096817. 9. 2007-04-18.

[4] 周劲光. 精简六神丸方的药效学研究[J]. 中国民族民间医药, 2010, 8: 41-42.

[5] 王清正, 寇俊萍, 马宏跃, 等. 六神丸精简方抗炎镇痛活性的初步研究[J]. 中药新药与临床药理, 2008, 19 (3): 180-183.

[6] 蔡国琴, 张聪, 郑礼. 六神丸体内抗肿瘤药效学研究[J]. 中成药, 2012, 34 (6): 1163-1166.

[7] 李炜, 赵玲, 孙莉. 六神丸抗肿瘤血管生成的体外实验研究[J]. 山东中医杂志, 2006, 25 (6): 403-406.

[8] 陈立新, 张建华, 黄秀峰. 六神丸配合三阶梯止痛法治疗癌性疼痛疗效观察[J]. 承德医学院学报, 2016, 2 (3): 129-130.

[9] 王玉华, 赵翔. 六神丸联合伊班膦酸钠治疗骨转移癌疼痛的疗效观察[J]. 中国厂矿医学, 2008, 21 (6): 727.

[10] 郭刚. 六神丸治疗恶性肿瘤的临床和实验研究[D]. 济南: 山东中医药大学, 2003: 1-44.

[11] 刘伟, 彭方华, 黄少华. 口服六神丸致过敏性休克 1 例[J]. 人民军医, 2003, 46 (3): 183.

[12] 陈绚. 六神丸因服用不当致不良事件病例分析[J]. 抗感染药学, 2007, 4 (3): 114-115.

片仔癀（胶囊）

【药物组成】　牛黄、麝香、三七、蛇胆等。

【处方来源】　明代宫廷秘方。《中国药典》(2015 年版)。

【功能与主治】　清热解毒，凉血化瘀，消肿止痛。用于热毒血瘀所致急慢性病毒性肝炎，痈疽疔疮，无名肿毒，跌打损伤及各种炎症。

【药效】　主要药效如下：

1. 调控肿瘤淋巴管新生[1]　淋巴管新生受多种细胞因子和多条信号通路的介导和调控。其中 VEGF-C 是最重要的促淋巴管新生因子之一，因此通过下调肿瘤细胞 VEGF-C 的表达，可减少肿瘤的淋巴管生成，从而抑制大肠癌的转移。片仔癀具有显著抗大肠癌转移的作用，体内能显著抑制盲肠原位移植瘤的肝转移及淋巴管新生，体外能显著抑制大肠癌细胞的生长、迁移，以及人淋巴内皮细胞和管腔形成能力，通过下调 VEGF-C 的表达从而抑制 VEGF-C 介导的肿瘤淋巴管新生可能是其抗大肠癌转移的重要作用机制。

2. 调控肿瘤干细胞[2]　肿瘤的发生发展是由肿瘤中一小部分具有干细胞特性的肿瘤细胞导致的，这类细胞被称为肿瘤干细胞（cancer stem cells, CSC）。其特性主要有：①具有自我更新、多向分化潜能；②持续高水平表达抗凋亡基因而获得无限增殖的能力；③拥有超强的耐药性，大多数针对快速增长期的放化疗对其并没有明显的杀伤作用。肿瘤干细胞的生物学特性是由 Wnt/β-catenin、Notch、Hedgehog 等多条信号通路构成的调节性网络完成。片仔癀显著降低大肠癌干细胞比例，抑制大肠癌干细胞增殖，诱导大肠癌干细胞凋亡，增加分化指标 CK20 的表达，通过调控 Notch 信号转导通路中关键基因 *Notch1*、*Hes1* 的表达可能是其重要机制之一。

3. 抑制血管生成[3]　血管新生在肿瘤的生长和发展过程中发挥着极其重要的作用。新生血管为肿瘤生长提供了充分营养同时也为肿瘤的血行转移提供了便利。肿瘤生长至一定程度时能够通过释放大量的分子来调节并诱导血管的生成。其中 VEGF 是重要的促血管生成因子之一，它与肿瘤的生长、侵袭和转移及肿瘤患者的低存活率和不良预后有密切相关性。

STAT3 被活化后，激活了 STAT3 通路，刺激肿瘤细胞的血管新生。片仔癀体外抑制鸡胚绒毛尿囊膜的血管生成，抑制人脐静脉内皮细胞的增殖、迁移和血管网形成，降低 VEGF 表达，呈剂量依赖性。体内抑制移植瘤生长、抑制荷瘤裸鼠肿瘤细胞增殖、促进凋亡、抑制血管新生。抗血管内皮细胞增殖和血管新生及抑制 VEGF 表达可能与影响 STAT3

信号通路有关。

【临床应用】

1. 癌痛及恶性肿瘤的辅助治疗[4-6]　片仔癀胶囊具有清热解毒、凉血化瘀、消肿镇痛功效，可使肿瘤控制趋于稳定，改善疼痛，提高生存质量。

2. 急慢性病毒性肝炎　见有关章节。

【不良反应】　尚不明确。

【使用注意】　①忌食辛辣、油腻食物。②服用 3 天后症状无改善，或服药期间伴有恶寒发热等全身症状者，应到医院就诊。③对局部病变切忌碰撞、挤压。④局部病灶红肿热痛反应剧烈，初起疮顶即有多个脓头者均应到医院就诊。⑤对本品过敏者禁用，过敏体质者慎用。⑥本品性状发生改变时禁止使用。⑦儿童必须在成人监护下使用。⑧请将本品放在儿童不能接触的地方。⑨如正在使用其他药品，使用本品前请咨询医师或药师。⑩运动员慎用。⑪孕妇忌服。

【用法与用量】　片仔癀：口服，每次 0.6g，8 岁以下儿童每次 0.15～0.3g，每日 2～3次；外用，研末用冷开水或食醋少许调匀涂在患处（溃疡者可在患处周围涂敷），每日数次，常保持湿润，或遵医嘱。胶囊：口服，每次 2 粒，1～5 岁儿童每次 1 粒，每日 3 次，或遵医嘱。

参 考 文 献

[1] 冯健愉. 从 VEGF-C 调控淋巴管新生研究片仔癀抑制大肠癌转移的作用机制[D]. 福州：福建中医药大学，2016：1-55.

[2] 齐飞. 基于 Notch 通路探讨片仔癀对大肠干细胞癌增殖、凋亡、分化的影响及作用机制[D]. 福州：福建中医药大学，2016：1-39.

[3] 林明和. 片仔癀通过调控 IL-6/STAT3 信号通路治疗结肠癌的机制研究[D]. 上海：第二军医大学，2012：1-97.

[4] 徐益语，于尔辛. 以片仔癀为主治疗中晚期肝癌 42 例临床分析[J]. 上海中医药杂志，1994：124-125.

[5] 赵水连，潘杰. 片仔癀胶囊配合介入化疗治疗原发性肝癌患者临床观察[J]. 医药世界，2006，（9）：49-51.

[6] 刘丽丽. 片仔癀用于治疗化疗性静脉炎[J]. 全科护理，2011，34（9）：3184.

（上海中医药大学附属市中医医院　李　雁、曹亚娟）

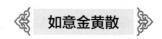

如意金黄散

【药物组成】　姜黄、大黄、黄柏、苍术、厚朴、陈皮、甘草、生天南星、白芷、天花粉。

【处方来源】　研制方。《中国药典》（2015 年版）。

【功能与主治】　清热解毒，消肿止痛。用于热毒瘀滞肌肤所致疮疖肿痛，症见肌肤红、肿、热、痛，亦可用于跌打损伤。

【药效】　主要药效如下[1-3]：

1. 抗炎　如意金黄散可明显降低炎性肉芽囊的质量，使囊内渗出液减少，囊壁湿重降低，控制了炎症的发展，可降低大鼠炎性足跖肿胀度，且能明显抑制大鼠棉球肉芽肿净量，抑制释放炎症因子 PGE_2，可能与在有炎症反应时能够有效调控 TNF-α 等炎性介质的表达和释放有关，从而控制了炎症的发展。

2. 止痛　显著抑制乙酸致小鼠的扭体次数，具有止痛的作用。

【临床应用】

1. 癌性疼痛[4] 　如意金黄散具消肿止痛、引毒外发、辛以透皮之功，尤其适用于皮肤癌属热毒亢盛伴局部病灶红肿热痛者。如意金黄散用水调后外敷疼痛部位，可治疗癌性疼痛。

2. 跌打损伤 　见有关章节。

【不良反应】 　可导致接触性皮炎及其他不良反应疾病[5]。

【使用注意】 　①本品为外用药，不可内服。②用毕洗手，切勿接触眼睛、口腔等黏膜处。皮肤破溃处禁用。③忌辛辣刺激性食物。④儿童、孕妇、哺乳期妇女、年老体弱者应在医师指导下使用。⑤疮疖较重或局部变软化脓或已破溃者应去医院就诊。⑥全身高热者应去医院就诊。⑦本品不宜长期或大面积使用，用药后局部出现皮疹等过敏表现者应停用。⑧用药 3 天症状无缓解，应去医院就诊。⑨对本品过敏者禁用，过敏体质者慎用。⑩本品性状发生改变时禁止使用。⑪儿童必须在成人监护下使用。⑫请将本品放在儿童不能接触的地方。⑬如正在使用其他药品，使用本品前请咨询医师或药师。

【用法与用量】 　外用。红肿、烦热、疼痛，用清茶调敷；漫肿无头，用醋或葱酒调敷，亦可用植物油或蜂蜜调敷。每日数次。

参 考 文 献

[1] 周聪和, 谭新华, 李彪. 金黄散外用抗感染实验研究[J]. 辽宁中医杂志, 1989,（12）: 35-36.

[2] 韩刚, 张逊, 冯德江, 等. 金黄散壳聚糖膜剂的抗炎镇痛作用[J]. 华西药学杂志, 2009, 24（6）: 618-620.

[3] 张远哲, 沈涛, 朱晓燕, 等. 如意金黄散对阳证疮疡大鼠局部皮肤 TNF-α 及 IL-1, IL-8 的影响研究[J]. 时珍国医国药, 2016, 27（7）: 1564-1566.

[4] 杭怡宁, 朱晓燕, 艾儒棣, 等. 如意金黄散临床应用近况[J]. 广西中医药, 2016,（2）: 4-6.

[5] 赵姣. 如意金黄散不良反应发生现况与因素分析[D]. 沈阳: 辽宁中医药大学, 2015.

（上海中医药大学附属市中医医院　李　雁、曹亚娟，江西中医药大学　李姗姗）

新 癀 片

【药物组成】 　肿节风、三七、人工牛黄、肖梵天花、珍珠层粉、吲哚美辛。

【处方来源】 　研制方。国药准字 Z35020063。

【功能与主治】 　清热解毒，活血化瘀，消肿止痛。用于热毒瘀血所致的咽喉肿痛、牙痛、痹痛、胁痛、黄疸、无名肿毒等症。

【药效】 　主要药效如下[1-3]：

1. 镇痛 　新癀片能减少乙酸所致小鼠扭体次数，明显提高小鼠的痛阈。

2. 抗炎 　抑制二甲苯所致小鼠耳郭肿胀和乙酸所致小鼠腹腔毛细血管通透性增加，且无急性毒性反应。基因芯片结果显示，新癀片能够显著上调 $P2rx5$、$Npy2r$ 等基因；显著下调 $Hspa14$、$Il15$、$Myd88$、$Kng1//Kng1l1$、$Nfkbiz$、$Rasa1$、Ubd 等基因，通过抑制 NF-κB 通路的激活发挥抗炎镇痛作用，并可拮抗谷氨酰胺酶（Gls）和激肽原 1（Kng1），进一步发挥镇痛抗炎作用。

【临床应用】

1. 癌痛[4-6] 　新癀片辅助晚期恶性肿瘤治疗，可减轻癌痛，提高患者生活质量，联合吗啡使用，可缩短止痛时间，提高止痛效果。

2. 咽喉肿痛、牙痛等　见有关章节。

【不良反应】　个别患者空腹服药后有眩晕、咽干、倦怠、胃部嘈乱不适、轻度腹泻，停药后自行消失。

【使用注意】　本品为中西药复方。胃及十二指肠溃疡者、肾功能不全者及孕妇慎用。

【用法与用量】　口服，每次2～4片，每日3次，小儿酌减。外用，用冷开水调化，敷患处。

参 考 文 献

[1] 蒋红艳，杨元娟，顾群. 新癀片药效学及急性毒性实验[J]. 毒理学杂志，2010，24（3）：208-210.
[2] 邸志权，胡金芳，冯玥，等. 新癀片调节抗炎镇痛相关基因的初步研究[J]. 中南药学，2015，13（8）：797-802.
[3] 邸志权，胡金芳，冯玥，等. 新癀片抗炎镇痛作用机制的蛋白组学研究[J]. 现代药物与临床，2016，31（1）：5-11.
[4] 朱维芳，朱梦莉，王智超，等. 新癀片联合硫酸吗啡治疗胰腺癌癌性疼痛的疗效观察[J]. 中国中医药科技，2013，20（6）：600.
[5] 史东升. 中药新癀片配合西药治疗肺癌疼痛的疗效观察[J]. 中国中西医结合杂志，2009，29（1）：81-82.
[6] 朱维芳，朱梦莉，王智超，等. 新癀片联合康莱特治疗癌性疼痛的疗效观察[J]. 护理研究：下旬版，2013，（10）：3379-3380.

三、其　　他

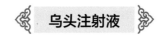

乌头注射液

【药物组成】　川乌、草乌。

【处方来源】　研制方。国药准字 Z20027139。

【功能与主治】　镇静，止痛。用于胃癌、肝癌等晚期癌症的疼痛。

【药效】　乌头注射液是从毛茛科植物乌头的块根中提取出的总生物碱制剂。主要药效如下：

1. 镇痛[1-3]　乌头注射液有显著的镇痛作用，药效强度较高，小剂量乌头注射液与10mg吗啡作用强度相当，药效维持时间6～7小时。能显著减少乙酸引起的小鼠扭体次数，提高小鼠热板法和大鼠光热致痛法痛阈。乌头注射液的镇痛机制可能是通过影响中枢的胆碱能递质与单胺类递质的作用而实现的。

2. 抗炎[4]　炎症是机体最基本的抗损伤反应，任何能够引起组织损伤的因素均可成为炎症的原因，分三个不同阶段，第一阶段：炎症早期，主要表现为毛细血管扩张、通透性增高、渗出和水肿；第二阶段：炎症中期，以血小板黏附及白细胞游走为特点，与免疫反应紧密联系；第三阶段：慢性炎症或炎症后期，以纤维组织增生肉芽肿形成为特点。乌头注射液抗炎作用疗效确切，能抑制早、中期的急性炎症反应，又能对组织增生为特点的晚期炎症反应有显著的对抗作用。另外[5]，乌头注射液对巴豆油和琼脂所致的小鼠急性炎症有明显的抗炎作用。

【临床应用】　主要用于晚期癌症的疼痛治疗。

1. 癌痛[6]　晚期顽固性癌痛治疗往往是应用吗啡类药物注射治疗，而长期应用大剂量吗啡类药物会使中枢吗啡受体数目减少，从而导致吗啡类药物用量的增加，成瘾性增加，而镇痛效果不理想，副作用增加。乌头注射液辅助吗啡治疗晚期癌痛，特别是全身多发转移的患者，比单纯使用吗啡注射液治疗效果好，可减少吗啡用量，因此减少了大量使用吗啡带来的毒副作用及成瘾性。

2. **辅助治疗晚期消化道恶性肿瘤**[7,8]　晚期消化道恶性肿瘤的主要治疗以改善生活质量延长生存期为主要目的，抗癌药物的细胞毒作用常带来机体损伤，因此晚期恶性肿瘤的治疗需兼顾肿瘤杀伤及保护机体，乌头注射液辅助化疗对消化道肿瘤有较好的治疗效果，可显著改善疼痛，缓解化疗引起的厌食、恶心、呕吐等胃肠道反应，改善生活质量，提高化疗耐受性。

【不良反应】　尚不明确。

【使用注意】　本品应在医生指导下用药，严格控制剂量。

【用法与用量】　肌内注射，每次 1～2ml，每日 1～2 次。

参 考 文 献

[1] 黄衍民，李成韶，潘留华，等. 乌头注射液对小鼠的镇痛作用及其药效动力学研究[J]. 中国药学杂志，2000，35（9）：613-615.
[2] 付雯雯，薛岩，刘军. 乌头注射液对疼痛小鼠的镇痛作用[J]. 中国老年学杂志，2015，35（17）：4768-4770.
[3] 沈映君. 中药药理学[M]. 北京：人民卫生出版社，2000：383-767.
[4] 付雯雯，江一川，张虹，等. 乌头注射液对不同阶段炎症动物模型的抗炎作用[J]. 吉林大学学报，2015，41（3）：568-572.
[5] 黄衍民，李成韶，张祚建，等. 乌头注射液的抗压作用及其药效动力学研究[J]. 中国药学杂志，2006，41（16）：1249-1251.
[6] 黄宇，潘灵辉，黄冰，等. 东莨菪碱、乌头注射液辅助吗啡治疗顽固性晚期癌痛的临床探讨[J]. 四川肿瘤防治，2004，17（3）：150-152.
[7] 王龙，孟志雄. 乌头注射液联合 FP 方案治疗消化道恶性肿瘤疗效观察[J]. 甘肃医药，2009，28（4）：297-299.
[8] 雷桂华. 乌头注射液联合化疗的临床效果观察[J]. 肿瘤防治杂志，2001，8（3）：295-296.

志 苓 胶 囊

【药物组成】　黄芪、女贞子、黄精（制）、北沙参、麦冬、党参、白术、茯苓、绞股蓝、白英、仙鹤草、远志（去心）、陈皮（制）、山药、芡实、甘草、吲哚美辛、醋酸地塞米松、螺内酯、法莫替丁、地西泮。

【处方来源】　研制方。国药准字 Z20163030。

【功能与主治】　益气健脾、滋阴润燥。用于缓解肺、食管、胃、肝、结肠、直肠、乳腺等晚期癌症出现发热、疼痛、咳嗽、气喘、食欲不振、失眠、神疲乏力、体重减轻等症状。

【药效】　主要药效如下[1-3]：

1. **抗肿瘤**　志苓胶囊可有效抑制 K562 细胞增殖，诱导其凋亡，其作用机制可能与 caspase-3 活性增强和 Bcl-2 表达下调有关。

2. **镇痛**　本品有镇痛作用。

【临床应用】

癌痛[4]　志苓胶囊能明显缓解多种中晚期癌症患者气阴两虚中医证候及痛苦综合征，并能提高患者生存质量。

【不良反应】　偶有恶心，呕吐，便秘，口疮。个别患者服药后出现肝功能轻度异常，心动过速。

【使用注意】 ①本品为癌症晚期患者的症状缓解药，其对瘤体大小的影响及肿瘤患者生存时间的影响目前尚无研究资料。②本品临床研究观察疗程为 14 天，目前无更长用药时间的研究数据。长期应用需慎重，且一般不宜突然停药，如要停药，应在一周内逐渐减量后停用。③本品针对的发热为癌性发热，不宜同时应用其他退热药。发热患者服用后会出汗，个别患者可大汗淋漓。如汗出过多，应补充足够的水和电解质。感染所致的发热不属本品适应证范围，应配合使用抗生素。④小部分患者服药后出现面部轻度潮红、轻度浮肿、腹壁皮下脂肪增厚，不影响继续用药，停药后逐渐消退。⑤服用本品期间，应定期检查肝肾功能、血象。⑥对已治愈的胃、十二指肠溃疡患者，如需服用，应配合保护胃黏膜、抗溃疡药品。⑦服用本品期间，应定期检查血糖及尿糖，如连续两次空腹血糖在 6.5～7.0mmol/L，应减少服用量，给予降糖药治疗。如用降糖药血糖不降，即停服本品。⑧服用本品，个别患者会出现困乏、嗜睡、下肢酸软、乏力，这与本药有镇静、安眠作用有关，极少数患者会出现小腿肌痉挛（抽筋）的低钙症状，一般不必处理，较重者需补钙治疗。⑨使用本品，出现消化道出血者，应静脉给予制酸等抗溃疡药治疗。如出现胃部不适或饥饿性胃痛，可配合服抗溃疡药品。⑩目前尚无孕妇、哺乳期妇女、儿童用药的临床研究资料。⑪运动员慎用。⑫本品为中西药复方制剂，含化学药物吲哚美辛、醋酸地塞米松、螺内酯、法莫替丁、地西泮。没有充分的临床研究数据表明该复方可以消除或减轻所含化学药物的不良反应。吲哚美辛，为非甾体抗炎药，单独使用时成人一日最大量不应超过150mg。单独使用时不良反应主要为胃肠道反应，出现消化不良、胃痛、胃烧灼感、恶心反酸、溃疡、胃出血及胃穿孔等；神经系统反应，出现头痛、头晕、焦虑、失眠等，严重者可有精神行为障碍或抽搐等；泌尿系统反应，出现血尿、肾功能不全，在老年人多见；各型皮疹，最严重的为大疱性多型红斑；造血系统反应，再生障碍性贫血、白细胞减少或血小板减少等；过敏反应，哮喘、血管性水肿及休克等。单独使用本品时的注意事项为：对本品及阿司匹林过敏者禁用；对其他非甾体类抗炎、镇痛药过敏者也可能对本品过敏。本品对血小板聚集有抑制作用，可使出血时间延长，下列情况应慎用：心功能不全及高血压患者；血友病及其他出血性疾病患者；再生障碍性贫血、粒细胞减少患者。老年患者易发肾脏毒性，宜慎用。用药期间应定期随访血象、肝功能、肾功能，遇有视物模糊时应立即做眼科检查。与其他非甾体抗炎药、皮质激素、促肾上腺皮质激素、秋水仙碱、磺吡酮合用时可增加胃肠道溃疡或出血的危险。与洋地黄类药物同时使用时，本品可使洋地黄的血浓度升高而增加毒性，因而需调整洋地黄剂量。与氨苯蝶啶合用时可致肾功能减退。⑬本品含醋酸地塞米松，为糖皮质激素类药物，单独使用时不良反应与疗程、剂量、用法等有关，主要为大剂量或长期应用，可引起医源性库欣综合征（表现为满月脸，向心性肥胖，紫纹，出血倾向，痤疮，糖尿病倾向，高血压，骨质疏松或骨折等），还可见血钾降低，下肢浮肿，创口愈合不良，月经紊乱，股骨头缺血性坏死等。可并发或加重感染。其他不良反应还包括精神症状（欣快感，激动，不安，谵妄，定向力障碍等）、肌无力、肌萎缩、胃肠道刺激（恶心，呕吐）、消化性溃疡或肠穿孔、胰腺炎、水钠潴留、水肿、青光眼、白内障、眼压增高、良性颅内压升高综合征等。单独使用时的注意事项：儿童、老年患者、妊娠和哺乳期妇女慎用。用药前后及用药时应当检测以下指标：血糖、尿糖或糖耐量试验，尤其糖尿病患者或有患糖尿病倾向者；眼科检查，注意白内障，青光眼或眼部感染的发生；血电解质和大便隐血；血压和骨密度检查（尤其老年人）。⑭本品含螺内酯，为潴钾利尿药。单独使用时的不良反应为高钾血症；尤其在肾功能不全或补钾时易发生。长期大量应用可出现男性乳房增大，阳痿；女性月经不规则，多毛症，停药后消失。低钠血症：较少见。胃肠道反应：恶心、呕吐、胃痛、腹泻等。偶见头痛，皮疹。单独使用本品时的注意事项为：高钾血症者禁用；孕妇、哺乳期妇女慎用；无尿、充血性心力衰竭、低钠血症、代谢性酸中毒、肝功能不全者慎用；肾功能有损害者易出现高血钾及电解质紊乱。⑮本品含法莫替丁，为组胺—H_2受体阻滞剂，单独使用本品的不良反应为少数患者可有口干、头晕、失眠、便秘、腹泻、皮疹、面部潮红、白细胞减少，偶有轻度转氨酶增高等。单独使用时的注意事项为对本品过敏者，严重肾功能不全者及孕妇、哺乳期妇女禁用；肝、肾功能不全者及婴幼儿慎用。⑯本品含地西泮，为镇静催眠药。单独使用时的不良反应为剂量较大时，可见困倦、乏力、头痛、头昏、共济失调；偶见皮疹及白细胞减少；有成瘾性可能，长期应用后停药，可出现激动、忧郁、精神病恶化等症状。单独使用的注意事项为对此药过敏者禁用；青光眼患者、重症肌无力者、处于抑制状态的急性酒精中毒者、肝肾功能损害者、慢性严重阻塞性肺部病变者及孕妇、幼儿慎重。

【用法与用量】　口服，每次 3 粒，每日 3 次，饭后。

参 考 文 献

[1] 陈英玉，潘云苓，刘庭波，等. 志苓胶囊对人小细胞肺癌细胞系 NCI-H446 增殖抑制和诱导凋亡的影响[J]. 中国中西医结合杂志，2007，27（6）：531-534.

[2] 郑志宏，潘云苓，陈英玉，等. 志苓胶囊通过激活 caspase-3 抑制 K562 细胞增殖和诱导细胞凋亡[J]. 中国药理学通报，2009，25（9）：1244-1247.

[3] 陈英玉，潘云苓，郑志宏，等. 志苓胶囊对小细胞肺癌细胞株 NCI-H446 细胞凋亡及 hTERT、CD44 表达的影响[J]. 中国药理学通报，2008，24（10）：1382-1386.

[4] 潘云苓，潘远志. 志苓胶囊治疗 400 例多种中晚期癌症的疗效观察[J]. 中国中西医结合杂志，2007，27（9）：807-809.

（上海中医药大学附属市中医医院　李　雁、曹亚娟）

第十五章

肿瘤放疗化疗白细胞减少症中成药名方

第一节 概 述[1, 2]

一、概 念

肿瘤放疗化疗致白细胞减少症（leukopenia）是指外周血白细胞绝对计数持续低于 $4.0 \times 10^9/L$ 引起的一组症状。典型表现为头晕、乏力，肢体酸软，食欲减退，精神萎靡、低热，属祖国医学"虚劳"范畴。

二、病因及发病机制

（一）病因

肿瘤放疗化疗致白细胞减少症的原因：化学性因素，如苯接触等；物理性因素，如放射性损伤、电离辐射；药物性因素，如肿瘤化疗药物等；某些疾病，如再生障碍性贫血、骨髓瘤、脾功能亢进等；病毒感染、败血症等；以及严重感染及不明原因的白细胞减少症。

（二）发病机制

（1）白细胞生成障碍：干细胞的增殖减低或再生障碍及骨髓抑制。

（2）白细胞破坏过多：由于感染、免疫学因素而使白细胞破坏过多，使外周血中白细胞减少；或非免疫性因素使白细胞在脾内滞留破坏增多。

（3）粒细胞分布异常：由于各种原因而使边缘池中白细胞增多，循环池中白细胞减少，亦形成白细胞减少症（图 15-1）。

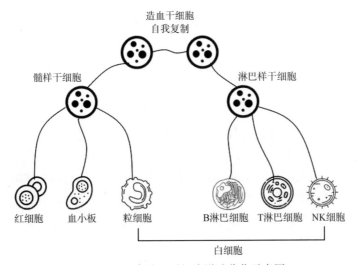

造血干细胞
自我复制

髓样干细胞   淋巴样干细胞

红细胞   血小板   粒细胞   B淋巴细胞   T淋巴细胞   NK细胞

白细胞

图 15-1　正常造血干细胞增殖分化示意图

注：造血干细胞是存在于造血组织中的一群原始造血细胞，通过增殖分化发育为各种血细胞前体细胞，最终生成各种血细胞成分，包括红细胞、白细胞和血小板。各种原因导致的白细胞生成障碍、白细胞破坏过多、粒细胞分布异常均可引起白细胞减少症

三、临 床 表 现

肿瘤放疗化疗致使白细胞轻度减少症患者多无自觉症状，中度和重度减少者易发生感染并出现疲乏、无力、头晕症状，此外还有食欲减退，四肢酸软，失眠多梦，低热，畏寒，腰酸，心慌等症。常见的感染部位是呼吸道、消化道、泌尿生殖道，严重感染可有高热、黏膜坏死性溃疡、严重败血症、脓毒血症或感染性休克。

四、诊　　断

根据血常规检查的结果可做出诊断，外周血白细胞绝对计数持续低于 $4.0 \times 10^9/L$，为排除检查方法上的误差，必要时可反复检查。

五、治　　疗

（一）常用化学药物及现代技术

1. 治疗原则　白细胞减少症的治疗应首先分析病因，根据不同患者及发病机制采用不同的治疗方案。除去病因为治疗的根本。药物引起者，立即停药；感染引起者，积极控制感染；放射性及化学性毒物接触损伤者，停止接触放射线及化学毒物；继发于其他疾病者，积极治疗原发病；原因不明的白细胞减少症，有反复感染者应及时控制感染，并注意预防感染。必要时行骨髓穿刺检查。

2. 药物治疗　西医治疗多予防治感染，如激素、维生素 B_4、鲨肝醇、利血生、氨肽素等。病情严重的给予造血刺激因子，到目前为止这些升白细胞的药物疗效都是暂时的，如病因未去除或原因不明，只能起到暂时的缓解作用，故我们一般选择 1～2 种升白细胞药物即可，观察 3～4 周，如无效可换用其他药物，造血刺激因子和成分输血虽见效快但价格昂贵并且只能显效一时，不是根本的治疗方法。

（二）中成药名方治疗

中医治疗本病，侧重于整体调节，故可从根本上达到治愈的目的，中医认为本病以脏腑虚损为本，为热毒内蕴所致。临床以扶正补虚，清热解毒为治疗原则治疗白细胞减少症。对于治疗肿瘤放化疗所致的白细胞减少症及其他各种原因所致的白细胞减少症，均有明显提升白细胞的作用，且见效快、药效持久、无不良反应及副作用，具有良好的治疗效果。肿瘤放化疗白细胞减少症的治疗使用中成药是其中一个重要的方法，需遵循个体化、综合治疗、中西医结合的原则。

第二节　中成药名方的辨证分类与药效

常用中成药及传统方剂的辨证分类及其主要药效如下[3-6]：

一、扶正补虚类

放化疗后白细胞减少症属正气虚者，以气血亏虚为主，主要症状为面色苍白，神疲乏力，少气懒言，纳差，头晕目眩，舌淡苔薄白，脉沉细。

骨髓造血功能受到抑制、白细胞生成减少是恶性肿瘤放化疗后白细胞减少症气血亏虚证的病理本质。骨髓是人体内主要造血器官，包括造血细胞和造血微环境（hematopoietic microenvironment，HM）两大部分。造血细胞由造血干细胞（hematopoietic stem cells，HSCs）、造血祖细胞（hematopoietic progenitor cells，HPCs）及各系前体细胞等组成。造血干细胞具有高度自我更新和自我复制能力，并进一步分化为各系造血祖细胞。造血祖细胞则有着有限的自我更新能力，其增生和分化能满足正常造血及各种造血危机。放化疗导致造血祖细胞耗竭时，急性骨髓抑制便发生，此时，造血干细胞自我更新增殖分化为造血祖细胞，进而维持造血稳态。当选择性作用于造血干细胞的毒性化疗药物或高剂量放疗使造血干细胞的自我更新能力受损时，潜在骨髓损伤便发生了。

扶正补虚药物能改善骨髓造血，促进造血干细胞的增殖，减轻放化疗药物及辐射对造血细胞的损伤，促进放化疗诱发造血损伤的恢复，降低机体对电离辐射的敏感性。

常用中成药：微达康颗粒（口服液、膏）、紫芝多糖片、十一味参芪片（参芪十一味颗粒）、生血康口服液、养阴生血合剂、养血饮口服液（胶囊、片）、芦笋颗粒、欣力康颗粒、生白口服液、至灵胶囊、阿胶补血口服液（颗粒、膏）、全龟胶囊、健脾益肾颗粒、血复生片（胶囊）、金菌灵胶囊、益血生胶囊、安多霖胶囊、气血康口服液、生血宝颗粒（合剂）、八珍丸（颗粒）、生血丸、健血颗粒、六君子丸、补中益气丸（颗粒、口服液、合剂、片）、当归补血丸（颗粒、口服液）、复方扶芳藤合剂、螺旋藻胶囊、新阿胶、养正合剂、银耳孢糖胶囊、增抗宁片（口服液、胶囊）。

二、清热解毒类

肿瘤放化疗后白细胞减少症属热毒积聚者，主要症状为身热，口渴，汗多，舌红，苔白腻或黄腻。

造血微环境是造血细胞赖以生存的场所，内含微血管、末梢神经、骨髓基质细胞及其分泌的基质和细胞因子，与骨髓造血密切相关。放化疗引起造血微环境改变，骨髓微血管系统损伤，血管明显扩张、充血、出血及结构破坏，骨髓氧分压降低，细胞凋亡产物及肿瘤坏死产物堆积，尤其是不适当的、过度自发活化诱导的细胞凋亡导致骨髓抑制的发生。

清热解毒药可抑制炎性因子表达，改善毛细血管通透性，诱导肿瘤细胞凋亡，清除病理代谢产物，改善骨髓造血，直接杀伤肿瘤细胞，减轻放化疗毒副作用。

常用中成药：艾愈胶囊、雷丸胶囊、千金藤素片、金刺参九正合剂、苦参素注射液。

参 考 文 献

[1] 葛均波，徐永健. 内科学[M]. 第 8 版. 北京：人民卫生出版社，2013：571.

[2] 廖继鼎. 临床肿瘤学[M]. 台湾：合记图书出版社，2012：1240-1245.

[3] 杨金坤. 现代中医肿瘤学[M]. 上海：上海中医药大学出版社，2004.

[4] 任志兵. 十全大补汤加减预防化疗骨髓抑制的临床观察[J]. 中国当代医学，2005，4（7）：25.

[5] 刘文励，肖侃艳，董凌莉. 川芎嗪对急性放射损伤小鼠骨髓细胞粘附分子作用研究[J]. 同济医科大学学报，1999，28（6）：492-493.

[6] Wickremasinghe R G, Hoffbrand A V. Biochemical and geneticcontrol of apoptosis: relevance to normal hematopoiesis and hematological malignancies[J]. Blood, 1999, 93（11）: 3587-3589.

第三节　中成药名方

一、扶正补虚类

微达康颗粒（口服液、膏）

【药物组成】　刺五加、黄芪、女贞子、熟地黄、附子（制）、陈皮、淫羊藿等。

【处方来源】　研制方。国药准字 Z23021475。

【功能与主治】　扶正固本、益肾安神。用于微波或者肿瘤放疗、化疗及射线损伤引起的白细胞、血小板减少，免疫功能降低，以及体虚乏力、失眠多梦、食欲不振等。

【药效】　主要药效如下[1]：

1. 改善骨髓造血，对抗化疗引起的白细胞减少症　丝裂霉素、环磷酰胺是常用的化疗药物，用丝裂霉素、环磷酰胺造成正常小鼠免疫功能抑制及白细胞下降模型，微达康使小鼠腹腔巨噬细胞吞噬功能、脾脏特异玫瑰花形成数、血清溶血素的含量显著提高，对丝裂霉素引起的白细胞降低有明显的升高作用。

2. 恢复免疫功能　频率为 400mHz，功率密度为 0.4～4mW/cm² 的微波辐射，每天照射 3 小时，连续 31 天，可使小鼠脑内 5-羟色胺含量降低，从而通过神经体液调节引起机体免疫功能低下。微达康可使小鼠脑内 5-羟色胺、免疫器官内 cAMP、体液和细胞免疫功能出现同步性恢复，对免疫功能有调整作用。

【临床应用】　主要用于恶性肿瘤放化疗后白细胞减少症及辐射损伤导致的白细胞、血小板减少症[1-3]。

1. 放化疗白细胞减少症　化疗及放疗在杀灭癌细胞的同时，也破坏正常细胞，特别是对增殖旺盛的骨髓造血干细胞的毒性更为严重，造成外周血白细胞减少，致使一些本来可以治疗的恶性肿瘤，因白细胞下降而被迫中断治疗。也有不少患者采用放射治疗或化疗引起白细胞下降并发严重感染而死亡。微达康针对放化疗白细胞减少症的治疗，与鲨肝醇、利血生比较白细胞一周回升率高，可重复性强，无明显不良反应，可改善放化疗所致恶心、呕吐、头晕、食欲不振、乏力、失眠等症状。

2. 抗辐射损伤　对从事放射性工作的从业者，能治疗辐射损伤，对损伤带来的白细胞减少症、血小板减少症及自主神经功能无力症候群疗效满意，也可用作保健用药，起预防作用。另外，对电视荧屏残留的一定量微波和 X 射线造成的人体伤害有预防和保护作用。

【不良反应】　本品对胃肠道副作用轻微，仅个别于初期有口干、腹胀等反应。无明显血液、肝肾功能、重要脏器毒副作用[4]。

【使用注意】　在医生指导下用药。

【用法与用量】　颗粒：第一周每次 2 袋，每日 3 次，以后每次 1 袋，每日 3 次。口服液：口服，用于肿瘤放化疗及射线损伤：1 次 40ml，1 日 3 次；1 周后，1 次 20ml，1 日 3 次。用于微波损伤：1 次 20ml，1 日 2 次。膏：口服，用于肿瘤放疗、化疗及射线损伤：第 1 周 1 次 20g，每日 3 次；其后 1 次 10g。每日 3 次。用于微波损伤：1 次 10g。

参 考 文 献

[1] 新药评介. 微达康[J]. 药学通报，1998，23（7）：439-440.

[2] 高欣. 血生欣（微达康）临床升白疗效研究报告[J]. 医药论坛杂志，1996，4（3）：56.

[3] 卞志远，宋新民. 微达康冲剂治疗白细胞减少症 56 例疗效分析[J]. 医药论坛杂志，1996，4（3）：55-56.

[4] 刘加宝，李静. 关于微达康口服液长期毒性的研究[J]. 牡丹江医学院学报，2003，24（6）：11-13.

紫芝多糖片

【药物组成】　紫芝多糖。

【处方来源】　研制方。国药准字 Z22022112。

【功能与主治】　滋补强壮，养血安神。用于神经衰弱，白细胞和血小板减少症，电离辐射及职业性造血损伤及肿瘤患者放化疗后白细胞下降等症。

【药效】　主要药效如下[1,2]：

1. 刺激造血　紫芝多糖片能刺激造血，促进造血干细胞的增殖，减轻辐射对造血细胞染色体的损伤，促进放化疗诱发造血损伤的恢复，降低机体对电离辐射的敏感性。

2. 调节免疫功能　紫芝多糖片可升高白细胞，诱导（或增进）巨噬细胞吞噬，并使

NK 细胞和 T 淋巴细胞的活性得到增强，进一步使淋巴细胞转化率得到提升，增强机体的免疫调控能力。

【临床应用】　主要用于恶性肿瘤患者放化疗后白细胞减少症及免疫功能下降[3,4]。

1. 放化疗后白细胞减少症　紫芝即灵芝的一种，能补益五脏之气，因此对于心、肝、脾、肺、肾等脏器虚弱，均能起到很好的补虚作用，对人体机能的平衡起着双向调节的作用，从整体上调动机体的内部活力，增强自我康复能力，促使全部的内脏或器官功能正常化。紫芝多糖片用于各种原因引起的白细胞减少症，可提高肿瘤患者对化疗和放疗的耐受性；减轻化疗和放疗引起的白细胞减少、食欲不振、体重减轻、免疫力降低等严重不良反应。

2. 提高肿瘤患者的免疫功能　增强机体的免疫力，提高肿瘤患者的生活质量，使体质增强。少数晚期癌症患者，病情严重，无法手术切除，也不能接受化疗和放疗，使用本品可改善症状，提高生活质量。

【不良反应】　尚不明确。

【使用注意】　在医生指导下用药。

【用法与用量】　口服，每次 3 片，每日 3 次，饭后服。

参 考 文 献

[1] 刘志芳，陈顺乐，褚芳，等. 紫芝多糖对 LACA 小鼠骨髓粒系造血干细胞及其辐射敏感性的影响[J]. 江西医药，1983，2：9-12.

[2] 褚芳，罗厚良，罗桂，等. 紫芝多糖对辐射所致小鼠骨髓有核细胞微核效应的防护作用[J]. 辐射保护，1988，8（1）：16-21.

[3] 王永霞，韩金刚. 重视紫芝多糖片对肿瘤的治疗作用[J]. 中国保健营养，2013，（9）：587.

[4] 刘志芳，陈顺乐，杨淑蓉，等. 紫芝多糖抗辐射及升白细胞作用的研究[J]. 江西科学，1985，3（1）：1-8.

（上海中医药大学附属市中医医院　李　雁、曹亚娟，湖州市中医院　关新军）

十一味参芪片（参芪十一味颗粒）

【药物组成】　人参（去芦）、黄芪、当归、天麻、熟地黄、泽泻、决明子、鹿角、菟丝子、细辛、枸杞子。

【处方来源】　研制方。国药准字 Z10980002。

【功能与主治】　补气养血，健脾益肾。适用于癌症应用放化疗所致白细胞减少症及因放化疗引起的头晕头昏、倦怠乏力、消瘦、恶心呕吐等症。

【药效】　主要药效如下[1]：

1. 调节免疫　T 辅助淋巴细胞（Th）产生 Th1 /Th2，二者的平衡是反映机体抗肿瘤免疫功能的一个有效指标，与机体的抗肿瘤作用相关；参芪十一味颗粒可以改善 Th1 /Th2 失衡状态，通过提高细胞免疫起到抗肿瘤，降低放化疗毒副作用的作用。

2. 改善放化疗骨髓抑制　参芪十一味颗粒可对钴 60 和环磷酰胺所致小鼠白细胞减少症有升高作用，并对抗二者所致骨髓 DNA 含量的减少，使钴 60 所致小鼠红细胞、血红蛋白及血小板降低有所回升。

【临床应用】　主要用于恶性肿瘤患者放化疗后白细胞减少症[2-7]。

肿瘤放化疗白细胞减少症　参芪十一味颗粒可辅助放化疗，对肺癌、食管及胃肠道肿瘤、急性白血病、甲状腺癌、鼻咽癌放化疗患者有保护骨髓造血功能，减轻放化疗毒性，提高患者生活质量的作用。

【不良反应】　尚不明确。

【使用注意】　①忌油腻食物。②凡脾胃虚弱、呕吐泄泻、腹胀便溏、咳嗽痰多者慎用。③感冒患者不宜服用。④高血压、糖尿病患者应在医师指导下服用。⑤本品宜饭前服用。⑥按照用法用量服用，小儿及孕妇应在医师指导下服用。⑦服药2周或服药期间症状无改善，或症状加重，或出现新的严重症状，应立即停药并去医院就诊。⑧对本品过敏者禁用，过敏体质者慎用。⑨本品性状发生改变时禁止使用。⑩儿童必须在成人监护下使用。⑪请将本品放在儿童不能接触的地方。⑫如正在使用其他药品，使用本品前请咨询医师或药师。

【用法与用量】　十一味参芪片：口服，每次4片，每日3次。参芪十一味颗粒：口服，每次2g，每日3次。

参 考 文 献

[1] 袁慕荣，王汝上，蔡丽云，等. 参芪十一味颗粒对胃癌放化疗大鼠免疫功能及不良反应的影响[J]. 今日药学，2014，24（7）：484-488.

[2] 谢慧梁，高洪波，刘海春，等. 参芪十一味颗粒预防 ^{131}I 治疗分化型甲状腺癌所致骨髓抑制临床研究[J]. 中国药业，2017，26（5）：49-51.

[3] 宋春鸽，陈精子. 参芪十一味颗粒对急性白血病患者骨髓抑制及生活质量的影响[J]. 中医学报，2010，4（25）：618-620.

[4] 田锋奇，胡伟. 参芪十一味颗粒对直肠癌术后 FOLFOX-4 方案辅助化疗的临床观察[J]. 中国医药指南，2014，12（30）：40-41.

[5] 高玉伟，尹立杰，丁田贵. 参芪十一味颗粒辅助放疗治疗老年非小细胞肺癌的临床观察[J]. 中国肿瘤临床与康复，2012，19（5）：397-399.

[6] 褚亮，袁媛，袁彬. 参芪十一味颗粒联合 EOX 方案化疗治疗晚期胃癌 27 例[J]. 辽宁中医杂志，2014，41（8）：1693-1695.

[7] 沈泽天，武新虎，李兵，等. 参芪十一味颗粒联合三维适形放疗治疗食管癌的临床研究[J]. 现代肿瘤医学，2010，18（11）：2145-2147.

（上海中医药大学附属市中医医院　李　雁、曹亚娟，湖州市中医院　关新军，

南京中医药大学　陈文星、王爱云）

生血康口服液

【药物组成】　黄芪、红参、五味子、当归、白芍、茯苓、猪苓、鸡血藤、制何首乌、山茱萸、枸杞子、女贞子、白花蛇舌草、茜草、虎杖、陈皮、半夏、大枣。

【处方来源】　研制方。国药准字 Z20010107。

【功能与主治】　补气生血，健脾益肾，化瘀解毒。主治恶性肿瘤放化疗引起的白细胞与红细胞减少症，属于气血两虚兼脾肾虚损，热毒未清。症见面色苍白，神疲乏力，头晕耳鸣，食欲不振，腰膝酸软，恶心呕吐，口渴喜饮等症候者。

【药效】　主要药效如下：

1. 对抗化疗药及放射对骨髓造血功能的损伤[1]　生血康口服液（胶囊）可改善放化疗及再生障碍性贫血损伤小鼠骨髓造血功能，改善放化疗所致脾脏重量降低及血细胞减少。对抗环磷酰胺和 ^{60}Co 照射损伤小鼠，具有促进骨髓造血功能的作用，使外周血白细胞、血小板、骨髓有核细胞计数明显升高。通过拮抗环磷酰胺和 ^{60}Co 照射的细胞毒性，促进骨髓

有核细胞的分化和增殖，实现对骨髓造血功能的调节作用。

2. 促进骨髓有核细胞的分化和增殖[1-3]　生血康口服液可促进骨髓有核细胞的分化和增殖，使外周血白细胞、血小板、骨髓有核细胞计数明显升高，对正常小鼠外周血细胞和骨髓有核细胞的数量无明显影响。

3. 止血[5,6]　生血康具有清热凉血、止血解毒的功效，对过敏性紫癜有较好的疗效。生血康可使小鼠接触性皮炎减轻，对小鼠胸腺指数、脾脏指数有一定的增加作用。可明显缩短小鼠断尾出血时间及凝血时间，对小鼠迟发性皮肤过敏有明显的抑制作用和止血作用。生血康可通过调节免疫功能提高慢性血小板减少性紫癜患者的血小板数量并增强血小板功能。

【临床应用】　主要用于恶性肿瘤放化疗引起的白细胞减少症的治疗。

1. 放化疗后白细胞减少症[4]　升血康口服液能使患者白细胞计数及中性粒细胞计数提高，减轻患者化疗后骨髓抑制，保证化疗药物的用量不因骨髓抑制而限制，并保持化疗的连贯性。可减轻或防止动物放疗后所引起血细胞的减少，对恶性肿瘤放化疗后所引起的毒副作用，不但有治疗之功而且有预防之效。

2. 调节免疫力[7]　生血康口服液可以防治免疫球蛋白 IgG、IgA、IgM 在化疗后降低，并使之维持在大致正常范围，保护体液免疫功能，改善患者的免疫功能，通过升高 CD4$^+$T 细胞，抑制过分分化及活化的 CD8$^+$T 细胞，使 CD4$^+$/CD8$^+$值恢复到正常水平，纠正骨髓抑制所致的 T 淋巴细胞亚群紊乱，恢复骨髓造血功能，扭转骨髓抑制，进而改善细胞免疫功能。

【不良反应】　尚不明确。

【使用注意】　孕妇慎用。

【用法与用量】　口服，每次 1 支，每日 3 次。2 周为 1 个疗程，或遵医嘱。

参 考 文 献

[1] 布仁巴图，梅樱. 生血康胶囊对小鼠骨髓造血功能调节作用的实验研究[J]. 辽宁中医杂志，2008，35（1）：135-136.

[2] 布仁巴图，梅樱. 生血康胶囊对小鼠骨髓造血功能调节作用的实验研究[J]. 中医药学刊，2006，24（6）：1007-1008.

[3] 周爱香，郭淑英，田甲丽，等. 生血康口服液升血作用的实验研究[J]. 中国实验方剂学杂志，2000，7（1）：44.

[4] 陈珑. 生血康口服液治疗非小细胞肺癌化疗后骨髓抑制临床研究[J]. 河北医药，2015，37（2）：211-215.

[5] 巴图德力根，布仁巴图. 蒙药生血康胶囊对实验性接触性皮炎及出凝血时间的影响[J]. 辽宁中医杂志，2007，（12）：1815-1816.

[6] 龚翠琴. 生血康治疗慢性血小板减少性紫癜（cITP）临床研究[J]. 辽宁中医学院学报，2006，（2）：78-79.

[7] 高明华，欧阳显镇. 生血康口服液治疗鼻咽癌放疗后引起血细胞减少症 24 例的疗效观察[J]. 福建医药杂志，1999，21（3）：97-98.

养阴生血合剂

【药物组成】　地黄、黄芪、当归、玄参、麦冬、石斛、川芎。

【处方来源】　研制方。《中国药典》（2015 年版）。

【功能与主治】　养阴清热，益气生血。用于阴虚内热、气血不足所致的口干咽燥、食欲减退、倦怠无力；有助于减轻肿瘤患者白细胞下降，改善免疫功能，适用于肿瘤放疗患者及具有以上症候的肿瘤患者。

【药效】　主要药效如下[1-3]：

1. 保护骨髓造血功能　养阴生血合剂能提高荷瘤小鼠接受致死剂量照射后的存活率；促进受损伤脾细胞 DNA 的修复，对小鼠脾脏造血干细胞具有保护作用，诱导脾细胞产生 IL-2，保护骨髓的造血功能；促进外周细胞修复，减少放射所致的中国地鼠细胞中微核的形成；增加超氧化物歧化酶（SOD）的活性，降低过氧化脂质（LPO）的水平，减少细胞的微核形成；提高自然杀伤细胞的活性。

2. 调节机体免疫机制　养阴生血合剂能够提高巨噬细胞的吞噬功能，恢复细胞免疫功能，明显提高机体免疫力，改善患者的生存质量，减轻神疲乏力等症状。肿瘤的发生发展与机体免疫功能低下有关，养阴生血合剂可使淋巴细胞绝对数、白细胞、血红蛋白、免疫球蛋白及肝功能保持正常，提高机体免疫力，与放疗合并应用可达到协同杀伤肿瘤细胞的作用。

【临床应用】　放疗会对身体产生急性毒性反应，表现为全身乏力、口干咽燥、食欲下降等症状，并可引起红、白细胞明显减少，影响患者的生活和治疗，甚至延迟或中止放疗。

1. 减轻化疗毒副作用[3-5]　养阴生血合剂能明显减轻化疗毒副作用，表现为升高外周血象，使化疗顺利进行，改善生存质量，减轻神疲乏力等症状，减少体重下降。

2. 改善放疗后口腔、食管黏膜损伤[6,7]　放射性口腔黏膜、食管黏膜损伤是鼻咽恶性肿瘤放化疗中最常见的并发症。养阴生血合剂可推迟急性放射性口腔黏膜炎的发生时间，降低口腔黏膜炎的发生率，有效改善患者的口干咽燥、口腔疼痛及食欲不振等临床症状，减轻放疗患者的不良反应。对放疗引起的食物吞咽疼痛、梗阻等症状有很好的疗效，能明显减轻食管癌患者的放疗不良反应，降低重度放射性食管炎的发生率，保证患者顺利完成放疗。

【不良反应】　偶见服药后胃部不适。

【使用注意】　忌食辛辣食物；脾虚湿重、舌苔厚腻者慎用。

【用法与用量】　口服，每次 50ml，每日 1 次。放疗前 3 天开始服用；放疗期间，在每次放疗前 1 小时服用，至放疗结束。

参 考 文 献

[1] 吴振宇，张杰，王正森，等. 养阴生血饮防治辐射损伤的实验研究[J]. 中国实验方剂学杂志，1998，4（4）：22-25.

[2] 孙利敏，冯仲珉，朱成功. 恶性肿瘤患者化疗前后 T 细胞亚群变化临床分析[J]. 中国医药导报，2007，4（28）：82-83.

[3] 汪晓龙，龚军，唐晟，等. 养阴生血合剂对恶性肿瘤患者放疗副反应的影响[J]. 中国肿瘤临床与康复，2010，17（3）：288-289.

[4] 许春明，丁令池，顾红芳. 养阴生血合剂防治化疗毒副反应临床观察[J]. 中国中医药信息杂志，2008，15（3）：75.

[5] 任雪梅，翁高洁，王兰兰. 养阴生血合剂治疗恶性肿瘤患者化疗后白细胞下降的疗效[J]. 中国老年学杂志，2013，3（33）：1446-1447.

[6] 王跃珍，封巍，王准. 养阴生血合剂防治鼻咽癌患者放射性口腔黏膜损伤 30 例临床观察[J]. 中医杂志，2010，51（1）：44-46.

[7] 李梁，朱兆峰，黄德波. 养阴生血合剂防治放射性食管炎的临床研究[J]. 中国肿瘤临床与康复，2013，20（6）：597-598.

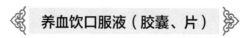

养血饮口服液（胶囊、片）

【药物组成】　当归、黄芪、鹿角胶、阿胶、大枣。

【处方来源】　金·李东垣《兰室秘藏》。国药准字 Z22021226。

【功能与主治】　补气养血，益肾助脾。用于气血两亏，崩漏下血，体虚羸弱，血小板减少及贫血，对放疗和化疗后引起的白细胞减少症有一定的治疗作用。

【药效】　主要药效如下[1,2]：

1. 促进骨髓造血　EPO 作用于骨髓红系祖细胞上的受体，能够促进骨髓造血干细胞分化为原红细胞，加速幼红细胞分裂并促进血红蛋白的合成。养血饮口服液能够增加小鼠的红细胞数和血红蛋白含量，增加血液中促红细胞生成素含量，促进造血功能。

2. 增强免疫　本品能增强免疫功能。

【临床应用】　主要药效作用如下：

1. 放化疗后白细胞减少症　养血饮对放化疗所致的白细胞减少症有一定的治疗作用。养血饮口服液能有效改善肿瘤患者化疗后白细胞、血小板减少。养血饮通过改善骨髓微循环，促进造血细胞增殖，使患者白细胞、血小板数量显著升高[1-4]。

2. 慢性肾衰竭性贫血　肾性贫血是慢性肾衰竭最常见的并发症之一。养血饮联合促红细胞生成素治疗肾性贫血有明显治疗效果。养血饮通过延长红细胞寿命、促进红细胞生成素合成作用、补充造血物质，辅助治疗慢性肾衰竭性贫血[5]。

3. 小儿营养性缺铁性贫血　小儿营养性缺铁性贫血中医辨证主要为脾胃虚热型和心脾两虚型，养血饮具有健脾和胃之功效，可改善患儿脾胃功能，使原发或因贫血而继发食欲不振的患儿食欲明显增加，提高饮食铁的摄入量，促进食物中铁的消化吸收，促进蛋白合成，使贫血症状有所改善，其治疗有效率为 99%[6,7]。

【不良反应】　尚不明确。

【使用注意】　①忌油腻食物；②外感或实热内盛者不宜服用；③孕妇慎用；④本品宜饭前服用；⑤按照用法用量服用，小儿应在医师指导下服用；⑥对本品过敏者禁用，过敏体质者慎用。⑦儿童必须在成人监护下使用。

【用法与用量】　口服液：口服，每次 1 支，每日 2 次。胶囊：口服，每次 4 粒，每日 2 次。片剂：口服，每次 4 片，每日 2 次。

参 考 文 献

[1] 陈天池, 文海英, 秦志丰, 等. 养血饮口服液治疗化疗后白细胞与血小板减少 32 例临床观察[J]. 时珍国医国药, 2007, (4): 976.

[2] 赵庆峰, 张大方, 刘同彦, 等. 养血饮口服液对失血性贫血小鼠的影响[J]. 通化师范学院学报, 2016, 37 (4): 44-45.

[3] 李丽静, 李晶, 刘同彦, 等. 养血饮口服液对免疫系统的影响[J]. 吉林中医药, 2018, 38 (6): 697-699.

[4] 董廷倩, 戚克芬. 养血饮在治疗血液病中的应用[J]. 张家口医学院学报, 1997, (2): 68.

[5] 张熙, 王怡. 中西医结合治疗肾性贫血的红细胞保护机理研究[J]. 辽宁中医杂志, 2013, 40 (4): 751-753.

[6] 张桂玲, 卢青军, 李永申, 等. 养血饮口服液与硫酸亚铁对照治疗小儿缺铁性贫血 100 例[J]. 中国新药杂志, 2002, (3): 232-234.

[7] 王艳荣. 速力菲和养血饮口服液治疗小儿缺铁性贫血 16 例临床观察[J]. 邯郸医学高等专科学校学报, 2004, (2): 117-118.

（上海中医药大学附属市中医医院　李　雁、曹亚娟，湖州市中医院　关新军，军事医学科学院　马增春）

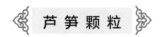

芦 笋 颗 粒

【药物组成】　鲜芦笋。

【处方来源】　研制方。国药准字 Z20025853。

【功能与主治】　扶正生津。用于癌症的辅助治疗及放疗、化疗后口干舌燥，食欲不振，全身倦怠者。

【药效】　主要药效如下[1]：

1. 抗肿瘤　癌细胞在芦笋汁中生长受到抑制，表现为细胞密度降低，胞体变小，体积变小，胞质中有少数突起，被杀死的癌细胞表现为细胞体回缩，变小，变圆，折光度低。芦笋中含有外源性凝集素可促进癌细胞凝集并使凝集的癌细胞中的蛋白发生变性；糖体灭活蛋白能抑制蛋白质合成和苯丙氨酸聚合作用，抑制癌细胞增殖。

2. 提升白细胞、红细胞水平　芦笋中含有精氨酸、黄酮、天门冬酰胺等，这些物质可刺激淋巴细胞的活化，减轻有毒物质对骨细胞的伤害，还能调节免疫功能及提高白细胞、红细胞的水平。

【临床应用】　主要用于恶性肿瘤的放化疗辅助治疗[2-4]。

1. 辅助放化疗增效减毒　辅助放化疗可抑制癌灶，拮抗放化疗毒副作用，提升白细胞、红细胞水平，改善患者生活质量。

2. 调节免疫功能　芦笋颗粒有很好的免疫调节功能，能活化 NK 细胞，增强患者体质，有增强机体细胞免疫和抗肿瘤的作用。

【不良反应】　尚不明确。

【使用注意】　①忌油腻食物；②外感或实热内盛者不宜服用；③孕妇慎用；④本品宜饭前服用；⑤按照用法用量服用，小儿应在医师指导下服用；⑥对本品过敏者禁用，过敏体质者慎用。⑦儿童必须在成人监护下使用。

【用法与用量】　每支装 10ml。口服，每次 1 支，每日 2 次。

参 考 文 献

[1] 关钧. 芦笋的有效成分及其药用机理[J]. 蚌埠医学院学报，1991，16（2）：128-130.

[2] 王付伟，李照. 芦笋颗粒配化疗治疗肺癌疗效观察[J]. 辽宁中医杂志，2005，7（2）：676-677.

[3] 许申，胡谷丰，方浩徽. 芦笋颗粒在肿瘤治疗中的作用[J]. 临床肺科杂志，2008，13（6）：678-679.

[4] 庞彦亮. 芦笋颗粒加化疗与单纯化疗治疗肺癌的临床疗效比较分析[J]. 世界最新医学信息文摘，2016，16（13）：153-154.

（上海中医药大学附属市中医医院　李　雁、曹亚娟，湖州市中医院　关新军）

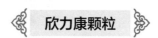

欣力康颗粒

【药物组成】　半枝莲、黄芪、当归、龙葵、郁金、红参、蛇莓、雪莲花、轮环藤根、丹参。

【处方来源】　研制方。国药准字 Z20025501。

【功能与主治】　补气养血，化瘀解毒。用于癌症放化疗的辅助治疗。

【药效】　主要药效如下：

1. 促进造血　本品能改善骨髓造血功能。

2. 改善血液循环　本品能改善局部血液循环。

【临床应用】　主要用于恶性肿瘤辅助治疗[1]。

肿瘤放化疗骨髓抑制　欣力康颗粒是一种扶正而不助邪、抗癌而不伤正的中成药。辅助放化疗治疗肿瘤能改善患者骨髓抑制，增加体重，提高 KPS 值，增强体质，有明显的扶正作用。使部分患者瘤体缩小，肿瘤标志物 CEA、CA50、CA125 及血沉降低或保持正常，使癌症患者病情稳定，延缓复发或转移，有较好的抗癌作用。

【不良反应】 尚不明确。

【使用注意】 尚不明确。

【用法与用量】 口服，每次 12g 或 6g（无蔗糖），每日 3 次；饭后开水冲服。

参 考 文 献

[1] 袁一枫，翟范. 欣力康治疗中晚期癌症 68 例[J]. 中医杂志，2002，43（9）：694.

生白口服液

【药物组成】 淫羊藿、补骨脂、附子（制）、枸杞子、黄芪、鸡血藤、茜草、当归、芦根、麦冬、甘草。

【处方来源】 研制方。国药准字 Z20113006。

【功能与主治】 温肾健脾，补益气血；用于癌症放化疗引起的白细胞减少症属脾肾阳虚，气血不足证候者。症见神疲乏力，少气懒言，畏寒肢冷，纳差便溏，腰膝酸软等。

【药效】 主要药效如下[1]：

1. 升高白细胞 生白口服液组分可提升骨髓有核细胞数，明显促进红系和巨核系的造血功能，上调抗凋亡蛋白 Bcl-XL 表达，减少骨髓有核细胞凋亡；促进造血干细胞、祖细胞的增殖分化，保护造血功能；刺激机体免疫系统并刺激骨髓 DNA 合成，增加外周血白细胞数量、骨髓造血干细胞中粒–单系祖细胞数量，有效抑制因环磷酰胺造成的大鼠骨髓造血干细胞、祖细胞的下降，促进外周血白细胞数的恢复。

2. 改善骨髓抑制[2] 生白口服液补肾填精，益气健脾，可改善骨髓抑制。在持续给予放、化疗的情况下，患者的骨髓粒系干细胞受到极大抑制，同时服用生白口服液可促进骨髓粒干细胞增殖，从而迅速提升白细胞。

3. 增强免疫功能[3] 环磷酰胺能抑制小鼠的免疫功能，生白口服液可以提高巨噬细胞的吞噬功能，具有激活和提高非特异杀伤肿瘤细胞等能力。

【临床应用】 主要用于恶性肿瘤患者放化疗后白细胞减少症。

1. 放化疗后白细胞减少症[1-3] 生白口服液对小鼠放化疗后白细胞减少症具有较好的升白作用。生白口服液对环磷酰胺造成的小鼠骨髓抑制有保护作用。能促进骨髓粒系干细胞增殖，并具有提高免疫功能和抑瘤及增效作用。生白口服液治疗恶性肿瘤放化疗后白细胞减少症疗效确切，可明显提高恶性肿瘤放化疗后外周血白细胞水平。

2. 辅助肿瘤治疗[4] 生白口服液具有健脾益肾、补气生血之功效，可促进髓内、髓外造血功能，提高机体免疫力，促进食欲。肿瘤治疗期间，同时服用生白口服液，患者感染机会低，大多数能按期进行化疗，对提高治愈率和延长生存期有积极作用。

【不良反应】 尚不明确。

【使用注意】 阴虚火旺及有出血倾向者禁用。热毒证禁用。孕妇禁用。个别患者服后有轻度胃脘不适。

【用法与用量】　口服，每次 40ml，每日 3 次。或遵医嘱。

参 考 文 献

[1] 陈诚，乐涵波，张斌杰，等. 生白口服液治疗非小细胞肺癌化疗后白细胞减少 58 例疗效观察[J]. 中国中医药科技，2013，20（5）：529-530.

[2] 黄慧琳，谢美莺. 生白口服液治疗化疗患者白细胞减少症的研究[J]. 海峡药学，2003，15（3）：54.

[3] 邵玉英，马玉静. 生白口服液治疗放化疗致白细胞减少症[J]. 中医杂志，2000，41（4）：207.

[4] 郭成业，庄安士，王宏岩. 生白口服液治疗化疗后白细胞下降 24 例[J]. 成都中医药大学学报，1997，1：32-33.

（上海中医药大学附属市中医医院　李　雁、曹亚娟，湖州市中医院　关新军，军事医学科学院　马增春）

至 灵 胶 囊

【药物组成】　冬虫夏草。

【处方来源】　研制方。国药准字 Z33020246。

【功能与主治】　补肺益肾。用于肺肾两虚所致咳喘、浮肿等症，亦可用于各类肾病、慢性支气管哮喘、慢性肝炎及肿瘤的辅助治疗。

【药效】　主要药效如下[1-4]：

1. 升高白细胞、增加血小板　至灵胶囊可升高血小板数量，并能显著增加血细胞数量，防止放射线、化疗药物所致的白细胞下降，有一定的"升白作用"。

2. 抗肿瘤作用　至灵胶囊可抑制腹水型 S180，与环磷酰胺、长春新碱联合可增强抗癌作用。

3. 增加免疫功能　显著提高小鼠腹腔巨噬细胞对鸡红细胞的吞噬指数和吞噬百分率，增加小鼠肝、脾系统巨噬细胞的数量，表明至灵胶囊能显著提高机体单核巨噬细胞的吞噬功能，并能拮抗可的松的免疫抑制作用，对抗可的松引起的巨噬细胞吞噬能力的降低，还能抑制 T 淋巴细胞的排斥反应。

【临床应用】　临床可用于恶性肿瘤放化疗的辅助治疗[5,6]。

1. 辅助恶性肿瘤放化疗　预防放化疗导致的白细胞下降，提升已下降者的白细胞数量，与放化疗相结合增效减毒，相互协同，增强患者免疫功能，从而提高近期疗效，延长生命及改善生存质量。

2. 慢性肾病、慢性支气管哮喘、慢性肝炎　见有关章节。

【不良反应】　尚不明确。

【使用注意】　尚不明确。

【用法与用量】　口服，每次 2～3 粒，每日 2～3 次，或遵医嘱。

参 考 文 献

[1] 许维桢，魏建丰，王耐勤，等. "至灵胶囊"与抗癌药物联合化疗的实验研究[J]. 上海中医药杂志，1988，（6）：48.

[2] 高俊德. 冬虫夏草药用真菌工业方法的研究报告. 内部资料.

[3] 张士善. 冬虫夏草生药和人工培养虫草前丝的药理作用比较[J]. 药学通报，1981，16（3）：11.

[4] 山西省中医研究所中药研究室. 冬虫夏草药与人工虫草菌丝药理作用的比较. 内部资料.

[5] 潘池. 至灵胶囊结合化疗治疗晚期食管癌临床观察[J]. 浙江中西医结合杂志，2000，10（12）：745-746.

[6] 张进川，马芳春，李丹形. 至灵胶囊辅助治疗恶性肿瘤 30 例小结[J]. 上海中医药杂志，1986，（10）：25.

（上海中医药大学附属市中医医院　李　雁、曹亚娟，湖州市中医医院　关新军）

阿胶补血口服液（颗粒、膏）

【药物组成】　阿胶、熟地黄、党参、黄芪、枸杞子、白术。

【处方来源】　研制方。《中国药典》（2010 年版）。

【功能与主治】　补益气血，滋阴润肺。用于气血两虚所致的久病体弱、目昏、虚劳咳嗽。

【药效】　主要药效如下[1-6]：

1. 促进造血　阿胶补血口服液可增加失血性贫血大鼠的血红蛋白量、红细胞总数量。提高溶血性贫血小鼠外周血红细胞、血红蛋白、血细胞比容水平，对血细胞的生成有促进作用。对环磷酰胺所致骨髓抑制小鼠模型，阿胶补血软胶囊和阿胶补血膏均能够刺激骨髓造血细胞的增殖和分化，增加白细胞、红细胞和血小板计数及提高血红蛋白含量。

2. 升白细胞　阿胶补血口服液可使白细胞减少症小鼠白细胞水平恢复至正常。对环磷酰胺化疗及 ^{60}Co-γ 射线所致的白细胞减少小鼠模型，本品有较好的补血及升高白细胞的作用。

3. 增加免疫力　阿胶补血口服液可显著提高小鼠腹腔内巨噬细胞的吞噬功能，能提高正常小鼠腹腔单核巨噬细胞吞噬速率和吞噬指数。在鸡红细胞致小鼠抗体生成试验中，也可提高小鼠体液免疫水平。

4. 抗辐射损伤　阿胶补血膏治疗 ^{60}Co-γ 照射的小鼠模型，死亡率明显低于生理盐水组，表明本品具有抗辐射作用。

【临床应用】　临床用于恶性肿瘤放化疗后骨髓抑制及其他原因导致的贫血治疗[7,8]。

1. 恶性肿瘤放化疗白细胞减少症　阿胶补血口服液配合放化疗旨在尽可能杀伤肿瘤细胞，提高机体对肿瘤的抵抗力和自然修复能力，减轻放化疗对外周血象的影响，减轻骨髓抑制。

2. 贫血　见有关章节。

【不良反应】　尚不明确。

【使用注意】　①本品为气血双补之药，咳嗽痰多、脘腹胀痛、纳食不消、腹胀便溏者不宜服用。②服本品时不宜同时服用藜芦或其制剂。③不宜和感冒类药同时服用。④高血压、糖尿病患者或正在接受其他药物治疗者应在医师指导下服用。⑤本品宜饭前服用或进食时同服。⑥按照用法用量服用，小儿应在医师指导下服用。⑦服药期间出现食欲不振，恶心呕吐，腹胀便溏者应去医院就诊。⑧对本品过敏者禁用，过敏体质者慎用。⑨本品性状发生改变时禁止使用。⑩儿童必须在成人监护下使用。⑪请将本品放在儿童不能接触的地方。⑫如正在使用其他药品，使用本品前请咨询医师或药师。

【用法与用量】　口服液：口服，每次 20ml，早晚各 1 次，或遵医嘱。颗粒：每袋 4g，开水冲服，每次 1 袋，每日 2 次。膏剂：每瓶 300g，口服，每次 20g，早晚各 1 次。

参 考 文 献

[1] 山东省中药研究所. 阿胶补血口服液药理试验[D]. 济南：山东省中药研究所，1992.

[2] 吴翠萍. 阿胶补血软胶囊的主要药效学研究[D]. 郑州：郑州大学，2012.

[3] 赵新年，刘同祥，王伟，等. 阿胶补血口服液补血升白作用的研究[J]. 中国中医药科技，2003，10（6）：341-342.

[4] 刘子明，何永侠，杨景华，等. 阿胶补血软胶囊对小鼠免疫功能的影响[J]. 河南中医，2014，34（11）：2107-2109.

[5] 曾庆华，丁士伦. 阿胶补血膏的药效学研究[J]. 食品与药品，2007，9（1）：34-35.

[6] 李宗铎，董玉秀，林泽田，等. 阿胶补血膏的药理研究[J]. 中药药理与临床，1989，（6）：34-35.

[7] 山东省中医院，平阴县人民医院. 阿胶制剂临床小结. 新药申报资料，1992.

[8] 刘济纯，彭海洪，刘翠华. 口服复方阿胶补血颗粒加小剂量硫酸亚铁在治疗消化性溃疡引起缺铁性贫血的临床研究[J]. 实用临床医药杂志，2013，A01：67-68.

（上海中医药大学附属市中医医院　李　雁、曹亚娟）

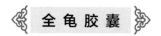

全 龟 胶 囊

【药物组成】　乌龟。

【处方来源】　研制方。国药准字 Z61020034。

【功能与主治】　滋阴补肾。用于肺肾不足，骨蒸劳热，腰膝酸软。

【药效】　主要药效如下[1]：

1. 对抗化疗药物骨髓抑制　环磷酰胺为化疗药物，可致小鼠骨髓抑制，观察环磷酰胺损伤小鼠模型，全龟胶囊可提高外周血白细胞数量，对贫血小鼠，全龟胶囊可以提高血红蛋白含量和红细胞的数量。

2. 促进造血　本品能促进造血。

【临床应用】　临床用于肿瘤患者放化疗后白细胞下降及骨髓抑制证属肝肾阴虚型的治疗[2]：①肝肾阴虚型的血小板减少症、白细胞减少症、白血病。②对于肿瘤放化疗患者，可显著抑制白细胞下降，增强患者耐受力。

【不良反应】　尚不明确。

【使用注意】　①凡脾胃虚寒，呕吐泄泻，腹胀便溏、咳嗽痰多者慎用。②本品宜饭前服用。③按照用法用量服用，小儿应在医师指导下服用。④服药 2 周或服药期间症状无改善，或症状加重，或出现新的严重症状，应立即停药并去医院就诊。⑤对本品过敏者禁用，过敏体质者慎用。⑥本品性状发生改变时禁止使用。⑦儿童必须在成人监护下使用。⑧请将本品放在儿童不能接触的地方。⑨如正在使用其他药品，使用本品前请咨询医师或药师。

【用法与用量】　口服，每次 2 粒，每日 2～3 次。

参 考 文 献

[1] 朱明，周德荣，居海亮. 全龟胶囊药效学研究[J]. 上海实验动物科学，2002，（3）：177.

[2] 佚名. 全龟胶囊的药效成份及临床应用[J]. 江苏医药，1999，10：F003.

健脾益肾颗粒

【药物组成】　党参、枸杞子、女贞子、白术、菟丝子、补骨脂（盐炙）。

【处方来源】　研制方。国药准字 Z20023306。

【功能与主治】　健脾益肾。用于减轻肿瘤患者术后放化疗副作用，提高机体免疫功能及改善脾肾虚弱所引起的症状。

【药效】　主要药效如下：

1. 升高白细胞[1,2]　健脾益肾颗粒组方中成分均具有升高白细胞的作用，可减轻化疗后白细胞减少程度，加速白细胞恢复，并可预防化疗后白细胞减少症的发生。

2. 改善贫血[3]　健脾益肾颗粒不但能促进骨髓有核细胞分裂，保护造血干细胞；而且能通过提高细胞免疫，抑制肿瘤细胞增殖和转移，补充营养物质和微量元素等多种途径而发挥生血作用。

3. 调节免疫功能[4-6]　健脾益肾颗粒可上调恶性肿瘤患者 $CD3^+$、$CD4^+T$ 淋巴细胞亚群及 NK 细胞，调动人体主动免疫，调节机体免疫平衡，减轻肿瘤患者化疗毒性。

【临床应用】

1. 白细胞减少症[1,2]　健脾益气颗粒预防化疗后白细胞减少症与鲨肝醇组相比有明显的优越性，其组分具有升高白细胞的作用，部分组分具有免疫调节的作用，治疗化疗后白细胞减少症疗效较为理想。

2. 贫血[3]　健脾益气颗粒可稳定肺癌相关性贫血血红蛋白水平，提高 RDW、MCH、MCV 水平，对肺癌化疗相关性贫血有一定治疗作用，可改善患者生存质量。

3. 恶性肿瘤辅助治疗[4-6]　健脾益肾颗粒可以提高晚期前列腺癌患者生活质量，特别是明显改善患者神疲乏力、食欲下降症状，减轻手术及内分泌治疗后出现的去势综合征。提高含铂双药化疗对晚期非小细胞肺癌近期疗效。

【不良反应】　尚不明确。

【使用注意】　①本品为补益之剂，外感表证及内有湿热证时慎用。②服药期间饮食宜选清淡易消化之品，忌食辛辣、油腻、生冷之品。

【用法与用量】　开水冲服，每次 10g，每日 2 次。

参 考 文 献

[1] 彭轶霞，张亚密，潘改燕. 健脾益肾颗粒预防化疗后白细胞减少症的临床研究[J]. 湖北中医杂志，2009，31（5）：29-30.

[2] 宣丽君. 健脾益肾颗粒防治消化道肿瘤化疗不良反应的临床观察[J]. 中国社区医师（临床专业），2011，13（4）：125-126.

[3] 刘杰，侯丽，陈信义. 健脾益肾颗粒治疗肺癌化疗相关性贫血的临床研究[J]. 中医药学刊，2006，24（2）：277-278.

[4] 刘浩，刘硕，王辉. 健脾益肾颗粒对前列腺癌去势术后患者生活质量及免疫功能的影响[J]. 中国中医药信息杂志，2012，19（6）：77-78.

[5] 董海涛，刘浩，关念波，等. 健脾益肾颗粒减轻 528 例肿瘤患者化疗毒副作用的临床观察[J]. 中国中医药信息杂志，2008，15（9）：12-13.

[6] 杨吉荣. 健脾益肾颗粒联合化疗对晚期非小细胞肺癌的疗效研究[J]. 浙江中医杂志，2012，47（7）：478-479.

（上海中医药大学附属市中医医院　李　雁、曹亚娟，湖州市中医院　关新军）

血复生片（胶囊）

【药物组成】　黄芪（炙）、当归、熟地黄、白芍、川芎、茯苓、山药、墨旱莲、女贞子、川牛膝、牡丹皮、猪脾粉。

【处方来源】　研制方。国药准字 Z14020176。

【功能与主治】　益气养血，滋阴凉血，化瘀解毒。用于气血两虚、阴虚津亏所致自汗盗汗、烦躁失眠，以及出血、紫斑等恶性贫血，癌症放化疗后的血象异常；尤其是对白细胞减少症有明显的升高或调整血象作用。

【药效】　主要药效如下[1,2]：

1. 改善骨髓造血　T 淋巴细胞免疫功能异常在重型再生障碍性贫血发病过程中起重要作用，miRNA 作为一种转录后调控基因表达的重要机制，在免疫细胞分化发育及炎症、自身免疫性疾病、感染、肿瘤发生发展中发挥重要作用。血复生浸膏可通过调节细胞免疫，抑制造血负调控因子，下调 miRNA-155-5p、miRNA-1260b 来实现免疫调节，改善骨髓造血。

2. 提高免疫力　血复生可通过调节细胞免疫，抑制造血负调控因子，辨证治疗再生障碍性贫血、调控再生障碍性贫血免疫异常。

【临床应用】

1. 肿瘤放化疗白细胞减少症[3]　血复生片用于治疗肿瘤放化疗后白细胞减少症有明显的疗效，联合人粒细胞集落刺激因子提升白细胞的疗效优于人粒细胞集落刺激因子单药。

2. 再生障碍性贫血[4]　血复生含有刺激造血细胞生长的物质，能促进骨髓造血干、祖细胞的增殖和分化；可改善造血微环境，使骨髓正常造血恢复；并具有免疫调节作用，能明显降低 CD8[+]，解除造血抑制，利于造血功能的恢复。以血复生汤为主治疗再生障碍性贫血，总有效率为 81.4%。血复生片补精益气，化瘀解毒，可促进血细胞再生，改善贫血现象。

【不良反应】　偶见恶心、呃逆、腹痛、腹泻、胃脘胀闷、嘈杂、便秘、头晕烦躁、皮疹、瘙痒。

【使用注意】　①患有浅表性胃炎或脾胃虚寒者，饭后服用。②服药期间忌食寒凉、生冷、刺激性食物。

【用法与用量】　片剂：口服，每次 3～6 片，每日 3 次。小儿酌减或遵医嘱。胶囊：口服，每次 2～4 粒，每日 3 次。

参 考 文 献

[1] 李峻，陈劼，孙雪梅，等. 血复生浸膏结合辨证论治对重型再障患者外周血 microRNA、淋巴细胞亚群及细胞因子的影响[J]. 中医药信息，2017，34（6）：77-13.

[2] 倪海雯. 血复生对免疫介导再障小鼠骨髓 CD28、CTLA4 表达及 IFN-γ、TNF-α 水平的影响[D]. 南京：南京中医药大学，2009.

[3] 刘苏梅. 血复生联合 rhG-CSF 治疗宫颈癌放化疗后骨髓抑制的临床研究[D]. 沈阳：辽宁中医药大学，2012.

[4] 李晓惠，章亚成，陈建一，等. "血复生汤"为主治疗再生障碍性贫血 118 例的临床研究[J]. 江苏中医药，2002，（12）：10-11.

（上海中医药大学附属市中医医院　李　雁、曹亚娟，湖州市中医院　关新军，

军事医学科学院　马增春）

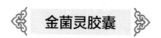

金菌灵胶囊

【药物组成】　金针菇菌丝体。

【处方来源】　研制方。国药准字 Z37020643。

【功能与主治】　调补气血，扶正固本。用于胃炎，慢性肝炎，神经性皮炎及癌症患者的辅助治疗。

【药效】　主要药效如下：

1. 促进造血　主要作用为改善骨髓造血。

2. 增加免疫　本品能增加免疫功能。

【临床应用】

肿瘤辅助治疗[1-3]　一项随机、平行对照、多中心开放临床试验显示，金菌灵胶囊具有调补气血、扶正固本的作用，对癌症、慢性肝炎辅助治疗等的临床疗效与香菇多糖片相似。另外，辅助治疗对化疗引起的骨髓抑制、呕吐、乏力有改善作用。

【不良反应】　尚不明确。

【使用注意】　在医生指导下使用。

【用法与用量】　口服，每次 4 粒，每日 2 次。

参 考 文 献

[1] 李百开，余龙，李长安，等. 金菌灵胶囊治疗癌症、慢性肝炎 320 例的临床疗效观察报告[J]. 齐鲁药事，2009，28（4）：245-246.

[2] 鲍志坚，徐俭朴，吴晓晖，等. 金菌灵胶囊治疗气血两虚证之肺癌的临床观察[J]. 现代中西医结合杂志，2006，15（23）：3195-3197.

[3] 何红英，张红，曾柏荣，等. 金菌灵防治癌症化疗毒副反应 40 例临床观察[J]. 湖南中医药导报，2001，7（8）：417-418.

益血生胶囊

【药物组成】　阿胶、龟甲胶、鹿角胶、鹿血、牛髓、紫河车、鹿茸、茯苓、黄芪（蜜炙）、白芍、当归、党参、熟地黄、白术（麸炒）、制何首乌、大枣、炒山楂、炒麦芽、炒鸡内金、知母（盐制）、大黄（酒制）、花生衣。

【处方来源】　研制方。《中国药典》（2010 年版）。

【功能与主治】　健脾补肾，生血填精。用于脾肾两虚，精血不足所致的面色无华、眩晕气短、体倦乏力、腰膝酸软；缺铁性贫血、慢性再生障碍性贫血见上述证候者。

【药效】　主要药效如下[1,2]：

1. 保护骨髓，促进骨髓造血　益血生胶囊对 ^{60}Co 辐射所致小鼠造血功能障碍有显著的保护血象和促进骨髓有核细胞分化、增殖的作用。升高受 X 线照射小鼠白细胞、骨髓有核细胞数，并使受照射小鼠胸腺、脾脏重量回升。防止化疗药物环磷酰胺、丝裂霉素 C 引起的白细胞减少症，改善骨髓抑制，并促进 DNA、RNA 修复。

2. 改善血液循环　本品能改善血液循环。

【临床应用】

肿瘤放化疗白细胞减少症[3-6]　益血生胶囊可显著改善肿瘤放化疗骨髓抑制，尤其是白细胞减少症，减轻放化疗毒性，并对化疗增效。

【不良反应】　尚不明确。

【使用注意】　虚热者慎用。

【用法与用量】　口服，每次 4 粒，每日 3 次，儿童酌减。

参 考 文 献

[1] 倪国成，魏秀德，张伟，等. 益血生对小鼠骨髓细胞核酸代谢及大鼠白细胞的影响[J]. 吉林中医药，1998，41（1）：34.
[2] 楼英彪，龚彬荣. 益血生胶囊对小鼠辐射损伤的保护作用[J]. 药物研究，2004，13（7）：27-28.
[3] 田国燕，顾磊，封爱英. 益血生胶囊治疗恶性血液病化疗后骨髓抑制的疗效观察[J]. 中华中医药学刊，2016，34（2）：505-507.
[4] 冯小东，赵宏莺，李越. 益血生胶囊对化疗药物的增效作用[J]. 黑龙江医药，2000，13（2）：110-111.
[5] 周国华，熊年，黄建飞. 益血生胶囊防治化疗后骨髓抑制的临床观察[J]. 浙江创伤外科，2011，16（6）：752-753.
[6] 曾祥学，张跃强，刘安家. 益血生胶囊联合人粒细胞集落刺激因子治疗妇科肿瘤化疗后白细胞下降的临床研究[J]. 药物评价研究，2016，29（5）：836-839.

安多霖胶囊

【药物组成】　鸡血藤，抗辐射植物提取物（国家保密方）。

【处方来源】　研制方。国药准字 Z10970016。

【功能与主治】　益气补血，扶正解毒。主治气血两虚证，适用于放化疗引起的白细胞下降、免疫功能低下、食欲不振、神疲乏力、头晕气短等症。对肿瘤放疗中因辐射损伤造成的淋巴细胞微核率增高等有改善作用，可用于辐射损伤。

【药效】　主要药效如下[1,2]：

1. 抗辐射，保护骨髓造血　电磁辐射对机体多系统有损害作用，可导致皮肤产生氧化应激反应，造成大鼠海马神经元的损伤，对生物体的肝脏损伤随着时间的增加而增强，同时对生殖健康有不良影响，可致细胞 DNA 损伤，引起血细胞各参数不同的改变，特别是对白细胞的影响尤为突出。安多霖胶囊是由具有较强抗辐射植物的提取物再配以中药制成的纯中药制剂，能明显提高受 ^{60}Co-γ 射线损伤的小白鼠存活率和平均寿命，也能减轻 γ 射线对小白鼠造血系统功能的影响，对 ^{60}Co-γ 射线照射小鼠的微核率有明显降低作用。

2. 改善免疫功能　本品对受环磷酰胺抑制的 S180 荷瘤小鼠非特异性免疫、细胞免疫和体液免疫均有明显改善作用。

【临床应用】

肿瘤放化疗白细胞减少症[3-5]　外周血淋巴细胞是一种对电离辐射比较敏感的细胞，通过观察淋巴细胞微核能准确测定染色体的畸变。检测人体外周血淋巴细胞微核率在评估辐射损伤中已得到广泛应用。恶性肿瘤患者接受放射治疗导致高微核率已被认识。安多霖胶囊在治疗肿瘤患者放疗后辐射所致高微核率，促进辐射损伤修复方面有显著疗效，配合肿瘤放化疗，可升高白细胞，减轻放疗毒副作用，保护造血功能。

【不良反应】　尚不明确。

【使用注意】　在医生指导下使用。

【用法与用量】　口服，每次 4 粒，每日 3 次。

参 考 文 献

[1] 张军，罗新民，田季雨，等. 高功率雷达微波辐照对大鼠血细胞计数的影响及防护[J]. 现代肿瘤医学，2014，22（10）：

2272-2274.

[2] 刘润东，刘韧. 安多霖对免疫功能影响的保护作用[J]. 海峡药学，2006，18（5）：44-46.

[3] 孔嘉欣，苏旭春，闫冰川，等. 安多霖胶囊联合放化疗治疗鼻咽癌 30 例临床观察[J]. 湖南中医杂志，2012，28（4）：60-62.

[4] 郑崴，陈传本. 安多霖对肿瘤放疗患者辐射损伤高微核率的预防作用[J]. 海峡药学，2002，14（5）：80-81.

[5] 王捷忠，马礼钦，林宇，等. 安多霖胶囊降低食管癌患者放疗后高微核率作用临床观察[J]. 福建医药杂志，2000，22（3）：84.

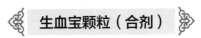

气血康口服液

【药物组成】　三七、黄芪、人参、葛根。

【处方来源】　研制方。国药准字 Z53020831。

【功能与主治】　健脾固本，滋阴润燥，生津止咳。用于神倦乏力，气短心悸，阴虚津少，口干舌燥。

【药效】　主要药效如下[1-3]：

1. 抗肿瘤作用　气血康组方水提醇沉物有直接抑制肿瘤细胞系细胞增殖的作用，其抑制效果随药物浓度的增加而增强，其主要活性成分为其中的多糖成分。

2. 保护骨髓造血　对化疗药环磷酰胺引起的小鼠、大鼠的白细胞计数减少及免疫器官萎缩有预防作用。对 ^{60}Co-γ 射线引起的小鼠骨髓抑制有明显的改善作用。

【临床应用】

肿瘤放化疗白细胞减少症[4,5]　气血康口服液能使接受放化疗的肿瘤患者血象、免疫功能保持在稳定状态中，可显著改善肿瘤放化疗引起的白细胞减少症。

【不良反应】　尚不明确。

【使用注意】　①忌油腻食物。②凡脾胃虚弱，呕吐泄泻，腹胀便溏，咳嗽痰多者慎用。③服用本药时不宜同时服用藜芦、五灵脂、皂荚或其制剂；不宜喝茶和吃萝卜，以免影响药效。④本品宜饭前服用。⑤按照用法用量服用，小儿、高血压、糖尿病患者应在医师指导下服用。⑥服用 2 周后症状无改善，或症状加重，或出现新的严重症状，应立即停药并去医院就诊。⑦长期连续服用应向医师或药师咨询。⑧对本品过敏者禁用，过敏体质者慎用。⑨本品性状发生改变时禁止使用。⑩儿童必须在成人监护下使用。⑪请将本品放在儿童不能接触的地方。⑫如正在使用其他药品，使用本品前请咨询医师或药师。⑬孕妇禁服。

【用法与用量】　口服，每次 10～30ml，每日 1～2 次。

参 考 文 献

[1] 李兴玉，丁慧蓉. 气血康抗肿瘤的体外实验研究[J]. 甘肃中医学院学报，1996，3（1）：18-20.

[2] 李淑仪，杨秀英，肖庆慈. 气血康口服液的扶正固本作用[J]. 云南中医学院学报，1995，18（3）：7-12.

[3] 李兴玉，白维仁，王育成，等. 气血康口服液抗辐射的实验研究[J]. 兰州医学院学报，1996，22（3）：4-5.

[4] 李兴玉，白维仁，石峰. 气血康口服液治疗辐射损伤引起的白细胞减少症的临床研究[J]. 兰州医学院学报，1995，21（4）：207-209.

[5] 张灿珍，张国珠，任宏轩，等. 气血康口服液治疗恶性肿瘤患者化疗后白细胞减少 20 例临床疗效观察[J]. 中国综合临床，1999，15（2）：175.

生血宝颗粒（合剂）

【药物组成】　制何首乌、女贞子、桑椹、墨旱莲、白芍、黄芪、狗脊。

【处方来源】　研制方。《中国药典》（2015 年版）。

【功能与主治】　滋养肝肾，益气生血。用于肝肾不足、气血两虚所致的神疲乏力、腰膝疲软、头晕耳鸣、心悸、气短、失眠、咽干、纳差食少。放化疗所致的白细胞减少症，缺铁性贫血见上述证候者。

【药效】　主要药效如下[1-4]：

1. 刺激骨髓造血　放化疗最常见的副作用为骨髓抑制，表现为白细胞、血小板减少及贫血。生血宝合剂可显著提高 ^{60}CO 照射所致小鼠血红蛋白、红细胞数以及对抗治疗量环磷酰胺化疗引起的荷瘤小鼠体重、骨髓有核细胞数和外周血白细胞数下降，显示生血宝合剂（颗粒）可明显地提高骨髓造血功能。

2. 调节免疫功能　机体免疫功能的增强对恶性肿瘤的治疗具有非常重要的意义，生血宝对大剂量环磷酰胺腹腔注射后的小鼠，能增强单核细胞的吞噬功能，提高脾脏、胸腺的重量指数，使 T 淋巴细胞数、溶血空斑数及 E-玫瑰花结形成数显著增多，这些机制表明生血宝有增强机体免疫功能的作用。

【临床应用】

肿瘤放化疗白细胞减少症[5,6]　一项随机双盲、平行对照、多中心临床试验的数据显示，生血宝合剂能有效防治非小细胞肺癌化疗引起的白细胞减少症，改善化疗后患者癌因性疲乏、头晕目眩、心悸气短、烦躁不安等症状，提高患者健康状况。多项研究结果显示生血宝合剂（颗粒）可改善放化疗引起的血液学毒性，尤其是白细胞下降。

【不良反应】　尚不明确。

【使用注意】　在医生指导下使用。

【用法与用量】　颗粒：开水冲服，每次 8g，每日 2～3 次。合剂：口服，每次 15ml，每日 3 次。

参 考 文 献

[1] 赵岗，惠爱武，杨甫昭，等. 生血宝合剂与环磷酰胺合用治疗 S180 的增效作用和升高白细胞作用[J]. 陕西中医，2011，32（9）：1252-1253.

[2] 邱赛红，汤淮波，李飞艳，等. 生血宝颗粒对免疫作用影响的实验研究[J]. 湖南中医杂志，2003，19（5）：52-53.

[3] 邵林，王玲，王静，等. 生血宝益气生血实验研究[J]. 山东中医杂志，2002，21（2）：103-104.

[4] 高顺国. 生血宝药效学及临床试验报告[J]. 实用医técnica杂志，2003，10（1）：76-77.

[5] 何斌，杨宇飞，褚亚军，等. 生血宝合剂治疗非小细胞肺癌患者化疗后白细胞减少症 210 例多中心随机、双盲对照临床研究[J]. 中医杂志，2017，58（9）：763-767.

[6] 张良玉，唐海涛. 生血宝合剂防治紫杉醇化疗所致白细胞减少 78 例观察[J]. 中国伤残医学，2012，20（7）：77-78.

八珍丸（颗粒）

【药物组成】　熟地黄、当归、党参、炒白术、炒白芍、茯苓、川芎、炙甘草。

【处方来源】　元·朱丹溪《丹溪心法》。《中国药典》（2015 年版）。

【功能与主治】　补气益血。适用于气血两虚者，症见面色萎黄，食欲不振，四肢乏力，月经过多。

【药效】　主要药效如下[1-5]：

1. 改善骨髓抑制, 保护骨髓造血　八珍汤可促进环磷酰胺所造成的骨髓及免疫系统损伤的恢复, 对环磷酰胺造成的骨髓抑制具有拮抗作用, 能有效修复骨髓损伤, 可提高粒-巨噬细胞集落形成单位集落形成, 通过刺激骨髓细胞增殖及相关因子分泌调控骨髓造血及机体免疫, 促进骨髓抑制小鼠外周血象恢复及骨髓有核细胞数的增加。

2. 改善免疫功能　本品对细胞免疫和体液免疫均有明显改善作用。

【临床应用】

肿瘤放化疗白细胞减少症[6-9]　八珍颗粒联合放化疗治疗乳腺癌、肺癌、食管及胃肠道肿瘤, 可减轻放化疗毒性, 减少骨髓抑制, 提高患者生活质量。

【不良反应】　尚不明确。

【使用注意】　①孕妇慎用。②不宜和感冒类药同时服用。③服本品时不宜同时服用藜芦或其制剂。④本品为气血双补之药, 性质较黏腻, 有碍消化, 故咳嗽痰多、脘腹胀痛、纳食不消、腹胀便溏者忌服。⑤本品宜饭前服用或进食时同服。⑥按照用法用量服用, 高血压患者、小儿及年老体虚者应在医师指导下服用。⑦服药期间出现食欲不振, 恶心呕吐, 腹胀便溏者应去医院就诊。⑧对本品过敏者禁用, 过敏体质者慎用。⑨本品性状发生改变时禁止服用。⑩儿童必须在成人的监护下使用。⑪请将此药品放在儿童不能接触的地方。⑫如正在服用其他药品, 使用本品前请咨询医师或药师。

【用法与用量】　丸剂: 口服。水蜜丸, 每次 6g; 大蜜丸, 每次 1 丸, 每日 2 次。颗粒: 开水冲服, 每次 1 袋, 每日 2 次。

参 考 文 献

[1] 罗霞, 陈东辉, 余梦瑶, 等. 八珍汤和鸡血藤对环磷酰胺所致小鼠骨髓造血微环境损伤的影响[J]. 四川大学学报, 2006, 43 (2): 441-444.

[2] 郭泽, 罗霞, 陈东辉, 等. 八珍汤对血虚模型小鼠造血调控因子影响的实验研究[J]. 生物医学工程学杂志, 2004, 21 (5): 727-731.

[3] 江南, 罗霞, 陈东辉, 等. 八珍汤对环磷酰胺所致低白模型小鼠造血系统的影响[J]. 中国免疫学杂志, 2003, 19(4): 614-615.

[4] 祝红焰, 谭允育. 八珍汤对 ^{60}Co 照射小鼠骨髓细胞及相关细胞因子影响的实验研究[J]. 中国免疫学杂志, 2000, 16 (2): 81-83.

[5] 陈玉春, 王碧英, 高依卿. 八珍汤对红细胞生成素影响的动物实验研究[J]. 上海中医药杂志, 2000, (4): 45-46.

[6] 孙卓. 八珍颗粒联合化疗治疗晚期乳腺癌 30 例临床观察[J]. 中医中药, 2009, 16 (11): 121-122.

[7] 高尚峰, 王新胤, 潘婧. 八珍颗粒配合腹腔化疗对进展期胃癌患者术后的影响[J]. 华北煤炭医学院学报, 2006, 8(2): 199-200.

[8] 郭经锋, 吴锋, 邢辉, 等. 八珍颗粒联合紫杉醇、卡铂方案治疗老年晚期非小细胞肺癌的疗效观察[J]. 临床和实验医学杂志, 2015, 14 (6): 449-453.

[9] 陈俊强, 刘健, 钟连花, 等. 食管癌术后放化疗联合中药八珍颗粒的疗效观察[J]. 肿瘤基础与临床, 2010, 23 (5): 405-407.

（上海中医药大学附属市中医医院　李　雁、曹亚娟, 湖州市中医院　关新军）

生 血 丸

【药物组成】　鹿茸、黄柏、山药、炒白术、桑枝、炒白扁豆、稻芽、紫河车。

【处方来源】　研制方。《中国药典》（2010 年版）。

【功能与主治】　补肾健脾, 填精养血。用于脾肾虚弱所致的面黄肌瘦、体倦乏力、眩晕、食少、便溏; 放化疗后全血细胞减少及再生障碍性贫血见上述症候者。

【药效】 主要药效如下[1-3]：

1. **促进造血干细胞增殖** 血细胞均起源于骨髓产生的造血干细胞。正常情况下，大多数造血干细胞处于细胞周期的静止期（G_0 期），只有不到10%的造血干细胞处于增殖状态，G_0/G_1 和 $S+G_2/M$ 期细胞数量比例的变化反映着细胞增殖周期状态，生血丸可促进骨髓抑制小鼠骨髓细胞从 G_0/G_1 期进入增殖周期。

2. **刺激骨髓造血** EPO 是生理情况下调节红系细胞生成的主要细胞因子，血小板生成素（TPO）是体内调节血小板生成的首要调节因子，粒细胞集落刺激因子（granulocyte colony stimulating factor，G-CSF）能选择性和特异性地刺激造血干细胞向中性粒细胞的定向增殖和分化，动员造血干细胞进入外周血。生血丸能有效调节骨髓微环境中红细胞生成素、血小板生成素和 G-CSF，提高骨髓抑制小鼠外周血血细胞和骨髓有核细胞计数。

3. **拮抗放化疗骨髓抑制** 环磷酰胺是细胞毒剂，属于细胞周期非特异性药物，尤其是对增殖活跃的骨髓造血干细胞作用特别强，影响骨髓造血干细胞的增殖、分化并抑制骨髓造血功能，同时具有致突变性，诱发肿瘤性病变。生血丸对小鼠外周血象和骨髓有核细胞的作用，能改善骨髓的造血功能，拮抗环磷酰胺对骨髓造血干细胞的毒性，促进造血功能恢复。

【临床应用】

肿瘤放化疗白细胞减少症[4-7] 放化疗在抑制或杀伤肿瘤细胞的同时，有多系统毒副作用，尤其是对增殖旺盛的骨髓造血干细胞的毒性。放化疗可导致外周血以白细胞为主的全血细胞下降，进而引起贫血、抗感染能力下降等严重不良反应。生血丸辅助放化疗，可保护肺癌、胃肠道肿瘤放化疗患者骨髓造血功能，并提高 $CD4^+$、$CD4^+/CD8^+$ 水平，改善机体免疫状态。

【不良反应】 尚不明确。

【使用注意】 阴虚内热，舌质红、少苔者慎用。

【用法与用量】 口服，每次 5g，每日 3 次；小儿酌减。

参 考 文 献

[1] 王光普，荣子丹，张晓乐，等. 生血丸促进骨髓抑制小鼠造血功能的机制研究[J]. 中草药，2012，43（16）：1162-1165.

[2] 谢强，黄丽萍，柳勤. 生血丸对环磷酰胺所致小鼠骨髓抑制的影响[J]. 中国病理生理杂志，2003，19（8）：1117-1118.

[3] 严苏纯，王光普，刘彤. 生血丸对骨髓抑制小鼠造血功能的调控作用[J]. 中草药，2010，41（17）：1853-1856.

[4] 张丽丽，赵林林，李小江，等. 生血丸防治化疗所致骨髓抑制 32 例临床观察[J]. 中医杂志，2014，55（13）：1123-1126.

[5] 王达，满孝蕊，陈树泉. 生血丸治疗放化疗引起的白细胞减少症临床观察[J]. 药学研究，2014，33（9）：535-538.

[6] 林洪生，杨宗艳，张培彤，等. 生血丸治疗非小细胞肺癌脾肾阳虚证化疗所致血象下降的临床疗效观察[J]. 中华中医药杂志，2013，28（8）：2491-2495.

[7] 林洪生，杨宗艳，张培彤，等. 生血丸治疗胃肠肿瘤化疗所致血象下降的临床疗效观察[J]. 肿瘤防治研究，2013，40（1）：16-20.

（上海中医药大学附属市中医医院 李 雁、曹亚娟，湖州市中医医院 关新军，

军事医学科学院 马增春）

健 血 颗 粒

【药物组成】 黄芪、太子参、白术（麸炒）、茯苓、山茱萸、丹参、川芎、枳壳（去

瓤麸炒）、甘草（炙）。

【处方来源】　研制方。国药准字 Z20026025。

【功能与主治】　益气养血，祛瘀生新。用于放疗、化疗及接触有机溶剂引起的白细胞减少症，以及原因不明的白细胞减少症。

【药效】　主要药效如下[1,2]：

1. 对抗放化疗所致白细胞下降　接受 X 线照射小鼠或环磷酰胺注射大鼠的白细胞数及淋巴细胞数量可出现下降，健血冲剂可显著增加放化疗所致白细胞数及淋巴细胞绝对数。

2. 改善血液循环　本品能改善血液循环。

【临床应用】

减轻放疗反应[3]　放疗是延缓中晚期肺癌患者生命的有效手段，一项随机对照实验结果显示，健血颗粒可降低肺癌放疗毒副作用发生率，减轻骨髓抑制程度，利于患者康复，保障放疗实施。

【不良反应】　尚不明确。

【使用注意】　感冒发热者慎服。

【用法与用量】　开水冲服，每次 15g，每日 3 次；或遵医嘱。

参 考 文 献

[1] 龚维桂. 健血冲剂生白细胞及毒性实验观察[J]. 中成药，1984，（增 2）：42.
[2] 健血冲剂科研协作组. 健血冲剂治疗白细胞减少症临床疗效总结（181 例报告）[J]. 中华血液学杂志，1983，4（2）：69.
[3] 付强. 健血颗粒在肺癌放疗康复中的应用研究[J]. 时珍国医国药，2013，24（8）：1893-1894.

六 君 子 丸

【药物组成】　党参、白术（麸炒）、茯苓、半夏、陈皮、甘草（蜜炙）。

【处方来源】　明·虞抟《医学正传》。国药准字 Z22024784。

【功能与主治】　补脾益气，燥湿化痰。用于脾胃虚弱，食量不多，气虚痰多，腹胀便溏者。

【药效】　主要药效如下[1-5]：

1. 保护骨髓造血　IL-6 是一种主要由免疫活性细胞分泌的多功能因子，不仅具有免疫调节及抗肿瘤作用，且能促进细胞的增殖分化、加速血小板的再生，有显著的造血调控作用；肿瘤坏死因子对白细胞计数和血小板计数的减少有促进恢复的作用，六君子汤可促进小鼠外周血白细胞、网织红细胞、骨髓有核细胞数、淋巴细胞转化指数、肿瘤坏死因子、IL-6 活性指标的恢复和升高。

2. 对化疗增效减毒、调节免疫功能　六君子丸可提高化疗药对小鼠肝癌 H22 的抑瘤率，减低化疗药多柔比星、顺铂、环磷酰胺所致脾脏、胸腺萎缩，增加小鼠腹腔巨噬细胞数量及吞噬功能。

3. 促进溃疡表面黏膜修复　见有关章节。

【临床应用】　临床用于肿瘤患者放化疗后白细胞减少症及免疫功能下降，亦用于腹泻、胃溃疡的治疗[6-11]：

1. 白细胞减少症 六君子丸健脾补肾、补气养血，防治放化疗后白细胞减少症，具有稳定性强、副作用小的特点，既可单独用，亦可和集落刺激因子注射联合或序贯使用，提高总体疗效。可以有效改善放化疗后患者骨髓抑制及生活质量。

2. 调节免疫功能，辅助肿瘤放化疗 六君子丸可提高肺癌患者血清 NK 细胞、CD3$^+$、CD4$^+$及 CD4$^+$/CD8$^+$水平，降低免疫抑制的 CD8$^+$水平。

3. 腹泻、胃溃疡 见有关章节。

【不良反应】 尚不明确。

【使用注意】 ①忌食生冷油腻不易消化食物。②不适用于脾胃阴虚者，主要表现为口干、舌红少津、大便干。③小儿、年老体弱者应在医师指导下服用。④对本品过敏者禁用，过敏体质者慎用。⑤本品性状发生改变时禁止使用。⑥儿童必须在成人监护下使用。⑦请将本品放在儿童不能接触的地方。⑧如正在使用其他药品，使用本品前请咨询医师或药师。⑨本品含姜半夏。

【用法与用量】 口服，每次 9g（1 袋），每日 2 次。

参 考 文 献

[1] 张晓莉，唐小云，宋宝辉，等. 六君子汤上调小鼠免疫功能的机制[J]. 细胞与分子免疫学杂志，2005，21（6）：784-785.

[2] 刘智勤，陈鹊汀，朱惠学，等. 六君子汤对顺铂增效减毒的实验研究[J]. 时珍国医国药，2009，20（10）：2492-2494.

[3] 刘智勤，陈鹊汀，朱惠学，等. 六君子汤对环磷酰胺的增效减毒作用研究[J]. 时珍国医国药，2008，19（9）：2150-2152.

[4] 刘智勤，陈鹊汀，朱惠学，等. 六君子汤对化疗荷瘤小鼠增效减毒作用的实验研究[J]. 北京中医药大学学报，2008，31（11）：767-770.

[5] 袁晓辉. 六君子汤对白细胞减少症模型小鼠免疫和造血功能的影响[J]. 中医中药，2008，5（33）：65-66.

[6] 赵刚，金建华，陆文斌，等. 六君子汤加当归补血汤防治化疗后骨髓抑制的疗效研究[J]. 现代生物医学进展，2014，14（6）：1131-1135.

[7] 赵秀秀，李博，吴煜. 六君子汤对中晚期原发性肝癌患者生活质量影响的 Meta 分析[J]. 中国循证医学杂志，2016，16（1）：96-101.

[8] 袁晓辉. 六君子汤治疗化疗致白细胞减少的疗效分析[J]. 中医药信息，2009，26（1）：52-55.

[9] 吴迪，李卫东，邹青峰，等. 六君子汤预防晚期非小细胞肺癌化疗后不良反应临床观察[J]. 广州医药，2010，41（2）：68-70.

[10] 熊新军，熊龙军. 六君子汤联合 EP 化疗方案治疗晚期非小细胞肺癌的临床疗效评估[J]. 海南医学院学报，2016，22（15）：1714-1718.

[11] 刘天新. 六君子丸对肺癌患者 T 淋巴细胞亚群的影响[J]. 中国实用医药，2014，9（33）：161-162.

补中益气丸（颗粒、口服液、合剂、片）

【药物组成】 黄芪（蜜炙）、党参、甘草（蜜炙）、白术（炒）、当归、升麻、柴胡、陈皮、生姜、大枣。

【处方来源】 金·李东垣《脾胃论》。《中国药典》（2010 年版）。

【功能与主治】 补中益气，升阳举陷。用于脾胃虚弱、中气下陷所致的体倦乏力、食少腹胀、便溏久泻、肛门下坠。

【药效】 主要药效如下[1-6]：

1. 抗辐射损伤，升高白细胞 辐射损伤病理表现为中医学的"脾虚造化不及，气血受损"，可导致机体多种系统和器官结构及功能受损，不同系统组织细胞对辐射敏感性不同，血液和造血细胞是辐射敏感细胞之一，白细胞数量变化可较敏感和简便地反映机体辐射损伤。染色体是细胞的遗传结构，对辐射高度敏感，其损伤与辐射剂量呈线性正相关，可定量反映辐射。防治辐射损伤宜补脾益气养血，补中益气丸能明显地减轻小剂量分次累计照射引起的白细胞下降和骨髓细胞染色体畸变发生，高剂量组能减缓并减轻外周血中血小板的损伤，有较好的抗慢性辐射损伤作用。

2. 调节免疫功能　免疫功能低下小鼠，其腹腔巨噬细胞吞噬功能低下，血清 IgG 抗体含量减少；补中益气丸能提高小鼠胸腺质量及指数、腹腔巨噬细胞吞噬百分率和吞噬指数及血清 IgG 抗体水平，从而改善小鼠免疫功能。环核苷酸（cAMP、cGMP）作为人体内重要的第二信使物质，具有多种生理及病理作用，在调节免疫反应、细胞增殖分化、维持平滑肌舒缩平衡和血管内环境稳定、参与神经活动、调控基因表达等方面居重要地位。凡能降低细胞内 cAMP 含量的因素均能促进 DNA 的合成和细胞的分裂增殖。补中益气丸可降低脾虚证大鼠 cAMP 含量及 cAMP/cGMP 值，提高胸腺质量及指数，通过调节环核苷酸水平，促进组织的细胞分裂增殖和营养物质的合成，使机体免疫功能提高。

【临床应用】

1. 白细胞减少症　氯氮平治疗精神病有显著疗效，而其引起白细胞减少症发生率甚高，白细胞减少症其病机为"脾肾两虚，气血不足"，防治白细胞减少症，应抓住脾虚立法、脾肾双补，以增化源，补中益气丸可减少氯氮平引起的白细胞减少症的发生率，并治疗白细胞减少症。

2. 辅助治疗恶性肿瘤　恶性肿瘤属于慢性消耗性疾病，恶性肿瘤自身及其治疗方式，如手术、放化疗及局部微创治疗，往往会使患者出现疲乏、骨髓抑制等全身反应，以及腹泻等局部症状，补中益气丸配合冷循环射频消融治疗原发性肝癌疗效显著。能改善乳腺癌患者的疲劳症状，降低肿瘤相关性疲劳的程度。对直肠癌术后及化疗过程中所导致的大便不规律、小腹灼痛、肛门下坠感等功能性损害现象有明显疗效。

3. 肠易激综合征、重症肌无力等症属脾胃虚弱、中气下陷者　见有关章节[7-9]。

【不良反应】　尚不明确。

【使用注意】　①本品不适用于恶寒发热表证者及暴饮暴食脘腹胀满实证者。②不宜和感冒类药同时服用。③高血压患者慎服。④服本品时不宜同时服用藜芦或其制剂。⑤本品宜空腹或饭前服为佳，亦可在进食时同服。⑥按照用法用量服用，小儿应在医师指导下服用。⑦服药期间出现头痛、头晕、复视等症，或皮疹、面红者，以及血压有上升趋势，应立即停药。⑧对本品过敏者禁用，过敏体质者慎用。⑨本品性状发生改变时禁止使用。⑩儿童必须在成人监护下使用。⑪请将本品放在儿童不能接触的地方。⑫如正在使用其他药品，使用本品前请咨询医师或药师。

【用法与用量】　丸剂：口服，小蜜丸每次 9g，大蜜丸每次 1 丸，每日 2～3 次。颗粒剂：口服，每次 3g，每日 2～3 次。口服液：口服，每次 1 支，每日 2～3 次。合剂：口服，每次 10～15ml，每日 3 次。片剂：口服，每次 4～5 片，每日 3 次。

参 考 文 献

[1] 于小芳，王亚男，周喆，等. 补中益气丸低剂量辐射防护作用的实验研究[J]. 世界中西医结合杂志，2013，8（6）：560-562.

[2] 郑小伟，刘明哲，程志清，等. 补中益气丸抗慢性辐射损伤的实验研究[J]. 中国中医药科技，1998，5（6）：354-355.

[3] 张丹, 林培英, 肖柳英, 等. 补中益气丸对脾虚证小鼠免疫功能的影响[J]. 中医药通报, 2002, 1（2）: 49-50.

[4] 余望贻, 卓晖, 孟琼. 补中益气丸脾肾相关性实验研究[J]. 中国医药指南, 2008, 6（21）: 25-27.

[5] 李燕舞, 李耿, 巫燕莉. 补中益气丸对脾虚大鼠能量物质及 AMPK 的影响[J]. 中国中医基础医学杂志, 2015, 21（5）: 592-594.

[6] 李志强, 赵慧, 陈津岩, 等. 补中益气丸对脾虚证大鼠血浆环核苷酸水平的影响[J]. 湖北中医学院学报, 2009, 11（4）: 22-24.

[7] 李志雄. 补中益气丸及六味地黄丸在氯氮平致白细胞减少方面的作用[J]. 广西中医学院学报, 1999, 16（3）: 45-46.

[8] 王存丰, 李瑞敏. 补中益气丸配合 CRFA 治疗原发性肝癌临床观察[J]. 中医学报, 2013, 12（28）: 1787-1788.

[9] 李军, 杨海燕. 补中益气丸治疗乳腺癌肿瘤相关性疲劳的临床观察[J]. 辽宁医学院学报, 2015, 36（3）: 12-14.

当归补血丸（颗粒、口服液）

【药物组成】 当归、黄芪。

【处方来源】 金·李东垣《内外伤辨惑论》。《中国药典》（2015 年版）。

【功能与主治】 补养气血。用于气血两虚证。

【药效】 主要药效如下[1-12]:

1. **促进骨髓造血** 当归补血汤是补气补血的经典名方之一, 能促进白细胞活化, 促进红系造血祖细胞增殖、粒系巨噬系细胞增殖、巨核系祖细胞克隆和成纤维细胞克隆形成, 促进血小板生成。对辐射小鼠造血系统的损伤有保护和促修复作用。对化疗药物多柔比星抗 S180 荷瘤小鼠具有增效减毒的作用。骨髓造血微环境是造血干细胞赖以生长发育的环境, 对造血的调控主要是通过细胞-细胞接触、细胞外基质-细胞相互作用和细胞因子对细胞的作用, 基质细胞可通过与造血细胞直接接触而支持和调节造血活性。当归补血汤能够促进骨髓造血, 可能与其对骨髓基质细胞的保护作用, 通过促进骨髓基质细胞与造血细胞之间的相互作用来调控骨髓造血有关。促进内皮细胞的增殖和表面黏附分子的表达, 将内皮细胞分泌的各种造血细胞因子与细胞外基质结合, 构成了一个支持造血的复杂网络, 把造血干/祖细胞固定于局部, 使干/祖细胞受局部高浓度细胞因子的作用而增殖与分化, 而参与造血调控。因此, 当归补血汤不仅可以改善造血微环境, 促进骨髓细胞的增殖, 而且可促进骨髓造血干细胞的增殖, 同时抑制其凋亡。

2. **免疫调节** 当归补血汤能增加小鼠抗体生成细胞数、血清半数溶血值、淋巴细胞转化能力、小鼠单核巨噬细胞能力、巨噬细胞吞噬能力、NK 细胞活性、脾脏/体重值、胸腺/体重值, 从而增加小鼠机体的非特异及特异性免疫功能。

【临床应用】 临床上用当归补血汤治疗白细胞、血小板减少症疗效显著, 同时还能缓解放化疗引起的骨髓抑制[13-15]。

1. **白细胞减少症** Meta 分析显示, 当归补血汤加味治疗白细胞减少症是一种相对安全有效的干预措施, 在提高总有效率, 改善患者白细胞计数上有明显优势。

2. **辅助肿瘤放化疗增效减毒** 当归补血汤可防护化疗骨髓抑制, 调节机体免疫, 对抗化疗对脏器的损伤, 对化疗药增效减毒; 在改善临床症状和生活质量, 提高外周血白细胞、血红蛋白和血小板, 以及减轻骨髓抑制等方面均有较好的疗效。

【不良反应】 尚不明确。

【使用注意】 ①忌油腻食物。②高血压患者慎用。③本品宜饭前服用。④月经提前量多, 色深红或经前、经期腹痛拒按, 乳房胀痛者不宜服用。⑤按照用法用量服用, 小儿及孕妇应在医师指导下服用。⑥服药 2 周或服药期间症状无改善，或症状加重，或出现新的严重症状，应立即停药并去医院就诊。⑦对本品过敏者禁用，过敏体质者慎用。⑧本品性状发生改变时禁止使用。⑨儿童必须在成人监护下使用。⑩请将本品放在儿童不能接触的地方。⑪如正在使用其他药品，使用本品前请咨询医师或药师。

【用法与用量】　丸剂：口服，每次 9g，每日 2 次。颗粒：口服，每次 10g，每日 2～3 次。口服液：口服，每次 10ml，每日 2 次。

参 考 文 献

[1] 陈鹊汀, 刘智勤, 朱惠学, 等. 当归补血汤对阿霉素化疗荷瘤小鼠的增效减毒作用[J]. 时珍国医国药, 2012, 23（2）: 349-350.

[2] 冯璟, 于远望. 当归补血汤对 ⁶⁰Co 射线辐照小鼠造血功能损伤的防护作用[J]. 中医药导报, 2016, 22（10）: 18-21.

[3] 张英华, 武桂兰, 姜延良. 当归补血汤及其含药血清对小鼠红系造血祖细胞克隆的影响[J]. 中国实验方剂学杂志, 1999, 5（4）: 33-36.

[4] 阴赦宏, 李兰芳, 金亚宏, 等. 当归补血汤含药血清对小鼠白细胞的活化作用[J]. 中国中医药科技, 1999, 6（1）: 19-21.

[5] Yang M, Chan G C, Deng R X, et al. An herbal decoction of Radix astragali and Radix angelicae sinensis promotes hematopoiesis and thrombopoiesis[J]. J Ethnopharmacol, 2009, 124（1）: 87-97.

[6] Liu C, Li J Q, Meng F Y, et al. Polysaccharides from the root of Angelica sinensis promotes hematopoiesis and thrombopoiesis through the PI3K/AKT pathway[J]. BMC Complement Altern Med, 2010, 10（1）: 79-90.

[7] 薄华本, 陈启助, 沈晗, 等. 当归补血汤调控骨髓造血机理及对造血微环境的影响[J]. 中国新药与临床杂志, 2013, 32（10）: 824-828.

[8] 吴岩, 祝彼得. 当归补血汤对内皮细胞增殖和粘附分子表达的影响[J]. 华西医大学报, 2001, 32（4）: 593-595.

[9] 吴岩, 毕立夫, 龚莉. 当归补血汤对内皮细胞和骨髓造血细胞的增殖和分化作用[J]. 内蒙古医学院学报, 2005, 27（3）: 169-172.

[10] 杨岚, 张力华, 周毅. 当归补血汤对骨髓抑制小鼠骨髓细胞增殖的影响[J]. 中国组织工程研究与临床康复, 2007, 11（3）: 538-539.

[11] 易有金, 钟英丽, 刘华金, 等. 当归补血汤对小鼠免疫功能的影响[J]. 中国食物与营养, 2010, 5（8）: 61-63.

[12] 苗明三, 顾丽亚, 方晓艳, 等. 当归补血汤多糖对气血双虚大鼠胸腺、脾脏的影响[J]. 中国临床康复, 2005, 9（3）: 162-163.

[13] 窦昊颖, 张盼盼, 高晓宁, 等. 当归补血汤加味治疗白细胞减少症疗效的 Meta 分析[J]. 辽宁中医杂志, 2016, 43（9）: 1807-1811.

[14] 蒋立峰, 刘怀民. 当归补血汤防治肿瘤化疗后骨髓抑制临床观察[J]. 中医学报, 2003, 28（4）: 475-477.

[15] 陈鹊汀, 刘智勤, 朱惠学, 等. 当归补血汤对乳腺癌术后化疗患者免疫功能的影响[J]. 时珍国医国药, 2009, 20（5）: 1207-1208.

复方扶芳藤合剂

【药物组成】　扶芳藤、黄芪、红参。

【处方来源】　研制方。国药准字 Z45021781。

【功能与主治】　益气补血，健脾养心。本品主要用于气血不足，心脾两虚，症见气短胸闷、少气懒言、神疲乏力、自汗、心悸健忘、失眠多梦、面色不华、纳谷不馨、脘腹胀满、大便溏软、舌淡胖或有齿痕、脉细弱，或神经衰弱见上述证候者。

【药效】　主要药效如下[1-3]：

1. 升高白细胞　利用干细胞动员剂将骨髓中造血干/祖细胞动员到外周血中，可用于治疗多发性骨髓瘤等恶性血液病和非霍奇金淋巴瘤等实体肿瘤。重组 G-CSF 是临床常用的干细胞动员剂。复方扶芳藤合剂可使外周血白细胞数量偏低患者的白细胞数量增高，对小鼠外周血造血干细胞有明显的动员作用，具有作为有效的干细胞动员剂的潜力，并且复方扶芳藤合剂和 G-CSF 联合动员的效果好于单用复方扶芳藤合剂或单用 G-CSF 的动员效果。

2. 调节免疫功能　复方扶芳藤合剂可提高免疫抑制小鼠的脏器体重比值、巨噬细胞吞噬率、淋巴细胞转化率及血清溶血素含量，使小鼠胸腺和脾脏重量明显增加，具有调节免疫的功能。

【临床应用】

肿瘤放化疗后白细胞减少症[4]　化疗后白细胞减少症是祛邪而伤正的结果，以正气受损为主要表现，复方扶芳藤合剂能辅助正气，明显减轻化疗过程中白细胞下降的程度，促进白细胞恢复正常，对大肠癌术后化疗白细胞减少症有明显的预防和治疗作用，同时能改善患者生活质量，是大肠癌术后化疗的辅助药物。

【不良反应】　尚不明确。

【使用注意】　①忌不易消化食物。②糖尿病患者及高血压、心脏病、肝病、肾病等慢性病严重者应在医师指导下服用。③儿童、孕妇、哺乳期妇女应在医师指导下服用。④服药 4 周症状无缓解，应去医院就诊。⑤对本品过敏者禁用，过敏体质者慎用。⑥本品性状发生改变时禁止使用。⑦儿童必须在成人监护下使用。⑧请将本品放在儿童不能接触的地方。⑨如正在使用其他药品，使用本品前请咨询医师或药师。

【用法与用量】　每次 15ml，每日 2 次。

参 考 文 献

[1] 肖艳芬，黄燕，王琳，等. 扶芳藤提取物对小鼠免疫功能的影响研究[J]. 现代医药卫生，2012，12（7）：636-637.

[2] 朱红梅，钟鸣，黄琳芸，等. 扶芳藤及其提取物有关药理作用的实验研究[J]. 中国中医药科技，2007，7（3）：170-173.

[3] 田元春，马儒清，伍小燕，等. 复方扶芳藤合剂免疫调节作用的实验研究[J]. 广西中医药，2010，33（2）：57-59.

[4] 陈黎. 复方扶芳藤合剂抗大肠癌术后化疗白细胞减少疗效观察[J]. 广西中医药，2001，24（5）：49-50.

螺旋藻胶囊（片）

【药物组成】　螺旋藻粉。

【处方来源】　研制方。国药准字 Z53020227。

【功能与主治】　益气养血，化痰降浊。用于气血亏虚，痰浊内蕴，面色萎黄，头晕头昏，四肢倦怠，食欲不振；病后体虚，贫血，营养不良属上述证候者。

【药效】　主要药效如下[1]：

1. 增加骨髓造血功能　螺旋藻中的螺旋藻多糖（SPP）和螺旋藻藻蓝蛋白（PC）可以增强骨髓系统自身的造血功能，刺激红系细胞集落生成，同时增加铁的吸收利用，SPP 和 PC 能够促进骨髓造血细胞的增殖分化，直接作用于造血干细胞（CFU-S）和粒–单核系祖细胞（CFU-GM），加强 CFU-S 的更新，促进 CFU-GM 的分化；同时 SPP 和 PC 可以加强 CSF 的活性。提高机体的正常血细胞（白细胞、红细胞、血小板、吞噬细胞、淋巴细胞等）计数。

2. 调节免疫功能　本品有调节免疫功能的作用。可对抗辐射损伤，对 ^{60}Co 所致小鼠白细胞减少症有明显的升高作用。

【临床应用】

1. 肿瘤放化疗后白细胞减少症[2-5]　螺旋藻胶囊能减轻骨髓细胞和机体免疫功能的辐射损伤，并能间接抑制癌细胞增殖，减少肿瘤放疗的毒副作用，联合放化疗，能改善放化疗后白细胞减少症，减轻放化疗的毒副作用，提高生活质量，调节机体免疫功能。

2. 肝损伤　见有关章节。

【不良反应】　尚不明确。

【使用注意】　①忌油腻食物。②本品宜饭前服用。③按照用法用量服用，小儿及孕妇应在医师指导下服用。④服药 2 周或服药期间症状无改善，或症状加重，或出现新的严重症状，应立即停药并去医院就诊。⑤对本品过敏者禁用，过敏体质者慎用。⑥本品性状发生改变时禁止使用。⑦儿童必须在成人监护下使用。⑧请将本品放在儿童不能接触的地方。⑨如正在使用其他药品，使用本品前请咨询医师或药师。

【用法与用量】　胶囊：口服，每次 2～4 粒，每日 3 次。片剂：口服，每次 4～8 片，每日 3 次。

参 考 文 献

[1] 胡龙. 螺旋藻胶囊的药理与毒理研究[J]. 中成药，1995，17（7）：27-29.

[2] 徐涛. 螺旋藻胶囊辅助肿瘤放疗治疗 81 例临床分析[J]. 山西中医，2003，12（19）：4-5.

[3] 段秀红，孙建宇，王晓红. 螺旋藻胶囊对三阴性乳腺癌行 TAC 化疗患者临床疗效及免疫功能的影响[J]. 现代中西医结合杂志，2016，25（20）：2193-2196.

[4] 段秀红，孙建宇. 螺旋藻胶囊联合化疗对乳腺癌术后患者的疗效[J]. 广东医学，2014，35（21）：3416-3417.

[5] 田野，王蕾. 螺旋藻胶囊联合紫杉醇-顺铂治疗晚期宫颈癌的临床研究[J]. 现代药物与临床，2015，30（4）：417-420.

新 阿 胶

【药物组成】　猪皮胶。

【处方来源】　研制方。国药准字 Z37021275。

【功能与主治】　滋阴、补血、止血。用于血虚体弱、月经不调；吐血、衄血，以及血小板、白细胞减少。

【药效】　主要药效如下[1,2]：

1. 改善骨髓造血　新阿胶对 ^{60}Co 照射小鼠骨髓抑制造成的白细胞、血红蛋白及骨髓有核细胞下降有明显的改善作用。造血干细胞的增殖发育受三个方面的调控，其一是干细胞基因表达，其二是干细胞近距离微环境的诱导效应，其三是远距离体液因子的调控。阿胶不具备基因表达的直接功能，也不具有修正干细胞基因缺陷的作用，这正是阿胶不能治疗所有类型血液病的原因。最可能的作用机制是阿胶改善造血微环境理论，依靠其含有的同其他一切胚胎样组织相似的微环境物质去改善造血微环境干细胞增殖分化。

2. 增加营养功能　本品含大量蛋白质及氨基酸。

【临床应用】　临床用于白细胞、血小板减少症，另外可用于血虚体弱、月经不调，以及吐血、衄血等出血性疾病。

【不良反应】　尚不明确。

【使用注意】　尚不明确。

【用法与用量】　口服，每次 9～15g，每日 1 次，用温开水或黄酒炖化服；入汤剂，打碎以煎好的药汁溶化后服。

参 考 文 献

[1] 王志海，何秀敏，吴斌. 阿胶补血作用机理初探[J]. 山东中医杂志，1992，11（3）：35-38.
[2] 夏丽英，何秀敏，王志海. 阿胶与新阿胶对小鼠 ^{60}Co 照射所致造血损伤的治疗作用研究[J]. 中成药，1992，（1）：30.

养 正 合 剂

【药物组成】　红参、黄芪、枸杞子、女贞子（酒蒸）、猪苓、茯苓。

【处方来源】　研制方。国药准字 Z10970042。

【功能与主治】　益气健脾，滋养肝肾。用于肿瘤患者化疗后引起的气阴两虚证，症见神疲乏力，少气懒言，五心烦热，口干咽燥等及白细胞减少症。

【药效】　主要药效如下[1-4]：

1. 抗肿瘤　养正合剂能显著抑制小鼠移植肉瘤 S180、肝瘤实体瘤 Heps 及艾氏腹水癌 EAC 的生长。

2. 对抗放化疗骨髓抑制　对化疗药环磷酰胺、顺铂及 ^{60}Co 放射线照射有减毒增效的作用，可改善放化疗引起的白细胞及免疫功能下降。

【临床应用】

肿瘤辅助治疗[5]　养正合剂结合国内外中医药治疗肿瘤患者化疗后白细胞减少症，以及肿瘤患者化疗多表现为气阴两虚证候者。联合化疗可改善化疗所致白细胞、血小板下降，增强机体免疫功能，对化疗增效减毒。

【不良反应】　尚不明确。

【使用注意】　忌食辛辣之品。

【用法与用量】　口服，每次 20ml，每日 3 次。

参 考 文 献

[1] 戴岳，黄罗生，寇俊平，等. 养正合剂的免疫调节作用[J]. 中国药科大学学报，1995，26（1）：37-40.
[2] 李明，蒋晓萌，曹于平，等. 养正合剂对化疗及放疗的减毒作用研究[J]. 中草药，2000，31（11）：847-849.
[3] 曹于平，李明，柳晓泉，等. 养正合剂对实验性肿瘤的治疗作用[J]. 中国药科大学学报，1994，25（6）：353-356.
[4] 皋聪，曹于平，孙继红，等. 养正合剂在抗肿瘤治疗中的减毒作用[J]. 中国药科大学学报，1994，25（6）：357-360.
[5] 李坤，熊福星. 森莱特养正合剂合并 EP 方案治疗恶性胸腔积液[J]. 临床肺科杂志，2002，7（4）：86.

银耳孢糖胶囊

【药物组成】　银耳经深层发酵，分离而得的银耳多糖。

【处方来源】　研制方。国药准字 Z22025765。

【功能与主治】　益气和血，滋阴生津，扶正固本。具有升高白细胞，抗放射损伤和改善机体免疫功能的作用。用于放化疗或其他原因引起的白细胞减少症，亦可作为放射损伤的辅助治疗。

【药效】　主要药效如下[1-5]：

1. 抑制肿瘤细胞生长　对小鼠肝癌 H22 和 Lewis 肺癌肿瘤有明显的抑制作用，与化疗药环磷酰胺及放射线联合使用可增强放化疗对肿瘤的抑制作用，减轻放化疗的毒性。

2. 升高白细胞，调节免疫功能　本品对放化疗后小鼠外周血白细胞减少症有明显升高白细胞的作用。并能提高脾脏、胸腺指数，拮抗 NK 细胞活性的下降，调节免疫。

【临床应用】　主要用于肿瘤患者放化疗后白细胞减少症及恶性肿瘤辅助治疗增效减毒[6-8]。

1. 白细胞减少症　白细胞减少症是慢性乙型肝炎患者应用干扰素抗病毒治疗过程中常见的不良反应，银耳孢糖胶囊在治疗慢性活动性肝炎过程中有提高白细胞计数、中性粒细胞计数、淋巴细胞计数的作用。甲巯咪唑是一种咪唑类抗甲状腺功能亢进药，白细胞减少症是该药最常见的副作用，银耳孢糖可改善甲巯咪唑引起的白细胞减少症，而且也可以作为甲状腺功能亢进患者应用甲巯咪唑的早期预防用药及甲状腺功能亢进患者早期的辅助用药。

2. 辅助肿瘤治疗　银耳孢糖胶囊具有改善肿瘤化疗不良反应，提升白细胞，保护骨髓造血的作用；可增加患者对抗肿瘤的正性心理应对能力，提高患者的生存质量。

【不良反应】　部分病例出现口干、咽干等不适感觉。

【使用注意】　当药物性状发生改变时禁止使用。

【用法与用量】　口服，每次 1g（4 粒），每日 3 次，或遵医嘱。

参 考 文 献

[1] 马恩龙，李艳春，伍佳，等. 银耳孢糖的抗肿瘤作用[J]. 沈阳药科大学学报，2007，24（7）：426-428.

[2] 徐华丽，于晓风，曲绍春，等. 银耳孢糖对白细胞减少小鼠的升白细胞作用[J]. 吉林大学学报，2008，4（5）：759-762.

[3] 徐华丽，于晓风，曲绍春，等. 银耳孢糖对荷瘤小鼠环磷酰胺化疗的增效作用[J]. 中国药师，2008，11（5）：493-495.

[4] 徐华丽，于晓风，曲绍春，等. 银耳孢糖对小鼠体内移植性肿瘤及免疫功能的影响[J]. 中国现代应用药学杂志，2008，25（2）：93-95.

[5] 郑仕中，王汝勤，李志旺. 银耳孢糖增强肿瘤辐射效应的初步探讨[J]. 南京医学院学报，1992，12（4）：392-395.

[6] 王艳，孙梅花，李小琴. 银耳孢糖肠溶胶囊治疗干扰素所致白细胞减少症的临床观察[J]. 河北医药，2011，33（3）：411.

[7] 刘春胜. 银耳孢糖与利血生治疗甲巯咪唑引起白细胞减少症的比较[J]. 中国综合临床，2001，17（12）：934.

[8] 庞良芳. 银耳孢糖提高肝癌化疗患者生存质量的研究[J]. 湖北中医药大学学报，2014，16（4）：85-86.

增抗宁片（口服液、胶囊）

【药物组成】　白芍、黄芪、大枣、甜叶菊。

【处方来源】　研制方。国药准字 Z44020755。

【功能与主治】　益气健脾，养阴生津，清热，并能提高机体免疫功能。用于化放疗及不明原因引起的白细胞减少症，青春期痤疮。亦可用于慢性迁延性肝炎的治疗。

【药效】　主要药效如下[1]：

1. 抑制肿瘤细胞生长　提高正常小鼠及免疫受抑小鼠的脾细胞抗体形成能力；外周血 T 淋巴细胞比率常与机体免疫功能相关，增抗宁可使免疫受抑小鼠外周血 T 淋巴细胞数明显回升，并达到正常水平。

2. 促进造血功能　本品有促进造血的功能。

【临床应用】　主要用于肿瘤患者放化疗后白细胞减少症及恶性肿瘤辅助治疗增效减毒[2]。

1. 白细胞减少症　增抗宁可用于改善化放疗及不明原因引起的白细胞减少症。

2. 辅助肿瘤放化疗减毒增效　增抗宁具有增强及调节体液免疫、细胞免疫的作用，对抗肿瘤化疗药物及放射线引起免疫功能低下有效，可提高机体免疫功能。

【不良反应】　尚不明确。

【使用注意】　在医生指导下使用。

【用法与用量】　片剂：口服，每次 6 片，每日 4 次。口服液：口服，每次 10ml，每日 4 次。胶囊：口服，每次 3 粒，每日 4 次。

参 考 文 献

[1] 梁旻若, 刘倩娴, 辛达愉, 等. "增抗宁"对小鼠免疫功能的调整作用[J]. 广州中医学院学报, 1986, 3（2）: 32-35.

[2] 周克明, 首峰, 陈炀, 等. 增抗宁口服液防治放化疗不良反应的临床观察[J]. 中国医药指南, 2010, 8（35）: 108-109.

二、清热解毒类

艾 愈 胶 囊

【药物组成】　山慈菇、白英、苦参、淫羊藿、人参、当归、白术。

【处方来源】　研制方。国药准字 Z20025336。

【功能与主治】　解毒散结，补气养血。用于中晚期癌症的辅助治疗及癌症放化疗引起的白细胞减少症属气血两虚者。

【药效】　主要作用如下：

1. 改善骨髓造血功能　本品能改善骨髓造血功能。

2. 促进血液循环和增强免疫　本品能促进血液循环并增强免疫功能。

【临床应用】　主要用于肿瘤患者放化疗后白细胞减少症及恶性肿瘤辅助治疗的增效减毒[1-4]。

1. 肿瘤放化疗后白细胞减少症　艾愈胶囊具有解毒散结、补气养血功效，可改善放化疗引起的白细胞减少症。

2. 肿瘤辅助放化疗的增效减毒　艾愈胶囊辅助中晚期恶性肿瘤治疗可预防恶心、呕吐等不良反应发生，提高化疗完成率与效果，纠正淋巴细胞亚群紊乱，调节 T 淋巴细胞比例，升高 NK 细胞比值。

【不良反应】　有报道口服艾愈胶囊 19 天后出现乏力、皮肤瘙痒、食欲下降、肝功能损伤 1 例，经保肝治疗好转[5]。

【使用注意】　定期复查肝功能。

【用法与用量】　口服，每次 3 粒，每日 3 次。

参 考 文 献

[1] 陈辉，闵洁. 艾愈胶囊治疗卵巢癌的疗效观察与药物经济学分析[J]. 中国医院用药评价与分析，2015，15（5）：581-583.

[2] 尹哲，綦俊. 艾愈胶囊预防肺癌放化疗并发症的临床疗效[J]. 中国肿瘤临床与康复，2016，23（2）：192-195.

[3] 卢秀花，杜瑞超，杨波. 艾愈胶囊用于老年晚期非小细胞肺癌化疗患者的临床观察[J]. 中药药理与临床，2016，32（4）：123-125.

[4] 邓建辉，童小燕，刘秋江. 艾愈胶囊配合针刺治疗胃癌化疗后白细胞减少症临床观察[J]. 中国医学创新，2015，12（32）：103-105.

[5] 陈集志，易满，彭鸿. 口服艾愈胶囊致肝功能损害1例[J]. 药物流行病学杂志，2015，24（4）：251-252.

雷 丸 胶 囊

【药物组成】　真菌雷丸（粉、盐炙）。

【处方来源】　研制方。国药准字 Z20025046。

【功能与主治】　化痰软坚。用于癌症的辅助治疗。

【药效】　主要药效如下[1]：

1. 抗肿瘤　雷丸注射液对小白鼠 S180 有明显的抗肿瘤效果，可能与增强小鼠机体的免疫及防御功能有关，另外，可能与雷丸注射液中含有蛋白分解酶雷丸素，能溶解肉瘤细胞有关。

2. 增加白细胞　本品可增加白细胞。

【临床应用】

辅助肿瘤化疗，刺激骨髓造血[2]　雷丸胶囊对小细胞肺癌具有良好的抗肿瘤作用，并且具有减轻血液毒性、刺激骨髓造血等功能，雷丸胶囊与化疗联合用于小细胞肺癌患者具有明显的增效和减毒作用。

【不良反应】　尚不明确。

【使用注意】　雷丸含有大量镁盐，可与四环素族抗生素形成络合物降低吸收和药效，故两药不宜同时服用。孕妇禁服。

【用法与用量】　口服，每次1粒，每日3次，30天为1个疗程；或遵医嘱。

参 考 文 献

[1] 刘经，平刘力. 中药雷丸注射液抗小白鼠 S180 后瘤块的组织学观察[J]. 赣南医专学报，1988，8（1）：12-16.

[2] 梁荣祥. 雷丸胶囊联合化疗治疗广泛期小细胞肺癌35例[J]. 中医杂志，2012，53（9）：782.

千金藤素片

【药物组成】　千金藤素。

【处方来源】　研制方。国药准字 Z20026796。

【功能与主治】　清热凉血。用于肿瘤患者因放化疗引起的白细胞减少症。

【药效】　主要药效如下[1-3]：

1. 升白细胞　千金藤素片可通过刺激单核吞噬细胞系统，活化造血组织，促进骨髓组织增生，从而使白细胞升高。

2. 抗肿瘤　千金藤素片是一个多靶点、多效应的药物，其抗肿瘤药理作用主要为干扰细胞周期和诱导肿瘤细胞凋亡。

（1）干扰细胞周期：千金藤素片引起细胞周期阻滞的机制可能是通过活化细胞周期蛋白激酶抑制因子，引起 Cyclin D1、Cyclin D3、CDK-4 等细胞周期正性调控蛋白表达降低，p21、p15 INK4B 等细胞周期负性调控蛋白的激活，最终阻碍细胞复制。

（2）诱导肿瘤细胞凋亡：在肿瘤细胞中，NF-κB 激活能促进 VEGF 和 IL-6、IL-8 等与肿瘤发生、生长密切相关的重要细胞因子的表达和分泌，JNK1/2 的激活及 Akt 信号通路的抑制也参与到千金藤素片引起的细胞凋亡中。

3. 调节免疫功能　巨噬细胞能特异性地识别和杀伤肿瘤细胞，在抗肿瘤免疫中具有至关重要的作用，然而在肿瘤发生的个体，巨噬细胞往往受到抑制，千金藤素片能作用于巨噬细胞、T 淋巴细胞、NK 细胞等调节机体免疫。

【临床应用】

抗肿瘤，改善放化疗白细胞减少症[4-7]　与较早期的临床研究结果相符，千金藤素片与化疗药物 5-FU、S-1 联合应用，能明显增强抗肿瘤及化疗增敏作用，降低放化疗引起的不良反应，尤其是白细胞减少症的发生。

【不良反应】　偶有轻度肠胃不适。

【使用注意】　①本品不宜长期服用。②不宜与茶同服。③孕妇忌服。

【用法与用量】　口服，每次 1 片，每日 3 次。

参 考 文 献

[1] 崔俊屹. 千金藤素的药理作用概述[J]. 中草药，1995，9：502-503.

[2] Okada K，Sakusabe N，Kobayashi A，et al. Prevention of lung metastasis by intra-tumoral injection of cepharanthin and staphylococcal enterotoxin B in transplantable rat osteosarcoma[J]. Jpn J Cancer Res，1999，90（9）：928-933.

[3] 谌鋆，丁一、朱丽红. 千金藤素的抗肿瘤作用研究进展[J]. Japanese Journal of Cancer Research，2012，10（1）：31-34.

[4] Harada K，Ferdous T，Itashiki Y，et al. Cepharanthine inhibits angiogenesis and tumorigenicity of human oral squamous cell carcinoma cells by suppressing expression of vascular endothelial growth factor and interleukin-8[J]. Int J Oncol，2009，35（5）：1025-1035.

[5] Ohta T，Morita K. Effect of cepharanthin on radiotherapy induced leukopenia[J]. Rinsho Hoshasen，1990，35（4）：471-474.

[6] Shimazu R，Tanaka G，Tomiyama R，et al. Cepharanthine effect on radiation-induced xerostomia and taste disorder in patients with head and neck cancer[J]. Nihon Jibiinkoka Gakkai Kaiho，2009，112（9）：648-655.

[7] Nomoto S，Imada H，Ohguri T，et al. Effect of cepharanthin in preventing radiation induced normal tissue damage in prostate cancer[J]. Gan To Kagaku Ryoho，2004，31（7）：1063-1066.

金刺参九正合剂

【药物组成】　刺梨果（鲜）、苦参、金荞麦。

【处方来源】　研制方。国药准字 Z20025506。

【功能与主治】　解毒散结，和胃生津。用于癌症放化疗引起的白细胞减少症，以及头昏、失眠、恶心呕吐等症的辅助治疗。

【药效】　主要药效如下[1]：

1. 抑制肿瘤生长　金刺参九正合剂是传统苗药的民间验方，以刺梨、苦参、金荞麦组方，能防止致癌物质 N-亚硝基脯氨酸（NPRO）在体内的合成，金刺参九合剂及其各组分具有明显抑制实验肿瘤生长的作用，对于癌症放化疗引起的不良反应症状具有良好的控制作用。

2. 增加白细胞　本品对癌症放化疗引起的白细胞减少症有增加白细胞的作用。

【临床应用】

肿瘤放化疗后白细胞减少症[1]　金刺参九正合剂及其各成分有抗癌作用，可改善肿瘤患者精神、乏力、食欲、睡眠、疼痛和腹胀，辅助放化疗，可减轻放化疗引起的骨髓抑制、恶心呕吐、口腔炎和脱发。现有的临床证据表明，金刺参九正合剂治疗癌症有效、安全、毒副作用小，尤其适合于配合放化疗使用。

【不良反应】　少数患者用药后发生恶心、便溏。

【使用注意】　服用时请勿加热。本品久贮有少量沉淀，用时需振摇均匀。

【用法与用量】　口服，每次 20～40ml，每日 2 次；或遵医嘱。

参　考　文　献

[1] 张海波，田蓓，任崇敏，等. 金刺参九正合剂及其主要成分治疗癌症效果的 Meta 分析[J]. 现代肿瘤医学，2010，18（4）：796-800.

苦参素注射液

【药物组成】　苦参素。

【处方来源】　研制方。国药准字 H20055803。

【功能与主治】　用于慢性乙型肝炎的治疗及肿瘤放化疗引起的白细胞低下和其他原因引起的白细胞减少症。

【药效】　主要药效如下[1-3]：

1. 抗肿瘤　苦参素可抑制肿瘤细胞增殖和诱导分化，诱导癌细胞凋亡。

2. 升白细胞　对荷瘤小鼠外周血红细胞、白细胞数目有升高趋势，同时具有激活机体免疫系统的作用。

【临床应用】　主要用于肿瘤患者放化疗后白细胞减少症及恶性肿瘤辅助治疗的增效减毒[4-11]。

1. 升白细胞　苦参素注射液对肿瘤放化疗后所致的白细胞减少症效果明显，且随着时间的延长，升高白细胞效果加强。

2. 辅助肿瘤放化疗增效减毒　辅助肿瘤放化疗有增效减毒的作用，可提高患者对放化疗的耐受性，改善症状，提高生活质量。

3. 慢性乙型肝炎　见有关章节。

【不良反应】　尚不明确。

【使用注意】　①对本品过敏者禁用，尚无儿童用药经验。②长期使用应密切注意肝功能变化，严重肝功能不全患者慎用。

【用法与用量】　肌内注射。用于慢性乙型肝炎的治疗，每日 1 次，每次 400～600mg。

用于升高白细胞，每日 2 次，每次 200mg。

参 考 文 献

[1] 刘四海，戴华. 苦参素的药理作用与临床应用[J]. 中药药理与临床，2007，23（5）：345-347.

[2] 黄赞松，周喜汉. 苦参素药理和抗肿瘤作用研究[J]. 医学综述，2009，15（11）：1701-1705.

[3] 叶友燊，李国炜，胡萍. 苦参素的临床及药理研究进展[J]. 湖南中医杂志，2007，23（3）：102-103.

[4] 唐锦程. 苦参素穴位注射治疗放、化疗所致白细胞减少[J]. 吉林中医药，2006，26（4）：40-41.

[5] 邓伟，王小萍，曾祥福，等. 复方苦参注射液在胃肠肿瘤化疗周期初升白细胞作用的临床观察[J]. 赣南医学院学报，2007，27（6）：866-867.

[6] 常雪君，顾玲，吕建峰. 苦参素注射液治疗肿瘤放化疗引起白细胞减少症[J]. 贵阳医学院学报，2010，35（6）：609-610.

[7] 刘俊杰，周成运. 苦参素注射液治疗 56 例肿瘤化疗后白细胞减少症[J]. 肿瘤学杂志，2005，11（2）：155-156.

[8] 罗金健. 复方苦参素注射液联合同期放化疗治疗中晚期食管癌 36 例临床观察[J]. 中西医结合研究，2013，5（1）：27-28.

[9] 乌庆超，王朝晖，洪青，等. 苦参注射液治疗白细胞减少症的临床观察[J]. 临床内科杂志，2004，21（5）：355.

[10] 周佳敏，程绪，廖毅. 苦参素注射液对结直肠癌化疗患者白细胞及肝肾功能的影响[J]. 中国医院用药评价与分析，2016，16（8）：1038-1040.

[11] 张治业，高晓会，郭双双，等. 苦参素注射液联合 NP 方案治疗老年晚期 NSCLC 近期疗效观察[J]. 山东医药，2011，51（26）：100-101.

（上海中医药大学附属市中医医院　李　雁、曹亚娟，湖州市中医院　关新军）

第十六章

增效减毒抗癌中成药名方

第一节　概　　述[1-4]

一、概　　念

　　临床肿瘤患者由于个体差异的存在，其肿瘤的发生、转移和复发情况都会有所不同，而造成这种差异的主要原因是个体对肿瘤的抵抗能力不同，即机体的免疫可影响肿瘤的发生发展。中药可以增强机体免疫力（immunopotentiation）从而发挥抗肿瘤作用。

　　目前抗肿瘤研究的一个重要内容是如何减轻放化疗带来的毒性反应，并提高放化疗的效应。中药可以提高抗肿瘤药物敏感性，增强临床疗效，即对于抗肿瘤药物的增效作用（synergism），减低抗肿瘤药物毒性（减毒作用，attenuation of virulence），改善患者生活质量，延长生存期。

　　肿瘤属于中医"癌病"范畴，病名有"臌胀"、"石瘕"、"噎膈"、"肝积"、"癥瘕"等，最终会发展为"虚劳"。增强免疫力增效减毒抗癌用中医术语来说就是"扶正祛邪"。通过匡扶正气，祛除邪毒，提高患者生存质量，延长寿命。

　　肿瘤的转移复发是肿瘤患者致死的主要原因。即使手术切除很干净的恶性肿瘤，在一定程度上也存在复发的风险。大部分患者在复发之前，会经历一个较长时期的无症状期（潜伏期）。

二、病因及发病机制

（一）病因

　　虽然机体免疫系统有一系列的免疫监视机制，但由于肿瘤可以通过多种机制来逃避免疫监视，所以机体的免疫力会被削弱，继而肿瘤细胞会无限增殖达到机体自身不能控制的程度。

在放化疗过程中，由于传统的放化疗治疗手段靶向性并不强，其在杀伤肿瘤细胞的同时也会对正常细胞造成较大损伤，这也是对机体造成毒副作用的重要原因。

（二）发病机制

1. 免疫逃避机制　包括肿瘤自身抗原修饰和免疫应答抑制。肿瘤细胞自身抗原性的改变、组织相容性复合物（MHC）分子表达异常、肿瘤细胞表面"抗原覆盖"或被封闭、肿瘤细胞抗原加工途径缺陷或改变、黏附分子及协同刺激分子的缺乏等肿瘤细胞自身修饰变化可使肿瘤细胞逃避免疫；肿瘤细胞释放可溶性抗原，与抗体结合，形成抗原抗体复合物，抑制宿主的免疫应答。

2. 免疫耐受机制　机体免疫系统接触肿瘤细胞特异抗原后所产生的无应答或弱应答状态，不能产生特异性免疫效应细胞及特异性抗体的现象，称作免疫耐受。

3. 机体免疫抑制　肿瘤细胞可分泌某些免疫抑制因子，如转化生长因子-β（TGF-β）、IL-10 等，同时伴随着肿瘤细胞产生前列腺素 E_2（PGE_2）等代谢产物，这些抑制物积累并聚集于肿瘤局部，从而形成一个较强的免疫抑制区，使进入其中的免疫细胞失活，抑制机体的正常免疫功能。

4. 放化疗不良反应　对正常免疫细胞的杀伤导致机体的免疫下降，进而出现毒副作用，表现为脱发、呕吐腹泻等消化道反应、骨髓抑制、免疫抑制、肝肾毒性、心脏毒性及神经损伤等。

三、临床表现

免疫力低下的肿瘤患者由于其免疫系统不能正常发挥保护作用，极易招致细菌、病毒、真菌等感染，从而引发其他疾病，如患处疼痛、感冒发热、扁桃体炎、肺炎、腹泻等。同时，免疫力低下会导致患者营养不良、精神委靡、疲乏无力、食欲降低、睡眠障碍等。

放化疗中常见的毒副作用表现为毛发脱落；口腔及呼吸道黏膜受损导致的口干舌燥、恶心厌食、呕吐腹泻等胃肠道作用；有时可发生口腔溃疡、全胃肠道至肛门的黏膜炎；血细胞减少的骨髓抑制；肝功能减退、肝内胆汁淤滞或纤维化、黄疸等肝功能损害；心脏毒性（心肌坏死）；肾衰竭、氮质血症、出血性膀胱炎、卵子精子减少、月经不调、不育、流产等泌尿生殖系统毒性；肌肉痉挛、共济失调、手足麻木、自主神经病变、关节痛和肌肉痛、腱反射消失等神经毒性。

四、诊　断

放化疗引起的毒副作用可根据所运用的化疗药物特点有目的地进行诊断检查，主要通过观察临床症状，血常规检查，心、肝、肾等内脏功能检查等进行诊断。

放化疗引起的免疫低下可根据临床症状及免疫指标进行诊断。

五、治　疗

（一）常用化学药物及现代技术

根据化疗引起的免疫抑制及不良反应对症治疗：

1. 骨髓抑制　应用 G-CSF 和粒细胞巨噬细胞集落刺激因子（GM-CSF）纠正白细胞减少；应用重组人 IL-11 促进血小板生成。

2. 胃肠道反应　对于放化疗引起的恶心、呕吐等反应，常应用 5-羟色胺受体拮抗剂如昂丹司琼、格雷司琼、帕洛诺司琼、托烷司琼等，糖皮质激素如地塞米松，多巴胺受体拮抗剂如胃复安等进行治疗；对于明显腹泻的患者，给予肠道黏膜保护剂进行治疗。

3. 肾毒性　临床对化疗引起的肾毒性，常采用水化治疗的方法，主要是应用氯化钾、甘露醇及呋塞米等利尿剂增加每日尿量，提高肾脏清除率，减少药物在肾小管的积聚。

4. 神经毒性　临床上一般给予 B 族维生素（B_1、B_6、B_{12}/甲钴胺和叶酸）、谷氨酸、谷胱甘肽、神经营养因子等，以减轻神经损伤。

5. 过敏反应　为预防可能发生的过敏反应，常规处理是在化疗给药前 6 小时及 12 小时口服地塞米松 20mg；或给药前 30～60 分钟肌内注射（或口服）苯海拉明 50mg，静脉注射西咪替丁 300mg（或雷尼替丁 50mg）。

（二）中成药名方治疗

目前对于肿瘤的治疗，早期还是以手术切除兼以放化疗为主，辅以中医药治疗预防转移复发；失去手术时机的晚期患者，为改善生活质量，采用中医药治疗。

不同于化学药物的单靶点、单途径的治疗方法，中药治疗是多靶点、多途径的综合治疗。中医药辨证治疗注重扶正培本、祛邪解毒，可减轻化疗的毒副作用，增强机体免疫力，提高临床疗效，实现增效、减毒作用，以达到促进机体生理功能恢复和提高患者生活质量的目的。

第二节　中成药名方的辨证分类与药效

机体由于个体差异，导致对肿瘤的免疫力不同，肿瘤的发病、转移及复发也有所不同。中医认为，扶正培本是防治肿瘤的重要法则，运用中药提高机体免疫力，调节内分泌系统，从而预防肿瘤的发生和发展。同时，肿瘤患者在接受放化疗后，常伴随着高热、炎症、脏器损伤及骨髓造血功能低下，从而导致机体免疫力降低并且不良反应增加。增效减毒中药辅助治疗肿瘤，既能增强免疫抗肿瘤，也能减少不良反应的发生。中药增强免疫力预防及治疗肿瘤遵循中医辨证用药的治疗原则，发挥不同药物的作用特点。中成药名方的常见辨证分类及其主要药效如下[5-7]：

一、益气养血类

肿瘤气血两虚者症状主要是精神萎靡，体倦乏力，面色淡白或萎黄，心悸气短，脉象虚弱，唇爪苍白，眩晕耳鸣，舌淡脉细。

肿瘤气血两虚者主要病理变化是机体衰弱，骨髓造血功能降低，免疫细胞数目减少，血液流变学异常。

益气养血药可刺激骨髓干细胞生长，改善贫血，提升血小板水平，改善血液流变学，增强机体免疫力。

常用中成药：博尔宁胶囊、人参多糖注射液、八珍丸（颗粒）、十全大补丸（膏、糖浆、酒、口服液、片）、当归补血汤、黄芪注射液、补中益气丸（颗粒、口服液、合剂、片）等。

二、养阴润燥类

肿瘤热毒伤阴、津液不足者症状主要是皮肤、咽喉、口鼻、眼目干燥或肠燥便秘，午后潮热，盗汗，颧红，头晕目眩。

肿瘤热毒伤阴、津液不足者主要病理变化是唾液减少，口腔溃疡，黏膜充血等放化疗并发症。

养阴润燥药可缓解口腔溃疡、黏膜充血，缓解放化疗并发症。

常用中成药：六味地黄丸（汤、胶囊）、生脉注射液（胶囊）、参麦注射液、左归丸、贞芪扶正胶囊（颗粒）等。

三、健脾益气类

肿瘤脾胃气虚者症状主要是脘腹胀痛，嗳气吞酸，恶心呕吐，腹泻或便秘，胁肋胀痛，抑郁不乐，胸闷胸痛，咳嗽气喘。

肿瘤脾胃气虚者主要病理变化有白细胞、血小板抑制程度增加，消化道反应，免疫力下降，难以抵抗化疗毒性及并发症。

健脾益气药可减轻白细胞、血小板抑制程度，改善化疗引起的消化道反应，减轻化疗毒性，治疗腹胀、呃逆及便秘。

常用中成药：归脾丸（浓缩丸、合剂、颗粒）、香菇多糖注射液、灵芝片、猪苓多糖胶囊（注射液）、玉屏风颗粒（口服液、胶囊、丸、滴丸）、金菌灵胶囊、云芝糖肽胶囊（颗粒）等。

四、补肾助阳类

肿瘤肾阳亏虚者症状主要有畏寒肢冷，腰膝酸软，脘腹冷痛，精血亏虚之眩晕耳鸣，须发早白，虚喘，下元虚冷，崩漏带下。

肿瘤肾阳亏虚者主要病理变化是肾上腺皮质功能低下，免疫力下降，肝肾脏器损伤。补肾助阳药可提高肾上腺皮质功能，增强免疫力，延长存活期，保护肝肾脏器。

常用中成药：至灵胶囊、百令胶囊、金水宝胶囊等。

五、活血化瘀类

肿瘤血瘀阻滞者症状主要是胸腹头痛，痛如针刺，痛有定处，癥瘕积聚，中风不遂，肢体麻木，瘀肿疼痛，疮疡肿痛。

肿瘤血瘀阻滞者主要病理变化有血液黏度增高，血小板聚集，血液循环障碍，机体代谢功能降低。

活血化瘀药可改变全血黏度和血小板聚集，阻止癌细胞对血管壁的穿透作用，使肿瘤转移灶内新生毛细血管退化，并提高机体免疫力。

常用中成药：桂枝茯苓丸、康力欣胶囊、威麦宁胶囊、回生口服液等。

六、清热解毒类

肿瘤热毒疮疡者症状主要是温毒发斑，咽喉肿痛，热毒下痢，癌肿，疔腮，骨蒸，痈肿疮毒，高热烦渴。

肿瘤热毒疮疡者主要病理变化有发热，疼痛，肿块增大，炎症，水肿，肿瘤恶化。

清热解毒药可消炎，杀菌，排毒，退热，增强免疫，减轻炎症及水肿症状，抑制肿瘤恶化。

常用中成药：西黄丸、片仔癀（胶囊）、芪珍胶囊、莲芪胶囊、六神丸、肿节风注射液、平消片（胶囊）、艾迪注射液等。

七、其　　他

金龙胶囊具有抑制肿瘤生长、侵袭转移的能力，此外能提高机体免疫力，增强放化疗治疗效果，减轻放化疗患者的不良反应，提高患者生活质量。

康复新液能有效阻滞细胞周期，抑制肿瘤生长及诱导肿瘤细胞凋亡，具有良好的抗肿瘤作用，并能增强机体免疫能力。

参 考 文 献

[1] 王虹伊，陆军. 肿瘤免疫治疗的临床研究进展[J]. 实用医学杂志, 2018, 34（6）: 917-919.

[2] 张玫，丁金萌，卢佳姝. 313例铂类化疗药物常见不良反应分析[J]. 世界最新医学信息文摘, 2017, 17（99）: 179-181.

[3] 吕萍. 化疗毒副作用及其人性化护理[J]. 护士进修杂志, 2008,（3）: 261-262.

[4] 何舒. 化疗呕吐研究进展[J]. 宁夏医学杂志, 2003,（3）: 186-188.

[5] 陈婷，李涌健. 中药与肿瘤免疫微环境[J]. 吉林中医药, 2013, 33（5）: 438-443.

[6] 郑红刚，朴炳奎. 浅议放化疗毒副作用的中医病因[J]. 中国中医基础医学杂志, 2007, 13（10）: 751-752.

[7] 陈晓梅，田丽霞，郭顺星. 猪苓化学成分及药理活性研究进展[J]. 菌物学报, 2017, 36（1）: 35-47.

（南京中医药大学　陈文星、王爱云）

第三节　中成药名方

一、益气养血类

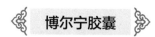

博尔宁胶囊

【**药物组成**】　黄芪、女贞子、光慈菇、重楼、龙葵、紫苏子、僵蚕、大黄、冰片等。

【**处方来源**】　研制方。国药准字 Z20054459。

【**功能与主治**】　扶正祛邪、益气活血、软坚散结、消肿止痛。本品为癌症辅助治疗药物，可配合化疗使用，有一定减毒、增效作用。

【**药效**】　主要药效如下：

1. 促进肿瘤细胞凋亡[1]　博尔宁胶囊不仅在整体水平有抑瘤作用，而且在体外对肿瘤细胞生长有直接抑制作用，并可能通过诱导癌细胞凋亡起到抑癌作用。本品能显著提高肿瘤患者的淋巴细胞转化率，可以直接抑制肿瘤细胞生长，促进肿瘤细胞凋亡。

2. 阻滞肿瘤细胞增殖[1]　博尔宁胶囊具有抗肿瘤、止血、抑菌和免疫调节等作用，研究表明重楼活性单体对结肠癌 SW620 细胞生长具有显著抑制作用，其机制是上调 p15 表达，促进细胞周期阻滞于 G_1 期，通过抑制 Akt 通路、ERK 通路，活化线粒体凋亡途径诱导细胞凋亡。

3. 抑制肿瘤细胞转移[1]　博尔宁胶囊具有抑制结肠癌转移的作用，表现为可以抑制结肠癌细胞增殖、黏附、迁移及侵袭。其也可通过抑制 Akt/mTOR 和 STAR-3 信号通路，调控 MMP-2、MMP-9 酶活性和抑制 VEGF 的表达进而抑制结肠癌细胞的迁移、侵袭和转移。

4. 增强细胞和体液免疫[1]　博尔宁胶囊能增强细胞免疫和体液免疫，能升高因放疗或化疗所致的白细胞降低，抗血小板集聚及促进造血功能。本品能显著升高外周白细胞数目，提高 T 淋巴细胞功能，增强各种抗原引起的淋巴细胞增殖，抑制某些转移性肿瘤的生长。

【**临床应用**】　主要用于恶性肿瘤的治疗。

1. 结肠癌[1-4]　临床上博尔宁胶囊联合 FOLFOX4 方案治疗结肠癌能明显提高患者生活质量与生命安全，同时能减少化疗相关毒副作用。与 XELOX 方案联合也能提高结直肠癌术后患者生活质量，并减少化疗相关不良反应。

2. 胃癌[5-8]　博尔宁胶囊配合化疗治疗胃癌，其临床治疗效果显著，能明显改善患者食欲状况，且能有效降低患者不良反应发生率。

3. 非小细胞肺癌[9]　博尔宁胶囊能明显提高非小细胞肺癌稳定率和好转率，减轻癌痛症状。

4. 癌性疼痛[10]　博尔宁胶囊配合硫酸吗啡缓释片，二者可以起到协同作用，同时减轻吗啡副作用，可辅助治疗癌性疼痛。

【**不良反应**】　个别病例用药后轻度恶心、腹泻。

【**使用注意**】　孕妇、哺乳期妇女忌用。

【用法与用量】 口服，每日 3 次，每次 4 粒或遵医嘱。

参 考 文 献

[1] 谢甲贝，贾长河，袁媛，等. 博尔宁胶囊联合 XELOX 方案治疗结直肠癌术后的临床疗效[J]. 世界华人消化杂志，2017，（12）：1110-1114.

[2] 秦冬莉，宋轶凡. 博尔宁胶囊联合 FOLFOX4 方案治疗结肠癌的临床分析[J]. 中国医药指南，2013，34（27）：214-215.

[3] 裴磊，岳晓，丁健. 博尔宁胶囊联合 FOLFOX4 方案与单纯 FOLFOX4 方案治疗结肠癌的临床疗效对比[J]. 中国现代药物应用，2016，10（16）：121-123.

[4] 刘平，刘剑辉，朱道奇，等. 博尔宁胶囊联合 FOLFOX4 方案治疗结肠癌的临床观察[J]. 中国肿瘤临床，2007，6（2）：89-91.

[5] 孙彦峰. 博尔宁胶囊配合化疗治疗胃癌的临床疗效观察[J]. 中国实用医药，2016，11（16）：222-223.

[6] 李士坤，陈克河，任庆梅. 博尔宁胶囊联合 FOLFOX 方案治疗晚期胃癌 68 例疗效观察[J]. 中国医药指南，2012，10（12）：264-265.

[7] 高艳伟. 博尔宁胶囊联合化疗治疗晚期胃癌的临床研究[J]. 内蒙古中医药，2015，（4）：63-64.

[8] 何洁，张大鹏，何静. 博尔宁胶囊配合化疗治疗胃癌的临床疗效观察[J]. 中国医院用药评价与分析，2012，12（11）：1016-1017.

[9] 杨静，杨乐，张王刚. 博尔宁胶囊治疗 32 例非小细胞肺癌疗效观察[J]. 现代肿瘤医学，2013，21（5）：1053-1055.

[10] 曹善峰，程远举，余东，等. 博尔宁胶囊治疗癌性疼痛的临床观察[J]. 中国医药指南，2013，（1）：62.

人参多糖注射液

【药物组成】 人参多糖。

【处方来源】 研制方。国药准字 Z20025235。

【功能与主治】 ①用于减轻肿瘤放、化疗引起的副作用，亦可作为肿瘤治疗的辅助用药。②免疫调节剂，可提高机体免疫功能，用于急慢性肝炎及各种肝损伤、各种慢性感染、糖尿病及各种免疫性疾病。

【药效】 主要药效如下：

1. 免疫调节作用[1-3] 免疫调节是人参多糖最为突出的药理活性。实验发现人参多糖作为流感病毒灭活疫苗佐剂可以提高疫苗的免疫原性和免疫增强效果，可以作为流感病毒灭活疫苗的一种候选佐剂。研究发现人参可不同程度地增强正常人外周血树突状细胞刺激 T 淋巴细胞的增殖，明显增加树突状细胞合成分泌 IL-2、IL-12 和 TNF-α，并提高树突状细胞表面共刺激分子的表达，从而增强树突状细胞的抗原递呈能力。

2. 诱导肿瘤细胞凋亡[4-8] 研究表明，人参多糖对多种肿瘤细胞有诱导杀伤和抑制增殖作用，主要机制为：①阻滞肿瘤细胞进入分裂期，抑制肿瘤生长，诱导癌细胞分化使其逆转。②诱导多种细胞因子生成，增强巨噬细胞 IL-1、IL-6、IL-12、IL-18、一氧化氮、肿瘤坏死因子的表达。研究发现人参多糖联合干扰素通过激活 NF-κB 途径增强巨噬细胞的免疫功能。③与 *p53* 基因有关，*p53* 基因是迄今发现与人类肿瘤相关性最高的抗癌基因，因此利用 *p53* 基因对细胞增殖的负调节作用，诱导肿瘤细胞凋亡的功能可用于肿瘤治疗。有研究表明，人参多糖抑制癌细胞与 *p53* 基因有关。

3. 抑制肿瘤的浸润和转移[9] 肿瘤的生长和转移依赖于血管生成，肿瘤内形成的血管为肿瘤生长提供了氧气和营养，同时为肿瘤转移提供了通路。有学者对人参抑制小鼠肿瘤转移做了研究，在体内外实验中均发现，人参能明显抑制 B16-BL6 黑色素瘤对纤维粘连蛋白和层粘连蛋白的黏附；同时还能抑制肿瘤细胞对重组基膜的浸润。在 B16-BL6 自发性肺转移模型中，灌胃给予人参能抑制肿瘤细胞的血行转移。体内实验还对其肿瘤新生血管形成进行了研究，发现瘤组织血液灌输量显著减少（图 16-1）。

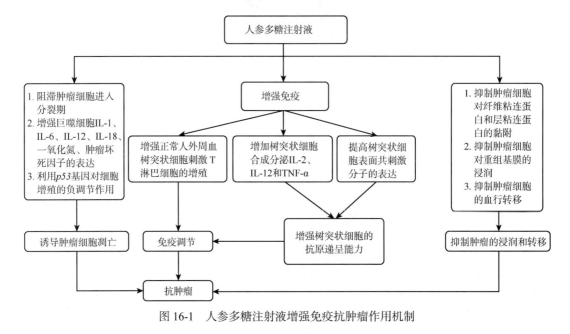

图 16-1　人参多糖注射液增强免疫抗肿瘤作用机制

【临床应用】

1. 肺癌[10,11]　采用人参多糖注射液配合西药化疗方案治疗晚期非小细胞肺癌 80 例，结果治疗组总有效率 80%，对照组总有效率 44.6%，两组比较有显著性差异。两组毒副作用比较结果显示，治疗组优于对照组，有显著性差异。另有学者也选择了非小细胞肺癌患者 130 例，随机分为 2 组，每组 65 例。对照组在 GP 方案（吉西他滨+顺铂）的基础上加用人参多糖注射液。连续治疗 3 个月后，结果观察组的总有效率 58.5%，明显优于对照组。人参多糖注射液对肺癌的治疗有增效减毒的作用。

2. 鼻咽癌[12,13]　有研究以人鼻咽癌细胞 CNE-2 为研究对象，探讨人参多糖对其凋亡的诱导作用，结果显示人参多糖处理后可通过激光共焦观察到胞核中 β-catenin 和 TCF4 表达下调，Bax 表达上调，且人参多糖抑制细胞增殖作用呈明显剂量、时间依赖性，提示人参多糖可能是通过 Wnt/β-catenin 通路介导人鼻咽癌细胞 CNE-2 凋亡。另有研究将 144 例鼻咽癌患者随机分为两组：治疗组，在常规放射治疗基础上联合人参多糖治疗；对照组，单纯接受常规放射治疗。结果显示治疗组能够显著提高鼻咽癌患者的临床有效率，且患者的血液学指标显著高于对照组，治疗后患者的不良反应也明显低于对照组。这表明人参多糖注射液对治疗鼻咽癌有增效减毒作用。

3. 胃癌[14,15]　有研究报道了人参多糖对胃癌上皮细胞 HGC-27 迁移的影响，验证了人参多糖抑制细胞迁移的作用，发现在蛋白水平上多糖通过调节转录因子 Twist、上皮性钙黏附素及波形蛋白等的表达从而降低癌细胞的迁移及入侵，最终达到抗肿瘤的目的。有学者将 68 例晚期胃癌患者，随机分为试验组与对照组，其中试验组采用 FOLFOX4 方案化疗联合人参多糖注射液，对照组单纯用 FOLFOX4 方案化疗，结果显示治疗 14 天后，测定的细胞免疫指标中，试验组除了对 CD8+无明显作用外，其余均明显高于对照组；试验组治疗有效率为 45.7%，对照组为 42.4%；试验组 KPS 高于对照组，且主要毒副作用发生率明显低于对照组。这表明人参多糖注射液联合 FOLFOX4 方案治疗胃癌有增效减毒的作用。

【不良反应】　长期注射，可出现局部红肿反应。

【使用注意】　①本品性状发生改变时，禁止使用。②请放在儿童不易拿到之处。

【用法与用量】　肌内注射，每次 4ml，每日 2 次。

参 考 文 献

[1] 贾执瑛，谢燮，王晓艳，等. 人参主要成分对大鼠免疫功能的比较研究[J]. 中国中药杂志，2014，39（17）：3363-3366.

[2] 梁艳，黄恋，常海艳，等. 人参多糖对新甲型 H1N1 流感病毒灭活疫苗的免疫增强作用[J]. 激光生物学报，2012，21（1）：36-41.

[3] Kim M H，Byon Y Y，KoE J，et al. Immunomodulatory activity of ginsan, a polysaccharide of panax ginseng, on dendritic cells[J]. Koraen J Physiol Pharmacol，2009，13（3）：169-173.

[4] Shim J Y，Han Y，A hn J Y，et al. Chemoprotective and adjuvant effects of immunimodulator ginsan in cyclophosphamide treated normal and tumor bearing mice[J]. Int Immunopathil Pharmacol，2007，20（3）：487-497.

[5] 刘意. 人参多糖注射液联合化疗治疗晚期恶性肿瘤的临床观察[J]. 中国临床实用医学，2008，2（12）：83-84.

[6] King M L，Murphy L L. Role of cyclin inhibitor protein p21 in the inhibition of HCT116 human colon cancer proliferation by American ginseng（Panax quinguefolius）and its constituents[J]. Phytomed，2010，17（3-4）：261-268.

[7] Chois H S，Kim K H，Sohn E，et al. Red ginseng acidic polysaccharide（RGAP）in combination with IFN-gamma results in enhanced macrophage function through activation of the NF-kappa B pathway[J]. Biosci Biotechnol Biochem，2008，72（7）：1817-1825.

[8] 包素珍，陈震. 人参多糖抑癌与 p53 基因的关系[J]. 吉林中医药，2000，（3）：62.

[9] 赵建平，王媛媛. 人参多糖体外诱导人非小细胞肺癌 A549 细胞凋亡的实验研究[J]. 中国中西医结合杂志，2006，26（6）：95-97.

[10] 冯青. 人参多糖注射液配合化疗治疗晚期非小细胞肺癌 80 例[J]. 陕西中医，2009，30（12）：1572-1573.

[11] 葛敏捷，虞敏，曹昕杨. 人参多糖辅助 GP 化疗方案治疗非小细胞肺癌的有效性和安全性研究[J]. 中国生化药物杂志，2015，4（35）：132-134.

[12] 范家铭，刘泽洪，李静，等. 人参多糖介导 Wnt/β-catenin 信号转导诱导人鼻咽癌细胞 CNE-2 的凋亡[J]. 中国中药杂志，2013，38：3332-3337.

[13] 马玉龙，李红. 人参多糖联合同步放疗治疗鼻咽癌的临床疗效和不良反应[J]. 现代肿瘤医学，2015，23（11）：1511-1514.

[14] Cai J P，WuY J，Li C，et al. Panax ginseng polysaccharide suppresses metastasis via modulating Twist expression in gastric cancer[J]. International Journal of Biological Macromolecules，2013，57：22-25.

[15] 徐菊娣. 人参多糖注射液联合化疗对晚期胃癌患者免疫功能和临床疗效的影响[J]. 中南药学，2015，13（3）：316-321.

八珍丸（颗粒）

【药物组成】　党参、炒白术、茯苓、熟地黄、当归、炒白芍、川芎、炙甘草。

【处方来源】　元·朱丹溪《丹溪心法》。《中国药典》（2015 年版）。

【功能与主治】　补气益血。适用于气血两虚者，症见面色萎黄，食欲不振，四肢乏力，月经过多。

【药效】　主要药效如下：

1. 刺激造血[1]　八珍汤能显著促进正常小鼠和大鼠的脾淋巴细胞产生 CSF，显著提高血虚大鼠脾淋巴细胞分泌 CSFs 的水平，明显促进正常小鼠肺条件培养液（LCM）中 CSFs

的生成，从而提高血循环中 CSFs 活性。八珍汤还可以刺激骨髓细胞增殖与分化，对粒系、单核系细胞的造血功能有补益作用。

2. 调节免疫[2-5]　本品能显著促进 S180 荷瘤小鼠的 NK 细胞活性，增强腹腔巨噬细胞吞噬能力；能提高红细胞的免疫功能，改善化疗对荷瘤小鼠 T 淋巴细胞产生的抑制作用，提高机体抗肿瘤能力。此外，还可通过保护免疫器官免受损伤，提高淋巴细胞功能及其细胞因子分泌功能，来增强机体的细胞免疫功能、体液免疫功能和非特异性免疫功能，并通过淋巴细胞、细胞因子对造血进行调控。

【临床应用】

1. 肿瘤相关性贫血[6]　观察八珍汤治疗肿瘤相关性贫血的疗效 62 例，在常规治疗基础上应用八珍汤的治疗组有效率明显高于仅采用常规治疗的对照组，且治疗组在升高血红蛋白和红细胞计数方面，治疗后较治疗前有显著提高（$P < 0.05$），亦优于对照组（$P < 0.05$）。八珍汤治疗肿瘤相关性贫血疗效肯定。

2. 防治骨髓抑制[7,8]　骨髓抑制是放、化疗后最常见的毒副作用，其主要表现是外周血细胞减少。八珍汤可明显升高外周血白细胞、红细胞、血红蛋白浓度及血小板数。本品能减轻恶性肿瘤患者放、化疗后骨髓抑制反应，对头晕、乏力、纳差、失眠等症状改善明显。

3. 辅助放化疗[9,10]　八珍汤与化疗联用可达到减轻化疗药物的毒副作用、增强化疗药物疗效的效果。多方研究证实八珍汤与化疗联用后可恢复骨髓的造血功能，在提高患者生存质量方面有较好效果。

【不良反应】　尚不明确。

【使用注意】　①孕妇慎用。②不宜和感冒类药同时服用。③服本品时不宜同时服用藜芦或其制剂。④本品为气血双补之药，性质较黏腻，有碍消化，故咳嗽痰多、脘腹胀痛、纳食不消、腹胀便溏者忌服。⑤本品宜饭前服用或进食时同服。⑥按照用法用量服用，高血压患者、小儿及年老体虚者应在医师指导下服用。⑦服药期间出现食欲不振，恶心呕吐，腹胀便溏者应去医院就诊。⑧对本品过敏者禁用，过敏体质者慎用。⑨本品性状发生改变时禁止服用。⑩儿童必须在成人的监护下使用。⑪请将此药品放在儿童不能接触的地方。⑫如正在服用其他药品，使用本品前请咨询医师或药师。

【用法与用量】　丸剂：口服。水蜜丸，每次 6g；大蜜丸，每次 1 丸，每日 2 次。颗粒：开水冲服，每次 1 袋，每日 2 次。

参 考 文 献

[1] 高依卿，陈玉春. 八珍汤对粒系、单核系统细胞养血补血作用机理的研究[J]. 中医研究，2000，（2）：22-25.

[2] 潘洪平，张兴. 八珍汤对红细胞免疫功能作用的实验研究[J]. 中国现代应用药学，2001，18（4）：279-281.

[3] 刘春英，董明，蔡硕，等. 益气、活血、益气活血类中药复方对 S180 荷瘤小鼠免疫抑瘤作用的比较研究[J]. 中国中医基础医学杂志，2003，9（7）：48-50.

[4] 陈育民，陈晓洁，刘晓霞，等. 八珍汤对化疗后荷瘤小鼠脾 T 细胞及血清细胞因子的影响[J]. 中国免疫学杂志，2013，29（11）：1165-1167.

[5] 祝红焰，吴珺，谭允育. 八珍汤对辐射损伤小鼠免疫及造血功能的影响[J]. 北京中医药大学学报，2001，24（6）：40-45.

[6] 沈先东，胡顺金，任克军，等. 八珍汤治疗肿瘤相关性贫血疗效观察[J]. 中医药临床杂志，2010，22（5）：401-403.

[7] 张弦. 八珍汤治疗恶性肿瘤放、化疗后骨髓抑制 30 例临床观察[J]. 湖南中医杂志，2013，29（4）：51-53.

[8] 章慧，王云启，梁慧. 八珍汤加减治疗非小细胞肺癌术后化疗致骨髓抑制 20 例总结[J]. 湖南中医杂志，2011，27（6）：23-25.

[9] 张爱琴，孙在典，包素珍. 八珍汤加减防治晚期肺癌化疗毒副作用36例临床观察[J]. 福建中医药，2005，36（3）：18-19.

[10] 尹峰，付强，卢婷. 八珍汤加减治疗胃癌术后患者化疗副作用临床观察[J]. 中国中医急症，2009，18（3）：364.

十全大补丸（膏、糖浆、酒、口服液、片）

【药物组成】　党参、白术（炒）、茯苓、甘草（蜜炙）、当归、白芍（酒炒）、川芎、熟地黄、黄芪（蜜炙）、肉桂。

【处方来源】　宋·太平惠民和剂局《太平惠民和剂局方》。《中国药典》（2015年版）。

【功能与主治】　温补气血。用于气血两虚者，症见面色苍白，气短心悸，头晕自汗，四肢不温。

【药效】　主要药效如下：

1. 调节机体免疫力[1-4]　T淋巴细胞是外周血中唯一具有自我更新能力的细胞，其受抗原或丝裂原刺激后，从成熟的终末细胞变成有分化、增殖能力的淋巴细胞，有丝分裂前伴有DNA、RNA和蛋白质合成。^{3}H-TdR是DNA前体，其掺入量与DNA合成呈正相关，反映淋巴细胞活化程度，是公认的判定机体细胞免疫的客观指标。十全大补汤能显著促进小鼠脾淋巴细胞^{3}H-TdR掺入，增强机体的细胞免疫。能显著促进淋巴细胞分泌IL-2，进而通过IL-2及其受体系统的多方面免疫调节作用，促进已活化的T、B淋巴细胞增殖，产生IFN-γ，促进CTL细胞的杀伤作用，再次激活已失活的Th细胞等而增强机体细胞免疫功能。

十全大补汤与5-FU合用能增加肝癌H_{22}小鼠的白细胞计数、骨髓有核细胞计数，可通过促进NF-κB的活化，阻断重要的凋亡相关分子caspase-8的基因转录和蛋白质表达，最终阻断凋亡执行分子caspase-3的表达从而保护骨髓造血细胞，也可能从分子水平参与造血生长因子、血管黏附因子的调控，以刺激骨髓造血，从而提高机体免疫力。

2. 抑制肿瘤增殖及转移[5,6]　宿主反应细胞（促进癌细胞转移恶化因子）释放的氧自由基和细胞增殖因子是促进肿瘤恶化转移的重要原因之一。研究证实十全大补汤具有较强的清除氧自由基的作用，并且可以直接清除促肿瘤恶化因子从而抑制肿瘤恶化进展。

新生血管生成为恶性实体肿瘤的生长、转移提供了血行通道。VEGF的表达水平与肿瘤组织血管生成程度有关，并与肿瘤的恶性程度显著相关。十全大补汤可以明显降低小鼠外周血VEGF的水平，提高血管抑素（AS）与内皮抑素（ES）的水平，从而抑制肿瘤新生血管的生成。

3. 增强化疗药物效用，降低其毒性[7-10]　放化疗有很多副作用，如骨髓抑制、白细胞减少、血小板减少和肾毒性等。同时由于肿瘤的耐药性，对既往有效药物失去敏感，也给放化疗带来很大的难度。十全大补汤与化疗药物合用的增效减毒作用已经得到证实。

十全大补汤能作用于肠淋巴细胞，增强骨髓细胞增殖因子活性，改善骨髓造血功能，明显提高血红蛋白（Hb）和红细胞（RBC）含量，加速网织红细胞的转变成熟过程，促进贫血恢复，从而拮抗化疗药物的骨髓抑制；同时可作用于单核吞噬细胞系统和免疫器官，有利于淋巴细胞转化，增强机体免疫功能。

十全大补汤可明显对抗化疗药物氢化泼尼松所致的免疫抑制作用，提高小鼠绵羊红细胞所致迟发型变态反应（SRBC-DTH）的水平及小鼠血清溶血素水平；可使由^{60}Co照射所致免疫损伤小鼠的各项免疫指标得以恢复；十全大补丸可明显对抗环磷酰胺引起的白细胞降低、血小板降低，并对环磷酰胺所致的脾脏损伤有明显的保护和修复作用。

【临床应用】　主要药效如下：

1. 结直肠癌[11]　十全大补汤在结直肠癌术后应用中发挥着补益气血的功效，有助于纠正患者的营养不良，改善患者的不适症状，加快恢复，并能减轻患者放化疗过程中的毒副作用，提高机体的耐受能力，从而确保足量的疗程；而对于晚期结直肠癌患者，可在扶正的同时，又对症治疗，减轻患者痛苦，提高患者生存质量，延长生存期。

2. 膀胱癌[12]　十全大补丸内服联合膀胱灌注化疗预防浅表性膀胱癌术后复发的效果优于单纯应用膀胱灌注化疗，对膀胱癌电切术后的肿瘤负荷、干细胞特性、免疫应答均具有调节作用。

3. 减轻放化疗副作用[13]　目前临床广泛使用的抗癌药物，因有免疫系统损伤、胃肠道及脏器的毒性和周围神经毒性、骨髓抑制等副作用，限制了其临床使用。十全大补汤可以缓解化疗患者各种不良反应，使放、化疗周期得以临床实施。

【不良反应】　尚不明确。

【使用注意】　①忌不易消化食物。②感冒发热患者不宜服用。③身体壮实不虚者忌服。④高血压、心脏病、肝病、糖尿病、肾病等慢性病严重者应在医师指导下服用。⑤儿童、孕妇、哺乳期妇女应在医师指导下服用。⑥服药4周症状无缓解，应去医院就诊。⑦对本品过敏者禁用，过敏体质者慎用。⑧本品性状发生改变时禁止使用。⑨儿童必须在成人监护下使用。⑩请将本品放在儿童不能接触的地方。⑪如正在使用其他药品，使用本品前请咨询医师或药师。

【用法与用量】　丸剂：口服，每次8～10丸，每日3次。水蜜丸：每次6g，每日2～3次；小蜜丸：每次9g，每日2～3次；大蜜丸：每次1丸，每日2～3次。膏剂：温开水冲服，每次10～15g，每日2次。糖浆：口服，每次10ml，每日2次。酒剂：口服，每次15～30ml，每日2次。口服液：口服，每次1ml，每日2～3次。片剂：口服，每次6片，每日2次。

参 考 文 献

[1] 陈玉春, 高依卿, 王碧英. 十全大补汤免疫调节作用的实验研究[J]. 中国中医药科技, 2005,（3）: 158-159.

[2] 杜春海, 戎瑞雪, 王梦, 等. 十全大补汤多糖成分抑制肿瘤及免疫调节作用的初步研究[J]. 河北中医药学报, 2014, 29（4）: 3-6.

[3] 罗海鸥, 张春, 刘绍唐, 等. 十全大补汤对抗5-Fu化疗骨髓抑制的实验研究[J]. 中医研究, 2003,（1）: 18-21.

[4] 包素珍, 郑小伟, 孙在典, 等. 十全大补汤对 H_（22）肝癌小鼠免疫功能的影响[J]. 中国中医药信息杂志, 2006,（6）: 33-34.

[5] 济木育夫, 庄严, 王淑娟. 应用补益类药物抑制癌细胞转移的研究[J]. 日本医学介绍, 2003,（4）: 189-190.

[6] 欧阳观峰, 任丽萍, 陈武进. 十全大补汤通过抑制肿瘤血管的形成影响肝癌生长的研究[J]. 中国社区医师, 2014, 30（29）: 5-6, 8.

[7] 曹志然, 周文英, 陈淑兰, 等. 十全大补汤对小鼠免疫功能影响的实验研究[J]. 中国中医基础医学杂志, 2000,（10）: 34-35.

[8] 翟西峰, 郝伟, 谢人明. 十全大补丸对环磷酰胺致小鼠外周血白细胞减少的防治作用[J]. 陕西中医药大学学报, 2016, 39（5）: 81-84.

[9] 张涛, 柳朝阳, 王建杰, 等. 十全大补汤对 ^{60}Co 照射小鼠免疫功能的影响[J]. 黑龙江医药科学, 2003,（5）: 60.

[10] 张永军, 包素珍. 十全大补汤抗肿瘤转移的作用机制[J]. 中医药学刊, 2006,（6）: 1122-1124.

[11] 白克运. 十全大补汤在结直肠癌治疗中的应用[J]. 山东中医杂志, 2018, 37（2）: 87-90.

[12] 张强, 幸一士, 崔猛甲, 等. 十全大补丸内服联合膀胱灌注化疗对浅表性膀胱癌术后复发及恶性程度的影响[J]. 海南医学院学报, 2016, 22（20）: 2440-2443, 2447.

[13] 郑建军, 吴新华, 张再跃, 等. 十全大补汤对肿瘤患者放化疗减毒作用的观察[J]. 山东中医杂志, 2000,（7）: 395-396.

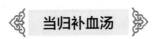

当归补血汤

【药物组成】 黄芪、当归。

【处方来源】 金·李东垣《内外伤辨惑论》。《中国药典》（2015 年版）。

【功能与主治】 补气生血，退热托疮。主治劳倦内伤，血虚发热，肌热面赤，烦渴欲饮，脉洪大而虚，以及妇女经期、产后血虚发热头痛，或疮疡溃后，久不愈合者。适用于妇人经期、产后发热等属血虚阳浮者，以及各种贫血、过敏性紫癜等症。

【药效】 主要药效如下：

1. 抑制肿瘤生长[1,2] 在肿瘤接种当日给予当归补血汤处理荷瘤小鼠，给药组与空白对照组相比，给药组的肿瘤生长速度明显减慢（$P<0.05$），生存时间显著延长（$P<0.05$）。但是当肿瘤直径达到 2cm 时再加用当归补血汤，两组肿瘤生长速度及生存期均无显著差异，说明肿瘤早期应用当归补血汤有一定的治疗作用。

采用 MTT 法测定雄兔当归补血汤血清对人肝癌细胞系 SMMC-7721 增殖抑制作用，结果显示当归补血汤血清对人肝癌细胞 SMMC-7721 的增殖有抑制作用，且具有时间和剂量依赖性，灌胃后 45 分钟抑制作用最强。

2. 增强免疫功能[3,5] 胸腺为初级（中枢）淋巴器官，与细胞免疫有关，游走的造血干细胞进入胸腺，在此分化增殖成 T 淋巴细胞。脾脏为次级淋巴器官，免疫活性细胞移行于此，并在此进一步增殖、分化和成熟，脾脏中有 T 淋巴细胞、B 淋巴细胞和巨噬细胞，与体液免疫、细胞免疫均有密切关系。二者对细胞毒剂高度敏感，在化疗药物作用下明显萎缩，组织结构较快地发生严重损伤，从而抑制了机体的免疫和抗病能力。胸腺、脾脏指数在一定程度地反映了机体免疫的功能状态。

研究发现，接受环磷酰胺（CTX）化疗之后的小鼠胸腺、脾脏指数明显低于荷瘤组，而荷瘤小鼠用 CTX 联合当归补血汤治疗后，两脏器指数明显升高，说明当归补血汤可对抗 CTX 引起的免疫器官受损，保护机体免疫功能。此外，有研究表明，当归补血汤对中晚期肺癌化疗患者的免疫功能有着明显的调节作用，治疗组白细胞、血小板、免疫球蛋白水平均高于对照组，能够有效增强化疗患者的免疫功能。

当归补血汤对机体血液免疫系统有调节作用，可减轻化疗药物对小鼠红细胞免疫黏附功能的损伤。

【临床应用】

1. 辅助放化疗治疗[6,11] 研究证明，当归补血汤对化疗药物 CTX、ADM 及 5-FU 具有明显的增效减毒作用，可增强化疗患者免疫功能，减轻毒副作用，改善生活质量。

2. 防治骨髓抑制[12-14] 当归补血汤与化疗药物联用对骨髓有显著的保护作用，不仅可以有效地改善患者的造血微环境，促进骨髓细胞增殖，还能促进造血生长因子及其调控基因的表达及患者骨髓造血干细胞的增殖，并抑制其死亡，可以有效地保护骨髓，防治肿瘤化疗后骨髓抑制。

参 考 文 献

[1] 孙玉敏，宋福成，吴晓光. 当归补血汤抑制荷瘤小鼠肿瘤生长的作用[J]. 现代生物医学进展，2006，6（9）：31-32.

[2] 李军昌，赵建斌，刘颖格，等. 当归补血汤血清抑制人肝癌细胞 SMMC-7721 的增殖作用[J]. 医学争鸣，2003，24（5）：436-437.

[3] 陈鹊汀，刘智勤，朱惠学，等. 当归补血汤对荷瘤小鼠化疗后免疫功能的影响[J]. 时珍国医国药，2010，21（1）：120-121.

[4] 王海波，陈鹊汀，李鹤飞，等. 当归补血汤对中晚期肺癌化疗后免疫功能的影响[J]. 中医学报，2014，（11）：1553-1554.

[5] 付勤，王莉. 当归补血汤对化疗小鼠红细胞黏附功能及 IL-2 免疫调节作用的影响[J]. 中国实用医药，2008，3（11）：70-71.

[6] 陈鹊汀，刘智勤，蒋玉凤，等. 当归补血汤对化疗药物 5-Fu 增效减毒的实验研究[J]. 北京中医药大学学报，2007，30（11）：757-760.

[7] 李宝鸿，廉南. 加味当归补血汤对肿瘤患者放化疗增效减毒作用的临床观察附：392 例病例报告[J]. 成都中医药大学学报，2005，28（2）：7-9.

[8] 陈鹊汀，刘智勤，朱惠学，等. 当归补血汤对阿霉素化疗荷瘤小鼠的增效减毒作用[J]. 时珍国医国药，2012，23（2）：349-350.

[9] 陈鹊汀，朱惠学，刘智勤，等. 当归补血汤对肿瘤术后化疗增效减毒作用的临床观察[J]. 医学研究与教育，2008，25（6）：54-55.

[10] 廉南，刘一曼，刘艳. 加味当归补血汤对肿瘤化疗疗效影响的实验研究[J]. 成都中医药大学学报，2003，26（3）：18-19.

[11] 黄朝忠，刘智，苏颖. 当归补血汤对肿瘤化疗增效减毒作用的研究进展[J]. 吉林中医药，2014，34（9）：962-964.

[12] 谈发明，刘颜，陈茂华，等. 当归补血汤对肿瘤放、化疗导致的骨髓抑制的保护作用[J]. 湖北中医杂志，2014，36（8）：77-78.

[13] 蒋立峰，刘怀民. 当归补血汤防治肿瘤化疗后骨髓抑制临床观察[J]. 中医学报，2013，28（4）：475-477.

[14] 李燕. 当归补血汤防治肿瘤化疗后骨髓抑制的临床探讨[J]. 中国医药科学，2013，（18）：110-111.

❀ 黄芪注射液 ❀

【药物组成】 黄芪。

【处方来源】 研制方。国药准字 Z23020862。

【功能与主治】 益气养元，扶正祛邪，养心通脉，健脾利湿。用于心气虚损、血脉瘀阻之病毒性心肌炎、心功能不全及脾虚湿困之肝炎。

【药效】 主要药效如下：

1. 调节 T 淋巴细胞免疫反应、增强免疫细胞活性[1-3] 有研究提示，黄芪 AI 组分在体内外均可以刺激小鼠脾细胞增殖，对人 T 淋巴细胞具有刺激增殖作用，但对人 B 淋巴细胞无明显刺激作用；腹腔内注射黄芪 AI 组分可以促进特异抗体水平的提高，在体内能够提高荷瘤鼠及环磷酰胺免疫抑制鼠的免疫功能，提示黄芪具有广泛的免疫增强作用。有研究发现黄芪与脾细胞共孵育可以激活淋巴细胞从而抑制肿瘤细胞活性，增强免疫可能是黄芪抗肿瘤作用的机制之一。研究发现黄芪可明显抑制小鼠肝癌生长，并提高荷瘤小鼠免疫器官重量及增强单核吞噬细胞功能。

2. 抑制肿瘤血管生成[4,5] 在复制小鼠乳腺癌模型的基础上，应用黄芪多糖干预后，小鼠淋巴细胞活性显著提高，肿瘤组织和 Bcl-2 表达均显著降低，提示黄芪多糖可以提高荷瘤小鼠淋巴细胞免疫活性，并抑制肿瘤血管生成及细胞凋亡相关因子表达。研究表明黄芪能够抑制人胃癌细胞生长，并能抑制人胃癌细胞 COX-2、VEGF 和 PGE_2 的表达，提示黄芪抗肿瘤机制可能是通过抑制 COX-2，进而抑制其下游产物 PGE_2 的表达及使 VEGF 表达下调，从而抑制肿瘤的生长。

3. 抑制肿瘤细胞增殖[6,7]　黄芪多糖能够抑制人胃癌细胞的增殖，并呈浓度及时间依赖性。黄芪注射液对人类乳腺癌细胞株具有抑制作用，并且抑制作用与给药浓度成正比，呈一定的量效关系，表示黄芪具有抗乳腺癌作用。

4. 促进肿瘤细胞凋亡[8]　黄芪可在体外抑制人结肠癌细胞 HT-29 增殖，并阻滞细胞于 S 期及 G_2/M 期，这可能与其抑制 $p21$ 基因表达有关。在体内黄芪可以促进肿瘤凋亡，抑制肿瘤生长，其作用强于 5-FU。

【临床应用】

1. 胃癌[9]　有实验应用中药金龙蛇口服液合华蟾素注射液、黄芪注射液的中药联合治疗方案治疗Ⅳ期胃癌 30 例并与同期应用化疗的 10 例对照，结果显示应用中药联合治疗方案的患者，生存质量及 NK 细胞活性升高，$CD3^+$、$CD4^+$ T 淋巴细胞亚群升高，$CD8^+$ T 淋巴细胞亚群下降，提示中药联合治疗方案治疗Ⅳ期胃癌疗效较好，能改善患者症状，提高生活质量，且毒副作用小。

2. 肺癌[10]　观察黄芪注射液辅助化疗治疗老年肺癌 123 例，发现化疗合并应用黄芪注射液较单纯化疗组红细胞 C3b 受体花环、$CD4^+$、$CD8^+$ 及 NK 细胞活性显著提高，提示化疗时合并应用黄芪注射液可明显提高免疫功能，改善生活质量，延长生存期。

3. 鼻咽癌[11,12]　黄芪注射液与放疗联合治疗鼻咽癌放疗患者可明显降低白细胞下降率。也有实验探讨黄芪注射液配合放疗治疗鼻咽癌的临床疗效，黄芪注射液配合放疗治疗鼻咽癌可提高机体免疫功能及生活质量，有助于提高肿瘤消退速度及完全消退率。

【不良反应】　①过敏反应：常见药物热、药疹、注射部位红肿等；罕见急性过敏反应、过敏性休克等严重不良反应。②呼吸系统：常见喉头水肿、呼吸困难、哮喘、胸闷。③循环系统：偶见低血压迟发型静脉炎；罕见快速心房颤动。④消化系统：偶见肝功能损害、呕吐、腹泻。⑤其他：偶见剧烈头痛、肾功能损害；罕见溶血性贫血；有静脉滴注本品致热原反应的报道。

【使用注意】　①服药期间忌食生冷食物。忌烟酒，浓茶。宜进食营养丰富而易消化吸收的食物，饮食有节。②保持精神舒畅，劳逸适度。忌过度思虑，避免恼怒、惊恐等不良情绪。③严格按照本品适应证使用。黄芪补气升阳，易于助火，有热象者及表实邪盛，气滞湿阻，食积内停，阴虚阳亢，痈疽初起或溃后热毒尚盛等证者忌用。④适宜单独使用，不能与其他药物在同一容器中混合使用。谨慎联合用药，如确需联合使用其他药物时，应谨慎考虑与中药注射剂的间隔时间及药物相互作用等问题。⑤本品是纯中药制剂，保存不当可能影响产品质量。发现药液出现浑浊、沉淀、变色或瓶身有漏气、裂纹等现象时不能使用。如经葡萄糖或氯化钠注射液稀释后出现浑浊、沉淀、变色亦不得使用。⑥务必加强全程用药监护和安全性监测，密切观察用药反应，特别是开始 30 分钟。发现异常，立即停药。⑦对孕妇、哺乳期妇女的安全性尚未确立，请谨慎使用。儿童用药应严格按公斤体重计算。⑧对老人，儿童，以及心脏严重疾患、肝肾功能异常患者等特殊人群和初次使用的患者应慎重使用。如确需使用，应减量或遵医嘱。⑨本品与氯霉素存在配伍禁忌。本品不能与青霉素类高敏类药物、头孢类合并使用，禁止与抗生素类联合使用。⑩静脉滴注时，必须稀释以后使用。严格控制滴注速度和用药剂量。建议滴速小于 40 滴/分，一般控制在 15～30 滴/分。根据患者年龄、病情、体征等从低剂量开始，缓慢滴入。首次用药，宜选用小剂量，慢速滴注。⑪输液时可选用 0.9%氯化钠注射液（pH 接近）配伍使用，且应现配现用。用药前仔细询问患者有无过敏史。⑫禁止使用静脉注射的方法给药。⑬建议 1 个疗程不宜大于 2 周，坚持中病即止，防止长期用药。对长期使用的在每个疗程间要有一定的时间间隔。

【用法与用量】 肌内注射，每次 2～4ml，每日 1～2 次。静脉滴注，每次 10～20ml，每日 1 次，或遵医嘱。

参 考 文 献

[1] Cho W C，Leung K N. In vitro and in vivo immunomodulating and immunorestorative effects of Astragalus membranaceus[J]. Journal of Ethnopharmacology，2007，113（1）：132-141.

[2] Cho W C S，Leung K N. In vitro, and in vivo, anti-tumor effects of Astragalus membranaceus[J]. Cancer Letters，2007，252（1）：43-54.

[3] 胡兵，沈克平. 黄芪抗肿瘤作用及机制研究[J]. 中药材，2008，（3）461-465.

[4] 谷俊朝，余微波，王宇，等. 黄芪多糖对 TA2 小鼠乳腺癌 MA-891 移植瘤生长及 HSP70 表达的影响[J]. 中华肿瘤防治杂志，2006，13（20）：1534-1537.

[5] 沈洪，刘增巍，张坤，等. 黄芪对 SGC7901 胃癌细胞 COX-1、COX-2、VEGF 和 PGE2 表达的影响[J]. 肿瘤，2007，27（3）：194-198.

[6] 李琼，刘胜. 黄芪注射液对人类乳腺癌细胞株生长的抑制作用[J]. 中国中医药科技，2007，14（2）：100-101.

[7] 刘桂莲，张承玉，刘晓霓，等. 黄芪多糖对人胃癌 SGC-7901 细胞增殖抑制作用的体外研究[J]. 中国实用医药，2007，2（13）：8-9.

[8] Tin M M，Cho C H，Chan K，et al. Astragalus saponins induce growth inhibition and appotosis in human colon cancer cells and tumor xenograft[J]. Carciongenesis，2007，28（6）：1347-1355.

[9] 许玲，陈亚琳，刘咏英，等. 金龙蛇口服液合华蟾素注射液、黄芪注射液治疗Ⅳ期胃癌的临床观察[J]. 成都中医药大学学报，2005，28（1）：7-9.

[10] 甘宁，陈焕朝. 黄芪注射液辅助化疗治疗老年肺癌的疗效观察[J]. 肿瘤防治研究，2004，31（7）：433-434.

[11] 唐锦程，欧国富. 黄芪注射液对鼻咽癌患者放疗期间血白细胞的影响[J]. 实用医学杂志，2007，23（2）：280-281.

[12] 陆新岸. 黄芪注射液配合放射治疗鼻咽癌 30 例临床观察[J]. 中国社区医师（医学专业），2010，12（34）：148-149.

（南京中医药大学 陈文星、郑 茜）

补中益气丸（颗粒、口服液、合剂、片）

【药物组成】 黄芪（蜜炙）、党参、甘草（蜜炙）、白术（炒）、当归、升麻、柴胡、陈皮。

【处方来源】 金·李东垣《脾胃论》。《中国药典》（2010 年版）。

【功能与主治】 补中益气，升阳举陷。用于脾胃虚弱、中气下陷所致的体倦乏力、食少腹胀、便溏久泻、肛门下坠。

【药效】 主要药效如下：

1. **抑制肿瘤**[1] 补中益气丸能够提高体内巨噬细胞对肿瘤的吞噬作用，提高 TNF-α、IL-2、IFN-γ 水平，抑制肿瘤。能够提高机体抑瘤率，增加胸腺指数和脾脏指数，提高脾淋巴细胞的增殖率。

2. **增强免疫**[2,3] 分别以补中益气丸与玉米粉饲养老鼠，补中益气丸组的胸腺系数和股骨重量系数均比玉米饲养空白对照组升高明显。且补中益气丸组小鼠的总蛋白含量与血肌酐较空白组有所升高，说明补中益气丸具有健脾补气及提高机体免疫力的功效，且能够对骨质疏松有明显改善作用。补中益气丸能够明显升高脾虚小鼠外周血 α-醋酸萘酯酶（α-acid naphthyl acetate esterase，ANAE）阳性淋巴细胞百分率，增强脾虚小鼠腹腔巨噬细胞吞噬功能，使血清中 IgG 含量恢复成正常水平。

3. 抗疲劳[4]　疲劳是肿瘤患者化疗后及化疗中最常见的副作用之一，严重影响患者生活。而使用补中益气丸则能够增强机体免疫能力、提高生物应答、改善机体疲劳状态。补中益气丸可以明显延长应用紫杉醇化疗荷瘤小鼠的力竭游泳时间，改善疲劳。小鼠在使用补中益气丸后，肌肉 SOD 活性升高，MDA 活性降低，可改善化疗药物引起的氧化应激损伤。

4. 抗辐射损伤，升高白细胞[5,6]　辐射损伤病理表现为中医学的"脾虚造化不及，气血受损"，可导致机体多种系统和器官结构与功能受损，不同系统组织细胞对辐射敏感性不同，血液和造血细胞是辐射敏感细胞之一，白细胞数量变化可较敏感和简便地反映机体辐射损伤。染色体是细胞的遗传结构，对辐射高度敏感，其损伤与辐射剂量呈线性正相关，可定量反映辐射。防治辐射损伤宜补脾益气养血，补中益气丸能明显减轻小剂量分次累计照射引起的白细胞下降和骨髓细胞染色体畸变的发生，高剂量组能减缓并减轻外周血中血小板的损伤，有较好的抗慢性辐射损伤作用（图 16-2）。

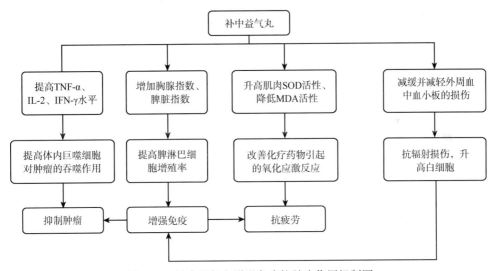

图 16-2　补中益气丸增强免疫抗肿瘤作用机制图

【临床应用】

1. 乳腺癌[4]　补中益气丸具有抗肿瘤作用，可能是通过提高机体免疫力来抑制肿瘤生长。补中益气丸与紫杉醇协同治疗乳腺癌，通过升高小鼠肌肉 SOD 活性并降低 MDA 浓度等机制发挥抗乳腺癌化疗相关性疲劳的作用。

2. 直肠癌[7]　通过临床典型的病例治疗，补中益气丸在直肠癌手术后应用发现，使用者大便不规律、小腹灼痛、肛门下坠等症状明显改善，明显优于不使用者。临床观察补中益气丸还能提高患者生活质量，且毒副作用小。

3. 白细胞减少症[8]　氯氮平治疗精神病有显著疗效，而其引起的白细胞减少症发生率甚高。白细胞减少症，其病机为"脾肾两虚，气血不足"，补中益气丸可减少氯氮平引起的白细胞减少症的发生率，治疗白细胞减少症。

4. 癌性疲乏[9-11]　由于肿瘤或相关治疗造成的患者长期紧张和痛苦而产生的主观感觉称为癌性疲乏，如虚弱、注意力不集中、活动无耐力与动力和兴趣下降等。研究发现癌性疲乏和患者因疾病导致的体质和免疫下降有很大的联系，可以通过提高患者免疫力和身体素质来改善乏力症状。在中医学上肿瘤相关性乏力被描述成懈怠或神疲乏乏、倦怠困顿及四肢劳倦等，补中益气汤可通过调节免疫，改善气血治疗癌性疲乏。

5. 癌性发热[12,13]　癌性发热是指由患者肿瘤自身所引起的发热情况，临床研究发现补中益气汤对于发热患者所起到的退热效果既持久又稳定。

【不良反应】　尚不明确。

【使用注意】　①本品不适用于恶寒发热表证者，暴饮暴食脘腹胀满实证者。②不宜和感冒类药同时服用。③高血压患者慎服。④服本药时不宜同时服用藜芦或其制剂。⑤本品宜空腹或饭前服为佳，亦可在进食时同服。⑥按照用法用量服用，小儿应在医师指导下服用。⑦服药期间出现头痛、头晕、复视等症，或皮疹、面红者，以及血压有上升趋势，应立即停药。⑧对本品过敏者禁用，过敏体质者慎用。⑨本品性状发生改变时禁止使用。⑩儿童必须在成人监护下使用。⑪请将本品放在儿童不能接触的地方。⑫如正在使用其他药品，使用本品前请咨询医师或药师。

【用法与用量】　丸剂：口服，小蜜丸每次 9g，大蜜丸每次 1 丸，每日 2～3 次。颗粒剂：口服，每次 3g，每日 2～3 次。口服液：口服，每次 1 支，每日 2～3 次。合剂：口服，每次 10～15ml，每日 3 次。片剂：口服，每次 4～5 片，每日 3 次。

参 考 文 献

[1] 胡芳，柳小亚，陈欣悦，等. 补中益气丸抗肿瘤作用研究[C]. 西安：中国中西部地区第五届色谱学术交流会暨仪器展览会，2016.

[2] 靳瑾，龙伟，沈秀等. 补中益气丸对大鼠的补益功效的实验研究[J]. 中医杂志，2013，54（24）：2135-2139.

[3] 张丹，林培英，肖柳英，等. 补中益气丸对脾虚证小鼠免疫功能的影响[J]. 中医药通报，2002，1（2）：49-50.

[4] 欧阳明子，谭为，刘艳艳，等. 补中益气丸对小鼠乳腺癌化疗相关性疲劳的影响[J]. 热带医学杂志，2013，13（5）：453-454.

[5] 于小芳，王亚男，周喆，等. 补中益气低剂量辐射防护作用的实验研究[J]. 世界中西医结合杂志，2013，8（6）：560-562.

[6] 郑小伟，刘明哲，程志清，等. 补中益气方抗慢性辐射损伤的实验研究[J]. 中国中医药科技，1998，5（6）：354-355.

[7] 杨庆玺，姬光东，潘荣涛，等. 补中益气丸在直肠癌术后及化疗中的临床疗效观察[C]. 广州：中国康复医学会疗养康复专业委员会第二十四届学术会议，2014.

[8] 李志雄. 补中益气丸及六味地黄丸在氯氮平致白细胞减少方面的作用[J]. 广西中医学院学报，1999，16（3）：45-46.

[9] 邓育，梁锦雄，邝锦波，等. 补中益气汤对肿瘤脾气虚症患者免疫功能及生活质量的影响[J]. 国际医药卫生导报，2010，16（23）：2834-2838.

[10] 施旭光，翟理祥，邓淙友，等. 补中益气汤的现代研究进展[C]. 太原：中华中医药学会方剂学分会第十二次学术年会. 2012.

[11] 王婷琳. 补中益气汤治疗肿瘤相关性乏力的临床疗效评价[J]. 世界最新医学信息文摘，2016，16（85）：168.

[12] 张学民，钱钢，张微微，等. 补中益气汤治疗肿瘤性发热疗效观察[J]. 江西中医药，2006，37（7）：55.

[13] 杨月兰. 补中益气汤治疗肿瘤性发热疗效分析[J]. 大家健康，2013，7（2）：28-29.

（南京中医药大学　陈文星、郑　茜，上海中医药大学附属市中医医院　李　雁、曹亚娟，

湖州市中医院　关新军）

二、养阴润燥类

六味地黄丸（汤、胶囊）

【药物组成】　熟地黄、山茱萸（制）、山药、牡丹皮、茯苓、泽泻。

【处方来源】　宋·钱乙《小儿药证直诀》。《中国药典》（2015 年版）。

【功能与主治】　滋阴补肾。用于肾阴亏损，头晕耳鸣，腰膝酸软，骨蒸潮热，盗汗遗精。

【药效】　主要药效如下：

1. 增强免疫功能[1-5]　增强机体免疫功能是六味地黄丸抗肿瘤的主要机制之一，该方不仅能激活 T 淋巴细胞、B 淋巴细胞、巨噬细胞等免疫细胞，还能促进白细胞介素、肿瘤坏死因子、干扰素细胞因子等生成，调节抗体和补体的生成，对免疫系统发挥多方面的调节作用。

六味地黄汤的主要活性部位之一 3A 对环磷酰胺处理的小鼠、荷瘤小鼠和快速老化小鼠的免疫功能低下具有改善作用，并能调节 T、B 淋巴细胞的比例或改善其功能。在环磷酰胺致小鼠免疫功能低下模型中，观察六味地黄软胶囊对特异性免疫功能的影响发现，其具有改善 T 淋巴细胞增殖能力，提高 T 淋巴细胞数量，尤其是 CD8 阳性细胞的作用，还可明显提高脾细胞天然杀伤活性、明显降低迟发型超敏反应等。六味地黄丸对诱发性肺肿瘤小鼠的脾脏有明显的增重作用，使腹腔巨噬细胞的吞噬功能明显增强，表明其使机体的抗肿瘤免疫功能增强。给小鼠灌服六味地黄丸发现其能对抗环磷酰胺所致胸腺、脾脏重量减轻，使淋巴细胞转化功能恢复至正常水平。

2. 促进抑癌基因表达[6,7]　近年来的研究证实，细胞周期调节失控是癌变的重要原因。$p53$ 基因蛋白抑制肿瘤的机制主要是使细胞停留在 G_1 或 G_2 期，使损伤的细胞得以修复，同时也可以诱发细胞凋亡，去除变异细胞，从而达到抑制肿瘤细胞增生的目的。$p53$ 基因蛋白可通过调控肿瘤细胞的某些操纵基因而阻止肿瘤细胞的生长和增殖，最后引起肿瘤细胞的凋亡。研究通过氨基甲酸乙酯使 $p53$ 基因表达下降诱发小鼠肺腺瘤，发现六味地黄汤能够通过一定的途径维持 $p53$ 基因的表达，从而降低小鼠肺腺瘤的发病率。

3. 抑制肿瘤增殖、转移[6,8,9]　肿瘤细胞的主要特性是处于无限增殖状态，其增殖与凋亡失去平衡，抑制肿瘤细胞的增殖是治疗肿瘤的重要研究方向之一。六味地黄汤体内给药可显著提高荷瘤小鼠生存率，抑制肿瘤生长。在体外细胞培养实验中，六味地黄丸含药血清对人肝癌细胞 BEL-7402、肺癌细胞 A549 均有明显的抑制作用。

能够局部浸润和远处转移是恶性肿瘤又一重要特点，也是恶性肿瘤导致死亡的主要原因。六味地黄丸具有不同程度改善荷瘤小鼠存活期的作用，对实体型肝癌移植肿瘤体积及肿瘤肺转移数目等也有一定改善作用。

【临床应用】　主要用于辅助化疗，增效减毒。六味地黄丸辅助化疗治疗可抑制肿瘤进展，降低毒副作用，提高机体的免疫功能和改善生活质量。现代药理学研究表明六味地黄丸具有保护和增强患者造血系统功能，减轻化疗药物对骨髓造血功能损害的作用。

【不良反应】 尚不明确。

【使用注意】 ①忌不易消化食物。②感冒发热患者不宜服用。③高血压、心脏病、肝病、糖尿病、肾病等慢性病严重者应在医师指导下服用。④儿童、孕妇、哺乳期妇女应在医师指导下服用。⑤服药 2 周后症状无缓解，应去医院就诊。⑥对本品过敏者禁用，过敏体质者慎用。⑦本品性状发生改变时禁止使用。⑧儿童必须在成人监护下使用。⑨请将本品放在儿童不能接触的地方。⑩如正在使用其他药品，使用本品前请咨询医师或药师。

【用法与用量】 丸剂：口服，每次 8 丸，每日 3 次。胶囊：口服，每次 1 粒，或每次 2 粒，每日 2 次。

参 考 文 献

[1] 张静. 中药抗肿瘤的免疫学调节作用和作用机制研究进展[J]. 中国免疫学杂志，2006，（4）：385-388.

[2] 杨胜，张永祥，吕晓东，等. 六味地黄汤活性部位 3A 的免疫调节作用机理研究[J]. 中国中西医结合杂志，2001，21（2）：119-122.

[3] 马健，樊巧玲，龚婕宁. 六味地黄汤对大鼠巨噬细胞功能的调节作用[J]. 中药药理与临床，1999，15（4）：5-7.

[4] 郭慧君，朱金华，刘春花，等. 不同滋阴中药对小鼠诱发性肺肿瘤发生及抗肿瘤免疫功能的影响[J]. 中国实验方剂学杂志，2012，18（13）：226-229.

[5] 赖益忠，黄倬伟. 六味地黄丸（汤）现代研究新进展[J]. 中医药信息，1999，（1）：13-15.

[6] 饶斌，谢斌，余功，等. 滋阴方六味地黄丸抗肿瘤研究进展[J]. 江西中医药大学学报，2014，（1）：84-87.

[7] 李惠，金亚宏，姜廷良. 六味地黄汤对小鼠诱发性肺腺瘤 P53 基因表达的影响[J]. 中国实验方剂学杂志，1997，（3）：17-19.

[8] 赵益，罗蓉，朱卫丰，等. 六味地黄丸对肿瘤细胞抑制作用的研究[J]. 中药新药与临床药理，2011，22（6）：598-602.

[9] 张栋，孙静，孙金芳. 中药干预对荷瘤小鼠肿瘤生长及转移的影响[J]. 中医药信息，2010，27（1）：103-106.

生脉注射液（胶囊）

【药物组成】 红参、麦冬、五味子。

【处方来源】 金·李东垣《内外伤辨惑论》生脉散。国药准字 Z20053993。

【功能与主治】 益气养阴，复脉固脱。用于气阴两亏，脉虚欲脱的心悸、气短、四肢厥冷、汗出、脉欲绝及心肌梗死、心源性休克、感染性休克等具有上述证候者。

【药效】 主要药效如下：

1. 增强机体免疫调节功能[1,2] 肿瘤患者的免疫功能不仅与肿瘤的发生和发展密切相关，而且对判断肿瘤患者治疗效果和评估疾病预后有重要的参考价值。在生脉注射液配合化疗治疗晚期肺癌的实例中，观察患者外周血中 Th1、Th2、IL-18 等细胞因子水平的相应变化，单纯化疗组 IL-4、IL-10 明显升高，IL-18 和 IL-2 等下降；生脉注射液应用组的细胞因子均无明显的变化，由此可知生脉注射液可增强晚期肺癌化疗患者的免疫功能，并对患者化疗后的修复具有一定意义。

生脉注射液联合化疗用药多柔比星可提高 H22 荷瘤小鼠体内 T 淋巴细胞的含量与功能，升高荷瘤小鼠外周血 $CD3^+$、$CD4^+$ 的含量与 $CD4^+/CD8^+$ 值，降低 $CD8^+$ 的含量，同时可明显升高 IgA、IgG、IgM 的含量，且抑瘤率明显提高。说明化疗药联合生脉注射液，可使处于抑制状态的免疫功能得到恢复，从而增强抗肿瘤效果。

2. 化疗减毒增效[3-5] 生脉注射液可配合肿瘤化疗，用于骨髓抑制期，可明显防止白细胞和中性粒细胞的减少。生脉注射液能缓解化疗所致的恶心呕吐、口腔炎等不良反应。在减轻化疗所致不良反应的同时，也能提高化疗疗效。生脉注射液对多种典型化疗药物如 5-FU、奥沙利铂、表阿霉素等，有不同程度的增敏作用。生脉注射液通过抑制 MDR-1的转录，进而下调 P-gp 在细胞膜上的表达及其介导的药物外排作用，提高化疗药表阿霉素在细胞中的浓度，从而提高表阿霉素对肝癌细胞增殖的抑制作用，增强表阿霉素对肝癌细胞周期的影响和促凋亡作用，使人肝癌 HepG2 细胞对表阿霉素的敏感性提高了16 倍。

3. 抑制肿瘤新生血管生成[6-8]　肿瘤血管的生成与肿瘤的发生与发展也有着重要的关系。VEGF 是肿瘤血管生成的调节因子之一，肿瘤患者常伴有血清中 VEGF 水平的升高。生脉注射液与奥沙利铂联合用药可明显降低结肠癌小鼠血清学相关指标及 MVD、VEGF，减少了肝转移。

生脉注射液能抑制肿瘤生长、转移及血管内皮细胞（VEC）的增殖，VEC 的增殖直接影响肿瘤新生血管形成。因此，生脉注射液具有抑制肿瘤的生长和转移的作用。

4. 改善心功能　本品有强心和改善心功能的作用。

【临床应用】　生脉注射液常应用于肿瘤化疗的辅助治疗：

1. 肺癌[9,10]　生脉注射液能提高肺癌、非小细胞肺癌患者免疫功能，保护骨髓功能，减轻化疗毒副作用，改善生存质量，延长生存期。

2. 鼻咽癌[11]　生脉饮加味疗法能有效预防鼻咽癌放疗时涎腺功能受损，减轻口干症状，提高生活质量。

3. 乳腺癌[12]　生脉注射液配合乳腺癌化疗，可起到减毒增效的作用，降低化疗患者胃肠道反应、血小板下降及白细胞下降的发生率。

4. 放射性肺损伤[13,14]　放射性肺损伤是胸部恶性肿瘤放疗危害性较大的并发症，主要表现为急性放射性肺炎和慢性肺纤维化。生脉注射液可以改善微循环，降低血液黏稠度，减轻血管闭塞，减轻局部组织纤维化，促进肺部组织再修复；激活吞噬细胞，增强机体免疫功能，增强肺组织的放射耐受性，减轻肺损伤，降低放射性肺炎和肺纤维化的发生率。

5. 心力衰竭[15,16]　蒽环类抗肿瘤药具有较明显的心脏毒性，生脉注射液可改善心脏泵血功能，降低心脏后负荷，用于预防和减轻蒽环类抗肿瘤药导致的心功能损害，减轻心脏毒性。

6. 其他[17]　生脉注射液可用于胃癌、肝癌等化疗辅助治疗，还可以用于治疗人早幼粒白血病、再生障碍性贫血等。

【不良反应】　临床报道有患者用药后产生局部皮疹、药物热等，另外还有失眠、潮红、多汗、寒战、心悸、静脉炎，甚至过敏性休克的病例报告。

【使用注意】　①本品是纯中药制剂，有效成分较多，保存不当，可能影响产品质量。所以使用前必须对光检查，发现药液出现混浊、沉淀、变色、漏气、变质等现象时不能使用。②对本品有过敏者或有严重不良反应病史者禁用。③新生儿、婴幼儿禁用。④孕妇禁用。⑤对实证及暑热等病热邪尚存者，咳而尚有表证未解者禁用。⑥儿童、年老体弱者、心肺严重疾患者、肝肾功能异常者和初次使用中药注射剂的患者要加强临床监护。⑦本品不与其他药物在同一容器内混合使用。⑧本品需滴注前新鲜配制。稀释后及输注前均应对光检查，若出现混浊或沉淀不得使用。⑨临床应用时，滴速不宜过快，儿童及年老体弱者以 20～40 滴/分为宜，成年人以 40～60 滴/分为宜。静脉滴注初始 30 分钟内应加强监护，发现异常应立即停药，处理遵医嘱。⑩本品含有皂苷，摇动时产生泡沫是正常现象，不影响疗效。⑪不宜与含藜芦或五灵脂的药物同时使用。

【用法与用量】　注射液：①肌内注射：每次 2～4ml，每日 1～2 次。②静脉滴注：每次 20～60ml，用 5%葡萄糖注射液 250～500ml 稀释后使用，或遵医嘱。胶囊：口服，每次 3 粒，每日 3 次。

参 考 文 献

[1] 李艳秋，冯艳，王育强，等. 生脉注射液对中晚期肺癌化疗患者免疫功能调节作用研究[J]. 中华中医药学刊，2007，（2）：268-269.

[2] 王鹏，陈震，黄雯霞，等. 生脉注射液对 H_（22）肝癌小鼠的免疫调节作用[J]. 中药药理与临床，2005，（6）：1-3.

[3] 苗苗，李锁，刘雅茹. 生脉注射液对不同化疗药物的增敏作用[J]. 中草药，2013，44（7）：875-880.

[4] 陈震，王鹏，黄雯霞，等. 生脉注射液对 5-FU 增效减毒作用的实验研究[J]. 中西医结合学报，2005，（6）：61-64.

[5] 王鹏，陈震，黄雯霞，刘鲁明. 生脉注射液联合奥沙利铂抗肿瘤实验研究[J]. 中成药，2006，（4）：533-536.

[6] 李小平，郑磊贞，顾建春，等. 生脉注射液联合奥沙利铂抗结肠癌肝转移的作用[J]. 上海交通大学学报（医学版），2008，（5）：552-555.

[7] 陈玉娟，王珺. 中药抗肿瘤转移的分子机制研究进展[J]. 陕西中医，2010，31（6）：762-764.

[8] 王琳. 生脉注射液辅助治疗恶性消化道肿瘤研究概况[J]. 实用中医内科杂志，2012，26（9）：72-73.

[9] 杨敏，卢静，牟金金，等. 生脉注射液联合化疗治疗非小细胞肺癌的系统评价[J]. 中国药房，2013，24（12）：1119-1122.

[10] 赵昕，张黎. 生脉注射液在中晚期肺癌化疗中作用的临床观察[J]. 新疆中医药，2010，28（3）：10-12.

[11] 刘淑美. 生脉饮加味治疗鼻咽癌放疗时涎腺受损的临床研究[J]. 中国医药导报，2010，7（16）：13-15.

[12] 侯晓峰，李忠英，樊华，等. 生脉注射液在乳腺癌化疗中减毒增效作用的临床观察[J]. 中国医药导报，2011，8（23）：90+92.

[13] 王策. 生脉注射液对大鼠放射性肺炎及血清细胞因子 IL-6、TNF-α、TGF-β_1 表达的影响[J]. 社区医学杂志，2017，15（11）：25-29.

[14] 刘哲峰，杨明会，孙艳，等. 生脉注射液对放射性肺损伤防治作用的临床研究[J]. 解放军药学学报，2005，（2）：112-115.

[15] 杨敏，卢静，牟金金，等. 生脉注射液防治蒽环类抗肿瘤药心脏毒性的系统评价[J]. 中国药物警戒，2012，9（11）：666-669.

[16] 毛静远，赵志强，徐昕. 生脉注射液治疗心力衰竭机制研究概况及展望[J]. 中国中医急症，2007，（2）：216-217.

[17] 李茹，李伟. 生脉注射液在恶性肿瘤中的作用[J]. 实用心脑肺血管病杂志，2013，21（5）：156-158.

❀ 参麦注射液 ❀

【药物组成】　红参、麦冬。

【处方来源】　唐·孙思邈《备急千金要方》。国药准字 Z33020023。

【功能与主治】　益气固脱，养阴生津，生脉。用于治疗气阴两虚型之休克、冠心病、病毒性心肌炎、慢性肺源性心脏病、粒细胞减少症。能提高肿瘤患者的免疫功能，与化疗药物合用时，有一定的增效作用，并能减少化疗药物所引起的毒副作用。

【药效】　主要药效如下：

1. 增强机体免疫力[1]　参麦注射液能在一定程度上保护化疗患者骨髓功能，减轻化疗后白细胞、中性粒细胞减少，提高患者血清前白蛋白、CD3+、CD4+、CD4+/CD8+等相应指标。

2. 改善血液流变学[2]　有研究发现肿瘤患者普遍存在血液高黏、高凝状态，参麦注射液治疗后肿瘤患者的各血液流变学指标、甲襞微循环加权计分均有明显改善。

3. 促进肿瘤细胞凋亡[3-6]　　ROS（reactive oxygen species）是需氧生物利用氧气代谢过程中产生的一类含氧但比氧气性质更活泼的物质，研究发现细胞内 ROS 的生成增加可以诱导 DNA 损伤。参麦注射液可通过诱导 ROS 的生成进而加重了 Hep3B 肝癌细胞 DNA 损伤的积累，同时可促进对线粒体依赖性细胞凋亡的诱导效应。

参麦注射液能抑制人肺腺癌耐药 A549/DTX 细胞株 Bcl-2 和 P-gp 蛋白的表达，增加 A549/DTX 细胞株对多西他赛（DTX）的敏感性，耐药逆转倍数为 3.92，并明显增强 DTX 对 A549/DTX 细胞株的促凋亡作用。

参麦注射液可通过增加耐药细胞株内化疗药物的浓度，从而提高化疗药（ADM）对人成骨肉瘤细胞的毒化作用，即达到逆转人成骨肉瘤多药耐药细胞株 R-OS -732 细胞的作用。

参麦注射液能有效抑制人肝癌 SMMC-7721 肿瘤细胞的增殖，随着参麦注射液浓度的升高，对细胞的生长抑制作用也逐渐增强。参麦注射液可以减少 S 期和 G_2/M 期癌细胞数量，将细胞明显地阻止在 G_0/G_1 期，使肿瘤细胞凋亡率明显上升。

4. 抑制肿瘤血管生成[7-9]　　肿瘤细胞生长需要良好的血液供应，抑制了肿瘤血管的生成就能抑制肿瘤生长和转移。参麦注射液能减少肿瘤中 PCNA 和 bFGF 基因的表达，而 bFGF 能促进内皮细胞分泌纤维蛋白酶活化剂，促进内皮细胞增殖和游走；PCNA 与细胞的增殖性相关。参麦注射液联合羟基喜树碱能降低 VEGF 的 mRNA 的生成，并减少肿瘤细胞 VEGF 蛋白的表达，而且还减少了肿瘤细胞 VEGF 的分泌。

促进肿瘤微血管生成的因子很多，其中基质金属蛋白酶-2（MMP-2）与肿瘤内皮细胞的增殖和迁移密切相关。参麦注射液能抑制 MMP-2 和增强 TIMP-1 的表达，使得肿瘤浸润和转移的速度减慢，进而抑制肿瘤的生长。

参麦注射液联合羟基喜树碱能降低 VEGF 和 bFGF 的 mRNA 的生成，并减少肿瘤细胞 VEGF 和 bFGF 蛋白的表达和分泌，而这两种生长因子对血管生成来说是至关重要的。因此，参麦注射液联合羟基喜树碱减少肿瘤细胞 VEGF 和 bFGF 的合成和分泌，是其影响肿瘤血管生成的机制之一。

5. 强心和改善血液循环　　本品有强心和改善血液循环的作用。

【临床应用】

1. 肺癌[10,11]　　参麦注射液辅助化疗治疗肺癌，能够显著提高疗效，改善患者机体免疫功能，延长患者的生存时间并改善生存质量。

2. 减轻化疗毒副作用[12,13]　　参麦注射液对恶性肿瘤化疗所致周围神经毒性具有预防作用，且不影响化疗疗效；能够刺激骨髓造血，促进白细胞、血小板、血红蛋白等生成，并且能够预防和减轻化疗药物引起的心脏毒性，从而改善患者的生活质量，使得化疗方案得以按期完成。

3. 用于心力衰竭　　见血液循环有关章节。

【不良反应】

（1）以过敏反应、输液反应为主，严重过敏性反应主要有过敏性休克，呼吸困难。

（2）静脉滴注（一个疗程）15 天，偶有患者谷丙转氨酶升高。少数患者有口干、口渴、舌燥。

（3）对有药物过敏史或过敏体质的患者应避免使用。

（4）本品可能引起的不良反应：①皮肤瘙痒、皮疹、皮肤发红、发绀、皮炎、荨麻疹、面色潮红、药物热、过敏性休克、静脉炎；②呼吸困难、呼吸急促、胸闷、憋气、呼吸道梗阻、气促、上呼吸道感染症状；③心动过速、心绞痛、心力衰竭、心悸；④恶心、呕吐、上消化道出血、呃逆；⑤意识不清、烦躁不安、精神紧张、昏迷、头晕、头痛、胸痛、背痛、腹痛、腰麻、全身不适、发麻；⑥肝功能损害（黄疸）、小便赤短。

【使用注意】　①本品含有皂苷，不要与其他药物同时滴注。②阴盛阳衰者不宜用。③该药用量过大或应用不当，可引起心动过速，晕厥等症。④本品是纯中药制剂，保存不当可能影响产品质量。使用前对光检查，发现药液出现混浊、沉淀、变色或瓶身有漏气、裂纹等现象时不能使用（本品含有皂苷，晃动后产生泡沫为正常现象，并不影响疗效），如经葡萄糖注射液稀释后，出现混浊亦不得使用。⑤临床应用时务必加强用药监护，并严格按照本品功能主治范围使用。⑥抢救危急重症每日用量不宜低于 200ml，剂量太小可能影响疗效。⑦严禁与其他药物混合配伍应用，尤其不能与抗生素类药物混合应用。参麦注射液与其他药物交互使用时应间隔 6 小时以上。⑧静脉滴注时，剂量不宜过大，速度不宜过快。⑨用药过程中，应密切观察用药反应，特别是开始 30 分钟，发现异常，立即停药。⑩老人、儿童、肝肾功能异常患者等特殊人群和初次使用的患者应慎重使用，加强监测。不可长期连续用药。⑪对本品有过敏反应或严重不良反应病史者禁用。⑫新生儿、婴幼儿禁用。

【用法与用量】　①肌内注射，每次 2～4ml，每日 1 次。②静脉滴注，每次 20～100ml（用 5% 葡萄糖注射液 250～500ml 稀释后应用）或遵医嘱。

参 考 文 献

[1] 董千铜, 章晓东, 余震, 等. 胃癌患者术后疲劳综合征的中西医结合治疗研究[J]. 中国中西医结合杂志, 2010, 30（10）: 1036-1040.

[2] 毕宏观, 王俊茹, 张柯楠, 等. 参麦注射液对恶性肿瘤患者血液流变性及微循环的影响[J]. 中国医学物理学杂志, 2005,（5）: 675-676.

[3] 李红娟, 杨军, 姜英, 等. 参麦注射液对 p53 缺失 Hep3B 细胞增殖及凋亡的影响[J]. 中华中医药学刊, 2016, 34（10）: 2500-2503.

[4] 张磊, 常青, 李艳, 等. 参麦注射液对肺腺癌耐药细胞株的逆转作用[J]. 基因组学与应用生物学, 2016, 35（12）: 3268-3272.

[5] 石宇雄, 黄永明, 许少健, 等. 参麦注射液对人成骨肉瘤多药耐药细胞株 R-OS-732 逆转作用[J]. 广东医学, 2006,（8）: 1200-1201.

[6] 叶正青, 梁重峰, 丁海, 等. 参麦注射液对人肝癌 SMMC-7721 肿瘤细胞的作用[J]. 江苏医药, 2009, 35（6）: 699-701.

[7] 徐莉, 丁志山, 魏颖慧. 参麦液对肿瘤细胞基质金属蛋白酶-2 及其抑制剂表达的影响[J]. 中药药理与临床, 2007（5）: 7-9.

[8] 王永席, 乔文芳, 刘春梅, 等. 大剂量参麦注射液配合放疗治疗恶性肿瘤 65 例[J]. 陕西中医, 2005,（10）: 1046-1047.

[9] 刘萍, 沈培强, 吴东方. 参麦注射液联合羟基喜树碱抑制肿瘤血管生成的作用机制[J]. 中国医院药学杂志, 2011, 31（3）: 213-217.

[10] 张婉露, 严天虹, 刘斌, 等. 参麦注射液联合化疗方案治疗非小细胞肺癌疗效的系统评价和 Meta 分析[J]. 实用药物与临床, 2011, 14（2）: 95-101.

[11] 周雍明. 参麦注射液联合化疗对肺恶性肿瘤气阴两虚证患者免疫功能及生活质量的影响[J]. 中国全科医学, 2015, 18（32）: 3969-3972.

[12] 刘晓燕, 邹青峰, 陈文晟, 等. 参麦注射液预防恶性肿瘤化疗所致心脏毒性及骨髓反应的临床观察[J]. 广西医学, 2012, 34（11）: 1578-1579.

[13] 魏晓晨, 朱立勤, 王春革, 等. 参麦注射液预防恶性肿瘤化疗所致周围神经毒性效果的系统评价[J]. 山东医药, 2016, 56（28）: 45-47.

左 归 丸

【药物组成】 熟地黄、菟丝子、牛膝、龟板胶、鹿角胶、山药、山茱萸、枸杞子。

【处方来源】 明·张介宾《景岳全书》。国药准字 Z41020696。

【功能与主治】 滋肾补阴。用于真阴不足，腰酸膝软，盗汗，神疲口燥。

【药效】 主要药效如下：

1. 调节机体免疫功能[1-3] 左归丸能明显上调小鼠脾脏 $CD4^+CD25^+$ 调节性 T（Treg）细胞亚群比例，提高 Treg 特异性胞内信号 Fox p3、IL-10 及 TGF-β 的转录水平，同时抑制 IFN-γ 的表达，提示左归丸对 $CD4^+CD25^+$Treg 细胞亚群具有双向免疫调节作用。左归丸可明显降低活化状态下小鼠 T 淋巴细胞分泌 Th1/Th2 类细胞因子的能力；减轻小鼠的异种被动皮肤过敏反应斑的形成，抑制 T 淋巴细胞的特异性免疫反应，能通过调节 Bcl-2/Bax 比率的异常变化，抑制胸腺细胞过度凋亡。

2. 减毒增效[4-6] 左归丸加黄芪能一定程度上提高化疗药物对肿瘤生长的抑制作用，分析其作用可能是通过提高机体免疫力、抑制肿瘤细胞生长、促进肿瘤细胞凋亡实现的，可能与调节 Bcl-2/Bax 之间的比率有关，且对化疗后小鼠卵巢生殖内分泌功能的损害有保护作用。

左归丸对环磷酰胺诱导的白细胞降低具有较好的保护作用，且该作用可能与增强血清 G-CSF 活性，以及保护骨髓造血干、祖细胞的数量和功能有关。G-CSF 主要作用是刺激粒系祖细胞的增殖和分化，是体内粒细胞形成的主要调节者。

左归丸对 ^{60}Co-γ 射线照射引起的骨髓抑制小鼠外周血象具有修复作用，并能有效调节血清中 TPO、EPO、GM-GSF 的表达，从而促进骨髓抑制小鼠造血功能的恢复。

3. 抑制肿瘤转移[7,8] 左归丸可显著抑制小鼠骨髓组织中人 *ck19* 基因表达，左归丸含药血清可显著抑制 TGF-β 诱导的 MDA-MB-231 细胞迁移；可显著抑制乳腺癌细胞对重组基膜的侵袭能力；同时可显著抑制 F-actin 聚合，抑制 F-actin 聚合体的形成，抑制乳腺癌细胞 PTHrP 和 CXCR4 蛋白表达。

左归丸可抑制破骨细胞 RANK 表达，从而抑制其分化、活化，能够治疗乳腺癌诱导的破骨性骨转移。

【临床应用】

妇科恶性肿瘤[9] 左归丸联合橄榄油组成的复方能改善妇科恶性肿瘤如卵巢癌、宫颈腺癌、子宫内膜癌及子宫肉瘤等术后骨质疏松症的中医证候，提高患者机体免疫力，显著缓解患者腰腿疼痛、腰膝酸软、下肢痿弱、耳鸣等肾阴虚症状，有效治疗肿瘤术后的潮热、盗汗、便秘等症状。用药半年后可以增加患者骨密度并减缓雌激素的下降，从根本上达到抗骨质疏松的作用，全面改善人工绝经后引发的并发症。

【不良反应】 尚不明确。

【使用注意】 ①忌油腻食物。②感冒患者不宜服用。③孕妇忌服，儿童禁用。④服药 2 周或服药期间症状无改善，或症状加重，或出现新的严重症状，应立即停药并去医院就诊。⑤对本品过敏者禁用，过敏体质者慎用。⑥本品性状发生改变时禁止使用。

⑦请将本品放在儿童不能接触的地方。⑧如正在使用其他药品，使用本品前请咨询医师或药师。

【用法与用量】　口服，每次 9g，每日 2 次。

参 考 文 献

[1] 刘洋，姚成芳，王丽，等. 左归丸对小鼠 CD4⁺CD25⁺调节性 T 细胞的影响[J]. 山东中医药大学学报，2007，（1）：56-60.

[2] 姚成芳. 中药左归丸对 T 细胞的免疫调节作用[A]// 中国免疫学会. 中国免疫学会第五届全国代表大会暨学术会议论文摘要[C]. 北京：中国免疫学会，2006.

[3] 龚张斌，徐品初，金国琴. 左归丸对大鼠胸腺细胞凋亡及 Bcl-2，Bax 表达的影响[J]. 中国老年学杂志，2010，30（22）：3290-3292.

[4] 吴璇. S1P、左归丸加黄芪干预化疗对 S180 荷瘤小鼠卵巢功能损害和抑瘤效果的研究[D]. 广州：广州中医药大学，2012.

[5] 蔡继长，于榕，姚明辉. 左归丸对环磷酰胺诱导小鼠白细胞降低的保护作用及其机制[J]. 中国临床药学杂志，2006，（6）：350-353.

[6] 姜涛，陈钢，夏丽娜，等. 左归丸、右归丸汤剂对辐照后骨髓抑制小鼠造血调控的实验研究[J]. 亚太传统医药，2014，10（7）：4-6.

[7] 邹乐兰，刘红宁，吕红，等. 左归丸抗乳腺癌转移及其作用机制[J]. 中国实验方剂学杂志，2017，23（23）：85-90.

[8] 付剑江，刘婷，墨啸筝，等. 左归丸抗乳腺癌破骨性骨转移机制探讨[J]. 中国实验方剂学杂志，2016，22（12）：123-127.

[9] 郑小花. 左归丸联合橄榄油对妇科恶性肿瘤术后骨质疏松症的疗效观察[D]. 福州：福建中医药大学，2014.

贞芪扶正胶囊（颗粒）

【药物组成】　女贞子、黄芪。

【处方来源】　研制方。国药准字 Z62020414。

【功能与主治】　补气养阴，用于久病虚损，气阴不足。配合手术、放疗、化疗，促进正常功能的恢复。

【药效】　主要药效如下：

1. 提高细胞免疫及体液免疫[1-6]　T 淋巴细胞中 CD3⁺CD4⁺/CD3⁺ CD8⁺值保持动态平衡，即可维持机体细胞免疫功能的稳定。有研究表明，随着乳腺癌分期的进展，T 淋巴细胞亚群之间的平衡越趋于紊乱，机体免疫功能也越受到抑制，表现为外周血中具有免疫活性的 CD3⁺、CD4⁺细胞及其分泌物减少，而 CD8⁺细胞数量增加，加强了对免疫功能的抑制。

女贞子的有效成分红景天苷可以促进脾脏细胞增殖产生 IL-2、IgA、IFN-γ，并提高 CD4⁺/CD8⁺亚型淋巴细胞的百分率，同时改善体液免疫和细胞免疫功能。

黄芪主要成分有多糖、皂苷、黄酮类似物、氨基酸和微量元素等，对 T 淋巴细胞亚群及 B 淋巴细胞均有促进增殖的作用，调节细胞及体液免疫，并能显著增强细胞的吞噬功能，从而发挥杀伤肿瘤细胞的作用。

2. 抑制肿瘤细胞增殖[7-9]　黄芪可通过抑制肿瘤细胞的增殖，促进其凋亡，同时可激活免疫系统增强巨噬细胞和 NK 细胞对肿瘤的杀伤力。

女贞子可加速人淋巴母细胞的转化，增强淋巴细胞对植物血凝素（PHA）的应答，促进 T 淋巴细胞产生，女贞子所含的熊果酸具有抗癌活性，能减少 VEGF、转化生长因子（TGF-α）的表达，抑制肿瘤血管新生，从而抑制恶性肿瘤细胞增殖，阻止肿瘤生长。

3. 保护骨髓，降低骨髓过度抑制[7,10]　骨髓抑制的临床表现在中医属于"血虚"、"虚劳"范畴，随着对中医学的认识加深，许多健脾补肾补血的方剂越来越多地受到重视，被灵活地配合运用到化疗的临床治疗中，预防和减少放化疗引起的并发症，从而达到"减毒增效"的目的。

女贞子的有效成分红景天苷不仅可以有效刺激骨髓，提升骨髓抑制的外周血红细胞、白细胞和血小板数。女贞子所含的齐墩果酸还具有升高白细胞，保护骨髓造血，升高血红蛋白的作用。

【临床应用】

1. 乳腺癌[1]　贞芪扶正胶囊在乳腺癌辅助化疗中对患者的骨髓保护及免疫功能的提升有较为明显的作用。贞芪扶正胶囊配合化疗后，CD3$^+$、CD4$^+$细胞增长明显，而CD8$^+$细胞数量明显下降，贞芪扶正胶囊可迅速恢复化疗后机体免疫细胞，提升免疫力，促进乳腺癌化疗后患者的预后。

2. 卵巢癌[11,12]　不仅对于肿瘤放疗后的患者具有改善白细胞减少的作用，而且还能提高免疫力，使癌症患者远期治愈率提高。

3. 消化道肿瘤[13-17]　中晚期消化道肿瘤（食管癌、胃癌、大肠癌、结肠癌、直肠癌）患者，术后化疗中加用贞芪扶正胶囊治疗，具有保护造血功能、减轻胃肠道不良反应及提高生活质量的作用。贞芪扶正胶囊具有固本扶正的功效，对肿瘤患者化疗后生存质量起明显改善作用，对机体脏器能起到良好的保护作用，使患者可耐受多次化疗，从而提高生存质量和延长生存期。

4. 中晚期宫颈癌[18]　贞芪扶正胶囊联合化疗可以在一定程度上提高对中晚期宫颈癌的疗效，减轻化疗的不良反应，提高患者的生活质量。

5. 非小细胞肺癌[19-21]　贞芪扶正胶囊联合化疗能改善患者的临床症候，提高生活质量和免疫功能，消除患者化疗后毒副作用，进一步提高患者化疗成功率。

6. 中晚期舌癌[22]　放疗配合贞芪扶正胶囊治疗中晚期舌癌可达到增效减毒的效果，与单纯放疗相比，联合治疗的疗效可明显增高。

【不良反应】　尚不明确。

【使用注意】　尚不明确。

【用法与用量】　胶囊：口服，每次6粒，每日2次。颗粒：口服，每次1袋，每日2次。

参 考 文 献

[1] 卞莹，李茗. 贞芪扶正胶囊配合化疗治疗乳腺癌32例[J]. 光明中医，2016，31（21）：3183-3185.

[2] 邬玉辉，申正堂，海健，等. 乳腺癌患者细胞免疫功能的检测[J]. 中国医师杂志，2001，3（8）：627-628.

[3] 张金叶，郭振红. 肿瘤的免疫逃逸[J]. 中国肿瘤生物治疗杂志，2006，13（4）：315-317.

[4] 张树森，卢恭信. 论黄芪的药用价值[J]. 海峡药学，2001，13（4）：124-125.

[5] 陈俊荣，张永健，王梅. 黄芪发酵粉对环磷酰胺的增效和减毒作用研究[J]. 中国药房，2008，19（12）：897-899.

[6] 邓樱，陈红凤. 黄芪注射液及其有效成分对乳腺癌细胞增殖和Akt磷酸化的影响[J]. Journal of Integrative Medicine，2009，7（12）：1174-1180.

[7] 张新胜，祝彼得，黄晓芹，等. 红景天苷对骨髓抑制贫血小鼠骨髓细胞周期和凋亡相关蛋白表达的影响[J]. 四川大学学报（医学版），2005，36（6）：820-823.

[8] 周容清，李孙达. 贞芪扶正胶囊对放疗、化疗后白细胞减少症56例疗效观察[J]. 福建医药杂志，2004，26（5）：133-134.

[9] 刘素勤，孙亮新，班丽英，等. 贞芪扶正胶囊配合化疗治疗晚期恶性肿瘤临床观察[J]. 药物流行病学杂志，2006，15（1）：5-7.

[10] 李锦开，梅全喜，董玉珍. 现代中成药手册[M]. 北京：中国中医药出版社，2001.

[11] 赵旭林，徐国昌，贺利民，等. 贞芪扶正胶囊对卵巢癌化疗增效及减毒作用的临床研究[J]. 现代预防医学，2010，37（14）：2759-2760.

[12] 舒文，于廷和. 贞芪扶正胶囊在卵巢癌化疗并发症预防中的效果观察[J]. 中药药理与临床，2016，（6）：201-204.

[13] 周伟，傅红春，王兴远. 贞芪扶正胶囊配合化疗治疗中晚期消化道肿瘤临床观察[J]. 感染·炎症·修复，2009，10（1）：50-51.

[14] 冯滢滢，李军，刘泉龙，等. 贞芪扶正胶囊辅助大肠癌术后化疗临床观察[J]. 北京中医药，2015，（10）：810-812.

[15] 武四超，马杰. 贞芪扶正胶囊配合化疗治疗中晚期食管癌的临床观察[J]. 医学信息（上旬刊），2011，24（8）：4949.

[16] 王海明，任芳，崔艺馨. 贞芪扶正胶囊减轻胃癌术后肿瘤复发疗效观察[J]. 山西医药杂志，2015，（5）：560-562.

[17] 谢可，张明，田伟，等. 贞芪扶正胶囊联合化疗治疗胃肠道肿瘤疗效观察[J]. 中国医院用药评价与分析，2009，9（7）：530-532.

[18] 张燕，许小凤，陈翊，等. 贞芪扶正胶囊联合化疗对中晚期宫颈癌患者的疗效及免疫功能影响[J]. 现代生物医学进展，2016，16（36）：7117-7120.

[19] 陈天君，Thakar A，陈明伟. GP 化疗联合贞芪扶正胶囊治疗 NSCLC 的临床观察[J]. 时珍国医国药，2012，23（9）：2264-2265.

[20] 孔颖泽，孙毅，冷嘉兴，等. 贞芪扶正胶囊配合化疗治疗晚期非小细胞肺癌疗效观察[J]. 辽宁中医杂志，2005，32（9）：872-873.

[21] 王勤俭，蔡想忠. 贞芪扶正胶囊联合同步放化疗治疗晚期 NSCLC 的临床疗效观察[J]. 中医临床研究，2014，（25）：15-16.

[22] 耿建华，刘兴国，崔广庆. 放疗配合贞芪扶正胶囊治疗中晚期舌癌[J]. 中国实用医刊，2006，33（19）：24-25.

三、健脾益气类

归脾丸（浓缩丸、合剂、颗粒）

【药物组成】 党参、黄芪（蜜炙）、白术（炒）、茯苓、龙眼肉、酸枣仁（炒）、木香、甘草（蜜炙）、生姜、大枣、远志（制）、当归。

【处方来源】 宋·严用和《济生方》。《中国药典》（2015 年版）。

【功能与主治】 益气健脾、养血安神。用于心脾两虚，气短心悸，失眠多梦，头昏头晕，肢倦乏力，食欲不振，崩漏便血等。

【药效】 主要药效如下：

1. 改善中枢神经[1] 药理研究表明，归脾汤能改善或恢复东莨菪碱所致的记忆障碍。

2. 抗应激作用[2] 归脾汤对小鼠抗应激作用研究表明，其能提高机体抗应激作用，延长小鼠游泳时间，增强小鼠耐缺氧、耐高温、耐低温能力的效果均与人参相似。

3. 升血作用[3] 归脾汤可提高失血性贫血小鼠血红蛋白含量和血红细胞数目。

【临床应用】

1. 肿瘤相关性贫血[4] 归脾汤可用于辅助治疗肿瘤相关性贫血，将 62 例肿瘤相关性贫血患者，随机分为治疗组和对照组各 31 例，对照组口服速力菲胶囊及叶酸片，治疗组在对照组的基础上加用归脾汤。结果显示治疗组在增高血红蛋白量、红细胞计数方面与对照组比较，差异有统计学意义（$P<0.05$）；治疗组有效率为 93.5%，对照组有效率为 48.4%，两组有效率比较，差异有统计学意义（$P<0.05$）。归脾汤治疗肿瘤相关性贫血疗效肯定。

2. 肿瘤自汗[5] 在静脉补液营养支持基础上加服归脾汤治疗肿瘤自汗，对照组仅采用静脉补液营养支持，治疗组 20 例中，痊愈 6 例，好转 11 例，无效 3 例，有效率为 85%；对照组 20 例中，痊愈 3 例，好转 8 例，无效 9 例，有效率为 55%。经统计学分析，治疗组与对照组疗效有显著差异（$P<0.05$），治疗组疗效优于对照组。归脾汤治疗肿瘤患者自汗，疗效较显著。

3. 晚期癌症慢性消耗[6]　用归脾汤与甲地孕酮治疗晚期癌症慢性消耗 30 例，发现归脾汤组与甲地孕酮组，在改善食欲、增加体重、减轻临床症状、改善生存质量及治疗贫血、促进血清白蛋白合成等方面，均取得良好效果。其中在减轻症状、改善生存质量方面，归脾汤组更优于甲地孕酮组。故认为归脾汤为临床上治疗晚期癌症慢性消耗的有效方剂之一。

4. 乳腺癌[7,8]　用归脾汤防治乳腺癌化疗骨髓抑制 68 例，对照组为纯化疗方法治疗，治疗组在化疗基础上加服归脾汤，结果发现归脾汤能减少骨髓抑制的发生，提高化疗的完成率，同时缩短白细胞减少后恢复至正常需要的时间，减少重组人粒细胞集落刺激因子（rhG-CSF）的临床用量。因此，归脾汤对乳腺癌化疗骨髓抑制有很好的防治作用，疗效安全有效，而且可以改善患者体质。

5. 胃癌[9]　观察归脾汤防治老年胃癌化疗相关疲乏的临床疗效 84 例，治疗组（给予替吉奥化疗联合归脾汤治疗）42 例，对照组（替吉奥化疗联合最佳支持治疗）42 例，观察两组治疗前后疲乏程度、化疗相关不良反应、体重及老年抑郁程度等变化情况。结果显示化疗后治疗组重度疲乏发生率 2.3%（1 例），明显低于对照组的 16%（7 例）（$P<0.05$）；对照组体重较治疗组减轻 4.06kg（$P<0.05$）；中重度抑郁发生率 2%（1 例），明显低于对照组 14%（6 例）（$P<0.05$）。化疗后治疗组未见 3/4 级胃肠道不良反应，且 1/2 级胃肠道不良反应明显少于对照组（$P<0.01$）。血液学毒性方面，治疗组未见 3/4 度骨髓抑制，且 1/2 度骨髓抑制的发生率较低。归脾汤通过明显缓解老年替吉奥单药化疗患者的血液学及胃肠道不良反应，改善抑郁状态，增强老年患者体力达到预防患者化疗相关疲乏的目的，且改善疲乏效果明显。

6. 食管癌[10,11]　归脾汤治疗食管癌放化疗毒副作用 109 例，以及归脾汤配合同步放化疗治疗中晚期食管癌 86 例，结果均显示归脾汤加减能减轻放、化疗对骨髓及免疫功能的损害，保护机体的免疫力，改善肿瘤患者放化疗后的生存质量。

7. 大肠癌[12]　用手术+化疗+免疫+中药的中西医结合治疗方法治疗晚期大肠癌，用归脾汤加减治疗气血双亏型。结果显示中药组方对术后降低肿瘤标志物 CEA、CA19-9 有明显的效果（$P<0.05$），且有明显减轻化疗副作用（恶心呕吐、白细胞下降）的效果。

8. 肝癌[13]　用归脾汤治疗气血亏虚型原发性肝癌术后残留和复发，结果显示归脾汤对延长患者生存期有明显作用。

【不良反应】　在常规剂量下连续用药副作用较轻，不会导致机体脏器组织严重的健康损害。

【使用注意】　①有痰湿、瘀血、外邪者，或热邪内伏、阴虚脉数者忌用。②阴虚火旺者慎用。③服药期间，宜食清淡易消化食物，忌食辛辣、油腻、生冷食物。④忌思虑过度或过劳。⑤感冒发热患者不宜服用。⑥本品宜饭前服用。

【用法与用量】　丸剂：用温开水或生姜汤送服。水蜜丸每次 6g，小蜜丸每次 9g，大蜜丸每次 1 丸，每日 3 次。浓缩丸：口服，每次 8～10 丸，每日 3 次。合剂：口服，每次 10～20ml，每日 3 次，用时摇匀。颗粒：开水冲服，每次 1 袋，每日 3 次。

参 考 文 献

[1] 于庆海，吴春福，庄丽萍，等. 归脾汤实验药理研究[J]. 沈阳药科大学学报，1992，（1）：41-45.

[2] 秦葵，王起凤，钱彦丛，等. 归脾汤对小鼠抗应激作用的实验研究[J]. 中成药，1996，（12）：28-30.

[3] 崔景朝，周瑞玲，陈玉兴. 归脾汤单煎与合煎药理作用比较研究[J]. 中药药理与临床，1998，（3）：6-8.

[4] 宋春燕，王翠英，沈凤梅. 归脾汤治疗肿瘤相关性贫血临床研究[J]. 中医学报，2013，28（3）：320-321.

[5] 毛琰涛. 归脾汤治疗肿瘤患者自汗 20 例[J]. 河南中医，2006，26（8）：37.

[6] 罗定新，陈锐深. 归脾汤抗晚期癌症慢性消耗 30 例临床研究[J]. 新中医，2008，40（1）：24-25.

[7] 郑建晓. 归脾汤防治乳腺癌术后辅助化疗骨髓抑制的临床观察[J]. 亚太传统医药，2011，7（7）：139-140.

[8] 郑建晓. 归脾汤治疗乳腺癌化疗后骨髓抑制的临床观察[J]. 当代医药论丛，2011，9（7）：177-178.

[9] 王琮，闫祝辰，王斌，等. 归脾汤防治老年胃癌化疗相关疲乏的临床研究[J]. 天津中医药，2016，33（4）：204-207.

[10] 李卫河，姚卫华，王清华，等. 归脾汤对食管癌放化疗毒副作用的疗效观察[J]. 中国中医药信息杂志，2000，7（6）：68-69.

[11] 姚卫华，花勤亮，吴洁清，等. 归脾汤配合同步放化疗治疗中晚期食管癌疗效观察[J]. 中国医药导报，2006，3（36）：81，99.

[12] 曾小粤，韩炳生. 中西医结合治疗中晚期大肠癌 86 例[J]. 中医研究，2006，19（4）：37-38.

[13] 林钧华，徐益语，于尔辛. 中药及中药结合放化疗治疗原发性肝癌术后残留和复发[J]. 中医杂志，1994，（4）：220-221.

（南京中医药大学　王爱云、郑　茜）

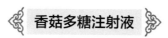

香菇多糖注射液

【药物组成】　香菇多糖。

【处方来源】　研制方。国药准字 H20030131。

【功能与主治】　补益气血，补虚扶正。香菇多糖注射液作为免疫调节剂，用于恶性肿瘤的辅助治疗。

【药效】　主要药效如下：

1. 增强机体免疫[1-4]　香菇主要含有糖类、蛋白质等多种成分，其中 β-葡聚糖被鉴定为具有生物活性的主要成分，也是香菇多糖注射液中的主要成分。β-葡聚糖是细胞壁的主要构成成分，它通过作用于机体各种免疫细胞，如巨噬细胞、树突状细胞、中性粒细胞、NK 细胞和淋巴细胞，从而刺激免疫系统，以达到控制和杀灭肿瘤细胞的目的。有研究表明，香菇多糖是机体获得性免疫和天然免疫的重要生物效应调节剂之一，在抗菌反应和抗原检测中起到重要的作用。

2. 抑制肿瘤细胞[5,6]　香菇多糖致敏的细胞能够专一地识别由抗肿瘤单克隆抗体、补体受体 3 形成的补体抗体复合物并有效杀伤附着在这些补体抗体复合物表面的肿瘤细胞。β-葡聚糖的作用靶点是位于免疫细胞表面的多个受体，包括补体受体 3、单克隆抗体、清除剂抗体等。清除剂受体位于骨髓和内皮细胞，能够识别一些异质细胞、低密度脂蛋白和高密度脂蛋白，从而抑制肿瘤细胞增殖，影响肿瘤细胞的新陈代谢，通过这一过程，发挥出它的细胞毒效应。此外，香菇多糖中有些成分可引起细胞核、细胞质，甚至细胞结构的破碎和细胞表面微绒毛断裂，从而抑制肿瘤细胞。

3. 与肿瘤单克隆抗体的协调作用[7-10]　从香菇中提取的香菇多糖有两个 β-（1，6）侧链，其中每 5 个 β-（1，3）键与主链残基相连接，这种结构通过补体受体 1、补体受体 3

及 Dectin-1 与人类的白细胞结合，从而发挥免疫调节剂的作用。由于肿瘤患者的树突状细胞的功能是存在缺陷的，所以 T 淋巴细胞的功能和 NK 淋巴细胞的活性也被下调。有实验描述，香菇多糖通过增加裸鼠肿瘤模型中肿瘤浸润 CD86 阳性细胞的数量而激活树突状细胞功能。还有研究表明，香菇多糖能刺激杀伤性 T 淋巴细胞和 NK 细胞增殖。NK 细胞能介导对肿瘤细胞的杀伤作用，而香菇多糖可上调此作用，原因可能是免疫球蛋白 Fc 受体的表达增加，使抗体依赖的细胞作用增强。加入香菇多糖后，激活传统的路径或补体旁路，最终通过补体受体 3 增强补体依赖的细胞毒性和补体依赖的细胞介导的细胞毒作用。

4. 促进骨髓造血 [11]　香菇多糖能提升 X 射线照射、化疗药物（环磷酰胺或盐酸阿糖胞苷）注射小鼠的外周血白细胞总数、血小板数、血红蛋白含量和骨髓有核细胞总数，还可使外周血及骨髓白细胞分类趋于正常，并使脾脏指数升高。

【临床应用】

1. 食管癌[12,13]　有学者认为，包括食管癌等癌症的辅助治疗应重视肿瘤患者围手术期的免疫调节治疗，香菇多糖可提高肿瘤患者的 CD4/CD8 值而逆转免疫抑制状态，主要是使 CD4 值增高，也能提高外周血 T 淋巴细胞核仁组成区嗜银蛋白（Ag-NOR）含量，激活其他活性细胞从而发挥免疫调节作用。也有研究表明香菇多糖用于食管癌放疗患者具有明显的增效减毒、改善免疫功能及生活质量作用，并且安全、无明显毒性不良反应，可作为放疗的重要辅助用药。临床应用显示，香菇多糖组生活质量、细胞免疫功能、治疗有效率、白细胞和血小板增加均优于单纯放疗组。

2. 胃癌[14,15]　有研究表明，香菇多糖用于中晚期胃癌，肝功能损害、胃肠道反应、血液毒性及周围神经毒性等不良事件的发生率低于对照组，细胞免疫较治疗前明显升高，显示香菇多糖联合化疗可以提高化疗疗效，提高远期疾病控制率及机体免疫功能，减轻化疗所致毒副作用，改善患者生活质量，安全有效。也有研究表明香菇多糖能缓解老年晚期胃癌及大肠癌患者的临床症状，增强免疫功能，改善生存质量，延长生存期，与化疗合用能提高化疗的疗效，减少化疗药物的不良反应。

3. 大肠癌[16,17]　人体大肠分为盲肠、结肠和直肠。治疗组和对照组化疗方案相同，治疗组加用香菇多糖，化疗后治疗组的细胞免疫功能和体液免疫功能优于对照组，显示香菇多糖与化疗联合应用可增强机体免疫功能，提高患者对化疗的耐受性，降低化疗的不良反应。

4. 放化疗后白细胞减少症[10]　香菇多糖能改善骨髓造血功能，拮抗放、化疗所造成的骨髓造血干细胞毒性，促进造血功能恢复，减轻骨髓抑制作用，从而有效改善白细胞减少症状。

5. 抗病毒、抗感染[18]　香菇多糖能增强宿主对不同细菌、寄生虫和病毒等的抵抗力，降低甲基胆蒽诱发肿瘤的发生率。

【不良反应】　①休克：较为罕见，因此在患者用药后应密切观察。出现口内异常感、畏寒、心律失常、血压下降、呼吸困难等症状时应立即停药并适当处理。②皮肤：偶见皮疹、发红，应停药。③呼吸系统：偶见胸部压迫感、咽喉狭窄感，应密切观察。发生时应减慢给药速度，如改静脉注射为滴注或减慢滴注速度。④消化系统：偶见恶心、呕吐、食欲不振。⑤神经系统：偶见头痛、头重、头晕。⑥血液：偶见红细胞、白细胞及血红蛋白减少。⑦其他：偶见发热、出汗、面部潮红等症状。

【使用注意】 有出血症的患者慎用。

【用法与用量】 每周两次，每次一瓶 2ml（含 1mg），加入 250ml 0.9%氯化钠注射液或 5%葡萄糖注射液中滴注，或用 5%葡萄糖注射液 20ml 稀释后静脉注射。

参 考 文 献

[1] Vetvicka V. Glucan-immunostimulant，adjuvant，potential drug[J]. World Journal of Clinical Oncology，2011，2（2）：115.

[2] Tanaka K，Tanaka Y，Suzuki T，et al. Protective effect of -（1，3-1，6）-D-glucan against irritant-induced gastric lesions[J]. Br J Nutr，2011，106（4）：475-485.

[3] Bisen P S，Baghel R K，Sanodiya B S，et al. Lentinus edodes：a macrofungus with pharmacological activities[J]. Curr Med Chem，2010，17（22）：2419-2430.

[4] Xu H，Zou S W，Xu X J，et al. Anti-tumor effect of β-glucan from Lentinus edodes and the underlying mechanism[J]. Sci Rep，2016，6：28802.

[5] Sun M，Zhao W Y，Xie Q P，et al. Lentinan reduces tumor progression by enhancing gemcitabine chemotherapy in urothelial bladder cancer[J].Surg Oncol，2015，24（1）：28-34.

[6] 刘敏，吕志祥. 香菇多糖的生物活性及作用机制研究[J]. 医药前沿，2014，4（22）：127.

[7] Mushiake H，Tsunoda T，Nukatsuka M，et al. Dendritic cells might be one of key factors for eliciting antitumor effect by chemoimmunotherapy in vivo[J]. Cancer Immunol Immunotheri，2005，54（2）：120-128.

[8] 张景欣，马明. 香菇多糖注射液对恶性肿瘤患者 T 淋巴细胞亚群及 NK 细胞的影响[J]. 中医药学报，2015，43（4）：116-118.

[9] Ina K，Kataoka T，Ando T. The use of lentinan for treating gastric cancer[J]. Anticancer Agents Med Chem，2013，13（5）：681-688.

[10] 马维娜. 香菇多糖的作用机制及临床应用进展[J]. 医学综述，2016，22（22）：4396-4399.

[11] 商捷，刘军，李可欣，等. 香菇多糖对放化疗致动物白细胞减少症的影响[J]. 沈阳药科大学学报，2006，23（12）：791-796.

[12] 李保庆，马玉泉，李勇，等. 香菇多糖对食管癌、贲门癌围手术期免疫功能的影响[J]. 肿瘤学杂志，2005，11（5）：390-391.

[13] 武静，叶进科. 香菇多糖注射液辅佐食管癌放疗的近期研究结果[J]. 医学研究杂志，2011，40（4）：128-130.

[14] 安爱军，安广文，叶进科. 香菇多糖对中晚期胃恶性肿瘤化疗增效减毒临床观察及安全性[J]. 中国医药导报，2012，9（17）：63-65.

[15] 常永芳，唐爱明，王教凤，等. 香菇多糖辅助治疗老年晚期胃癌及大肠癌的疗效观察[J]. 现代中西医结合杂志，2008，17（28）：4375-4376.

[16] 苏红慧，苏会玲，修荣，等. 香菇多糖对结直肠癌患者术后化疗的免疫功能影响[J]. 医学综述，2010，16（19）：3021-3023.

[17] 杨丽梅. 香菇多糖治疗恶性肿瘤临床应用[J]. 中国民康医学，2013，25（20）：97-98.

[18] 俞黎晓. 香菇多糖的药理作用及免疫增强机理[J]. 浙江畜牧兽医，2008，4：12-13.

（南京中医药大学　王爱云、郑茜，上海中医药大学附属市中医医院　李雁、曹亚娟，

湖州市中医院　关新军）

灵 芝 片

【药物组成】 灵芝。

【处方来源】 研制方。国药准字 Z61020067。

【功能与主治】 宁心安神，健脾和胃。用于失眠健忘，身体虚弱，神经衰弱。

【药效】 主要药效如下：

1. 调节机体免疫功能[1]　灵芝片能升高患者血清肿瘤坏死因子的水平，从而起到杀伤和抑制肿瘤细胞的作用。血清 sIL-2R 水平可反映肿瘤患者免疫抑制状态，血清 sIL-2R 增多，会中和血清中的 IL-2，从而减弱 IL-2 对淋巴细胞的刺激作用。灵芝片可以抑制肿瘤患者血清中的 sIL-2R 升高，对抗肿瘤患者的免疫抑制状态。

2. 升高白细胞[2]　灵芝片可升高患者白细胞数与中性粒细胞数。

3. 降低血黏度，改善患者高凝状态[1]　血液黏度高、高凝状态是肿瘤患者常见的特征，可能是促进肿瘤转移的因素之一，灵芝片具有降低肿瘤患者血液黏度的作用。

4. 抗疲劳作用[3]　灵芝片能显著增加小鼠肝糖原的储备，提高小鼠运动能力，延缓疲劳，延长小鼠耐缺氧时间。

【临床应用】

1. 肺癌[1]　灵芝片可改善肺癌患者的临床症状，调节患者的免疫功能，对抗患者免疫抑制的状态，降低肺癌患者的血液黏滞性。

2. 白细胞减少症[2]　灵芝片可升高患者的白细胞数，改善患者头晕乏力、气少懒言的临床症状。

【不良反应】　尚不明确。

【使用注意】　①外感发热患者忌服。②本品宜餐后服。③服本品 1 周后症状未见改善，或症状加重者，应立即停药并去医院就诊。④对本品过敏者禁用，过敏体质者慎用。⑤本品性状发生改变时禁止使用。⑥儿童必须在成人监护下使用。⑦请将本品放在儿童不能接触的地方。⑧如正在使用其他药品，使用本品前请咨询医师或药师。

【用法与用量】　口服，每次 3 片，每日 3 次。

参 考 文 献

[1] 张新，贾友明，李菁，等. 灵芝片对肺癌的临床疗效观察[J]. 中成药，2000，（7）：28-30.

[2] 刘祝尧. 灵芝片治疗白细胞减少症 19 例[J]. 中西医结合杂志，1990，（2）：122.

[3] 孙素兰，俞励平，文洁，等. 灵芝片抗疲劳作用实验研究[J]. 食品与药品，2006，（6）：44-46.

猪苓多糖胶囊（注射液）

【药物组成】　猪苓多糖。

【处方来源】　研制方。国药准字 Z10970134。

【功能与主治】　清热利湿。能调节机体免疫功能，对慢性肝炎、肿瘤病有一定疗效。与抗肿瘤化疗药物合用，可增强疗效，减轻毒副作用。

【药效】　主要药效如下：

1. 增强机体免疫功能[1-5]　猪苓多糖注射液可通过多种途径激活免疫细胞，提高机体免疫功能，从而发挥抗肿瘤作用。

猪苓多糖注射液的主要成分猪苓多糖可以通过提高巨噬细胞生物活性、淋巴细胞转化能力和 T 淋巴细胞免疫活性等增强小鼠的非特异性和特异性免疫功能。有研究证明，猪苓多糖能明显促进小鼠脾细胞对 Con-A 及 LPS 的增殖反应，增加小鼠特异性抗体分泌细胞数，增强小鼠脾细胞诱导的迟发型超敏反应，并明显增强小鼠脾 CTL 对靶细胞的杀伤活性。CTL 是机体免疫监视的重要效应细胞，在肿瘤免疫中具有关键作用。

巨噬细胞与肿瘤的生长、浸润、转移及预后密切相关，猪苓多糖对巨噬细胞具有免疫调节作用，能极化 M1 表型，促进炎性因子分泌，激活巨噬细胞 TLR2/TLR4-NF-κB 信号通路，下调黏附蛋白和因子表达，抑制 M2 巨噬细胞的黏附和伪足生成，增强免疫活性。

树突状细胞（DC）是目前所知的体内功能最强的抗原递呈细胞，能激活初始 T 淋巴细胞，始动免疫应答，决定免疫应答的方向。猪苓多糖可以促进小鼠骨髓 DC 的成熟，促进 DC 诱导的免疫应答启动而发挥免疫增强作用。

猪苓多糖可通过上调膀胱癌大鼠外周血的 CD8$^+$、CD3$^+$、CD28$^+$ 及 TCRγδ$^+$T 淋巴细胞水平，提高膀胱癌大鼠对抗原的免疫应答水平，促进免疫功能恢复，提高抗癌能力。

2. 抑制肿瘤细胞增殖，诱导凋亡[6-9]　细胞凋亡（apoptosis，APO）又称程序性细胞死亡（programmed cell death，PCD），是指细胞受到生理或病理信号刺激后通过启动自身内部机制而发生的，由基因控制的、主动的细胞死亡过程。肿瘤细胞可能失去 APO 能力，因此恢复该功能可用于肿瘤治疗。有研究证实，猪苓多糖可以阻止膀胱癌 T24 细胞周期 S 期进入 G$_2$/M 期，抑制细胞增殖；改变 T24 细胞形态，减慢细胞增殖；减少贴壁细胞等。同时，猪苓多糖可诱生 IL-2、干扰素，从而诱导肿瘤细胞发生 APO，或通过诱生肿瘤坏死因子，提高肿瘤坏死因子活性而增强肿瘤坏死因子诱导 APO 的能力。

有研究表明，猪苓多糖可以使 T24 膀胱癌细胞内 Ca^{2+} 先降低后升高，尤其是细胞核内的 Ca^{2+} 升高更为明显，目前认为细胞核内 Ca^{2+} 升高会引起细胞凋亡，提示猪苓多糖具有诱导肿瘤细胞凋亡的作用。

3. 影响肿瘤基因的表达[10]　p53 基因是一种肿瘤抑制基因，其表达产物控制着细胞周期的启动，对细胞增殖起负调节作用，p53 失活则对肿瘤形成起着重要作用。研究发现，猪苓多糖对 T24 细胞的 p53 具有调节作用，可通过抑制 NF-κB 活性和下调 NF-κB 信号通路中部分基因表达水平而发挥抗膀胱癌作用。

4. 下调肿瘤细胞免疫抑制[11-13]　机体免疫功能的强弱对抗肿瘤起到重要作用，肿瘤免疫抑制微环境会抑制免疫功能，是肿瘤免疫逃逸的重要机制，与肿瘤的发生、发展密切相关。研究发现猪苓多糖注射液可降低结直肠癌 Colon26 细胞培养上清中 TGF-β1、VEGF、IL-4、IL-6 和 IL-10 五种免疫抑制分子含量，同时有研究发现猪苓多糖可抵消 S180 肿瘤细胞培养上清的免疫抑制作用，下调肿瘤细胞 S180 合成或分泌免疫抑制物质而发挥抗瘤作用。说明猪苓多糖可以减少肿瘤细胞免疫抑制分子分泌，在一定程度上逆转肿瘤细胞的免疫抑制。

5. 化疗减毒增效[14-16]　环磷酰胺是一种广谱抗肿瘤药，是恶性肿瘤化疗常用药，但具有很强的副作用，会杀伤精子，导致染色体畸变等。猪苓多糖可降低环磷酰胺诱导的小鼠骨髓细胞微核率，也可明显降低环磷酰胺导致的小鼠精子畸形率，具有抗化疗所致突变的作用。同时，猪苓多糖对顺铂、多柔比星所致小鼠白细胞减少、免疫器官萎缩、巨噬细胞吞噬功能降低及血清溶血素形成减少等毒副作用都有显著保护作用。

【临床应用】

1. 放化疗辅助治疗[17]　猪苓多糖具有免疫调节的作用，猪苓多糖注射液常用于配合放化疗使用，可减轻放化疗的不良反应，延长患者生存期，提高机体免疫功能，提高患者生活质量。

2. 肺癌[18]　有报道说明，猪苓多糖注射液配合化学药物，对 37 例原发性肺癌患者进行 3 个月的临床观察，显示猪苓多糖注射液可提高症状缓解率和肺部瘤体缩小的稳定率。

3. 膀胱癌[19]　有研究证实，口服中药猪苓煎剂对比膀胱灌注卡介苗能显著降低膀胱癌术后复发率，缩短复发间隔时间。

【不良反应】　尚不明确。

【使用注意】　不可供静脉注射。

【用法与用量】　胶囊：口服，每次 2 粒，每日 3 次，疗程为 1～3 个月。注射液：肌内注射，每次 2～4ml（1～2 支），每日 1 次，小儿酌减或遵医嘱。

参 考 文 献

[1] 高梅，谢蜀生，秦凤华，等. 猪苓多糖对小鼠免疫功能的增强作用[J]. 中国免疫学杂志，1991，（3）：185-187+134.

[2] 谭庆龙，周昌园，刘春萍，等. 猪苓多糖对人巨噬细胞形态及免疫功能的影响[J]. 中华中医药杂志，2018，33（5）：1891-1896.

[3] 许文，李心群. 猪苓多糖刺激/诱导小鼠树突状细胞成熟[J]. 现代免疫学，2008，（4）：318-321.

[4] 李彩霞，曾星，黄羽，等. 猪苓及猪苓多糖对 BBN 诱导的膀胱癌大鼠外周血 T 淋巴细胞亚群表达的影响[J]. 中药新药与临床药理，2010，21（6）：573-576.

[5] 武桂兰，蔡波文，严述常. 猪苓多糖注射液与口服液对小鼠免疫功能影响的比较[J]. 中国中西医结合杂志，1995，（S1）：228-229.

[6] 崔红霞，刘吉成. 抗癌中药多糖与细胞凋亡研究[J]. 齐齐哈尔医学院学报，2004，（8）：913-915.

[7] 崔大鹏，和瑞欣. 猪苓化学成分及药理作用浅述[J]. 河南中医，2011，31（2）：185-186.

[8] 潘洪明，张英博，于英君. 蒱苓多糖抗小鼠 HepA 机制研究[J]. 医学研究杂志，2002，31（6）：601-602.

[9] 章国来，曾星，梅玉屏，等. 猪苓多糖对膀胱癌细胞钙离子浓度的影响[J]. 中国临床药理学与治疗学，2001，6（3）：204-206.

[10] 曾星，章国来，梅玉屏，等. 猪苓多糖对膀胱癌细胞癌基因蛋白表达的影响[J]. 中国肿瘤临床，2003，30（2）：81-83.

[11] 张锐，王智煜，孝婷，等. 肿瘤免疫抑制微环境对肿瘤免疫治疗作用的研究进展[J]. 实用肿瘤学杂志，2016，30（2）：167-171.

[12] 杨丽娟，王润田，刘京生. 猪苓多糖对 S180 细胞培养上清免疫抑制作用影响的研究[J]. 细胞与分子免疫学杂志，2004，20（2）：234-237.

[13] 崔澂，王润田，支国成，等. 猪苓多糖下调 Colon26 细胞肿瘤免疫抑制的体外研究[J]. 免疫学杂志，2009，（6）：650-654.

[14] 王虹，刘敏玲，邵蕾. 猪苓多糖抗突变作用研究[J]. 西北农业学报，2014，23（2）：35-38.

[15] 王艳，吴玉波，张永恒. 猪苓多糖对顺铂增效作用及其毒性的影响[J]. 中医药研究，1996，（5）：61-62.

[16] 王艳，吴玉波. 猪苓多糖对阿霉素的增效作用及对其毒性影响的药效学研究[J]. 中国药业，1996，（4）：46.

[17] 苏富琴，刘吉成. 中药多糖抗肿瘤的增效减毒作用[J]. 中药新药与临床药理，2004，（2）：142-145.

[18] 汪友永. 抗乙肝新药——猪苓多糖注射液[J]. 中国医院药学杂志，1992，（10）：47-48.

[19] 杨德安，李慎勤，李香铁，等. 猪苓和卡介苗预防膀胱肿瘤术后复发的长期观察[J]. 中华外科杂志，1994，32（7）：433-434.

玉屏风颗粒（口服液、胶囊、丸、滴丸）

【药物组成】　黄芪、防风、白术（炒）。

【处方来源】　元·朱震亨《丹溪心法》。《中国药典》（2015 年版）。

【功能与主治】　具有益气、固表、止汗之功效。用于表虚不固，自汗恶风，面色㿠白，或体虚易感风邪者。

【药效】　主要药效如下：

1. 增强机体免疫力[1,2]　玉屏风散可以预防免疫器官萎缩和重量减少，此外还能显著地增加小鼠的脾脏和胸腺的重量。玉屏风散能显著升高被感染动物免疫球蛋白 IgA、IgG 和 IgM 水平，说明玉屏风散可以调节机体免疫功能。玉屏风散可以预防小鼠 T 淋巴细胞下降，加味玉屏风散能显著提高小鼠淋巴细胞转化率。加味玉屏风散能显著地提高患者的补体 C3 和 C4 水平。

2. 抗肿瘤[3-7]　研究表明，玉屏风散对 Hepa1-6 肝癌荷瘤 C57 小鼠的肿瘤具有抑制作用，玉屏风散在增强机体免疫的同时可直接诱导肿瘤细胞凋亡，并呈量效和时效依赖性抑制肝癌细胞的增殖及生长。

研究发现，玉屏风散能够显著抑制 C57 小鼠和肝癌荷瘤裸鼠的肿瘤生长，阻滞细胞周期于 G_2 期，增强脾脏淋巴细胞对肝癌细胞的杀伤能力，具有增强机体免疫和直接诱导肿瘤细胞凋亡的综合效应。

玉屏风口服液可以促进前列腺癌皮下移植瘤模型小鼠的肿瘤组织出现坏死及炎症细胞浸润，增强淋巴细胞增殖能力和 NK 细胞杀伤活性，提高血清中 IL-2、IFN-γ 及 TNF-α 含量，抑制小鼠前列腺癌皮下移植瘤的生长。玉屏风散可以明显改善顺铂干预后荷瘤小鼠肾脏、肝脏和肺脏的氧化性损伤。

3. 抗氧化[8]　研究发现玉屏风散含药血清作用于老龄小鼠脾淋巴细胞后，衰老细胞减少，总超氧化物歧化酶（T-SOD）活性增高，丙二醛（MDA）、细胞活性氧（ROS）含量降低。SOD 是一种抗氧化酶，保护细胞不受氧自由基的损伤，MDA 含量可反映脂质过氧化的程度，二者是抗氧化损伤的重要指标。玉屏风散可通过提高老龄小鼠脾淋巴细胞 T-SOD、降低 MDA 活性和细胞内 ROS 水平，发挥抗氧化作用，从而延缓细胞衰老。

【临床应用】

1. 肺癌[9-11]　临床上常用玉屏风颗粒联合放化疗或其他抗癌药治疗肺癌，Ⅲ期非小细胞肺癌同步放化疗时配合玉屏风颗粒治疗可显著降低抗癌治疗的毒性反应，在提高生存质量、改善体力下降等方面均有作用，具有提高化疗药物疗效的作用。

2. 肝癌[12,13]　玉屏风散辅助治疗原发性肝癌，可降低原发性肝癌的恶性程度，增强抗肿瘤免疫。能降低患者血清肝癌标志物 AFP、GP73、FER 含量；提高血清 Th1 细胞因子 TNF-α、IFN-γ 的含量，降低 Th2 细胞因子 IL-6、IL-10 含量；提高外周血中 CD3^+、CD4^+ T 淋巴细胞水平及 CD4^+/CD8^+值，降低 CD8^+ T 淋巴细胞水平。

3. 肿瘤盗汗[14,15]　盗汗是指入睡时汗出、醒来即止的一种病症，是恶性肿瘤患者的常见症状，对患者的身心造成重大影响，不利于肿瘤的治疗。玉屏风颗粒对肿瘤盗汗具有良好的治疗作用，可有效减轻肿瘤患者汗出。

【不良反应】　尚不明确。

【使用注意】　①忌油腻食物。②本品宜饭前服用。③按照用法用量服用，小儿、孕妇、高血压、糖尿病患者应在医师指导下服用。④服药 2 周或服药期间症状无明显改善，或症状加重者，应立即停药并去医院就诊。⑤对本品过敏者禁用，过敏体质者慎用。⑥本品性状发生改变时禁止使用。⑦儿童必须在成人监护下使用。⑧请将本品放在儿童不能接触的地方。⑨如正在使用其他药品，使用本品前请咨询医师或药师。

【用法与用量】　颗粒：开水冲服，每次 5g，每日 3 次。口服液：口服，每次 10ml，每日 3 次。胶囊：口服，每次 2 粒，每日 3 次。丸：口服，每次 6g，每日 3 次。滴丸：口服，每次 2.4g，每日 3 次。

参 考 文 献

[1] 梁立，孟妍，尚磊，等. 玉屏风散的现代药理研究进展[J]. 畜牧兽医科技信息，2014，（10）：11.

[2] 潘小平，蔡光先. 玉屏风散免疫调节机制及其治疗白细胞减少症机理概况[J]. 湖南中医杂志，2008，（6）：91-93.

[3] 张露蓉，姚霏，江国荣. 玉屏风散对 Hepa1-6 肝癌荷瘤小鼠免疫调节的影响[J]. 东南大学学报（医学版），2014，33（1）：

34-39.

[4] 张露蓉，姚霏，江国荣，等. 玉屏风散直接抑制和免疫调节抗肝细胞癌作用的实验研究[J]. 中华中医药学刊，2014，32（5）：1046-1050.

[5] 姚霏，张露蓉，江国荣. 玉屏风散对 Hepa1-6 肝癌荷瘤小鼠 T 淋巴细胞表型的影响[J]. 河北中医，2014，36（5）：742-745.

[6] 隋欣，贾琼，李辉，等. 玉屏风口服液抑制小鼠前列腺癌皮下移植瘤的免疫学机制[J]. 中国老年学杂志，2016，36（11）：2611-2612.

[7] 张露蓉，汤滢，江国荣. 玉屏风散对顺铂所致肝癌小鼠脏器氧化损伤的保护作用[J]. 中国中西医结合杂志，2012，32（5）：647-651.

[8] 鲍英存，张李峰，程卫东，等. 含红芪与含黄芪玉屏风散含药血清对老龄小鼠脾淋巴细胞增殖和抗衰老作用的比较研究[J]. 中药药理与临床，2012，28（4）：3-7.

[9] 陈雁秋. 同步放化疗联合玉屏风颗粒治疗Ⅲ期非小细胞肺癌临床研究[J]. 中医学报，2013，28（11）：1607-1609.

[10] 唐亮. 玉屏风颗粒联合百令胶囊对肺癌化疗患者免疫功能的调节作用[J]. 现代中西医结合杂志，2015，24（12）：1318-1319.

[11] 魏秀芹. 玉屏风颗粒联合金水宝胶囊对肺癌化疗患者免疫力调节的疗效观察[J]. 中国现代药物应用，2014，8（9）：113-114.

[12] 赵素霞，刘会丽，樊峥，等. 玉屏风散辅助治疗原发性肝癌的疗效及对抗肿瘤免疫的影响[J]. 肿瘤药学，2017，7（6）：713-717.

[13] 马佳铭. 逍遥散合玉屏风散治疗中晚期原发性肝癌 40 例[J]. 陕西中医，2014，35（9）：1116-1117.

[14] 金红露，张济周. 玉屏风颗粒联合五倍子外敷治疗中晚期肺癌盗汗 40 例[J]. 浙江中医杂志，2015，50（4）：273.

[15] 王海涛，高国峰. 玉屏风颗粒治疗肿瘤患者盗汗[J]. 实用医药杂志，2011，28（11）：984-985.

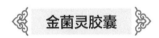

金菌灵胶囊

【药物组成】 金针菇菌丝体。

【处方来源】 研制方。国药准字 Z37020643。

【功能与主治】 调补气血，扶正固本。用于胃炎，慢性肝炎，神经性皮炎及癌症患者的辅助治疗。

【药效】 主要药效如下：

1. 增强机体免疫、防止化疗毒副作用[1,2] 现代研究证实，中医虚症与机体免疫功能低下、微量元素缺乏等密切相关，使用金菌灵胶囊能够减轻化疗中出现的乏力纳减，恶心呕吐，白细胞、血红蛋白下降的程度，能够增强机体的自身免疫调节功能，防止化疗毒副作用。

2. 抗病毒、保肝[3] 金菌灵胶囊含有生物活性成分金针菇多糖和多糖有机络合物，其中金针菇多糖对四氯化碳损伤的原代小鼠肝细胞具有保护作用，能够促进正常和荷瘤小鼠脾淋巴细胞转化进而提高 NK 细胞活性，促进 IL-2 生成，增强和恢复机体的免疫功能。多糖有机络合物可以诱导小鼠产生 IFN-γ，增强 NK 细胞活性。

【临床应用】

1. 肺癌[1] 金菌灵胶囊应用于气血两虚证之肺癌的治疗，能够明显改善面色无华、心悸气短、头晕目眩、失眠、健忘、自汗、神疲乏力、食少纳呆、形体消瘦、手足麻木等症状。

2. 肝癌[4] 金菌灵胶囊对四氯化碳所致小鼠急性肝损伤 AST、ALT 活性升高均有显著的降低作用，对环磷酰胺引起的小鼠白细胞降低有显著的对抗作用，对人肝癌细胞 SMMC-7721 有显著的抑制作用。长期毒性试验结果表明金菌灵胶囊对各主要脏器均没有损伤，且在临床癌症治疗中有确切疗效。

【不良反应】 尚不明确。

【使用注意】 忌辛辣食物。

【用法与用量】　口服，每次 4 粒，每日 2 次。

参 考 文 献

[1] 鲍志坚，徐俭朴，吴晓晖，等. 金菌灵胶囊治疗气血两虚证之肺癌的临床观察[J]. 现代中西医结合杂志，2006，15（23）：3195-3197.

[2] 何红英，张红. 金菌灵防治癌症化疗毒副反应 40 例临床观察[J]. 中医药导报，2001，7（8）：417-418.

[3] 丁向春，马丽娜. 金菌灵胶囊在 HBV DNA 低水平复制慢性乙型肝炎的应用[J]. 宁夏医学杂志，2009，31（8）：747-748.

[4] 李百开，余龙，李长安，等. 金菌灵胶囊治疗癌症、慢性肝炎 320 例的临床疗效观察报告[J]. 药学研究，2009，28（4）：245-246.

云芝糖肽胶囊（颗粒）

【药物组成】　多糖肽聚合物。

【处方来源】　研制方。国药准字 Z10980124。

【功能与主治】　补益精气，健脾养心。对细胞免疫功能有一定的保护作用。用于食管癌、胃癌及原发性肺癌患者放化疗所致的气阴两虚，心脾不足证。

【药效】　主要药效如下：

1. 免疫保护作用[1,2]　在云芝糖肽对环磷酰胺所致免疫低下小鼠的免疫保护作用研究中，云芝糖肽可通过抑制小鼠白细胞减少、调节 T 淋巴细胞亚群、增加 B 淋巴细胞数量发挥对环磷酰胺所致免疫低下小鼠的免疫保护作用，且疗效显著。此外，云芝糖肽还可以通过调节 T-bet、GATA-3 转录调控因子的表达来调节机体的免疫平衡状态，改善环磷酰胺所致机体失衡的 Th1/Th2 状态。

2. 增效减毒[3]　在观察云芝糖肽对 S180 荷瘤小鼠环磷酰胺化疗后的增效减毒作用研究中，云芝糖肽与环磷酰胺联用能明显增强药效，并能减轻小鼠对环磷酰胺的不良反应，研究结果表明云芝糖肽的增效减毒作用与其提高脾细胞 $CD3^+CD4^+/CD3^+CD8^+$ 的比值有关。

【临床应用】

肺癌[4,5]　临床上应用云芝糖肽胶囊配合化疗治疗中晚期肺癌患者，较单纯化疗组，其治疗有效率明显提高，达到协同抗癌作用。云芝糖肽联合化疗治疗非小细胞肺癌，近期疗效与单用化疗无差异，但骨髓抑制程度及末梢神经炎发生率明显降低。

【不良反应】　尚不明确。

【使用注意】　使用免疫抑制剂者禁用。

【用法与用量】　胶囊：口服，每次 3 粒，每日 3 次。颗粒：口服，每次 3 粒，每日 3 次。

参 考 文 献

[1] 张俊，黄睿，刘勇，等. 云芝糖肽对环磷酰胺所致免疫抑制小鼠免疫保护作用[J]. 辽宁中医药大学学报，2013，（7）：47-50.

[2] 张俊，黄睿，郝迎迎，等. 云芝糖肽对环磷酰胺所致免疫抑制小鼠 Th1/Th2 平衡的影响[J]. 中国医院药学杂志，2013，33（23）：1922-1925.

[3] 沈旭华，陈长勋. 新云芝糖肽对 S180 荷瘤小鼠环磷酰胺化疗的增效减毒作用[J]. 肿瘤，2008，28（7）：572-576.

[4] 黄常江，蔡恕一，刘俊波，等. 云芝糖肽胶囊配合化疗治疗中晚期肺癌的临床疗效观察[J]. 医学文选，2000，19（6）：871-872.

[5] 高峰，朱英杰，孙建国. 云芝糖肽联合化疗治疗非小细胞肺癌临床观察[J]. 华北理工大学学报(医学版)，1999，（5）：436-437.

（南京中医药大学　王爱云、郑　茜，上海中医药大学附属龙华医院　田建辉、周之毅）

四、补肾助阳类

至 灵 胶 囊

【**药物组成**】　冬虫夏草幼虫。

【**处方来源**】　研制方。国药准字 Z33020246。

【**功能与主治**】　补肺益肾。用于肺肾两虚所致咳喘、浮肿等症，亦可用于各类肾病、慢性支气管哮喘、慢性肝炎及肿瘤的辅助治疗。

【**药效**】　主要药效如下：

1. 抗肿瘤[1-3]　至灵胶囊是天然虫草制剂，天然虫草水提液腹腔注射对癌细胞有抑制作用，与抗癌药合用可以提高其抗癌活性。用至灵胶囊辅助治疗恶性肿瘤，能改善恶性肿瘤患者睡眠、饮食、乏力、出汗等虚弱症状，并能缓解咳嗽，预防感冒。还可预防肿瘤患者在放疗、化疗期间出现的白细胞下降，并对白细胞已下降者有提升作用。

2. 增强机体免疫力[4]　慢性支气管炎急性发作期的患者 B 淋巴细胞常无变化，但 T 淋巴细胞总数减少、亚群发生变化、免疫调节功能紊乱。至灵胶囊可以提高慢性支气管炎患者外周血中 CD4 水平和 CD4/CD8 值，减少免疫功能的紊乱，提高机体免疫功能。

【**临床应用**】

1. 食管癌[5]　至灵胶囊结合化疗治疗晚期食管癌，可以增强患者免疫功能，减轻或防止化疗的毒副作用，提高患者近期疗效，延长患者生命及改善生存质量。

2. 糖尿病肾病[6]　至灵胶囊与缬沙坦分散片联合治疗早期糖尿病肾病疗效确切，明显降低患者的 C 反应蛋白（CRP）和尿蛋白排泄率（UAER）等指标，有效减轻蛋白尿，保护患者肾脏，能延缓糖尿病肾病的进展，推迟进入透析期，提高了患者生存率及生活质量，减轻了经济负担。二者中西药结合，可以相互促进、起到协同作用，有效避免了传统单纯西医治疗远期疗效欠佳的缺点，

3. 慢性阻塞性肺疾病[7]　慢性阻塞性肺疾病（COPD）是包括慢性支气管炎和肺气肿的一组疾病，其临床特点是气道发生不可逆性阻塞并缓慢进行性发展，严重影响患者的生活质量，目前尚无特效治疗。研究表明，舒利迭联合至灵胶囊治疗 COPD 缓解期，比单用舒利迭或至灵胶囊效果更佳。

【**不良反应**】　尚不明确。

【**使用注意**】　本品为补虚扶正药，外感实证者不宜用。

【**用法与用量**】　口服，每次 2～3 粒，每日 2～3 次，或遵医嘱。

参 考 文 献

[1] 许维桢，魏建丰，王耐勤，等．"至灵胶囊"与抗癌药联合化疗的实验研究[J]．上海中医药杂志，1988，（6）：48.

[2] 王国栋．冬虫夏草及人工虫草菌丝防治肿瘤的研究概况[J]．中国中医药信息杂志，1999，（6）：14-15，34.

[3] 张进川，马芳春，李丹彤，等．至灵胶囊辅助治疗恶性肿瘤 30 例小结[J]．上海中医药杂志，1986，（10）：25.

[4] 袁孟尧，黄湘霞．至灵胶囊对慢性支气管炎缓解期患者 T 淋巴细胞亚群与 BODE 评分的影响及临床意义[J]．实用中西结合临床，2015，15（2）：15-16，20.

[5] 潘池. 至灵胶囊结合化疗治疗晚期食管癌临床观察[J]. 浙江中西医结合杂志，2000，（12）：45-46.

[6] 周小燕，邓恩平，陈永娟. 至灵胶囊联合缬沙坦分散片治疗早期糖尿病肾病临床疗效观察[J]. 北方药学，2015，12（8）：50-51.

[7] 梁绍新. 舒利迭联合至灵胶囊治疗 COPD 缓解期的临床观察[J]. 中国社区医师（医学专业），2012，14（10）：208.

百令胶囊

【药物组成】　发酵虫草菌粉。

【处方来源】　研制方。《中国药典》（2015 年版）。

【功能与主治】　补肺肾，益精气。用于肺肾两虚引起的咳嗽、气喘、咯血、腰背酸痛；慢性支气管炎的辅助治疗。

【药效】　主要药效如下：

1. 调节机体免疫功能[1]　可溶性细胞间黏附分子-1（sICAm-1）参与机体的免疫调节，特别与肿瘤的发生、发展及转移有着较为密切的关系。百令胶囊具有抗炎作用，并通过抑制前炎症因子 IL-β、IL-6、IL-10，增加 sICAm-1 表达，抑制淋巴细胞增殖。实验结果也表明，百令胶囊具有双向免疫调节作用，可剂量依赖性调控 sICAm-1 的表达。

2. 抗疲劳作用[2]　体力活动时主要靠糖原酵解来获得能量，当糖原被大量消耗，机体活动能力降低，糖酵解的产物乳酸就会大量的堆积，这表明肝糖原是运动能量的重要来源，而糖原的储存又可直接影响机体的运动能力，且其代谢产物乳酸的堆积更是导致肌肉疲劳的重要原因，因此提高糖原的储备量和降低乳酸有助于提高耐力和运动能力，有利于抵抗疲劳的产生。

另外有研究表明血清尿素氮含量会随运动负荷的增加而增加，机体对负荷的适应能力越差，血清尿素氮的增加就越明显。百令胶囊能明显使小鼠负重游泳时间及常压耐缺氧时间均显著延长，使血尿素氮、血乳酸含量明显下降，肝糖原明显升高。

3. 改善肾功能[3,4]　血肌酐（Scr）、尿素氮（BUN）、血钙、血磷及甲状旁腺激素（PTH）是反映肾功能的指标性物质。用 lPat 法诱发慢性肾衰竭大鼠模型，观察百令胶囊对上述指标物的影响，结果发现百令胶囊可明显改善肾功能，纠正高磷低钙血症。并且，另有研究表明百令胶囊可使慢性肾衰竭患者的蛋白质合成速度和氨基氮平均利用率明显升高，丝氨酸、缬氨酸、异亮氨酸、亮氨酸、酪氨酸、赖氨酸等血浆必需氨基酸明显升高，非必需氨基酸稍有升高。因此百令胶囊能促进体内蛋白质合成代谢及氨基酸利用，促进正氮平衡，又能纠正慢性肾衰竭患者血浆必需氨基酸缺乏现象，改善营养情况，从而延缓肾衰竭进展。

【临床应用】　百令胶囊成为辅助治疗肿瘤疾病常用药物之一。现代药理研究证明，与胸腺肽联用可明显起到增效减毒的作用。百令胶囊能在一定程度上缓解胃肠道恶性肿瘤患者由于手术和化疗等因素引起的气阴两虚症候，并能提高和调节其免疫功能，增强放疗后机体组织的修复，提高对放疗后的耐受性，减轻化疗的毒性[5-7]。

【不良反应】　个别患者咽部不适或胃部有轻度不适。

【使用注意】　①本品补虚扶正，外感实证咳喘禁用。②忌辛辣、生冷、油腻和不易消化食物。③感冒发热患者不宜服用。④高血压、心脏病、肝病、糖尿病、肾病等慢性病严重者应在医师指导下服用。⑤儿童、孕妇、哺乳期妇女应在医师指导下服用。⑥服药 4

周症状无缓解，应去医院就诊。⑦对本品过敏者禁用，过敏体质者慎用。⑧本品性状发生改变时禁止使用。

【用法与用量】　　口服，每次5～15粒，每日3次。

参 考 文 献

[1] 王苏娅，孟雪芹，陈江华，等. 人工培养冬虫夏草（百令胶囊）免疫抑制作用细胞因子及可溶性细胞间粘附分子-1调控机制探讨[J]. 中国中西医结合杂志，2001，（s1）：152-153.

[2] 李雪芹，熊功友，龚帧，等. 百令胶囊抗小鼠体力性疲劳作用的实验研究[J]. 中国中医药科技，2004，11（5）：288-289.

[3] 陆晓东. 百令胶囊治疗慢性肾衰的动物实验研究[J]. 实用中医内科杂志，2004，18（6）：507-508.

[4] 程威英，是俊风，蒋更如，等. 百令胶囊对慢性肾功能衰竭患者蛋白质代谢的影响[J]. 上海中医药杂志，1999，（7）：39.

[5] 刘丽娟，马世尧，袁宝荣. 百令胶囊的药理作用及临床应用[J]. 中成药，2004，26（6）：493-496.

[6] 王云生，吴孟华，张荣萍，等. 百令胶囊加胸腺肽治疗中晚期肿瘤临床疗效分析[J]. 西南军医，2004，（6）：26.

[7] 周荣耀，吴丽英，束家和. 百令胶囊在胃肠道恶性肿瘤手术和化疗后的应用[J]. 浙江中西医结合杂志，2002，12（7）：406-407.

❧ **金水宝胶囊** ❧

【药物组成】　　发酵虫草菌粉（Cs-4）。

【处方来源】　　研制方。《中国药典》（2015年版）。

【功能与主治】　　补益肺肾、秘精益气。用于肺肾两虚，精气不足，久咳虚喘，神疲乏力，不寐健忘，腰膝酸软，月经不调，阳痿早泄；慢性支气管炎、慢性肾功能不全、高脂血症、肝硬化见上述证候者。

【药效】　　主要药效如下：

1. **增强机体免疫力**[1-5]　　淋巴细胞转化率是指T淋巴细胞在体外经植物血凝素激活后，可转化为淋巴母细胞，根据淋巴细胞的转化情况，可反映机体的细胞免疫水平，淋巴细胞转化率降低表示细胞免疫水平低下。金水宝胶囊可明显提高机体淋巴细胞转化率，提高机体OKT_3、OKT_4及T淋巴细胞亚群CD4、CD8的水平，对机体细胞免疫水平有增强作用。

免疫球蛋白IgA、IgM、IgG均是机体内重要的抗体成分，IgA主要分布于机体初乳、唾液、泪液、胃肠液、支气管分泌等外分泌液中，是黏膜局部免疫的最重要因素；IgM是个体发育过程中最早出现的抗体，也是体液免疫应答中早期出现的抗体，在机体的早期免疫防护中占重要地位；IgG是唯一能通过胎盘的免疫球蛋白，在自然被动免疫中起重要作用，金水宝胶囊能够提高血清中免疫球蛋白IgA、IgM、IgG水平，提高机体体液免疫的能力。

有研究表明，金水宝胶囊能提高机体单核吞噬细胞系统吞噬功能，减轻机体细胞免疫功能的紊乱状态，对$^{60}Co\text{-}\gamma$射线照射所致小鼠脾脏萎缩有一定的保护作用。体内外实验研究证明，金水宝胶囊能显著提高小鼠血清溶菌酶水平，促进巨噬细胞的吞噬和杀菌作用。

2. **增效减毒**[6-8]　　铂类抗癌药（如顺铂、奈达铂等）是一类会引起肾脏损伤的化疗药物，主要表现为肌酐清除率（Ccr）下降，尿素氮（BUN）及血肌酐（Scr）迅速升高，并引起水、电解质及酸、碱平衡失调及尿毒症等，直接影响患者的生命及生存质量，同时也影响到化疗方案的连续执行。金水宝胶囊通过保护细胞抗氧化酶 SOD 的活性，减少膜脂质过氧化及氧自由基生成，促进损害、坏死的肾小管上皮细胞修复、再生，并通过增加肾脏血流，抑制血小板聚集，保护溶酶体酶等机制，减少尿 NAG 酶（N-乙酰-P-氨基葡萄糖苷酶），缩短少尿期，促进肾功能恢复。

【临床应用】

1. 肺癌[9-11]　金水宝胶囊对晚期肺癌具有良好的辅助作用，可以提高晚期肺癌患者对放化疗的耐受性，减轻放化疗的毒副作用，减轻骨髓抑制，对血红蛋白、白细胞、血小板下降有提升作用，可以提高放化疗的疗效。同时可以增强患者机体免疫反应，具有抑癌作用，对肺癌原发性生长和自发性肺部转移有明显抑制作用。

2. 肠癌[12]　金水宝胶囊联合艾迪注射液应用于中、晚期肠癌患者，可提高癌症治疗有效率，提高患者的生活质量，减少患者痛苦。

3. 恶性肿瘤化疗辅助治疗[13]　应用金水宝胶囊配合化疗治疗晚期肿瘤，可有效地预防和减轻肾脏损害等并发症的发生，对抗化疗药物对骨髓的抑制作用，提高患者免疫能力，降低胃肠道不良反应，显著提高患者的生活质量，有助于后续化疗及疾病的康复。

【不良反应】　过敏反应表现为大小不一的红色皮疹、瘙痒，并伴有胸闷气喘、头晕、心悸、腹痛肠鸣等。

【使用注意】　①忌不易消化食物。②外感实证咳喘忌用，感冒发热患者不宜服用。③高血压、心脏病、肝病、糖尿病、肾病等慢性病严重者应在医师指导下服用。④儿童、孕妇、哺乳期妇女应在医师指导下服用。⑤服药 4 周症状无缓解，应去医院就诊。⑥对本品过敏者禁用，过敏体质者慎用。⑦本品性状发生改变时禁止使用。

【用法与用量】　口服。每次 3 粒，每日 3 次；用于慢性肾功能不全者，每次 6 粒，每日 3 次。

参 考 文 献

[1] 周岱翰，林丽珠. 金水宝胶囊对 36 例晚期癌症患者免疫功能的影响[J]. 中国中西医结合杂志，1995，（8）：476-478.

[2] 李启杰. 金水宝胶囊对体液免疫影响的临床观察[J]. 内蒙古中医药，2011，30（10）：14.

[3] 魏秀芹. 玉屏风颗粒联合金水宝胶囊对肺癌化疗患者免疫力调节的疗效观察[J]. 中国现代药物应用，2014，（9）：113-114.

[4] 刘晓平，陈道明，张淑兰，等. 冬虫夏草及人工虫草菌丝对 γ 线照射后小鼠血小板和免疫器官的影响[J]. 中国中药杂志，1988，13（4）：44.

[5] 林素文，刘延深，林宜衍，等. 冬虫夏草及中国拟青霉对机体细胞免疫功能的调节作用[J]. 中成药，1987，（12）：22-23.

[6] 于敏，史耀勋，田谧，等. 金水宝胶囊治疗慢性肾衰竭作用机理探讨[J]. 中国中医急症，2008，（11）：1556-1557.

[7] 王永亮. 金水宝胶囊对慢性肾衰患者的临床干预研究[J]. 吉林医学，2010，31（9）：1196.

[8] 陈婵娟，陈昌南，潘岐作，等. 金水宝胶囊干预治疗铂类化疗肾脏毒副作用的临床研究[J]. 中国医学创新，2012，9（2）：32-33.

[9] 程剑华，郭小毛，王晓. 金水宝胶囊辅助治疗晚期肺癌 20 例临床疗效分析[J]. 江西中医药，1989，（6）：26-27.

[10] 丁军红，李俊生，李建会. 金水宝联合化疗对晚期肺癌 25 例疗效观察[J]. 中草药，1999，（4）：288.

[11] 甘娜，楚瑞阁. 金水宝胶囊联合 GP 方案对非小细胞肺癌患者行为状况的影响[J]. 实用中医内科杂志，2012，26（18）：68-69.

[12] 王媛媛，贾巧. 艾迪注射液联合金水宝胶囊治疗肠癌 120 例的观察和护理[J]. 内蒙古中医药，2011，30（8）：152.

[13] 邹玉琴，王旭良，宋国平，等. 金水宝胶囊配合化疗治疗恶性肿瘤的临床观察[J]. 现代中西医结合杂志，2010，19（12）：1477-1478.

（南京中医药大学　陈文星、郑　茜）

五、活血化瘀类

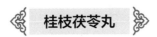

桂枝茯苓丸

【药物组成】　桂枝、茯苓、牡丹皮、赤芍、桃仁。

【处方来源】　东汉·张仲景《金匮要略》。《中国药典》（2015年版）。

【功能与主治】　活血、化瘀、消癥。用于妇人宿有癥块，或血瘀经闭，行经腹痛，产后恶露不尽。现用于治疗子宫内膜炎、附件炎、月经不调、痛经、流产后阴道出血、子宫肌瘤、宫外孕、卵巢肿瘤、不孕症。

【药效】　主要药效如下：

1. 诱导肿瘤细胞凋亡及调控相关基因的表达[1-4]　有学者致力于研究桂枝茯苓丸对荷瘤小鼠的抑瘤机制，发现抑瘤作用可能与上调肿瘤细胞周期依赖性蛋白激酶抑制剂 p21waf/cip 蛋白的表达、下调细胞周期相关基因存活素 Survivin mRNA 的表达有关，从而诱导肿瘤细胞凋亡，抑制肿瘤细胞的生长。

2. 免疫调节作用[5,6]　有实验表明，桂枝茯苓丸可明显提高由环磷酰胺造成的免疫受抑小鼠的 T 淋巴细胞总数、L3t4+、Lyt2+细胞的百分率及 L3t4+/Lyt2+值，并使其与正常组小鼠接近，并且能够促进 CD8+分子的表达，恢复 CD4+/CD8+平衡。有研究表明，桂枝茯苓丸可纠正荷瘤机体对 T 淋巴细胞凋亡相关蛋白 Fas 表达的影响，抑制 T 淋巴细胞凋亡的发生，有效调节机体的免疫功能，从而使 T 淋巴细胞有效地发挥抗肿瘤作用。

3. 内分泌调节[7]　有学者以实验性高雌二醇、黄体酮大鼠为研究对象，给予桂枝茯苓胶囊悬液 30 天后，用放射免疫法测定各组实验性大鼠模型血浆内雌二醇、黄体酮、催乳素的含量。结果显示，桂枝茯苓胶囊能够显著降低实验性高雌激素模型大鼠异常升高的雌二醇和黄体酮的血浓度。提示桂枝茯苓丸是治疗雌激素水平异常升高所致子宫肌瘤、子宫内膜异位症等疾病的有效药物。

4. 抗炎作用[8,9]　实验研究表明，桂枝茯苓丸具有明显的抗炎作用，能抑制慢性肉芽组织增生。其抗炎作用的主要途径不是通过调节垂体–肾上腺系统，而是对炎症过程的许多环节直接起作用。桂枝茯苓丸还具有调节免疫、抗血栓形成、改善血流等广泛的药理活性，对变态反应性炎症所致的佐剂性关节炎大鼠全身性症状有明显的改善作用（图 16-3）。

【临床应用】

1. 子宫肌瘤[10,11]　桂枝茯苓丸联合米非司酮治疗可显著改善血瘀型子宫肌瘤患者临床症状，改善血清炎症因子及性激素水平。二者联合使用疗效优于单纯西药治疗。

2. 脑肿瘤[12]　临床上比较桂枝茯苓胶囊联合化疗与单纯化疗治疗原发性脑肿瘤的疗效，发现桂枝茯苓胶囊联合化疗的临床受益率及平均生存期均优于单纯化疗组；联合化疗组的有效率及 2 年以上生存率显示出了高于单纯化疗组的趋势；联合化疗组的肿瘤体积减幅优于单纯化疗组。所以桂枝茯苓胶囊联合化疗药物治疗原发性脑肿瘤的疗效优于单纯化疗治疗组。

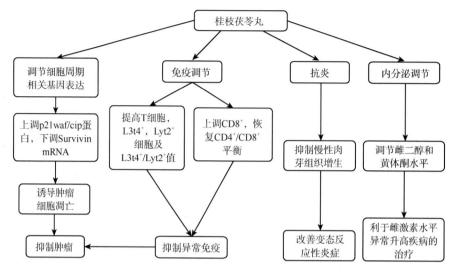

图 16-3　桂枝茯苓丸增强免疫抗肿瘤作用机制图

【不良反应】 尚不明确。

【使用注意】 孕妇慎用。

【用法与用量】 口服，每次 1 丸，每日 1～2 次。

参 考 文 献

[1] 张丽宏，王琪，颜培宇，等. 桂枝茯苓丸对荷瘤鼠细胞凋亡及相关基因表达的影响[J]. 辽宁中医杂志，2009，（6）：1032.

[2] 王琪，官杰，罗晓庆，等. 桂枝茯苓丸对荷瘤鼠肿瘤细胞凋亡的影响[J]. 中华中医药学刊，2007，（9）：1866.

[3] 王琪，马新博，蔡文辉，等. 桂枝茯苓丸对荷瘤鼠 P21（waf/cip）基因表达的影响[J]. 西安交通大学学报（医学版），2009，（2）：247.

[4] 孙艳，王琪. 桂枝茯苓丸对荷瘤小鼠瘤组织 Survivin 及 P21（waf/cip）的影响[J]. 中华中医药杂志，2009，（7）：936.

[5] 于晓红，郑瑞茂. 桂枝茯苓丸对小鼠免疫功能的影响[J]. 中医药信息，2001，18（2）：52.

[6] 肖锋刚. 桂枝茯苓丸对荷瘤鼠抑瘤作用及对 T 淋巴细胞 Fas 表达的影响[J]. 齐齐哈尔医学院学报，2006，27（2）：144.

[7] 李洁，林杰. 桂枝茯苓胶囊对实验大鼠血浆内雌二醇、黄体酮、催乳素的影响[J]. 中国新药与临床杂志，2003，22（3）：146.

[8] 侯莉莉. 桂枝茯苓丸的药理实验研究[J]. 河北中医，1997，19（6）：45.

[9] 周小祝，莫志贤. 桂枝茯苓丸的药理作用进展[J]. 医药导报，2006，25（2）：142.

[10] 刘淑鹏. 桂枝茯苓丸联合米非司酮治疗气滞血瘀型子宫肌瘤 57 例[J]. 河南中医，2018，（10）：1484-1486.

[11] 张引儒. 桂枝茯苓丸加味治疗寒凝血瘀型子宫肌瘤 50 例[J]. 基层医学论坛，2013，（20）：2680.

[12] 李勇，胡小平，钟华. 桂枝茯苓胶囊联合化疗药物治疗原发性脑肿瘤的临床研究[J]. 肿瘤药学，2012，2（1）：57-58.

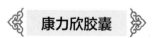
康力欣胶囊

【药物组成】 阿魏、九香虫、大黄、姜黄、诃子、木香、丁香、冬虫夏草。

【处方来源】 研制方。国药准字 Z20025075。

【功能与主治】 扶正祛邪，软坚散结。用于消化道恶性肿瘤，乳腺恶性肿瘤，肺恶性肿瘤见血瘀阻滞证者。

【药效】 主要药效如下：

1. **提高机体免疫力**[1-4] 有实验研究表明，康力欣胶囊能够明显改善中晚期食管癌患者的生活质量。治疗后对照组 CD3$^+$、CD4$^+$、CD4$^+$/CD8$^+$等免疫指标均较治疗前降低；观察组 CD3$^+$、CD4$^+$较治疗前变化不明显，CD8$^+$较治疗前降低；治疗后观察组的 CD3$^+$、CD4$^+$、CD4$^+$/CD8$^+$等指标高于对照组，CD8$^+$低于对照组，提示康力欣胶囊能够明显改善中晚期食管癌放化疗患者的免疫功能。降低治疗过程中的相关毒副作用，增强放化疗敏感度，提高肿瘤患者的免疫力，是降低肿瘤复发转移、延长患者生存期的基础。

2. 抑制肿瘤血管生成[5-7]　中药抗肿瘤血管生成是中医中药治疗恶性肿瘤的重要机理之一，多项报道显示，许多中药复方和单体成分具有抗血管生成的作用。康力欣胶囊对体外培养的人脐静脉内皮细胞（HUVEC）具有显著的抑制作用，并且呈剂量依赖性，分析原因与该药中含有姜黄和冬虫夏草成分有关。有研究证实了该药对 HUVEC 的抑制率存在剂量依赖性关系，并且通过调节 HUVEC 细胞周期和诱导细胞凋亡来实现抑制性调节。

3. 诱导细胞凋亡[8]　近年来多项研究证实，中药复方和单味药及其有效组分具有诱导肿瘤细胞凋亡的功能。实验结果显示使用康力欣胶囊后 SGC-7901 细胞出现大量的凋亡现象，且康力欣胶囊对 SGC-7901 细胞的抑制存在时间–剂量–效应关系，通过调节细胞周期和诱导细胞凋亡来实现抑制性调节。

【临床应用】

肝癌[9,10]　有临床研究显示，使用康力欣胶囊配合放化疗能够使 CD3$^+$、CD4$^+$、CD4$^+$/CD8$^+$等免疫指标比值上升，且 MMP-2 和 MMP-9 水平明显降低。康力欣胶囊联合甘露聚糖肽治疗肝癌具有很好的临床疗效，可以提高患者免疫功能，抑制肿瘤新生血管形成和改善生活质量。在临床使用中，康力欣胶囊具有较好的抗癌、缓解全身症状及提高免疫机制的作用，与放化疗配合应用有明显增效作用，该药也无毒副作用，具有广泛的适应性。

【不良反应】　尚不明确。

【使用注意】　孕妇禁服。

【用法与用量】　口服，每次 2～3 粒，每日 3 次；或遵医嘱。

参 考 文 献

[1] 陈雪，贝宴屏，郑璐，等. 康力欣胶囊对放化疗中晚期食管癌患者免疫功能和生活质量的影响[J]. 中国中医药科技，2018，（3）：383-384.

[2] 陈治水，邓伟哲，李春雷. 中医中药在消化道恶性肿瘤中的应用与研究进展[J]. 北京中医药，2009，28（6）：475-478.

[3] 温先敏，杨缅南，段为钢，等. 康力欣胶囊对小鼠免疫功能的促进作用[J]. 云南中医中药杂志，2008，29（9）：45-46.

[4] 温先敏，杨缅南，段为钢，等. 康力欣胶囊抗肿瘤活性的实验研究[J]. 云南中医中药杂志，2009，30（1）：48-49.

[5] 朱兆恩，郭凯霞，张子英. 抗血管生成中药研究进展[J]. 人民军医，2005，48（5）：299-301.

[6] 田劭丹，李冬云，侯丽，等. 冬虫夏草抗肿瘤研究进展[J]. 实用中医内科杂志，2006，20（1）：7-9.

[7] 张娜，刘学芳，董浩然，等. 康力欣胶囊对人脐静脉血管内皮细胞周期和凋亡的影响[J]. 吉林中医药，2017，37（12）：1245-1248.

[8] 刘学芳，董浩然，张娜，等. 康力欣胶囊对胃癌细胞株细胞周期和细胞凋亡的影响[J]. 云南中医学院学报，2016，39（6）：10-13.

[9] 王四明. 康力欣胶囊联合甘露聚糖肽治疗肝癌的临床研究[J]. 现代药物与临床，2016，31（6）：859-862.

[10] 郭利群，郭利华. 康力欣胶囊治疗中晚期恶性肿瘤临床疗效观察[J]. 中医临床研究，2015，（20）：21-23.

威麦宁胶囊

【药物组成】　金荞麦。

【处方来源】　研制方。《中国药典》（2015 年版）。

【功能与主治】　活血化瘀，清热解毒，祛邪扶正，配合放化疗治疗肿瘤有增效、减毒作用；单独使用可用于不适宜放化疗的肺癌患者的治疗。

【药效】　主要药效如下：

1. 增强机体免疫功能[1-3]　①提高小鼠巨噬细胞的吞噬功能。②增强小鼠 NK 细胞活性。使用 200mg/kg 和 400mg/kg 的威麦宁胶囊口服给药均能增强荷瘤小鼠脾 LAK 细胞活性（$P < 0.05$），且服用 400mg/kg 的威麦宁胶囊还能使荷瘤小鼠获得较好的抑瘤率（46%）。③保护胸腺和 T 淋巴细胞。经威麦宁胶囊（48mg/kg、80mg/kg）灌胃后的亚硝胺（DENA）类药物诱发的肺癌小鼠，小鼠胸腺损伤较轻，产生 T 淋巴细胞并使其功能发育较健全完善。

2. 抑制肿瘤细胞增殖[4-7]　金荞麦根茎中的有效成分为大分子缩合单宁的 D 组分，即为威麦宁（金荞麦 E）。肿瘤细胞直接杀伤试验和集落形成刺激试验证实，金荞麦 E 浓度为 125μg/ml 时，对肿瘤细胞有明显杀伤作用。对肺腺癌细胞（GLC）、宫颈鳞癌细胞（Hela）、胃腺癌细胞（SGC-7901）、鼻咽鳞癌细胞（KB）的杀伤率分别为 92.1%、85.5%、78.2%、74.3%，对这 4 种人肿瘤细胞的集落生长起到 70% 以上的抑制作用，尤以 GLC、Hela 细胞为著。而且其杀伤、抑制癌细胞生长的作用随药物浓度和时间的增加而明显增强，呈正相关，存在明显有规律的剂量−效应依赖关系。

另有研究发现，金荞麦能明显抑制人肝癌细胞（HepG2）、人慢性髓系白血病细胞（K562）、肺癌细胞（H460）、结肠癌细胞（HCT116）及骨癌细胞（U2OS）的生长，其中肝癌细胞最为敏感，对这些细胞作用的 IC_{50} 为 25～40μg/ml，对前列腺癌细胞（DU145）与脑癌细胞（T98G）的生长产生抑制作用的 $IC_{50} > 60$μg/ml，而对宫颈癌细胞（HeLa）及卵巢癌细胞（OVCAR-3）的生长有轻微的抑制作用（$IC_{50} > 120$μg/ml）。

此外，金荞麦 E 能显著抑制小鼠移植性肉瘤 S180、子宫颈癌 U14 及 Lewis 肺癌的生长，最大抑瘤率分别为 56.44%、48.22%、55.48%。

3. 抑制肿瘤侵袭、转移[8]　金荞麦提取物具有明显的抗癌侵袭和转移的作用。用人工重组基底膜及小鼠黑色素瘤高转移株自发性肺转移模型观察了金荞麦提取物对 B16-BL6 细胞的体外抗侵袭活性和体内抗转移作用，用聚丙烯酰胺凝胶电泳法观察其对人纤维肉瘤 HT-1080 细胞Ⅳ型胶原酶的产生及活性的影响，同时用 WST（water-soluble sulfonated tetrazolium）法观察了该药的细胞毒性。实验结果表明，金荞麦提取物在 100mg/L 浓度下能显著抑制 B16-BL6 细胞侵袭；在 200mg/kg 剂量下能有效抑制 B16-BL6 黑色素瘤细胞在 C57/BL6 小鼠体内自发性肺转移。该药能抑制 HT-1080 细胞Ⅳ型胶原酶基质金属蛋白酶（matrix metalloproteinase，MMP）的产生，但对酶的活性无明显影响，且该药对 B16-BL6 和 HT-1080 细胞无明显细胞毒作用。

【临床应用】

辅助放化疗治疗[9]　本品常与放化疗联用，用于癌症的辅助治疗。与放疗联合使用，在增效的同时，能减轻放疗引起的骨髓抑制等不良反应。联合治疗有效率为 40.00%，明显高于单纯化疗 24.32% 的有效率。

【不良反应】 偶有恶心等消化道症状。

【使用注意】 ①忌不易消化食物。②感冒发热患者不宜服用。③高血压、心脏病、肝病、糖尿病、肾病等慢性病严重者应在医师指导下服用。④儿童、孕妇、哺乳期妇女应在医师指导下服用。⑤服药 4 周症状无缓解，应去医院就诊。⑥对本品过敏者禁用，过敏体质者慎用。⑦本品性状发生改变时禁止使用。⑧儿童必须在成人监护下使用。⑨请将本品放在儿童不能接触的地方。⑩如正在使用其他药品，使用本品前请咨询医师或药师。

【用法与用量】 饭后口服，每次 6～8 粒，每日 3 次，或遵医嘱。

参 考 文 献

[1] 杨体模，荣祖元，吴友仁. 金荞麦 E 对小鼠网状内皮系统吞噬功能的影响[J]. 四川生理科学杂志，1992，（1）：9-12.

[2] 付体辉，吴友仁. 威麦宁增强荷瘤小鼠脾 LAK 活性的实验研究[J]. 中国实验临床免疫学杂志，1994，（1）：43-45.

[3] 董玉宁，吴友仁. 威麦宁抑制 DENA 诱发小鼠肺肿瘤发生的实验研究[J]. 肿瘤预防与治疗，1996，（1）：5-8.

[4] 梁明达，杨丽. 金荞麦根素体外抗癌作用的研究[J]. 云南医药，1991，（6）：364-369.

[5] 孟凡虹，包群，高倬. 金荞麦根体外培养人肿瘤细胞的抗癌研究[J]. 昆明医科大学学报，1994，（2）：18-23.

[6] Chan P K. Inhibition of tumor growth in vitro by the extract of fagopyrum cymosum（fago-c）[J]. Life Sciences，2003，72（16）：1851-1858.

[7] 杨体模，荣祖元，许世跃，等. 金荞麦 E 药理作用的研究[J]. 四川生理科学杂志，1991，（z1）：62.

[8] 刘红岩，韩锐. 金荞麦提取物抑制肿瘤细胞侵袭、转移和 HT-1080 细胞产生 IV 型胶原酶的研究[J]. 中国药理学通报，1998，（1）：36-39.

[9] 申文江. 威麦宁胶囊与放疗联合治疗中晚期肺癌的临床研究[C]. 中国抗癌协会学术年会，2002.

回生口服液

【药物组成】 益母草、鳖甲、水蛭（制）、虻虫、干漆（煅）、桃仁、红花、川芎、延胡索（醋炙）、三棱（醋炙）、乳香（醋炙）、没药（醋炙）等 34 味。

【处方来源】 研制方。国药准字 Z20025042。

【功能与主治】 消癥化瘀，用于原发性肝癌、肺癌。

【药效】 主要药效如下：

1. 抑制肿瘤作用[1,2] 回生口服液能明显抑制人结肠癌 THC8908 细胞的生长，其抑制细胞生长能力主要是通过诱导细胞凋亡和影响细胞周期，在影响细胞周期方面，主要使 G_0/G_1 期细胞数目增多，S 期细胞数目下降，同时诱导 G_0/G_1 期细胞凋亡。此外，回生口服液灌胃给药，对移植性小鼠肿瘤（S180、H22、Lewis 肺癌）具有一定的抑瘤作用。其中，对 S180 肉瘤和 Lewis 肺癌效果较好，在较低剂量（12.10g 生药/kg）时就有显著作用，而对小鼠肝癌 H22 仅较高剂量（6.05g 生药/kg）时才有明显抑瘤作用。

2. 提高机体免疫功能[3-6] 回生口服液能调节 T 淋巴细胞亚群，提高人机体免疫功能。在观察回生口服液对老年肿瘤患者细胞免疫功能的影响中，治疗组（常规化疗+回生口服液）较对照组（常规化疗）细胞免疫功能明显改善，两组相比有显著差异（$P < 0.05$），治疗组化疗前后粒细胞减少发生率为 21.7%，对照组发生率为 40.6%，两组比较有统计学差异（$P < 0.05$）。在回生口服液联合放化疗对患者免疫功能影响分析研究中，也同样发现联

用后治疗组患者的免疫功能有明显改善。

3. 保护骨髓造血细胞，与放化疗合用具增效、减毒作用[7-9]   在回生口服液对晚期恶性肿瘤患者化疗期间生活质量的效果观察研究中，观察组较对照组Ⅲ、Ⅳ度骨髓抑制发生率低于对照组，且生活质量有明显提高。此外，回生口服液与放化疗联用还可减轻患者放化疗后毒副作用，延长生存期，改善患者生活质量。

【临床应用】

1. 非小细胞肺癌[10-12]   临床上将放化疗与回生口服液联用治疗非小细胞肺癌，可提高患者免疫能力，减轻放化疗不良反应，增强药物疗效，提高患者生活质量。与强力升白片合用辅助治疗晚期非小细胞肺癌可达到明显提高患者免疫功能的效果。

2. 肝癌   详见相关章节。

【不良反应】   尚不明确。

【使用注意】   ①孕妇禁用。②过敏体质者慎服。

【用法与用量】   口服，每次 10ml，每日 3 次；或遵医嘱。

参 考 文 献

[1] 张大鹏，孔棣. 回生口服液对人结肠癌 THC8908 细胞抑制作用[J]. 华西医学，2005，20（2）：338-339.

[2] 黄国钧，王宪明，毛兴云，等. 回生口服液抗肿瘤作用实验研究[J]. 中成药，1998，（10）：37-39.

[3] 马冬，林萍，邓罡. 回生口服液对老年肿瘤患者化疗后细胞免疫功能的影响[J]. 成都中医药大学学报，2005，28（3）：52-54.

[4] 贾友超，臧爱民，宋会颖，等. 回生口服液联合顺铂方案化疗对肺癌患者免疫功能影响分析[J]. 中国医学前沿杂志（电子版），2014，6（11）：54-56.

[5] 王道梅，燕平，莫正英，等. 回生口服液对非小细胞肺癌化疗患者血象及免疫功能的影响[J]. 中国中医药信息杂志，2007，14（10）：67.

[6] 周长杰，田保德，郭秀兰. 放疗合并回生口服液对恶性肿瘤患者红细胞免疫功能的影响[J]. 中国肿瘤临床与康复，1999，（2）：73.

[7] 熊钢，周靖，胡远强，等. 回生口服液改善晚期恶性肿瘤患者化疗期间生活质量的效果观察[J]. 山东医药，2011，51（11）：57-58.

[8] 杨洁芳，何雄伟. 回生口服液对卵巢上皮癌患者化疗毒副反应的影响[J]. 第三军医大学学报，2015，37（19）：2000-2002.

[9] 张勇，白杰，王清朝. 回生口服液加放疗治疗食管癌的远期疗效观察[J]. 河北医药，2000，（5）：371.

[10] 许新华，苏进，付向阳，等. 回生口服液对中晚期非小细胞肺癌患者化疗后血凝状态及疗效的影响[J]. 肿瘤防治研究，2011，38（6）：695-697.

[11] 马代远，谭榜宪，柳弥，等. 回生口服液联合单药奈达铂同步放化疗治疗不可切除局部晚期非小细胞肺癌[J]. 中国医药科学，2013，35（9）：55-56.

[12] 陈焕伟，凌华海，赵小琼，等. 回生口服液联合强力升白片辅助治疗晚期非小细胞肺癌的效果观察[J]. 现代中西医结合杂志，2004，13（22）：2960-2961.

（南京中医药大学   王爱云、郑 茜）

六、清热解毒类

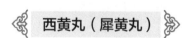

西黄丸（犀黄丸）

【药物组成】   体外培育牛黄、人工麝香、乳香、没药。

【处方来源】   清·王维德《外科证治全生集》。《中国药典》（2015 年版）。

【功能与主治】   清热解毒，和营消肿。用于痈疽疔毒，瘰疬，流注，癌肿等。

【药效】　主要药效如下：

1. 阻滞肿瘤细胞增殖[1-4]　研究表明，西黄丸含药血清对人肝癌细胞的生长具有明显的抑制作用，且抑制率随着浓度的增加而增高，大部分肝癌细胞阻滞于 DNA 合成前期。实验结果表明西黄丸可抑制人肝癌细胞 Bel-7402 的增殖并导致其凋亡。此外，西黄丸浸出液对人乳腺癌细胞株 MDA-MB-231、肝癌细胞株 SMMC-7721、膀胱癌细胞株 T24、早幼粒细胞白血病细胞株 HL-60、肺腺癌细胞株 A549 均有明显的剂量依赖性细胞增殖抑制作用。此外，乳香提取物体外作用于 HL-60 细胞株后在一定浓度范围内可抑制其增殖。

2. 诱导肿瘤细胞凋亡[5-7]　肿瘤细胞的凋亡与凋亡抑制基因和凋亡诱导基因等密切相关，如 *Bcl-2*、*c-myc*、*p53* 基因等。实验研究证明，西黄丸含药血清不仅能明显抑制 Bel-7402 细胞的生长，还能使 *Bcl-2*、*c-myc* 凋亡抑制基因表达降低，*p53* 凋亡诱导基因表达增高。另有研究发现西黄丸含药血清可通过升高细胞内游离 Ca^{2+} 浓度，下调 c-myc 蛋白表达，同时上调 p53 蛋白表达，来发挥诱导肝癌 Bel-7402 细胞凋亡的作用，且存在浓度和时间依赖性。此外还发现西黄丸含药血清可增加人结直肠癌 SW480 细胞 Bax 蛋白表达，从而降低 SW480 的细胞活力并增加细胞凋亡率。

3. 抑制肿瘤血管生成[4,8-10]　相关研究发现在西黄丸甲醇浸提液中，斑马鱼胚胎体节间血管（intersegmental vessel，IV）生长被显著抑制。进一步的研究表明人工牛黄、乳香提取物均具有明显的抑制血管生成作用，其中乳香甲醇提取物对斑马鱼胚胎 IV 生成的抑制率达到了 37%。并且 15.0mg/L 的乳香提取物体外作用于 HL-60 细胞株后能下调 VEGF mRNA 的表达及蛋白水平。此外还发现西黄丸浸提液可显著降低肝癌细胞 SMMC-7721 分泌的 VEGF 水平，其抑制肿瘤新生微血管形成的作用可能是通过这一途径实现的。

4. 调节免疫功能[11-13]　细胞免疫在肿瘤免疫中发挥重要的作用。由 T 淋巴细胞介导的细胞免疫主要通过 CD4+ T 淋巴细胞和 CD8+ T 淋巴细胞实现。CD4+ T 淋巴细胞产生的 IL-2、IFN-γ 不仅可以激活 CD4+、CD8+ T 淋巴细胞，还具有直接杀伤肿瘤细胞的作用，同时 CD4+ T 淋巴细胞的增殖还依赖于黏附分子 B7-1 的表达。B7-1 作为共刺激分子 B7 的家族之一，可与 T 淋巴细胞上相应的受体结合，刺激 T 淋巴细胞的产生，这也是 T 淋巴细胞激活需要的双重途径之一。免疫系统的双重作用：免疫清除、免疫平衡、免疫逃逸。免疫系统对肿瘤细胞呈现一种免疫低下或无能状态，与肿瘤细胞对免疫系统的免疫编辑相关。在免疫平衡阶段的肿瘤细胞能过度产生 IL-10 等抑制性细胞因子，通过抑制单核/巨噬细胞，NK 细胞的功能达到抗凋亡作用，促进肿瘤的发展，并可诱导产生抑制性 T 淋巴细胞等一系列抑制性细胞。

研究表明西黄丸可通过降低 IL-10 水平，提高外周血 IL-2、IFN-γ 水平及 CD3+、CD4+、B7-1 含量，增强免疫清除功能，发挥其抗肿瘤作用。

5. 抗肿瘤转移[5,13,14]　肿瘤微环境中细胞和分子处于一种动态变化过程，其发展结果是大量免疫抑制性细胞、MDSC、调节性 T 淋巴细胞（Treg），以及大量炎症相关因子 IL-6、IL-10 及 TGF-β、VEGF 等聚集表达，导致机体免疫抑制状态及肿瘤组织新生血管大量形成，共同促进肿瘤的免疫逃逸、浸润和转移。

西黄丸可抑制人结肠癌细胞 SW480 的体外侵袭及迁移，并影响上皮–间皮转化（EMT）相关基因 *E-cadherin*，*PARP-1*，*Vimentin* 和 *Snail* 的 mRNA 表达，其机制可能与 ERK/MAPK

信号通路有关，为西黄丸抑制结肠癌转移提供了科学证据。此外，有学者利用高转移性人结直肠癌细胞株 Lovo 研究发现，西黄丸可通过调节 ZEB1-SCRIB 环路来修复上皮表型和顶端连接复合物（AJC），这可能是西黄丸抗肿瘤侵袭、转移的机制之一。

6. 改善微循环[15,16]　西黄丸可降低体内 IL-6、IL-10、TGF-β 含量，减少免疫抑制微环境的相关炎性因子的形成。另有研究发现，西黄丸在 0.05～0.5g/kg 剂量范围内，可降低高黏高凝大鼠血液黏度，减少血小板的数量，也可能降低其黏附率。另外，西黄丸可使肠系膜血管扩张，血细胞流速加快，毛细血管开放数增加，说明可改善肠系膜微循环。

7. 镇痛与抗菌消炎作用[17]　用热板法、扭体法研究西黄丸对甲苯诱发小鼠耳郭肿胀法及卵蛋白诱发大鼠足跖肿胀作用发现，西黄丸有明显的止痛作用，说明其配合西药用于癌痛治疗具有一定优势。另外，现代医学研究发现，西黄丸所含药物成分对金黄色葡萄球菌、大肠杆菌、猪霍乱弧菌有明显抑制作用（图 16-4）。

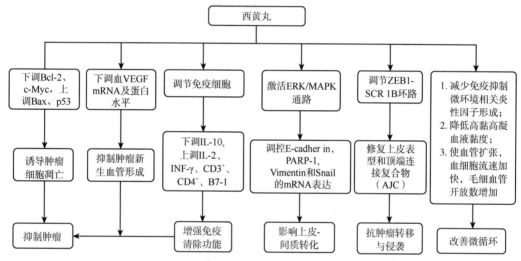

图 16-4　西黄丸增强免疫抗肿瘤作用机制图

【临床应用】

1. 乳腺癌[18,19]　西黄丸联合化疗治疗乳腺癌能有效改善机体免疫状态，提高患者生活质量，并且联合内分泌治疗雌激素依赖性乳腺癌具有一定减毒增效作用，其疗效优于非雌激素依赖性乳腺癌的临床疗效。

2. 肝癌[20]　西黄丸联合介入化疗治疗中晚期原发性肝癌疗效优于单用介入化疗，能提高中晚期肝癌患者的生活质量，改善临床症状，并且能延长生存期。

3. 非小细胞肺癌[21]　化疗期间服用西黄丸治疗中晚期非小细胞肺癌，其临床受益率、中位生存期、疾病进展时间、1 年生存期和 2 年生存期等临床评价指标方面均优于对照组，可以明显提高化疗有效率，改善患者生活质量。

4. 食管癌[22]　西黄丸和氟尿嘧啶联合应用对食管癌瘤体有明显抑制作用。联合用药组抑瘤率明显高于单纯化疗组，治疗后半年生存期达到 75%，1 年期 60%，2 年期 45%，患者生活质量得到改善。

5. 中晚期胰腺癌[23,34]　西黄丸联合吉西他滨的临床受益率优于单纯的吉西他滨组，两组在降低血清 CA19-9 水平、提高 KPS、症状改善率、减少白细胞方面均有显著性差异。西黄丸联合吉西他滨治疗中晚期胰腺癌可延缓实体瘤增长，降低 CA19-9，改善临床症状，提高患者生活质量，减轻化疗引起白细胞减少症的毒副作用，对中晚期胰腺癌患者显示出良好的临床受益反应。

6. 胃癌[25]　西黄丸联合顺铂+多西他赛+氟尿嘧啶化疗方案治疗晚期胃癌患者的总有效率和总不良反应发生率均优于对照组，提示该方案可更有效地延缓肿瘤病灶的生长。

7. 晚期大肠癌[26]　西黄丸可使晚期大肠癌患者纤维蛋白原（Fib）水平明显下降，能够延长患者的生存时间，并提高生活质量。

【不良反应】　尚不明确。

【使用注意】　孕妇忌服。运动员慎用。

【用法与用量】　口服，每次 3g，每日 2 次。

参 考 文 献

[1] 胡俊霞，关硕，杨伟，等. 西黄丸抗肿瘤与免疫调节作用研究进展[J]. 医药导报，2013，32（8）：1061-1063.

[2] 金沈锐，祝彼得，秦旭华，等. 犀黄丸对多种人恶性肿瘤细胞株 MDA-MB-231、SMMC7721、T24、HL-60、A549 增殖的影响[J]. 四川中医，2006，24（10）：10-13.

[3] 熊鹰，孔小云，陈如山. 复方犀黄丸含药血清对人肝癌细胞生长及其周期影响的实验研究[J]. 中国中医药科技，2001，8（4）：217-218.

[4] 张勇，齐振华，李乐赛，等. 乳香提取物对 HL-60 细胞株 VEGF 分泌及其 Flt-1 受体表达的影响[J]. 湖南师范大学学报（医学版），2011，8（2）：16-19.

[5] 陈筱婷，葛鑫宇，刘彬，等. 西黄丸含药血清对人结直肠癌细胞 SW480 凋亡及 Bcl-2、Bax 蛋白表达的影响[J]. 中华中医药杂志，2015，（2）：507-509.

[6] 李莉芳，陈如山，刘新民，等. 犀黄丸诱导人肝癌细胞凋亡及其机制的研究[J]. 中华中医药学刊，2004，22（1）：125-126.

[7] 汪世元，陈孝平，蔡红娇，等. 体外培育牛黄诱导人肝癌 HepG2 细胞凋亡的实验研究[J]. 华中科技大学学报（医学版），2005，34（6）：754-756.

[8] 王思锋，刘可春，王希敏，等. 西黄丸对斑马鱼胚胎血管生成的影响[J]. 中国医院药学杂志，2010，30（10）：821-823.

[9] 陈锡强，侯海荣，刘可春，等. 西黄丸及其拆方药味对斑马鱼胚胎血管生成的影响[J]. 现代药物与临床，2011，26（1）：50-53.

[10] 金沈锐，张新胜，祝彼得，等. 西黄丸对肝癌细胞 SMMC7721 分泌的血管内皮生长因子及基质金属蛋白酶 2、9 的影响[J]. 中成药，2008，30（7）：1079-1081.

[11] 马杰，王一尧，杨伟，等. 西黄丸抗肿瘤作用及其免疫清除功能的实验研究[J]. 中国中药杂志，2014，39（8）：1499-1501.

[12] 马杰，关硕，杨伟，等. 西黄丸对荷瘤大鼠免疫功能的影响[J]. 中药药理与临床，2013，（4）：24-26.

[13] 徐秋萍，胡文静，刘宝瑞. 西黄丸抗肿瘤作用的研究现状[J]. 癌症进展，2016，14（1）：32-35.

[14] Wang M，Meng J Y，He S F. Xihuang Pill，induces mesenchymal-epithelial transition and inhibits loss of apical-basal polarity in colorectal cancer cell through regulating ZEB1-SCRIB loop[J]. Chinese Journal of Integrative Medicine，2014，20（10）：751-757.

[15] 杨伟，关硕，胡俊霞，等. 西黄丸对荷瘤大鼠的抗肿瘤及其对炎性因子的调节作用[J]. 现代药物与临床，2013，28（6）：847-850.

[16] 陈信义，王婧，张雅月，等. 西黄丸药效学研究及治疗肿瘤特点分析[J]. 中华中医药杂志，2010，（3）：409-412.

[17] 罗云，金城，周健，等. 基于微量热法和化学计量学的人工麝香抗金黄色葡萄球菌作用研究[J]. 中国药学杂志，2011，46（17）：1312-1316.

[18] 潘国凤. 基于雌激素受体西黄丸治疗乳腺癌的临床与实验研究[J]. 中国实验方剂学杂志，2012，18（23）：330-333.

[19] 邓卫芳，裴晓华. 西黄丸在乳腺增生病和乳腺癌中的应用研究[J]. 新中医，2012，（12）：126-128.

[20] 刘博，于硕，邢莉，等. 西黄丸联合介入化疗治疗中晚期原发性肝癌 80 例疗效分析[J]. 中华中医药杂志，2010，（6）：947-948.

[21] 郭卉，田菲，贾文娟，等. 西黄丸联合化疗治疗中晚期非小细胞肺癌临床观察[J]. 中国中医急症，2008，17（1）：22-23.

[22] 矍国庆. 西黄丸与氟尿嘧啶联合对不宜手术中晚期食道癌瘤体的影响[J]. 中国现代药物应用，2009，3（20）：153-154.

[23] 朱世杰, 朱文婷, 程志强. 西黄丸联合化疗治疗晚期胰腺癌 17 例临床观察[C]//西黄丸临床应用研究论文集, 2009.

[24] 张莹, 贾英杰, 孙一予, 等. 西黄丸联合吉西他滨对中晚期胰腺癌临床受益的疗效分析[J]. 中成药, 2010, 32（1）: 13-15.

[25] 傅向平, 钟梅芳. 西黄丸联合化疗在晚期胃癌患者中的应用效果分析[J]. 当代医学, 2014, （23）: 156-157.

[26] 李累, 贾彦焘. 西黄丸对晚期大肠癌患者纤维蛋白原水平的影响[J]. 湖北中医杂志, 2011, 33（3）: 15-16.

（南京中医药大学　陈文星、郑　茜，上海中医药大学附属龙华医院　王菊勇、倪佳艳）

片仔癀（胶囊）

【药物组成】　牛黄、麝香、三七、蛇胆等。

【处方来源】　明代宫廷秘方。《中国药典》（2015 年版）。

【功能与主治】　清热解毒、凉血化瘀，消肿止痛。用于热毒血瘀所致急慢性病毒性肝炎，痈疽疔疮，无名肿毒，跌打损伤及各种炎症。

【药效】　主要药效如下：

1. 抗肿瘤[1-3]　片仔癀能在体内抑制血管生成，在体外明显地抑制人体静脉内皮细胞增殖和迁移。血管生成抑制剂通过抑制肿瘤血管生长从而起到抗肿瘤作用，对片仔癀抑制新生血管生成的研究结果显示，片仔癀对鸡胚尿囊膜新生血管生成有显著的抑制作用，抑制新生血管可能是其发挥抗肿瘤作用的途径之一。

2. 增强免疫[4]　在片仔癀组方中，三七、蛇胆、牛黄、麝香都具有提高细胞免疫的作用，能对抗 TACE 所致的免疫抑制，改变肝 TACE 双重作用的力量对比，促进机体免疫功能的恢复。在片仔癀联合 TACE 治疗毒热瘀结型原发性肝癌免疫指标变化的临床观察中发现，治疗组患者治疗后 NK 细胞、CD4、CD4$^+$/CD8$^+$较 TACE 前明显提高，和对照组比较差异有统计学意义（$P<0.05$），表明片仔癀具有较强的免疫增强作用，能够提高患者的机体抵抗力。

【临床应用】

1. 骨肉瘤[4-8]　片仔癀可降低骨肉瘤 MG63 细胞的侵袭及迁移能力，促进骨肉瘤 MG63 细胞凋亡；可降低骨肉瘤 U2OS 细胞 MMP-9（与骨肉瘤细胞降解基质作用有关的基质金属蛋白酶 9）的表达，抑制骨肉瘤 U2OS 细胞的生长，诱导 U2OS 细胞发生 G_2/M 周期阻滞，诱导骨肉瘤 U2OS 凋亡；片仔癀可能通过抑制 Bcl-2 蛋白表达，上调 Bax 蛋白表达，降低细胞线粒体跨膜电位，诱导线粒体通透性发生改变，激活 caspase-9、caspase-3，促使骨肉瘤细胞凋亡，发挥抗肿瘤作用。

2. 大肠癌[9]　有学者通过检测片仔癀对细胞外排功能和转运蛋白家族重要成员 ABCC1 的表达水平，探讨片仔癀逆转大肠癌的可能机制。MTT 检测结果表明：与其亲本细胞相比，人结直肠癌细胞株 HCT-8/5-FU 对 5-FU 具有一定耐药性，而在不同浓度片仔癀作用下，细胞活力受到明显抑制，并呈一定的剂量依赖。显微镜观察进一步证实了片仔癀对 HCT-8/5-FU 细胞生长的抑制作用。罗丹明染色实验证实了片仔癀干预可显著增加罗丹明在 HCT-8/5-FU 细胞内的蓄集，降低细胞外排功能。RT-PCR 检测结果显示：片仔癀干预可显著下调 ABC 转运蛋白 ABCC1 在 mRNA 水平的表达，该结果提示：通过抑制下调 ABCC1 的表达降低细胞外排功能可能是片仔癀逆转大肠癌多药耐药的机制之一。

3. 卵巢癌[10]　在片仔癀对人卵巢癌细胞株 OVCAR-3 细胞的增殖抑制率、细胞凋亡及细胞周期、凋亡相关蛋白表达的研究中发现，其以剂量依赖式抑制人卵巢癌细胞株 OVCAR-3 细胞增殖。250µg/ml、500µg/ml、1000µg/ml 片仔癀作用于 OVCAR-3 细胞 24 小时后，其早期凋亡率分别为 6.6%、30.9%、43.2%，而对照组为 0%，其诱导凋亡作用呈现剂量依赖性；细胞积聚在 G_0/G_1 期，同时 S 期细胞比例减少；丝氨酸/苏氨酸激酶、DNA 修复酶、周期蛋白依赖性激酶 6 表达下调。研究结果表明片仔癀有抑制 OVCAR-3 细胞增殖及诱导细胞凋亡作用，并能阻滞细胞于 G_0/G_1 期，有望成为卵巢癌治疗药。

【不良反应】　尚不明确。

【使用注意】　①忌食辛辣、油腻食物。②服用 3 天后症状无改善，或服药期间伴有恶寒发热等全身症状者，应到医院就诊。③对局部病变切忌碰撞、挤压。④局部病灶红肿热痛反应剧烈，初起疮顶即有多个脓头者均应到医院就诊。⑤对本品过敏者禁用，过敏体质者慎用。⑥本品性状发生改变时禁止使用。⑦儿童必须在成人监护下使用。⑧请将本品放在儿童不能接触的地方。⑨如正在使用其他药品，使用本品前请咨询医师或药师。⑩运动员慎用。⑪孕妇忌服。

【用法与用量】　片仔癀：口服，每次 0.6g，8 岁以下儿童每次 0.15～0.3g，每日 2～3 次；外用，研末用冷开水或食醋少许调匀涂在患处（溃疡者可在患处周围涂敷），每日数次，常保持湿润，或遵医嘱。胶囊：口服，每次 2 粒，1～5 岁儿童每次 1 粒，每日 3 次，或遵医嘱。

参 考 文 献

[1] 林薇, 赵锦燕, 郑良朴, 等. 片仔癀对人脐静脉内皮细胞增殖和迁移的影响[J]. 福建中医药大学学报, 2011, 21（1）: 25-27.

[2] Shen A L, Hong F, Liu L Y, et al. Effects of Pien Tze Huang（片仔癀）on Angiogenesis in vivo and in vitro[J]. Chin J Integr Med, 2012, 18（6）: 431-436.

[3] 郭佩蕾, 刘吉华, 余伯阳. 片仔癀体外抗肿瘤作用研究[J]. 药物评价研究, 2011, 34（3）: 171-173.

[4] 孟丽萍, 顾雪峰. 片仔癀联合 TACE 治疗毒热瘀结型原发性肝癌免疫指标变化的临床观察[J]. 九江学院学报（自然科学版）, 2008, 23（1）: 31, 37.

[5] 伏勇, 杨代和, 张俐. 片仔癀对骨肉瘤 MG63 细胞侵袭及迁移作用的影响[J]. 中华中医药杂志, 2013,（5）: 1577-1580.

[6] 关君一, 张俐. 片仔癀对骨肉瘤 U-2OS 细胞 MMP-9 表达的影响[J]. 福建中医药, 2011, 42（6）: 48-50.

[7] 张燕, 王琪鸿, 张俐, 等. 片仔癀对人骨肉瘤细胞 U2OS 细胞周期的影响[J]. 江西中医药大学学报, 2012, 24（5）: 19-22.

[8] 林海英, 刘俊宁, 陈炳艺, 等. 片仔癀通过 PI3K/Akt 信号通路诱导人骨肉瘤 U2OS 细胞凋亡[J]. 云南中医学院学报, 2015, 38（5）: 7-11.

[9] 黄进明, 沈阿灵, 李琼瑜, 等. 片仔癀调控 ABCC1 抑制大肠癌 HCT-8/5-FU 细胞药物外排功能的作用机制研究[J]. 福建中医药, 2014,（6）: 51-53.

[10] 何凡, 巫慧妮, 成建定, 等. 片仔癀对人卵巢癌 OVCAR-3 细胞增殖、凋亡及周期的影响[J]. 现代生物医学进展, 2014, 14（3）: 401-404.

芪 珍 胶 囊

【药物组成】　珍珠、黄芪、三七、大青叶、重楼。

【处方来源】　研制方。《中国药典》（2015 年版）。

【功能与主治】　益气化瘀，清热解毒。用于肺癌、乳腺癌、胃癌患者化疗的辅助治疗。

【药效】　主要药效如下：

1. 提高机体免疫功能[1,2]　以芪珍胶囊灌胃，小鼠腹腔的巨噬细胞吞噬百分比、吞噬指数、NK 细胞、淋巴细胞转化均有明显提高。药理实验表明，芪珍胶囊可促进巨噬细胞的吞噬功能，提高荷瘤小鼠的 NK 细胞与 T 淋巴细胞的活性，对抗肿瘤药所致的免疫低下小鼠的白细胞降低具有一定的保护作用。

2. 抑制肿瘤细胞[1]　芪珍胶囊对大鼠 W256 肉瘤、小鼠 Lewis 肺癌、S180 肉瘤及人体肝癌，无论口服或腹腔给药，均显示 40% 以上的抑制率。

3. 与化疗同用增效减毒[2,3]　芪珍胶囊与环磷酰胺常规治疗的半量 15mg/kg 合并给药，对大鼠 S180 肉瘤生长的试验结果显示：化疗+芪珍组与单用化疗组相比，有一定的增效作用。腹腔注射环磷酰胺 100mg/d，连续两天导致大鼠白细胞低下，采用上述给药方案后，白细胞得到明显提升。

【临床应用】

1. 非小细胞肺癌[2,4]　芪珍胶囊能提高非小细胞肺癌患者生活质量和体重。有实验表明试验组较大部分患者治疗后生活质量和体重明显高于治疗前，仅有个别人生活质量下降，少部分人体重减轻；而对照组患者的生活质量和体重与治疗前相比大部分稳定，仅少部分升高或下降，生活质量两组提高率分别为 51.35% 和 29.31%，二者比较差异显著，体重提高率两组比较无明显差异。

2. 乳腺癌[5-7]　乳腺癌是我国女性常见的恶性肿瘤疾病，其发病率居高不下。相关研究表明，恶性肿瘤患者受癌细胞困扰，机体的免疫功能通常降低。而化疗可致乳腺癌患者出现 $CD8^+$ 升高，$CD4^+$、$CD4^+/CD8^+$ 降低。有实验研究发现患者经治疗后，化疗联合芪珍胶囊会使得 $CD3^+$、$CD4^+$、$CD4^+/CD8^+$ 比治疗前显著升高，而单纯进行化疗患者的 $CD3^+$、$CD4^+$、$CD4^+/CD8^+$ 比治疗前显著降低。这表明芪珍胶囊有助于改善乳腺癌患者的免疫功能。

3. 胃癌[8]　有临床研究将 160 例晚期胃癌患者随机分为单纯化疗组和联合用药组（化疗联合芪珍胶囊），连续治疗 6 个疗程后，联合用药组的有效率、疾病控制率、一年的生存率和 KPS 明显高于单纯化疗组，这表明芪珍胶囊能够提高胃癌患者的免疫力，提高疗效并减轻化疗毒副作用。

【不良反应】　尚不明确。

【使用注意】　忌食生冷、油腻等不易消化及辛辣与刺激性食物。

【用法与用量】　口服，每次 5 粒，每日 3 次。

参 考 文 献

[1] 汪贵昌，施杞，高益民. 芪珍胶囊的实验研究[J]. 首都食品与医药，2004，11（4）：49-50.

[2] 何立丽，顾恪波，孙桂芝，等. 芪珍胶囊对气虚血瘀型非小细胞肺癌患者 NP 方案化疗的影响[J]. 中华中医药杂志，2015，（10）：3780-3784.

[3] 王学谦，侯炜，董海涛，等. 芪珍胶囊与化疗联合治疗恶性肿瘤的多中心随机对照临床研究[J]. 中华中医药杂志，2015，（6）：1968-1971.

[4] 陆林，王杰军. 芪珍胶囊治疗晚期非小细胞肺癌的临床研究[J]. 临床荟萃，2004，19（18）：1057-1058.

[5] 许炜茹，张青，富琦，等. 升血汤对转移性结直肠癌化疗患者骨髓抑制及免疫功能的影响[J]. 中华中医药杂志，2015，（6）：2230-2232.

[6] 姜慧芳，周惠丹，连燕虹，等. 右美托咪定对乳腺癌根治术患者 Th1/Th2 细胞因子的影响[J]. 肿瘤学杂志，2015，21（6）：496-498.

[7] 唐鹏. 芪珍胶囊对乳腺癌化疗患者 T 细胞亚群的影响[J]. 实用癌症杂志，2016，31（7）：1084-1087.

[8] 康毅，高峻，杨牡丹，等.FOLFOX4 化疗方案联合芪珍胶囊治疗晚期胃癌的疗效观察[J]. 首都食品与医药，2015，22（24）：80-83.

莲芪胶囊

【药物组成】 半枝莲、败酱草、莪术、三棱、浙贝母、白术、薏苡仁、水蛭、黄芪、人参、当归、女贞子、甘草。

【处方来源】 研制方。国药准字 B20020335。

【功能与主治】 解毒化瘀，扶正祛邪。用于肺癌、肝癌、食管癌属毒蕴血瘀兼正虚证患者的放、化疗时的合并用药，可以减轻放、化疗引起的免疫功能低下，白细胞降低，并具有一定的增效作用。

【药效】 主要药效如下：

1. 抑制肿瘤并提高巨噬细胞吞噬功能[1] 给接种了肝癌细胞的实体瘤和腹水瘤的 ICR 小鼠进行实验，化疗加莲芪胶囊组较模型组、化疗组存活时间明显延长，巨噬细胞的吞噬率和吞噬指数也明显提高。莲芪胶囊能够抑制 H22 荷瘤小鼠瘤块生长，延长荷瘤小鼠的存活时间，提高巨噬细胞的吞噬功能，与化疗联合应用具有增效减毒作用。

2. 调节免疫功能、减轻毒副作用[1] 莲芪胶囊配合化疗能够提高化疗后机体的免疫功能，减轻化疗带来的毒副作用。拆方研究表明，莲芪胶囊中的黄芪多糖能够增强患者免疫功能，减轻化疗对骨髓的毒副作用，在防治宫颈癌化疗所致的骨髓抑制方面，化疗结束后临床总有效率为 55.00%，明显高于对照组的 40.00%，并且观察组白细胞、红细胞、血小板等指标也明显高于对照组，提示了有效成分黄芪多糖可以增强免疫、减毒增效。

【临床应用】

1. 中晚期食管癌[2、3] 临床研究采用莲芪胶囊联合化疗治疗中晚期食管癌，观察发现治疗组临床有效率为 83.33%，1 年生存率为 83.07%，2 年生存率为 55.38%，均显著高于对照组。同时治疗组患者外周血 $CD4^+$、$CD4^+/CD8^+$ 值、NK 细胞也较对照组显著提高（$P<0.05$）。结果提示，莲芪胶囊不但能增强食管癌患者机体免疫功能，还能提高化疗药物的治疗效果，同时改善生存质量，延长患者生存期。

2. 胃癌[4] 有研究结果显示，接受莲芪胶囊治疗的患者临床疗效显著高于对照组，中位生存期显著延长、KPS 明显提高，外周血 $CD3^+$、$CD4^+$、NK 细胞数量及 $CD4^+/CD8^+$ 值治疗后明显改善。可见莲芪胶囊联合化疗方案，用于胃癌辅助治疗，可改善预后，延长生存期，改善生活质量，增强免疫。

3. 晚期原发性肝癌[5-7] 莲芪胶囊具有解毒化瘀、扶正祛邪的效果，可以广泛地应用于恶性肿瘤的中晚期，有效抑制恶性肿瘤的生长、转移与扩散，促进肿瘤细胞的凋亡并引导肿瘤细胞朝向正常细胞分化，积极调节机体的自身免疫功能杀死肿瘤细胞，改善中晚期恶性肿瘤患者的恶病质状态，提高患者的生存质量，延长生存期。有研究显示，服用该药观察组生活质量改善率与对照组比较差异有统计学意义，即使用莲芪胶囊的患者生活质量相对提高，对患者化疗起到增效减毒的作用。

【不良反应】 尚不明确。

【使用注意】 ①请在医生指导下使用。②有出血倾向者慎用。③忌与藜芦、萝卜、浓茶等同服。

【用法与用量】 口服，每次3粒，每日3次。1个月为1个疗程，或遵医嘱。

参 考 文 献

[1] 王海忠，毛宏亮. 莲芪胶囊对H22肝癌荷瘤小鼠化疗增效减毒的实验研究[J]. 中国医药导刊，2013，（6）：1033-1037.

[2] 尹小兵，唐兴权. 莲芪胶囊联合化疗治疗中晚期食道癌66例临床观察[J]. 中国医药导刊，2014，（8）：1237-1238.

[3] 李燕，贾勋超，张希，等. 莲芪胶囊对食道癌患者肿瘤坏死因子-β及超敏C反应蛋白的影响[J]. 标记免疫分析与临床，2017，24（6）：651-654.

[4] 朱剑梅，李世军. 莲芪胶囊配合化疗治疗胃癌的临床研究[J]. 西部中医药，2015，28（12）：91-93.

[5] 李建国，陈卫垠. 莲芪胶囊在中晚期原发性肝癌全程治疗中的临床疗效及评估[J]. 中国生化药物杂志，2014，34（1）：123-124.

[6] 白燕，温俊邦. 莲芪胶囊联合肝动脉栓塞化疗治疗原发性肝癌的疗效观察[J]. 中国医药导刊，2014，（3）：459-460.

[7] 王明龙，钱义红，钱春红，等. 榄香烯注射液联合莲芪胶囊治疗中晚期原发性肝癌的临床疗效及对患者血清生长因子的影响[J]. 河北中医，2018，（2）：234-240.

六 神 丸

【药物组成】 珍珠（豆腐制）、牛黄、麝香、雄黄（飞）、蟾酥、冰片。

【处方来源】 清·雷允上《雷允上诵芬堂方》。国药准字 Z32020481。

【功能与主治】 清凉解毒，消炎止痛。用于烂喉丹痧，咽喉肿痛，喉风喉痈，单双乳蛾，小儿热疖，痈疡疔疮，乳痈发背，无名肿毒。

【药效】 主要药效如下：

1. 直接抑制肿瘤生长[1,2] 六神丸可明显抑制小鼠S180实体瘤、裸鼠BEL-7402人移植性肝癌瘤的生长。六神丸连续灌胃给药14天，高、中剂量组小鼠S180实体瘤质量均显著减小（$P<0.01$或$P<0.05$），且肿瘤质量抑瘤率均大于30%，抑瘤率范围在35.1%～47.8%；裸鼠BEL-7402人移植性肝癌动物各组给药后相对肿瘤增殖率（T/C）分别为39.0%、38.1%，均小于40%，表明六神丸具有明显地抑制S180肿瘤、人移植性肝癌瘤生长的作用。

2. 抑制肿瘤血管生成[2-4] 多方研究证实六神丸可明显降低小鼠S180实体瘤内部微血管密度。免疫组化结果显示六神丸高、中剂量组均可下调S180瘤体内VEGF的表达，降低VEGF的表达可能是其抑制肿瘤血管形成的主要机制之一。

血小板衍生生长因子（platelet-derived growth factor，PDGF）是重要的血管生长因子及强有力的促细胞分裂原，研究发现其参与多种肿瘤的发生发展。有研究应用H22肝癌腹水移植瘤模型发现，六神丸抗肿瘤血管生成的机制与其抑制PDGF表达密切相关，进而发挥抗肿瘤作用。

3. 诱导肿瘤细胞凋亡[5-7] caspases蛋白酶家族的重要成员caspase-3是调控细胞凋亡的关键因子，可在细胞外各种凋亡刺激因子的作用下，以级联方式激活并裂解蛋白质底物，进而引起细胞凋亡。Survivin基因是凋亡抑制因子，其可通过直接或间接作用于caspases或作用于其他因子来抑制细胞凋亡，促进肿瘤的发生和发展。

六神丸含药血清对A549细胞增殖有明显抑制作用，促使A549细胞发生凋亡，其机制与上调caspase-3的表达、下调Survivin表达相关，其作用与药物浓度呈正相关，与顺铂联合用药有协同作用。

白血病存在细胞凋亡受抑现象，与细胞凋亡相关的基因也有异常的表达。其中 *c-myc*、*Bcl-2*、*Bax* 是凋亡过程中几个重要基因。*Bcl-2* 是一种凋亡抑制基因，可抑制多种原因引起的细胞凋亡，其高表达可使白血病细胞对许多化疗药耐受。*Bax* 是 *Bcl-2* 家族成员之一，其作用与 *Bcl-2* 正好相反，具有促进凋亡的作用。*Bcl-2* 与 *Bax* 形成异二聚体，共同调节细胞凋亡。

在六神丸诱导白血病细胞凋亡及调控凋亡相关基因的实验研究中，研究证实六神丸能下调凋亡相关基因 *Bcl-2*、*c-myc* mRNA 表达水平，上调 *Bax* mRNA 表达水平，从而可诱导白血病细胞凋亡。

4. **逆转白血病细胞多药耐药**[8]　白血病的耐药机制是复杂的，在众多耐药机制中以 P170 研究较多。P170 位于细胞膜上，是一种依赖于 ATP 的药物外排泵，它能将细胞内的化疗药物泵出细胞外，从而导致细胞内药物浓度降低，细胞产生对这种药物的耐受性。即通过主动耗能转运将疏水亲脂类化疗药排至胞外而导致耐药的发生，其表达量增加与细胞耐药性呈正相关。拓扑异构酶（topoisomerase）是调控 DNA 拓扑状态的酶类，分拓扑酶 I 和拓扑酶 II，分别介导 DNA 一条和两条链的断裂，Topo II 与 DNA 结合后解开 DNA 双链，产生裂解复合物，是多种抗肿瘤药物的作用点。研究表明，Topo II 质和量的改变会直接影响与 DNA 的结合，导致药物诱导产生的裂解复合物形成减少，从而导致耐药。

治疗前后取患者骨髓，吸取单个核细胞，采用免疫荧光法定量测量 P-糖蛋白（P170），计算 P170 蛋白细胞百分比率；用逆转录-聚合酶链反应（RT-PCR）方法对患者的拓扑酶 II α（Topo II α）、拓扑酶 II β（Topo II β）基因进行 mRNA 水平的检测。结果显示六神丸可通过降低 P170 的表达，提高 Topo II β 的表达来逆转白血病细胞多药耐药。

【临床应用】

1. **联合同步放化疗治疗局部晚期食管癌**[9]　研究六神丸联合同步放化疗治疗局部晚期食管癌的临床疗效，48 例局部晚期食管癌患者随机分为对照组和治疗组，对照组采用顺铂+紫杉醇化疗方案同步放疗，治疗组于放化疗期间加用六神丸治疗。治疗组和对照组的近期有效率分别为 83.33% 和 75.00%，差异无统计学意义（$P>0.05$）。治疗组与对照组比较，生存质量的改善较明显，差异有统计学意义（$P<0.05$）。治疗组的不良反应发生率明显低于对照组，与对照组相比差异有统计学意义（$P<0.05$）。采用六神丸口服联合同步放化疗治疗局部晚期食管癌，疗效无差异但能明显改善其生存质量，减少其不良反应的发生率。

2. **上消化道晚期肿瘤**[10]　临床研究证实六神丸可缓解上消化道晚期肿瘤患者吞咽梗阻、间断性呕吐、痰涎清水、消瘦乏力等症状，提高患者生存质量。

3. **白血病**[7,11]　多方研究证实六神丸能诱导白血病细胞凋亡从而抑制其增殖。

【不良反应】　尚不明确。

【使用注意】　①孕妇忌服。②运动员慎用。

【用法与用量】　口服，每日 3 次，温开水吞服；1 岁每次服 1 粒，2 岁每次服 2 粒，3 岁每次服 3～4 粒，4～8 岁每次服 5～6 粒，9～10 岁每次服 8～9 粒，成年每次服 10 粒。

另可外敷在皮肤红肿处，取丸十数粒，用冷开水或米醋少许，盛食匙中化散，敷搽 4 周，每日数次常保潮润，直至肿退为止。如红肿已将出脓或已穿烂，切勿再敷。

参 考 文 献

[1] 蔡国琴，张聪，郑礼. 六神丸体内抗肿瘤药效学研究[J]. 中成药，2012，34（6）：1163-1166.

[2] 张春荣，姜伟，齐元富. 六神丸对鼠 S180 生长的抑制作用与抑制血管生成的关系[J]. 中国预防医学杂志，2005，6（4）：327-330.

[3] 李炜，赵旭涛，孙莉，等. 六神丸抗肿瘤血管生成的实验研究[J]. 中医药学报，2006，34（4）：25-29.

[4] 齐元富，李慧杰，李静. 六神丸对 H22 肝癌腹水移植瘤 PDGF 与 VEGF 表达的影响及相关机制探讨[J]. 世界中医药，2013，8（1）：69-71.

[5] 李秀荣，李慧杰，王秀娟. 六神丸对肺癌 A549 细胞 Caspase-3 及 Survivin 表达的影响[J]. 中医学报，2013，28（4）：469-471.

[6] 齐元富，郑祎，黄利敏，等. 六神丸含药血清对人肺癌 A549 细胞凋亡及凋亡相关表达的影响[J]. 中医药信息，2014，（3）：67-69.

[7] 戴锡孟，徐芳，郭义. 六神丸诱导白血病细胞凋亡及调控凋亡相关基因的实验研究[J]. 辽宁中医杂志，2003，30（6）：431-433.

[8] 史哲新，杨文华，汤毅，等. 六神丸逆转白血病细胞多药耐药作用及相关机制研究[J]. 天津中医药大学学报，2007，26（1）：11-13.

[9] 张慧，黄立中，李阳，等. 六神丸联合同步放化疗治疗局部晚期食管癌的临床观察[J]. 中南药学，2015，（1）：106-108.

[10] 陆保磊，王应新. 六神丸治疗上消化道晚期肿瘤 20 例[J]. 吉林中医药，1989，（1）：19.

[11] 李海燕. 六神丸对 K562/ADM 细胞增殖的抑制作用及其机制研究[J]. 辽宁中医杂志，2011，（6）：1216-1217.

肿节风注射液

【药物组成】　肿节风。

【处方来源】　研制方。国药准字 Z44021030。

【功能与主治】　清热解毒，消肿散结。用于热毒壅盛所致肺炎、阑尾炎，蜂窝织炎、细菌性痢疾、脓肿，与肿节风片联合用于消化道癌、胰腺癌、肝癌等肿瘤。

【药效】　主要药效如下：

1. 增强机体免疫力[1-4]　肿节风注射液可减轻化疗药物对骨髓系统的抑制，加速骨髓的巨核系统造血功能的恢复，从而减少化疗后血小板减少；同时有改善血液循环及增强免疫力的药理作用。肿节风提取物可升高肿瘤患者外周血 $CD3^+$、$CD4^+$、$CD4^+/CD8^+$ 值及 NK 细胞数量。

有研究发现肿节风注射液对小鼠肝癌 Hep-A-22 和小鼠前胃癌 FC 肿瘤具有抑制作用，与增强小鼠免疫吞噬功能、脾细胞对 ConA 的反应性和 NK 细胞活性、促进脾细胞 TNF 的产生等免疫调节机制有关。

2. 诱导肿瘤细胞凋亡[5-8]　肿节风注射液可诱导细胞凋亡，改变细胞周期分布，使多数肿瘤细胞阻滞于 G_1 期，肿节风注射液可促进凋亡小体产生，诱导细胞凋亡，增加移植瘤早期凋亡和中晚期凋亡细胞。

有研究发现，肿节风注射液能够诱导人胃癌 SGC-7901 细胞周期阻滞在 S 期，且肿节风注射液诱导细胞的凋亡主要是 S 期的细胞，其次为 G_2/M 期；肿节风注射液和 5-FU 联合应用，可抑制人胃癌 MGC-803 细胞增殖、抑制细胞黏附能力、促进细胞凋亡。

肿节风注射液可以下调 HepG2 肝癌细胞 PTEN、p53、Bcl-2/Bax 值，上调 Bax，从而促进其凋亡。

【临床应用】

1. **胃癌**[9] 肿节风注射液可灭活 L615 细胞，直接杀死抑制癌细胞，改善胃癌化疗患者能量代谢和降低瘤毒素水平，对患者胃黏膜有保护和修复作用，对已经出血的溃疡有明显的收敛作用，可促使溃疡在短期内愈合。肿节风注射液可明显减轻化疗药物的不良反应，减少骨髓抑制反应的发生，提高患者生存质量，延长患者生命，保护免疫功能，增强患者对抗肿瘤治疗的耐受性。

2. **肺癌**[10] 晚期非小细胞肺癌化疗患者应用肿节风注射液后临床受益疗效（生活质量的改善率及体质量增加率）明显提高，其血液学毒性、消化道反应（血红蛋白、血小板减少及恶心呕吐）的发生率明显降低。说明肿节风能明显提高晚期患者的生活质量，减轻和降低化疗的不良反应，可以起到增效、增敏作用。

3. **鼻咽癌**[11] 鼻咽癌单纯放疗所需剂量偏高，而放疗很难避免在杀伤肿瘤细胞的同时对周围正常组织不产生放射损伤。黏膜、皮肤的急性放射损伤是最常见、最严重的并发症，可造成口咽部明显疼痛，影响进食，进而导致患者一般状况下降。肿节风注射液可以降低患者在放疗过程中产生的不良反应，提高患者的生存质量。

【不良反应】 偶见过敏反应。

【使用注意】 ①本品是纯中药制剂，保存不当可能影响产品质量。发现药液出现混浊、沉淀、变色、漏气等现象时不能使用。②对本类药品有过敏或严重不良反应病史者禁用。

【用法与用量】 ①肌内注射。抗菌消炎：每次 2～4ml，每日 1～2 次。抗肿瘤：每次 3～4ml，每日 2 次。②静脉滴注，每次 2～4 支，用 5%～10%葡萄糖注射液 250～500ml 稀释后使用，或遵医嘱。

参 考 文 献

[1] 孙文娟, 任志生. 肿节风注射液对荷瘤小鼠 T 淋巴细胞增殖活力及 NK 细胞活性的影响[J]. 中国生物制品学杂志, 2013, 26（11）：1621-1624.

[2] 杨焕彪. 肿节风注射液治疗癌性疼痛 60 例[J]. 中国药业, 2008,（20）：59-60.

[3] 孙文娟, 李晶, 兰凤英, 等. 肿节风注射液抗小鼠肝癌 Hep-A-22 的作用及毒性[J]. 中成药, 2003,（4）：55-57.

[4] 孙文娟, 李晶, 兰凤英, 等. 肿节风注射液抗小鼠前胃癌 FC 的作用及毒性[J]. 中药新药与临床药理, 2003,（3）：168-171.

[5] 康敏, 唐安洲, 梁钢, 等. 肿节风提取物抑制鼻咽癌细胞增殖的实验研究[J]. 广西医科大学学报, 2008,（3）：347-349.

[6] 赵益, 孙有智, 肖兵华, 等. 肿节风注射液抗肿瘤实验及对人胃癌 SGC-7901 细胞周期的影响[J]. 中成药, 2009, 31（7）：997-1000.

[7] 何志坚, 钟睿, 刘海云. 肿节风注射液联合 5-Fu 对人胃癌细胞 MGC-803 增殖和凋亡的影响[J]. 实用癌症杂志, 2014, 29（10）：1205-1207.

[8] 罗艳红, 韦永福, 李婷, 等. 肿节风注射液对人肝癌细胞株 HepG2 凋亡的影响[J]. 广东医学, 2015, 36（9）：1340-1342.

[9] 李东仁, 王花利. 肿节风注射液联合 DCF 方案治疗晚期胃癌的不良反应及疗效观察[J]. 内蒙古中医药, 2013, 32（21）：71-72.

[10] 丛珊亭, 毕文, 姜立章. 肿节风注射液联合化疗治疗晚期非小细胞肺癌[J]. 肿瘤防治杂志, 2005,（2）：156.

[11] 黄巍波, 张育荣. 肿节风注射液配合放疗佐治鼻咽癌[J]. 中国临床医生, 2005,（6）：63.

（南京中医药大学　陈文星、郑　茜）

平消片（胶囊）

【**药物组成**】　郁金、马钱子粉、仙鹤草、五灵脂、白矾、硝石、干漆（制）、枳壳（麸炒）。

【**处方来源**】　研制方。《中国药典》（2015 年版）。

【**功能与主治**】　活血化瘀，散结消肿，解毒止痛。对毒瘀内结所致的肿瘤具有缓解症状，缩小瘤体，提高机体免疫力，延长患者生存时间的作用。

【**药效**】　主要药效如下：

1. 增强机体免疫力[1-4]　平消片能增强荷瘤小鼠 PHA 诱导的淋巴细胞转化率和腹腔巨噬细胞吞噬率，增强荷瘤小鼠的脾脏重量，保护瘤细胞对脾脏的损伤。对 S180 实体瘤有一定的抑制作用，可显著增强荷瘤小鼠的溶血素、血凝抗体效价，减轻免疫抑制剂环磷酰胺对机体免疫功能的损伤，增强环磷酰胺的抗癌效果，增加患者血清中 IL-2 的水平，从而提高机体免疫力。复方苦参注射液联合平消片的治疗可降低乳腺癌患者的肿瘤标志物水平，提高细胞因子和 T 淋巴细胞亚群水平，对乳腺癌患者的综合治疗具有积极的临床意义。

2. 抑制肿瘤生长[5,6]　平消胶囊对人乳腺癌细胞 MCF-7 的部分信号转导基因具有显著的调节作用。总的来说，这种对信号转导基因网络的整体调节作用的总趋势是有利于抑制人乳腺癌癌细胞 MCF-7 细胞生长，降低其耐药性和浸润及转移潜力。有研究表明，平消胶囊可以明显降低人肺癌裸鼠移植瘤的 VEGF 表达，抑制肺癌新生血管生成，从而抑制肺癌细胞增殖，促进肿瘤细胞凋亡。

3. 减毒增效[7]　平消胶囊从多环节发挥了辅助放疗治疗肿瘤的作用，且本身具有抗癌作用，能显著减轻放疗过程中出现的急性毒性反应，改善患者的生活质量，并降低肿瘤放疗患者血清 TSGF 值，具有放疗增效作用。

4. 改善血液流变性[8,9]　肿瘤患者常处于高黏高凝状态，肿瘤患者的恶化或好转常与血液流变性相关，平消胶囊可明显改善血液的高黏高凝状态、改善肠系膜微循环，这可能是其抗肿瘤作用的中药药理学基础。

【**临床应用**】

1. 肺癌[10]　平消片用于肺癌，与化疗联合应用，可减少患者骨髓抑制现象，提升患者 T 淋巴细胞质量，能增强免疫而减轻化疗药物的免疫抑制作用，促进骨髓造血功能。化疗联合平消片治疗肺癌，副作用减轻，实体瘤缩小，生存期优于单纯化疗，患者生存质量得以提高。

2. 消化道肿瘤[11-13]　平消片常应用于胃癌、食管癌等消化道肿瘤的治疗中，可明显改善患者食欲减退、乏力、免疫力降低等症状，缩小瘤体，抑制癌生长，提高患者生存质量。

3. 其他[14]　平消胶囊在其他多种恶性肿瘤如肝癌、乳腺癌、宫颈癌等的综合治疗中有较好的辅助治疗作用。其主要表现在平消胶囊可对抗放化疗所引起的白细胞下降和肝功能损害，帮助免疫功能恢复。提高人体对放射线和化学药物的耐受性，减少放化疗副作用，有利于治疗的完整性，以达到有效治疗目的。具有确实的抗炎镇痛抑瘤作用，可延缓肿瘤生长速度，缓解晚期患者的临床症状，改善生活质量，适当延长生命。

　　【不良反应】　少见恶心、药疹，偶见头晕、腹泻。停药后上述症状可自行消失。

　　【使用注意】　①可与手术治疗、放疗、化疗同时进行。②孕妇禁用。③用药过程中饮食宜清淡，忌食辛辣刺激之品。④本品不宜过量服用。⑤不宜久服。

　　【用法与用量】　片剂：口服，每次 4～8 片，每日 3 次。胶囊剂：口服，每次 4～8 粒，每日 3 次。

参 考 文 献

[1] 杨军英，程体娟，马建秀. 平消片对荷瘤小鼠免疫功能的影响[J]. 中药药理与临床，2001，（2）：32-33.

[2] 程嘉艺，阎醒予，刘守义，等. 平消片主要药效学研究[J]. 中成药，2008，（3）：350-352.

[3] 肖晓红，姜立伟，张荣华，等. 平消片联合化疗治疗中晚期原发性肝癌的临床疗效观察[J]. 肿瘤药学，2012，2（3）：216-219.

[4] 慕竹青，韩丽娟. 复方苦参注射液联合平消片对乳腺癌患者血清相关因子及 T 淋巴细胞亚群的影响[J]. 中国合理用药探索，2017，14（11）：17-19.

[5] 刘健，赵韬，谢佐福，等. 平消胶囊抗肿瘤分子的生物学机制[J]. 福建医科大学学报，2006，（4）：368-372.

[6] 朱庆贵. 平消胶囊抗肺癌的分子生物学机制[J]. 南方医科大学学报，2008，（11）：2069-2071.

[7] 唐求，王栾秋，付廷雄，等. 平消胶囊对肿瘤放疗患者生活质量和血清 TSGF 值的影响[J]. 现代肿瘤医学，2006，（6）：746-747.

[8] 廖福龙. 临床血液流变学[M]. 天津：天津科技翻译出版公司，1987.

[9] 屈清慧，康军，吴捷，等. 平消胶囊的活血化瘀作用[J]. 西安交通大学学报（医学版），2002，23（3）：308-310.

[10] 明静，蒋新建，李建蓉.GP 方案化疗前后加用平消片治疗中、晚期非小细胞肺癌临床观察[J]. 临床和实验医学杂志，2010，9（14）：1055-1057.

[11] 李建成，程文芳，林祥松. 平消片配合放射治疗晚期食管癌疗效观察[J]. 海峡药学，1996，（1）：34-35.

[12] 彭大为. 平消片与卡莫氟联用治疗晚期胃癌 20 例探析[J]. 安徽中医临床杂志，1996，（6）：257-258.

[13] 王兴远，周伟. 平消胶囊配合化疗治疗中晚期消化道肿瘤临床观察[J]. 中国社区医师（医学专业半月刊），2009，11（13）：139.

[14] 陆顺娟，王中和，蔡以理. 平消胶囊在恶性肿瘤综合治疗中的作用[J]. 陕西肿瘤医学，2002，（4）：278-279.

（南京中医药大学　陈文星、郑　茜，河南省肿瘤医院　刘怀民，郑州颐和医院　连慧娟）

🍃 艾迪注射液 🍃

　　【药物组成】　斑蝥、人参、黄芪、刺五加。

　　【处方来源】　研制方。国药准字 Z52020236。

　　【功能与主治】　具有清热解毒、消瘀散结的功能。用于原发性肝癌、肺癌、直肠癌、恶性淋巴瘤、妇科恶性肿瘤等。

　　【药效】　主要药效如下：

　　1. 提高机体免疫功能[1]　艾迪注射液可以显著提高荷瘤小鼠胸腺和脾脏的指数；提高荷瘤小鼠清除速度的 K 值和吞噬指数 α 作用显著，表明艾迪注射液能提高小鼠非特异性免疫单核吞噬细胞系统的吞噬功能，这对于清除或抑制肿瘤细胞可能产生有利的作用；荷瘤小鼠细胞产生 TNF-α、IL-6 的水平较正常小鼠显著下降，说明发生肿瘤时机体的免疫能力在下降，这可能是肿瘤免疫逃避抑制的一个因素。艾迪注射液能够促进荷瘤小鼠体内 TNF-α、IL-6 的分泌，从而提高机体免疫系统的抗肿瘤能力。

　　2. 抑制肿瘤细胞增殖，诱导肿瘤细胞凋亡[2-4]　艾迪注射液可通过抑制 NF-κB 的活化，下调 Bcl-2 蛋白的表达，诱导癌细胞凋亡。有研究表明，艾迪注射液高剂量组的瘤组织细胞凋亡率明显高于模型组，其机制可能为降低瘤组织 VEGF、bFGF 的表达，从而抑制瘤组织的血管生成，诱导癌细胞凋亡。

同时，艾迪注射液可通过抑制 mRNA 的表达、降低 VEGF 蛋白的含量，协助抑制肿瘤细胞的增殖。

有研究表明，艾迪注射液能有效抑制小鼠与人癌细胞体外增殖；通过细胞周期分析，艾迪注射液可使 HepG2 细胞受阻于 G_0/G_1 期，使细胞分裂周期增长；而 S 期细胞的比率随艾迪注射液的剂量增高而下降，说明参加分裂的细胞数减少而抑制细胞恶性增殖。

3. 抑制肿瘤血管生成[5] 肿瘤血管不仅向肿瘤提供充足的营养，同时还源源不断地向宿主输出肿瘤细胞，导致肿瘤的恶性生长和转移。如果能抑制肿瘤血管，肿瘤细胞的营养来源将随之减少，肿瘤进入休眠状态，对早期获得切除的肿瘤来说，复发的可能性将减少，对晚期肿瘤来说，可稳定病灶，使带瘤长期生存成为可能。VEGF 是肿瘤细胞自分泌的一种促进增殖的细胞因子，艾迪注射液可以抑制肿瘤细胞分泌 VEGF，从而降低荷瘤小鼠病灶内微血管数，以此达到抑制肿瘤生长的目的。

4. 减毒增效[6-8] 艾迪注射液联合化疗，能显著降低中晚期非小细胞肺癌患者外周血管肿瘤细胞的细胞角蛋白（CK19）mRNA 水平，从而起到化疗增效作用。艾迪注射液可通过抑制亚致死性细胞损伤的修复，阻滞细胞于 G_2/M 期，诱导细胞凋亡实现放射增敏作用。另有研究报道，食管鳞癌患者体内辅助性 T 淋巴细胞 Th1、Th2 存在着漂移现象，单纯放疗不能逆转 Th1/Th2 漂移，放疗同期静脉滴注艾迪注射液则能抑制该现象，同时提高机体免疫力，具有放射增敏和减轻放疗不良反应的作用。

【临床应用】

1. 肺癌[9] 艾迪注射液可以抑制肺癌细胞增殖，联合应用化疗治疗肺癌，对肺癌患者细胞免疫及体液免疫均有很好的增强和调节作用，具有耐药逆转和骨髓保护的作用。

2. 胃癌[10] 艾迪注射液可提高胃癌化疗的有效率，提高患者生存质量，缓解化疗后Ⅱ度以上白细胞减少症、Ⅱ度以上血小板减少症，减轻化疗导致的恶心呕吐、肝功能损害等副作用，改善患者免疫指标。

3. 食管癌[11] 食管癌患者在化疗的同时联合艾迪注射液，可以缓解白细胞下降，提高患者外周血 T 淋巴细胞亚群指标，改善患者的细胞免疫功能。使患者的生活质量得以提高，化疗导致的不良反应减少。

4. 肝癌[12] 艾迪注射液常联合化疗用于原发性中晚期肝癌的治疗，同时对肝转移瘤疗效显著，可对介入化疗起到协同、增效、减毒的作用。化疗联合艾迪注射液治疗肝癌可提高近期疗效及有效率，提高患者生活质量，减少骨髓抑制率，提高免疫力，提高生存率。

多项临床观察表明[13,14]，艾迪注射液对中晚期前列腺癌、肝癌、胃癌、大肠癌、食管癌、肺癌、骨髓瘤、乳腺癌等多种恶性肿瘤有明显治疗效果，并能显著提高机体的免疫功能及患者的生存质量。

【不良反应】 首次应用本品，偶有患者出现面红、荨麻疹、发热等反应，极个别患者有心悸、胸闷、恶心等反应。

【使用注意】 ①首次用药应在医师指导下，给药速度开始 15 滴/分，30 分钟后如无不良反应，给药速度控制在 50 滴/分。②如有不良反应发生应停药并作相应处理。再次应用时，艾迪注射液用量从 20～30ml 开始，加入 0.9%氯化钠注射液或 5%～10%葡萄糖注射液 400～450ml，同时可加入地塞米松注射液 5～10mg。③因本品含有微量斑蝥素，外周静脉给药时注射部位静脉有一定刺激反应，可在静脉滴注本品前后给予 2%利多卡因 5ml 加入 0.9%氯化钠注射液 100ml 静脉滴注。④孕妇及哺乳期妇女禁用。

【用法与用量】　静脉滴注。成人每次 50～100ml，加入 0.9%氯化钠注射液或 5%～10%葡萄糖注射液 400～450ml 中静脉滴注，每日 1 次。疗程：①与放化疗合用时，疗程与放化疗同步；②手术前后及介入治疗使用本品，10 天为 1 个疗程；③单独使用，15 天为 1 个周期，间隔 3 天，2 周期为 1 个疗程；④晚期恶病质患者，连用 30 天为 1 个疗程，或视病情而定。

参 考 文 献

[1] 潘耀振，余黎，李晓冬，等. 艾迪注射液抗肿瘤作用及其对免疫功能的增强效应研究[J]. 时珍国医国药，2009，20（6）：1491-1493.

[2] 张金娟，张贵林. 艾迪注射液对裸鼠人胃癌移植瘤细胞凋亡的影响[J]. 贵阳医学院学报，2010，35（1）：34-36.

[3] 王晶，刘天伯，于丽波，等. 艾迪注射液对 SKOV-3 人卵巢癌细胞作用的研究[J]. 中国现代医学杂志，2011，21（5）：582-585.

[4] 唐斓，曾凡波，王涛，等. 艾迪注射液抑制肿瘤细胞生长及诱导肿瘤细胞凋亡的研究[J]. 中国药师，2006，（3）：198-200.

[5] 朱世杰，贾立群，李佩文. 艾迪注射液抑制肿瘤新生血管形成的实验研究[J]. 中国实验方剂学杂志，2008，（11）：55-57.

[6] 纪宁，朱惠霞，季斌. 艾迪注射液对肺癌细胞 A549 放射增敏作用的实验研究[J]. 实用肿瘤杂志，2010，25（1）：60-64.

[7] 王强，陈德玉. 艾迪注射液对食管鳞癌放疗患者 Th1/Th2 转录因子和细胞因子表达的影响[J]. 中国中西医结合杂志，2009，29（5）：394-397.

[8] 曾江正，苏群豪，洪涛，等. 艾迪注射液联合化疗对中晚期 NSCLC 患者外周血肿瘤细胞 CK19-mRNA 表达的影响[J]. 山东医药，2009，49（5）：19-21.

[9] 席青，王建清，常小红. 艾迪注射液在肺癌治疗中的研究进展[J]. 中国医药导报，2014，11（4）：163-165.

[10] 李然，宁华，刘颖，等. 艾迪注射液联合化疗治疗胃癌疗效和安全性的系统评价[J]. 中国药房，2011，22（40）：3813-3817.

[11] 严虹霞，杨广文，王治海，等. 艾迪注射液联合化疗对食管癌患者免疫功能的影响[J]. 中成药，2013，35（1）：33-36.

[12] 袁维利，乔蓓，常静，等. 艾迪注射液联合化疗治疗原发性肝细胞癌系统评价[J]. 华西医学，2010，25（1）：144-148.

[13] 徐洁，居文政，谈恒山. 艾迪注射液药理作用及临床应用研究概况[J]. 药学与临床研究，2012，20（1）：48-52.

[14] 顾坚毅，赵建华，葛旻垚，等. 艾迪注射液联合全雄阻断治疗中晚期前列腺癌的研究[J]. 现代中西医结合杂志，2015，（27）：2983-2985.

（南京中医药大学　王爱云、郑　茜，上海中医药大学附属龙华医院　王菊勇、倪佳艳）

七、其　　他

金 龙 胶 囊

【药物组成】　鲜守宫、鲜金钱白花蛇、鲜蕲蛇。

【处方来源】　研制方。国药准字 Z10980041。

【功能与主治】　破瘀散结，解郁通络。用于原发性肝癌血瘀郁结证，症见右胁下积块，胸胁疼痛，神疲乏力，腹胀，纳差等。

【药效】　主要药效如下：

1. 抑制肿瘤生长[1]　有实验建立了荧光标记的裸鼠原位脑肿瘤动物模型，采用活体成像技术观测颅内肿瘤，发现药物可透过血脑屏障并发挥抑制脑肿瘤的效应，其作用机制与上调 VNN1 表达相关。

2. 增强免疫[2]　乳腺癌术后 TAC 方案化疗患者使用金龙胶囊后，患者的 CD4、CD8、IgG、IgM 水平显著增高，说明术后化疗配合使用金龙胶囊能够改善化疗后患者免疫功能。

3. 抑制肿瘤细胞侵袭转移[3-5]　金龙胶囊能明显抑制 MGC-803、BGC-823 肺癌细胞的增殖，呈一定浓度及时间依赖性，明显减少肿瘤细胞的穿膜细胞数，影响肿瘤细胞的侵袭与迁移能力，并呈明显浓度依赖性。金龙胶囊能够提高 MGC-803 和 BGC-823 细胞中 E-cadherin 蛋白表达，降低 MMP-2、MMP-9 蛋白表达水平，呈一定量效关系。

4. 诱导肿瘤细胞分化[6]　金龙胶囊对人早幼粒白血病细胞系（HL-60）有明显诱导分化作用。HL-60 在金龙胶囊作用 3 或 5 天后，早幼粒细胞比例减少，中、晚幼粒细胞比例显著增高。金龙胶囊可明显促进 HL-60 细胞形态和功能上分化、成熟。

【临床应用】

1. 乳腺癌[7]　金龙胶囊联合新辅助化疗组与常规新辅助化疗组的有效率分别为 84.38% 和 56.25%，金龙胶囊联合新辅助化疗组白细胞水平下降和恶心呕吐的发生率显著低于常规新辅助化疗组。化疗后使用金龙胶囊联合新辅助化疗组生活质量改善优于常规新辅助化疗组，金龙胶囊可以提高乳腺癌的治疗效果，减轻患者对化疗的不良反应及改善患者生活质量。

2. 肝癌[3,8,9]　临床研究显示，151 例肝癌患者中位生存期为 14 个月，金龙胶囊联合介入治疗组的中位生存期为 18.5 个月，单纯介入疗法组的中位生存期为 11.7 个月，说明金龙胶囊在肝癌术后能够提高机体免疫及增强治疗效果。临床观察金龙胶囊联合介入治疗原发性肝癌患者后，患者外周血 CD3、CD4、NK 细胞、sIL-2R 等值较治疗前无显著变化，而单纯介入治疗的患者均显著降低，说明金龙胶囊有助于原发性肝癌患者介入治疗后细胞免疫功能的恢复。

3. 肺癌[10,11]　金龙胶囊对常见的肺癌有较好的扶正抗癌效果，可以使 Th 细胞上调，Ts 细胞下调，提高抗癌免疫力。该药具有抑制肿瘤生长，提高 NK 细胞活性，联合放化疗增效解毒，扶正祛邪，提高机体对化疗药物的敏感性等功效。金龙胶囊联合化疗治疗晚期肺癌患者的临床受益率较高，能显著改善患者对化疗的耐受性，提高其用药依从性，且安全性较好。

4. 大肠癌[12]　临床研究观察奥沙利铂、亚叶酸钙和氟尿嘧啶联合金龙胶囊治疗晚期大肠癌的疗效，结果发现联合用药治疗组临床疗效及生活质量改善优于单纯接受化疗组，联合用药化疗副作用明显低于单独化疗。金龙胶囊联合化疗可提高晚期大肠癌患者临床疗效及生活质量，同时减轻化疗反应。

【不良反应】　连续服药时，偶有过敏等现象。

【使用注意】　①服药期间出现过敏者，应及时停药，并给予相应的治疗措施。②妊娠及哺乳期妇女禁用。

【用法与用量】　口服，每次 4 粒，每日 3 次。

参 考 文 献

[1] 黄卉，崔向微，岳贵娟，等. 复方中药金龙胶囊抗脑肿瘤药效及机制的初步探讨[J]. 解放军药学学报，2014，（3）：188-191.

[2] 山院飞，康鸿斌，张瑞明. 金龙胶囊对乳腺癌术后化疗患者免疫功能的影响[J]. 肿瘤防治研究，2014，41（5）：456-459.

[3] 李丹，金凤，陶丽，等. 金龙胶囊对胃癌细胞 MGC-803 和 BGC-823 侵袭转移能力的影响[J]. 中国实验方剂学杂志，2018，
（19）：117-123.

[4] 刘玉琴，高进，李建生. 金龙胶囊抗肿瘤复发、转移的实验研究[J]. 北京医学，2005，27（9）：554-557.

[5] 刘玉琴. 金龙胶囊抗肿瘤作用的实验研究[J]. 首都食品与医药，2010，27（9）：40-41.

[6] 刘玉琴，高进，顾蓓，等. 金龙胶囊（JLC）对肿瘤细胞诱导分化作用的研究[J]. 中国肿瘤临床，2004.31（7）：380-383.

[7] 白俊文，吴万敏. 金龙胶囊在乳腺癌新辅助化疗中的疗效分析[J]. 中国肿瘤临床，2014，（4）：246-249.

[8] 张晓前，郭鹏，党之俊，等. 金龙胶囊联合介入疗法治疗原发性肝癌临床观察[J]. 介入放射学杂志，2012，21（3）：249-251.

[9] 董海涛，赵炜，卢雯平，等. 金龙胶囊并肝动脉介入治疗原发性肝癌 133 例临床观察[J]. 中国肿瘤临床，2008，35（7）：
378-380.

[10] 黄作超，曾春生，康昭洵，等. 金龙胶囊联合化疗治疗晚期非小细胞肺癌患者的临床观察[J]. 中国肿瘤临床，2012，39
（24）：2104-2107.

[11] 林显敢，谢德荣，姚和瑞，等. 金龙胶囊对晚期非小细胞肺癌患者 CD4/CD8 和自然杀伤细胞活性的影响[J]. 新医学，2003，
34（z1）：8-9.

[12] 杨照环，吴蒙，刘睿，等. 金龙胶囊联合化疗治疗晚期大肠癌的临床观察[J]. 现代医学，2013，（12）：908-910.

（南京中医药大学　王爱云、郑　茜）

康 复 新 液

【药物组成】　美洲大蠊干燥虫体。

【处方来源】　研制方。国药准字 Z51021834。

【功能与主治】　通利血脉，养阴生肌。内服：用于瘀血阻滞，胃痛出血，胃及十二指肠溃疡；以及阴虚肺痨，肺结核的辅助治疗。外用：用于金疮，外伤，溃疡，瘘管，烧伤，烫伤，褥疮之创面。

【药效】　主要药效如下：

1. 抗肿瘤[1-4]　中药康复新液有阻滞细胞周期，抑制肿瘤生长，诱导肿瘤细胞凋亡的作用。有学者研究表明康复新液具有诱导胃癌 BGC-823 细胞凋亡的作用，且抑制作用呈时间浓度依赖关系。同时有研究表明，康复新液（3.9ml/kg）连续给药 15 天，均具有明显抑制 HCT116 荷瘤小鼠肿瘤生长的作用，且与顺铂、伊立替康联合应用，可有效改善后二者引起的骨髓抑制。

2. 调节机体免疫[5]　康复新液对正常小鼠的各项免疫功能指标没有影响，但可显著提高免疫低下小鼠的免疫器官指数和单核巨噬细胞吞噬能力，增强 2,4-二硝基氯苯致迟发型超敏反应并促进血清溶血素的生成；并可提高老龄小鼠免疫器官指数，改善脾脏组织的衰老程度，促进血清溶血素生成，同时降低脑组织中 MDA 的含量、提高 SOD 的活力和总抗氧化的能力；但对老龄小鼠单核巨噬细胞吞噬能力和 2,4-二硝基氯苯致迟发型超敏反应无明显作用。

3. 创面修复、抗炎镇痛[6-8]　康复新液对皮肤、黏膜创面都具有修复作用。康复新液能有效促进创面愈合，组织病理学观察发现康复新组动物修复面积显著增大、毛囊再生明显、纤维组织修复生长、炎细胞数量明显减少。康复新液能增加巨噬细胞和 NK 细胞对病

原物质的直接吞噬作用，迅速消除炎性反应和水肿。

【临床应用】

1. 放射性口腔炎[9-11]　是头颈部恶性肿瘤在放疗过程中易出现的并发症之一，主要表现为口腔黏膜充血、红肿、糜烂、口腔溃疡等，由此导致的口腔疼痛轻则影响患者味觉、食欲、睡眠，重则影响饮水、进食，放疗被迫中断，延长治疗时间，降低了治愈率。研究发现，康复新液能降低口腔严重放射损伤发生率，有研究人员将康复新液联合还原型谷胱甘肽防治鼻咽癌放射性口腔炎也取得较好的效果。

2. 放射性皮炎[12,13]　有研究表明，采用外用康复新液治疗放射性皮炎可取得良好疗效，外用康复新液对放射性皮炎的有效率高于金因肽喷雾剂。康复新液通过抑制蛋白质及 RNA 的合成，达到抑菌抗感染的目的，使局部炎性反应减轻，渗出减少，从而促进创面愈合；且具有皮肤刺激小，渗透力强的特点。

【不良反应】　尚不明确。

【使用注意】　①使用纱布覆盖或浸渗药液时，所用纱布均应采用灭菌医用纱布。条件不具备时，应将纱布用消毒器高压灭菌后使用。②在使用本品前，应将创面先用 0.9% 氯化钠注射液、过氧化氢溶液或抗生素类药液清创消毒干净后再使用。③创面较大时，应结合用抗生素治疗。④本品可直接向创面滴用，再用医用纱布覆盖；也可将药液浸湿纱布敷用，应根据患者病情决定。如窦道、漏管、褥疮创面较大时，用浸湿药液的含药纱布塞进其内，每天换药一次为宜；当创面逐渐缩小，不宜再用纱布时，可将本品拧去外盖，直接将药液滴入创洞中。⑤大面积烧伤、烫伤以浸透药液的纱布覆盖为宜，换药时患者略有疼痛，属正常。⑥使用后应将瓶盖及时盖紧，谨防污染。

【用法与用量】　①口服，每次 10ml，每日 3 次，或遵医嘱。②外用，用医用纱布浸透药液后敷患处，感染创面先清创后再用本品冲洗，并用浸透本品的纱布填塞或敷用。

参 考 文 献

[1] 蒋永新，王熙才，金从国，等. 美洲大蠊提取物对小鼠 3LL 肺癌的抑制作用及其机制探讨[J]. 中国肺癌杂志，2006，（6）：488-491.

[2] 袁方，巫云立. 康复新治疗晚期癌症患者 39 例[J]. 云南中医中药杂志，2011，32（12）：52.

[3] 蒋永新，王熙才，金从国，等. 康复新体外诱导胃癌 BGC-823 细胞凋亡的实验研究[J]. 昆明医学院学报，2006，（2）：5-9.

[4] 邹俊波，熊永爱. 康复新液与顺铂、伊立替康联用对大肠癌 HCT116 荷瘤小鼠肿瘤生长和造血系统的影响[J]. 世界科学技术：中医药现代化，2016，18（5）：854-862.

[5] 杨雯，王陆陆，向虹宇，等. 康复新液对小鼠的免疫调节作用[J]. 华西药学杂志，2011，26（6）：543-546.

[6] 王峥屹，黄秀华，谢壹科，等. 康复新液对动物实验性烧烫伤创面愈合的影响[J]. 中医杂志，2011，52（15）：1316-1317，1338.

[7] 吴少兵，柏会明，陈金忠，等. 康复新液治疗放射性食管炎 60 例临床观察[J]. 吉林医学，2010，31（32）：5730-5731.

[8] 张汉超，耿福能，沈咏梅，等. 康复新液药理作用及临床应用的研究进展[J]. 中国民族民间医药，2017，26（3）：57-60.

[9] 郑远达，闻强，季永领，等. 康复新液防治放疗患者口腔黏膜急性放射损伤的观察[J]. 华西药学杂志，2006，（4）：404.

[10] 刘华峰，张震，肖震宇，等. 康复新液联合还原型谷胱甘肽防治鼻咽癌放射性口腔炎的临床观察[J]. 实用医学杂志，2011，27（21）：3958-3959.

[11] 周云. 康复新液防治鼻咽癌放射性口腔黏膜反应 120 例[J]. 河南中医，2013，33（12）：2156-2157.

[12] 吕燕. 康复新液对治疗放射性皮炎的治疗作用研究与分析[J]. 临床医药文献电子杂志，2017，4（48）：9438-9439.

[13] 修穆群，熊彬，熊娟. 康复新液对治疗放射性皮炎的效果观察[J]. 江西医药，2009，44（10）：1045-1046.

（南京中医药大学　陈文星、郑　茜）

肿瘤血液卷

血 液 册

第十七章

缺铁性贫血和慢性病贫血中成药名方

第一节 概 述

一、概 念

缺铁性贫血（iron deficiency anemia，IDA）是最常见的血液病，指外周血红蛋白（Hb）持续低下，男性 Hb<120g/L，女性 Hb<110g/L，孕妇 Hb<100g/L。常见原因为铁的摄入、吸收不足，需求量增加，或损失过多，导致体内储存铁不足，缺铁性贫血为影响血红素合成所引起的小细胞低色素性贫血。其特点是骨髓及其他组织中缺乏可染铁，血清铁蛋白及转铁蛋白饱和度均降低，临床上常见面色苍白、倦怠乏力、心悸气短等一般的贫血症状。现代中医将本病归为"虚损"、"虚劳"范畴[1,2]。

慢性病贫血（anemia of chronic disease，ACD）发病率高，仅次于缺铁性贫血，为继发性贫血。伴发于慢性感染、炎症及某些肿瘤。特点多为轻至中度的贫血，正细胞正色素性贫血，也可为轻度低色素小细胞性贫血，血清铁浓度降低，总铁结合力及转铁蛋白水平正常或降低。除与原发病对应的中医病范畴外，也属于"血虚"、"虚劳"范畴[3-6]。临床上治疗缺铁性贫血的中成药也常用于慢性病贫血，故治疗这两类贫血的中成药类同[3-6]。

二、病因与发病机制

（一）病因

铁缺乏最常见的原因是食物中铁的含量不足、偏食或吸收不良等造成的铁摄入不足，某些药物或胃肠疾病造成的铁吸收不良。还有铁丢失过多，包括外伤、胃肠道出血、月经过多、泌尿系统肿瘤、咯血、妊娠和哺乳期铁转移至胎儿等[1,2]。

慢性病贫血往往继发于慢性感染如结核、脓肿、真菌，病毒如肝炎或艾滋病，炎症如类风湿关节炎、红斑性狼疮；还有创伤、慢性肾病，以及某些肿瘤如淋巴瘤、多发性骨髓瘤和实体瘤等[3-6]。

（二）发病机制

缺铁性贫血的病因是发育中的红细胞需要铁、原卟啉和珠蛋白，以合成血红蛋白。当体内贮存铁减少到不足以补偿功能状态时，铁代谢指标发生异常，导致铁蛋白、含铁血黄素、血清铁和转铁蛋白饱和度减低，总铁结合力和未结合铁的转铁蛋白升高，组织缺铁，血红素合成障碍，使血红蛋白生成减少，发生小细胞低色素性贫血。组织缺铁时，细胞中含铁酶和铁依赖酶的活性降低，严重时将导致精神、行为、体力、免疫功能和智力等异常[1-8]。

慢性病贫血的发病机制目前尚未完全清楚，宿主炎症细胞因子被激活，导致红细胞生成受抑制，或红细胞破坏增加，以及巨噬细胞过早清除衰老红细胞等。红细胞生成素（EPO）分泌不足及 EPO 抵抗，也是发病机制之一。还有可利用铁缺乏使得红系细胞造血受限，如肠道铁的吸收减少等[3-6]。

三、临 床 表 现

缺铁性贫血常起病隐匿，症状进展缓慢。常见症状有乏力、易倦、运动耐力减低、活动后心悸、气短。可有头晕、耳鸣、头痛、失眠、多梦、记忆减退等症状。当缺铁逐渐加重时，儿童期可导致生长发育迟缓、行为异常和学习障碍。常见体征除皮肤黏膜苍白、毛发干枯、口唇角化外，脾轻度肿大等亦可见[1,2]。

慢性病贫血除了原发病的症状外，临床表现与缺铁性贫血相似，但其轻至中度的贫血症状常常被原发病覆盖，患者常伴有慢性感染、炎症或肿瘤[1-8]。

四、诊 　 断

仔细询问及分析现病史和既往史，综合体格检查及实验室检查结果，可诊断缺铁性贫血，诊断标准如下。

1. 缺铁性贫血诊断　符合第①条和②～⑧条中任意两条以上者，就可诊断[7,8]。

①小细胞低色素性贫血：男性血红蛋白（Hb）<120g/L，女性血红蛋白<110g/L，红细胞平均体积（MCV）<80fl，平均红细胞血红蛋白含量（MCH）<27pg，平均血红蛋白浓度（MCHC）<0.32；红细胞形态可有明显低色素表现。②有明确的缺铁病因和临床表现。③血清铁<8.95μmol/L，总铁结合力>64.44μmol/L。④运铁蛋白饱和度<0.15。⑤骨髓铁染色显示骨髓小粒可染铁消失，铁粒幼红细胞<15%。⑥红细胞游离原卟啉（FEP）>0.9μmol/L（全血）。⑦血清铁蛋白（SF）<12μg/L。⑧铁剂治疗有效。

2. 慢性病贫血诊断[7,8]　①多为正细胞正色素性贫血，30%～50%可为小细胞低色素性贫血，但 MCV 很少<72fl。②网织红细胞正常。③骨髓铁染色显示红系细胞中铁粒减少，巨噬细胞中铁粒增多。④红细胞游离原卟啉增多。⑤血清铁及总铁结合力均低于正常。⑥血清铁蛋白（SF）水平高于正常。

五、治 疗

（一）常用化学药物及现代技术

病因治疗是缺铁性贫血和慢性病贫血治疗的重要原则，也是最根本、最合理的治疗方法。如对原发病忽视，单纯的补铁只能使血象恢复，但不能使贫血得到彻底的治疗[7,8]。

缺铁性贫血的治疗：口服铁剂是首选方法，每日 150～200mg 即可。常用硫酸亚铁、硫酸亚铁–维生素、葡萄糖酸亚铁、琥珀酸亚铁、多糖铁复合物等[7,8]。治疗后，待血清铁蛋白恢复到 50μg/L 再停药。如患者对口服铁剂不能耐受，不能吸收或失血快须及时补充者，可改用胃肠外给药。常用右旋糖酐铁或山梨醇铁肌内注射，剂量计算法：所需补充铁的剂量（mg）=[150–患者血红蛋白（g/L）]×0.33。

慢性病贫血的治疗：须针对原发病因和基础疾病，如伴发于慢性感染，炎症及某些肿瘤等原发病的治疗。对严重贫血应给予输血治疗，如合并缺铁性贫血者，给予补铁治疗。除对症治疗外，采用 EPO 治疗可取得一定的疗效[7,8]。

（二）中成药名方治疗

缺铁性贫血最常见的原因是铁的摄入不足，还有铁的丢失过多，造血原料的缺乏或急慢性失血导致机体缺血。西药治疗主要是补充铁剂，虽见效快，但存在诸如胃肠道吸收率低，易产生副作用等问题。中药治疗贫血是辨证用药，气血双补，但其起效较缓慢，中西药物联用则效果更为理想[3,9]。慢性病贫血往往继发于慢性感染、炎症及某些肿瘤等，治疗需针对原发病和基础疾病。治疗缺铁性贫血的中成药，往往也适合治疗慢性病贫血，但如慢性病贫血患者体内不缺铁，则不适合用含铁量高的中成药治疗[3-5]。

中医药治疗贫血当从气血双补，健脾助运着手，因为气血是互根互生的，补血当先补气，气血化生又靠脾的运化，并且补血之品多黏腻，有碍吸收[9]。因此，气血同补，健脾助运，补而不滞，是中医药治疗贫血的根本。治疗缺铁性贫血与慢性病贫血的中成药类同，故合并阐述[3-6]。

第二节 中成药名方的辨证分类与药效

中医药治疗上述两类贫血是通过健脾和胃，提升肠胃对铁的吸收能力，增加肝脏内酶的活性，使铁元素得到充分利用，改善铁代谢的平衡障碍。另一功效是益气养血、活血止血，提高骨髓造血功能，促进血红蛋白及红细胞生成。中医药治疗还可提高机体的免疫能力等。中成药的常见辨证分类及其主要药效如下：

一、养血补血类

缺铁性贫血和慢性病贫血中血虚证的主要症状有乏力，气短，面色苍白或萎黄，头晕心悸，唇甲色淡，舌淡苔白，脉沉细[3-6]。

缺铁性贫血中血虚证主要病理变化是骨髓涂片幼红细胞明显增生，早幼红及中幼红细胞比例增高，血红蛋白量减少，铁粒幼细胞极少或消失，细胞外铁缺如。慢性病贫血为骨髓铁染色红系细胞中铁粒减少，巨噬细胞中铁粒增多[1,2]。

养血补血药可以促进骨髓造血，促进血红蛋白合成及红细胞生成，还有抗肿瘤、提高机体的免疫功能等作用。

常用中成药：复方阿胶浆（胶囊、颗粒）、阿胶补血口服液（颗粒、膏）、养血饮口服液（胶囊、片）等[9,10]。

二、益气生血类

贫血中气虚证的主要症状有面色淡白或萎黄，少气懒言，乏力自汗，食少纳呆，心悸，失眠多梦，舌淡胖而嫩，脉细弱。

贫血中气虚证的主要病理变化是造血原料缺乏，或胃肠吸收功能障碍而导致机体循环血容量不足，机体脏器长期缺血低氧，出现功能异常。

益气生血药可促进骨髓造血，促进血红蛋白合成及调节机体免疫功能等。

常用中成药：当归补血丸（颗粒、口服液）、生血宝颗粒（合剂）、生血宁片、益气维血颗粒（胶囊）等[9]。

三、气血双补类

贫血中气血亏虚证的主要症状有面色萎黄，食欲不振，体倦乏力，月经过多，形瘦神疲，食少便溏，舌淡苔白，脉细弱。

贫血中气血亏虚证的主要病理变化是骨髓造血原料的缺乏或吸收障碍、急慢性失血导致机体缺血缺氧，免疫功能下降。

气血双补药可以促进造血功能，促进血红蛋白合成和红细胞生成，增强机体免疫功能及抗氧化等作用。

常用中成药：八珍丸（颗粒）、十全大补丸（膏、糖浆、酒、口服液、片）、人参养荣丸等[9,10]。

四、健脾生血类

贫血中脾胃虚弱证主要症状有乏力气短，失眠多梦，头昏头晕，肢倦乏力，食欲不振，饮食不化、脘闷嘈杂、恶心呕吐、腹痛便溏、不思饮食、体弱倦怠，舌淡胖苔白，脉细弱。

贫血中脾胃虚弱证的主要病理变化是消化系统本身疾病或心脏功能不全，导致胃肠瘀血从而影响机体消化、吸收功能，使胃肠对造血原料吸收的功能障碍。

健脾生血类中药可促进机体对造血原料的吸收，调节免疫功能，以及抗氧化等。

常用中成药：归脾丸（浓缩丸、合剂、颗粒）、健脾生血片（颗粒）、人参健脾丸、益中生血片（胶囊）等[9]。

参 考 文 献

[1] 张之南，郝玉书，赵永强，等. 血液病学[M]. 北京：人民卫生出版社，2012.

[2] Beutler K L，Prchal K S. Williams Hematology[M]. 8th ed. New York：McGraw-Hill，Medical Publishing Company，2011：468-473，524-562.

[3] 黄振翘，梁冰，陈信义，等. 实用中医血液病学[M]. 上海：上海科学技术出版社，2005.

[4] 孙伟正，刘丽波，孙凤，等. 中医血液病学[M]. 北京：中国医药科技出版社，2000.

[5] 陈如泉. 血虚证辨治与研究[M]. 北京：中国医药科技出版社，2000.

[6] 孙凤，孙劲辉，郝晶. 孙伟正治疗血液病医案按[M]. 北京：人民卫生出版社，2015.

[7] 张之南，沈悌. 血液病诊断及疗效标准[M]. 北京：科学出版社，2007.

[8] 张之南，李家增. 血液病治疗学[M]. 北京：科学技术文献出版社，2007.

[9] 陈奇. 中成药名方药理与临床[M]. 北京：人民卫生出版社，1998.

（浙江中医药大学附属第一医院 高瑞兰，上海市宝山区中西医结合医院 夏乐敏、罗梅宏）

第三节 中成药名方

一、养血补血类

复方阿胶浆（胶囊、颗粒）

【药物组成】 阿胶、红参、熟地黄、党参、山楂。

【处方来源】 明·张景岳《景岳全书》。《中国药典》（2015 年版）。

【功能与主治】 补气养血，用于气血两虚，头晕目眩，心悸失眠，食欲不振及白细胞减少症和贫血。

【药效】 主要药效如下：

1. 增强骨髓造血功能及升高外周血象 不同化疗药物对骨髓造血功能有不同程度的抑制作用，复方阿胶浆对吉西他滨所致血虚小鼠模型的骨髓造血细胞具有明显的促进增殖作用，体外骨髓培养增加造血干/祖细胞集落形成[1]。降低环磷酰胺对小鼠骨髓的抑制作用，升高外周血红细胞、白细胞、血小板计数和血红蛋白量[2]。

复方阿胶浆联合化疗与单用化疗药物相比，可有效地提高化疗后患者白细胞数，使化疗后白细胞和血小板减少的发生率下降，具有防治化疗所致骨髓抑制和白细胞、血小板减少的功效[3-5]。

2. 抗肿瘤及诱导肿瘤细胞凋亡 肿瘤的发生与机体细胞凋亡失衡密切相关，凋亡的发生可遏制肿瘤细胞迅速生长，凋亡的信号通路为目前抗肿瘤药物的重要靶点之一。采用网络药理学研究显示复方阿胶浆具有调控肿瘤细胞分化、生长、增殖和凋亡的抗肿瘤作用[6]。

复方阿胶浆对 Lewis 肺癌模型小鼠、S180 肉瘤小鼠具有抑瘤作用，可延长荷瘤小鼠的生存时间，并提高生存质量。通过下调抗凋亡 *Bcl-2* 基因及其蛋白的表达，诱导体外培养的肺癌 PG 细胞和胃癌 SGC7901 细胞凋亡，从而发挥其抗肿瘤的作用[7-10]。

3. 协同化疗的增效减毒作用　复方阿胶浆联合环磷酰胺对荷瘤小鼠的实验证实，复方阿胶浆组小鼠的抑癌率及生存率均高于单用环磷酰胺组。本品联合环磷酰胺治疗 S180 荷肉瘤小鼠实验证实，复方阿胶浆具有明显的协同增效作用[8]。观察对 H22 肝癌小鼠的抑瘤作用，也发现可明显减轻 5-FU 对小鼠免疫功能的抑制，对 5-FU 具有减毒增效的作用[11]。

4. 增强机体的免疫功能　本品联合环磷酰胺治疗移植性 Lewis 肺癌小鼠模型，复方阿胶浆治疗组的脾脏指数明显增加，肺癌小鼠胸腺指数也提高，并促进脾淋巴细胞的增殖功能，提示本品具有保护移植性肿瘤小鼠免疫器官及免疫功能的作用，可对抗化疗药物导致的免疫损伤[12]。采用网络药理学方法也发现，本品可通过补血、提高免疫力而发挥抗肿瘤的辅助治疗作用[13]。

5. 抗疲劳、耐缺氧和耐寒冷作用　复方阿胶浆能显著提高小鼠肝糖原的储备量，降低运动后血清尿素氮含量，加速体内尿素氮的清除速率，延长小鼠的游泳时间，提示本品具有抗疲劳作用[14]。可显著延长小鼠在常压缺氧条件下的存活时间，说明能够增强小鼠耐常压缺氧及耐寒能力，具有扶正驱寒的作用[15,16]。

【临床应用】　主要用于缺铁性贫血和白细胞减少症之气血两虚证。

1. 缺铁性贫血及慢性病贫血　复方阿胶浆适用于贫血患者气血两虚以致面色萎黄，唇甲淡白，神疲乏力，舌淡苔薄，脉细无力。

本品联合常规疗法治疗各类贫血患者，其疗效优于常规疗法[17-19]。本品联合葡萄糖酸亚铁，治疗产后贫血，可加速骨髓造血功能的恢复，明显提高红细胞计数和血红蛋白含量，疗效优于单纯服用葡萄糖硫酸亚铁的对照组[20]。本品联合抗 Hp 药物，治疗 Hp 阳性的缺铁性贫血患者，可提高疗效，并促进贫血的改善[21]。

2. 继发性血细胞减少症　本品联合常规疗法治疗各种血液病如白血病、再生障碍性贫血等，结果治疗组的白细胞、血小板计数和血红蛋白量均明显高于对照组[22]。治疗恶性肿瘤化疗后白细胞减少症有效，治疗组在化疗的同时服用复方阿胶浆，结果白细胞和中性粒细胞数均明显高于对照组[23]。对干燥综合征引起的白细胞减少症也有明显的效果[24]。本品联合 IL-11 治疗老年肿瘤患者化疗后血小板减少症，治疗组血小板计数明显增加，优于单用 IL-11 组[25]。

3. 癌性疲乏　本品联合基础治疗在缓解癌性疲乏方面，可降低患者疲劳程度评分，改善疲乏相关的中医证候评分，具有提高生活质量、改善癌性疲乏的功效[26,27]。

4. 神经衰弱　复方阿胶浆可补益气血，调整阴阳，增强机体免疫力，调整大脑皮质的兴奋和抑制的平衡，提高体力和脑力劳动的效率[28]。

【不良反应】　偶有泛酸、恶心、纳差及上腹部烧灼感等不适情况。

【使用注意】　①感冒者慎用。②糖尿病及温病发热者慎用。③儿童酌减。④服药期间忌食生冷、油腻食物。

【用法与用量】　糖浆：口服，每次 20ml，每日 3 次。胶囊：每次 6 粒，每日 3 次。颗粒：每次 4g，每日 3 次。

参 考 文 献

[1] 苏晓妹，魏东，张涛，等. 阿胶对血虚证动物模型的作用[J]. 中国药师，2006，7（9）：597-599.

[2] 苗明三，周立华，侯江红，等. 四种缓解化学药物治疗后骨髓抑制中成药对环磷酰胺所致小鼠血虚模型外周血和骨髓象的影响[J]. 中国组织工程研究与临床康复，2007，11（20）：3998.

[3] 孙娟，范旭升. 复方阿胶浆治疗肿瘤放化疗后白细胞减少症[J]. 中国社区医师（医学专业），2012，14（3）：199.

[4] 顾雨芳，张映城，施俊，等. 复方阿胶浆防治胃癌患者化疗后白细胞减少的临床观察[J]. 环球中医药，2012，5（8）：614-616.

[5] 黄忠华，姜亚莉，韩芳. 复方阿胶浆预防化疗所致血象下降的效果观察[J]. 临床合理用药杂志，2016，9（26）：5-6.

[6] 许海玉，王松松，杨洪军，等. 基于网络药理学探析复方阿胶浆辅助治疗肿瘤的作用机制研究[J]. 中国中药杂志，2014，39（16）：3148-3152.

[7] 刘培民，蔡宝昌，尤金花，等. 复方阿胶浆对 Lewis 肺癌的抑瘤作用研究[J]. 中药药理与临床，2005，21（5）：44-47.

[8] 刘培民，秦玉峰，蔡宝昌. 复方阿胶浆对 S180 肉瘤抑瘤增效延长生存期实验[J]. 中成药，2006，28（9）：1366-1369.

[9] 刘培民，田守生，尤金花，等. 复方阿胶浆对体外培养人肺癌 PG 细胞的凋亡作用实验[J]. 时珍国医国药，2006，17（1）：40-43.

[10] 刘培民，郭建平，李龙华. 复方阿胶浆含药血清对胃癌 SGC7901 细胞 Bcl-2 基因表达作用实验[J]. 辽宁中医杂志，2008，35（2）：185-188.

[11] 粟敏，马洪宇，沈继朵，等. 复方阿胶浆对 H22 肝癌荷瘤小鼠 5-FU 化疗的增效减毒作用[J]. 中国实验方剂学杂志，2012，18（20）：216-219.

[12] 孙叙敏，陈信义. 复方阿胶浆对移植性肺癌小鼠脾、胸腺重量指数与脾淋巴细胞增殖影响[J]. 医学信息，2011，24（2）：699-700.

[13] 许海玉，王松松，杨洪军，等. 基于网络药理学探析复方阿胶浆辅助治疗肿瘤的作用机制研究[J]. 中国中药杂志，2014，39（16）：3148-3152.

[14] 练美莲. 复方阿胶浆对小鼠抗疲劳作用的实验研究[J]. 中国医药导报，2006，3（21）：115-118.

[15] 刘培民，周东红，解福生. 复方阿胶浆对小鼠耐寒作用的影响实验[J]. 内蒙古中医药，2005，25（6）：29-30.

[16] 刘培民，胡永水，周东红. 复方阿胶浆对小鼠耐缺氧作用的研究[J]. 河南中医学院学报，2005，20（121）：32-35.

[17] 徐瑞荣，沈利萍. 复方阿胶浆治疗贫血的临床疗效观察[J]. 中国实验方剂学杂志，2013，19（3）：289-291.

[18] 徐雁霞. 复方阿胶浆联合促红细胞生成素治疗肾性贫血 28 例疗效观察[J]. 中国医药导报，2008，5（27）：62-63.

[19] 李艳芳，马丹丽，李道成，等. 复方阿胶浆治疗产后贫血患者的临床疗效观察[J]. 广州中医药大学学报，2018，35（4）：599-605.

[20] 田霞，邬晓娜，姜泽轩，等. 复方阿胶浆配合葡萄糖硫酸亚铁用于产后贫血的疗效观察[J]. 国际中医中药杂志，2012，34（11）：6-7.

[21] 陈东玉. 复方阿胶浆联合根除幽门螺杆菌治疗 Hp 阳性缺铁性贫血 114 例[J]. 中国民间疗法，2015，23（6）：73-74.

[22] 陈玉清，周东，张文荟，等. 复方阿胶浆治疗血液病 60 例[J]. 临床医学，2012，32（8）：115-116.

[23] 张宇航，李要轩，李雁. 复方阿胶浆对恶性肿瘤化疗后白细胞减少症的临床观察[J]. 中医中药，2010，17（12）：77-78.

[24] 李增变，纠三伟. 复方阿胶浆治疗干燥综合征导致的白细胞减少症 50 例[J]. 中国民间疗法，2016，24（7）：71-72.

[25] 李金成，罗成贵，黄星尧，等. 复方阿胶浆联合重组人白介素-11 治疗老年性化疗血小板减少症的临床研究[J]. 中国医药导刊，2015，17（7）：695-696.

[26] 李娜，陈信义，李潇，等. 复方阿胶浆治疗癌因性疲乏的临床观察[J]. 中华中医药杂志，2013，28（2）：565-567.

[27] 李华碧，周琪敏. 复方阿胶浆联合个性化综合护理对宫颈癌化疗致骨髓抑制及癌疲乏的影响[J]. 中国肿瘤临床与康复，2017，24（7）：884-887.

[28] 姚桂初，张德明. "复方阿胶浆"治疗神经衰弱症 25 例临床观察[J]. 基层医学论坛，2004，8（2）：141-142.

阿胶补血口服液（颗粒、膏）

【药物组成】 阿胶、熟地黄、党参、黄芪、枸杞子、白术。

【处方来源】 研制方。《中国药典》（2015 年版）。

【功能与主治】 补益气血，滋阴润肺。用于气血两虚所致的久病体弱、目昏、虚劳咳嗽。

【药效】　主要药效如下：

1. 促进骨髓造血及红细胞生成　阿胶补血软胶囊能明显增强失血性贫血小鼠肌力和耐力，同时促进造血的作用明显，促进骨髓造血干/祖细胞增殖和分化，使红系造血祖细胞集落生成增加。通过刺激 EPO 的分泌，作用于红系造血细胞表面受体，加速血红蛋白合成及幼红细胞的生成，从而提高血红蛋白含量及红细胞数量[1]。

能够显著提高溶血性贫血小鼠外周血红细胞、血红蛋白、血细胞比容水平，对血细胞的生成有促进作用。对环磷酰胺所致骨髓抑制小鼠模型，阿胶补血软胶囊和阿胶补血膏均能够刺激骨髓造血细胞的增殖和分化，增加白细胞、红细胞和血小板计数及提高血红蛋白含量[2]。

2. 升高外周血白细胞　本品能提高各种贫血动物模型的红细胞、白细胞、血小板计数和血红蛋白水平。显著提高失血和溶血小鼠的红细胞计数和血红蛋白含量，并提高白细胞和血小板计数。对环磷酰胺化疗及 ^{60}Co-γ 射线所致的白细胞减少症小鼠模型，本品有较好的补血及升高白细胞的作用[3]。

3. 增强机体的免疫功能　黄芪、党参、白术、枸杞子有较好的提高免疫功能的作用，实验研究分别给予阿胶补血软胶囊和阿胶补血膏灌胃小鼠，二者均能提高正常小鼠腹腔单核巨噬细胞吞噬速率和吞噬指数。在鸡红细胞致小鼠抗体生成试验中，也可提高小鼠体液免疫水平，提示本品可有效增强小鼠非特异性免疫功能[4,5]。

4. 抗辐射损伤　制备 ^{60}Co-γ 照射的小鼠模型，给予阿胶补血膏治疗，与生理盐水对照组相比，阿胶补血膏治疗组的死亡率明显低于生理盐水组，表明本品具有抗辐射作用[6]。

5. 抗疲劳，耐缺氧和寒冷　给予脾虚小鼠模型阿胶补血膏，给药后进行游泳实验，结果显示本品具有显著的抗疲劳作用[6]。阿胶补血软胶囊灌胃治疗，能显著提高小鼠耐缺氧能力，明显延长生存时间[8]。给予实验组小鼠阿胶补血膏灌胃，其耐寒冷能力也明显提高[6,7]。

【临床应用】　主要用于缺铁性贫血及继发性贫血之气血两虚证。

1. 缺铁性贫血　阿胶补血口服液适用于气血两虚所致的久病体弱的贫血患者，症见食少纳呆，面色无华，舌淡苔薄白，脉细弱。

有报道口服复方阿胶补血颗粒，辅以小剂量硫酸亚铁治疗消化性溃疡引起的缺铁性贫血，疗效优于常规剂量硫酸亚铁治疗的对照组[9,10]。

2. 继发性贫血和白细胞减少症　阿胶补血口服液用于失血性贫血及药物、放疗、化疗、职业因素引起的继发性贫血和白细胞减少症[9,10]。有报道将本品作为对照药治疗血虚证的大样本临床研究，结果益血生胶囊治疗组与阿胶补血口服液对照组均能显著升高血虚患者的白细胞、红细胞数和血红蛋白量[11]。

【不良反应】　尚不明确。

【使用注意】　①本品为气血双补之药，咳嗽痰多，脘腹胀痛，纳食不消，腹胀便溏者不宜服用；②服本品时不宜同时服用藜芦或其制剂；不宜和感冒类药同时服用；③高血压，糖尿病患者或正在接受其他药物治疗者应在医师指导下服用；④服药期间出现食欲不振，恶心呕吐，腹胀便溏者应去医院就诊；⑤对本品过敏者禁用，过敏体质者慎用。

【用法与用量】　口服液：每支 20ml，口服，每次 20ml，早晚各 1 次。颗粒：每袋 4g，开水冲服，每次 1 袋，每日 2 次。膏剂：每瓶 300g，口服，每次 20g，早晚各 1 次。

参 考 文 献

[1] 朱路平，赵宜红，孙曼，等. 阿胶补血软胶囊对小鼠失血性贫血的影响[J]. 世界中医药，2013，8（4）：434-436.
[2] 吴翠萍. 阿胶补血软胶囊的主要药效学研究[D]. 郑州：郑州大学，2012.
[3] 赵新年，刘同祥，王伟，等. 阿胶补血口服液补血升白作用的研究[J]. 中国中医药科技，2003，10（6）：341-342.
[4] 刘子明，何永侠，杨景华，等. 阿胶补血软胶囊对小鼠免疫功能的影响[J]. 河南中医，2014，34（11）：2107-2109.
[5] 曾庆华，丁士伦. 阿胶补血膏的药效学研究[J]. 食品与药品，2007，9（1）：34-35.
[6] 李宗铎，董玉秀，林泽田，等. 阿胶补血膏的药理研究[J]. 中药药理与临床，1989，（6）：34-35.
[7] 张兴岐，俞腾飞，彭秀杰，等. 阿胶补血膏药效学研究[J]. 包头医学院学报，2003，19（4）：265-267.
[8] 李寅超，吴翠萍，杨景华，等. 阿胶补血软胶囊原料对小鼠的急性毒性及耐缺氧作用[J]. 中国医院药学杂志，2011，31（23）：1942-1944.
[9] 山东省中医院，平阴县人民医院. 阿胶制剂临床小结、新药申报资料. 1992
[10] 刘济纯，彭海洪，刘翠华. 口服复方阿胶补血颗粒加小剂量硫酸亚铁在治疗消化性溃疡引起缺铁性贫血的临床研究[J]. 实用临床医药杂志，2013，1：67-68.
[11] 迟晓娟，武伯军，胡广，等. 益血生胶囊治疗血虚证患者的临床疗效[J]. 中国药物经济学，2015，8：75-77.

养血饮口服液（胶囊、片）

【药物组成】　当归、黄芪、鹿角胶、阿胶、大枣。

【处方来源】　金·李东垣《兰室秘藏》。国药准字 Z22021226。

【功能与主治】　补气养血，益肾助脾。用于气血两亏，崩漏下血，体虚羸弱，血小板减少及贫血，对放疗和化疗后引起的白细胞减少症有一定的治疗作用。

【药效】　主要药效如下：

1. 促进骨髓造血功能　养血饮口服液由当归、黄芪、大枣等药物组成，能增加外周血红细胞、白细胞数及血红蛋白量，显著提高多能造血干/祖细胞、粒单系和红系祖细胞的数量[1]，并促进各类血细胞的生成、发育和成熟[2]。当归对离体细胞内 2，3-二磷酸的生成有促进作用，通过降低血红蛋白与氧的亲和力，促进带氧血红蛋白在组织中释放氧，从而增加了红细胞运输氧的功能。

小儿营养性缺铁性贫血中医辨证主要为脾胃虚弱型和心脾两虚型。脾虚则运化水谷精微功能不足，胃弱则腐熟受纳功能受阻，导致贫血发生[3]。养血饮口服液为治疗贫血提供了原料，并通过改善患儿脾胃功能，促进食物中铁的消化吸收，促进蛋白合成，使贫血得到改善[4]。

2. 升高 EPO　实验显示失血性贫血小鼠模型，经高剂量本品治疗后，不仅外周血红蛋白含量和红细胞数量均增加，而且 EPO 的含量也高于对照组，提示其促进红系造血的作用可能与增加 EPO 的含量有关[5]。

3. 升高化疗所致的血细胞减少　本品能够通过改善骨髓微循环，促进造血细胞增殖，而有效地拮抗因化疗引起的骨髓抑制，使患者外周血白细胞、血小板计数均显著升高[6,7]。

4. 增强机体的免疫功能　养血饮口服液能提高机体的体液及细胞免疫功能，采用本品治疗环磷酰胺注射小鼠模型，可增加小鼠的体重，升高外周血白细胞数，提高胸腺和脾脏指数等，提示养血饮口服液还具有增强机体免疫功能的作用[8]。

【临床应用】 主要用于缺铁性贫血、化疗后白细胞与血小板减少之气血两虚证。

1. 缺铁性贫血 养血饮口服液适用于气血两虚所致的体虚羸弱,神疲倦怠,面色萎黄,气短懒言的贫血患者。可显著增加骨髓造血细胞的数量,升高外周血红细胞数和血红蛋白量。并促进食物中铁的消化吸收,从而改善贫血症状[1,9]。

2. 化疗所致的白细胞与血小板减少 化疗后骨髓造血及脾胃的功能均受到不同程度的抑制,本品可刺激骨髓造血功能,养血补气健脾,用于治疗化疗所致的骨髓抑制,可增加白细胞和血小板计数[6,7]。

【不良反应】 尚不明确。

【使用注意】 ①忌油腻食物;②外感或实热内盛者不宜服用;③孕妇慎用;④本品宜饭前服用;⑤按照用法用量服用,小儿应在医师指导下服用;⑥对本品过敏者禁用,过敏体质者慎用。⑦儿童必须在成人监护下使用。

【用法与用量】 口服液:口服,每次1支,每日2次。胶囊:口服,每次4粒,每日2次。片剂:口服,每次4片,每日2次。

参 考 文 献

[1] 张桂玲, 卢青军, 李永申, 等. 养血饮口服液与硫酸亚铁对照治疗小儿缺铁性贫血 100 例[J]. 中国新药杂志, 2002, 11(3): 232-234.

[2] 张丙宏, 刘仲熊, 李祥民. 健脾生血冲剂治疗小儿缺铁性贫血的临床观察[J]. 临床血液学杂志, 1999, 12(3): 131-132.

[3] 宋述财, 许华. 健脾补血冲剂治疗小儿营养性缺铁性贫血[J]. 中医研究, 1997, 10(2): 37-39.

[4] 孙远岭, 江育仁, 尤汝娣. 运脾方治疗儿童缺铁性贫血的临床研究及机制探讨[J]. 山东中医杂志, 1998, 17(9): 197-198.

[5] 赵庆峰, 张大方, 刘同彦, 等. 养血饮口服液对失血性贫血小鼠的影响[J]. 通化师范学院学报, 2016, 37(4): 44-45.

[6] 陈天池, 文海英, 秦志丰, 等. 养血饮口服液治疗化疗后白细胞与血小板减少 32 例临床观察[J]. 时珍国医国药, 2007, 18(4): 976-979.

[7] 刘龙, 秦志丰, 余志红. 养血饮口服液治疗化疗导致骨髓抑制 39 例临床观察[J]. 中华实用中西医杂志, 2005, 113-114.

[8] 李丽静, 李晶, 刘同彦, 等. 养血饮口服液对免疫系统的影响[J]. 吉林中医药, 2018, 38(6): 697-699.

[9] 王艳荣. 速力菲和养血饮口服液治疗小儿缺铁性贫血 16 例临床观察[J]. 邯郸医学高等专科学校学报. 2004, 17(2): 117-118.

二、益气生血类

当归补血丸（颗粒、口服液）

【药物组成】 当归、黄芪。

【处方来源】 金·李东垣《内外伤辨惑论》。《中国药典》(2015 年版)。

【功能与主治】 补养气血,用于气血两虚证。

【药效】 主要药效如下:

1. 促进骨髓造血功能 当归补血汤可显著上调贫血小鼠骨髓细胞促增殖和抗凋亡相关 Bcl-2 基因,以及细胞增殖分化相关 c-myc 基因的表达,说明本品能够促进骨髓细胞增殖并抑制其凋亡[1]。

当归补血汤可通过补气生血,改善骨髓微环境及基质细胞的状态,增强骨髓细胞之间的黏附,从而促进机体的造血功能。作用于骨髓间充质干细胞(BMSCs),促使其上调 EPO 基因表达,并促进 EPO 的分泌[2]。

2. **增强机体的免疫功能** 当归补血汤可改善 ^{60}Co-γ 辐射损伤小鼠的一般体况,使其外周血淋巴细胞、CD4$^+$、CD8$^+$ T 淋巴细胞免受损伤,维持 CD4$^+$/CD8$^+$值的平衡状态。激发机体髓外造血,保护免疫器官,改善免疫功能[3]。此外,还能够升高血虚大鼠 IL-2、IL-6 水平,是其增强机体免疫功能的机制之一[4]。

胸腺、脾脏指数在一定程度上反映了机体的免疫功能,环磷酰胺(CTX)化疗后小鼠的胸腺、脾脏指数均明显低于荷瘤组,而当归补血汤治疗后,两脏器的指数明显升高,说明本品可对抗 CTX 引起的免疫器官受损,保护机体的免疫功能[5]。本品还能有效地提高中晚期肺癌化疗患者的免疫功能,治疗组的免疫球蛋白水平明显高于对照组,同时又升高白细胞和血小板计数[6]。

当归补血汤可明显提高受化疗药物作用小鼠的红细胞 C3b 受体花环率,并促进 IL-2 的产生。小鼠化疗前预防性用当归补血汤,其疗效更加显著,红细胞 C3b 受体花环和免疫复合物花环百分率均明显高于对照组,说明本品可调节免疫作用,减轻化疗药物对红细胞免疫黏附功能的损伤[7](图 17-1)。

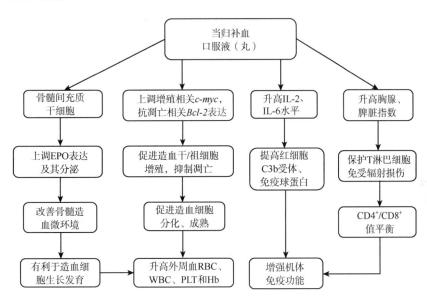

图 17-1 当归补血口服液(丸)治疗贫血的作用及机制

3. **抑制肿瘤细胞增殖** 本品含药血清研究显示能抑制人肺癌 A549、SPCA1 肿瘤细胞的生长,阻滞细胞周期停滞在 G$_2$/M 期,并诱导肿瘤细胞凋亡[8]。在肿瘤接种当日给予本品治疗荷瘤小鼠,给药组肿瘤生长速度明显减慢,生存时间显著延长[9]。对人肝癌 SMMC-7721 细胞也具有抑制增殖作用,呈时间和剂量依赖性[10]。

4. **改善冠心病心肌缺氧** 通过扩张冠状动脉,增加冠脉血流量,改善心肌缺氧状态,使冠心病心绞痛的临床症状和缺血性心电图得到改善[11]。在常规治疗基础上加用本品,能明显改善心肌梗死患者心功能,治疗后脉冲多普勒超声心动图测定射血分数(EF)、舒张晚期血流峰值速度(A)、舒张早期血流峰值速度(E)和 A/E 值,都较治疗前有明显改善[12]。

5. 延缓衰老及保护神经元　本品通过补气活血能够减轻脑缺血后的病理损伤，保护神经元和血管内皮细胞，改善脑组织的血液循环，促进脑生理功能的恢复。本品治疗阿尔茨海默病（AD）动物模型，具有改善记忆的作用，海马区组织显示锥体细胞数明显高于对照组[13]。

6. 修复胃肠道上皮细胞黏膜屏障功能　可通过免疫调节，增强网状内皮细胞吞噬功能，促进淋巴细胞转化率，对治疗慢性萎缩性胃炎伴异型增生有一定疗效[14]。抗菌作用即对 Hp 有抑制作用，清除氧自由基和抗氧化，对异型增生有较好的抑制和逆转作用。治疗溃疡性结肠炎大鼠，可改善其肠道上皮细胞黏膜屏障功能[15]。

【临床应用】　主要用于缺铁性贫血、慢性病贫血之气血两虚证。

1. 缺铁性贫血　当归补血口服液可通过健脾益气补血，治疗脾胃虚弱气血化源不足所致的气血两虚证，症见气短乏力，面色苍白或萎黄，头晕心悸，四肢倦怠，舌淡苔薄，脉细弱等证候。加味当归补血汤联合维铁缓释片治疗缺铁性贫血的总有效率明显高于单用铁剂对照组[16]。本品联合琥珀酸亚铁治疗缺铁性贫血，有助于提高疗效，血红蛋白及血清铁蛋白指标均显著优于对照组[17]。

2. 慢性病贫血　本品适用于慢性病贫血之气血两虚证，当归补血汤能通过对造血祖细胞、红细胞、EPO 造血生长因子等的影响而改善骨髓造血功能，从而对癌性贫血、肾性贫血、老年人工股骨头置换术后的贫血均有较好的疗效[18-21]。

3. 肿瘤放化疗的辅助治疗　本品可增强肿瘤术后化疗患者的免疫功能，减轻化疗所致的毒副作用，并提高生活质量，观察组的生活质量 KPS 明显提高，免疫球蛋白 IgG、IgM 也显著增高，且 $CD4^+/CD8^+$ T 淋巴细胞比值上升[22-24]。与化疗药物联用对骨髓有保护作用，可改善骨髓的造血微环境，促进造血干/祖细胞增殖，并上调造血生长因子基因的表达[25-27]。

4. 冠心病心绞痛　本品对冠心病心绞痛具有一定的疗效，可通过扩张冠状动脉，增加冠脉血流量，改善心肌缺氧状态，缓解患者心绞痛症状[11]。在常规治疗的基础上加用本品，能明显改善心肌梗死患者的心功能和射血分数[12]。

5. 慢性萎缩性胃炎及溃疡性结肠炎　本品治疗慢性萎缩性胃炎伴异型增生有较好的疗效，使胃黏膜腺体萎缩好转，异型增生好转，其作用机制为调节免疫及抑制 Hp[14]。当归补血汤加味治疗可缓解溃疡性结肠炎的症状，其通过对肠黏膜屏障的修复发挥作用[15]。

6. 血虚发热　对骨折术后、产后等所致的血虚发热有较好的疗效[29-31]，在常规治疗基础上，加本品治疗骨折术后血虚发热型患者的效果明显，患者的体温及血虚发热症状评分均明显下降。

【不良反应】　尚不明确。

【使用注意】　①忌油腻食物。②高血压患者慎用。③本品宜饭前服用。④月经提前量多，色深红或经前、经期腹痛拒按，乳房胀痛者不宜服用。⑤按照用法用量服用，小儿及孕妇应在医师指导下服用。⑥服药 2 周或服药期间症状无改善，或症状加重，或出现新的严重症状，应立即停药并去医院就诊。⑦对本品过敏者禁用，过敏体质者慎用。⑧本品性状发生改变时禁止使用。⑨儿童必须在成人监护下使用。⑩请将本品放在儿童不能接触的地方。⑪如正在使用其他药品，使用本品前请咨询医师或药师。

【用法与用量】 丸剂：口服，每次 9g，每日 2 次。颗粒：口服，每次 10g，每日 2～3 次。口服液：口服，每次 10ml，每日 2 次。

参 考 文 献

[1] 唐干益，詹晓敏，李敏，等. 当归补血汤对小鼠骨髓间充质干细胞增殖的影响及作用机制[J]. 广东药学院学报，2014，30（5）：612-615.

[2] 杨岚，张力华，周毅. 当归补血汤对骨髓抑制小鼠骨髓细胞增殖的影响[J]. 中国组织工程研究与临床康复，2007，11（3）：538-539.

[3] 冯璟，于远望. 当归补血汤对辐射损伤小鼠免疫功能的影响[J]. 中医药导报，2016，22（13）：17-20.

[4] 苗明三，方晓艳. 当归补血汤多糖对大鼠血虚模型血清 IL-2，IL-6，EPO 水平的影响[J]. 中国现代应用药学杂志，2004，21（3）：179-181.

[5] 陈鹊汀，刘智勤，朱惠学，等. 当归补血汤对荷瘤小鼠化疗后免疫功能的影响[J]. 时珍国医国药，2010，21（1）：120-121.

[6] 王海波，陈鹊汀，李鹤飞，等. 当归补血汤对中晚期肺癌化疗后免疫功能的影响[J]. 中医学报，2014，29（11）：1553-1554.

[7] 付勤，王莉. 当归补血汤对化疗小鼠红细胞黏附功能及 IL-2 免疫调节作用的影响[J]. 中国实用医药，2008，3（11）：70-71.

[8] 龚继勇. 当归补血口服液对肿瘤放疗的增效作用研究[D]. 济南：山东中医药大学，2015.

[9] 孙玉敏，宋福成，吴晓光. 当归补血汤抑制荷瘤小鼠肿瘤生长的作用[J]. 现代生物医学进展，2006，6（9）：31-32.

[10] 李军昌，赵建斌，刘颖格，等. 当归补血汤血清抑制人肝癌细胞 SMMC-7721 的增殖作用[J]. 医学争鸣，2003，24（5）：436-437.

[11] 赵倩，赵明理. 当归补血汤对心肌梗塞患者心功能的影响观察[J]. 河北中医药学报，2003，18（1）：12-13.

[12] 王波. 当归补血汤加味治疗冠心病心绞痛临床观察[J]. 天津中医药，2000，17（3）：4-5.

[13] 刘建春，杨婉芳，季新燕，等. 当归补血汤的现代药理研究及其防治阿尔茨海默病的探讨[J]. 中华中医药学刊，2015，33（4）：840-843.

[14] 余道兵. 当归补血口服液对慢性萎缩性胃炎伴异型增生的逆转治疗[J]. 咸宁学院学报（医学版），2005，19（2）：113-114.

[15] 臧凯宏，姚旭芳，任远，等. 当归补血汤对溃疡性结肠炎大鼠肠道黏膜屏障功能的影响[J]. 中国临床药理学杂志，2016，32（10）：905-908.

[16] 庹小刚，唐萍，周正荣. 加味当归补血汤联合维铁缓释片治疗缺铁性贫血的临床观察[J]. 世界最新医学信息文摘，2017，17（32）：93.

[17] 廖安军. 当归补血汤联合琥珀酸亚铁联合治疗儿童缺铁性贫血的临床分析[J]. 大家健康（学术版），2015，（13）：108-109.

[18] 童延清，侯火明. 当归补血汤治疗贫血机制研究进展[J]. 江西中医药，2006，37（2）：62-63.

[19] 曹娟，黄宇玫. 当归补血汤治疗癌性贫血的实验研究[J]. 江西中医药大学学报，2013，25（6）：69-71.

[20] 李小生，唐杨. 当归补血汤加味联合促红细胞生成素治疗肾性贫血的临床效果观察[J]. 中国当代医药，2013，20（35）：108-109.

[21] 刘浩，郭永林. 当归补血汤治疗老年人工股骨头置换术后贫血的疗效观察[J]. 湖南中医杂志，2013，29（12）：74-75.

[22] 李宝鸿，廉南. 加味当归补血汤对肿瘤患者放化疗增效减毒作用的临床观察–附：392 例病例报告[J]. 成都中医药大学学报，2005，28（2）：7-9.

[23] 陈鹊汀，朱惠学，刘智勤，等. 当归补血汤对肿瘤术后化疗增效减毒作用的临床观察[J]. 医学研究与教育，2008，25（6）：54-55.

[24] 黄朝忠，刘智，苏颖. 当归补血汤对肿瘤化疗增效减毒作用的研究进展[J]. 吉林中医药，2014，34（9）：962-964.

[25] 谈发明，刘颜，陈茂华，等. 当归补血汤对肿瘤放、化疗导致的骨髓抑制的保护作用[J]. 湖北中医杂志，2014，36（8）：77-78.

[26] 蒋立峰，刘怀民. 当归补血汤防治肿瘤化疗后骨髓抑制临床观察[J]. 中医学报，2013，28（4）：475-477.

[27] 李燕. 当归补血汤防治肿瘤化疗后骨髓抑制的临床探讨[J]. 中国医药科学，2013，3（18）：110-111.

[28] 张韵. 当归补血汤治疗慢性溃疡性结肠炎 59 例[J]. 云南中医中药杂志，1994，（5）：12.

[29] 潘赐明，张帆，潘璺玉，等. 李东垣用当归补血汤治血虚发热探析[J]. 现代中医药，2016，36（3）：63-65.

[30] 曾宪辉，廖成静，梁俊，等. 当归补血汤治疗骨科骨折术后血虚发热疗效观察[J]. 亚太传统医药，2014，10（23）：114-115.

[31] 陈海霞，谷晓芬. 当归补血汤加味治疗产后发热 68 例[J]. 陕西中医，2014，35（7）：797-798.

（浙江中医药大学附属第一医院 庄海峰、高瑞兰）

生血宝颗粒（合剂）

【药物组成】 制何首乌、黄芪、女贞子、桑椹、墨旱莲、白芍、狗脊。

【处方来源】 研制方。《中国药典》（2015 年版）。

【功能与主治】 滋养肝肾，益气生血。用于肝肾不足、气血两虚所致的神疲乏力、腰膝酸软、头晕耳鸣、心悸、气短、失眠、咽干、纳差食少。放化疗所致的白细胞减少症，缺铁性贫血见上述证候者。

【药效】 主要药效如下：

1. **促进骨髓造血功能** 生血宝具有刺激造血干/祖细胞增殖，促进血细胞生成的作用，能升高外周血白细胞、红细胞计数和血红蛋白量。还有补精以生血、增强机体免疫功能，减轻化学药物对 DNA 的损伤等作用，是其健脾、益气、生血的药效学基础[1-4]。

2. **保护放化疗所致的骨髓损伤** 生血宝对放射线照射所致骨髓抑制和血细胞减少具有保护作用，对 $^{60}Co\text{-}\gamma$ 照射的血虚小鼠模型，能显著提高血红蛋白量，升高红细胞数，并增加免疫器官的重量[5]。本品对化学药物引起的白细胞、血小板减少也有较快的恢复作用，与环磷酰胺联合治疗 S180 荷瘤小鼠，可对抗化疗引起的体重减少，改善环磷酰胺所致的骨髓抑制，提高造血功能，升高骨髓有核细胞数及外周血白细胞数[6]。

3. **促进铁的吸收和利用** 本品可改善缺铁性贫血大鼠的缺铁状态，通过提高血清铁、铁饱和度及血清铁蛋白含量，降低总铁结合率与红细胞游离原卟啉，从而升高红细胞数和血红蛋白量，纠正红细胞的小细胞、低色素状态[7]。大鼠缺铁性贫血模型在应用硫酸亚铁的情况下，加用生血宝治疗，血色素及血清铁的恢复状况明显优于单用铁剂对照组[8]。

4. **增强机体的免疫功能** 机体的免疫稳定状态及免疫监视功能失常均可导致肿瘤的发生，而肿瘤放化疗又会导致免疫功能受损。生血宝具有增强机体免疫功能的作用，使中药大黄所致脾虚小鼠模型的 T 淋巴细胞数、溶血空斑数及 E-玫瑰花结形成数显著增多[5]。对大剂量环磷酰胺腹腔注射的小鼠模型，能增强单核巨噬细胞的吞噬功能，提高血清溶血素，增强迟发性超敏反应强度和脾脏、胸腺的重量指数[9]。

【临床应用】 主要用于缺铁性贫血之肝肾不足，气血两虚证。

1. **缺铁性贫血** 生血宝颗粒适用于气血两虚而见神疲乏力，气短懒言，纳差食少，口燥咽干，腰膝酸软的贫血患者，能够促进铁在体内的吸收和利用。

本品联合生血宁片治疗妊娠期缺铁性贫血患者，治疗组的有效率明显高于单用生血宁片组，且红细胞计数、血红蛋白量、血清铁和铁蛋白饱和度水平均显著升高，从而改善机体的缺铁状况[10,11]。

2. **肿瘤放化疗所致的血细胞减少** 生血宝合剂可减轻化疗所致的骨髓抑制，提升白细胞、血小板计数和血红蛋白量，改善化疗后乏力，提高患者的生活质量[12,13]；联合红细胞生成素对化疗相关性贫血的疗效显著[14]。随机双盲、平行对照、多中心临床试验显示本品能防治非小细胞肺癌化疗引起的白细胞减少症，并改善患者化疗后癌性疲乏[15]。在其他恶性肿瘤化疗时，应用本品也能减轻化疗所致的白细胞减少症和贫血[16,17]。

3. **再生障碍性贫血** 再生障碍性贫血的发生是由于各种致病因素，导致骨髓造血干细胞增殖分化能力衰竭，生血宝能改善骨髓抑制，提高造血功能，刺激骨髓造血干/祖细胞增殖，从而促进血细胞生成[18]。

【不良反应】 尚不明确。

【使用注意】 生血宝中主要含有一些滋阴、补肝肾的药，适用于肝肾阴虚的患者，不适用于体质虚寒及体内有痰湿的患者。应根据个体的病情和体征，合理选择补血药，不建议滥用补血药。一旦出现过敏反应，应立即停药，严重者及时就医。

【用法与用量】 颗粒：开水冲服，每次 8g，每日 2～3 次。合剂：口服，每次 15ml，每日 3 次。

参 考 文 献

[1] 李静. 生血宝配合常规西药治疗慢性肾衰患者贫血 15 例临床观察[J]. 中医药导报，2007，13（6）：28-29.

[2] 侯冠森. 生血宝治疗肾性贫血 180 例临床观察[J]. 河北中医，2000，22（4）：254-257.

[3] 黎七雄，傅柳松，陈金和，等. 生血宝口服液对小鼠血象的保护作用[J]. 中成药，1997，19（8）：30-32.

[4] 高顺国. 生血宝药效学及临床试验报告[J]. 实用医药杂志，2003，10（1）：76-77.

[5] 邵林，王玲. 生血宝益气生血实验研究[J]. 山东中医杂志，2002，21（2）：103-104.

[6] 赵岗，惠爱武，杨甫昭，等. 生血宝合剂与环磷酰胺合用治疗 S180 的增效作用和升高白细胞作用[J]. 陕西中医，2011，32（9）：1252-1253.

[7] 邱赛红，耿强，汤淮波，等. 生血宝颗粒对缺铁性贫血模型大鼠治疗作用的实验研究[J]. 中国医药导刊，2007，9(2)：143-145.

[8] 高顺国，张俊伟，邱赛红，等. 生血宝颗粒对缺铁性贫血大鼠模型铁吸收利用影响的实验研究[J]. 上海中医药杂志，2005，39（8）：56-58.

[9] 邱赛红，汤淮波，李飞艳，等. 生血宝颗粒对免疫作用影响的实验研究[J]. 湖南中医杂志，2003，19（5）：52-55.

[10] 唐启盛. 中成药临床应用指南·气血津液疾病分册[M]. 北京：中国中医药出版社，2018.

[11] 彭舟丽. 生血宝合剂联合生血宁片治疗妊娠期缺铁性贫血的疗效观察[J]. 现代药物与临床，2017，32（5）：856-859.

[12] 程纬民. 生血宝合剂治疗化疗后白细胞减少症临床观察[J]. 国际检验医学杂志，2013，34（16）：2185-2186.

[13] 訾建杰. 生血宝合剂治疗肿瘤化疗后贫血的疗效观察[J]. 国际老年医学杂志，2018，3：145-148.

[14] 李磊，宋海斌，钟敏钰. 生血宝合剂联合重组人促红细胞生长素治疗化疗相关性贫血的临床研究[J]. 实用中西医结合临床，2016，16（9）：4-6.

[15] 何斌，杨宇飞，褚亚军，等. 生血宝合剂治疗非小细胞肺癌患者化疗后白细胞减少症 210 例多中心随机、双盲对照临床研究[J]. 中医杂志，2017，58（9）：763-767.

[16] 赵晓龙，常铁玲. 生血宝治疗肿瘤患者白细胞减少症 120 例临床观察[J]. 山西医药杂志，2012，41（19）：1031-1032.

[17] 张良玉，唐海涛. 生血宝合剂防治紫杉醇化疗所致白细胞减少 78 例观察[J]. 中国伤残医学，2012，20（7）：77-78.

[18] 闫艳，王文焕，王智. 生血宝合剂联合环孢素 A 治疗再生障碍性贫血的疗效观察[J]. 河北联合大学学报（医学版），2012，14（2）：191-192.

（浙江中医药大学附属第一医院 胡致平、高瑞兰）

❀ 生 血 宁 片 ❀

【药物组成】 蚕沙提取物。

【处方来源】 研制方。国药准字 Z20030088。

【功能与主治】 益气补血。用于轻、中度缺铁性贫血属气血两虚证者，症见面部、肌肤萎黄或苍白，神疲乏力，眩晕耳鸣，心悸气短，舌淡或胖，脉弱等。

【药效】 主要药效如下：

1. 调节铁代谢 建立肾性贫血与铁过载慢性肾损伤两种小鼠模型，生血宁片治疗能有效地升高红细胞、网织红细胞计数和血红蛋白水平，增加血清铁，上调造血干细胞生长因子（SCF）水平，降低丙二醛（MDA）含量。对肾性贫血和铁过载慢性肾损伤小鼠具有防治和保护作用，可改善肾脏病理损伤，降低铁过载的血清铁、血清总胆红素、TNF-α、IL-6、超敏 C 反应蛋白（hs-CRP）、活性氧（ROS）和肾组织 8-羟脱氧鸟苷（8-OHdG）含量，提高总抗氧化能力[1]。

2. **促进骨髓造血功能**　生血宁片能促进小鼠骨髓红系、粒系造血祖细胞的增殖，升高外周血网织红细胞数。减轻乙酰苯肼所致溶血性贫血小鼠外周血红细胞的破坏及血红蛋白的降低。对失血性贫血大鼠可促进红细胞、血红蛋白和网织红细胞恢复正常，并提高血清铁含量和转铁蛋白饱和度[2]。治疗环磷酰胺所致骨髓抑制小鼠模型，可显著升高外周血象，上调骨髓细胞 IL-3、SCF mRNA 的表达[3]。

本品治疗甲状腺功能亢进患者的白细胞减少症有效，其通过刺激骨髓造血细胞增殖，动员粒细胞从骨髓释放入血液，其作用与抗氧化保护及调节免疫功能有关[4]。生血宁片能够降低维持性血液透析肾性贫血患者 hs-CRP、TNF-α、IL-6 水平，减轻患者因长期使用红细胞生成素及铁剂所带来的微炎症风险[5,6]。

3. **减轻放化疗毒副作用及增强免疫功能**　生血宁片联合鲨肝醇用于肿瘤放化疗患者，其生活质量 KPS、体重及白细胞计数均明显高于对照组。治疗后患者的 T 淋巴细胞亚群，CD3[+]、CD4[+]、CD4[+]/CD8[+]细胞比例均显著高于对照组，而 IL-23、IL-17 水平则降低，提示其具有减轻化疗毒副作用及增强细胞免疫的作用[7,8]（图 17-2）。

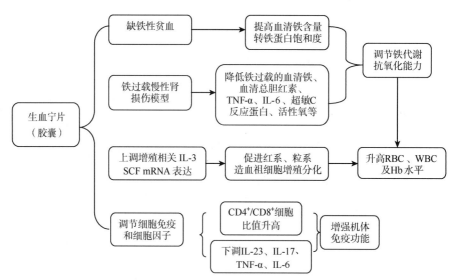

图 17-2　生血宁片治疗贫血的作用及机制

【临床应用】　主要用于缺铁性贫血属气血两虚证者。

1. **缺铁性贫血**　生血宁片适用于缺铁性贫血见面色萎黄，神疲乏力，眩晕耳鸣，心悸气短，舌淡或胖，脉弱等气血两虚证的患者。

大剂量生血宁片治疗成年缺铁性贫血的有效率高，且未见明显不良反应[9]。单用生血宁片治疗儿童缺铁性贫血，治疗组的红细胞、血红蛋白、红细胞平均体积、红细胞平均血红蛋白量，以及红细胞平均血红蛋白浓度等均明显提高[10,11]。

本品联合多糖铁复合物胶囊治疗孕妇缺铁性贫血，治疗组的红细胞计数、血红蛋白含量、血清铁、血清铁蛋白、转铁蛋白饱和度水平均显著高于单用铁剂对照组，且不良反应发生率明显低于对照组[12-14]。

2. 肾性贫血 本品联合右旋糖酐铁片和红细胞生成素治疗慢性肾脏病 3、4 期患者，加生血宁片治疗组的血红蛋白、血清铁蛋白、转铁蛋白饱和度上升的幅度高于右旋糖酐铁对照组，且可减少红细胞生成素的用量，表明生血宁片治疗慢性肾病和肾性贫血患者安全有效[15]。

对糖尿病肾病腹膜透析患者，加用生血宁片治疗组的总有效率显著高于对照组，血红蛋白、血清铁蛋白、转铁蛋白饱和度均明显上升，且白蛋白、总氮排出量也高于对照组，表明本品能改善糖尿病肾病腹膜透析患者的贫血状态[16]。

【不良反应】 少数患者用药后可见上腹不适，恶心，个别患者大便次数增多。大量使用后会有黑便，可能是因为量多无法吸收，直接排出体外，而药物经消化后变成黑色。

【使用注意】 属于补血类的药物，对胎儿发育无明显的影响，服用补血药的同时大便呈黑色属正常。服药期间注意复查血常规、血红蛋白、血清铁等相关生化指标，以指导治疗。

【用法与用量】 轻度缺铁性贫血患者，每日 2 次，每次 2 片；中、重度患者，每日 3 次，每次 2 片；儿童患者，每日 3 次，每次 1 片。30 天为 1 个疗程。

参 考 文 献

[1] 李佳桓，林海红，杜钢军. 生血宁对肾性贫血和铁过载慢性肾损伤小鼠的防治作用[J]. 河南大学学报（自然科学版），2017，7（2）：170-176.

[2] 陈云亮，钱伯初，王根才，等. 生血宁片治疗贫血模型鼠的实验研究[J]. 湖北中医学院学报，2005，（1）：11-13.

[3] 黄飞鸿，朱林杰，李迪迪，等. 生血宁片对环磷酰胺致贫血小鼠的作用及机制[J]. 中成药，2016，38（6）：1205-1210.

[4] 谢海鹰，郑承红，徐洁，等. 生血宁片治疗甲亢患者使用他巴唑后白细胞减少[J]. 中国医药科学，2011，（14）：31-32.

[5] 柳永兵，胡大军. 生血宁片在维持性血液透析肾性贫血治疗中减少微炎症风险的临床观察[J]. 中国药房，2016，27（8）：1096-1098.

[6] 易晔，卢远航，冀倩倩. 生血宁和蔗糖铁对血液透析患者贫血、氧化应激及微炎症影响的比较[J]. 中国药房，2016，27（5）：660-662.

[7] 朱彤，饶井芬，任艳玲，等. 生血宁片联合鲨肝醇对肿瘤放化疗患者白细胞数量及细胞免疫功能的影响[J]. 肿瘤药学，2017，7（5）：572-575.

[8] 朱彤，饶井芬，刘承一，等. 生血宁片辅助放化疗对肺癌术后患者 T 淋巴细胞亚群及 IL-23、IL-17 水平的影响[J]. 中国医药导报，2018，15（2）：87-91.

[9] 江娇，杨涛. 不同剂量生血宁片治疗成年缺铁性贫血的疗效比较[J]. 现代临床医学，2012，38（3）：194-195.

[10] 梁萍，楼方. 生血宁片治疗儿童缺铁性贫血的临床研究[J]. 现代预防医学，2011，38（22）：4802-4803.

[11] 周云兰. 生血宁片治疗儿童缺铁性贫血[J]. 临床医学，2009，29（4）：114-115.

[12] 刘丽恒，王小新，王欣. 生血宁治疗妊娠期缺铁性贫血的临床研究[J]. 中国临床医生杂志，2016，44（6）：90-92.

[13] 赵双双. 生血宁片和琥珀酸亚铁片治疗妊娠期贫血患者的临床疗效[J]. 中西医结合心血管病电子杂志，2018，6（31）：39.

[14] 阮晟鸣，吴芝萍，王惠敏，等. 生血宁片联合琥珀酸亚铁片治疗妊娠期缺铁性贫血患者的疗效及对铁代谢的影响[J]. 现代生物医学进展，2018，18（15）：2894-2897.

[15] 林菊，张俊峰，浦坚，等. 生血宁治疗慢性肾脏病患者贫血的疗效观察[J]. 中华肾病研究电子杂志，2016，5（5）：223-226.

[16] 周瑾，郭风玲，董巧荣，等. 生血宁片治疗糖尿病肾病腹膜透析患者肾性贫血的疗效[J]. 中国老年学杂志，2016，36（21）：5383-5384.

（浙江中医药大学附属第一医院 高瑞兰、庄海峰）

益气维血颗粒（胶囊）

【药物组成】　猪血提取物、黄芪、大枣。

【处方来源】　研制方。《中国药典》（2015 年版）。

【功能与主治】　补血益气。用于气血两虚证所致的面色萎黄或苍白、眩晕、神疲乏力、少气懒言、自汗、唇舌色淡、脉细弱；缺铁性贫血见上述证候者。

【药效】　主要药效如下：

1. 补充机体铁的缺乏　益气维血颗粒以猪血提取物为主要原料，富含血红素，能直接被肠黏膜上皮细胞吸收，供机体利用制造红细胞，以提高血红素含量。具有补气、补血及滋阴补肾作用，能促进机体造血功能，加速铁的利用，促进血红蛋白合成，以加快贫血的纠正[1]。

2. 促进骨髓造血功能　益气维血颗粒对缺铁性贫血大鼠模型的复健实验表明，益气维血颗粒具有促进缺铁性贫血大鼠生长发育，迅速提高血红蛋白、红细胞、血细胞比容和平均红细胞血红蛋白浓度的作用，对防治缺铁性贫血有良好效果[2]。

3. 增强机体的免疫功能　本品有效成分生物有机铁除能纠正贫血外，还可增强机体免疫功能，提高食欲，改善营养缺乏状况及患者的临床症状，并具有补益精血、补脾益胃、养血安神的作用[3,4]。

【临床应用】　主要用于缺铁性贫血之气血两虚证。

1. 缺铁性贫血　益气维血胶囊适用于气血两虚证以致面色萎黄，神疲乏力，头晕目眩，唇舌色淡，脉细弱的缺铁性贫血患者。

本品联合琥珀酸亚铁治疗的有效率明显高于单用琥珀酸亚铁对照组，治疗组红细胞、血红蛋白、血清铁蛋白明显升高[5,6]。在常规治疗的基础上，给予本品治疗儿童缺铁性贫血也有较好的疗效，观察组血红蛋白量和红细胞计数均显著优于对照组，且未见明显不良反应[3,7-9]。

对气血两虚型缺铁性贫血有良好的疗效，不仅能升高血清铁、运铁白蛋白饱和度、血清铁蛋白、血红蛋白水平及红细胞数等，而且中医症状评分也有显著改善[10,11]。治疗妊娠期缺铁性贫血，患者的血红蛋白、红细胞和血清铁蛋白数值均显著升高[12]。

2. 肾性贫血　益气维血颗粒可改善肾性贫血患者的贫血状况，通过调节胃肠道功能，促进对血红素铁的吸收；同时，对提高机体免疫功能也有一定的作用[13,14]。

3. 心律失常之气血两虚证　本品不仅能在消化道直接被肠黏膜吸收，在细胞内分解出原卟啉与铁离子，改善贫血症状。同时，其益气维血、宁心定惊的作用对冠心病期前收缩有一定的效果[15]。

【不良反应】　偶见恶心、呕吐、腹泻、便秘，可自行缓解或停药后症状消失。

【使用注意】　①实证、热证者慎用；②感冒者慎用；③用于缺铁性贫血，可合用铁剂以增强疗效，并应结合病因治疗；④服药期间忌食辛辣、油腻、生冷食物；⑤凡脾胃虚弱，呕吐泄泻，腹胀便溏，咳嗽痰多者慎用；⑥按照用法用量服用，孕妇、高血压、糖尿病患者应在医师指导下服用；⑦服药 2 周或服药期间症状无改善，或症状加重，或出现新的严重症状，应立即停药并去医院就诊。

【用法与用量】 颗粒：每包 10g，口服，成人每次 10g，每日 3 次；儿童每次 10g，每日 2 次；3 岁以下儿童每次 5g，每日 2 次；或遵医嘱。胶囊：每粒 0.45g，成人每次 4 粒，每日 3 次；儿童每次 4 粒，每日 2 次；3 岁以下儿童每次 2 粒，每日 2 次；或遵医嘱。

参 考 文 献

[1] 俞朝野，张承，杨红，等. 益气维血颗粒治疗缺铁性贫血 30 例临床观察[J]. 黑龙江中医药，2003，（6）：16-17.

[2] 李佑清，何宝洁，郎建英. 益气维血冲剂对缺铁性贫血大鼠复健的实验研究[J]. 中药新药与临床药理，1994，（2）：25-27.

[3] 陈庆海，袁媛. 益气维血颗粒治疗婴幼儿缺铁性贫血临床疗效观察[J]. 现代医药卫生杂志，2014，30（10）：1570-1571.

[4] 王惠. 益气维血颗粒治疗 DW 增高 36 例[J]. 光明中医，1999，（3）：17-18.

[5] 杨友卫，张秀花，江嘉义. 益气维血胶囊联合琥珀酸亚铁治疗缺铁性贫血临床疗效分析[J]. 临床医学研究与实践，2017，2（1）：61-63.

[6] 杨红，翁雪松，金炜，等. 益气维血颗粒治疗缺铁性贫血 20 例临床观察[J]. 河北中医，2001，23（11）：872-873.

[7] 李敏. 益气维血颗粒治疗小儿缺铁性贫血 35 例疗效观察[J]. 重庆医学，2002，31（1）：61.

[8] 董志巧，吴艺. 铁剂治疗小儿缺铁性贫血的药物经济学分析及用药选择[J]. 儿科药学杂志，2004，10（2）：43-44.

[9] 陈行敏. 四种治疗儿童缺铁性贫血剂药物经济分析[J]. 福建医药杂志，2002，24（5）：119-120.

[10] 谭燕珍，杨业清. 益气维血颗粒治疗缺铁性贫血（气血两虚证）60 例疗效观察[J]. 新中医，2006，38（6）：38-39.

[11] 杨业清. 益气维血颗粒治疗缺铁性贫血的疗效观察[J]. 广东医学院学报，2001，19（4）：289.

[12] 腾宗荣，朱钟治，陈静坤，等. 益气维血治疗妊娠期缺铁性贫血疗效分析[J]. 上海第二医科大学学报，2000，20（5）：453-454.

[13] 白松涛. 妊娠期缺铁性贫血治疗方法的系统性评价[D]. 遵义：遵义医学院，2012.

[14] 米绪华，樊均明，陈辉珍，等. 益气维血颗粒治疗肾性贫血疗效评价[J]. 中国中西医结合肾病杂志，2003，4（10）：592-593.

[15] 祝培勤. 益气维血颗粒治疗冠心病室性早搏 40 例[J]. 中国民间疗法，2009，17（3）：36-37.

三、气血双补类

八珍丸（颗粒）

【药物组成】 熟地黄、党参、当归、炒白芍、炒白术、茯苓、川芎、炙甘草。

【处方来源】 元·朱丹溪《丹溪心法》。《中国药典》（2015 年版）。

【功能与主治】 补气益血。适用于气血两虚者，症见面色萎黄，食欲不振，四肢乏力，月经过多。

【药效】 主要药效如下：

1. 提高骨髓造血功能 八珍丸能提升血虚小鼠和大鼠模型的血红蛋白量和红细胞数，提高血清 EPO 含量，促进大鼠脾条件培养液中 EPO 的生成，提高骨髓有核细胞数和外周血白细胞数。促进环磷酰胺所致血虚大鼠脾淋巴细胞和混合脾淋巴细胞产生集落刺激因子（CSFs），提高正常及骨髓抑制小鼠骨髓粒–单系造血祖细胞（CFU-GM）集落的形成。对 ^{60}Co-γ 照射所致骨髓损伤小鼠也具有刺激造血细胞增殖的作用，并促进 IL-1、IL-2 的分泌。还可通过下调骨髓细胞 Bax mRNA 表达而拮抗骨髓细胞凋亡[1-5]。

2. 增强机体的免疫功能 本品能增强小鼠腹腔巨噬细胞吞噬功能，促进伴刀豆球蛋白 A(Con A)刺激的小鼠脾淋巴细胞 ^{3}H-TdR 掺入，对环磷酰胺所致血虚大鼠可增加 IL-2 的产生。促进氢化可的松所致免疫抑制动物模型淋巴细胞的增殖，拮抗氢化可的松所致小鼠胸腺萎缩。还可提高老龄小鼠及气虚大鼠的红细胞免疫 C3b 受体花环率，降低循环免疫复合物花环率。显著促进 S180 荷瘤小鼠的 NK 细胞活性，增强腹腔巨噬细胞吞噬能力[6-14]。

本品可改善化疗对荷瘤小鼠 T 淋巴细胞的抑制作用，提高其功能活性及分泌细胞因子，还可通过保护免疫器官免受损伤，来增强机体的细胞、体液免疫功能[15,16]。

3. 改善循环系统及心肌缺血　本品可扩张外周血管，增加外周血管的血流量，改善血液微循环。能明显升高休克动物的血压，给药后 1～2 小时，升压作用最明显，12 小时后还有继续升压作用[1]。还可降低老龄大鼠全血黏度、血浆黏度及纤维蛋白原含量，抑制血小板聚集，降低血清总胆固醇及三酰甘油水平等[17]。

【临床应用】　主要用于缺铁性贫血及慢性病贫血之气血两虚证。

1. 缺铁性贫血　八珍丸适用于气虚不能生血，血虚无以化气，气血两虚，以致面色萎黄，食欲不振，乏力，少气懒言，唇甲色淡的缺铁性贫血患者。

本品治疗缺铁性贫血疗效较显著，治疗后血清铁及铁蛋白水平均明显提高[18]，加用八珍汤的治愈率和总有效率均较高，说明本品的气血双补法对缺铁性贫血的疗效优于单纯补血法[19]。本品联合补铁丸治疗老年缺铁性贫血，总有效率显著高于单用补铁丸对照组[20]。

2. 慢性病贫血　适用于慢性病贫血之气血两虚证，在常规治疗基础上，加用八珍汤治疗肿瘤相关性贫血，有效率明显高于常规疗法对照组，升高血红蛋白量和红细胞数的作用显著。本品联合西药治疗在改善肾性贫血及肾功能方面，也优于单用西药对照组。能够提升人工股骨头置换术后老年患者红细胞数和血红蛋白值，有利于老年患者术后早期的功能康复[21-24]。

3. 肿瘤放化疗所致的血细胞减少　本品可明显升高放化疗患者外周血白细胞、红细胞、血小板数及血红蛋白浓度，减轻放化疗后骨髓抑制的副作用，对头晕、乏力、纳差、失眠等症状也有明显改善作用[25,26]。

4. 肿瘤放化疗的辅助治疗　详见肿瘤册有关八珍汤对放化疗的减毒增效章[27, 28]。

5. 疲劳综合征　本品能够改善慢性疲劳综合征患者的免疫功能紊乱，使患者血清补体 C3、C4 呈下降趋势，以纠正异常的补体水平。同时，升高患者血清 IgA、IgG、IgM 含量[29]。老年肠癌手术患者服用八珍汤治疗有效，疲劳评分降低，转铁蛋白和血浆纤维连接蛋白水平均升高[30]。

【不良反应】　目前尚未检索到不良反应报道。

【使用注意】　①孕妇慎用。②不宜和感冒类药同时服用。③服本品时不宜同时服用藜芦或其制剂。④本品为气血双补之药，性质较黏腻，有碍消化，故咳嗽痰多、脘腹胀痛、纳食不消、腹胀便溏者忌服。⑤本品宜饭前服用或进食时同服。⑥按照用法用量服用，高血压患者、小儿及年老体虚者应在医师指导下服用。⑦服药期间出现食欲不振，恶心呕吐，腹胀便溏者应去医院就诊。⑧对本品过敏者禁用，过敏体质者慎用。⑨本品性状发生改变时禁止服用。⑩儿童必须在成人的监护下使用。⑪请将此药品放在儿童不能接触的地方。⑫如正在服用其他药品，使用本品前请咨询医师或药师。

【用法与用量】　丸剂：口服。水蜜丸，每次 6g；大蜜丸，每次 1 丸，每日 2 次。颗粒：开水冲服，每次 1 袋，每日 2 次。

参 考 文 献

[1] 魏领地，赵琳，周荔，等. 八珍丸的药理实验研究[J]. 中草药，1993，24（4）：195-196.

[2] 陈玉春，王碧英，高依卿. 八珍汤对红细胞生成素影响的动物实验研究[J]. 上海中医药杂志，2000，34（4）：45-47.

[3] 高依卿，陈玉春，王碧英. 八珍汤对粒系、单核系细胞养血补血作用机理的研究[J]. 中医研究，2000，13（2）：22-24.

[4] 江南，罗霞，陈东辉，等. 八珍汤对环磷酸酰胺所致低白模型小鼠造血系统的影响[J]. 中国免疫学杂志，2003，19（9）：614-615.

[5] 谆泽，罗霞，陈东辉，等. 八珍汤对血虚模型小鼠造血调控因子影响的实验研究[J]. 生物医学工程学杂志，2004，21（5）：727-730.

[6] 祝红焰，谭允育. 八珍汤对 ^{60}Co 照射小鼠骨髓细胞及相关细胞因子影响的实验研究[J]. 中国免疫学杂志，2000，16（2）：81-83.

[7] 赵弋清，罗霞，陈东辉，等. 八珍汤对 ^{60}Coγ 照射小鼠骨髓细胞及脾细胞凋亡研究[J]. 中国中药杂志，2004，29（12）：1165-1167.

[8] 刘曾敏，京峰，许勇. 八珍汤对骨髓抑制小鼠骨髓细胞 BaxmRNA 的影响[J]. 江西中医学院学报，2007，19（6）：67-70.

[9] 王碧英，陈玉春. 八珍汤对动物机体免疫功能的增强作用[J]. 中医研究，2000，13（5）：20-23.

[10] 许爱华，龚跃新，顾维戎，等. 比较四君子汤、四物汤和八珍汤对小鼠免疫功能的影响[J]. 中国中药杂志，1993，18（4）：240-243.

[11] 龚维桂，郑高利，朱秀华. 八珍颗粒剂对小鼠免疫功能的影响[J]. 浙江省医学科学院学报，1993，4（2）：1-4.

[12] 潘洪平，张兴. 八珍汤对红细胞免疫功能作用的实验研究[J]. 中国现代应用药学杂志，2001，18（4）：279-282.

[13] 陈英，潘洪平，易菲，等. 八珍汤对气虚大鼠红细胞免疫功能作用的实验研究[J]. 中成药，2002，24（5）：369-271.

[14] 刘春英，董明，蔡硕，等. 益气、活血、益气活血类中药复方对 S180 荷瘤小鼠免疫抑瘤作用的比较研究[J]. 中国中医基础医学杂志，2003，9（7）：48-50.

[15] 陈育民，陈晓洁，刘晓霞，等. 八珍汤对化疗后荷瘤小鼠脾 T 细胞及血清细胞因子的影响[J]. 中国免疫学杂志，2013，29（11）：1165-1167.

[16] 祝红焰，吴珺，谭允育. 八珍汤对辐射损伤小鼠免疫及造血功能的影响[J]. 北京中医药大学学报，2001，24（6）：40-45.

[17] 寇俊晖，唐新娟，庄书斐，等. 补益气血方剂对血液流变学的影响[J]. 中医药学报，2003，31（5）：28-30.

[18] 梁敬坤. 八珍汤治疗缺铁性贫血的临床应用[J]. 中国保健营养，2016，26（24）：331-332.

[19] 黄梓平，张泽瑜，王钦和. 八珍汤与四物汤治疗缺铁性贫血疗效比较[J]. 中医研究，2004，17（2）：24-26.

[20] 段兆洁，卞海明. 八珍汤联合补铁丸治疗老年缺铁性贫血 64 例临床分析[J]. 航空航天医学杂志，2013，24（4）：485-486.

[21] 沈先东，胡顺金，任克军，等. 八珍汤治疗肿瘤相关性贫血疗效观察[J]. 中医药临床杂志，2010，22（5）：401-403.

[22] 张玉峰. 八珍汤治疗癌性贫血 49 例临床观察[J]. 实用中医内科杂志，2015，29（2）：76-77.

[23] 李芳琼. 八珍汤治疗肾性贫血的临床观察[J]. 实用中西医结合临床，2014，14（1）：21-22.

[24] 王官林，郭霆. 八珍汤治疗老年患者人工股骨头置换术后贫血 37 例[J]. 现代中医药，2018，38（3）：30-32.

[25] 张弦. 八珍汤治疗恶性肿瘤放、化疗后骨髓抑制 30 例临床观察[J]. 湖南中医杂志，2013，29（4）：51-53.

[26] 章慧，王云启，梁慧. 八珍汤加减治疗非小细胞肺癌术后化疗致骨髓抑制 20 例总结[J]. 湖南中医杂志，2011，27（6）：23-25.

[27] 张爱琴，孙在典，包素珍. 八珍汤加减防治晚期肺癌化疗毒副作用 36 例临床观察[J]. 福建中医药，2005，36（3）：18-19.

[28] 尹峰，付强，卢婷. 八珍汤加减治疗胃癌术后患者化疗副作用临床观察[J]. 中国中医急症，2009，18（3）：364.

[29] 卢亚宁. 八珍汤为主治疗慢性疲劳综合征 40 例[J]. 江西中医药，2008，39（10）：33-34.

[30] 黄孟麟，瞿紫微，江金祥，等. 八珍汤对老年直肠肿瘤患者术后疲劳综合征的治疗作用[J]. 中西医结合研究，2013，5（3）：148-149.

十全大补丸（膏、糖浆、酒、口服液、片）

【药物组成】 党参、白术（炒）、茯苓、甘草（蜜炙）、当归、川芎、白芍（酒炒）、熟地黄、黄芪（蜜炙）、肉桂。

【处方来源】 宋·太平惠民和剂局《太平惠民和剂局方》。《中国药典》（2015 年版）。

【功能与主治】 温补气血。用于气血两虚者，症见面色苍白，气短心悸，头晕自汗，体倦乏力，四肢不温。

【药效】　主要药效如下：

1. 促进骨髓造血功能　临床上恶性肿瘤应用化疗药物时，会造成骨髓抑制，正常造血干/祖细胞受损，导致外周血白细胞和血小板减少。十全大补丸具有保护骨髓，改善化疗对骨髓的抑制，促进造血功能恢复，升高白细胞和血小板计数的作用。对环磷酰胺引起的白细胞和血小板降低，具有明显的对抗作用，同时对模型小鼠的免疫器官脾脏具有一定的保护作用，脾脏指数明显高于模型组[1-4]。

本品与 5-FU 合用能增加肝癌 H22 小鼠的骨髓有核细胞和外周血白细胞计数。促进造血作用机制可通过促进 NF-κB 转录因子的活化，阻断重要的凋亡分子 caspase 8 的基因转录和蛋白质表达，最终阻断凋亡执行分子 caspase 3 的表达，从而保护骨髓造血细胞的存活。同时，通过调控造血生长因子、血管黏附因子的表达，以刺激骨髓造血功能和血细胞的生成[5]。

2. 增强机体的免疫功能　本品能显著促进小鼠脾淋巴细胞 ^{3}H-TdR 掺入，增强机体的细胞免疫，促进淋巴细胞分泌 IL-2 及其受体的调控，使已活化的 T、B 淋巴细胞增殖，产生 INF-γ，促进细胞毒 T 淋巴细胞的杀伤作用；再次激活已失活的辅助性T 淋巴细胞等，从而增强机体细胞免疫功能。同时还能保护脾脏，使其免于萎缩，以维持其免疫功能[6-8]。

本品可作用于肠淋巴细胞，有利于淋巴细胞转化；作用于单核吞噬细胞系统和免疫器官，增强机体免疫功能。提高小鼠绵羊红细胞所致迟发型变态反应及小鼠血清溶血素水平，使各项免疫指标得以恢复。以环磷酰胺和氢化泼尼松制备免疫抑制小鼠模型，本品可明显提高小鼠的迟发型变态反应及血清溶血素水平，使脾重及指数明显下降，水肿减轻，以提高小鼠的细胞免疫和体液免疫功能[9,10]。

3. 抑制肿瘤转移及抗新生血管生成　宿主反应细胞释放的氧自由基和细胞增殖因子，是促进肿瘤恶化转移的重要原因之一，研究证实本品具有较强的清除氧自由基的作用，可直接清除促肿瘤恶化因子而抑制癌的恶化进展[11,12]。

新生血管生成为恶性实体瘤的生长、转移提供了血行通道。血管内皮生长因子（VEGF）的表达水平与肿瘤组织血管生成及恶性程度密切相关。本品通过降低小鼠外周血 VEGF 水平，提高血管抑素（AS）与内皮抑素（ES）水平，从而抑制肿瘤新生血管的生成[13]。

4. 减轻放化疗所致的骨髓和免疫损伤　对接受 ^{60}Co-γ 照射小鼠给予本品治疗，对照射损伤的各种免疫指标均有保护作用，具有显著的抗辐射作用[10]。对环磷酰胺引起的白细胞和血小板降低，以及脾脏的损伤均有明显的保护和修复作用，可改善骨髓造血功能，增强造血生长因子活性，拮抗化疗药物所致的骨髓抑制[4]。

5. 提高记忆力及抗氧化能力　十全大补汤灌胃可提高链脲佐菌素（STZ）诱导的糖尿病模型小鼠超氧化物歧化酶（SOD）的活性，使小鼠清除体内自由基的能力增加，SOD 能将超氧化阴离子自由基分解为 H_2O_2 和 O_2，从而被清除，以减轻脑部和机体的氧化损伤，并提高学习记忆能力[14,15]。

【临床应用】　主要用于缺铁性贫血及慢性病贫血之气血两虚证。

1. 缺铁性贫血及慢性病贫血　十全大补汤适用于气血两虚而致面色苍白，气短懒言，体倦乏力，四肢不温的缺铁性贫血患者。

本品可增加贫血患者的血红蛋白含量和红细胞数值。对于术后隐性失血所致贫血、崩漏所致贫血、癌性贫血、肾性贫血及各种原因所致的慢性病贫血也均有较好的效果[16-20]。

2. 白细胞减少症　本品用于治疗病因未明的或各种病因所致的白细胞减少症患者，可单用或与常规西药联用，对病因未明的白细胞减少症，其临床治疗总有效率显著优于单用西药对照组[21]。对于化疗引起的白细胞下降有明显的治疗作用，具有促进造血功能及防止化疗药物所致的骨髓抑制作用[22,23]。

3. 肿瘤放化疗的辅助治疗　详见肿瘤册有关十全大补汤对放化疗的减毒增效章[24-27]。

【不良反应】　尚不明确。

【使用注意】　①忌不易消化食物。②感冒发热患者不宜服用。③身体壮实不虚者忌服。④高血压、心脏病、肝病、糖尿病、肾病等慢性病严重者应在医师指导下服用。⑤儿童、孕妇、哺乳期妇女应在医师指导下服用。⑥服药4周症状无缓解，应去医院就诊。⑦对本品过敏者禁用，过敏体质者慎用。⑧本品性状发生改变时禁止使用。⑨儿童必须在成人监护下使用。⑩请将本品放在儿童不能接触的地方。⑪如正在使用其他药品，使用本品前请咨询医师或药师。

【用法与用量】　丸剂：口服，每次8～10丸，每日3次。水蜜丸：每次6g，每日2～3次；小蜜丸：每次9g，每日2～3次；大蜜丸：每次1丸，每日2～3次。膏剂：温开水冲服，每次10～15g，每日2次。糖浆：口服，每次10ml，每日2次。酒剂：口服，每次15～30ml，每日2次。口服液：口服，每次1ml，每日2～3次。片剂：口服，每次6片，每日2次。

参 考 文 献

[1] 韩丰辐. 日本对十全大补汤抗癌机理的研究[J]. 齐鲁中医药情报, 1989,（3）：12-13.

[2] 张跃林. 部分补益剂对小鼠失血性贫血治疗的实验观察[J]. 陕西中医学院学报, 1988,（2）：40-42.

[3] 王永汉, 阎世明, 柳树芳. 十全大补口服液的益气养血作用实验观察[J]. 中成药, 1989, 11（5）：31-33.

[4] 翟西峰, 郝伟, 谢人明. 十全大补丸对环磷酰胺致小鼠外周血白细胞减少的防治作用[J]. 陕西中医药大学学报, 2016, 39（5）：81-84.

[5] 罗海鸥, 张春, 刘绍唐, 等. 十全大补汤对抗5-Fu化疗骨髓抑制的实验研究[J]. 中医研究, 2003, 16（1）：18-21.

[6] 陈玉春, 高依卿, 王碧英. 十全大补汤免疫调节作用的实验研究[J]. 中国中医药科技, 2005, 12（3）：158-159.

[7] 杜春海, 戎瑞雪, 王梦, 等. 十全大补汤多糖成分抑瘤及免疫调节作用的初步研究[J]. 河北中医药学报, 2014, 29（4）：3-6.

[8] 包素珍, 郑小伟, 孙在典, 等. 十全大补汤对H-（22）肝癌小鼠免疫功能的影响[J]. 中国中医药信息杂志, 2006, 13（6）：33-34.

[9] 曹志然, 周文英, 陈淑兰, 等. 十全大补汤对小鼠免疫功能影响的实验研究[J]. 中国中医基础医学杂志, 2000, 6（10）：34-35.

[10] 张涛, 柳朝阳, 王建杰, 等. 十全大补汤对^{60}Co照射小鼠免疫功能的影响[J]. 黑龙江医药科学, 2003, 26（5）：60.

[11] 济木育夫, 庄严, 王淑娟. 应用补益类药物抑制癌细胞转移的研究[J]. 日本医学介绍, 2003, 24（4）：189-190.

[12] 张永军, 包素珍. 十全大补汤抗肿瘤转移的作用机制[J]. 中医药学刊, 2006, 24（6）：1122-1124.

[13] 欧阳观峰, 任丽萍, 陈武进. 十全大补汤通过抑制肿瘤血管的形成影响肝癌生长的研究[J]. 中国社区医师, 2014, 30（29）：5-6.

[14] 王修银, 成文利, 饶子亮. 十全大补汤对链脲佐菌素模型小鼠学习记忆及抗氧化的研究[J]. 当代医学, 2009, 15（28）：1-2.

[15] 王修银, 成文利, 邝少松. 十全大补汤对 D-半乳糖模型小鼠学习记忆及抗氧化的研究[J]. 中国实用医药, 2009, 4 (23): 52-54.

[16] 方宜宥, 周辉. 十全大补汤治疗关节置换后隐性失血分析[J]. 中国现代医生, 2018, 56 (11): 131-134.

[17] 陈中明, 高幼琴. 十全大补口服液对崩漏贫血的疗效观察[J]. 今日科技, 1997, (8): 35.

[18] 王福庆. 十全大补方加减治疗癌性贫血临床观察[J]. 北京中医药, 2012, 31 (8): 598-599.

[19] 姚振海. 加味十全大补汤联合促红素治疗肾性贫血的临床效果体会[J]. 现代诊断与治疗, 2016, 27 (7): 1202-1204.

[20] 陈海霞. 十全大补汤加减方治疗急性上消化道出血后期贫血疗效观察[J]. 实用中医药杂志, 2015, 31 (6): 497-498.

[21] 苏健. 十全大补口服液治疗白细胞减少症 200 例临床观察[J]. 湖南中医杂志, 1995, s1: 50.

[22] 侯静霞. 十全大补汤治疗化疗后白细胞减少症 86 例[J]. 陕西中医, 2012, 33 (6): 682-683.

[23] 陈劲智, 黄梅华. 十全大补汤预防化疗所致骨髓抑制的时机观察[J]. 福建中医药, 2014, 3: 155.

[24] 白克运. 十全大补汤在结直肠癌治疗中的应用[J]. 山东中医杂志, 2018, 37 (2): 87-90.

[25] 张强, 幸一士, 崔猛甲, 等. 十全大补丸内服联合膀胱灌注化疗对浅表性膀胱癌术后复发及恶性程度的影响[J]. 海南医学院学报, 2016, 22 (20): 2440-2443.

[26] 郑建军, 吴新华, 张再跃, 等. 十全大补汤对肿瘤患者放化疗减毒作用的观察[J]. 山东中医杂志, 2000, 19 (7): 395-396.

[27] 李家春, 简小云, 赖昕, 等. 十全大补汤加减治疗对肺癌患者姑息治疗期间癌因性疲乏的影响分析[J]. 四川中医, 2018, 36 (6): 121-123.

人参养荣丸

【药物组成】　人参、熟地黄、土白术、茯苓、炙黄芪、炙甘草、五味子（酒蒸）、当归、白芍（麸炒）、肉桂、陈皮、制远志。

【处方来源】　宋·太平惠民和剂局《太平惠民和剂局方》。《中国药典》（2015 年版）。

【功能与主治】　温补气血。用于心脾不足，气血两亏，形瘦神疲，食少便溏，病后虚弱。

【药效】　主要药效如下：

1. 提高骨髓造血功能　人参养荣汤能促进骨髓抑制小鼠造血功能恢复, 刺激骨髓多能造血干/祖细胞的增殖和分化, 可增加单核细胞分泌 IL-6 与粒-巨噬细胞集落刺激因子[1]。促进放化疗所致骨髓抑制小鼠模型造血功能的恢复, 增加骨髓造血面积和有核细胞数。刺激骨髓红系、粒系、巨核系造血祖细胞增殖和分化, 体外培养集落形成率明显提高。细胞增殖活跃期 S 期、G_2/M 期的比例明显增高, 而凋亡细胞率则明显降低[2]。

2. 增强机体的免疫功能　本品能延长 MRL/L 自身免疫小鼠的生存期, 下调血清中抗自身抗体和循环免疫复合物水平, 抑制脾脏中异常 T、B 淋巴细胞增殖, 增强脾细胞和淋巴结细胞对丝裂原的反应。通过调节 T 淋巴细胞亚群及 TNF-α 的表达而提高小鼠化疗后的免疫功能, 并拮抗化疗所致胸腺与脾脏的萎缩[3]。

对免疫功能低下小鼠, 本品具有提高 CTL 细胞毒活性的作用, 可上调 $CD4^+$、$CD8^+$ T 淋巴细胞数量, 呈正向调节作用。激活并提高非特异性杀伤肿瘤细胞作用, 明显增强小鼠淋巴细胞转化率, 具有提高细胞和体液免疫功能的作用[4,5]。

3. 升高放化疗所致的血细胞减少　本品治疗人胃癌荷瘤裸小鼠化疗后血细胞减少, 治疗组血常规红细胞、白细胞、血小板和血红蛋白值均明显高于模型组, 且骨髓增生状态和有核细胞数也优于模型组[6,7]。

4. 改善认知障碍, 提高记忆力　本品对血管性痴呆大鼠神经细胞具有保护作用, 能够改善认知障碍, 降低脑梗死面积, 增加齿状回新生神经细胞, 减轻自由基损伤等[8]。能够改善东莨菪碱所致小鼠记忆障碍，使脑梗死面积明显缩小，齿状回新生神经细胞则增加，自由基损伤也明显减轻[9]。

【临床应用】　主要用于缺铁性贫血之气血两虚证。

1. 缺铁性贫血　人参养荣汤适用于缺铁性贫血之气血两虚证，症见形瘦神疲，食少便溏，舌淡，脉细弱。

本品能促进铁的吸收，提高骨髓造血功能，与铁剂并用可提高对缺铁性贫血的疗效，治疗后血红蛋白及红细胞数均明显升高，全身症状也显著改善[10]。本品联合常规西药治疗心肺气虚型慢性心力衰竭合并缺铁性贫血患者，能减轻临床症状，改善氨基末端前脑利钠肽（NT-proBNP），提高心功能分级，并能较好地改善血红蛋白、转铁蛋白饱和度等指标[11]。

2. 肾性贫血　加味人参养荣汤联合 EPO 可有效改善血液透析患者的肾性贫血状态，提高生活质量，并减少 EPO 使用量。其作用与增加体内 EPO 来源及对提高对 EPO 的敏感性有关，并能清除部分尿毒症毒素，减少红细胞破坏等[12]。

3. 肿瘤放化疗的辅助治疗　本品能够提高机体的免疫功能、抗肿瘤、抑制肿瘤细胞转移、减轻放化疗毒副作用及提高化疗等。改善化疗患者整体生活质量，减轻疲乏症状，以及食欲不振、倦怠、恶寒、恶心、呕吐等化疗的不良反应[13-17]。同时，对化疗后白细胞减少症也有良好的疗效[18-20]。

4. 慢性疲劳综合征　有报道人参养荣汤加减治疗慢性疲劳综合征，有较显著的疗效，本品联合逍遥散加味治疗疲劳综合征，也取得较为满意的临床疗效[21,22]。

【不良反应】　目前尚未检索到不良反应报道。

【使用注意】　①阴虚、热盛者慎用。②孕妇慎用。③服药期间饮食宜选清淡食物。

【用法与用量】　水蜜丸：口服，每次 6g，每日 1～2 次。大蜜丸：每次 1 丸，每日 1～2 次。

参 考 文 献

[1] 周南生. 人参养荣汤和强的松对自身免疫 MRL/L 小鼠的协同治疗作用[J]. 中国免疫学杂志, 1993, 9（4）：232-234.

[2] 邓晓莉. 人参养荣丸对骨髓抑制小鼠造血调控的影响及机理研究[D]. 成都：成都中医药大学, 2015.

[3] 罗晶, 郭焱, 勾敏慧. 人参养荣汤对小鼠免疫功能的调节[J]. 中国现代医学杂志, 2006, 12（5）：27-28.

[4] 罗晶, 郭焱, 孙世杰, 等. 人参养荣汤对小鼠淋巴细胞转化功能影响的研究[J]. 长春中医学院学报, 2001, 7（1）：38.

[5] 曾姣飞, 李敏, 李美珍. 人参养荣汤对人胃癌裸小鼠化疗后免疫功能的影响[J]. 中医药导报, 2014, 20（13）：36-37.

[6] 殷玉婷, 徐彭, 姜国贤. 人参养荣汤对化疗药引起白细胞减少症的疗效研究[J]. 中华中医药学刊, 2008, 26（11）：2500-2501.

[7] 曾姣飞, 李敏, 李美珍. 人参养荣汤对人胃癌裸小鼠化疗后血常规的影响[J]. 湖南中医杂志, 2013, 29（12）：126-128.

[8] 张晓丹, 张伟, 张跃民, 等. 人参养荣丸对小鼠益智安神作用的研究[J]. 中成药, 2006, 28（2）：269.

[9] 刘冰, 赵桂芝, 王永明, 等. 人参养荣汤对血管性痴呆大鼠的神经保护作用[J]. 中华现代中医学杂志, 2010, 6（2）：73-75.

[10] 张廷伟. 人参养荣汤对缺铁性贫血的治疗效果[J]. 国际中医中药杂志, 1996,（6）：32-33.

[11] 唐恒宥. 人参养荣汤加减方对心肺气虚型慢性心力衰竭合并缺铁性贫血的疗效观察[D]. 泉州：福建中医药大学, 2017.

[12] 姚书东. 加味人参养荣汤联合 rHuEPO 治疗 MHD 患者肾性贫血的临床观察[D]. 贵阳：贵阳中医学院, 2013.

[13] 蒲香蓉, 冯宇, 王茂云, 等. 人参养荣汤在恶性肿瘤治疗中的运用及研究[J]. 吉林中医药, 2017, 37（5）：505-508.

[14] 冯烨, 王薇, 张燕, 等. 人参养荣汤改善化疗患者疲乏 70 例随机对照研究[J]. 中国中医基础医学杂志, 2014, 20（6）：798-800.

[15] 孙红, 李占东, 王薇, 等. 人参养荣汤改善化疗患者疲乏的随机对照研究[J]. 中国中医基础医学杂志, 2010, 16（2）：155-157.

[16] 李天庆. 人参养荣汤对癌症化疗和放疗的辅助疗效[J]. 国际中医中药杂志, 1998,（1）：28-29.

[17] 刘琛, 吴黎雅, 赵红佳, 等. 人参养荣汤干预乳腺癌新辅助化疗所致气血两虚证的临床研究[J]. 西部中医药, 2011,

24（11）：8-11.

[18] 李玫成. 人参养荣汤对恶性肿瘤患者放疗时伴有的白细胞减少及自觉症状的有效性[J]. 国际中医中药杂志，1996，（2）：25-26.

[19] 曹奕. 人参养荣汤为主治疗恶性肿瘤化疗后粒细胞减少症 42 例—附利血生片治疗 42 例对照[J]. 浙江中医杂志，2005，40（10）：434-434.

[20] 殷玉婷，徐彭，姜国贤. 人参养荣汤对化疗药引起白细胞减少症的疗效研究[J]. 中华中医药学刊，2008，26（11）：2500-2501.

[21] 耿以安，景英，王恩军，等. 人参养荣汤加减治疗慢性疲劳综合征[J]. 中国实用医药，2015，10（15）：193-194.

[22] 牛锐，张瑞涛. 人参养荣汤和逍遥散加味治疗慢性疲劳综合症临床应用[J]. 内蒙古中医药，2013，32（22）：37-38.

四、健脾生血类

 ## 归脾丸（浓缩丸、合剂、颗粒）

【药物组成】 党参、白术（炒）、黄芪（蜜炙）、甘草（蜜炙）、茯苓、远志（制）、酸枣仁（炒）、龙眼肉、当归、木香、大枣。

【处方来源】 宋·严用和《济生方》。《中国药典》（2015 年版）。

【功能与主治】 益气健脾、养心安神。用于心脾两虚，气短心悸，失眠多梦，头昏头晕，肢倦乏力，食欲不振，崩漏便血。

【药效】 主要药效如下：

1. 促进骨髓造血及升高外周血象　骨髓是慢性苯中毒的主要器官，归脾丸可促进受到苯损伤的骨髓造血细胞增殖，进入细胞增殖周期，使血细胞生成增加，以恢复外周血象[1]。本品能促进骨髓抑制小鼠造血功能的恢复，并减少骨髓造血细胞凋亡[2]；还可升高失血性贫血小鼠外周血红细胞数和血红蛋白量[3]。

2. 保护中枢神经及提高记忆力　某些化学药物可损伤中枢神经系统，导致功能及记忆障碍，归脾丸不但可提高正常小鼠的学习记忆能力，而且能有效对抗不同化学药品所致模型小鼠学习和记忆能力的降低。同时，还能改善或恢复东莨菪碱所致的记忆障碍，具有明显的益智作用[4,5]。

3. 增强机体的免疫功能　本品可提高体液免疫和非特异性免疫功能，党参、黄芪、白术和当归等合用可增强血液循环，加速新陈代谢，促进蛋白的合成，使血红蛋白合成增加，以加速红细胞生成。同时，具有促进细胞免疫和体液免疫的作用，如远志中的远志皂苷元A、酸枣仁中的脂肪油等均有增强免疫的功效[6-9]。

4. 抗应激及耐缺氧　小鼠抗应激作用研究表明，归脾汤能提高机体抗应激作用，延长小鼠游泳时间，耐缺氧、耐高温、耐低温效果均与人参的作用相似，能促进体力增强[10]。

【临床应用】 主要用于缺铁性贫血及慢性病贫血之心脾两虚证。

1. 缺铁性贫血　归脾汤适用于缺铁性贫血之心脾两虚证，症见气短心悸，失眠多梦，头昏头晕，肢倦乏力，食欲不振，大便溏薄，舌淡苔薄，脉细弱。

本品颗粒剂治疗女性缺铁性贫血患者，能改善贫血相关指标[11]。本品联合福乃得治疗缺铁性贫血，比单用福乃得起效快、疗效好，且副作用低[12]。联合硫酸亚铁治疗缺铁性贫血能快速、有效地纠正患者贫血状况，促进对铁的吸收利用，并减轻服用铁剂所造成的不良反应[13-15]。本品加铁剂治疗妊娠期缺铁性贫血，联合葡萄糖酸亚铁治疗小儿缺铁性贫血，均显示较好的临床疗效，能明显升高红细胞数、血红蛋白量，并改善临床贫血症状[16-18]。

2. 慢性病贫血　归脾丸可用于心脾两虚型贫血，对脾虚、血虚为主的消化系统具有明显的康复作用，可以改善肾性贫血，并可调节此类患者炎症状态。大样本的临床研究证实本品对尿毒症维持性血透贫血患者，具有较好的疗效[19,20]。辅助治疗肿瘤相关性贫血有效，在口服速力菲胶囊及叶酸片的基础上，加用本品提高了有效率，并显著升高血红蛋白量和红细胞数[21]。

3. 白细胞减少症　归脾丸治疗各种原发性和继发性白细胞减少症，具有一定的疗效；与复方阿胶浆、参芪片等合并应用治疗白细胞减少症，疗效更为明显[22-24]。

4. 免疫性血小板减少症　本品联合止血宝颗粒或阿胶口服液治疗慢性免疫性血小板减少症（ITP）患者，能升高血小板计数，改善出血症状及减少紫癜。治疗后血清 PAIgG、PAIgA、PAIgM 均有明显下降，提示本品可通过免疫调控而抑制 ITP 患者血小板相关抗体[25-27]。

5. 肿瘤放化疗的辅助治疗　归脾汤配合同步放化疗治疗中晚期食管癌，能减轻放化疗对骨髓及免疫功能的损害，提高肿瘤患者放化疗后的生存质量。对延长气血亏虚型原发性肝癌术后残留和复发患者的生存期有一定作用。还能缓解老年患者化疗所致的血液学及胃肠道不良反应，改善抑郁状态，并增强老年患者的体力[28,29]。对乳腺癌化疗骨髓抑制有较好的防治作用，可提高化疗的完成率，缩短白细胞减少后恢复至正常的时间，并能减少粒细胞集落刺激因子的用量[30,31]。

6. 慢性疲劳综合征　本方通过益气补血、健脾养心的作用能显著消除疲劳、改善睡眠、增强记忆力。特别是对于心脾两虚型慢性疲劳综合征，服用本品具有较好的疗效，可改善神疲乏力，心悸，气短，失眠，腹胀等症状[32-35]。

【不良反应】　在常规剂量下连续用药副作用较轻，不会导致机体脏器组织严重的健康损害。

【使用注意】　①有痰湿、瘀血、外邪者，或热邪内伏、阴虚脉数者忌用。②阴虚火旺者慎用。③服药期间，宜食清淡易消化食物，忌食辛辣、油腻、生冷食物。④忌思虑过度或过劳。⑤感冒发热患者不宜服用。⑥本品宜饭前服用。

【用法与用量】　丸剂：用温开水或生姜汤送服。水蜜丸每次 6g，小蜜丸每次 9g，大蜜丸每次 1 丸，每日 3 次。浓缩丸：口服，每次 8~10 丸，每日 3 次。合剂：口服，每次 10~20ml，每日 3 次，用时摇匀。颗粒：开水冲服，每次 1 袋，每日 3 次。

参 考 文 献

[1] 刘立，王树飞，许瑞，等. 归脾丸对苯中毒骨髓细胞周期的影响[J]. 中国中西医结合杂志，2013，33（3）：380-384.

[2] 黄茜. 归脾丸对骨髓抑制小鼠造血调控的影响及机制探讨[D]. 成都：成都中医药大学，2009.

[3] 崔景朝，周瑞玲，陈玉兴. 归脾汤单煎与合煎药理作用比较研究[J]. 中药药理与临床，1998，14（3）：6-8.

[4] 侯志峰，徐国存. 归脾丸对小鼠学习记忆作用的影响[J]. 北京中医，2006，25（12）：754-755.

[5] 于庆海，吴春福，庄丽萍，等. 归脾汤实验药理研究[J]. 沈阳药科大学学报，1992，（1）：41-45.

[6] 陈奇. 中成药名方药理与临床[M]. 北京：人民卫生出版社，1998.

[7] 王浴生，邓文龙. 中药药理与应用[M]. 北京：人民卫生出版社，1998.

[8] 翁维良，方书亭. 临床中药学[M]. 郑州：河南科学技术出版社，1998.

[9] 赵龙现，张驰，吴华，等. 归脾丸治疗神经衰弱[J]. 陕西中医，2005，26（12）：1329-1331.

[10] 秦葵，王起凤，钱彦丛，等. 归脾汤对小鼠抗应激作用的实验研究[J]. 中成药，1996，（12）：28-30.

[11] 齐维. 归脾汤中药配方颗粒剂与传统饮片煎剂治疗女性缺铁性贫血临床疗效对比[J]. 名医，2018，（8）：55.

[12] 乔新梅，赵金岭. 归脾汤联合福乃得治疗缺铁性贫血40例[J]. 现代中医药，2013，33（3）：29-30.

[13] 秦嗣宇，刘宝文. 归脾汤联合硫酸亚铁治疗缺铁性贫血临床观察[J]. 实用中医内科杂志，2011，25（4）：61-62.

[14] 韩玉瑞. 中西医结合治疗缺铁性贫血34例疗效观察[J]. 云南中医中药杂志，2010，31（9）：30-31.

[15] 张海芳，黄海春，宋瑜. 中西药联合治疗女性缺铁性贫血临床观察[J]. 新疆中医药，2013，31（3）：34-35.

[16] 张春营. 中西医结合治疗妊娠期缺铁性贫血的疗效观察[J]. 中西医结合心血管病电子杂志，2015，3（21）：92-93.

[17] 皮精英，陈超霞. 归脾汤联合铁剂治疗妊娠期缺铁性贫血60例临床观察[J]. 中医临床研究，2011，3（16）：35-36.

[18] 菅秀英. 中西医结合治疗小儿缺铁性贫血的临床效果分析[J]. 中西医结合心血管病电子杂志，2016，4（31）：161.

[19] 孙杰，马俊杰，张以来，等. 归脾丸改善血液透析患者贫血及对炎性因子的影响[J]. 南京中医药大学学报，2016，32（1）：14-16.

[20] 张忠祥. 归脾汤加减治疗尿毒症维持性血透贫血的临床观察[J]. 光明中医，2018，33（16）：2358-2360.

[21] 宋春燕，王翠英，沈凤梅. 归脾汤治疗肿瘤相关性贫血临床研究[J]. 中医学报，2013，28（3）：320-321.

[22] 杨维华. 驴胶补血冲剂和归脾丸治疗贫血、白细胞减少258例对照观察[J]. 湖南中医杂志，1977，13（5）：22-23.

[23] 王世宏，孙永明. 归脾丸、复方阿胶浆治疗白细胞减少症27例临床观察[J]. 中成药，1999，21（8）：414.

[24] 孙永明. 归脾丸参芪片并用治疗白细胞减少症31例[J]. 实用中医内科杂志，2005，19（6）：578.

[25] 张卫华，刘俊保，张振英. 归脾丸配阿胶口服液治疗特发性血小板减少性紫癜阴道出血30例[J]. 中医研究，2001，17（6）：25-27.

[26] 黄培虹. 止血宝合归脾丸治疗原发性血小板减少性紫癜52例[J]. 福建中医药，2005，33（1）：32-35.

[27] 吴意红，彭剑虹，陈婉荷，等. 归脾丸对慢性特发性血小板减少性紫癜患者血小板相关抗体影响的研究[J]. 现代中医药，2011，31（3）：1-3.

[28] 李卫河，姚卫华，王清华，等. 归脾汤对食管癌放化疗毒副作用的疗效观察[J]. 中国中医药信息杂志，2000，7（6）：68-69.

[29] 姚卫华，花勤亮，吴洁清，等. 归脾汤配合同步放化疗治疗中晚期食管癌疗效观察[J]. 中国医药导报，2006，36：81-83.

[30] 郑建晓. 归脾汤防治乳腺癌术后辅助化疗骨髓抑制的临床观察[J]. 亚太传统医药，2011，7（7）：139-140.

[31] 郑建晓. 归脾汤治疗乳腺癌化疗后骨髓抑制的临床观察[J]. 当代医药论丛，2011，9（7）：177-178.

[32] 胡旭光，黄红中，张思为. 归脾丸治疗脑力性疲劳的研究[J]. 中华临床医学研究杂志，2007，13（13）：1802-1804.

[33] 曹建恒. 归脾汤加减治疗慢性疲劳综合征45例[J]. 四川中医，2005，23（6）：54.

[34] 张银萍，孙静. 逍遥丸合归脾丸治疗慢性疲劳综合征的临床观察[J]. 时珍国医国药，2006，17（12）：2559.

[35] 欧洋，肖蕾，李京，等. 归脾汤加减治疗心脾两虚型慢性疲劳综合征的临床研究[J]. 中医药信息，2018，35（2）：87-90.

健脾生血片（颗粒）

【药物组成】 党参、茯苓、炒白术、甘草、黄芪、山药、炒鸡内金、醋龟甲、山麦冬、醋南五味子、龙骨、煅牡蛎、大枣、硫酸亚铁。

【处方来源】 研制方。《中国药典》（2015年版）。

【功能与主治】 健脾和胃，养血安神。用于脾胃虚弱及心脾两虚所致的血虚证，症见面色萎黄或㿠白、食少纳呆、脘腹胀满、大便不调、烦躁多汗、倦怠乏力、舌胖色淡、苔薄白、脉细弱；缺铁性贫血见上述证候者。

【药效】 主要药效如下：

1. 促进铁吸收及改善铁代谢　亚铁离子的吸收主要经肠黏膜上的二价金属转运体（DMT-1）蛋白转运进入肠系膜静脉，铁调素是公认的影响体内铁代谢和铁稳态的关键物质。健脾生血片可通过上调肠黏膜DMT-1蛋白而促进铁的吸收，通过调控铁调素mRNA的表达，改善铁代谢而达到补铁的作用[1,2]。

采用低铁饲料法建立大鼠缺铁性贫血模型，补铁后发现健脾生血颗粒、健脾生血浸膏、硫酸亚铁均可改善缺铁性贫血的症状，但健脾生血颗粒的效果最佳[3,4]。本品治疗低铁贫血模型大鼠的结果显示能明显上调大鼠肠黏膜DMT-1蛋白和肝脏中肝杀菌肽mRNA的表达，且呈剂量依赖性[1]。

2. 促进造血功能及升高外周血象　采用 ^{60}Co-γ 照射及腹腔注射环磷酰胺制备骨髓抑制性贫血模型小鼠，健脾生血颗粒治疗组小鼠的白细胞、红细胞数均明显高于对照组；同时血清 IL-2 水平也明显升高[5]。本品治疗肾性贫血大鼠有效，能明显改善肾功能，提高EPO 水平，提高红细胞数、血红蛋白量及血细胞比容，并可降低红细胞脆性[6]。

3. 抗氧化及清除自由基　健脾生血片能提高血清中超氧化物歧化酶（SOD）活力，降低血清中丙二醛（MDA）含量，提高肝脏过氧化氢酶（CAT）活力，从而提高机体清除自由基的能力，防止细胞膜的脂质过氧化损伤[2]。

4. 增强机体的免疫功能　吞噬活性和廓清指数表示单核巨噬细胞吞噬和清除抗原的能力，以反映机体免疫能力的高低。皮下注射利血平建立脾气虚型小鼠模型，健脾生血颗粒对脾气虚型小鼠的疗效显著，其作用通过调节小鼠单核–巨噬细胞功能、血清溶血素等而提高免疫功能[3]。

【临床应用】　主要用于脾胃虚弱、心脾两虚之缺铁性贫血及慢性病贫血。

1. 缺铁性贫血　健脾生血片适用于缺铁性贫血之心脾两虚证，症见面色萎黄、食少纳呆、大便不调、烦躁多汗、倦怠乏力、舌胖色淡、苔薄白、脉细弱。

本品可有效地治疗婴幼儿缺铁性贫血，治疗 6 个月后复发的病例很少。采用健脾生血颗粒联合富马酸亚铁，或琥珀酸铁溶液治疗小儿缺铁性贫血的临床疗效显著，可明显升高红细胞数、血红蛋白量、平均血红蛋白含量、平均红细胞体积及血清铁水平[7-12]。

本品联合琥珀酸亚铁薄膜衣片治疗成人缺铁性贫血，或联合福乃得治疗老年人缺铁性贫血，可明显改善患者的贫血症状，升高红细胞数、血红蛋白量、平均血红蛋白含量、平均红细胞体积及血清铁水平等[13,14]。本品联合多糖铁复合物胶囊治疗妊娠期缺铁性贫血 3 个月，起效较单用多糖铁复合物为快[14-16]。

2. 慢性病贫血　本品适用于缺铁性贫血之心脾两虚证，健脾生血片治疗慢性阻塞性肺疾病相关性贫血，能提高患者血红蛋白水平。不仅可提供铁元素，抑制铁调素表达，而且还抑制慢性炎性反应，降低血清 IL-1β、TNF-α 等炎性反应因子水平[17]。在血液净化加 EPO 的基础治疗上，配合本品治疗透析患者的肾性贫血，使血红蛋白、血清铁、铁蛋白均明显恢复[18]。改善非透析肾性贫血患者的贫血状态，其是通过增加 EPO 的分泌及其生物活性而发挥作用的。同时，可通过上调肠黏膜 DMT-1 蛋白而促进铁的吸收[19]。

3. 肿瘤放化疗的辅助治疗　健脾生血方联合化疗治疗ⅢB～Ⅳ期非小细胞肺癌患者有较好疗效，可提高化疗的效果及改善生活质量[20]。本品联合静脉、腹腔双途径化疗治疗晚期卵巢癌并发腹水患者，有一定疗效，且安全性较高[21]。联合 TP 方案治疗卵巢上皮肿瘤，可改善化疗引起的骨髓抑制，升高白细胞、红细胞和血红蛋白水平[22]。治疗乳腺癌患者化疗相关性贫血，使贫血发生率明显下降，血红蛋白下降幅度减慢[23]。治疗肿瘤化疗相关性贫血，使中医证候评分和外周血象等指标均有显著改善[24]。

【不良反应】　文献报道，服药期间个别患儿出现腹泻[10]。

【使用注意】　①忌茶，勿与含鞣酸类药物合用；服药期间，部分患儿可出现牙齿颜色变黑，停药后可逐渐消失；少数患儿服药后，可见短暂性食欲下降、恶心、呕吐、轻度腹泻，多可自行缓解。②本品含有硫酸亚铁，对胃有刺激性，故应在饭后服用。③饮食宜清淡，忌食油腻、辛辣食物。④服药期间要改善饮食，加强营养，合理添加蛋黄、瘦肉、肝、肾、豆类、绿色蔬菜及水果等。⑤以本品治疗小儿缺铁性贫血应结合病因治疗。

【用法与用量】 片剂：口服，5～12 岁每次 2 片；成人每次 3 片；每日 3 次，4 周为 1 个疗程。颗粒：口服，3～5 岁每次 10.5g；5～12 岁每次 14g；成人每次 21g；每日 3 次，4 周为 1 个疗程。

参 考 文 献

[1] 李春福，张雪琼，翟丽，等. 健脾生血片益气生血的作用机制研究[J]. 中国药师，2016，199（2）：209-212.

[2] 刘达平. 两种铁补充剂的药理研究[J]. 今日药学，2009，19（1）：19-20.

[3] 宋豪源，熊富良，吕承恬，等. 健脾生血颗粒对气虚、脾虚型贫血模型小鼠的治疗效果[J]. 中国药师，2016，19（3）：502-505.

[4] 赵刚，吕承恬，陈兴，等. 健脾生血颗粒治疗缺铁性贫血模型大鼠的机理[J]. 世界科学技术：中医药现代化，2015，17（11）：2335-2340.

[5] 赵刚，黄志军，吕承恬，等. 健脾生血颗粒对骨髓抑制性贫血模型小鼠的治疗作用[J]. 中国医院药学杂志，2016，36（14）：1173-1176.

[6] 谭静玲，赵刚，吕承恬，等. 健脾生血颗粒对肾性贫血模型大鼠的治疗作用[J]. 中成药，2015，37（10）：2272-2274.

[7] 杨劲. 健脾生血颗粒联合富马酸亚铁治疗小儿缺铁性贫血临床观察[J]. 中外女性健康研究，2018，14：73-74.

[8] 陈冰蓉，沈丽萍，胡国华. 健脾生血颗粒治疗婴幼儿缺铁性贫血 75 例临床观察[J]. 中医儿科杂志，2015，11（5）：47-49.

[9] 陈春宝，王敏，卢伟. 健脾生血颗粒治疗儿童缺铁性贫血疗效观察[J]. 现代中西医结合杂志，2010，19（2）：191-192.

[10] 康雅媛. 健脾生血颗粒治疗婴幼儿缺铁性贫血 150 例疗效观察[J]. 实用中西医结合临床，2008，8（2）：34-36.

[11] 熊霖，何粒立，施映映. 健脾生血颗粒治疗小儿缺铁性贫血 34 例临床观察[J]. 云南中医中药杂志，2013，34（11）：49-50.

[12] 张长忠. 健脾生血颗粒联合蛋白琥珀酸铁口服溶液对缺铁性贫血患儿血清 SF Hb SI 水平变化及生活质量的影响[J]. 中国药物与临床，2018，18（1）：22-25.

[13] 李莲，邓红玲，向建军. 健脾生血颗粒治疗成人缺铁性贫血临床观察[J]. 实用中医药杂志，2006，22（8）：464-465.

[14] 宋恩峰，张彩蝶，梅莎莎. 健脾生血颗粒治疗老年人缺铁性贫血临床观察[J]. 世界中医药，2016，11（5）：816-818.

[15] 何丽，高江河，赵刚. 健脾生血片与多糖铁复合物胶囊治疗妊娠期缺铁性贫血的临床对比研究[J]. 世界中医药，2017，12（2）：334-337.

[16] 黄逸玲. 健脾生血颗粒治疗妊娠合并贫血 48 例观察[J]. 实用中医药杂志，2006，22（2）：103.

[17] 朱林，闵捷，陈亚忠. 健脾生血片治疗 COPD 相关性贫血的临床观察[J]. 世界中医药，2018，13（5）：1148-1151.

[18] 赵娜，张立存，刘继成，等. 健脾生血颗粒治疗肾性贫血的疗效分析[J]. 医学理论与实践，2016，29（15）：2045-2046.

[19] 简讯，肖胜，杨乔岚，等. 健脾生血片与多糖铁复合物胶囊治疗非透析肾性贫血的疗效及安全性比较[J]. 中国药房，2018，29（10）：1384-1387.

[20] 董方，许文忠. 健脾生血方联合化疗对IIIB～IV期非小细胞肺癌的临床疗效及对患者体质量的影响[J]. 河北中医药学报，2012，27（2）：16-17.

[21] 孙晶. 健脾生血汤联合静脉、腹腔双途径化疗治疗 45 例晚期卵巢癌并发腹水患者的疗效分析[J]. 首都食品与医药，2018，25（19）：31-32.

[22] 周敏，郑玲. 健脾生血汤联合 TP 方案治疗卵巢上皮性肿瘤临床研究[J]. 中医学报，2017，32（12）：2317-2319.

[23] 郭文浩，熊玲凡，杨勇，等. 健脾生血冲剂治疗乳腺癌化疗相关性贫血的临床研究[J]. 中国社区医师，2017，33（29）：90-91.

[24] 宋恩峰，吴紫红，梅莎莎，等. 健脾生血颗粒治疗肿瘤化疗相关性贫血临床观察[J]. 世界中医药，2017，12（7）：1534-1537.

人参健脾丸

【药物组成】 人参、白术（麸炒）、茯苓、山药、陈皮、木香、砂仁、炙黄芪、当归、酸枣仁（炒）、远志（制）。

【处方来源】 明·王肯堂《证治准绳》健脾丸加减。《中国药典》(2015年版)。

【功能与主治】 健脾益气,和胃止泻,用于脾胃虚弱所致的饮食不化、脘闷嘈杂、恶心呕吐、腹痛便溏、不思饮食、体弱倦怠等。

【药效】 主要药效如下:

1. 调整胃肠功能及促进铁吸收 人参健脾丸具有促进脾胃运化,改善消化不良和腹泻症状的作用。治疗缺铁性贫血常使用的口服铁剂可出现胃肠道反应,而本品能促进铁的吸收[1]。

2. 降低端粒酶的活性 端粒酶是维持端粒长度的逆转录酶,在多数肿瘤呈高表达,已成为肿瘤治疗的重要靶点,端粒酶抑制剂被认为是一类潜在的高选择性的抗癌药物。人参健脾丸通过降低肝癌患者体内端粒酶活性,减轻化学药物介入治疗对消化道的毒副作用及对骨髓的抑制,并提高T淋巴细胞的活性而起到抗肿瘤作用[2,3]。

3. 调控神经递质及抗应激损伤 谷氨酸和天冬氨酸是哺乳动物中枢神经系统最重要的两种兴奋性氨基酸,而γ-氨基丁酸和牛磺氨酸均属于抑制性神经递质。建立大鼠心理应激反应模型,发现本品可以通过兴奋海马,调控神经递质,增强海马对应激反应的整合作用,在不同程度上抑制下丘脑-垂体-肾上腺轴,进而起到抗应激损伤的作用[4]。

4. 增强免疫功能及耐缺氧 有研究显示虚证患者常伴有免疫功能低下,补虚中药可增加机体的免疫功能。人参健脾丸能延长小鼠常压下的缺氧时间,提高小鼠耐寒冷能力,延长存活时间,消除运动性疲劳,能增强体质,改善机体缺氧的状态[5]。

5. 缓解功能性消化不良症状 功能性消化不良也称非溃疡性消化不良,是一组无器质性原因、慢性持续性或反复发作的症状群,主要临床特征为上腹胀、早饱、嗳气、上腹痛、恶心、食欲不振等。本品对上述功能性消化不良的症状具有显著的缓解作用[6-8]。

【临床应用】 主要用于缺铁性贫血之脾胃虚弱证。

1. 缺铁性贫血 人参健脾丸适用于脾胃虚弱所致的饮食不化、脘闷嘈杂、恶心呕吐、腹痛便溏、体弱倦怠,舌淡苔白,脉细弱等。

治疗缺铁性贫血常使用的口服铁剂可出现胃肠道反应,而在补充造血所需铁剂的同时,合用健脾益胃的人参健脾丸,能促进铁的吸收,治疗效果优于单用铁剂[1]。

2. 消化不良及腹泻 本品用于腹泻型肠易激综合征引起的腹胀、腹泻、腹痛症状,有较好的疗效[9]。联合乳酸菌素片治疗慢性腹泻,效果优于单纯乳酸菌素片[10]。对婴幼儿腹泻,以及小儿肺炎合并腹泻的患儿能够提高机体免疫力,调整胃肠功能,促进脾胃运化,改善消化不良和腹泻的症状[11,12]。本品联合常规西药和针灸治疗脾胃气虚型功能性消化不良,临床效果较为显著[7,13]。对十二指肠溃疡等引起的精神倦怠、面色不泽、脘腹饱胀和消化不良等症状也有效[14]。

3. 营养不良及体质虚弱 本品对小儿营养不良性体质虚弱,形体消瘦,面色萎黄无泽,头发稀少,易患感冒之症等有效[15]。对运动后疲劳能较快恢复,增强运动的适应性[16]。

【不良反应】 人参健脾丸未发现有肝、肾功能损害等反应。

【使用注意】 ①湿热积滞泄泻、痞满、纳呆不宜使用。②忌食荤腥、油腻等不易消化食物。③忌恼怒、忧郁、劳累过度,保持心情舒畅。

【用法与用量】 口服,每次2丸,每日2次。

参 考 文 献

[1] 郝征，杨文华. 补铁丸联合健脾补血汤治疗老年缺铁性贫血 30 例[J]. 河北中医，2009，31（11）：1638-1639.

[2] 王丰莲，杨亚明. 以端粒酶为靶点的人参健脾丸治疗原发性肝癌 38 例分析[J]. 中国明康医学，2008，20（7）：627-629.

[3] 葛晶. 端粒酶和端粒酶抑制剂研究进展[J]. 生物学杂志，2007，23（3）：9-10.

[4] 李艳，严灿，徐志伟，等. 调肝、健脾、补肾治疗法及人参总皂甙对反复心理应激大鼠下丘脑及海马氨基酸含量的影响[J]. 中药药理与临床，2003，19（2）：1-3.

[5] 张铁伦，段大航，刘立民. 人参健脾丸对小白鼠抗应激抗疲劳作用的初步研究[J]. 社区医学杂志，2007，5（3）：20.

[6] 赵庚，韩素梅，王丰莲. 乳酸菌片联合人参健脾丸治疗慢性腹泻疗效观察[J]. 现代医药卫生，2008，24（15）：2264.

[7] 张万岱，危北海，陈治水，等. 功能性消化不良的中西医结合诊治方案（草案）[J]. 中国中西医结合消化杂志，2004，12（6）：381-383.

[8] 于素甫江·苏来曼，王娟. 针灸与人参健脾丸治疗脾胃气虚型功能性消化不良的临床诊断[J]. 内蒙古中医药，2014，24（15）：50.

[9] 李晶. 用人参健脾丸（加减）治疗腹泻型肠易激综合征的体会[J]. 当代医药论丛，2012，10（3）：487.

[10] 刘江. 人参健脾丸联合乳酸菌素片治疗慢性腹泻 60 例临床观察[J]. 内蒙古中医药，2014，33（27）：54-55.

[11] 杨春庆，牛秋玲，吴安芳，等. 人参健脾丸用于治疗婴幼儿腹泻 78 例临床分析[J]. 医药论坛杂志，2001，（3）：27.

[12] 何学春，胡淑霞，朱德茂. 人参健脾丸治疗小儿肺炎后期并腹泻 216 例[J]. 湖南中医杂志，2004，4：66-67.

[13] 徐瑞联. 人参健脾丸联合针灸治疗脾胃气虚型功能性消化不良的临床效果分析[J]. 医药前沿，2016，6（34）：325-326.

[14] 冷南. 中国基本中成药[M]. 北京：人民卫生出版社，1988.

[15] 陈馥. 新编中成药手册[M]. 北京：中国医药科技出版社，1991.

[16] 侯远峰，梁飞，植伟忠，等. "人参健脾丸"对青少年足球运动员运动能力和疲劳消除影响的研究[J]. 安徽体育科技，2003，24（1）：85-86.

益中生血片（胶囊）

【药物组成】 党参、山药、薏苡仁（炒）、陈皮、法半夏、草豆蔻、大枣、绿矾、甘草。

【处方来源】 研制方。国药准字 Z10970125。

【功能与主治】 健脾和胃，益气生血。用于脾胃虚弱、气血两虚所致的面色萎黄、头晕、纳差、心悸气短、食后腹胀、神疲倦怠、失眠健忘；缺铁性贫血见上述证候者。

【药效】 主要药效如下：

1. 补充铁元素并促进铁吸收 益中生血片既是铁的有效补充剂，又是增加铁摄入、吸收和利用的促进剂。能提高因失血、环磷酰胺、丝裂霉素等所致贫血大鼠、小鼠的红细胞数、血细胞比容和血红蛋白含量。绿矾中含有红细胞生成不可缺少的铁元素，可以直接补充铁。健脾益气中药则通过调理胃肠功能与改善原有消化道疾病的病理状态，针对铁吸收障碍而起主要作用[1,2]。

2. 促进造血及升高外周血象 比较益中生血片与补髓生血颗粒对失血性贫血模型小鼠的作用，益中生血片治疗后模型小鼠骨髓有核细胞数、血红蛋白、红细胞、白细胞、血小板、网织红细胞及血清铁、血清铁蛋白、总铁结合力均明显升高，且略优于补髓生血颗粒[3]。

【临床应用】 主要用于缺铁性贫血之脾胃虚弱、气血两虚证者。

1. 缺铁性贫血 益中生血片适用于缺铁性贫血之脾胃虚弱、气血两虚证者，症见面色萎黄、头晕、纳差、心悸气短、食后腹胀、神疲倦怠、失眠健忘、舌淡苔薄、脉细弱。

本品能够补充铁元素，促进铁吸收，提高免疫功能，治疗缺铁性贫血的临床疗效较好，服用后血清铁和血清铁蛋白显著提高，且安全性良好[4-9]。脾胃虚弱、气血两虚的缺铁性贫血患者，采用本品治疗的临床疗效良好；本品用于治疗产后贫血也有效，对贫血的改善率较高[10]。

2. 肿瘤相关性贫血　益中生血胶囊对肿瘤相关性贫血有一定治疗作用，可有效纠正晚期胃癌相关性贫血，不仅可升高血红蛋白，而且能改善患者脾胃虚弱、气血两虚的症状。治疗晚期胃癌合并贫血，可对抗患者血红蛋白下降的趋势，明显改善头目眩晕、食欲不振和心悸失眠等贫血症状，并提高患者的生活质量[11,12]。

3. 消化功能不良　对于脾胃虚弱，气血两虚型患者可增加患者食欲，治疗缺铁性贫血属于脾胃虚弱、气血两虚者，本品具有健脾和胃、益气养血的功能[3,4]。

【不良反应】　个别患者服药后出现恶心、胃脘部烧灼感、大便次数增多、肠鸣、轻度腹泻、口干多饮等不良反应[5]。

【使用注意】　①感冒者慎用；②本品含绿矾，故非缺铁性贫血者慎用；③孕妇慎用；④禁用茶水送服，服药期间忌食辛辣、油腻、生冷食物；⑤本品含绿矾，多服能引起呕吐、腹痛，胃弱者慎用；⑥用于缺铁性贫血，可合用铁剂以增强疗效，并应结合病因治疗。

【用法与用量】　片剂：口服，每次 6 片，每日 3 次。胶囊：口服，每次 2 粒，每日 3 次。均饭后服用。

参 考 文 献

[1] 乐兆升，陈信义，宋崇顺，等. 健脾生血片生血作用的实验研究[J]. 中国医药学报，1993，8（3）：37-39.

[2] 左明焕，陈信义. 益中生血片对动物贫血模型影响的实验研究[J]. 中国实验方剂学杂志，2001，7（1）：40-41.

[3] 郭晓青. 中医药治疗胃癌合并贫血的临床研究[D]. 北京：北京中医药大学，2015.

[4] 李冬云，左明焕，麻柔，等. 益中生血片治疗缺铁性贫血 318 例临床研究[J]. 中国医药学报，1999，14（4）：17-20.

[5] 田丽丽，陈信义，李冬云. 益中生血片治疗缺铁性贫血临床研究[J]. 南京中医药大学学报，2007，23（2）：89-92.

[6] 李依菲，刘立波，肖咏，等. 中药益中生血片治疗缺铁性贫血的临床观察[J]. 中医药信息，2001，18（4）：23-24.

[7] 周淑秋. 益中生血片治疗缺铁性贫血疗效观察[J]. 中国农村医生实用杂志，2005，22（10）：25-26.

[8] 范春绮，李文泉. 益中生血片治疗缺铁性贫血 50 例临床总结[J]. 北京中医，2001，19（1）：58-59.

[9] 惠祥兴，赵卫平，李丰雪，等. 益中生血片治疗缺铁性贫血 50 例临床疗效观察[J]. 吉林医学，2005，26（10）：1045.

[10] 吴亦农. 益中生血胶囊治疗产后贫血 116 例疗效观察[J]. 中外医疗，2008，（6）：46.

[11] 侯丽，倪磊，马薇，等. 益中生血胶囊治疗肿瘤相关性贫血的临床观察[J]. 北京中医药大学学报（中医临床版），2012，19（2）：27-30.

[12] 王佳，陈信义，侯丽，等. 健脾生血法治疗晚期胃癌合并贫血的临床观察[J]. 现代中医临床，2018，25（3）：24-28.

（浙江中医药大学附属第一医院　庄海峰、高瑞兰）

第十八章

再生障碍性贫血中成药名方

第一节 概 述

一、概 念

再生障碍性贫血（aplastic anemia，AA）简称再障，是指由化学、物理、生物因素或不明原因引起的骨髓造血功能衰竭，以骨髓造血细胞增生低下和外周血全血细胞减少为特征，骨髓无异常细胞浸润。临床以贫血、出血和感染为主要表现。本病的发病机制尚未阐明，可能包括造血干/祖细胞内在缺陷，异常免疫反应损伤造血细胞，造血微环境功能缺陷，以及遗传倾向等。再障男女的发病率无明显差别，东方国家发病率高于西方国家，我国本病发病率为 0.74/10 万[1,2]。临床上将再障分为急性再障和慢性再障。

中医学认为再障属于"血证"、"亡血"、"虚劳"等范畴，主要由先天不足、虚劳过度、六淫七情及邪毒等因素伤及气血、脏腑，尤其脾肾引起。

二、病因及发病机制

（一）病因

再障分为先天性及获得性；先天性罕见，主要为范科尼贫血、先天性角化不良、Shwachmann-Diamond 综合征等。获得性再障居大多数，分为原发性和继发性。确切病因尚未明确，可能引起再障的原因多种多样，包括物理、化学和生物因素等，超过半数的再障患者无病因可查，为特发性再障。再障可继发于某些化学药物应用、病毒感染和某些疾病，包括：①抗肿瘤药物、抗生素（氯霉素、磺胺类）等，因药物毒性或过敏可以造成骨髓抑制形成再障，一般停药后可恢复。②苯及其衍生物，通过作用于造血干/祖细胞，抑制其 DNA 和 RNA 合成，并损害染色体。③X 线、γ 线或中子射线可穿过或进入细胞直接损害造血干/祖细胞和骨髓微环境。④肝炎病毒等介导的自身免疫异常或产生抗体，损伤骨髓微环境和造血干/祖细胞。⑤系统性红斑狼疮和类风湿关节炎等，可以介导产生造血干细胞抗体。⑥其他因素如先天遗传、阵发性睡眠性血红蛋白尿、妊娠、慢性肾衰竭等[1-3]。

（二）发病机制

再障的发病机制极为复杂，至今没有完全阐明，目前认为与以下几方面有关[1,2]：①造血干细胞数量减少和内在缺陷，造血干细胞数量明显减少，增殖能力下降，体外集落形成率显著减少。近年研究显示再障患者骨髓造血细胞染色体端粒进行性缩短，提示其功能缺陷。②造血微环境的支撑功能缺陷，造血微环境包括基质细胞及其分泌的细胞因子，起支持造血细胞增殖分化及促进生长发育的作用。研究发现再障患者骨髓成纤维细胞集落（CFU-F）生成减少，以及基质细胞产生的集落刺激因子下降。③异常免疫反应损伤造血干细胞，直接的证据是再障患者经免疫抑制剂治疗后其自身造血功能获得改善[2]。多数作者认为 T 淋巴细胞功能亢进在再障发病机制中占重要地位，为 T 淋巴细胞介导的以造血系统为靶器官的自身免疫性疾病。

三、临 床 表 现

①贫血：再障的初始症状是贫血，且有逐渐加重的苍白、乏力、呼吸困难及疲劳。②出血：血小板减少造成的身体下垂部位的出血点、瘀斑、鼻出血、阴道流血及其他部位的出血都是本病的常见表现。③感染：少数情况下，还可出现由中性粒细胞和单核细胞减少导致的突发高热、寒战、咽炎及其他部位的感染。体格检查除了贫血症状（如结膜和皮肤苍白、静息时心动过速）或皮肤出血（如瘀斑、出血点）、牙龈出血、口腔内紫癜外，通常无阳性发现，一般无淋巴结肿大和肝脾肿大[1-3]。

急性再障起病急，进展迅速，常以皮肤、黏膜并伴有内脏出血和严重感染发热为首先出现症状及主要临床表现。感染和出血互为因果，不易控制。慢性再障起病缓慢，以贫血为主要表现，出血多限于皮肤黏膜，且不严重，感染较轻[1-4]。

四、诊　　断

再障诊断标准根据张之南主编的《血液病诊断及疗效标准》第三版[3]，以及《再生障碍性贫血诊断与治疗中国专家共识》（2017 年版）[5]。

（1）血常规：全血细胞减少，网织红细胞（BPC）绝对值减少，淋巴细胞比例增高。至少符合以下三项中两项：血红蛋白<100g/L；BPC<50×10^9/L；中性粒细胞绝对值（ANC）<1.5×10^9/L。

（2）骨髓检查至少一部位增生减低或重度减低（如增生活跃，巨核细胞应明显减少），骨髓小粒成分中应见非造血细胞增多（一般>50%）。

（3）一般无肝脾肿大。

（4）能除外其他引起全血细胞减少的疾病，如阵发性睡眠性血红蛋白尿、骨髓增生异常综合征中的难治性贫血、急性造血功能停滞、骨髓纤维化、急性白血病及恶性组织细胞病等。

（5）一般抗贫血药物治疗无效。

根据上述标准诊断为再障后，再进一步分为急性或慢性再障。

五、治　　疗

（一）常用化学药物及现代技术

现代医学对再障疗法主要为支持治疗及针对病因治疗[1]。

1. 支持治疗　以输注红细胞和血小板用于维持血细胞计数，纠正贫血，控制感染和出血为主要手段。

2. 针对病因治疗　主要是通过免疫抑制，包括抗胸腺细胞球蛋白/抗淋巴细胞球蛋白（ALG/ATG）、环孢素、环磷酰胺、甲泼尼龙等；异基因造血干细胞移植；造血生长因子如G-CSF、EPO 等；还有药物如雄激素等，目的是抑制异常免疫，改善造血微环境，促进造血干/祖细胞增殖，以及补充或替代极度减少和受损的造血干细胞[1]。

（二）中成药治疗

我国传统医学无再障病名的记载，因再障以贫血、出血、感染为临床特点，多归属于中医"血证"、"亡血"、"虚劳"等范畴。一般当患者以出血、发热等症状为主时，中医辨证多数为阴虚，治以滋阴补肾为主，同时适当使用清热凉血止血药物。当临床表现以贫血为主时，辨证为阳虚，治以温阳补肾。当出现阴阳两虚症状时，治以阴阳双补。此外，根据"孤阴不生，独阳不长"的观点，治疗时宜阴中求阳，阳中求阴，阴阳互补[6]。

第二节　中成药名方的辨证分类与药效

慢性再障是多种原因导致的肾精亏虚，髓枯骨空，气血化生乏源，最终发为本病。肾精亏虚、髓枯骨空是本病最根本的发病机制。因此补肾填精益髓是基本治疗原则。慢性再障可分成肾阴虚型、肾阳虚型和肾阴阳两虚型[6]。鉴于中医对急性再障的认识尚未达成一致，在此暂不做介绍。中成药名方也主要适用于治疗慢性再障，中成药名方的常见辨证分类及其主要药效如下[7-9]：

一、滋阴补肾，填精益髓类

滋阴补肾，填精益髓类药物主要适用于慢性再障的肾阴虚证患者。表现为低热盗汗，五心烦热，寐劣多梦，腰膝酸软，面色苍白，两颧潮红，头昏乏力，舌淡嫩少苔，脉细数。

肾阴虚证慢性再障，病理变化主要是骨髓增生低下，全血细胞减少。外周血 T 淋巴细胞数量明显升高，Th/Ts 及 Treg/Th17 细胞比值下降，甚至倒置。血清甲状腺激素含量显著高于肾阳虚证患者。肾阴虚者，阴不制阳，相火偏盛，虚火蒸腾于内，迫津外泄，扰乱心神，故有低热盗汗，寐劣多梦，两颧潮红等证候。

滋阴补肾，填精益髓类中药能修复患者免疫功能，促进骨髓造血功能恢复，提高外周血细胞计数，从而改善慢性再障患者的临床症状[6]。

常用中成药：六味地黄丸（汤、胶囊）。

二、温肾壮阳，填精益髓类

温肾壮阳，填精益髓类药物主要适用于慢性再障之肾阳虚证。表现为面色㿠白，形寒肢冷，声怯息微，得温则舒，喜热饮，纳少便溏，小溲清长，面浮肢肿，舌淡胖有齿痕，苔白或白腻，脉细沉无力。

肾阳虚证再障患者骨髓增生程度、出血和贫血等症状一般均较肾阴虚证者轻。肾阳不足，脾失温煦，气血生化乏源，饮食不化，而有形寒肢冷，纳少便溏等。

温肾壮阳，填精益髓类中药可促进阳生阴长，化生精血，可以明显提高骨髓增生及造血功能，促进贫血改善，出血症状消减，以及外周血象恢复。

常用中成药：复方皂矾丸、生血丸。

三、滋阴壮阳，填精益髓类

滋阴壮阳，填精益髓类药物主要适用于慢性再障之肾阴阳两虚证者。表现为面色苍白，畏寒烦热交替，自汗盗汗，食少纳呆，腰膝酸软，遗精滑泄，舌淡苔白，脉沉细无力或沉细数。

肾阴阳两虚证主要见于慢性再障治疗后病程较长者。病症介于阴、阳虚之间，阴阳虚交替出现，一般见于再障的中后期。

滋阴壮阳，填精益髓类中药可进一步增强骨髓造血能力，改善血象。

常用中成药：血宝胶囊、再造生血片（再障生血片）、益血生胶囊。

参 考 文 献

[1] 张之南，郝玉书，赵永强，等. 血液病学[M]. 北京：人民卫生出版社，2012.

[2] Beutler K L，Prchal K S. Williams Hematology[M]. 8th ed. New York：McGraw-Hill，Medical Publishing Company，2011.

[3] 张之南，沈悌. 血液病诊断及疗效标准[M]. 北京：科学出版社，2007.

[4] 张之南，李家增. 血液病治疗学[M]. 北京：科学技术文献出版社，2007.

[5] 中华医学会血液学分会红细胞疾病（贫血）学组. 再生障碍性贫血诊断与治疗中国专家共识（2017 年版）[J]. 中华血液学杂志，2017，1（38）：1-3.

[6] 黄振翘，梁冰，陈信义，等. 实用中医血液病学[M]. 上海：上海科学技术出版社，2005.

[7] 陈奇. 中成药名方药理与临床[M]. 北京：人民卫生出版社，1998.

[8] 侯丽，许亚梅. 常见病中成药临床合理使用丛书血液科分册[M]. 北京：华夏出版社，2015.

[9] 高启盛. 气血津液疾病分册（中成药临床应用指南）[M]. 北京：中国中医药出版社，2018.

（浙江中医药大学附属第一医院　胡致平、高瑞兰）

第三节 中成药名方

一、滋阴补肾，填精益髓类

六味地黄丸（汤、胶囊）

【药物组成】 熟地黄、山茱萸（制）、牡丹皮、山药、茯苓、泽泻。

【处方来源】 宋·钱乙《小儿药证直诀》。《中国药典》（2015 年版）。

【功能与主治】 滋阴补肾。用于肾阴亏损，头晕耳鸣，腰膝酸软，骨蒸潮热，盗汗遗精，消渴。

【药效】 主要药效如下：

1. 促进骨髓造血功能及调控生长因子 白消安和环磷酰胺制备 ICR 小鼠再障模型，分别采用六味地黄丸、左归丸治疗，两药均能改善再障小鼠的一般状况，促进造血功能恢复，骨髓中造血组织比例增多，外周血细胞计数显著升高，血清 EPO 水平也明显恢复[1]。

肾阴虚证再障患者在常规康力龙治疗基础上，加用六味地黄丸治疗 6 个月，能明显改善慢性再障患者的临床症状，促进骨髓造血功能恢复，升高外周血白细胞、血小板数及血红蛋白量。同时，还能明显升高患者骨髓中 EPO 和造血干细胞生长因子（SCF）水平，提示其作用机制涉及调控造血生长因子的表达和分泌[2]。

2. 促进骨髓造血干/祖细胞增殖 六味地黄丸作用于老年昆明种小鼠后，分离骨髓造血干/祖细胞，流式细胞仪检测细胞表型，表达 CD34+ 细胞率明显提高，说明本品具有促进骨髓造血功能，刺激造血干/祖细胞增殖，使其干/祖细胞数量增加的作用[3]。体外实验显示六味地黄丸含药血清能显著促进正常大鼠骨髓造血细胞增殖，促使造血细胞由 G_0/G_1 期进入增殖周期，S 期细胞比例明显增高[4]。

3. 提高骨髓间充质干细胞的增殖能力 培养 SD 大鼠骨髓间充质干细胞（BMSCs），其细胞表型和形态学具备 MSC 特征，经六味地黄丸水提液处理后，MTT 检测显示其吸光度明显升高，提示本品可有效地提高 BMSCs 的增殖能力[5]。

4. 增强机体的免疫功能 本品对细胞免疫和体液免疫异常具有一定的调控作用，能明显增强小鼠腹腔巨噬细胞的吞噬功能，通过促进淋巴细胞增殖和分化，使得免疫细胞数量增加及活性增强[6,7]。本品含药血清诱导大鼠骨髓源性树突状细胞（DC）增殖，使其分泌 IL-12 增加，对异基因 T 淋巴细胞具有刺激增殖作用，且随着细胞数量的增加而功能活性增强[8]。

恶性肿瘤（肺癌、胃癌、食管癌、乳腺癌、大肠癌、胰腺癌）化疗时给予六味地黄丸口服，治疗组外周血白细胞、血小板降低的程度小，CD4+/CD8+细胞比值明显上升，血清 IgA、IgG、IgM 含量也明显增高，KPS 高于对照组。表明本品辅助化疗可抑制肿瘤进展，降低化疗毒副作用，并提高机体的免疫功能[9,10]。

5. 抑制肿瘤细胞增殖 六味地黄丸可明显抑制肝癌小鼠体内瘤体的生长，其作用通过影响瘤体细胞周期，诱导小鼠肝癌细胞凋亡，降低血清中 VEGF 水平，降低肿瘤表观扩散系数（ADC）值等[11]。本品通过抑制 VEGF 和周期蛋白 D3（cyclin D3）基因表达，抑制乳腺癌细胞的增殖生长，并可诱导癌细胞的分化[12]。

【临床应用】 主要用于慢性再障贫血之肾阴虚证。

1. 再障 六味地黄丸适用于久病伤肾，而致肾阴亏损之慢性再障，症见腰膝酸软，无力，眩晕，耳鸣，形体消瘦，盗汗遗精，口燥咽干。

慢性再障主要采取综合治疗措施，本品联合康力龙治疗慢性再障，患者血常规恢复正常时间明显短于对照组，而出现不良反应例数又明显少于对照组[13]。复方皂矾丸联合六味地黄丸治疗肾虚型再障，能够提高临床疗效，可成为安全有效治疗非重型再障的方案[14]。

2. 血小板减少症 本品适用于肾阴亏损所致的免疫性血小板减少症（ITP），联合环孢素治疗 ITP，既能提高疗效，升高外周血血小板计数，又能减轻环孢素的肾不良反应[15]。以加味六味地黄丸单用治疗 ITP，可提高血小板计数，减少出血症状，近期疗效明显，且远期疗效也较好[16]。

本品能减轻化疗所致的血小板减少症，本品联合艾恒和希罗达化疗方案治疗结直肠癌患者，使血小板计数明显高于对照组[17]。由六味地黄丸化裁而成的振元汤治疗化疗所致血小板减少症，治疗组显效及总有效率优于对照组，且血小板增长速度较快[18]。

3. 肿瘤放化疗的辅助治疗 本品用于辅助肿瘤放化疗，可抑制肿瘤生长，改善骨髓抑制，减轻放化疗毒副作用及提高生存质量。联合放化疗方案治疗晚期肿瘤，能够提高疗效，抑制肿瘤进展，提高机体免疫功能，以及提高各功能量表及总体生活质量评分[9,10,19,20]。详见肿瘤册。

【不良反应】 尚不明确。

【使用注意】 ①忌不易消化食物。②感冒发热患者不宜服用。③高血压、心脏病、肝病、糖尿病、肾病等慢性病严重者应在医师指导下服用。④儿童、孕妇、哺乳期妇女应在医师指导下服用。⑤服药 2 周后症状无缓解，应去医院就诊。⑥对本品过敏者禁用，过敏体质者慎用。⑦本品性状发生改变时禁止使用。⑧儿童必须在成人监护下使用。⑨请将本品放在儿童不能接触的地方。⑩如正在使用其他药品，使用本品前请咨询医师或药师。

【用法与用量】 丸剂：口服，每次 8 丸，每日 3 次。胶囊：口服，每次 1 粒，或每次 2 粒，每日 2 次。

参 考 文 献

[1] 张鹏，郭雨晨，李玮，等. 左归丸与六味地黄丸对再障小鼠体内 EPO 的影响[J]. 陕西中医药大学学报，2018，41（3）：89-92.

[2] 闫盈滨，闫中亮，吕中阳. 六味地黄丸对慢性再生障碍性贫血的疗效及对 EPO、SCF 细胞因子活性的影响[J]. 中医药信息，2010，27（4）：102-104.

[3] 高冬，郑良朴，林久茂. 六味地黄丸对老年小鼠造血干细胞影响的实验研究[J]. 中药材，2008，31（2）：251-254.

[4] 高丽，白赟，王永辉，等. 六味地黄丸含药血清对骨髓细胞增殖的影响[J]. 时珍国医国药，2012，23（7）：1598-1599.

[5] 谭峰，樊巧玲，王明艳，等. 六味地黄丸对 SD 大鼠骨髓间充质干细胞增殖的影响[J]. 中国医药导刊，2011，13（7）：1226-1227.

[6] 廉南，严清明，赴国良，等. 六味地黄丸免疫学作用的实验研究[J]. 西南国防医药，1991，（1）：47-49.

[7] 范蕙淇，叶清华，何俊笙，等. 六味地黄丸的免疫作用研究进展[J]. 饮食保健，2015，17（12）：144-145.

[8] 孙小艳，刘祖德，张欢，等. 六味地黄丸含药血清对树突状细胞增殖的影响[J]. 中国实验方剂学杂志，2014，20（4）：103-107.

[9] 夏清山，张旭升. 六味地黄丸在化疗中增效减毒作用的临床观察[J]. 湖北中医杂志，2005，27（11）：16-17.

[10] 高芳，王大庆，王红梅. 六味地黄丸在肿瘤化疗中的应用[J]. 中国中医急症，2010，19（2）：210-211.

[11] 罗春蕾，顾怡中，钟意，等. 六味地黄丸抑制移植性原发性肝癌小鼠肿瘤生长的实验研究[J]. 河北中医，2015，37（10）：1519-1522.

[12] 郑里翔，刘红宁，乔玉丹，等. 六味地黄丸对自发乳腺癌小鼠瘤块中血管内皮生长因子和周期蛋白 D3 基因表达的影响[J]. 中国实验方剂学杂志，2010，16（11）：117-119.

[13] 杨沛华，赖小航，杨若愚. 六味地黄丸对慢性再生障碍性贫血的临床疗效观察[J]. 光明中医，2016，31（12）：1753-1754.

[14] 王伟，崔海朋. 复方皂矾丸联合六味地黄丸治疗非重型再障 60 例[J]. 中国医疗前沿，2007，2（12）：113.

[15] 朱凌，韦昭华，胡秀娟，等. 环孢素 A 联合六味地黄丸治疗原发性血小板减少性紫癜疗效分析[J]. 中国误诊学杂志，2010，10（24）：5860.

[16] 傅理均，梁伟霞. 加味六味地黄丸治疗慢性原发性血小板减少性紫癜 30 例[J]. 浙江中医杂志，2008，43（11）：640-641.

[17] 张继峰，周学鲁，胡灏. 六味地黄丸防治化疗后血小板减少的临床观察[J]. 中医临床研究，2013，（4）：17-18.

[18] 吴茂林，周红，邱萌，等. 自拟振元汤治疗化疗后血小板减少的临床疗效评价[J]. 西部中医药，2012，25（2）：75-77.

[19] 江良县，喻潇葳. 六味地黄丸联合 FOLFOX6 方案治疗晚期胃癌的疗效观察[J]. 医学美学美容（中旬刊），2014，5：261-262.

[20] 何纯. 六味地黄丸、四君子汤合方对肿瘤化疗患者生存质量的影响[J]. 中国中医药科技，2016，23（5）：590-591.

二、温肾壮阳，填精益髓类

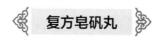

复方皂矾丸

【药物组成】 皂矾、西洋参、海马、肉桂、大枣（去核）、核桃仁。

【处方来源】 清·凌奂《外科方外奇方》。国药准字 Z61020457。

【功能与主治】 温肾健髓，益气养阴，生血止血。用于再障，血小板减少症，骨髓增生异常综合征及放化疗引起的骨髓损伤、白细胞减少症属肾阳不足、气血两虚证者。

【药效】 主要药效如下：

1. 促进骨髓造血干/祖细胞增殖　再障属造血功能衰竭性疾病，患者骨髓造血干细胞数量减少或内在缺陷。皂矾含有 10 多种微量元素，其中铁、铜、钴等都是造血必需的原料。实验和临床研究表明复方皂矾丸可使萎缩的骨髓组织重建及再生，加速造血干/祖细胞的增殖、分化及成熟，对骨髓多个系列造血细胞均有促进增殖作用，显著增加粒-单系祖细胞（GM-CFU）和红系祖细胞（CFU-E）体外集落的生成率[1-6]。

2. 改善造血微环境　再障的发病机制也包括造血微环境的病变，本品通过促进骨髓造血微循环增生，修复微环境缺陷，有利于基质细胞生成，增加造血组织，以达到治疗再障的目的[7]。通过提高黏附分子受体的表达，加强基质细胞与造血细胞相互作用，从而促进骨髓造血细胞生长发育[8-10]。

造血干/祖细胞的增殖分化需要来自骨髓细胞自分泌及外周循环的各类细胞因子的刺激，再障患者骨髓微血管密度 MVD 较正常明显减少。复方皂矾丸可通过上调 VEGF 表达，促进骨髓微血管修复，增加骨髓微血管密度[8-10]。

3. 调节细胞免疫功能　研究发现 $CD4^+CD25^+$ 调节性 T 淋巴细胞的减少，导致不能发挥正常的免疫抑制功能，从而引起再障的发病。有报道复方皂矾丸联合安特尔加环孢素治疗老年慢性再障 3 个月以上，外周血象明显升高，总有效率高于安特尔加环孢素的对照组，治疗组 $CD4^+CD25^+$ 调节性 T 淋巴细胞比例明显升高，优于对照组[11]。

4. 改善化疗和干细胞移植后的骨髓抑制　恶性肿瘤患者化疗后骨髓处于抑制状况，外周血细胞减少，本品治疗能升高白细胞、血小板数和血红蛋白量[12-15]。异基因造血干细胞移植后骨髓造血功能恢复不良患者,采用本品治疗后 0 级骨髓抑制(血常规指标恢复正常)比例明显高于对照组,Ⅱ级骨髓抑制比例则明显低于对照组,表明复方皂矾丸有助于干细胞移植后骨髓造血功能恢复[16]。

5. 升高外周血白细胞数 复方皂矾丸联合 G-CSF,治疗化疗后白细胞减少症患者具有较好的疗效,能够降低血清 IL-6、IL-8 水平,升高 G-CSF 水平,调控造血生长因子与抑制因子之间的平衡。通过促进 G-CSF 生成,加速粒系造血祖细胞增殖、分化和成熟,有效地升高外周血白细胞数[17,18]。

6. 升高外周血血小板数 复方皂矾丸能明显升高 ITP 患者的外周血血小板计数[19,20],其联合泼尼松治疗 ITP 的临床研究显示,总有效率明显高于单用泼尼松对照组,且药物起效时间早于对照组[19]。对化疗所致的血小板减少症也具有较好的疗效[21,22],本品联合 IL-11 与吉西他滨加顺铂化疗方案,能减轻化疗所致的血小板下降,并能防治继续出血[23]。

7. 调控骨髓增生异常综合征的炎性因子和细胞免疫 有报道复方皂矾丸联合地西他滨治疗骨髓增生异常综合征(MDS),治疗后血象三系均明显升高。患者血清 IL-6、TNF-α、IFN-γ、VEGF 等炎性因子水平均下降,低于地西他滨对照组,而 IL-10 水平则明显升高[24]。本品联合环孢素和沙利度胺治疗低危 MDS,在治疗 12 周时起效,血象三系明显升高,且治疗组有效率明显高于环孢素和沙利度胺对照组。治疗后不但患者的血清炎性因子明显改变,而且 T 淋巴细胞亚群指标中 CD3+、CD3+/CD4+、CD3+/CD8+细胞比例均显著降低,但 CD4+/CD8+细胞比例则显著升高,且观察组变化的幅度显著高于对照组。提示本品通过调控炎性因子及提高细胞免疫功能,从而发挥其治疗 MDS 的功效[25](图 18-1)。

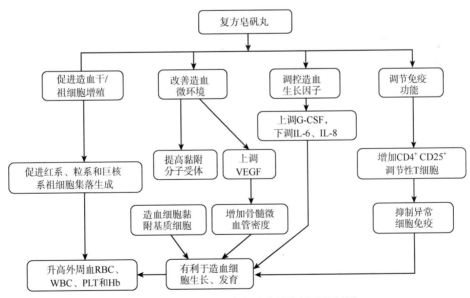

图 18-1 复方皂矾丸治疗再障的作用及机制图

【临床应用】 主要用于肾阳不足、气血两虚证之再障,白细胞减少症,血小板减少症。

1. 再障 复方皂矾丸适用于肾阳不足、气血两虚证的再障患者[24],症见神疲体乏,腰膝酸软，面色萎黄，食欲不振，口燥咽干。

有报道单用本品治疗再障患者的有效率为 75.0%；而本品联合雄激素治疗再障的有效率为 84.3%[1]。对常规治疗无效或复发的慢性再障患者也有一定疗效，治疗后骨髓活检造血面积增加，骨髓粒细胞、红细胞、巨核细胞等造血细胞比例上升，淋巴细胞比例则下降，而血窦及小血管数量有明显增加[2]。

2. 化疗所致骨髓抑制及白细胞减少症　本品适用于肾阳不足、气血两虚证的肿瘤化疗患者，本品与化疗联合应用，对改善骨髓抑制具有较好的疗效，可缓解由化疗造成的血小板、白细胞数及血红蛋白水平下降的情况，且对人体免疫系统也有一定的增强作用[12-15]。本品联合重组人 G-CSF，治疗化疗后白细胞减少症患者，可协同 G-CSF 作用，促进粒系造血祖细胞增殖、分化和成熟，从而有效地升高外周血白细胞数[17,18]。

3. 血小板减少症　相关研究表明复方皂矾丸能升高 ITP 患者外周血血小板计数，本品联合泼尼松治疗 ITP，能提高疗效，并缩短药物起效时间[19,20]。对化疗所致的血小板减少症也有疗效，不但能提升血小板计数，而且可降低化疗的不良反应。本品与造血生长因子联用，效果更为明显[21-23]。

4. 骨髓增生异常综合征　复方皂矾丸治疗 MDS 患者的疗效较好，且无明显毒副作用[26,27]。采用本品前瞻性地观察对 MDS 的临床疗效，治疗组用复方皂矾丸加沙利度胺和（或）小剂量阿糖胞苷，结果总有效率高于用沙利度胺和（或）小剂量阿糖胞苷的对照组[28]。本品联合地西他滨治疗 MDS，治疗 16 周后血红蛋白量、白细胞数、中性粒细胞及血小板数均高于单用地西他滨对照组，并能降低患者炎性因子水平[24]。联合环孢素和沙利度胺治疗低危 MDS 在 12 周时起效，其是通过调控患者炎性因子和 T 淋巴细胞亚群发挥作用的[25]。联合小剂量阿糖胞苷、三氧化二砷治疗 MDS，结果完全缓解率、部分缓解率及总有效率均优于小剂量化疗对照组[29]。

【不良反应】　目前尚未检索到不良反应报道。

【使用注意】　①本方含皂矾，多服能引起呕吐、腹痛，脾胃虚弱者慎服。②禁用茶水冲服；服药期间忌食辛辣、油腻、生冷食物[30]。

【用法与用量】　口服，每次 7～9 丸，每日 3 次，饭后服用。

参 考 文 献

[1] "复方皂矾丸"临床应用组. 复方皂矾丸治疗再生障碍性贫血 100 例疗效分析[J]. 中华血液学杂志, 2000, 21（3）: 157-159.

[2] 李四强, 宫超, 秦伟, 等. 复方皂矾丸治疗慢性再生障碍性贫血临床观察[J]. 实用医药杂志, 2011, 28（9）: 794-795.

[3] 马红玲. 生脉及复方皂矾丸联合治疗再生障碍性贫血疗效观察[J]. 临床医药实践, 2010, 19（5）: 204-205.

[4] 高鹏, 付堃, 韩梅. 复方皂矾丸治疗再生障碍性贫血 50 例[J]. 吉林中医药, 2000,（6）: 23-24.

[5] 梁永生. 复方皂矾丸治疗再生障碍性贫血临床疗效评价[J]. 广州中医药大学学报, 2001, 18（2）: 123-124.

[6] 王金环, 张炫娜, 孙婕. 单味中药及中成药治疗再障机理研究进展[J]. 辽宁中医药大学学报, 2018, 20（3）: 11-13.

[7] 杨方方, 王康玮, 向琪, 等. 复方皂矾丸对慢性再生障碍性贫血骨髓 MVD、VEGF 的影响[J]. 中国实验血液学杂志, 2015, 23（2）: 477-480.

[8] Füreder W, Krauth M T, Sperr W R, et al. Evaluation of angiogenesis and vascular endothelial growth factor expression in the bone marrow of patients with aplastic anemia[J]. Am J Pathol, 2006, 168（1）: 123-130.

[9] 季健玲, 刘红, 孙超, 等. 再生障碍性贫血血管内皮生长因子表达及其意义的研究[J]. 中国实验血液学杂志, 2006, 14（2）: 285-287.

[10] 庄贤栩，裴仁治，陆滢，等. 复方皂矾丸联合重组人粒细胞刺激因子注射液对白血病化疗后白细胞减少患者血清 IL-6、IL-8 及 G-CSF 水平影响研究[J]. 中华中医药学刊，2017，35（5）：1275-1277.

[11] 韩学军. 复方皂矾丸联合安特尔加孢素治疗老年再生障碍性贫血 72 例[J]. 中国老年学杂志，2010，30（9）：1279-1280.

[12] 孙春霞，刘经选. 复方皂矾丸对恶性肿瘤化疗患者骨髓的保护作用[J]. 河北中医，2009，31（3）：437.

[13] 孙文辉，骆明远，余健，等. 复方皂矾丸对乳腺癌化疗骨髓抑制的预防作用[J]. 海峡药学，2010，22（5）：100-102.

[14] 韦惠章，薛协持. 复方皂矾丸防治晚期结肠癌化疗后骨髓抑制的效果研究[J]. 中国现代药物应用，2016，10（1）：172-173.

[15] 时建明. 复方皂矾丸治疗化疗所致骨髓抑制 56 例临床疗效研究[J]. 中国医药科学，2016，6（3）：88-91.

[16] 王涛，阎玮兰，刘朵平，等. 复方皂矾丸对异基因干细胞移植患者骨髓造血功能恢复的效果[J]. 中国医药，2017，12（1）：98-101.

[17] 刘刚，崔国胜，孙宝山，等. 复方皂矾丸治疗脑胶质瘤化疗后白细胞减少症的疗效观察[J]. 中医药导报，2016，22（23）：83-84.

[18] 朱霞，杨峰，李红. 复方皂矾丸防治癌症化疗后白细胞减少症 80 例[J]. 陕西中医，2003，24（9）：779-780.

[19] 朱丽，郑彤，梁香改，等. 复方皂矾丸联合泼尼松治疗免疫性血小板减少症的疗效观察[J]. 甘肃医药，2017，36（1）：66-67.

[20] 杨玮，张学进，邓旻，等. 复方皂矾丸治疗原发性血小板减少性紫癜[J]. 浙江中西医结合杂志，2003，13（11）：698-699.

[21] 顾丽梅，吴剑平，史纯瑛. 复方皂矾丸防治化疗所致血小板减少临床观察[J]. 实用中医药杂志，2010，26（11）：792-793.

[22] 孙成晖，孙钦文，严伟红，等. 复方皂矾丸在老年肺癌患者个体化化疗时血小板减少中疗效观察[J]. 中国现代药物应用，2016，10（21）：124-125.

[23] 罗利琼，马玉芳，王继红，等. 白细胞介素-11 联合复方皂矾丸治疗 GP 方案化疗所致血小板下降的疗效观察[J]. 现代中西医结合杂志，2013，22（3）：290-292.

[24] 张慧琪，黄健. 复方皂矾丸联合地西他滨治疗骨髓增生异常综合征的效果观察[J]. 中华中医药学刊，2018，36（11）：2757-2759.

[25] 余燕，王伟. 复方皂矾丸联合环孢素 A 和沙利度胺治疗低危骨髓增生异常综合征的临床研究[J]. 现代药物与临床，2016，31（12）：2004-2008.

[26] 高鹏，王雪野，唐利民. 复方皂矾丸治疗骨髓增生异常综合征的临床疗效观察[J]. 中国误诊学杂志，2007，7（25）：6016-6017.

[27] 徐才刚，吴俣，朱焕玲，等. 复方皂矾丸治疗骨髓增生异常综合征的临床照研究[J]. 华西医学，2003，（2）：193-194.

[28] 韩学军. 复方皂矾丸治疗骨髓增生异常综合征 49 例临床研究[J]. 吉林医学，2010，31（35）：6500-6501.

[29] 李玉巧，梁志伟，罗国帧. 复方皂矾丸联合小剂量阿糖胞苷、三氧化二砷治疗老年骨髓增生异常综合征随机平行对照研究[J]. 实用中医内科杂志，2013，27（6）：102-104.

[30] 国家药典委员会. 中华人民共和国药典临床用药须知（中药成方制剂卷）[M]. 北京：中国医药科技出版社，2015.

（浙江中医药大学附属第一医院 高瑞兰、胡致平）

生 血 丸

【**药物组成**】 鹿茸、黄柏、山药、炒白术、桑枝、炒白扁豆、稻芽、紫河车。

【**处方来源**】 研制方。《中国药典》（2010 年版）。

【**功能与主治**】 补肾健脾，填精养血。用于脾肾虚弱所致的面黄肌瘦、体倦乏力、眩晕、食少、便溏；放化疗后全血细胞减少及再障见上述证候者。

【**药效**】 主要药效如下：

1. 促进再障小鼠骨髓造血细胞增殖　生血丸水提液胃饲治疗免疫介导型再障小鼠模型，治疗组外周血白细胞数，骨髓单个核细胞及骨髓造血组织容量均显著高于未经治疗模型组；尤其是大剂量治疗组的血象和骨髓象与康力隆对照组无显著差异，提示其促进再障小鼠造血的作用类似于康力隆[1]。另有报道生血丸治疗组小鼠骨髓有核细胞 G_0/G_1 静止期细胞百分率显著低于模型组，而细胞周期相关 cyclin D3 蛋白则明显高表达。表明本品通过上调骨髓细胞周期相关基因表达，从而促进造血细胞进入增殖周期[2]。

2. 改善化疗所致骨髓抑制及上调造血生长因子　生血丸具有促进化疗所致骨髓抑制

小鼠造血功能恢复的作用，上调骨髓微环境中造血生长因子的表达，包括 EPO、TPO 及 G-CSF 等。上述造血生长因子可分别有效地刺激骨髓红系、粒系和巨核系造血祖细胞增殖，使模型小鼠外周血红细胞、网织红细胞数和血红蛋白量均明显升高[3]。

3. 减轻辐射损伤及升高外周血象 对辐射所致骨髓抑制和血细胞减少小鼠模型，生血丸预防组和治疗组小鼠肝细胞的鸟氨酸脱羧酶（ODC）活性显著减弱，外周血淋巴细胞与骨髓细胞的微核率明显降低；提示本品能有效地预防和改善小鼠肝细胞、淋巴细胞和骨髓细胞由于辐射所造成的损伤[4]。本品治疗 ^{60}Co-γ 照射合并环磷酰胺所致骨髓抑制小鼠模型，结果显示能明显提高模型小鼠外周血白细胞、红细胞、血红蛋白、血小板和血网织红细胞计数，其是通过促进各系造血祖细胞增殖、分化和成熟[5]发挥作用的。

4. 增强免疫功能及抗化学损伤 生血丸具有调节小鼠免疫功能的作用，可提高小鼠腹腔巨噬细胞吞噬速率和吞噬指数，增强小鼠非特异性免疫功能[6]。采用甲醛制备骨髓损伤小鼠模型，生血丸预防组与治疗组模型小鼠的肺、肝、脾组织中羟自由基、超氧阴离子及 ODC 的活性与对应模型组比较，均显著降低，淋巴细胞的微核率也显著降低，提示本品能有效预防和改善小鼠肺、肝、脾、骨髓细胞及外周血淋巴细胞由于甲醛造成的化学损伤[7]。

【临床应用】 主要用于脾肾虚弱之慢性再障，肿瘤放化疗所致的血细胞减少。

1. 再障 生血丸具有补肾壮阳、填精生血、解毒化瘀的功效，治疗脾肾虚弱之慢性再障（症见面黄肌瘦、体倦乏力、眩晕、食少、便溏）具有较好的疗效[8]。与康力龙联用能提高疗效，治疗组总有效率明显高于单用康力龙对照组，骨髓增生低下状况逐渐改善，造血细胞比例也明显增加，外周血象升高的时间也明显早于对照组[9]。本品联合小剂量维 A 酸治疗慢性再障，绝大多数病例的血象均有不同程度的改善[10]。

2. 肿瘤放化疗所致的血细胞减少 本品适用于脾肾虚弱之继发性血细胞减少，治疗胃肠道肿瘤放化疗患者时血象下降的控制率优于对照组，且在生活质量、中医证候的改善方面也优于对照组[11]。本品联合常规化疗治疗各种肿瘤患者，具有保护骨髓造血功能，提高免疫功能，改善临床症状及提高生活质量的功效[12]。联合放化疗治疗非小细胞肺癌，能有效地升高血象，且在生活质量和中医证候的改善方面也优于对照组[13]。

3. 化疗相关性贫血及免疫功能低下 采用本品联合化疗治疗肺癌，可明显降低肺癌化疗相关性贫血的发生率及贫血严重的程度[14]。对增强机体免疫功能也有作用，本品治疗后患者的 $CD4^+$、$CD4^+/CD8^+$ T 淋巴细胞比例均明显升高[12]。

【不良反应】 部分患者可能会有口干、舌燥。

【使用注意】 阴虚内热，舌质红、少苔者慎用。

【用法与用量】 口服，每次 5g，每日 3 次；小儿酌减。

参 考 文 献

[1] 王玲玲，周冬枝，刘永惠，等. 生血丸 1 号对免疫介导的再生障碍性贫血小鼠骨髓增殖的影响[J]. 中国中医基础医学杂志，2002，8（5）：53-54.

[2] 王玲玲，周冬枝，刘永惠，等. 生血丸 1 号对免疫介导的再生障碍性贫血小鼠骨髓增殖及细胞周期蛋白 D3 表达的影响[J]. 中国中西医结合杂志，2003，（1）：134-136.

[3] 王光普，荣子丹，张晓乐，等. 生血丸促进骨髓抑制小鼠造血功能的机制研究[J]. 中草药，2012，（6）：1162-1165.

[4] 严苏纯，张晓乐，王光普，等. 生血丸对小鼠低剂量辐射损伤的预防与修复作用及机制[J]. 中草药，2013，44（5）：595-597.

[5] 严苏纯，王光普，刘彤. 生血丸对骨髓抑制小鼠造血功能的调控作用[J]. 中草药，2010，41（11）：1853-1856.

[6] 张建梅. 生血丸对溶血性贫血脾肾两虚模型动物造血及免疫功能的影响研究[D]. 兰州：甘肃中医药大学，2016.

[7] 阎山林，张晓乐，王光普，等. 生血丸对甲醛致小鼠细胞损伤的影响[J]. 中草药，2014，45（13）：1899-1902.

[8] 宋长凤，孙玉玮，庞连秀，等. 生血丸的临床研究[J]. 中成药，1990，12（7）：24-25.

[9] 周冬枝，刘永惠，何群英. 用生血丸加康力龙治疗慢性再生障碍性贫血 156 例[J]. 第四军医大学学报，2002，23（11）：1018.

[10] 庄春兰，黄美俊，李望耀. 小剂量全反式维甲酸及中药生血丸治疗慢性再障 20 例临床观察[J]. 广东医学，1998，（4）：302-303.

[11] 林洪生，杨宗艳，张培彤，等. 生血丸治疗胃肠肿瘤化疗所致血象下降的临床疗效观察[J]. 肿瘤防治研究，2013，40（1）：16-19.

[12] 张丽丽，赵林林，李小江，等. 生血丸防治化疗所致骨髓抑制 32 例临床观察[J]. 中医杂志，2014，55（13）：1123-1126.

[13] 林洪生，杨宗艳，张培彤，等. 生血丸治疗非小细胞肺癌脾肾阳虚证化疗所致血象下降的临床疗效观察[J]. 中华中医药杂志，2013，（8）：2491-2494.

[14] 张丽丽，贾英杰，于建春，等. 生血丸治疗肺癌化疗相关性贫血的临床观察[J]. 中国医疗前沿，2013，8（9）：77-79.

（浙江中医药大学附属第一医院　胡致平、高瑞兰）

三、滋阴壮阳，填精益髓类

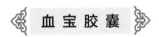
血宝胶囊

【药物组成】　鹿茸、补骨脂、狗脊、附子、枸杞子、女贞子、牛髓、紫河车、熟地黄、制何首乌、当归、阿胶、人参、党参、炙黄芪、刺五加、白术（炒）、川芎、虎杖、桂枝、丹参、鸡血藤、牡丹皮、赤芍、牛西西、漏芦、连翘、水牛角浓缩粉、仙鹤草、陈皮。

【处方来源】　研制方。国药准字 Z22024266。

【功能与主治】　益肾健脾，补阴培阳。用于脾肾两虚所致的头晕目眩、面色无华、气短乏力、皮肤紫癜。

【药效】　主要药效如下：

1. 促进骨髓造血功能　血宝胶囊具有益肾填精，补气养血，解毒化瘀之功效。主要成分为熟地黄、丹参、人参、鹿茸、紫河车、阿胶等，在体外具有刺激小鼠红系、粒-单系造血祖细胞增殖及分化作用，其促进红系造血细胞增殖的作用优于粒系造血细胞。本品的成分有多种性激素、多种酶和红细胞生成素等物质，可促进骨髓造血功能，加速红细胞的生成。同时，还具有类激素样的作用，能振奋机体功能，促进红细胞、血红蛋白及网织红细胞生成[1]。

血宝胶囊所含成分有肾上腺皮质激素类似物，具有促进 DNA、RNA、蛋白质和脂质合成的作用，使造血细胞增殖分裂增加，生成红细胞、白细胞、血小板的数量增多[2]。体外实验证明本品具有刺激小鼠骨髓红系、粒-单系等造血祖细胞增殖及分化的作用，促进受损骨髓造血功能的恢复，升高血红蛋白量和红细胞数，并增强机体非特异性免疫功能及体液免疫功能[3]。当归、丹参、鸡血藤等可改善造血微环境，清除病损部位的代谢障碍，因而有利于多能造血干/祖细胞的增殖、分化、成熟及释放入血。

2. 改善放化疗及药物所致的骨髓抑制　血宝胶囊对正常小鼠的骨髓红系和粒系造血祖细胞均有促进增殖作用，对小鼠 ^{60}Co-γ 射线照射所致的白细胞、红细胞及血红蛋白的降低具有保护作用，并对辐射所致红系、粒系祖细胞增殖降低有明显的恢复作用[4]。本品对环磷酰胺所致大鼠、小鼠骨髓抑制和有核细胞减少，具有促进骨髓造血功能恢复的作用，能显著地升高骨髓抑制动物模型的外周血象。

血宝胶囊对化学药物性骨髓损伤具有保护作用，能加速损伤骨髓造血功能的恢复[5]。通过刺激多能造血干/祖细胞、红系和粒系造血祖细胞增殖，从而加速红细胞、血红蛋白和白细胞的生成。

3. 增强免疫功能及抗疲劳　　血宝胶囊能显著增加失血性贫血大鼠的血红蛋白量和红细胞数。对小鼠单核吞噬细胞系统吞噬功能有明显增强作用，能显著提高小鼠血清溶血素生成，使受损的骨髓造血功能得到恢复，并增强机体非特异性细胞免疫及体液免疫功能[6]。除了刺激造血干/祖细胞增殖和分化，促血细胞生成，治疗缺铁性贫血有效外，本品还具有改善贫血症状，显著增强缺氧耐力及抗疲劳的作用[7]。

【临床应用】　　主要用于脾肾两虚证之慢性再障。

1. 再障　　血宝胶囊适用于慢性再障之脾肾两虚，阴阳两损，清窍失养等证候者。症见腰膝酸软，头晕目眩，饮食减少，面色无华，乏力气短，皮肤紫癜，舌淡胖边有齿痕，脉沉弱。

血宝胶囊含药血清能够促进骨髓基质细胞增殖，并抑制凋亡，改善再障造血微环境支撑功能的缺陷[6]，本品联合康力龙治疗慢性再障，使血象较快上升，血红蛋白、网织红细胞、白细胞和血小板均明显高于治疗前，骨髓象也有恢复。本品治疗肾阳虚型者，白细胞和血红蛋白恢复平均需 1～2 年；而肾阴虚型者，平均疗程则需 3～4 年[7]。

2. 缺铁性贫血及失血性贫血　　血宝胶囊治疗缺铁性贫血疗效相对比较明显，能够升高血红蛋白量，改善患者的心悸、头晕、神疲乏力、面色差、四肢冰冷、耳鸣、大便困难等贫血症状。对慢性失血性贫血也有较好的疗效，且无明显不良反应[8-10]。

3. 肿瘤化疗所致的白细胞减少症　　对肿瘤化疗患者外周血白细胞下降具有保护作用，可使患者白细胞减少症的发生率明显降低，治疗组化疗的完成率显著高于未用本品的对照组，还能提高患者的生活质量[11]。

【不良反应】　　目前尚未检索到不良反应的报道。

【使用注意】　　①感冒者慎用。②服药期间忌食辛辣、油腻、生冷食物。③再障等疾病必要时采用综合治疗措施。

【用法与用量】　　口服，每次 4～5 粒，每日 2 次，小儿酌减。

参 考 文 献

[1] 宋延平，赵刚. 血宝胶囊药理作用研究[J]. 中药药理与临床，2001，17（2）：38-40.

[2] 王树荣，翟树林，王玉芝，等. 人参、五灵脂合用在药效及有效成分方面的研究[J]. 中国中药杂志，1995，20（10）：630-632.

[3] 景丽，钟志勇，李俊，等. 新血宝胶囊抗贫血的实验研究[J]. 中药材，2007，（6）：710-711.

[4] 高天红，朴晋华，张丽，等. 血宝胶囊抗放化疗损伤的实验研究[J]. 中国中药杂志，2005，30（14）：1102-1105.

[5] 罗斌，仲任，宋善俊. "血宝"对化学药物性骨髓损伤保护作用的体内实验研究[J]. 临床血液学杂志，2002，15（1）：20-23.

[6] 沈健，余灵燕. 再障患者血清和血宝胶囊对骨髓基质细胞[J]. 健康必读杂志，2012，（7）：399-412.

[7] 程燕，魏剑芬，张云鹏，等. 中西药结合治疗慢性再生障碍性贫血 45 例[J]. 中国实验方剂学杂志，2010，16（6）：294-295.

[8] 徐亚文，刘大同. 血宝胶囊治疗缺铁性贫血 32 例临床观察[J]. 长春中医药大学学报，2011，27（4）：621-622.

[9] 谭志新. 血宝胶囊治疗缺铁性贫血 120 例临床观察[J]. 中国医药指南，2017，15（16）：194-195.

[10] 于沁，冯凤明，林兰. 新血宝胶囊治疗慢性失血性贫血的疗效观察[J]. 中国医院用药评价与分析，2015，15（8）：1012-1014.

[11] 李元成，崔志丹，王莹，等. 血宝胶囊预防卵巢癌术后化疗患者白细胞减少的临床研究（附 45 例报告）[J]. 临床血液学杂志，2006，19（1）：18-19.

（浙江中医药大学附属第一医院 高瑞兰、胡致平）

再造生血片（再障生血片）

【药物组成】 菟丝子（酒制）、红参、鸡血藤、阿胶、当归、女贞子、黄芪、益母草、熟地黄、白芍、制何首乌、淫羊藿、黄精（酒制）、鹿茸（去毛）、党参、麦冬、仙鹤草、白术（炒）、补骨脂（盐制）、枸杞子、墨旱莲。

【处方来源】 研制方。《中国药典》（2015 年版）。

【功能与主治】 补肝益肾，补气养血。用于肝肾不足、气血两虚所致的血虚虚劳，症见心悸气短、头晕目眩、倦怠乏力、腰膝酸软、面色苍白、唇甲色淡或伴出血；再障、缺铁性贫血见上述证候者。

【药效】 主要药效如下：

1. 提高再障小鼠骨髓造血功能 再造生血片具有促进再障小鼠受损骨髓造血功能恢复及加速血细胞生成的作用。用本品所含的熟地黄、淫羊藿、阿胶、当归、鸡血藤等补肾活血中药胃饲，治疗免疫介导型再障小鼠模型，能刺激再障小鼠骨髓红系造血祖细胞（CFU-E、BFU-E）和粒–单系造血祖细胞（CFU-GM）增殖，集落数均明显高于未治疗模型组。还可通过改善造血微环境功能缺陷，起支持造血细胞生长发育，并促进增殖、分化和成熟的作用[1]。

2. 调控造血生长因子 胃饲上述补肾活血中药治疗免疫介导型再障小鼠模型，治疗后 IL-2、IFN-γ、TNF-α 等细胞因子均显著低于模型组，而 IL-10 则显著高于模型组，说明上述中药可通过抑制造血负调控因子的分泌，减轻免疫因素对机体的损害，从而恢复再障小鼠的造血功能[2]。

3. 调节瘦素及改善造血微环境 瘦素可作用于骨髓间充质干细胞的凋亡，再障患者骨髓瘦素表达升高，间接导致成骨减弱及成脂增加，最终造成骨髓内脂肪细胞增多，影响造血干/祖细胞增殖和分化。再造生血片可通过降低骨髓瘦素，最终使骨髓间充质干细胞成骨增加，成脂减少，提示本品通过修复再障骨髓造血微环境的缺陷，从而恢复再障骨髓的造血功能[3-5]。

再障模型组小鼠骨髓基质成纤维祖细胞（CFU-F）明显受抑，形态学异常，且黏附正常骨髓造血细胞能力降低。经上述中药治疗后，再障小鼠 CFU-F 集落形成增加，形态正常，且其黏附正常骨髓血细胞的能力接近正常，表明再造生血片具有修复骨髓造血微环境的功效[6]。有报道上述补肾活血中药可通过上调再障小鼠骨髓基质细胞黏附分子 CD106、CD31、CD44 表达水平，增强造血细胞黏附定位于骨髓微环境，有利于造血细胞的生长发育[7]（图 18-2）。

【临床应用】 主要用于肝肾不足、气血两虚之慢性再障。

1. 再障 用于肝肾不足、气血两虚证之慢性再障，症见心悸气短、头晕目眩、倦怠乏力、腰膝酸软、面色苍白、舌质淡，脉沉细。

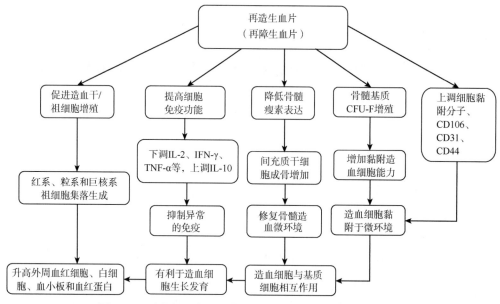

图 18-2　再造生血片（再障生血片）治疗再障的作用及机制

　　单用口服再造生血片治疗慢性再障，具有一定的疗效，且未见明显不良反应[8]。本品联合雄激素安特尔及免疫抑制剂环孢素治疗慢性再障的疗效显著，治疗后白细胞、血小板计数及血红蛋白量均明显升高[9]。联用小剂量泼尼松和雄激素，治疗慢性再障，连用 3 个月以上，治疗有效者 T 淋巴细胞亚群的异常显著恢复，免疫功能紊乱得以纠正[10]。再障生血片联合雄激素治疗再障，骨髓红细胞系统和血细胞比容均明显高于治疗前[11]。

　　有报道再障生血片联合司坦唑醇治疗儿童慢性再障，治疗后外周血白细胞、血小板数及血红蛋白量均明显高于治疗前，且不良反应轻微[12]。

　　2. 免疫性血小板减少症　　单用再障生血片治疗 ITP，疗效较为满意，能较迅速地提高外周血小板计数及改善出血症状[13]。本品联合泼尼松治疗 ITP，取得了良好效果，血小板计数明显高于治疗前，高于单用泼尼松对照组，改善出血症状也优于对照组[14]。本品联合多抗甲素（AM 方案）治疗 ITP，结果显示该方案治疗 ITP 有较好的疗效[15]。

　　【不良反应】　　目前尚未检索到不良反应的报道。

　　【使用注意】　　①外感者慎用。②服药期间饮食宜清淡。③再障和缺铁性贫血必要时采取综合治疗措施。

　　【用法与用量】　　口服，每次 5 片，每日 3 次，小儿酌减。1～3 个月为 1 个疗程，获效后仍可继续服用，巩固疗效。再障，服药时间不得少于 3 个月。

参 考 文 献

[1] 于志峰，戴锡孟. 补肾活血法对免疫介导型再障小鼠的影响[J]. 辽宁中医杂志，2001，28（8）：509-510.

[2] 戴锡孟，于志峰. 补肾活血法对免疫介导型再障小鼠造血调控因子影响的实验研究[J]. 上海中医药大学学报，2001，15（3）：53-55.

[3] Han G，Jing Y，Zhang Y，et al. Osteogenic differentiation of bone marrow mesenchymal stem cells by adenovirus-mediated expression of leptin[J]. Regulatory peptides，2010，163（1）：107-112.

[4] 向琪，杨方方，王顺清，等. 再障生血片对慢性再生障碍性贫血骨髓瘦素与瘦素受体的影响[J]. 现代医院，2017，17（6）：

859-862.

[5] Li J P, Yang S G, Lu S H, et al. Differential gene expression profile associated with the abnormality of bone marrow mesenchymal stem cells in aplastic anemia[J]. PLoS One, 2012, 7（11）: e47764.

[6] 于志峰, 戴锡孟. 补肾活血法改善免疫介导型再障小鼠骨髓造血微环境的实验研究[J]. 中国中医药科技, 2001, 8（5）: 332.

[7] 刘宝山, 顾民华, 王兴丽, 等. 补肾化痰活血法促进再生障碍性贫血小鼠骨髓基质细胞黏附分子表达的影响[J]. 中国中医基础医学杂志, 2008, 14（9）: 657-659.

[8] 许敬春, 于伟, 刘奇峰, 等. 中医辨证治疗再生障碍性贫血效果观察及安全用药管理[J]. 中国卫生产业, 2017, 14（13）: 155-156.

[9] 童来根, 吴文忠, 周志刚, 等. 再障生血片联合雄激素及环孢素治疗慢性再生障碍性贫血30例效果观察[J]. 交通医学, 2015, （2）: 167-168.

[10] 徐薇, 吴文森, 欧阳桂芳, 等. 小剂量泼尼松联合安雄、再障生血片治疗再生障碍性贫血[J]. 浙江中医学院学报, 2001, 25（2）: 36-37.

[11] 解新良, 庞辉, 赵义帮. 再障生血片联合雄性激素治疗再生障碍性贫血疗效观察[J]. 安徽中医临床杂志, 1999, （2）: 80-81.

[12] 王叻, 段桂琴, 张敬芳, 等. 两种方案治疗儿童慢性型再生障碍性贫血的临床疗效分析[J]. 中国妇幼保健, 2013, （2）: 248-250.

[13] 吴永云. 再障生血片治疗ITP 20例疗效观察[J]. 中国保健营养: 临床医学学刊, 2009, （2）: 44-45.

[14] 王兆阳, 许月琴. 再障生血片、强的松治疗原发性血小板减少性紫癜临床观察[J]. 安徽医学, 1998, 19（6）: 56-57.

[15] 郑田春, 周云. AM方案治疗特发性血小板减少性紫癜疗效观察[J]. 南通大学学报（医学版）, 1991, （2）: 128-129.

益血生胶囊

【药物组成】 阿胶、龟甲胶、鹿角胶、鹿血、牛髓、紫河车、鹿茸、茯苓、黄芪（蜜炙）、白芍、当归、党参、熟地黄、白术（麸炒）、制何首乌、大枣、炒山楂、炒麦芽、炒鸡内金、知母（盐制）、大黄（酒制）、花生衣。

【处方来源】 研制方。《中国药典》（2015年版）。

【功能与主治】 健脾补肾，生血填精。用于脾肾两虚，精血不足所致的面色无华、眩晕气短、体倦乏力、腰膝酸软；缺铁性贫血、慢性再障见上述证候者。

【药效】 主要药效如下：

1. 促进骨髓造血功能 益血生胶囊具有保护骨髓，促进造血细胞增殖及恢复造血功能的作用。对缺铁性贫血大鼠的血红蛋白及红细胞数均有显著升高作用，给药组全血铁含量有所提高。对乙酰苯肼引起的溶血性贫血小鼠有明显的防治作用，可使血红蛋白量、红细胞数均显著增加。对失血性贫血小鼠，可恢复下降的血红蛋白量，并一定程度升高红细胞数[1]。

有报道本品所含的补血活血成分对免疫介导型再障小鼠模型有效，其作用通过降低再障小鼠骨髓细胞 *Fas* 基因的表达，以减少造血细胞的凋亡。同时，通过改善造血微环境而促进血细胞的生成[2]。

2. 抗辐射和药物损伤的作用 益血生胶囊对 X 射线所致辐射损伤有较好的保护作用，能升高受辐射小鼠骨髓有核细胞数及外周血白细胞，并使受辐射损伤胸腺和脾脏的重量回升[3]。对丝裂霉素 C 引起的大鼠骨髓抑制造成 DNA、RNA 合成减少，本品具有保护骨髓造血系统，对抗丝裂霉素 C 抑制核酸合成的作用。同时，具有对抗丝裂霉素 C 所致白细胞减少的作用[4]。

3. 增强机体的免疫功能 药理学研究表明本品所含有效部位具有调节机体非特异性

免疫功能的作用，可使体液免疫和细胞免疫功能趋向正常。通过增强单核吞噬细胞系统的吞噬功能，可诱导干扰素的形成，并增强白细胞介素的活性，具有增强免疫调节的作用。本品的提取物可刺激正常小鼠 Th1 相关细胞因子的表达，通过平衡 Th1/Th2 细胞的比值，达到调节细胞免疫的功效[5,6]。

本品能对抗恶性血液病化疗所致的骨髓抑制，并提高机体的免疫力。与化疗联合应用，治疗后患者外周血白细胞、血小板和血红蛋白、NK 细胞数均高于对照组；CD3+、CD4+、CD4+/CD8+、CD8+ T 淋巴细胞亚群的异常有一定程度的恢复；且出血及感染的发生率较低[7]。

【临床应用】　主要用于脾肾两虚，精血不足之慢性再障及缺铁性贫血。

1. 再障　益血生胶囊适用于脾肾两虚，精血不足所致的慢性再障，症见面色无华，眩晕气短，体倦乏力，腰膝酸软，舌淡苔薄，脉沉弱。

对慢性再障宜采取综合治疗措施，有助于提高疗效。本品联合常规西药如环孢素和康力龙，治疗再障的总有效率明显高于上述西药对照组，使血红蛋白值、白细胞、血小板数上升的幅度明显，并可减少环孢素和康力龙的不良反应[8-11]。

采用益血生胶囊联合生脉注射液治疗慢性再障，结果在缓解率、总有效率、平均起效时间、减少并发症、改善生活质量等方面均优于对照组[12]。

2. 缺铁性贫血及营养不良性贫血　益血生胶囊适用于脾肾两虚，精血不足之缺铁性贫血。单用本品治疗缺铁性贫血，疗效类似于葡萄糖酸亚铁液治疗组[13]。本品联合蔗糖铁注射液治疗气血两虚型缺铁性贫血，能够提高总有效率，且不易复发[14]。本品治疗成人和儿童缺铁性贫血、巨幼红细胞性贫血及混合性贫血，可使血红蛋白量及红细胞数均有明显升高，且随着疗程延长，疗效良好而持久[15,16]。

3. 化疗所致的血细胞减少及免疫功能低下　单用益血生胶囊治疗恶性血液病化疗后骨髓抑制，患者白细胞、血小板和血红蛋白，以及 NK 细胞、CD3+、CD4+、CD4+/CD8+ 及 CD8+细胞的数值均有改善，且出血及感染的发生率较低[7]。治疗急性白血病化疗后全血细胞减少症，有健脾生血、补肾填精、改善骨髓造血、提高机体免疫力的作用[17]。

益血生胶囊联合重组人粒细胞集落刺激因子（吉巨芬）和（或）IL-11（巨和粒），防治化疗后骨髓抑制有显著疗效[18]。本品联合吉巨芬治疗肿瘤化疗后白细胞减少症，对升高白细胞、红细胞和血小板均有一定作用，并能改善患者临床症状，提高生活质量[19,20]。

【不良反应】　有文献报道本品可引起过敏性哮喘[21]。

【使用注意】　①阴虚火旺者慎用。②感冒者慎用。③服药期间忌食辛辣、油腻食物。

【用法与用量】　口服，每次 4 粒，每日 3 次，儿童酌减。

参 考 文 献

[1] 刘忠义，李伟陈，颖丽，等. 益血生抗贫血作用的实验研究[J]. 白求恩医科大学学报，2000，26（2）：178-179.

[2] 包海勇. 当归不同提取部位补血作用的药效学比较[J]. 甘肃中医学院学报，2010，27（1）：15-17.

[3] 楼英彪，龚彬荣. 益血生胶囊对小鼠辐射损伤的保护作用[J]. 中国药业，2004，13（7）：27-28.

[4] 倪国成，魏秀德，张伟，等. 益血生对小鼠骨髓细胞核酸代谢及大鼠白细胞的影响[J]. 吉林中医药，1988，（1）：34-35.

[5] 王建华，张永祥，周文霞，等. 中药药理与临床研究进展[M]. 北京：人民卫生出版社，2010.

[6] Yang T，Jia M，Meng J，et al. Immunomodulatory activity of polysaccharide isolated from Angelica sinensis[J]. Int J Biol

Macromol，2006，39（4）：179-184.

[7] 田国燕，顾磊，封爱英. 益血生胶囊治疗恶性血液病化疗后骨髓抑制的疗效观察[J]. 中华中医药学刊，2016，（2）：505-507.

[8] 汪宏云，胡强，王文辉，等. 环孢菌素 A 联合康力龙和益血生治疗再生障碍性贫血[J]. 西部医学，2010，22（6）：1043-1045.

[9] 蔡炜琳，王薇娜，张田. 环孢菌素 A 联合康力龙、益血生治疗再生障碍性贫血的疗效观察[J]. 中国医药导报，2009，6（27）：56-57.

[10] 郑丽. 环孢菌素 A 联合康力龙联合益血生治疗再生障碍性贫血的临床疗效分析[J]. 中国保健营养，2012，22（14）：2816-2817.

[11] 吴晓芳，张向慧. 益血生胶囊联合小剂量环孢菌素 A 和司坦唑醇治疗慢性再生障碍性贫血效果观察[J]. 卫生职业教育，2017，35（5）：138-139.

[12] 张平. 益血生胶囊联合兔抗人胸腺细胞免疫球蛋白治疗再生障碍性贫血的临床研究[J]. 现代药物与临床，2018，33（7）：1751-1754.

[13] 俞红丽，孙金明. 益血生胶囊治疗缺铁性贫血 48 例[J]. 陕西中医，2006，27（5）：542-543.

[14] 郑小清，李丽. 益血生胶囊联合蔗糖铁注射液治疗气血两虚型缺铁性贫血疗效观察[J]. 新中医，2015，47（3）：78-80.

[15] 钟道临，罗伟琴，林惠青. "益血生"胶囊治疗各类贫血疗效分析[J]. 现代临床医学生物工程学杂志，2001，7（6）：456-457.

[16] 曹汉昌，牛锦龙. 益血生治疗小儿营养性贫血 50 例[J]. 现代医药卫生，2002，18（1）：51.

[17] 梁立新，李来秀. 益血生胶囊治疗急性白血病化疗后全血细胞减少症 45 例[J]. 辽宁中医杂志，2009，36（4）：558-559.

[18] 周国华，熊年，黄建飞，等. 益血生胶囊防治化疗后骨髓抑制的临床观察[J]. 浙江创伤外科，2011，16（6）：752-753.

[19] 曾祥学，张跃强，刘安家. 益血生胶囊联合人粒细胞集落刺激因子治疗妇科肿瘤化疗后白细胞下降的临床研究[J]. 药物评价研究，2016，39（5）：836-839.

[20] 王达. 益血生胶囊择时给药预防化疗后白细胞减少 52 例[J]. 中国民间疗法，2005，13（4）：45-46.

[21] 宋爱华，张晓燕. 益血生胶囊引起过敏性哮喘 1 例[J]. 时珍国医国药，2003，14（1）：57-59.

（浙江中医药大学附属第一医院　胡致平、高瑞兰）

第十九章

白细胞减少症中成药名方

第一节 概　　述

一、概　　念

白细胞减少症（leukopenia）指外周血白细胞绝对计数持续低于 $4×10^9/L$ 的病症。外周血中性粒细胞绝对值低于 $1.9×10^9/L$ 称为中性粒细胞减少症。中性粒细胞是白细胞的主要成分，所以中性粒细胞减少症常导致白细胞减少症，当中性粒细胞绝对数低于 $0.5×10^9/L$ 时，称为粒细胞缺乏症。

白细胞减少症临床可分为原发性和继发性两种，原发性者原因不明；继发性者多为化学因素、物理因素、药物等所致。通常有白细胞降低的患者，会出现头晕、耳鸣，乏力，面色苍白或萎黄，四肢酸软，纳差，腰膝酸痛等症状，白细胞过低时，常可引起严重继发性感染[1]。

二、病因及发病机制

（一）病因

白细胞减少症是由各种病因引起的一组综合征，白细胞减少症的发病机制主要涉及骨髓细胞增殖周期与凋亡，以及造血干细胞/祖细胞功能、造血微环境与造血调节因子等方面，导致骨髓粒细胞增殖和成熟障碍[2]。

（二）发病机制

白细胞减少症的基本发病机制是由于造血干细胞损害，导致粒细胞生成减少，进而引发白细胞减少症。

发病机制主要可分为四类：骨髓损伤、周围循环粒细胞分布异常、血管外组织内的粒细胞需求增加、混合因素等[3]。

1. 骨髓损害 药物引起骨髓抑制；化学毒物及放射线直接损伤造血干细胞和骨髓微环境；自身抗体、T 淋巴细胞或 NK 细胞作用在粒系分化的不同阶段，导致骨髓损伤、粒细胞生成障碍；全身感染；异常细胞浸润骨髓；骨髓内细胞成熟障碍。

2. 周围循环粒细胞分布异常 骨髓生成、储存、释放粒细胞的功能正常，但进入外周血后，处于边缘池的细胞过多，使循环池中性粒细胞减少，又称假性中性粒细胞减少症。

3. 血管外组织内的粒细胞需求增加，消耗加速 严重感染时，粒细胞大量从血液进入炎症部位，外周血中的粒细胞靠骨髓储存池加速释放得以补充，在分裂池对感染作出中性粒细胞增殖前，可能有一过性外周血中性粒细胞减少。

4. 混合因素 如慢性特发性粒细胞减少症、周期性粒细胞减少症等。临床中上述三类白细胞减少症常混合存在，应注意分析。

中医无白细胞减少症病名，其主症有乏力、头晕、心悸、不寐、纳呆食少、低热、咽痛、舌糜等，属于中医学"血虚"、"虚劳"、"温病"等范畴。白细胞减少症乃由先天禀赋不足，后天失养，素体亏损；或外感病邪；或久病误治，或气滞血瘀；或由药物所伤导致气血俱虚，阴阳失和，脏腑亏损[4]。

三、临 床 表 现

本病临床一般呈慢性过程，少数可无症状而在验血时才发现，多数有乏力，头晕等症状。因白细胞减少而有反复感冒等。并发症有合并感染。中医主症有乏力、头晕、心悸、不寐、纳呆食少、低热、咽痛、舌糜等，属于中医学"血虚"、"虚劳"、"温病"等范畴[5]。

虽然白细胞减少症发病机制不同，但其临床症状相似，以乏力、头晕为最常见，此外，有面色苍白或萎黄、嗜睡、食欲减退、四肢酸软、失眠多梦、低热畏寒、腰膝酸痛和心慌等症状。也可伴有口腔炎、支气管炎、肺炎等继发感染，骨髓抑制严重者可出现与再生障碍性贫血相似的临床表现[6]。

四、诊 断

根据病史、临床症状和体征，特别是血象和骨髓象的检查结果进行诊断。一般先根据外周血中白细胞及粒细胞的数量，诊断为白细胞减少症，然后再做骨髓检查查明白细胞减少的原因。根据 WHO 的分级标准，可以将白细胞减少症与中性粒细胞减少症分为 0～Ⅳ级[7]（表 19-1）。

表 19-1 白细胞减少症与中性粒细胞减少症的分级标准

分级	白细胞（×10^9/L）	中性粒细胞（×10^9/L）
0	≥4.0	≥2.0
Ⅰ	3.0～3.9	1.5～1.9
Ⅱ	2.0～2.9	1.0～1.4
Ⅲ	1.0～1.9	0.5～0.9
Ⅳ	<1.0	<0.5

五、治　疗

（一）常用化学药物及现代技术

　　白细胞减少症的治疗，若病因明确，如药物引起者应立即停药，感染引起者控制感染。目前升高白细胞的药较多，传统的口服升白药物有维生素 B₄、鲨肝醇、脱氧核糖核酸、利可君片等，较新研究的有重组人粒细胞集落刺激因子（granulocyte colony stimulating factor，G-CSF）、粒细胞–巨噬细胞集落刺激因子（granulocyte-macrophage colony stimulating factor，GM-CSF）等[8]。

　　1. 传统的口服升白药物　维生素 B₄ 是核酸的组成成分，参与遗传物质的合成，促进白细胞增生，增加白细胞数目，用于防治各种原因引起的白细胞减少症；鲨肝醇为 α-正十八碳甘油醚，是动物体内固有物质，在骨髓造血组织中含量较多，可能是体内造血因子之一，有促进白细胞增生的作用；利可君片为半胱氨酸衍生物，服用后在十二指肠碱性条件下与蛋白结合形成可溶的物质迅速被肠所吸收，增强骨髓造血系统的功能。

　　2. 细胞集落刺激因子　G-CSF 是一种糖基化的多肽链细胞生长因子，是常见的造血生长因子之一。GM-CSF 是一种具有广谱效应的多肽生长因子，促使造血干细胞、祖细胞增殖和分化，刺激髓样单核巨噬细胞生长和成熟，促进中性粒细胞的趋化、固定和杀菌作用及树突细胞的成熟和迁移。

（二）中成药名方治疗

　　中医认为脾为后天之本，主运化，主四肢，主肌肉，脾虚则不健运，血之生化无源，食欲差，消瘦，乏力。肾主骨，生髓，藏五脏六腑之精气，若肾虚则不满，血不能化。本病应以脾肾论治，健脾养胃，滋阴补肾或温补肾阳[8]。中医药治疗白细胞减少症侧重标本兼治，急当治其标，缓则治其本。

第二节　中成药名方的辨证分类与药效

　　中医认为，血液的生成主要与脾胃和肾的生理功能密切相关。白细胞减少症发病之关键是肾与脾的虚损。根据其病症状，将白细胞减少症归属于中医学"气虚证"、"虚劳"、"诸虚不足"等范畴。因此，中药复方治疗白细胞减少症应遵循"健脾补肾、益气养血"的治疗原则，加强骨髓造血功能。中成药名方的常见辨证施治的分类及其主要药效如下：

一、气血双补类

　　气血两虚临床表现为月经失调、虚劳、失眠、眩晕、心悸、健忘、痛经、带下和崩漏。
　　处于疾病代偿期或疾病初始时，血虚证者的造血功能和气虚证者的免疫功能可能代偿性反应增强，而处于疾病失代偿期或慢性阶段，则可能表现为功能低下。

气血双补药的治疗通过造血调控，以补气生血从而达到养血补血的目的。

常见中成药：参芪片（糖浆、口服液）、芪胶升白胶囊、复方阿胶浆（胶囊、颗粒）等。

二、健脾益气类

脾虚表现为面色萎黄，疲乏无力，心悸气短，失眠多梦，食欲不振，腹痛腹胀呕吐，舌质淡，苔薄白，脉细弱等症。

中医学认为，脾胃为后天之本，气血生化之源。脾统血，血之运行上下，全赖于脾，脾阳虚，则失其统血。当各种原因导致脾胃虚弱，气血生化无源时，就会引起血虚。

健脾益气类方剂治疗以健脾养胃，补气生血为主，可有效提高白细胞数。

常见中成药：茜草双酯片、地榆升白片、补白颗粒、归脾丸（浓缩丸、合剂、颗粒）、香砂六君丸、芪枣颗粒、益中生血片（胶囊）等。

三、温肾助阳类

肾虚表现为面色发白，头晕，耳鸣，体力下降，腰酸腿软，畏寒肢冷，舌淡胖，苔白滑，脉沉细。

中医学认为肾为先天之本，肾藏精，主骨髓，精化为血，故有"精血同源"之说。若精充则血也足，若先天之精不足，造新血之力则也不足。白细胞减少症患者大多病久缠绵难愈，久病及肾，肾气不足，肾精亏虚则髓不能满，血不能化生。

肾虚治疗以扶正培本为基本大法，以补益为要，通过温肾助阳，填精益髓，而达到补气养血、髓充血生的目的。温肾助阳类方剂可明显保护骨髓，促进造血升血。

常见中成药：右归丸、桂附地黄丸（胶囊、浓缩丸、片、口服液、颗粒）、川黄口服液、健延龄胶囊、生血宝颗粒（合剂）、升血调元汤等。

四、滋阴养血类

阴虚指阴血不足证，包括中医的阴血虚和西医的贫血、再障、血细胞减少等症，临床表现为腰膝酸软，颧红盗汗，口燥咽干，舌红少苔，脉细数等。

阴虚者主要病理变化是机体之阴不足，濡养、滋润、清凉、宁静、内守等功能减退。

滋阴养血类以滋阴与补血兼施。

常见中成药：惠血生胶囊（片）、大补阴丸、维血宁颗粒（糖浆）、二至丸、左归丸等。

参 考 文 献

[1] 夏小军，段赞. 中医药治疗白细胞减少症的思路与方法[J]. 西部中医药，2016，（7）：42-45.

[2] 田劭丹，董青，祁烁，等. 化疗后白细胞减少症中医药防治与评估专家共识[J]. 现代中医临床，2018，25（3）：1-6.

[3] 周国栋. 中西医结合治疗恶性肿瘤化疗后白细胞减少症疗效观察[J]. 临床医学研究与实践，2017，（7）：36-37.

[4] 李虹，张蓉蓉. 中药复方治疗白细胞减少症用药规律分析[J]. 中医杂志，2015，（4）：338-341.

[5] 郭敏，韩金凤，陈宝贵. 中医药防治肿瘤化疗后白细胞减少症研究进展[J]. 云南中医中药杂志，2016，（5）：62-64.

[6] 陈文裕，全天一，周颖芳. 中医药治疗恶性肿瘤白细胞减少症研究概述[J]. 光明中医，2014，（11）：2456-2458.

[7] 徐良额，邓九零，唐镔镔，等. 中医药治疗恶性肿瘤放化疗后白细胞减少症研究进展[J]. 浙江中西医结合杂志，2017，27（11）：1011-1015.

[8] 王月莉，张学虹，刘昊. 重组人粒细胞集落刺激因子治疗白细胞减少症临床效果研究[J]. 中国煤炭工业医学杂志，2017，20（10）：1158-1160.

（军事医学科学院　马增春、高　月）

第三节　中成药名方

一、气血双补类

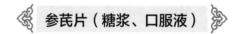

参芪片（糖浆、口服液）

【药物组成】　党参、黄芪。

【处方来源】　研制方。《中国药典》（2015 年版）。

【功能与主治】　补气扶正。用于脾气虚所致的体弱气虚，四肢无力。

【药效】　主要药效如下：

1. 增强免疫力　参芪片能调节自身免疫功能，增强免疫力，提高机体抗病能力。参芪口服液作为新型的中药免疫增强剂，能显著提高血清 IgA 的含量，增强机体的体液免疫功能[1]。参芪片能使某些免疫功能低下疾病患者 T 淋巴细胞亚群恢复正常，诱导血清 IL-2 上升[2]。

2. 益气补气　参芪片可促进 RNA 及蛋白质的合成，对造血系统有一定刺激作用，具有养血补气的功效。参芪补益脾胃、益气生血的功效，利于骨髓造血功能的恢复[3]。

3. 改善血液流变学，抗血小板聚集　参芪口服液具有改善血液流变学，抗血小板聚集的作用。参芪口服液具有补气行滞、活血化瘀的功效，可显著降低血瘀模型大鼠的全血黏度、血细胞比容及血小板聚集率，有明显改善血液流变学的作用，可改善血瘀症状[4,5]。

【临床应用】

1. 辅助放化疗所致的骨髓抑制　参芪片可用于辅助治疗放化疗所致的骨髓抑制，其治疗总效率为 93.9%。采用放化疗手段的同时服用参芪片，不仅保护骨髓造血功能，还可抑制肿瘤细胞生长，克服化疗毒副作用，使患者能顺利完成化疗，提高化疗疗效[4]。

2. 白细胞减少症　参芪片用于治疗各种原因，尤其是化疗引起的白细胞、红细胞、血小板减少症。可显著改善恶性肿瘤患者放化疗所致白细胞减少、头昏头晕、倦怠乏力、消瘦、恶心呕吐等。参芪片对提高肿瘤患者白细胞总数有明显作用，对于治疗白细胞低于 4×10^9/L 的患者有效，而高于 4×10^9/L 者疗效更佳，且未发现明显副作用，可作为临床一线的升白药物[6]。参芪片补气以生血，在常规西药治疗的基础上联合参芪片治疗抗甲状腺药物所致的白细胞减少症的甲状腺亢进患者，可以明显升高白细胞，减少抗甲状腺药物的副作用，避免停药影响甲状腺亢进的治疗，并调节自身免疫功能，提高疗效[7,8]。

【不良反应】　尚不明确。

【使用注意】 ①忌油腻食物，服药期间宜食清淡易消化食物。②脾胃虚弱，呕吐泄泻，腹胀便溏，咳嗽痰多者慎用。③阴虚或实热证者慎用。④感冒者慎用。⑤高血压，糖尿病患者应在医师指导下服用。

【用法与用量】 片剂：口服，每次 4 片，每日 3 次。糖浆：口服，每次 15ml，每日 2 次。口服液：口服，每次 10ml，每日 2 次。

参 考 文 献

[1] 张晓晶，尹宝华，唐清池，等. 参芪口服液对雏鸡免疫机能的影响[J]. 中国兽药杂志，2010，44（9）：13-16.

[2] 于建斌，尹光文，何秋波，等. 参芪片辅助治疗复发性生殖器疱疹的临床疗效及其免疫调节作用[J]. 中国中西医结合杂志，2001，21（11）：831-833.

[3] 刘显红，程颖，李瑞芝. 参芪片治疗骨髓抑制的临床观察--附 33 例分析[J]. 长春中医学院学报，1998，（3）：19.

[4] 陈彦俊. 参芪片治疗恶性肿瘤 32 例临床观察[J]. 内蒙古中医药，1997，（S1）：11.

[5] 欧宁，袁红宇，王健，等. 参芪口服液对血液流变学及血小板聚集的影响[J]. 江苏药学与临床研究，2000，（4）：5-7.

[6] 张秀杰，王开军，马燕军. 参芪片升白作用的疗效观察[J]. 山东医药工业，1996，（3）：58.

[7] 王肃. 参芪片治疗甲状腺机能亢进症并白细胞减少症临床观察[J]. 河北中医，2001，（1）：61-62.

[8] 胡彪. 参芪片在甲亢患者治疗中的疗效观察[J]. 实用医技杂志，2006，（3）：385-386.

（军事医学科学院 马增春、聂 窈）

芪胶升白胶囊

【药物组成】 大枣、阿胶、血人参、淫羊藿、苦参、黄芪、当归。

【处方来源】 研制方。国药准字 Z20025027。

【功能与主治】 补血益气，用于气血亏损所引起的头昏眼花，气短乏力，自汗盗汗，以及白细胞减少症见上述症候者。

【药效】 主要药效如下：

1. 改善骨髓抑制、抗肿瘤 恶性肿瘤化疗引起的骨髓抑制属于中医虚劳、骨痹范畴，芪胶升白胶囊扶正祛邪、益气养血，可用于防治恶性肿瘤化疗后骨髓抑制，有效控制肿瘤进展[1]。芪胶升白胶囊可以通过益气养血、补气生血，促进骨髓红系造血，减轻化疗引起的免疫抑制和骨髓抑制，诱导淋巴细胞转化，增强机体杀灭癌细胞的能力，抑制肿瘤转移，使肿瘤患者免疫功能恢复[2]。芪胶升白胶囊可防止恶性肿瘤化疗后骨髓抑制，在预防三级骨髓抑制方面有较好的疗效。其抗肿瘤活性或许与抑瘤基因 *Bcl-2*、*p53* 表达及微血管密度调控蛋白 CD34、VEGF 的水平转变相关。芪胶升白胶囊在一定程度上有助于荷瘤小鼠免疫力的提升，可降低化疗药对抗肿瘤产生的毒副[3]。

2. 提高免疫力 芪胶升白胶囊能提高巨噬细胞的吞噬能力，使自然杀伤细胞活性显著增强，提高机体免疫力，促进健康人淋巴细胞转化[4]。

芪胶升白胶囊提高机体免疫能力的具体机制与增强小鼠的巨噬功能，提高淋巴细胞的转化能力，改善 γ 球蛋白及免疫球蛋白 M 的含量，增强小鼠体液免疫功能有关。芪胶升白胶囊能够增加毒性模型小鼠的外周血白细胞数、胸腺指数和脾脏指数等指标，并且可以降低 ALT 水平。其具体机制与减轻免疫器官受损，以及增加受损免疫器官胸腺及脾脏的重量，利于免疫系统重建有关[1]。

3. 抗疲劳和耐缺氧　芪胶升白胶囊拥有显著的耐缺氧作用和一定的抗疲劳功效，能明显增加小鼠常压耐缺氧时间、化学性缺氧时间、负重游泳时间，增加负重游泳后血中血红蛋白浓度、血乳酸含量，增强 Ca^{2+}-Mg^{2+}-ATP 酶活力，其作用机制大概与提高血红蛋白浓度和 Ca^{2+}、Mg^{2+}、ATP 酶活力及降低血乳酸含量相关[4,5]。

【临床应用】

1. 白细胞减少症　芪胶升白胶囊对于同步放化疗的白细胞下降治疗作用显著[6]，能够有效增强细胞活性，显著促进白细胞增殖，对白细胞减少症能够进行有效控制[7]。芪胶升白胶囊具有补血、补肾气及滋阴活血的功效，能够有效升高白细胞计数，改善白细胞减少症，提高人体的免疫功能[8]。芪胶升白胶囊对肺癌放疗患者具有升高白细胞、保护骨髓作用、增强放疗效果及提高患者生存质量的效果[9]。

2. 肿瘤放化疗所致的骨髓抑制　芪胶升白胶囊具有益气生血、补血益髓之功效，能增强骨髓造血功能，促进骨髓粒系造血祖细胞的增殖及分化，预防和改善肿瘤放化疗所致的骨髓抑制[10]。芪胶升白胶囊可以缩短白细胞、血红蛋白及血小板升至正常所需时间，即缩短骨髓抑制时间，能有效保护骨髓功能，防止白细胞下降，提高外周血白细胞计数，促进血细胞新生及发育[11]。芪胶升白胶囊不仅可以改善乳腺癌化疗患者生活质量，同时有效减轻化疗所致的骨髓抑制，提高患者的免疫力[12]。

【不良反应】　尚不明确。

【使用注意】　①服药期间，忌食辛辣、生冷、油腻食物。②感冒发热患者不宜服用。③高血压、心脏病、糖尿病、肝病、肾病等慢性病患者应在医师指导下服用。④本品宜饭前服用。⑤孕妇慎服。

【用法与用量】　口服，每次 4 粒，每日 3 次；或遵医嘱。

参 考 文 献

[1] 侯晓杰，李玮，张建锋. 芪胶升白胶囊药理作用及临床研究进展[J]. 微量元素与健康研究，2018，35（1）：74-76.

[2] 代春美，陈香，胡相卡，等. 芪胶升白胶囊联合环磷酰胺对 S180 荷瘤小鼠增效减毒作用研究[J]. 天然产物研究与开发，2016，28（7）：1029-1034.

[3] 陈香，杨伟，胡相卡，等. 芪胶升白胶囊对 S180 小鼠抗肿瘤作用及相关机制研究[J]. 中药药理与临床，2016，32（3）：132-136.

[4] 马春玉. 芪胶升白胶囊的临床应用[J]. 现代医药卫生，2011，27（22）：3437-3439.

[5] 王雷鸣，梁冰，李淑芳，等. 芪胶升白胶囊耐缺氧和抗疲劳作用研究[J]. 贵阳医学院学报，2012，37（3）：249-251.

[6] 杨玉芝. 芪胶升白胶囊治疗白细胞减少症的疗效观察[J]. 中国临床医生，2013，41（6）：31-32.

[7] 张晨瑶. 芪胶升白胶囊对白细胞减少症的疗效观察[J]. 中国实用医药，2013，8（13）：30-31.

[8] 丁荣楣，王平，马丽君，等. 芪胶升白胶囊对肺癌放疗患者白细胞减少的疗效及生存质量的影响[J]. 现代肿瘤医学，2016，24（3）：400-403.

[9] 唐文，谭建玲，贾亮亮，等. 芪胶升白胶囊辅助治疗白细胞减少症有效性的 Meta 分析[J]. 中国药房，2015，26（33）：4672-4674.

[10] 武新虎，蒋璐，邓芸，等. 芪胶升白胶囊对预防鼻咽癌患者同步放化疗后骨髓抑制疗效观察[J]. 实用肿瘤杂志，2013，28（2）：203-206.

[11] 谢菁，刘泉，吴灵芝. 芪胶升白胶囊对恶性消化道肿瘤化疗后骨髓抑制及免疫状态的影响[J]. 实用癌症杂志，2015，30（10）：1462-1465.

[12] 张树平，钱朋飞，邓素华，等. 芪胶升白胶囊对乳腺癌患者化疗骨髓毒性及免疫功能的影响[J]. 山东医药，2011，51（52）：72-73.

（军事医学科学院　马增春、王宁宁）

复方阿胶浆（胶囊、颗粒）

【药物组成】 阿胶、红参、熟地黄、党参、山楂。

【处方来源】 明·张景岳《景岳全书》。《中国药典》（2015 年版）。

【功能与主治】 补气养血。用于气血两虚，头晕目眩，心悸失眠，食欲不振及白细胞减少症和贫血。

【药效】 主要药效如下：

1. 促进骨髓造血功能 骨髓抑制是对化疗药物的剂量限制性毒性反应，复方阿胶浆可促进骨髓造血功能，改善恶性肿瘤患者化疗后贫血现象[1]。复方阿胶浆对骨髓造血系统的损伤有保护作用，促进骨髓造血功能恢复，预防放化疗过程对骨髓造血系统的损害[2]。在小细胞肺癌患者化疗时，本品可降低白细胞及中性粒细胞骨髓抑制发生率，并改善化疗所致小细胞肺癌患者的白细胞及中性粒细胞减少情况。

2. 提高免疫力 复方阿胶浆可防止免疫器官损伤，显著提高机体特异性和非特异性免疫功能。复方阿胶浆明显减轻环磷酰胺化疗所引起的免疫损伤。能预防粒细胞减少，显著增多中性粒细胞；可提高巨噬细胞的吞噬功能，提高机体免疫力[3]。显著改善 5-氟脲嘧啶化疗所致的外周血淋巴细胞转化率、白细胞数、巨噬细胞吞噬率和吞噬指数的降低，提高机体免疫功能[4]。

3. 协同放化疗的减毒增效 复方阿胶浆对化疗药物引起的血象下降有保护作用，可增强免疫功能，对化疗药物具有减毒作用[5]。复方阿胶浆联合化疗治疗晚期结直肠癌患者，可提高疾病控制率，减轻骨髓抑制和消化道反应等化疗毒副作用，提高机体免疫力和患者生活质量。5-氟脲嘧啶联用复方阿胶浆可增强对 H22 肝癌小鼠的抑瘤作用，并明显减轻 5-氟脲嘧啶所致的免疫器官萎缩及免疫功能低下，具有减毒增效的作用[6]。

【临床应用】

1. 白细胞减少症 复方阿胶浆能够提升白细胞数量，改善患者白细胞减少症。肿瘤放化疗会引起骨髓移植、脱发等剂量毒性反应，常表现为白细胞减少症合并贫血。复方阿胶浆可有效治疗肿瘤相关性贫血和白细胞减少症，提高患者生活质量[3]。

2. 气血两虚证贫血 复方阿胶浆能够快速显著地改善贫血产妇的造血功能，提高血红蛋白浓度，且对患者体内的血清蛋白水平无明显影响，副作用小；同时可改善患者眩晕、心悸、失眠等贫血症候[6]。复方阿胶浆可使溶血性贫血动物模型的凝血时间缩短、网织红细胞数增加、血红蛋白及平均红细胞血红蛋白量增加。说明复方阿胶浆能增强凝血因子凝血功能和骨髓造血功能。对贫血有很好的治疗作用[7,8]。

3. 辅助治疗肿瘤 复方阿胶浆既能够直接调节癌症细胞分化、生长、增殖和凋亡，具有直接的抗肿瘤作用，同时能够通过补血和提高免疫力参与肿瘤化疗的辅助治疗。在临床上常用于癌症患者的治疗，能改善肿瘤患者癌因性疲惫状态和体质，疗效十分确切[9,10]。

【不良反应】 偶有泛酸、恶心、纳差及上腹部烧灼感等不适情况。

【使用注意】 ①感冒者慎用。②糖尿病及温病发热者慎用。③儿童酌减。④服药期间忌食生冷、油腻食物。

【用法与用量】　糖浆：口服，每次 20ml，每日 3 次。胶囊：每次 6 粒，每日 3 次。颗粒：每次 4g，每日 3 次。

参 考 文 献

[1] 周勇，牛俊婕，徐英，等. 复方阿胶浆临床研究进展[J]. 辽宁中医药大学学报，2014，16（6）：158-161.

[2] 宋腾，梁绍平，王华庆，等. 复方阿胶浆改善化疗后骨髓抑制的临床疗效观察[J]. 天津医科大学学报，2016，22（1）：24-27.

[3] 李民，刘丽，张守元，等. 复方阿胶浆对血液系统的作用机制及临床应用[J]. 药学研究，2018，37（2）：112-114.

[4] 陈慧慧，尤金花，田守生，等. 复方阿胶浆药理及临床研究概况[J]. 中国中药杂志，2012，37（20）：3021-3023.

[5] 孙叙敏. 复方阿胶浆协同化疗的减毒增效作用及其机制实验研究[D]. 北京：北京中医药大学，2011.

[6] 栗敏，马洪宇，沈继朵，等. 复方阿胶浆对 H22 肝癌荷瘤小鼠 5-FU 化疗的增效减毒作用[J]. 中国实验方剂学杂志，2012，18（20）：216-219.

[7] 黄忠华，姜亚莉，韩芳，等. 复方阿胶浆预防化疗所致血象下降的效果观察[J]. 临床合理用药杂志，2016，9（26）：5-6，24.

[8] 李艳芳. 复方阿胶浆治疗气血两虚证产后贫血的随机对照临床研究[D]. 广州：广州中医药大学，2016.

[9] 李娜，陈信义，李潇，等. 复方阿胶浆治疗癌因性疲乏的临床观察[J]. 中华中医药杂志，2013，28（2）：565-567.

[10] 许海玉，王松松，杨洪军，等. 基于网络药理学探析复方阿胶浆辅助治疗肿瘤的作用机制研究[J]. 中国中药杂志，2014，39（16）：3148-3151.

（军事医学科学院　马增春、聂　窈）

二、健脾益气类

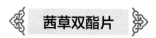

茜草双酯片

【药物组成】　茜草双酯。

【处方来源】　研制方。国药准字 H37023311。

【功能与主治】　用于防治因肿瘤放、化疗及苯中毒等引起的白细胞减少症。

【药效】　主要药效如下：

1. 升高白细胞　茜草双酯是根据茜草所含升高外周血白细胞有效成分的结构人工合成的衍生物，对白细胞减少症有升白疗效[1]。茜草双酯对环磷酰胺引起的小鼠白细胞降低有升高作用，不论是小鼠还是犬，在服用茜草双酯 6 小时内就有升白细胞的作用，并且对环磷酰胺所致犬的白细胞减少症也有明显的防治作用[2]。茜草双酯可用于不同原因的白细胞减少症患者，均有不同程度的升高白细胞的作用。

2. 促进造血功能　茜草双酯升高外周血白细胞的同时，还可促进小鼠骨髓造血干细胞增殖和分化，促进造血功能。小鼠口服茜草双酯 2.5 毫克/只 8 小时后，造血干细胞自杀率高于对照组的 2.9 倍，证明茜草双酯可促进机体造血功能[3]。

3. 止血　茜草双酯是中药茜草有效成分"茜草酸"的衍生物，有凉血、止血的功能。临床上用茜草双酯治疗异常子宫出血取得良好效果，可能与其影响机体凝血机制及孕酮含量有关，还有可能与抗肝素效能有关[4]。茜草具有延长小鼠凝血时间的作用，而茜草炭则能明显缩短小鼠的凝血时间，家兔口服茜草温浸液后 30～60 分钟均有明显的促进血液凝固作用，表现为复钙时间、凝血酶原时间及白陶土部分凝血活酶时间缩短，茜草炭口服也能明显缩短小白鼠尾部出血的时间。

4. 免疫抑制作用　茜草双酯对丝裂原脂多糖诱导的小鼠 B 淋巴细胞转化为淋巴母细

胞有抑制转化作用，可抑制体液免疫，减轻迟发型超敏反应；茜草双酯还可抑制 PHA 诱导的 T 淋巴细胞转化，说明对细胞免疫也有抑制作用[5]。

【临床应用】

1. 白细胞减少症　茜草双酯作为临床升白的一种有效药，有明显的升高外周血白细胞的作用，能促进骨髓造血干细胞增殖，对化疗药物所致的白细胞减少症有一定的治疗作用[3]。茜草双酯对放化疗所致的白细胞减少症的防治效果，奏效快、维持时间长、无明显毒副作用，总有效率83.5%。服药过程中无任何不良反应，对心肝肾功能无影响[1]。

2. 子宫异常出血　茜草双酯对子宫异常出血症状有显著治疗作用。茜草双酯有凉血、止血、行血、化瘀功能[4]，可用于尿血、产后血晕、月经不止，对凝血活酶生成、凝血酶生成、纤维蛋白形成有促进作用。茜草双酯治疗子宫异常出血有效率达 80% 以上，对宫内节育器所致的异常出血显效率达 86.6%；治疗 138 例子宫异常出血，疗效有效率达 90%左右[6]。

【不良反应】　①药后对心、肝、肾功能进行检查对比，有明显损伤作用。②个别患者有口干、头痛、纳差及乏力等。

【使用注意】　心、肝、肾功能不全者慎用。

【用法与用量】　口服，每次 400 片，每日 2 次。

参 考 文 献

[1] 肖前玲. 茜草双酯对临床白细胞减少防治疗效观察[J]. 新药与临床，1986，（5）：257-259.
[2] 宋书元，丁林茂，陈鹰，等. 茜草双酯对造血功能的影响及其毒性研究[J]. 中西医结合杂志，1985，（10）：581，625-626.
[3] 蔡冠华. 茜草双酯对化疗后升高白细胞的疗效观察[J]. 新药与临床，1986，（2）：78-79.
[4] 卢琦华，沈志敏. 茜草双酯对大鼠血凝机制的影响[J]. 上海实验动物科学，1996，（Z1）：228.
[5] 杨胜利，刘发. 茜草双酯的免疫抑制作用[J]. 中国药理学通报，1996，（5）：447.
[6] 吴学浙，邵敬於，刘永欣. 茜草双酯治疗 IUD 引起异常子宫出血（附255例分析）[J]. 生殖与避孕，1992，（3）：33-36.

（军事医学科学院　马增春、王宁宁）

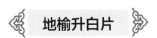

地榆升白片

【药物组成】　地榆。

【处方来源】　研制方。国药准字 Z20026497。

【功能与主治】　益气养血、健脾补肾、活血化瘀，升高白细胞。用于气血不足之白细胞减少症。

【药效】　主要药效如下：

1. 升高白细胞　地榆升白片可提高白细胞水平，对预防白细胞减少症具有显著作用。地榆升白片作用于造血基质细胞，促进增殖分化，改善骨髓造血微环境，促进骨髓造血干、祖细胞增殖分化，防治化疗对骨髓造血细胞造成的损伤，进而提高白细胞[1]。地榆升白片对化疗后小鼠骨髓造血损伤有修复作用，对外周血白细胞有明显升高作用[2]，地榆升白片是一种预防干扰素所致白细胞减少症的有效药物[3]。

2. 改善骨髓造血功能　地榆升白片具有补肾健脾、益气养血、活血化瘀的功能，可促进造血干细胞增殖、分化，改善骨髓造血微循环，促进机体造血功能[4]。地榆升白片不仅能促进造血干祖细胞的增殖与分化，恢复外周血象，防止放化疗对骨髓造血组织的损伤破坏；还可诱导造血生长因子的产生，低浓度即可引起粒-单系造血祖细胞集落数升高，改善骨髓造血功能[5]。

3. 增强免疫力　地榆生白片可以增强免疫力，调节和改善机体免疫功能。长期服用地榆升白片对环磷酰胺免疫功能抑制大鼠具有明显的治疗作用，且小剂量地榆升白片在预防给药情况下能增强正常机体的免疫功能，具有骨髓保护功能，在治疗临床长期化疗所造成的白细胞减少症过程中可发挥积极的作用[6]（图 19-1）。

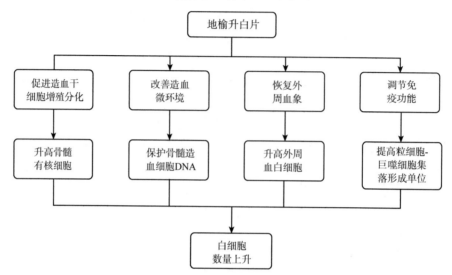

图 19-1　地榆升白片治疗白细胞减少症的作用机制

【临床应用】

1. 白细胞减少症　地榆升白片显著提高外周血白细胞及中性粒细胞百分数，对白细胞减少症有良好治疗效果，有效防止因化疗导致的白细胞减少症[7]。地榆升白片对各种原因引起的轻中度白细胞减少症均有良好的疗效，起效时间 3～7 天，疗效稳定，作用持久。化疗前 1～2 周开始使用或化疗同时使用地榆升白片，可防治外周血中白细胞下降[7]。肿瘤放化疗过程中应用地榆升白片，可升高机体白细胞数量，疗效确切，其能促进造血干细胞增殖，从而改善化疗以后患者白细胞减少情况。地榆升白片与 G-CSF 联用升白细胞效果显著，维持时间长，可有效预防感染，可在一定程度上减少 G-CSF 用量，减轻 G-CSF 的不良反应，降低治疗费用[7]。

2. 化疗引起的骨髓抑制　地榆升白片能明显改善骨髓循环，增加造血干细胞增殖分化，改善骨髓抑制。可有效预防肺癌化疗的骨髓抑制，防护化疗对骨髓造血组织的损伤，提高外周血血细胞水平，减少集落刺激因子的用量[8]。

3. 免疫力功能障碍　放化疗导致患者免疫力降低，外周血象下降。地榆升白片能够改善免疫力功能障碍，提高患者免疫力，增加患者生存质量及周期。地榆升白片可使 $CD4^+T$ 淋巴细胞比例上升，$CD8^+T$ 淋巴细胞比例下降，$CD4^+/CD8^+$ 值趋于正常，使患者的细胞免疫功能恢复至正常[8]。地榆升白片具有促进宫颈癌患者辅助放疗期间中性粒细胞及 T 淋巴细胞生成的作用，可在一定程度上降低放射对宫颈癌患者的免疫抑制作用[9]。

【不良反应】　尚不明确。

【使用注意】　在医生指导下使用。

【用法与用量】　口服，每次2～4片，每日3次。

参 考 文 献

[1] 杨涛，张键. 地榆升白片治疗白细胞减少症的临床观察[J]. 临床合理用药，2010，3（13）：12-13.

[2] 赵捷平，张欣，靳嵩. 地榆升白片预防性治疗干扰素所致白细胞减少的临床分析[J]. 中医临床研究，2018，10（11）：101-103.

[3] 董红筠，宓余强，王敬，等. 地榆升白片预防性治疗干扰素所致白细胞减少的临床观察[J]. 中成药，2010，32（2）：182-183.

[4] 李志刚，谷宁，王凤丽. 地榆升白片治疗化疗患者白细胞减少症70例临床观察[J]. 临床荟萃，2011，26（8）：672.

[5] 李佑民，乐凤华，邹银水，等. 地榆升白片预防非小细胞肺癌患者化疗外周血细胞下降的临床研究[J]. 中华肿瘤防治杂志，2004，11（9）：964-966.

[6] 冯春，张萍，黄志. 地榆升白片治疗多发性骨髓瘤化疗后白细胞减少临床研究[J]. 中医学报，2013，28（12）：1794-1795.

[7] 王士金. 地榆升白片用于化疗后白细胞减少症疗效观察[J]. 西部医学，2004，16（4）：341.

[8] 夏云金，李瑞，万楚成. 地榆升白片治疗原发性白细胞减少症的疗效及对细胞免疫功能的调节作用[J]. 中国中医药信息杂志，2004，11（9）：766-767.

[9] 邓波，易峰涛，谢俊杰，等. 地榆升白片对宫颈癌患者辅助放疗期间免疫功能的影响[J]. 医药导报，2018，37（2）：193-195.

补 白 颗 粒

【药物组成】　补骨脂、白扁豆、淫羊藿、丹参、柴胡、黑豆、赤小豆、苦参。

【处方来源】　研制方。《中国药典》（2015年版）。

【功能与主治】　健脾温肾。用于慢性白细胞减少症属脾肾不足者。

【药效】　主要药效如下：

1. 升高白细胞　放化疗引起的细胞毒作用导致脏腑正常功能紊乱，严重破坏机体的气血生化，使骨髓抑制，白细胞数量下降。补白颗粒可以强肾健脾，对白细胞数量有恢复作用，改善放化疗引起的白细胞降低，提高患者的生存质量[1]。肿瘤放化疗后白细胞减少症患者采用补白颗粒治疗，能有效提高患者的血小板计数、中性粒细胞绝对值水平，有利于改善患者的临床症状[2]。

2. 促进骨髓造血　补白颗粒具有温肾壮阳、健脾止泻、补血养血等功效。临床应用补白颗粒治疗，可减轻化疗毒副作用，保护骨髓，促进骨髓造血功能的恢复。

3. 提高免疫力　白细胞是人体内主要的免疫细胞，白细胞减少症常导致人体免疫功能减退，继发感染，引起各种炎症，严重者可导致死亡。补白颗粒可显著提高患者自身免疫能力，提高抗肿瘤药物的治疗效果，并有效降低化疗的不良反应[2]。

【临床应用】

1. 白细胞减少症　补白颗粒可用于治疗肿瘤放化疗后白细胞减少症，有利于提高患者的白细胞、血小板和中性粒细胞绝对值水平，改善患者临床症状。补白颗粒可有效改善肿瘤患者放化疗引起的白细胞减少症和减少停药后反复的病例数[2]。具有使外周血白细胞数明显升高，显著改善因化疗所致的外周血白细胞减少症的不良反应等功效，有效防止白细胞减少，提升淋巴细胞数量和功能[3]。

2. 免疫力低下　补白颗粒具有健脾温肾的功效，可提高患者自身免疫能力，提高抗肿瘤药物的治疗效果，降低化疗的不良反应。补白颗粒对由于脾肾亏虚引起的免疫力低下从而导致的白细胞降低，有较好的治疗效果[4]。

【不良反应】 尚不明确。

【使用注意】 在医生指导下使用。

【用法与用量】 开水冲服，每次 1 袋，每日 3 次。

参 考 文 献

[1] 郑艳，郑怡. 补白颗粒治疗肿瘤放化疗后白细胞减少症的临床观察分析[J]. 中国医药指南，2015，13（34）：188.

[2] 方金燕，宋水川. 补白颗粒治疗白细胞减少症 28 例[J]. 世界中医药，2011，6（6）：487-488.

[3] 方金燕，张存海，陈飞翔，等. 补白颗粒治疗肿瘤放化疗后白细胞减少症临床观察[J]. 浙江中西医结合杂志，2012，22（4）：284-285.

[4] 刘俊波. 白细胞减少症的中药治疗概况[J]. 陕西中医，2005，26（10）：1121.

（军事医学科学院 马增春、聂 窈）

归脾丸（浓缩丸、合剂、颗粒）

【药物组成】 党参、白术（炒）、黄芪（蜜炙）、甘草（蜜炙）、茯苓、远志（制）、酸枣仁（炒）、龙眼肉、当归、木香、大枣。

【处方来源】 宋·严用和《济生方》。《中国药典》（2015 年版）。

【功能与主治】 益气健脾、养血安神。用于心脾两虚，气短心悸，失眠多梦，头昏头晕，肢倦乏力，食欲不振，崩漏便血。

【药效】 主要药效如下：

1. 促进骨髓细胞增殖 归脾汤可以改善非造血细胞的异常增生、恢复骨髓造血组织、提高骨髓有核细胞计数以促进骨髓增生，同时降低骨细胞凋亡蛋白的表达，从而减轻苯中毒对小鼠骨髓造血功能的损害，改善外周血象。归脾丸可能通过调节苯中毒小鼠骨髓细胞周期检查点，而使细胞进入细胞增殖周期，加速骨髓细胞周期的转化，以促进骨髓造血细胞增殖及骨髓造血功能的恢复[1]。

2. 增强免疫力 归脾汤能调整机体免疫力，使细胞免疫功能恢复正常，提高机体的抗菌和抗病毒能力[2]。归脾汤通过对细胞免疫和红细胞免疫功能的调节而发挥作用，从特发性血小板减少性紫癜的病因和发病机制上控制了病情的发生与发展。大剂量加减归脾汤对脾不统血型特发性血小板减少性紫癜模型小鼠有明显治疗作用，使造模后小鼠 CD8+ 降低至正常水平，T 淋巴细胞亚群功能改善，死亡率明显降低，血小板明显上升，骨髓巨核细胞数量恢复正常[3]。

3. 改善凝血功能 归脾汤能够促进全身的代谢和功能，补充与止血功能有关的因子，增强平滑肌张力，提高血小板的功能，改善止血[2]。

【临床应用】

1. 血小板减少性紫癜 归脾汤抑制血小板减少性紫癜患者血小板相关抗体的产生，治疗特发性/原发性血小板减少性紫癜，治疗有效率为 86.6%。归脾丸治疗慢性血小板减少性紫癜不仅可以提高患者血小板水平，而且可以降低患者的抗血小板自身抗体的浓度，从而抑制患者血小板相关抗体的产生而达到治疗作用[3]。

2. 白细胞减少症 归脾丸对于放射线、药物等所致的白细胞减少症具有明显的升高白细胞的作用[4]。运用归脾丸合参芪片对其他各种原因引起的白细胞减少症患者进行 28 天治疗后，获得良好效果[5]。胃癌化疗术后患者应用归脾丸平补气血，健脾养心，增强食欲，升高白细胞。临床应用咖啡酸片联合归脾汤治疗对白细胞减少症有很好的疗效，并可有效防止复发[1]。

3. 骨髓抑制　乳腺癌患者在化疗期间配合归脾汤治疗，能有效地减轻和防治骨髓抑制，提高化疗疗效[6]；同时缩短白细胞减少后恢复至正常需要的时间，减少 G-CSF 的临床用量，改善患者体质，帮助患者顺利通过化疗[7]。

【不良反应】　在常规剂量下连续用药副作用较轻，不会导致机体脏器组织严重的健康损害。

【使用注意】　①有痰湿、瘀血、外邪者，或热邪内伏、阴虚脉数者忌用。②阴虚火旺者慎用。③服药期间，宜食清淡易消化食物，忌食辛辣、油腻、生冷食物。④忌思虑过度或过劳。⑤感冒发热患者不宜服用。⑥本品宜饭前服用。

【用法与用量】　丸剂：用温开水或生姜汤送服。水蜜丸每次 6g，小蜜丸每次 9g，大蜜丸每次 1 丸，每日 3 次。浓缩丸：口服，每次 8～10 丸，每日 3 次。合剂：口服，每次 10～20ml，每日 3 次，用时摇匀。颗粒：开水冲服，每次 1 袋，每日 3 次。

参 考 文 献

[1] 李龙龙，刘立，高丽娟，等. 归脾汤对苯中毒小鼠外周血、骨髓有核细胞及细胞凋亡蛋白 Fas、FasL 表达的影响[J]. 中医临床研究，2018，10（3）：31-35.

[2] 李军体，曲震，马建军，等. 归脾汤治疗慢性特发性血小板减少性紫癜 30 例分析[J]. 世界最新医学信息文摘，2016，16（86）：237，239.

[3] 刘宏满，张雅丽，田维毅. 加减归脾汤对脾不统血型 ITP 模型小鼠免疫学作用机理研究[J]. 深圳中西医结合杂志，2001，（6）：332-335.

[4] 王世宏，孙永明. 归脾丸、复方阿胶浆治疗白细胞减少症 27 例临床观察[J]. 中成药，1999，21（8）：414-415.

[5] 孙永明. 归脾丸参芪片并用治疗白细胞减少症 31 例[J]. 实用中医内科杂志，2005，（6）：578.

[6] 黄广培. 中医药治疗乳腺癌化疗后骨髓抑制 30 例体会[J]. 时珍国医国药，2007，（9）：2256.

[7] 郑建晓. 归脾汤防治乳腺癌术后辅助化疗骨髓抑制的临床观察[J]. 亚太传统医药，2011，7（7）：139-140.

香砂六君丸

【药物组成】　木香、砂仁、党参、白术、茯苓、炙甘草、陈皮、半夏（制）。

【处方来源】　宋·太平惠民和剂局《太平惠民和剂局方》。《中国药典》（2015 年版）。

【功能与主治】　益气健脾，和胃。用于脾虚气滞，消化不良，嗳气食少，脘腹胀满，大便溏泄。

【药效】　主要药效如下：

1. 增强免疫力　机体免疫功能的强弱对肿瘤患者的预后至关重要，香砂六君丸可提高肿瘤患者机体免疫功能，其与对患者生存期的正面影响密切相关。香砂六君子汤对晚期肺癌患者的免疫功能低下有一定的逆转作用[1]。

香砂六君子汤可通过改善淋巴细胞亚群比例，调节免疫相关细胞因子的释放，提高进展期胃癌化疗患者机体免疫功能。香砂六君丸有增强免疫功能，调节内分泌及环核苷酸代谢等作用。香砂六君子汤可提高肿瘤患者体内 IL-2 水平，降低 IL-6 水平，这一作用可帮助纠正肿瘤患者体内 Th1/Th2（Th 为辅助性 T 细胞）漂移现象[2]。香砂六君子汤还可以改善外周血淋巴细胞亚群数量并提高 CD4$^+$/CD8$^+$值，增强机体抗肿瘤免疫。香砂六君子汤可提高血清 IgG、IgM、IgA（Ig 为免疫球蛋白）水平，改善胃癌术后患者及妇科肿瘤化疗后患者的免疫功能[3]。

2. 抗肿瘤　香砂六君子汤在四君子汤补益中焦的基础上，兼有理气化痰的功效，因此对肿瘤患者在扶正及祛邪两方面均有帮助。临床上在肿瘤化疗前运用香砂六君子汤预防化疗不良反应，有一定疗效[4]。

【临床应用】

1. 辅助治疗放化疗所致的骨髓抑制　化疗药物可引起不同程度的骨髓抑制，香砂六君丸能够促进造血细胞的增殖，改善骨髓造血微环境，从而减少化疗药物对骨髓的抑制；可防止白细胞下降等作用，从而增强患者对化疗的耐受力，有利于化疗的顺利进行[5]。

2. 抗衰老及降血脂　香砂六君丸能抑制高血脂模型大鼠血清总胆固醇、三酰甘油、低密度脂蛋白、高密度脂蛋白的浓度，并能提高高血脂模型大鼠血清 SOD 活性并降低 MDA 的含量，得出香砂六君丸具有降血脂和抗衰老的作用，为临床应用提供理论依据[6]。

3. 减少化疗引起的胃肠道反应　香砂六君丸具有益气健脾、扶正祛邪的功效，能从根本上消除致癌因素，可通过减轻胃黏膜损伤，增强胃黏膜防御能力，使人体气血旺盛，脾胃功能正常，从而减少化疗的毒副作用，提高疗效[7]。

【不良反应】　尚不明确。

【使用注意】　①阴虚内热胃痛、湿热痞满、泄泻者慎用。②口干、舌少津、大便干者慎用。③服药期间，忌食生冷、油腻、不易消化及刺激性食物，戒烟酒。④高血压、心脏病、糖尿病、肝病、肾病等慢性病严重者应在医师指导下服用。⑤儿童、孕妇、哺乳期妇女、年老体弱者应在医师指导下服用。

【用法与用量】　口服，每次 6～9g，每日 2～3 次。

参 考 文 献

[1] 于滨，肖菊香. 加味香砂六君子汤对晚期肺癌患者免疫功能的影响[J]. 湖北中医杂志，2015，37（3）：3-4.

[2] 刘善军，刘孝伟，杜贤芹. 香砂六君子汤对胃癌患者免疫功能的影响[J]. 中医临床研究，2014，6（28）：6-8.

[3] 应瑜，邹雪平. 香砂六君子丸对妇科肿瘤患者化疗后消化道症状及 IgM、IgA 和 IgG 的影响[J]. 中国生化药物杂志，2016，36（8）：94-97.

[4] 樊睿，李艺. 香砂六君汤预防肿瘤化疗不良反应的应用体会[J]. 中国中医药现代远程教育，2017，15（16）：135-136.

[5] 丁纯志. 香砂六君子汤防治肿瘤化疗副反应 28 例小结[J]. 湖南中医杂志，2000，（3）：12.

[6] 叶红梅，肖柳英，林妮. 香砂六君丸对高血脂模型大鼠抗氧化作用的研究[J]. 中国药房，2008，（24）：1862-1863.

[7] 刘波. 香砂六君子汤抗实验性脾虚胃溃疡的药效学及其机理研究[D]. 哈尔滨：黑龙江中医药大学，2008.

芪 枣 颗 粒

【药物组成】　黄芪、大枣、茯苓、鸡血藤干膏。

【处方来源】　研制方。国药准字 Z61021563。

【功能与主治】　益气补血，健脾和胃。用于白细胞减少症及病后体虚，肝脏亏损所致的免疫力下降等症。

【药效】 主要药效如下：

1. 升高白细胞 芪枣颗粒作为放化疗后白细胞减少症的治疗药物之一，其升白作用明显。服药后短期内使白细胞上升[1]。

2. 促进造血 芪枣颗粒具有补血养血、益肾健脾功效。可改善骨髓造血功能，促进造血，增加白细胞[2]。通过刺激和造血有关的细胞因子，从而使得骨髓造血细胞、白细胞、红细胞及血红蛋白等都能够得到升高，并且还可以增进非血红素铁的吸收[2]。

3. 提高免疫力 芪枣颗粒具有增强机体免疫功能，提高免疫力的效果。对常见的免疫和造血功能低下有独特的疗效，且随着用药时间延长效果越加显著。芪枣颗粒能提高小鼠血清溶血素含量，并能明显抑制小鼠迟发性变态反应；对环磷酰胺所致免疫低下小鼠的血白细胞有一定的升高作用，且能增加免疫器官指数；还可提高正常小鼠和免疫功能低下小鼠的免疫功能[3]。

【临床应用】

1. 白细胞减少症 芪枣颗粒升白效果显著，具有防治白细胞减少症的作用。白细胞减少症与心脾肾功能失调有关，治疗以补气养血为主，芪枣颗粒具有补中健脾、养血生血、益气升阳的功效。用于治疗化疗所致白细胞减少症疗效高、速度快，能明显改善患者全身情况，可使大部分患者顺利完成全疗程化疗治疗[4]。芪枣颗粒与放化疗同时应用，可预防中性粒细胞与血小板数同时下降；对原因不明或放化疗引起的白细胞减少症者均有升高白细胞和中性粒细胞的作用[5]。芪枣颗粒与抗肿瘤药物连用可治疗化疗后白细胞减少症。芪枣颗粒服用时间不宜过短，应至少服用 2 个疗程以上，少数病例曾连续服用 2～3 个月，可提高、稳定治疗效果[2]。

2. 免疫抑制 芪枣颗粒可增强机体免疫功能，改善抗癌治疗引起的免疫抑制[5]。芪枣颗粒可以促进白细胞再分泌细胞因子，同时还可以促进淋巴细胞增殖，调整淋巴细胞亚型的比例，使得造血干细胞增殖分化。有效地增强 T 淋巴细胞与 B 淋巴细胞介导的细胞免疫及体液免疫，最后达到杀伤肿瘤细胞的目的[6]。芪枣冲剂对细胞免疫有较明显作用，可为免疫球蛋白的合成提供原料，提高造血干细胞及线粒体、内质网、核糖体等参与免疫球蛋白合成的体内细胞器的功能，使免疫球蛋白及 T 细胞亚群（$CD4^+$、$CD8^+$）在分子水平上协调运转并合成分泌[7]。

【不良反应】 尚不明确。

【使用注意】 阴虚内热者忌用。

【用法与用量】 开水冲服，每次 1～2 袋，每日 3 次。

参 考 文 献

[1] 文为，曾嵘，徐明霞. 芪枣冲剂防治白细胞减少症疗效观察[J]. 浙江中医学院学报，2005，（6）：17.

[2] 姜海波，田秀芳，周静，等. 芪枣冲剂治疗白细胞减少[J]. 山东医药，1997，（5）：62.

[3] 杨冬梅，贾敏，周玲玲，等. 芪枣颗粒对小鼠免疫功能的影响[J]. 中国中医急症，2006，（10）：1136-1137，1190.

[4] 南淑华，阳丽华，郑珊珊. 芪枣颗粒质量标准提高的研究[J]. 海峡药学，2018，30（5）：76-78.

[5] 陈利铭. "芪枣冲剂"防治白细胞减少症 100 例疗效分析[J] 福建医药杂志，1984，（4）：33-35.

[6] 张开容，张德钦，陈林华. 芪枣益血汤治疗肿瘤病人化疗后白细胞减少的体会[J]. 中国社区医师，1998，（10）：41.

[7] 高墀岩，何其昌，郑一民. 芪枣冲剂治疗白细胞减少症 50 例报告[J]. 中医杂志，1985，（3）：33-34.

益中生血片（胶囊）

【药物组成】　党参、山药、薏苡仁、大枣、绿矾、陈皮、法半夏、草豆蔻、甘草。

【处方来源】　研制方。国药准字 Z10970125。

【功能与主治】　健脾和胃，益气生血。用于脾胃虚弱、气血两虚所致的面色萎黄、头晕、纳差、心悸气短、食后腹胀、神疲倦怠、失眠健忘；缺铁性贫血见上述证候者。

【药效】　主要药效如下：

1. 升高白细胞及补血作用　益中生血片可增强造血系统功能，增加骨髓造血组织容量，促进骨髓细胞增殖分化，促进造血干细胞生长，以保护造血系统功能，防止放化疗所致骨髓损伤，保护造血微环境。可改善缺铁性贫血，升高患者血红蛋白、红细胞、血清铁蛋白等[1]。

2. 提高免疫功能的作用　动物实验和临床观察显示，本品有增强免疫功能的作用。

【临床应用】

1. 白细胞减少症　益中生血片可用于各种原因引起的白细胞减少症及病后虚弱、贫血等，临床并未见毒性作用和不良反应。

2. 贫血　用于治疗缺铁性贫血、产后贫血、肿瘤相关性贫血等，益中生血胶囊为健脾益气中药，在改善贫血状态的同时，还可促进铁摄入、吸收和利用[2-4]，对外周血中红细胞、血红蛋白、血小板和全血铁含量有明显升高作用，临床治疗对缺铁性贫血有效率为97.8%[5-7]。

【不良反应】　①个别患者服药后出现恶心、胃脘部烧灼感。②大便次数增多、肠鸣、轻度腹痛。③口干多饮。

【使用注意】　①禁用茶水送服，服药期间忌烟、酒及生冷、辛辣、油腻食物。②不宜和感冒类药同时服用，感冒者慎用。③本品含绿矾，多服能引起呕吐腹痛，胃弱者慎用；溃疡病、消化道出血性疾病患者遵医嘱用药。④高血压、糖尿病患者应在医师指导下服用。⑤过敏体质者慎用。⑥孕妇慎用。

【用法与用量】　片剂：口服，每次 6 片，每日 3 次，饭后服用。胶囊：口服，每次 3 粒，每日 3 次，饭后服用。

参 考 文 献

[1] 左明焕，陈信义，宋崇顺. 益中生血片对动物贫血模型影响的实验研究[J]. 中国实验方剂学杂志，2001，（1）：40-41.

[2] 田丽丽，陈信义，李冬云. 益中生血片治疗缺铁性贫血临床研究[J]. 南京中医药大学学报，2007，（23）：89-92.

[3] 吴亦农. 益中生血胶囊治疗产后贫血 116 例疗效观察[J]. 中外医疗，2008，（6）：46.

[4] 侯丽，倪磊，马薇，等. 益中生血胶囊治疗肿瘤相关性贫血的临床观察[J]. 北京中医药大学学报（中医临床版），2012，19（2）：27-30.

[5] 李冬云，左明焕，麻柔，等. 益中生血片治疗缺铁性贫血 318 例临床研究[J]. 中国医药学报，1999，（4）：17-21，80.

[6] 范春绮，李文泉. 益中生血片治疗缺铁性贫血 50 例临床总结[J]. 北京中医，2000，（1）：58-60.

[7] 惠祥兴，赵卫平，李丰雪，等. 益中生血片治疗缺铁性贫血 50 例临床疗效观察[J]. 吉林医学，2005，（10）：1045.

（军事医学科学院　马增春、王宁宁）

三、温肾壮阳类

右 归 丸

【药物组成】 熟地黄、附子（炮附片）、肉桂、山药、酒萸肉、菟丝子、鹿角胶、枸杞子、当归、盐杜仲。

【处方来源】 明·张景岳《景岳全书》。《中国药典》（2015 年版）。

【功能与主治】 温补肾阳，填精止遗。用于肾阳不足，命门火衰，腰膝酸冷，精神不振，怯寒畏冷，阳痿遗精，大便溏薄，尿频而清。

【药效】 主要药效如下：

1. 促进骨髓造血功能 右归丸能促进骨髓造血功能，明显升高外周血红细胞、血红蛋白、骨髓有核细胞数，对血小板和白细胞有明显的升高作用。右归丸能促进骨髓 G_0/G_1 期向 S 期细胞及 S 期向 G_2/M 期细胞的转化，从而导致 G_2/M 期细胞比例明显升高，增殖指数也明显升高，骨髓细胞凋亡比例显著下降。还可通过促进骨髓细胞修复受损的 DNA，加速通过 G_1/S 的 S 期监测点，进行增殖和分化；抑制造血细胞的凋亡；调节造血细胞增殖与凋亡之间的平衡，从而促进损伤骨髓造血功能的恢复[1,2]。采用 ^{60}Co 射线和环磷酰胺联合制作骨髓抑制小鼠模型，其白细胞、红细胞、血红蛋白、血小板、骨髓有核细胞均明显降低；右归丸明显升高红细胞、血红蛋白、骨髓有核细胞数。右归丸通过加快损伤 DNA 修复，解除细胞周期阻滞，使受阻滞的各期细胞加速通过 G_1/S 和 S 期监测点，还包括 G_2/M 监测点，同时抑制细胞凋亡，来恢复造血细胞的数目[2]。

2. 增强免疫力 右归丸可显著增强免疫力，尤其是肾病所致的免疫功能低下。右归丸可改善和调节 B 淋巴细胞的功能，促进体液免疫[3]。右归胶囊能显著提高肾阳虚模型大鼠辅助性 T 淋巴细胞的数量，减少 $CD8^+T$ 淋巴细胞的数量，增强 NK 细胞的活性，从而增强肾阳虚模型大鼠的获得性免疫功能[4]。右归丸对激素诱导的 MHC-II 分子下调和黏附因子转录水平下降有显著抑制作用，且能通过缓解激素诱导的胸腺树突状细胞抗原递呈分子、黏附因子等表型改变抑制胸腺细胞凋亡，维护其免疫功能[5]。

【临床应用】

1. 放化疗所致骨髓抑制 右归丸可促进骨髓造血功能的恢复，改善放化疗所致的骨髓抑制。

2. 免疫功能低下 右归丸为补肾中药，可调节肾的阴阳，能使人体恢复健康，免疫功能也能随之得到调整[5-7]。右归丸能够提高机体免疫功能，可以调节 IgG、IgM 水平及升高二者比值[6]。机体免疫调节系统的重要细胞是 T 淋巴细胞，$CD4^+/CD8^+$ 值是反映细胞免疫平衡及对激素是否敏感的指标。右归丸可通过增加血 $CD4^+$ 水平，促使 Th2 分泌 IL-4，升高 $CD4^+/CD8^+$ 值，进而提高糖皮质激素敏感性，提高临床疗效[7]。

【不良反应】 尚不明确。

【使用注意】 ①阴虚火旺、心肾不交、湿热下注而扰动精室者慎用。②湿热下注所致阳痿者慎用。③暑湿、湿热、食滞伤胃和肝气乘脾所致泄泻者慎用。④服药期间忌生冷饮食，慎房事。⑤方中含有肉桂、附子大温大热食物，不宜过服，孕妇慎用。

【用法与用量】　口服。小蜜丸每次 9g，大蜜丸每次 1 丸，每日 3 次。

参 考 文 献

[1] 郑轶峰，姜建青，张力华，等. 右归丸对骨髓抑制小鼠骨髓细胞周期和凋亡的影响[J]. 西南军医，2009，11（3）：395-397.

[2] 郑轶峰，张力华，秦剑，等. 右归丸对骨髓抑制小鼠造血功能的影响[J]. 浙江中西医结合杂志，2009，19（4）：212-215.

[3] 章育正，张雅琴，姚颂一，等. 右归丸对免疫细胞的调节作用[J]. 上海中医药杂志，1985，（6）：47-48.

[4] 刘文琴，朱笛霓，赵建础. 右归丸对肾虚动物的免疫功能影响及与中枢儿茶酚胺神经元的调节关系[J]. 陕西中医，1989，（6）：277-278.

[5] 戴恩来，卫建辉，贾宝岗，等. 右归丸对激素抵抗型肾病综合征增敏作用及免疫功能的影响[J]. 中医研究，2015，28（2）：13-16.

[6] 李凤霞，张玉国，李岩，等. 右归丸药理学现代研究进展[J]. 中医药学报，2017，45（3）：108-112.

[7] 樊永平，宋丽君，叶明，等. 左归丸和右归丸对自身免疫性脑脊髓炎大鼠中枢神经系统淋巴细胞亚群免疫组化表达的影响[J]. 中国中医药信息杂志，2010，17（6）：44-47.

桂附地黄丸（胶囊、浓缩丸、片、口服液、颗粒）

【药物组成】　肉桂、附子（制）、熟地黄、山茱萸（制）、牡丹皮、山药、茯苓、泽泻。

【处方来源】　宋·钱乙《小儿药证直诀》。《中国药典》（2015 年版）。

【功能与主治】　温补肾阳。用于肾阳不足，腰膝酸冷，肢体浮肿，小便不利或反多，痰饮喘咳，消渴。

【药效】　主要药效如下：

1. 增强免疫力　桂附地黄丸有增强免疫功能的作用，通过增强体液免疫和非特异性免疫，改善机体的免疫状态，增强机体的抗病能力。桂附地黄丸对免疫抑制小鼠的免疫器官重量、溶血空斑抗体形成及小鼠腹腔巨噬细胞的吞噬功能的影响，均呈现出显著的免疫增强作用[1]。

2. 促进造血功能　桂附地黄丸能够促进骨髓有核细胞的分裂增殖，促进造血功能恢复。桂附地黄丸对骨髓基质干细胞增殖、分化有促进作用，进而促进骨髓造血[2]。桂附地黄丸能够不同程度改善骨髓抑制小鼠的体重及外周血象，对白细胞的作用明显。增加 S 期和 G_2/M 期细胞比例，同时降低细胞凋亡率。能够通过提高抗氧化酶活性，减少放化疗引起的造血系统的自由基损伤[3]。桂附地黄丸诱导间充质干细胞分化，促进其增殖。桂附地黄口服液对环磷酰胺引起的白细胞、红细胞数下降及肾上腺、脾脏萎缩均有一定的保护作用[4]。

【临床应用】

1. 放化疗所致的骨髓抑制　中医药治疗放化疗所致的骨髓抑制、骨髓造血功能低下，主要以补肾、健脾、活血化瘀为主。桂附地黄丸具有温补肾阳的功效，可用于临床放化疗所致的骨髓抑制。

2. 肾阳虚致免疫功能低下　桂附地黄丸可通过调节 NF-κB 信号转导通路，使肾阳虚大鼠血清细胞因子水平恢复正常，增强免疫功能。桂附地黄丸能显著增强腹腔巨噬细胞吞噬能力及红细胞的能力，显著增加溶血空斑的数量，提高免疫功能[4]。

【不良反应】 尚不明确。

【使用注意】 ①肺热津伤、胃热炽盛、阴虚内热消渴者慎用。②服药期间忌生冷、油腻、不易消化食物。③感冒发热患者不宜服用。④治疗期间，宜节制房事。⑤高血压、心脏病、肝病、糖尿病、肾病等慢性病严重者应在医师指导下服用。⑥儿童、孕妇、哺乳期妇女应在医师指导下服用。⑦本品宜饭前服或进食同时服。⑧本品药性温热，中病即可，不可过量服用。

【用法与用量】 丸剂：口服。水蜜丸每次 6g，小蜜丸每次 9g，大蜜丸每次 1 丸，每日 2 次。胶囊：口服，每次 7 粒，每日 2 次。浓缩丸：口服。每次 8 丸，每日 3 次。片剂：口服，每次 4～6 片，每日 2 次。口服液：口服，每次 10ml，每日 2 次。颗粒：冲服，每次 5g，每日 2 次。

参 考 文 献

[1] 蒋珠芬，田军，杨士友，等. 桂附地黄口服液的药理作用[J]. 中成药，1991，（11）：46.
[2] 周晓东，宋宇轩，张丽君，等. 桂附地黄丸对骨髓基质干细胞增殖能力的影响[J]. 家畜生态学报，2005，（2）：56-58.
[3] 肖文冲. 六味地黄丸与桂附地黄丸对放化疗所致骨髓抑制小鼠造血影响的比较研究[D]. 成都：成都中医药大学，2009.
[4] 吴依娜，尹西拳，孔秀娟，等. 地黄丸类方对肾阳虚大鼠免疫功能的影响[J]. 广东药学院学报，2015，31（5）：629-632.

（军事医学科学院 马增春、徐焕华）

川黄口服液

【药物组成】 丹参、党参、制何首乌、枸杞子、杜仲、川芎、黄芪、当归。

【处方来源】 研制方。国药准字 Z20025021。

【功能与主治】 益气养血，滋补肝肾，活血化瘀。能改善气血两虚，肝肾不足所致的神疲乏力，头晕目眩，腰膝酸软等症。对免疫功能低下、放化疗后白细胞减少症及高脂血症等有辅助治疗作用。

【药效】 主要药效如下：

1. 促进造血功能 川黄口服液具有补血生血作用，可升高造血细胞数，促进造血功能[1]。调节体内阴阳平衡，改善机体内环境，刺激网状内皮细胞分泌集落刺激因子或通过巨噬细胞对造血系统的调控而使外周血象改善，提高造血功能[2]。

2. 升高白细胞 川黄口服液对各种原因所致的白细胞减少症均有较好的治疗效果，可使外周血中白细胞计数明显上升[2]。

3. 提高免疫力 川黄口服液可提高患者免疫力，增强人体免疫细胞的免疫功能。在放化疗期间同步服用川黄口服液对维持患者机体造血和免疫功能都有显著提高效果。

【临床应用】

1. 白细胞减少症 川黄口服液用于预防放化疗引起的白细胞减少症，具有较好的疗效[2]。对各种原因所致的白细胞减少症的治疗有较好的针对性，疗效明显，无毒副作用，白细胞计数水平明显上升，多数患者服用后胃纳增加，精神明显好转，有效率达 89.47%[3]。

川黄口服液具有补肝益肾、活血祛瘀、补血生血的作用，可改善放化疗所致的白细胞下降[4]。川黄口服液能明显改善干扰素治疗慢性乙型肝炎早期所致的外周血白细胞减少现象，预防副作用，帮助患者完成治疗疗程。口服川黄口服液治疗放化疗所致白细胞减少症显著有效，对骨髓重度抑制者白细胞显著升高有效，可起到骨髓保护的作用[5]。

2. 免疫功能低下　川黄口服液具有益气养血、滋补肝肾、活血化瘀的功效，可改善微循环及血流变性质，增强人体细胞的免疫功能，提高机体免疫力[6]。川黄口服液可提高患者对放化疗的耐受力，增加患者免疫力，并有升高患者外周血中白细胞的作用。

【不良反应】　体内有出血证者忌服。

【使用注意】　孕妇慎用。

【用法与用量】　口服，每次 10ml，每日 3 次。

参 考 文 献

[1] 赵桂玲，成俊芝，尉克珍，等. 川黄液治疗肿瘤放疗、化疗所致白细胞减少的疗效观察[J]. 天津中医，1999，（3）：34-35.

[2] 陈孟峰，段小华，杨守平，等. 川黄口服液治疗聚乙二醇干扰素所致外周血白细胞减少的临床观察[J]. 浙江中医杂志，2012，47（5）：320-321.

[3] 王保磊. 川黄口服液治疗白细胞减少症 19 例[J]. 中国医药指南，2010，8（11）：96-97.

[4] 陈志云，江坚. 川黄口服液预防化疗引起白细胞减少的临床观察[J]. 华西药学杂志，1997，（2）：135-136.

[5] 刘利臣，王秀芳，刘同亭，等. 中汇川黄液治疗肿瘤放化疗后白细胞减少症 60 例[J]. 山东中医杂志，1995，（12）：547.

[6] 李其爱，晏洪波，杨凌云. 川黄口服液联合维生素 C 离子导入治疗黄褐斑疗效观察[J]. 中西医结合研究，2013，5（4）：207-209.

健延龄胶囊

【药物组成】　制何首乌、黄精、芡实、黄芪、紫河车、黑豆、黑芝麻、侧柏叶、山药、茯苓、天冬、麦冬、熟地黄、西洋参、珍珠、琥珀、龙骨。

【处方来源】　研制方。国药准字 Z10950006。

【功能与主治】　补肾填精、益气养血、平衡阴阳、调脏腑、固本元。用于精气虚乏，阴血亏损所致神疲乏力、食欲减退、健忘失眠、头晕耳鸣。

【药效】　主要药效如下：

1. 增强免疫力　健延龄胶囊对恶性肿瘤患者的免疫功能有增强作用。CD4+减少，CD4+/CD8+值低下是恶性肿瘤的普遍表现，健延龄胶囊治疗后患者 CD4+/CD8+值上升，有提高患者细胞免疫功能的作用。血清 IL-2 水平的增高也是恶性肿瘤免疫机制削弱的表现，健延龄胶囊可使患者血清 IL-2 下降，促进 T 淋巴细胞增殖反应，增强免疫反应，缓解疾病[1]。

2. 改善骨髓抑制　健延龄胶囊有缩短粒细胞恢复时间的作用，可显著改善肿瘤患者化疗后骨髓抑制[2]。放化疗后，肿瘤患者肾气受损、脾胃虚弱，出现白细胞减少、免疫功能下降、食欲减退、神疲乏力等。健延龄胶囊可固精气，补肝肾，滋养血脉而起补气养血、滋补肝肾、添精益髓之功效，从而有助于放化疗之后骨髓抑制的恢复[1]。

【临床应用】

1. 放化疗辅助治疗　肿瘤放化疗期间，长期服用健延龄胶囊，可提高机体免疫力，改善骨髓造血系统功能。健延龄胶囊与粒细胞刺激因子联合应用，可提高粒细胞刺激因子对骨髓刺激的敏感性，增强患者免疫力，对化疗所致骨髓抑制具有肯定的疗效，作为肿瘤化疗中的辅助用药[2]。

2. 白细胞减少症　健延龄胶囊对放化疗后白细胞减少症有确切的疗效,能改善相关症状,可增强患者的免疫功能。健延龄胶囊具有补气养血、滋补肝肾功能,可保护骨髓和防止白细胞降低,提高放疗效果,有助于放化疗后白细胞减少的升高[3]。

【不良反应】　尚不明确。

【使用注意】　①服药期间饮食宜选清淡易消化食物,忌食辛辣、油腻、生冷食物。②体实或阳虚者慎服。③重感冒伴发热,咳嗽者暂停服药。④用于治疗失眠时,睡前勿吸烟,勿喝酒、茶或咖啡。⑤孕妇慎用。

【用法与用量】　口服,每次4粒,每日2次。疗程8周,或遵医嘱。

参 考 文 献

[1] 金庆云、李汉冲. 健延龄对放化疗后白细胞减少患者的疗效及免疫功能影响[J]. 南京医科大学学报, 2000,（2）: 155-156.

[2] 杨海华、陈民、陈晓锋, 等. 健延龄治疗化疗后骨髓抑制的疗效评价[J]. 中国野生植物资源, 2002, 21（3）: 43-44.

[3] 高耀明、许昌韶、姚德元, 等. 健延龄对肿瘤放疗病人的抗放升白细胞作用（附52例随机分析)[J]. 苏州医学院学报, 1992,（2）: 108-110, 169.

生血宝颗粒（合剂）

【药物组成】　制何首乌、女贞子、桑椹、墨旱莲、白芍、黄芪、狗脊。

【处方来源】　研制方。《中国药典》(2015年版）。

【功能与主治】　滋补肝肾,益气生血。用于肝肾不足、气血两虚所致的神疲乏力、腰膝酸软、头晕耳鸣、心悸、气短、失眠、咽干、纳差食少;放化疗所致的白细胞减少症,缺铁性贫血见上述证候者。

【药效】　主要药效如下:

1. 增强造血功能　生血宝合剂具有益气生血功效,可通过其理气活血功效改善机体血液循环状态,促进铁剂吸收,从而缓解因缺铁导致的造血功能异常情况,增强造血功能[1,2]。生血宝具有益元补气,养精生血的功能,对注射环磷酰胺后引起的白细胞数量下降有保护作用,并促进造血功能的恢复[3]。

2. 增强免疫功能　生血宝可益气养血,扶正祛邪,调节机体内环境,减轻或消除放化疗对机体的损害。生血宝具有滋补肝肾、益气生血的作用,从而增强机体免疫力,减轻化疗的毒性反应,在肿瘤辅助治疗中发挥着重要功效[4]（图19-2）。

【临床应用】

1. 白细胞减少症　生血宝具有明显升高白细胞的作用,可能机制是刺激骨髓造血功能的增强。在生血宝合剂配合紫杉醇为主的化疗方案中,生血宝合剂可刺激骨髓干细胞的再生,提高骨髓的造血能力,促进外周血白细胞的升高,并提高血小板、红细胞的生成,预防紫杉醇化疗所致的白细胞低下[5]。生血宝合剂相对于其他升白药有显著优势:在升高白细胞、稳定血象指标的同时,能有效改善放化疗所致的全身不适（神疲乏力,腰膝酸软,头晕耳鸣,心悸,气短,失眠,咽干,纳差食少等症);升白速度相对较快;一般2周白细胞可升到正常值[6,7]。

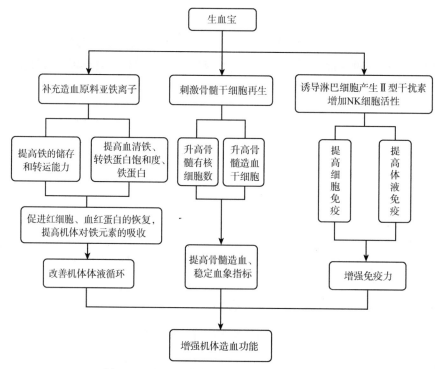

图 19-2　生血宝治疗白细胞减少症的作用机制

2. 放化疗后的骨髓抑制　生血宝对于化疗造成的气血不足、阴虚血亏有益气补血、养精生血、提气解毒的作用，从而调节机体的免疫机制，提高骨髓造血功能。在晚期肺癌患者的化疗过程中，通过联合使用生血宝合剂，有效降低 3 级以上化疗后骨髓抑制的发生，提高了化疗耐受性，有效保障了化疗的顺利进行。生血宝合剂可以有效地改善恶性肿瘤患者化疗后气血两虚症候。肿瘤治疗患者服用生血宝后，血红蛋白、白细胞、粒细胞、血小板减少明显改善，数目显著增加[8]。

3. 缺铁性贫血　生血宝合剂能够有效提高机体对铁元素的吸收，改善患者各项血液学相关指标，提高机体造血功能。且其与生血宁片联用，协同作用强，能有效促进骨髓红细胞与巨噬细胞的造血功能，提高机体血液含量，在治疗妊娠期缺铁性贫血方面有显著疗效[9]。

【不良反应】　尚不明确。

【使用注意】　①身体壮实不虚者忌服。②本品药性滋腻，凡脘腹痞满、痰多湿盛者应慎服。③感冒者慎服。④服药期间饮食宜选清淡易消化食物，忌食辛辣、油腻、生冷食物。⑤用于治疗失眠时，睡前勿吸烟，勿喝酒、茶或咖啡。

【用法与用量】　颗粒：开水冲服，每次 8g，每日 2～3 次。合剂：口服，每次 15ml，每日 3 次。

参 考 文 献

[1] 叶永芝，徐小红. 生血宝合剂联合多维铁口服液对缺铁性贫血的疗效评价[J]. 中国医药科学，2018，8（12）：49-51，71.

[2] 骆丹东，傅小玲，王江潮. 生血宁治疗缺铁性贫血的临床疗效与观察[J]. 中华全科医学，2015，13（302）：225-226，262.

[3] 王红英,周楠,侯静静,等. 生血宝合剂对环磷酰胺所致小鼠白细胞减少症的影响[J]. 西北药学杂志, 2012, 27(1): 45-46.

[4] 杨霖,刘声,杨国旺,等. 生血宝合剂治疗气血两虚型肿瘤患者化疗毒副反应 60 例临床观察[J]. 中医杂志, 2015, 56(21): 1845-1848.

[5] 彭舟丽. 生血宝合剂联合生血宁片治疗妊娠期缺铁性贫血的疗效观察[J]. 现代药物与临床, 2017, 32(5): 856-859.

[6] 王瑛,刘冬洁,张艳秋,等. 生血宝合剂减轻化疗毒性反应的临床观察[J]. 中国伤残医学, 2012, 20(7): 78-79.

[7] 张良玉,唐海涛. 生血宝合剂防治紫杉醇化疗所致白细胞减少 78 例观察[J]. 中国伤残医学, 2012, 20(7): 77-78.

[8] 赵晓龙,常铁玲. 生血宝治疗肿瘤患者白细胞减少症 120 例临床观察[J]. 山西医药杂志, 2012, 41(10): 1031-1032.

[9] 张钧,杨颖,王于英. 生血宝对化疗病人骨髓抑制的预防及治疗[J]. 北京中医药大学学报, 2000, (6): 62-63.

（军事医学科学院 马增春、聂 窈）

升血调元汤

【药物组成】 黄芪、鸡血藤、骨碎补、何首乌、党参、佛手、女贞子、麦芽。

【处方来源】 研制方。国药准字 Z44022399。

【功能与主治】 益气养血,补肾健脾。用于脾肾不足、气血两亏所致的头目晕眩、心悸、气短、神疲乏力、腰膝酸软、夜尿频数；提升外周血白细胞和其他原因引起的白细胞减少症见上述证候者。

【药效】 主要药效如下:

1. 益气养血,补肾健脾 升血调元汤具有补肝肾、益精血的功效,整方共奏肾脾双调、精血同补、滋补强健之功。升血调元汤可用于放化疗后的骨髓抑制,加速正常小鼠骨髓细胞进入增殖周期,并可使辐射小鼠的骨髓细胞直接进入细胞增殖周期,促进骨髓造血干细胞数量的恢复[1]。

2. 增强免疫力 升血调元汤有效促进机体细胞生长代谢,使免疫力得以增强,从而加强对骨髓的保护作用。其作用机制与升血调元汤有效增强 NK 细胞的活性,从而促进 T 淋巴细胞的转化,刺激诱导 T 淋巴细胞分泌 TNF、IFN-γ 及 CSF 等细胞因子有关[2]。

【临床应用】

1. 白细胞减少症 升血调元汤可用于治疗癌症患者放化疗后的白细胞减少症。其可以改善癌症患者白细胞、血红蛋白、红细胞减少的现象,常常用于治疗苯及其衍生物所致的白细胞减少症,疗效显著[3]。

2. 放化疗所致的骨髓抑制 升血调元汤可以改善晚期结肠癌患者白细胞下降、红细胞下降以及血小板含量下降的情况[4]。

3. 贫血 升血调元汤有效地改善患者的贫血状态,使血红蛋白维持在较高的水平,不仅可以提高放疗的敏感性,还可以改善肿瘤患者放疗后的远期生存[5]。

【不良反应】 尚不明确。

【使用注意】 ①实热证或身体壮实者慎用。②感冒者慎用。③服药期间忌食辛辣、生冷、油腻食物,宜食清淡易消化食物。

【用法与用量】 口服,每次 25～50ml,每日 2 次。

参 考 文 献

[1] 董智骏,赵海军,孙聪欣,等. 升血调元颗粒联合节拍化疗治疗晚期肿瘤疗效观察[J]. 现代中西医结合杂志, 2014, 23(21):

2315-2316.

[2] 任莉莉，杨华，魏亚宁，等. 升血调元颗粒对晚期结肠患者细胞免疫功能调节作用的研究[J]. 河北医药，2014，36（12）：1808-1810.

[3] 梁智万. "升血调元汤"治疗白细胞减少症疗效观察[J]. 中国工业医学杂志，1996，（1）：50.

[4] 任莉莉，杨华，魏亚宁，等. 升血调元颗粒对晚期结肠患者细胞免疫功能调节作用的研究[J]. 河北医药，2014，36（12）：1808-1810.

[5] 张怡梅，高冬梅，苏同义，等. 升血调元颗粒治疗肿瘤放化疗后相关性贫血临床观察[J]. 环球中医药，2013，6（S2）：53-54.

（军事医学科学院　马增春、王宁宁）

四、滋阴养血类

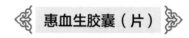

惠血生胶囊（片）

【药物组成】　血竭、砂仁、当归、冬虫夏草、三七、党参、山药、黄芪、大枣、白术、龙眼肉、甘草。

【处方来源】　研制方。国药准字 Z20025066。

【功能与主治】　补气益血、化瘀生新。用于气血两虚、瘀血阻滞所致的贫血，白细胞减少症，以及放化疗患者见上症候者。

【药效】　主要药效如下：

1. 提高免疫力　惠血生胶囊可显著提高正常及免疫功能抑制动物的免疫功能，改善骨髓造血功能低下的症状，与临床疗效完全相符。惠血生通过提高正常及免疫功能抑制小鼠的吞噬功能、淋巴细胞转化作用和血清溶血素形成，显著提高非特异性免疫功能、细胞免疫和体液免疫作用[1]。

2. 改善骨髓造血功能　惠血生具有生髓造血功能，可明显改善骨髓造血功能，抑制外周及骨髓血象，作为放化疗的辅助治疗[2]。

【临床应用】　惠血生用于治疗各种病因所致贫血、白细胞减少症、血小板减少性紫癜、免疫功能低下等，亦可作放化疗患者的辅助治疗，疗效显著。

1. 贫血　惠血生胶囊有生髓造血、补益气血、化瘀生新的功效。临床上可用于治疗瘀血阻滞所致的贫血。惠血生可明显提高外周血中红细胞、血红蛋白、网织红细胞计数，对急性失血性贫血具有明显疗效，可促进贫血症状的恢复。

2. 白细胞减少症　惠血生胶囊有补气益气、补脾益肾的功效，放疗前1周或放疗期间同时服用，患者白细胞数量大多能保持正常范围，且精神状态大多能保持原有状态，不影响化疗的正常进行[3]。

【不良反应】　偶见口干，恶心。

【使用注意】　①孕妇禁用。②服药期间忌食辛辣、生冷、油腻食物。③感冒发热患者不宜服用。④本品宜饭前服用。⑤高血压、心脏病、肝病、糖尿病、肾病等慢性病患者应在医师指导下服用。⑥过敏体质者慎用。

【用法与用量】　胶囊：口服，每次4粒，每日3次，15天为1个疗程。饭前温开水或低度米酒冲服。片剂：口服，每次4片，每日3次，15天为1个疗程。饭前温开水或低度米酒冲服。

参 考 文 献

[1] 舒若，郭莞莹，舒可. 惠血生胶囊的药效学研究[J].云南中医中药杂志，2008，29（12）：49-50.

[2] 杜利云，莫亚雄. 惠血生胶囊的薄层色谱鉴别法[J]. 云南中医中药杂志，2004，（6）：31-32.

[3] 龙石峰，蔡卫伟. 惠血生在肿瘤放化疗患者白细胞减少症中的临床应用[J]. 医学信息，2013，（28）：435.

（军事医学科学院 马增春、聂 窈）

大 补 阴 丸

【药物组成】 熟地黄、知母（盐炒）、黄柏（盐炒）、龟甲（醋炙）、猪脊髓。

【处方来源】 元·朱震亨《丹溪心法》。《中国药典》（2015年版）。

【功能与主治】 滋阴降火。用于阴虚火旺，潮热盗汗，咳嗽咯血，耳鸣遗精。

【药效】 主要药效如下：

1. 调节免疫 大补阴丸对多种自身免疫疾病具有免疫调节作用，可以双向调节小鼠的体液免疫和细胞免疫功能[1,2]。大补阴丸对正常和阴虚小鼠的体液免疫和细胞免疫均有一定的增强作用，对异常免疫功能状态下的 T、B 淋巴细胞增殖活性具有明显的免疫抑制作用；对 T 淋巴细胞分泌 IFN-γ 的水平，IL-4 活性具有一定的免疫调节作用[3]。大补阴丸对正常及四氧嘧啶糖尿病小鼠有降血糖作用，对阴虚小鼠的血糖降低有保护作用，对正常及阴虚小鼠有免疫调节作用。

2. 止血、补血 大补阴丸在滋阴降火的基础上，还有化瘀止血的作用，临床用于治疗血尿、出血性紫癜有较好的疗效。

【临床应用】

1. 自身免疫疾病 自身抗体是自身免疫疾病的重要标志，大补阴丸具有免疫抑制作用，对自身免疫疾病模型鼠的免疫损伤有明显改善作用，可抑制 T、B 淋巴细胞增殖活性，诱导免疫活性细胞凋亡，降低自身抗体水平，缓解肝脏局部的炎性浸润[4]。

2. 血液病 邱氏以加味大补阴丸治疗过敏性紫癜，患者出血渐止，紫斑减少，总有效率 90.5%。本方还可用于治疗白细胞减少症[5,6]。

【不良反应】 本品有出现肝功能异常的少数报道。

【使用注意】 ①服药期间忌辛辣、生冷、油腻食物。②气虚发热者及火热实证者慎服。③感冒者慎用。④脾胃虚热、痰湿内阻、脘腹胀满、食少便溏者慎用。⑤虚寒性患者不适用，其表现为怕冷，手足凉，喜热饮。⑥本品宜饭前用开水或淡盐水送服。

【用法与用量】 口服。水蜜丸：每次 6g，每日 2～3 次。大蜜丸：每次 1 丸，每日 2 次。

参 考 文 献

[1] 王燕，赵毅. 大补阴丸对自身免疫病模型小鼠的免疫药理研究[J]. 中药材，2007，30（5）：567-570.

[2] 赵毅，董群. 大补阴丸对自身免疫病模型小鼠免疫调节的血清药理学研究[J]. 现代免疫学，2007，（2）：135-139.

[3] 刘雪莉，陈凯，史红，等. 大补阴丸的降血糖与免疫调节作用[J]. 中国现代应用药学，2000，（3）：185-187.

[4] 赵向忠，董群. 不同剂量黄柏的大补阴丸（汤）对 CJ 小鼠胸腺细胞凋亡的影响[J]. 皖南医学院学报，2004，（2）：89-91.

[5] 郑磊，周凯. 大补阴丸的临床应用概况[J]. 江西中医药，2009，40（2）：79-80.

[6] 王兵. 大补阴丸在血证中的临床运用举隅[J]. 湖南中医药导报，2003，（12）：29-38.

（军事医学科学院 马增春、徐焕华）

维血宁颗粒（糖浆）

【药物组成】 虎杖、白芍（炒）、仙鹤草、地黄、鸡血藤、熟地黄、墨旱莲、太子参。

【处方来源】 研制方。《中国药典》（2015 年版）。

【功能与主治】 滋阴养血，清热凉血。用于阴虚血热所致的出血，血小板减少症见上述证候者。

【药效】 主要药效如下：

1. 增加血小板数量 维血宁可升高血小板数量和增强血小板功能，使环磷酰胺致骨髓抑制模型小鼠的出血时间和凝血时间缩短[1]。急性髓性白血病巩固化疗后应用维血宁可降低血小板下降程度和持续的时间，加速血小板的恢复，提高化疗后血小板计数水平[2]。

2. 促进骨髓造血功能 维血宁具有养血滋阴、补精益髓的功效，可促进骨髓造血功能，激活造血干细胞活性[3]。维血宁对环磷酰胺所致小鼠白细胞下降有升高作用，对放射性所致的白细胞损伤呈现明显的治疗作用，显著治疗放化疗所致白细胞减少症。维血宁能有效防止干扰素引起的骨髓抑制的不良反应，可提高骨髓造血因子的分泌，刺激骨髓增生，改善骨髓微循环，提高骨髓造血功能[4]。用维血宁辅助治疗小儿贫血，可以改善患者的血红蛋白指标，显著提升治疗效果[5]。

3. 调节机体免疫机制 维血宁能增强机体非特异性吞噬功能，增加家兔血清溶菌酶含量，增加抗体的生成，促进外周血淋巴细胞转化，诱生干扰素的生成，从而增强自然杀伤细胞活性，提高机体免疫力。维血宁还能提高巨噬细胞的吞噬功能，恢复细胞免疫功能[6]。

【临床应用】

1. 白细胞减少症 维血宁适用于放化疗引起的白细胞减少症，能提高机体免疫功能，预防感染，与放化疗起到协同作用，改善患者全身症状。维血宁具有补血、凉血的作用，用于纠正抗甲状腺药物引起的继发性白细胞减少症疗效较好[7,8]。

2. 血小板减少症 维血宁有消除血小板抗体和血小板无力症，增强血小板数量和功能的作用[9]，适用于原发性免疫性血小板减少、特发性血小板减少性紫癜、肿瘤、白血病化疗等引起的血小板减少症。维血宁通过降低血小板抗体，促进血小板生长，联合泼尼松治疗原发性免疫性血小板减少症有较好的疗效[10]。维血宁具有止血、提高血小板水平的作用，与泼尼松联合治疗特发性血小板减少性紫癜，有效率为 91%，单纯使用泼尼松有效率为 71%[11]。治疗后血小板数量在较短时间内上升，血小板抗体下降，可在早期将出血症状迅速控制。化疗是治疗肿瘤、白血病的有效手段，但化疗后骨髓抑制致血小板减少，会导致严重脏器出血。维血宁适用于肿瘤化疗所致血小板减少症，疗效显著。IL-11 是一种促血小板生长因子，它由骨髓基质细胞分泌，可刺激巨核细胞成熟分化为血小板[12]。维血宁联合 IL-11 预防化疗后血小板下降有明显的作用，能减少血小板输注的次数，较好、较快地升高血小板及防止出血。

3. 肿瘤放化疗的辅助治疗 对维血宁治疗放化疗后白细胞减少症的疗效进行观察，结果显示维血宁能治疗肿瘤放化疗引起的白细胞、红细胞、血红蛋白、血小板数的下降，提高机体免疫功能，辅助肿瘤治疗完成。

【不良反应】 尚不明确。

【使用注意】 ①气不摄血的出血证者慎用。②感冒者慎用。③服药期间，忌食辛辣、滋腻食物。④孕妇慎用。

【用法与用量】 颗粒：开水冲服，每次 1 袋，每日 3 次。糖浆：口服，每次 25～30ml，每日 3 次，小儿酌减或遵医嘱。

参 考 文 献

[1] 王兴海，曹瑞，张波，等. 维血宁对环磷酰胺致骨髓抑制模型小鼠的 WBC、RBC、PLT 和 Hb 的影响[J]. 西北药学杂志，2011, 26 (5): 354-356.

[2] 黄妙儿，马永华，黄云平，等. 维血宁治疗急性髓性白血病化疗后血小板减少临床观察[J]. 深圳中西医结合杂志，2017, 27 (3): 43-44.

[3] 梁家银，丁星民，张印清，等. 维血宁治疗放、化疗后白细胞减少的疗效观察[J]. 山东医药，2005, (1): 70.

[4] 李猛. 维血宁治疗干扰素所致外周血白细胞减少 54 例[J]. 长春中医药大学学报，2007, (6): 40-41.

[5] 俞曙星. 维血宁对小儿贫血 58 例的治疗效果[J]. 中国卫生标准管理，2015, 6 (28): 155-156.

[6] 陈瑞生，张兴海. 维血宁治疗放化疗致白细胞减少症 62 例[J]. 四川中医，2006, (10): 60.

[7] 曹林林，田正良，宋宗良，等. 维血宁合剂治疗抗甲状腺药物导致白细胞减少症临床观察[J]. 时珍国医国药，2011, 22 (8): 1971.

[8] 张允平. 维血宁治疗甲亢白细胞减少症 69 例[J]. 中国中医药信息杂志，2004, (12): 1082.

[9] 杨洁文，刘云霞，王翌庆，等. 维血宁颗粒联合巨和粒治疗化疗后血小板减少症 30 例疗效观察[J]. 浙江中医杂志，2013, 48 (1): 74.

[10] 陈玉姬. 维血宁颗粒联合泼尼松在原发免疫性血小板减少症治疗中的价值探讨[J]. 中国卫生标准管理，2015, 6 (31): 135-136.

[11] 嵇虎. 泼尼松联合维血宁治疗特发性血小板减少紫癜临床疗效分析[J]. 中外医疗，2017, 36 (31): 116-117, 120.

[12] 陈育生. 白细胞介素-11 合维血宁治疗白血病化疗后血小板减少[J]. 浙江中西医结合杂志，2006, (9): 541-542.

（军事医学科学院 马增春、聂 窈）

二 至 丸

【药物组成】 女贞子、墨旱莲。

【处方来源】 清·汪昂《医方集解》。《中国药典》(2015 年版)。

【功能与主治】 补益肝肾，滋阴止血。用于肝肾阴虚，眩晕耳鸣，咽干鼻燥，腰膝酸痛，月经量多。

【药效】 主要药效如下：

1. 调节血液系统，改善血流变 二至丸及其组方药材墨旱莲具有明显的促凝活性，其促凝作用不仅对内源性凝血系统有影响，而且对外源性凝血系统也有比较明显的影响。二至丸可降低全血黏度和血浆黏度，从而改善血液的高黏状态，有利于抑制血栓形成和血小板聚集[1]。

2. 调节免疫系统 二至丸有改善、保护、兴奋免疫器官组织的作用，可以调节免疫系统，增强人体免疫力或纠正免疫功能紊乱。二至丸能增加白细胞和 T 淋巴细胞，提高免疫功能低下实验小鼠的免疫功能[2]。

胸腺与脾产生的淋巴细胞及单核细胞共同发挥抵抗和消灭病原微生物的作用[3]。二至丸可以促进小鼠外周血、脾淋巴细胞增殖和腹腔巨噬细胞的吞噬功能，显著提高免疫低下小鼠胸腺和脾脏指数，刺激巨噬细胞分泌 IL-2，从而增强免疫力，促进机体免疫功能[4-7]。

【临床应用】

1. 白细胞减少症　二至丸对白细胞减少症具有显著治疗作用。用加味二至丸治疗他巴唑引起的白细胞减少症 36 例，总有效率 94.4%[4]。

2. 缺铁性贫血　二至丸适用于缺铁性贫血，能提高缺铁性贫血大鼠红细胞、血红蛋白、血清铁蛋白及全血铁含量，降低红细胞内游离原卟啉的作用，对缺铁性贫血模型大鼠有明显治疗作用，配合铁剂使用可以减少铁剂用量。二至丸还可提高 IL-2 水平，降低 IL-6 表达，通过促进铁的吸收和改善造血系统细胞分泌因子，改善贫血状态[7]。

3. 血液病　二至丸有调节机体免疫，改善骨髓造血的作用，治疗难治性贫血的总有效率为 73%。二至丸可改善原发性血小板减少性紫癜的临床出血症状，提升外周血血小板数量，对骨髓巨核细胞的分化有促进作用[8]。二至丸与归脾汤联合治疗特发性血小板减少性紫癜，疗效更佳[9]。

【不良反应】　尚不明确。

【使用注意】　①肝火上炎所致的头晕、耳鸣者慎用。②湿热内盛所致月经过多，色泽鲜红者慎用。③服药期间，忌食辛辣、油腻食物。④脾胃虚寒、腹泻者慎用。

【用法与用量】　口服，每次 9g，每日 2 次。

参 考 文 献

[1] 蔡秀江，黄美艳，丁安伟，等. 二至丸考源及药理作用研究进展[J]. 中国实验方剂学杂志，2011，17（23）：272-275.

[2] 胡慧娟，杭秉茜，刘勇. 二至丸对免疫系统的影响[J]. 中药药理与临床，1991，（6）：1-3.

[3] 王进进，奚香君，王顿，等. 二仙汤与二至丸对小鼠生殖内分泌和免疫系统调节作用的比较研究[J]. 江苏中医药，2013，45（8）：73-75.

[4] 高晓会，张英杰. 二至丸临床应用及研究概况[J]. 实用中医内科杂志，2013，27（9）：165-167.

[5] 张永宁，袁丽超，佟书娟，等. 二至丸、地黄煎影响小鼠免疫功能的比较研究[J]. 中国实验方剂学杂志，2012，18（8）：159-162.

[6] 王浩，庄威，薛晓鸥. 中药复方二至丸考源、沿革及现代药理研究进展[J]. 辽宁中医药大学学报，2017，19（12）：93-97.

[7] 邹勇，左铮云，赵海梅，等. 二至丸药理作用研究进展[J]. 江西中医药，2015，46（3）：75-76，80.

[8] 徐瑾，罗玲英，吴铁荣. 二至丸的临床应用与剂量关系研究[J]. 亚太传统医药，2011，7（1）：131-136.

[9] 黄机运. 二至丸合归脾汤治疗血小板减少性紫癜 36 例[J]. 湖南中医杂志，2003，（1）：39.

（军事医学科学院　马增春、徐焕华）

左 归 丸

【药物组成】　熟地黄、山药、山萸肉、枸杞子、牛膝、菟丝子、鹿角胶、龟甲胶。

【处方来源】　明·张景岳《景岳全书》。国药准字 Z31020371。

【功能与主治】　滋肾补阴。用于真阴不足，腰酸膝软，盗汗遗精，神疲口燥。

【药效】　主要药效如下：

1. 促进骨髓造血　左归丸有促进损伤骨髓造血功能恢复、提高外周血象的作用，可通过促进 G_0 期造血干细胞进入细胞周期，进行增殖；加速骨髓细胞修复受损的 DNA，通过 G_1/S 和 S 期监测点，抑制造血细胞的凋亡[1]。左归丸对骨髓抑制的小鼠外周血象有修复作用，并能有效调节血清中血小板生成素、红细胞生成素、粒-巨噬细胞集落刺激因子的表达，从而促进骨髓抑制小鼠造血功能的恢复[2]。

2. 改善造血微环境　左归丸水提液在一定浓度范围内可以提高大鼠骨髓间充质干细胞（BMSCs）的体外增殖能力，对 MSCs 向成骨细胞的分化具有促进作用。在骨髓干细胞与肝细胞共培养体系中使用左归丸含药血清能促进骨髓干细胞转化为肝细胞，并能维持肝细胞功能的较好培养条件。左归丸可通过激活 Wnt 信号通路经典途径，使游离 β-catenin 蛋白积累并进入细胞核激活下游靶基因[3,4]。

3. 调节免疫功能　左归丸可直接作用于中枢，通过神经免疫因子等途径刺激胸腺增生，改善细胞免疫功能[5,6]；可通过滋补肾阴，纠正或部分纠正下丘脑-垂体-肾上腺功能的亢进，减轻慢性肾衰竭、肾上腺糖皮质激素对细胞免疫的抑制[7]（图 19-3）。

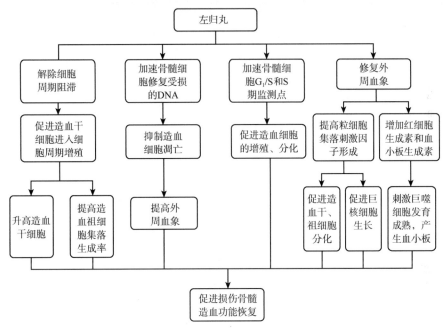

图 19-3　左归丸治疗白细胞减少症的作用机制

【临床应用】

1. 放化疗所致骨髓抑制　左归丸可用于促进放化疗所致骨髓造血功能的恢复，使骨髓有核细胞数、外周血细胞明显增加。左归丸能通过促进损伤 DNA 修复，解除细胞周期阻滞，使受阻滞的各期细胞加速通过 G_1/S 和 S 期监测点，同时抑制细胞凋亡，使受放化疗所致骨髓抑制的小鼠造血功能恢复。

2. 白细胞减少症　左归丸具有滋肾补阴的功效，能有效提升血液中白细胞的作用，抑制脾脏杀伤白细胞，稳定血液中白细胞总数，达到治疗白细胞减少症的疗效[8]。

3. 卵巢早衰　左归丸能改善卵巢免疫性炎症的损伤，对免疫性卵巢早衰具有治疗作用。卵巢早衰具有肾虚血亏血瘀的病机特点，左归丸具有补肾精、养精血、化瘀血的功效，临床治疗卵巢早衰有一定的疗效[9]。自身免疫性卵巢疾病被认为是导致人类卵巢早衰产生的原因之一，卵巢早衰患者活检显示淋巴细胞浸润，多有免疫性卵巢炎的改变。左归丸可调节卵巢早衰小鼠 $CD4^+/CD8^+$ 平衡，抑制外周血清抗透明带抗体水平增加，对卵巢早衰小鼠免疫功能有一定改善作用[10]。

　　【不良反应】　尚不明确。

　　【使用注意】　①肾阳亏虚、命门火衰、阳虚腰痛者慎用。②外感寒湿、跌扑外伤、气滞血瘀所致腰痛者慎用。③治疗期间，不宜食用辛辣、油腻食物。④孕妇慎用。⑤感冒者慎用。

　　【用法与用量】　口服，每次 9g，每日 2 次。

参 考 文 献

[1] 郑轶峰，张力华，周毅. 左归丸对骨髓抑制小鼠造血调控的影响[J]. 河北中医，2009，31（5）：759-762.

[2] 姜涛，陈钢，夏丽娜. 左归丸、右归丸汤剂对辐照后骨髓抑制小鼠造血调控的实验研究[J]. 亚太传统医药，2014，10（7）：4-6.

[3] 李瀚旻，高翔，晏雪生. 基于骨髓干细胞与肝细胞共培养体系的左归丸血清药理学研究[J]. 中国组织工程研究与临床康复，2010，14（19）：3527-3532.

[4] 高翔，李瀚旻，晏雪生. 左归丸对同种异性骨髓移植小鼠肝组织 Wnt 信号通路的影响[J]. 中西医结合肝病杂志，2010，20（1）：29-31.

[5] 孙琳林，康广盛，韩海荣，等. 左归丸实验研究概况[J]. 中成药，2010，32（3）：477-480.

[6] 刘彦芳，蔡定芳，陈晓红，等. 左归丸对 MSG-大鼠胸腺及淋巴细胞增殖反应的影响[J]. 中国实验方剂学杂志，1998，（4）：3-5.

[7] 付海尔，李建民，刘玉红. 左归丸对肾阴虚模型大鼠神经–内分泌–免疫功能的影响[J]. 中国实验方剂学杂志，2017，23（22）：155-159.

[8] 周灿，陈纯. 左归丸为主治疗白细胞减少症 44 例临床观察[J]. 湖南中医杂志，1998，（2）：11，14.

[9] 朱玲，罗颂平，许丽绵，等. 左归丸对小鼠自身免疫性卵巢损伤的保护作用[J]. 中国中西医结合杂志，2005，（10）：920-924.

[10] 朱玲，罗颂平，许丽绵，等. 左归丸对卵巢早衰小鼠免疫功能的影响[J]. 中华中医药学刊，2008，（6）：1157-1160.

（军事医学科学院　马增春、聂　窈）

第二十章

免疫性血小板减少症中成药名方

第一节 概　　述

一、概　　念[1]

原发免疫性血小板减少症（primary immune thrombocytopenia，ITP），简称免疫性血小板减少症，既往称为原发性血小板减少性紫癜，属自身免疫性疾病，是临床上最常见的出血性疾病。

二、病因及发病机制

（一）病因

免疫性血小板减少症是一种自身免疫性疾病，主要是由于人体自身免疫耐受机制被打破，体液免疫和细胞免疫紊乱，产生抗自身血小板抗体或激活细胞毒T淋巴细胞，导致血小板破坏增加和（或）生成障碍，其发病与免疫、感染、遗传等因素有关。

（二）发病机制

免疫性血小板减少症发病机制迄今尚未完全明了，目前的研究主要集中在血小板破坏增加和生成减少两个方面：体液和细胞免疫介导的血小板过度破坏，针对血小板 GHⅡb/Ⅲa 抗原的自身抗体结合血小板在单核吞噬细胞系统被破坏；或自身抗体激活补体系统导致血小板被溶解破坏。体液和细胞免疫介导的巨核细胞数量和质量异常，血小板生成不足。

三、临床表现

免疫性血小板减少症临床以血小板减少、骨髓巨核细胞成熟障碍、血小板生存时间缩短及抗血小板自身抗体出现为特征，轻者无出血表现；严重者表现为程度不等的出血，有的仅表现为皮肤黏膜出血，紫癜及瘀斑，月经过多，有的甚至内脏出血、颅内出血，危及生命。

四、诊　　断

免疫性血小板减少症的诊断目前仍为排除性诊断，缺乏特异性的实验室检查指标。免疫性血小板减少症的诊断必须同时满足血小板计数减少和需要排除继发性原因导致的血小板计数减少两个条件，诊断免疫性血小板减少症的血小板计数临界值 $<100 \times 10^9/L$。根据临床上有各种出血表现，至少 2 次检查血小板计数减少，血细胞形态无异常，脾脏不增大或轻度增大，骨髓检查巨核细胞正常或增多同时伴成熟障碍方可作出初步诊断。血小板抗体增高或血小板寿命缩短或泼尼松治疗有效任何一项均可协助诊断。

五、治　　疗[2-4]

（一）常用化学药物及现代技术

1. 糖皮质激素　如泼尼松、地塞米松、甲泼尼龙等；主要是抑制脾脏抗血小板抗体的生成，减少抗体包被的血小板在脾脏和骨髓中的消耗。

2. 免疫抑制剂　如环磷酰胺、长春新碱、硫唑嘌呤、环孢素等，主要是抑制 T 和 B 淋巴细胞增殖，抑制抗体的形成，主要用于长期使用糖皮质激素效果欠佳，脾切除无效或复发的患者。细胞因子类：如血小板生成素（TPO）或 TPO 受体激动剂，IL-11 等，主要促进骨髓中巨核细胞分化、成熟，生成血小板。

化学药物治疗免疫性血小板减少症的特点是短期疗效较好，作用强，但存在较强副作用。适用于急性短期治疗用药，其药效多以提升血小板数量为主。

除用药物治疗外，还可用脾脏切除手术、血浆置换、输注血小板等治疗。

（二）中成药治疗

中成药治疗免疫性血小板减少症多以辨证论治为主，辨证分型后进行针对性治疗。中成药治疗免疫性血小板减少症是标本兼治，中成药治疗作用于多个环节：既能降低血小板相关抗体，减少血小板破坏，延长血小板寿命，又能促进巨核细胞分化成熟，使血小板生成增加，同时降低毛细血管通透性，抑制出血症状。中成药治疗改善出血症状明显，稳定性好，无毒副作用。

第二节　中成药名方的辨证分类与药效[5-8]

中成药治疗血小板减少症是辨证分型针对性用药。常用中成药的辨证分类及其主要药效如下：

一、凉血止血类

免疫性血小板减少症初期或急性发作期多因外感邪热或内热伏扰营血，灼伤脉络，迫血妄行，溢于肌表，发为紫癜，属热迫血行或血热妄行证候。

患者多有外感症状，可表现为发热、咳嗽、咳痰等，皮下针尖样出血点，严重者可表现为皮肤黏膜瘀斑。主要是感染或其他原因打破机体免疫平衡，伴随产生血小板相关抗体增多，血小板破坏加剧，血小板功能异常，出血等。

清热解毒药物具有类似免疫抑制作用，可减少血小板破坏；凉血止血中成药可快速提升血小板数量，控制出血症状，还可以通过降低毛细血管的通透性、调整免疫功能及抗炎等消除病因。

常用中成药：升血小板胶囊、维血宁颗粒（糖浆）、江南卷柏片、血美安胶囊（片）、金薯叶止血合剂。

二、益气摄血类

慢性免疫性血小板减少症大多病程长，缠绵难愈，反复发作、出血，久病必虚，导致气虚不能摄血，以致血液逸于脉外，属气不摄血证候。

患者出血症状较轻，皮下瘀点瘀斑时轻时重，散在分布，色红或紫红；经期后延，齿衄多见，出血量少，色浅而渗出不止。主要表现为机体免疫力低下，同时造血细胞正常或增多，成熟分化不足，血小板生成减少。

采用益气摄血药物可增加机体造血功能，促进巨核细胞的生成、分化和成熟过程，有效增加血小板个数，抗血小板聚集，抑制出血症状；同时具有调节机体免疫力的作用，可使血小板相关抗体水平降低。

常用中成药：归脾丸（浓缩丸、合剂、颗粒）、益气补血片、血宁胶囊（糖浆、冲剂）。

三、化瘀止血类

免疫性血小板减少症的发病过程中，瘀血既是病理性产物，又是致病因素，瘀血阻络又会影响血脉，造成血不循经溢出脉外，属瘀血阻络型证候。

瘀血阻络型症见皮下瘀点瘀斑，色紫而黯，腹痛或腹部有积块，或衄血吐血，或见便血，妇女月经有血块，或有瘀点瘀斑。瘀血贯穿疾病始终，表现为血小板减少、微循环障碍、血管通透性改变造成出血等。

化瘀止血中成药可促进巨核细胞增殖成熟及分化，提升血小板数量，同时抑制脾淋巴细胞中 T、B 淋巴细胞增殖，减少脾脏抗血小板抗体的生成。

常用中成药：血康口服液（胶囊）。

四、其   他

益血生胶囊（健脾补肾，生血填精）、归参补血片（温补脾肾，益气荣血）、血宝胶囊（片）（补阴培阳，益肾健脾）、紫芝多糖片（滋补强壮）、固本统血颗粒（温肾健脾，填精益气）、养血饮口服液（补气养血，益肾助脾），它们主要是补肾健脾，促进造血功能，提升血小板数量，改善出血症状。

参 考 文 献

[1] 中华医学会血液学分会止血与血栓学组. 成人原发免疫性血小板减少症诊断与治疗中国专家共识（2016年版）[J]. 中华血液学杂志, 2016, 37（2）：89-93.
[2] 陈奇, 张伯礼. 中药药效研究方法学[M]. 北京：人民卫生出版社, 2016.
[3] 彭军, 侯明. 原发免疫性血小板减少症治疗进展[J]. 临床血液学杂志, 2019, 32（1）：9-12.
[4] 杨晓阳, 万梦婕, 陈方平. 免疫性血小板减少症指南的解读[J]. 中国实验血液学杂志, 2018, 26（2）：621-625.
[5] 吴晓勇, 陈广雷, 王云龙, 等. 中医药治疗免疫性血小板减少症的机制[J]. 中国实验方剂学杂志, 2017, 23（8）：213-219.
[6] 李天天, 褚雨霆, 刘庆, 等. 中医药治疗免疫性血小板减少性紫癜优势与问题分析[J]. 辽宁中医杂志, 2015, 42（1）：9-11.
[7] 闫琳, 周延峰. 中医治疗免疫性血小板减少症研究进展[J]. 河南中医, 2015, 35（5）：1185-1187.
[8] 梅婷, 赵伟, 秦克力. 中医药治疗血小板减少性紫癜的临床及实验研究进展[J]. 时珍国医国药, 2015, 26（5）：1213-1215.

第三节   中成药名方

一、凉血止血类

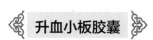

升血小板胶囊

【药物组成】   青黛、连翘、仙鹤草、牡丹皮、甘草。

【处方来源】   研制方。国药准字 Z20025029。

【功能与主治】   清热解毒，凉血止血，散瘀消斑。用于免疫性血小板减少症。症见全身瘀点或瘀斑，发热烦渴，小便短赤，大便秘结，或见鼻衄，齿衄，舌红苔黄，脉滑数或弦数。

【药效】   主要药效作用如下[1,2]：

1. 调节 T 淋巴细胞免疫，减少血小板破坏   免疫性血小板减少症是主要以自身抗体介导的免疫性出血性疾病，血小板免疫原性破坏而致外周血中血小板数量减少为其最基本病理特征。除 B 淋巴细胞产生自身抗体外，导致血小板抗原免疫耐受性受损的另一重要原因是辅助性 T（helper T cells，Th）细胞及调节性 T 细胞（regulatory T cells，Treg）的平衡或活性异常。

CD_4^+ CD_{25}^+Treg 细胞和 Th17 细胞数量减少或功能缺陷可能参与了免疫性血小板减少症的发病进程，升血小板胶囊升高患者 CD_4^+ CD_{25}^+Treg 细胞和 Th17 细胞数量，通过淋巴细胞相关抗体及其配体转导抑制信号，或是分泌 IL-10 与 TGF-β_1 等抑制性细胞因子，直接抑制树突状细胞、巨噬细胞及自身反应性 T 淋巴细胞的增殖活化，从而维持机体的免疫稳定状态，减轻血小板破坏。

2. 刺激巨核细胞增殖，提升血小板数量 免疫性血小板减少症因血小板数目过低，造成多种出血表现。

升血小板胶囊可以刺激巨核细胞增殖，同时，本品具有升高外周血血小板、增强血小板聚集和缩短凝血时间等功能。

3. 抗菌抗炎，降低毛细血管通透性 已发现多种病毒和细菌与免疫性血小板减少症的发病有关，发病后毛细血管通透性增加，出现出血症状。

动物实验证明升血小板胶囊不仅具有一定的抗菌、消炎、抑制毛细血管渗透性和增加血管抗力的作用，还可调节机体免疫，抑制Ⅰ、Ⅱ型变态反应，且无肾上腺皮质激素样作用。

【临床应用】

免疫性血小板减少症 临床常用升血小板胶囊联合皮质激素及免疫抑制剂治疗免疫性血小板减少症，提升血小板疗效明显，优于单用激素或免疫抑制剂。同时，升血小板胶囊不良反应轻微，无明显肝肾功能损害，且与皮质激素及免疫抑制剂有协同作用，有效改善 Treg 细胞含量，调节体内免疫紊乱状况，是激素冲击治疗后用于维持治疗非常好的选择[3-7]。

【不良反应】 尚不明确。

【使用注意】 ①孕妇忌服。②骨髓巨核细胞减少型的血小板减少症及白细胞减少者慎用。③定期复查血象。

【用法与用量】 口服，每次 4 粒，每日 3 次。

参 考 文 献

[1] 何牧卿，何牧群，郭文坚. 升血小板胶囊对免疫性血小板减少性紫癜 CD4+CD25+Treg 细胞的影响[J]. 中华中医药学刊，2015，33（2）：422-425.

[2] 向琪，杨方方，王顺清，等. 升血小板胶囊联合泼尼松对原发免疫性血小板减少症患者 Treg 细胞和 Th17 细胞的影响[J]. 血栓与止血学，2015，21（6）：360-363.

[3] 叶华觅，郝建萍，赵芳，等. 升血小板胶囊联合激素治疗特发性血小板减少性紫癜有效性的系统评价[J]. 中国循证医学杂志，2013，13（7）：852-857.

[4] 唐锰，刘霆. 升血小板胶囊联合半量糖皮质激素治疗难治性特发性血小板减少性紫癜的疗效观察[J]. 临床血液学杂志，2011，24（4）：424-426.

[5] 宋春鸽，张瑾，陈精予. 升血小板胶囊配合泼尼松治疗特发性血小板减少性紫癜疗效观察[J]. 中国中医基础医学杂志，2010，16（10）：917-918.

[6] 蔡晓辉，许艳春. 升血小板胶囊配合护理干预治疗特发性血小板减少性紫癜[J]. 长春中医药大学学报，2016，32（2）：344-346.

[7] 蔡岗丽，何绿苑，朱颖，等. 升血小板胶囊结合泼尼松治疗原发免疫性血小板减少症临床观察及对 Treg 细胞和 Th17 细胞的影响[J]. 中华中医药学刊，2019，37（5）：1205-1207.

维血宁颗粒（糖浆）

【药物组成】 虎杖、白芍（炒）、仙鹤草、地黄、鸡血藤、熟地黄、墨旱莲、太子参。

【处方来源】 研制方。《中国药典》（2015 年版）。

【功能与主治】 滋阴养血，清热凉血。用于阴虚血热所致的出血，血小板减少症见上述证候者。

【药效】 主要药效作用如下[1,2]：

1. 降低血小板相关抗体 免疫性血小板减少症是自身免疫性疾病，免疫异常构成了发病机制的核心，产生抗自身血小板抗体，血小板抗体与血小板结合后被单核巨噬细胞系统过度破坏，致使血小板减少导致出血。

维血宁有提高人体免疫功能，消除血小板抗体，增加血小板数量，增强血小板功能等功效。维血宁中鸡血藤对人体免疫系统具有双向调节作用，仙鹤草水提物有调节非特异性和特异性免疫功能的作用，白芍可使处于低下状态的细胞免疫功能恢复正常，地黄乙醇提取物具有缩短凝血时间、促进机体淋巴母细胞的转化、增加 T 淋巴细胞数量的作用，从而调节机体免疫功能。维血宁使免疫性血小板减少症患者血清中血小板相关抗体 PAIgG 明显下降，血小板数量升高。

2. 促进骨髓造血功能 造血干细胞经一系列增殖分化为巨核细胞，经胞内有丝分裂成熟后释放血小板。免疫性血小板减少症典型特征为巨核细胞分化成熟障碍，即指骨髓中巨核细胞数目正常或增多，但产板不良（分化受阻，产板型巨核细胞减少），导致血小板减少。

维血宁能促进骨髓造血功能，激活造血干细胞活性，干预后患者骨髓象中原巨核细胞、幼巨核细胞和颗粒型巨核细胞明显减少，产板型巨核细胞显著增加，促进血小板的生成。动物实验显示，维血宁对环磷酰胺导致的骨髓抑制模型小鼠具有治疗作用，能升高外周血白细胞、红细胞、血小板和血红蛋白，缩短凝血时间。虎杖制剂蒽醌片可明显升高血小板，有效率达 90%，临床研究亦表明其具有升高白细胞、血小板及止血的功能。

【临床应用】

1. 免疫性血小板减少症[3-6] 本品用于阴血亏虚，心烦，身热，脉细，苔少的血小板减少症。临床常用维血宁联合皮质激素及丙种球蛋白治疗免疫性血小板减少症。维血宁联合泼尼松治疗免疫性血小板减少症的临床疗效优于单用泼尼松，治疗后血小板数目明显上升，血小板相关抗体 PAIgG 明显下降，且不良反应少，可能与联合用药可降低血小板相关免疫球蛋白、增加血小板生成有关。

2. 肿瘤化疗所致血小板减少症[7-10] 维血宁联合重组人白介素-11（rhIL-11）、巨和粒治疗肿瘤化疗后所致的血小板减少症，使化疗后血小板下降最低值明显高于对照组，血小板下降持续时间明显短于对照组，血小板输注明显少于对照组，对骨髓巨核细胞数量的影响有明显差异，并且未发现严重的副作用。

3. 药物所致白细胞减少症[11-14] 肿瘤放化疗，肝炎干扰素治疗等会引起虚火内生、耗血伤阴，致白细胞减少症，维血宁清热凉血，可修复骨髓造血功能，不仅能改善药物引起的白细胞下降，提高机体免疫功能，预防感染，而且同时对原有治疗起协同作用，起到减毒增效作用。

4. 各种出血证 本品用于阴血亏虚，血热所致的心烦，身热，舌红，苔少，脉细，皮肤出血，以及咯血，吐血，尿血，便血，崩漏[15]。

5. 其他贫血 慢性再障[16]，小儿贫血[17,18]。

【不良反应】 尚不明确。

【使用注意】 尚不明确。

【用法与用量】 颗粒：开水冲服，每次 1 袋，每日 3 次。糖浆：口服，每次 25～30ml，每日 3 次，小儿酌减或遵医嘱。

参 考 文 献

[1] 沈继春，陈艳鑫，岑冰，等. 维血宁颗粒联合泼尼松治疗原发免疫性血小板减少症的临床疗效观察[J]. 中国中西医结合急救杂志，2015，22（2）：147-150.

[2] 王兴海，曹瑞，张波，等. 维血宁对环磷酰胺致骨髓抑制模型小鼠的 WBC、RBC、PLT 和 Hb 的影响[J]. 西北药学杂志，2011，26（5）：354-356.

[3] 陈玉姬. 维血宁颗粒联合泼尼松在原发免疫性血小板减少症治疗中的价值探讨[J]. 中国卫生标准管理，2015，6（31）：135-136.

[4] 封蔚莹，刘忠民，钟永根. 维血宁联合泼尼松治疗特发性血小板减少性紫癜的研究[J]. 现代中西医结合杂志，2004，13（16）：2122-2123.

[5] 嵇虎. 泼尼松联合维血宁治疗特发性血小板减少紫癜临床疗效分析[J]. 中外医疗，2017，36（31）：116-117.

[6] 郝良纯，林健，霍彦，等. 丙种球蛋白联合维血宁治疗婴儿重度急性免疫性血小板减少症 67 例疗效观察[J]. 中国中西医结合儿科学，2014，6（5）：424-425.

[7] 潘迎英，杨怡敏，陶敏贤. 维血宁颗粒治疗化疗后血小板减少 38 例临床观察[J]. 长春中医药大学学报，2010，26（4）：541-542.

[8] 黄妙儿，马永华，黄云平，等. 维血宁治疗急性髓性白血病化疗后血小板减少临床观察[J]. 深圳中西医结合杂志，2017，27（3）：43-44.

[9] 杨洁文，刘云霞，王翌庆，等. 维血宁颗粒联合巨和粒治疗化疗后血小板减少症 30 例疗效观察[J]. 浙江中医杂志，2013，48（1）：74.

[10] 陈育生. 白细胞介素-11 合维血宁治疗白血病化疗后血小板减少[J]. 浙江中西医结合杂志，2006，16（9）：541-542.

[11] 梁家银，丁亚民，张印清，等. 维血宁治疗放、化疗后白细胞减少的疗效观察[J]. 山东医药，2005，45（1）：70.

[12] 陈瑞生，张兴海. 维血宁治疗放化疗致白细胞减少症 62 例[J]. 四川中医，2006，（10）：60.

[13] 曹林林，田正良，宋宗良，等. 维血宁合剂治疗抗甲状腺药物导致白细胞减少症临床观察[J]. 时珍国医国药，2011，22（8）：1971.

[14] 李猛. 维血宁治疗干扰素所致外周血白细胞减少 54 例[J]. 长春中医药大学学报，2007，（6）：40-41.

[15] 国家药典委员会. 中华人民共和国药典临床用药须知（中药成方制剂卷）[M]. 北京：中国医药科技出版社，2010.

[16] 田正良，高天平，姚松夏. 维血宁联合雄性激素治疗慢性再生障碍性贫血 22 例[J]. 中医杂志，2009，50（9）：818.

[17] 俞曙星. 维血宁对小儿贫血 58 例的治疗效果[J]. 中国卫生标准管理，2015，6（28）：155-156.

[18] 刘笑良. 999 维血宁佐治小儿贫血 50 例[J]. 河北中医，2001，（2）：96-97.

江南卷柏片

【药物组成】 江南卷柏。

【处方来源】 研制方。国药准字 Z10910029。

【功能与主治】 清热凉血。适用于血热妄行所致的皮下紫斑，症见皮肤出现散在青紫斑点或斑块，舌红，苔黄，脉数等；免疫性血小板减少症见上述血热证候者。

【药效】 主要药效作用如下[1-4]：

1. 抗病毒作用 目前已发现多种病毒和细菌与免疫性血小板减少症的发病有关，其中包括人巨细胞病毒（HCMV）、EB 病毒、人细小病毒 B 19、人类疱疹病毒、肝炎病毒和 Hp 等，它们感染所致免疫性血小板减少症都与免疫功能紊乱密切相关。

江南卷柏片的穗花杉双黄酮成分对甲型流感病毒、乙型流感病毒、单纯疱疹病毒的增殖产生明显的抑制作用，并且可通过抑制脂肪酸合成酶，抑制柯萨奇 B3 病毒的复制。江南卷柏提取物具有抑制 CVB3 病毒吸附、抑制其生物合成和直接杀死病毒的作用。

2. 止血　免疫性血小板减少症的临床表现为皮肤黏膜出血，紫癜及瘀斑等出血性现象，江南卷柏片具有较强的止血作用。

江南卷柏提取物具有止血的功效，通过增加血管内皮细胞一氧化氮的生成，从而增高环磷酸鸟苷的表达水平，并减轻由于苯肾上腺素引起的动脉血管收缩作用。止血过程中真皮层的成纤维细胞类群起到重要的作用，江南卷柏水溶性提取物能够有效地促进成纤维细胞增殖和迁移，对阻止出血和伤口愈合具有重要意义。江南卷柏片能加强诱导的血小板聚集，增强血小板聚集功能，从而发挥止血作用。

3. 调节体液免疫，抑制血小板相关抗体　免疫性血小板减少症是一种自身免疫性疾病，主要是由于人体自身免疫耐受机制被打破，体液免疫和细胞免疫紊乱，产生抗自身血小板抗体，导致血小板破坏增加。

江南卷柏片治疗免疫性血小板减少症及其他出血性疾病，显示血小板数量上升同时血小板相关抗体有所下降。江南卷柏的粗提物灌胃能显著降低小鼠血清 IgG 的含量，并能减轻小鼠胸腺的重量，抑制小鼠特异性抗 CRBC 抗体 IgM 和 IgG 两型抗体生成，使血小板的破坏得以缓解，同时江南卷柏片能升高血清补体 C3 的含量，在清除循环免疫复合物方面起到了很大作用，从而改善了临床症状并使血小板计数回升。

【临床应用】

1. 免疫性血小板减少症[5-7]　用于血热妄行所致的皮下紫斑、原发性血小板减少性紫癜血热证候。江南卷柏片单独使用或联合长春新碱、泼尼松治疗免疫性血小板减少症，能提高血小板计数水平，明显改善或减轻出血症状，且副作用少。

2. 难治性免疫性血小板减少症[8]　脾切除对患者无效，或脾切除后复发，出血风险大。江南卷柏片能起止血、生血、降低血小板相关抗体的作用，减少抗血小板抗体与自体或同种血小板的结合，减少与巨核细胞的结合，减少血小板的破坏，使血小板形成增加，使难治性免疫性血小板减少症治愈或好转。

【不良反应】　尚不明确。

【使用注意】　①虚寒证出血者及孕妇忌用；②服药期间饮食宜选清淡易消化之品，忌食辛辣油腻之品，以免加重病情；③本药苦寒，易伤正气，体弱年迈者慎服。

【用法与用量】　口服，每次 5～6 片，每日 3 次。

参 考 文 献

[1] 林培英，潘竞锵，肖柳英，等. 江南卷柏的免疫药理作用[J]. 中药材，1992，15（11）：36-38.

[2] 殷丹，陈科力. 江南卷柏提取物的体外抗柯萨奇病毒实验[J]. 中国医院药学杂志，2009，29（4）：262-264.

[3] 殷丹，陈科力. 江南卷柏提取物体外抗单纯疱疹病毒Ⅰ型的实验[J]. 中国医院药学杂志，2009，29（5）：349-352.

[4] 邹辉，徐康平，谭桂山. 卷柏属植物化学成分及药理活性研究进展[J]. 天然产物研究与开发，2012，24（11）：1655-1670.

[5] 吴英琦. 江南卷柏片治疗血小板减少性紫癜疗效观察[J]. 中华血液学杂志，1993，14（3）：153.

[6] 吴攀，郑敏翠，李婉丽，等. 江南卷柏片联合西药治疗儿童慢性特发性血小板减少性紫癜临床观察[J]. 中医药导报，2009，15（12）：31-32.

[7] 焦宗久，郭素丽，陈娜飞. 江南卷柏片联合小剂量泼尼松片治疗老年慢性免疫性血小板减少性紫癜疗效观察[J]. 中国药物经济学，2014，9（5）：40-42.

[8] 刘翠英，周丽娟，谷月丽，等. 江南卷柏片治疗难治性特发性血小板减少性紫癜 15 例[J]. 河南医科大学学报，1997，10（4）：127.

血美安胶囊（片）

【药物组成】 豕甲（猪蹄甲）、地黄、赤芍、牡丹皮。

【处方来源】 研制方。《中国药典》（2015 年版）。

【功能与主治】 清热养阴，凉血活血。用于免疫性血小板减少症血热伤阴夹瘀证。

【药效】 主要药效作用如下[1,2]：

1. 免疫调节作用 免疫性血小板减少症是一种获得性的自身免疫性疾病，其发病与 T 细胞的异常激活、T 细胞亚群及其功能改变等有关。

血美安干预免疫性血小板减少症小鼠模型，主要通过减低 IFN-γ 和提高 IL-4 水平影响 Th1/Th2 值，调节免疫性血小板减少症产生的细胞免疫功能紊乱，从而升高外周血血小板数量。血美安胶囊使患者血清中血小板相关抗体 PAIgG 明显下降，血小板数目升高。

2. 促进骨髓造血功能恢复 血美安胶囊中含具有多种药理作用的肽类、16 种人体必需的氨基酸和 19 种微量元素等成分，能促进造血功能恢复，有助于血细胞增殖、分化、成熟与释放，对升高血小板、白细胞和改善血象有明显的疗效。

【临床应用】

1. 联合西药治疗免疫性血小板减少症[3] 用于血热伤阴型免疫性血小板减少症，血美安胶囊联合泼尼松治疗免疫性血小板减少症，初步显示患者治疗后临床出血症状均消失，血小板计数较治疗前明显上升，PAIgG 明显下降，显效率 61.5%，总有效率 90%，疗效明显优于单用泼尼松的对照组，且未见明显不良反应和肝肾毒性。

2. 其他 其他药物所致血小板减少症[2,4]和再障[5]。

【不良反应】 偶见轻度腹胀、呕吐，大便稀，一般不需停药，可自行缓解。

【使用注意】 ①孕妇忌用。②虚寒者慎用。③服药期间忌辛辣食物。

【用法与用量】 胶囊：口服，每次 6 粒，每日 3 次。小儿酌减。或遵医嘱。片剂：口服，每次 6 片，每日 3 次。小儿遵医嘱酌减。疗程 1 个月或遵医嘱。

参 考 文 献

[1] 朱飞跃，王华. 血美安对特发性血小板减少性紫癜小鼠免疫细胞因子的调节作用[J]. 中国老年学杂志，2015，35（22）：6343-6345.

[2] 尹淑芬,周洪青. 血美安联合重组人白介素-11 对聚乙二醇干扰素 α-2a 治疗慢性丙型肝炎引起血小板减少的临床观察[J]. 湖北中医药大学学报，2014，16（1）：33-35.

[3] 朱艳，匡跃敏，蒋志勇，等. 血美安胶囊联合激素治疗特发性血小板减少性紫癜疗效观察[J]. 浙江中西医结合杂志，2011，21（12）：856-857.

[4] 胡慧仙，魏斌，李鸽. 血美安胶囊治疗乙型肝炎病毒相关血小板减少症的临床效果[J]. 中华中医药学刊，2014，32（4）：955-958.

[5] 梁永生，李福山. 血美安胶囊治疗再生障碍性贫血临床分析[J]. 河北医学，2001，7（6）：509-511.

金薯叶止血合剂

【药物组成】　番薯藤。

【处方来源】　研制方。国药准字 B20020440。

【功能与主治】　健脾益气，凉血止血。用于脾虚气弱兼有血热证的免疫性血小板减少症和放化疗引起的血小板减少症的辅助治疗，症见乏力，气短，纳差，皮肤紫癜等。

【药效】　主要药效作用如下[1,2]：

1. 促进巨核细胞恢复生成血小板的功能　免疫性血小板减少症患者血小板相关抗体水平增高，巨核细胞代偿性增生，伴随发育停滞、成熟障碍，表现为骨髓中成熟巨核细胞比例减少，原始和幼稚巨核细胞比例增高。

金薯叶止血合剂使免疫性血小板减少症小鼠模型巨核细胞数目明显降低，同时产板巨核细胞数目显著提升，说明其具有抑制不成熟巨核细胞增生，促进产板巨核细胞增多的功效。

2. 调节细胞免疫功能　免疫性血小板减少症患者体内存在多种 T 淋巴细胞表型和功能异常，引起 B 淋巴细胞产生针对血小板的自身抗体，最终导致血小板吞噬过多和巨核细胞成熟障碍。

金薯叶止血合剂可明显改善实验动物细胞免疫紊乱和失衡状态，使 $CD8^+CD4^-$ 和 $CD8^+CD4^+$ 细胞，以及 $CD4^+/CD8^+$ 值恢复正常，降低体内血小板自身抗体。

【临床应用】　用于脾虚气弱兼有血热证的免疫性血小板减少症和放化疗引起的血小板减少症的治疗。

1. 免疫性血小板减少症[3-5]　用于脾虚气弱兼有血热证的免疫性血小板减少症，患者单独应用金薯叶止血合剂 180ml/d，连续服用 4～6 周为 1 个疗程，当血小板恢复正常，出血症状停止，继续用药 2 周。总有效率 91.25%，且未见副作用，无禁忌证，临床使用安全。该药在治疗免疫性血小板减少症儿童患者时，治疗 1 周后血小板上升及出血点消失比例分别为 25.0% 和 40.6%，疗程结束时总有效率达 84.4%，肝肾功能均无异常。

2. 辅助治疗放化疗所致血小板减少症[6,7]　化疗后出现血小板减少症的恶性肿瘤患者应用金薯叶止血合剂联合 IL-11 治疗，其血小板低值天数显著低于单独使用 IL-11 治疗，治疗前后血小板增加值明显高于单独使用 IL-11 治疗，说明金薯叶止血合剂联合 IL-11 能有效地纠正恶性肿瘤多程化疗所致的严重血小板减少症，显著地增加患者外周血血小板的数值，降低了患者的出血风险，增加了患者对化疗的耐受性，较之单用 IL-11 效果好。

【不良反应】　尚不明确。

【使用注意】　尚不明确。

【用法与用量】　口服，每次 5～10ml，每日 2～3 次；或遵医嘱。

参 考 文 献

[1] 许勇钢，杨晓红，王洪志，等. 金薯叶止血合剂对 ITP 模型动物的治疗作用[J]. 中国中医基础医学杂志，2006，12（9）：674-676.

[2] 魏领地，周荔. 旋甘口服液升血小板作用的实验研究[J]. 中药新药与临床药理，1993，4（2）：9-11.

[3] 陈世伦，戴红. 金薯叶止血合剂（旋甘口服液）用于特发性血小板减少性紫癜的疗效观察[A]//第八届全国中西医结合血液病学术会议论文集[C]. 2007，194-195.

[4] 陈静，王天有，廖斌，等. 旋甘口服液治疗儿童特发性血小板减少性紫癜疗效观察[J]. 中国实用儿科杂志，1998，13（4）：254.

[5] 陈艳荣，黄泛舟，董彭春. 旋甘口服液治疗 3 例血小板减少致出血性疾病[J]. 中日友好医院学报，1997，11（1）：66-69.

[6] 张勇，邢万红. 金薯叶止血合剂联合白细胞介素-11 治疗化疗所致血小板减少症[J]. 光明中医，2008，23（8）：1177-1179.

[7] 余河庆，刘艳杰，刘巍，等. 旋甘口服液在急性白血病化疗中的应用[J]. 吉林医学，2003，24（2）：126-127.

二、益气摄血类

归脾丸（浓缩丸、合剂、颗粒）

【药物组成】　党参、白术（炒）、黄芪（蜜炙）、甘草（蜜炙）、茯苓、远志（制）、酸枣仁（炒）、龙眼肉、当归、木香、大枣。

【处方来源】　宋·严用和《济生方》。《中国药典》（2015 年版）。

【功能与主治】　益气健脾、养血安神。用于心脾两虚，气短心悸，失眠多梦，头昏头晕，肢倦乏力，食欲不振，崩漏便血等。

【药效】　主要药效作用如下：

1. 免疫抑制和调节细胞免疫[1-3]　免疫性血小板减少症患者体内存在严重的免疫失衡，T 淋巴细胞免疫调节功能异常，导致 B 淋巴细胞产生大量血小板相关抗体，破坏血小板，缩短血小板存活期。

归脾丸通过抑制体液免疫及细胞免疫，减少抗体和淋巴因子生成，使亢进的免疫反应变弱以达到治疗作用。加减归脾汤治疗脾不统血型特发性血小板减少性紫癜模型小鼠，使 CD8[+] T 淋巴细胞降至正常水平，CD4[+]/CD8[+] T 淋巴细胞比值恢复正常，使实验动物外周血血小板明显上升。归脾丸可能通过其组方中的多种药物的免疫抑制或调节作用来抑制患者血小板相关抗体的产生，通过归脾丸临床应用观察发现，血小板相关抗体 PAIgA、PAIgM、PAIgG 在 3 个月治疗后均较治疗前明显下降，抑制了血小板相关抗体的产生，减轻血小板的破坏。

2. 促进骨髓造血功能[4,5]　免疫性血小板减少症因机体免疫异常导致造血功能障碍，特别是巨核系生成血小板受阻，血小板数量降低所致，归脾丸能明显改善骨髓造血功能。

归脾丸能增加较早期造血干细胞的数量和功能，提高造血能力及通过促使骨髓细胞 G_2 期检查点，进入细胞增殖周期，加速骨髓 G_0/G_1 期细胞向 S 期细胞、S 期细胞向 G_2 期细胞的转化，促进骨髓造血细胞增殖，提高外周血象，促进骨髓造血功能的恢复。归脾汤利于巨核系祖细胞分化、增殖，提高外周血血小板数量。研究还发现，归脾丸能减少骨髓抑制小鼠骨髓细胞凋亡，从而改善造血功能。

【临床应用】

1. 免疫性血小板减少症　免疫性血小板减少症病位在脾，脾主统血，脾虚，统摄无权，血不循经而走失不归，则见各种出血表现。归脾汤益气健脾摄血，治疗免疫性血小板减少症切中病机，疗效可靠。归脾汤加减治疗免疫性血小板减少症，能迅速提高患者血小板水平。归脾汤联合环孢素能显著提升脾气虚证激素无效免疫性血小板减少症患者的血小板水平，提高临床疗效，并能明显减轻患者的中医紫癜症候，还能调节患者免疫功能的失衡。

2. 骨髓抑制　归脾汤有可能以减少化疗药物对骨髓功能的损伤作用，使化疗期间大量消耗的血细胞得到有限度的补充，从而控制骨髓抑制的发生率及骨髓抑制的程度。张燕军等利用归脾汤加味治疗化疗诱发的难治性骨髓抑制，有效率为82%。

3. 其他　归脾丸用途广泛，可用于治疗心律失常、房性期前收缩、冠心病、低血压、神经衰弱、功能性子宫出血、内痔便血等证属心脾两虚，气血不足者[6-12]。

【不良反应】　在常规剂量下连续用药副作用较轻，不会导致机体脏器组织严重的健康损害。

【使用注意】　①有痰湿、瘀血、外邪者，或热邪内伏、阴虚脉数者忌用。②阴虚火旺者慎用。③服药期间，宜食清淡易消化食物，忌食辛辣、油腻、生冷食物。④忌思虑过度或过劳。⑤感冒发热患者不宜服用。⑥本品宜饭前服用。

【用法与用量】　丸剂：用温开水或生姜汤送服。水蜜丸每次 6g，小蜜丸每次 9g，大蜜丸每次 1 丸，每日 3 次。浓缩丸：口服，每次 8～10 丸，每日 3 次。合剂：口服，每次 10～20ml，每日 3 次，用时摇匀。颗粒：开水冲服，每次 1 袋，每日 3 次。

参 考 文 献

[1] 刘宏潇，张雅丽，田维毅. 加减归脾汤对脾不统血型 ITP 模型小鼠免疫学作用机理研究[J]. 深圳中西医结合杂志，2001，11（6）：332-335.

[2] 吕晓娟，覃骏，柯鸿，等. 归脾汤加减治疗免疫性血小板减少症临床研究[J]. 中医学报，2016，31（8）：1178-1181.

[3] 吴意红，彭剑虹，陈婉荷，等. 归脾丸对慢性特发性血小板减少性紫癜患者血小板相关抗体影响的研究[J]. 现代中医药，2011，31（3）：1-3.

[4] 殷丽娟，刘立，许瑞，等. 归脾汤对苯中毒小鼠骨髓造血干细胞表型 Sca-1 和 CD34+、细胞分裂周期的影响[J]. 北京中医药大学学报，2014，37（4）：255-258.

[5] 刘立，王树飞，许瑞，等. 归脾丸对苯中毒骨髓细胞周期的影响[J]. 中国中西医结合杂志，2013，33（3）：380-384.

[6] 梁高飞，吴明明，杨焕芝. 用归脾汤加减治疗慢性特发性血小板减少性紫癜的效果探究[J]. 当代医药论丛，2015，（11）：8-10.

[7] 唐生晟，张永奎. 归脾汤治疗特发性血小板减少性紫癜的临床观察[J]. 实用中西医结合临床，2014，（12）：57-58.

[8] 苏炳开. 归脾汤治疗慢性特发性血小板减少性紫癜 33 例临床观察[J]. 中国实用医药，2011，6（4）：156.

[9] 赵继康. 归脾汤治疗特发性血小板减少性紫癜 59 例临床分析[J]. 中国疗养医学，2010，19（9）：827-828.

[10] 何文清. 加减归脾汤治疗特发性血小板减少性紫癜疗效观察[J]. 辽宁中医杂志，2006，33（9）：1146.

[11] 傅汝林，刘宏潇，张雅丽. 归脾汤加减治疗特发性血小板减少性紫癜 68 例分析[J]. 中医药学刊，2002，20（1）：26-27.

[12] 张燕军，崔大江，雷宝霞，等. 归脾汤加味治疗化疗诱发的难治性骨髓抑制 32 例临床观察[J]. 现代肿瘤医学，2011，19（8）：1644-1646.

❀ 益气补血片 ❀

【药物组成】　人参、当归、黄芪、大枣、制何首乌、陈皮。

【处方来源】　研制方。国药准字 Z10940071。

【功能与主治】　益气补血，健脾滋肾。用于免疫性血小板减少症属气血两虚证候者，症见皮下散在出血点，或兼见齿衄、鼻衄，神疲乏力，头晕目眩，心悸气短，食少纳果，面色苍白，舌淡，脉细无力等。

【药效】 主要药效作用如下：

促进骨髓造血功能[1] 免疫性血小板减少症因血小板相关抗体异常导致造血功能障碍，特别是巨核系生成血小板受阻，导致血小板数量降低，益气补血片可促进骨髓造血功能。益气补血片能改善骨髓造血微环境，促进造血干增殖，减少凋亡，促进骨髓细胞成熟，达到保护骨髓造血功能的目的。

【临床应用】

1. 益气补血片结合脾脏照射治疗免疫性血小板减少症[2,3] 用于气血两虚型血小板减少症，益气补血片与脾脏三维适形放疗联合治疗既可提高疗效，又可减轻放疗引起的毒副作用，治疗前 PAIgG 含量越高，疗效越明显。经治疗可使增生的淋巴细胞凋亡，PAIgG 合成分泌减少，一方面不再使血小板致敏，破坏减少；另一方面对巨核细胞成熟抑制作用减轻，血小板生成增多，最终血小板数量得以恢复，治疗后免疫球蛋白均有所下降，但均属于正常水平，对机体的免疫功能影响不大。

2. 联合西药治疗免疫性血小板减少症[4,5] 益气补血片联合泼尼松治疗免疫性血小板减少症，在改善气血两虚出血等症状同时使血小板数升高，能够较快地控制出血。益气补血片可抑制免疫，健脾滋肾，益气补血，提升血小板数，改善出血状况，较单用激素无明显毒副作用，且起效时间相对缩短。

3. 缺铁性贫血[6,7] 益气补血片可治疗缺铁性贫血。

【不良反应】 尚不明确。

【使用注意】 牛乳过敏者禁用。

【用法与用量】 口服，每次 5 片，每日 3 次。

参 考 文 献

[1] 赵增虎，王超搏，任成波，等. 益气补血片防治非小细胞肺癌 GP 方案化疗引起骨髓抑制的临床研究[J]. 河北中医，2013，35（8）：1214-1216.

[2] 赵增虎，白培青，张维连，等. 益气补血片联合脾脏三维适形放疗治疗特发性血小板减少性紫癜[J]. 中国中医药信息杂志，2008，15（12）：70-71.

[3] 赵增虎，丁瑞亮，张维连，等. 益气补血片联合脾脏三维适形放疗对特发性血小板减少性紫癜患者免疫功能的影响[J]. 中国中医急症，2009，18（2）：198.

[4] 白培青，宋潇逸，张维连，等. 益气补血片结合脾脏照射治疗免疫性血小板减少性紫癜 30 例分析[J]. 中国误诊学杂志，2007，7（15）：3630-3631.

[5] 罗玲，黄望香. 益气补血片联合强的松治疗特发性血小板减少性紫癜的疗效观察[J]. 现代医药卫生，2007，23（14）：2064-2065.

[6] 刘春霞，王金燕，吴红花. 益气补血片联合复方硫酸亚铁颗粒治疗缺铁性贫血临床研究[J]. 河南中医，2016，36（3）：498-500.

[7] 罗红玉，欧阳娟. 益气补血片联合右旋糖酐铁片治疗妊娠期缺铁性贫血临床研究[J]. 基层医学论坛，2016，20（35）：5023-5024.

（江西中医药大学 徐国良、尚广彬）

血宁胶囊（糖浆、冲剂）

【药物组成】 花生衣。

【处方来源】 研制方。国药准字 Z37020451（胶囊）、Z31020156（糖浆）。

【功能与主治】　止血。用于血友病，免疫性血小板减少症及其他内脏出血症。

【药效】主要药效作用如下：

1. 促凝、止血[1]　免疫性血小板减少症的主要临床表现为出血，血宁胶囊可以促进血液凝固进程，加速止血。

血宁能抑制纤维酶活性，从而抗纤维蛋白的溶解，增加血小板的含量，改善血小板的质量，改善凝血因子的缺陷，加强毛细血管的收缩功能，加速止血。

2. 增加骨髓中造血细胞数目[2,3]　免疫性血小板减少症过程中骨髓造血功能受抑制，血宁胶囊能增加骨髓中造血细胞和巨核细胞数量。

血宁胶囊主要成分花生衣能明显提升环磷酰胺造成的骨髓细胞抑制小鼠模型中骨髓细胞数量，特别是巨核细胞数量。

【临床应用】

1. 免疫性血小板减少症[4]　以花生衣和三七为主，按中医辨证分型加味，水煎内服治疗1个疗程后，38例患者中治愈30例，好转5例，总有效率为92.1%。

2. 化疗所致血小板减少症[5-9]　在化疗的同时给予花生衣水提液进行防治，观察血小板变化情况，结果显示治疗组化疗后血小板抑制情况低于对照组，差异有统计学意义，明确了花生衣具有防止化疗引起血小板降低的作用，但其作用机制目前尚无报道，需要我们进一步研究。

【不良反应】　尚不明确。

【使用注意】　请仔细阅读说明书并遵医嘱使用。

【用法与用量】　口服。胶囊：每次5～7粒，每日3次；糖浆：每次10～20ml，每日3次；冲剂：每次1/2～1袋，每日3次。

参 考 文 献

[1] 薛德钧，徐坚，熊文淑，等. 花生衣有效成分的提取及其止血作用的初步研究[J]. 江西中医药，1989，（3）：43-44.

[2] 杨增艳，余胜民，黄琳芸，等. 花生种皮对血小板减少型小鼠血细胞数的影响[J]. 时珍国医国药，2009，20（1）：187-188.

[3] 杨增艳，余胜民，黄琳芸，等. 花生种皮对血小板减少型小鼠骨髓巨核细胞数的影响[J]. 河南中医，2008，28（6）：24-25.

[4] 陈国仙. 花生衣和三七加味治疗血小板减少性紫癜38例疗效观察[J]. 云南中医中药杂志，2002，23（5）：13-14.

[5] 胡佳楠，徐益元. 花生衣预防性治疗化疗后血小板减少40例[J]. 浙江中医杂志，2017，52（2）：135.

[6] 周红芬. 加味花生衣汁在防治化疗药物吉西他滨所致血小板减少症中的疗效观察[J]. 内蒙古中医药，2015，34（9）：1-2.

[7] 王琴，葛云，徐东，等. 加味花生衣干预治疗吉西他滨联合顺铂方案引起血小板降低的效果及费用调查分析[J]. 现代肿瘤医学，2019，27（1）：108-111.

[8] 葛云，王琴，徐东，等. 加味花生衣防治肿瘤化疗相关性血小板减少症的效果[J]. 中国当代医药，2018，25（2）：126-128.

[9] 刘婧依，刘岐焕. 升血小板胶囊联合花生衣提取液治疗特发性血小板减少性紫癜患者临床效果观察[J]. 临床血液学杂志（输血与检验），2018，31（3）：445-448.

三、化瘀止血类

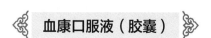

血康口服液（胶囊）

【药物组成】　肿节风。

【处方来源】 研制方。《中国药典》（2015 年版）。

【功能与主治】 具有活血化瘀，消肿散结，凉血止血之功效。用于血热妄行，皮肤紫斑；原发性及继发性血小板减少性紫癜。

【药效】 主要药效作用如下：

1. 提升血小板数量 免疫性血小板减少症因血小板数量低于临界值 $<100\times10^9/L$，造成多种出血表现。血康口服液（胶囊）能提升机体血小板数量，缓解出血症状。

血康口服液可以显著提升免疫性血小板减少模型小鼠外周血血小板数目[1,2]。血康口服液主要成分肿节风浸膏及其分离部位 I 能明显升高免疫性血小板减少症小鼠血小板数目，达到正常组水平[3]。肿节风总黄酮可显著升高化疗药物阿糖胞苷造成的继发性血小板减少小鼠外周血血小板数量[4,5]。血康胶囊血可明显地对抗阿糖胞苷、环磷酰胺所致血小板下降[6]。

2. 增强造血功能，促进巨核细胞增殖分化 免疫性血小板减少症患者巨核细胞增多或正常，但由于分化成熟障碍，产生血小板不足，造成外周血血小板数量降低，表现为出血症状。

肿节风总黄酮浓度在 $125\sim500\mu g/ml$ 时能明显提高成熟巨核细胞的数量并促进巨核系祖细胞集落的形成，说明肿节风总黄酮有促进巨核细胞和巨核系祖细胞集落增殖的作用[7]。肿节风总黄酮部位，以及所含的迷迭香酸及落新妇苷均可调节培养体系中血小板生成相关因子 TPO、TGF-β_1，显著促进大鼠骨髓巨核细胞的增殖成熟[8,9]。肿节风总黄酮可通过影响骨髓基质细胞改善骨髓细胞微环境，进而促进巨核细胞分化生成血小板[10]。

3. 止血 免疫性血小板减少症因血小板减少或功能障碍，是常见的出血性疾病，血康口服液及肿节风可以加强血小板的收缩功能，起到止血的效果。

血康口服液 2.25g/kg 剂量能明显缩短断尾小鼠的出血时间和非常显著缩短血浆复钙时间，使血凝加快，防止出血。实验研究表明肿节风的 60%醇提物可缩短小鼠断尾出血时间及凝血时间，加强血小板的收缩功能[11]。

4. 调节免疫力 免疫性血小板减少症属于一种自身免疫性出血性疾病，主要是由于人体自身免疫耐受机制被打破，体液免疫和细胞免疫紊乱，产生抗自身血小板抗体或激活细胞毒 T 淋巴细胞，导致血小板破坏增加和（或）生成障碍。血康口服液及成分肿节风能抑制脾脏淋巴细胞中 T、B 淋巴细胞增殖，减少脾脏抗血小板抗体的生成。

大剂量血康口服液使小鼠脾脏巨噬细胞数目明显减少[2]。用溶血空斑法、细胞吞噬和胸腺萎缩法作免疫实验，证实肿节风浸膏及总黄酮对动物的吞噬细胞功能呈促进作用；肿节风的挥发油部分对巨噬细胞的吞噬功能有抑制作用，其黄酮部分及浸膏少量时促进吞噬功能，大量时则起抑制作用。有研究表明，肿节风小剂量能使免疫功能低下者免疫功能增强，大剂量能使免疫功能亢进者免疫功能降低。

【临床应用】 主要用于血小板减少症。

1. 免疫性血小板减少症 用于血热妄行型血小板减少，血康口服液具有升血小板、调节免疫、活血化瘀、消肿散结、凉血止血的作用，止血持久且不留瘀，并有抗菌消炎之功效，可减少毛细血管通透性及脆性，促进凝血和降低骨髓巨核细胞并促进成熟，使血小板升高，达到止血目的。

陶静采用血康口服液治疗血小板减少性紫癜显效率达 61.6%，血小板明显升高，且不良反应轻微[12]。师锦宁采用血康口服液治疗不同病因引起的血小板减少症患者 41 例，治疗 4 周后患者血小板由平均 $35.4×10^9/L$ 升高到 $86.9×10^9/L$[13]。近年来也有不少报道显示血康口服液治疗免疫性血小板减少症效果显著，但这些文献都是小样本，无严格随机、双盲方法的大样本试验。建议应进一步严格临床试验研究。

2. 肿瘤化疗所致血小板减少症　血康口服液在继发性血小板减少疾病的应用研究主要以在恶性肿瘤放化疗后所致的血小板减少症的报道多见，临床上恶性肿瘤放化疗对患者的造血系统，特别对巨核系细胞产生严重损害，使患者体内较长时期血小板数目减少，引起出血等并发症影响放化疗进程。血康口服液对肿瘤化疗后血小板下降进行临床观察显示，其提升血小板数量效果比较满意[14]。

【不良反应】　尚不明确。

【使用注意】　服药后个别患者有轻度恶心、嗜睡现象，继续服药后可自行消失。

【用法与用量】　口服液：口服，每次 10～20ml，每日 3～4 次；小儿酌减。连服 1 个月。胶囊：口服，每次 1～2 粒，每日 3～4 次；小儿酌减。连服 1 个月。

参 考 文 献

[1] 葛卫红，郭建友，石森林，等. 血康口服液对小鼠血小板减少性紫癜模型的作用机理探讨[J]. 中国实验方剂学杂志, 2007, 13（3）：47-50.

[2] 李秀梅，易剑峰. 血康口服液治疗特发性血小板减少性紫癜实验研究[J]. 江西中医学院学报, 2006, 18（2）：48-49.

[3] 徐国良，肖兵华，陈奇，等. 肿节风及其分离部位对免疫性血小板减少性紫癜小鼠血小板的影响[J]. 中国实验方剂学杂志, 2005, 11（4）：33-36.

[4] 章武强，苏敏，陈奇. 肿节风总黄酮对阿糖胞苷诱发小鼠 S_（180）血小板减少模型的影响[J]. 中国医药导报, 2011, 8（30）：22-24.

[5] 张春玲，付克，郑婷婷. 肿节风的有效部位对小鼠继发性血小板减少症的药效学研究[J]. 中医药信息, 2013, 30（3）：34-36.

[6] 王安行，朱家谷. 血康胶囊升血小板和白细胞作用的实验研究[J]. 浙江中西医结合杂志, 1998, 8（3）：144-145.

[7] 汤喜兰，黄立新，曾治君，等. 肿节风总黄酮对巨核系细胞体外扩增的作用研究[J]. 中国实验方剂学杂志, 2010, 16（1）：79-82.

[8] 汤喜兰，廖清花，鲍天冬，等. 肿节风总黄酮及迷迭香酸、落新妇苷对大鼠骨髓巨核细胞增殖的影响[J]. 中药药理与临床, 2014, 30（2）：47-49.

[9] 汤喜兰，廖清花，鲍天冬，等. 肿节风总黄酮含药血浆对大鼠骨髓巨核细胞增殖及 TPO、TGF-β1 含量的影响[J]. 中药药理与临床, 2013, 29（6）：61-63.

[10] 卢晓南，彭文虎，徐国良，等. 肿节风总黄酮对免疫性血小板减少大鼠骨髓细胞微环境的影响[J]. 中药药理与临床, 2015, 31（6）：66-69.

[11] 赵诗云，彭旦明，周名智. 肿节风对小鼠白细胞和血小板的影响[J]. 上海实验动物科学, 2001, 20（3）：154-156.

[12] 陶静. 血康口服液与激素治疗急性原发性血小板减少性紫癜疗效比较[J]. 贵阳中医学院学报, 2001, 23（4）：10.

[13] 师锦宁. 血康口服液治疗血小板减少症临床疗效观察[J]. 中国现代药物应用, 2009, 3（22）：110-111.

[14] 徐腾云，胡冰，庄建生. 血康治疗肿瘤化疗后血小板下降的临床观察[J]. 安徽医科大学学报, 1997,（5）：139.

（江西中医药大学　徐国良、尚广彬）

第二十一章

白血病中成药名方

第一节 概 述

一、概 念[1]

白血病（leukemia）是造血系统的恶性克隆性疾病，其克隆中的白血病细胞增殖失控、分化障碍、凋亡受阻，停滞在细胞发育的不同阶段而异常增殖，同时正常造血功能受到抑制，临床表现为贫血、出血、感染及白血病细胞髓外浸润产生的相应症状与体征。流行病学调查显示，白血病发病率为3/10万～4/10万，是严重危害人类健康的十大高发性肿瘤之一。

急性白血病（acute leukemia）根据细胞形态学特征，分为急性淋巴细胞白血病（acute lymphocytic leukemia）与急性非淋巴细胞白血病（acute non-lymphocytic leukemia）。因急性非淋巴细胞白血病起源于骨髓，故又称急性髓性白血病。急性白血病具有发病急、进展快、自然病程短等临床特征。依据中国中西医结合学会血液病专业委员会第七、八届全国中西医结合血液病学术会议对白血病中医病名的讨论结果，参考陈信义等《规范常见血液病中医病名建议》关于白血病的中医命名，将白血病中医病名定为"血癌"，关于急性白血病的中医命名，将"血癌"项下"急性血癌"作为其中医病名。

慢性白血病（chronic leukemia）包括慢性粒细胞白血病（chronic myelocytic leukemia）与慢性淋巴细胞白血病（chronic lymphocytic leukemia）。慢性粒细胞白血病是以粒细胞过度增生，并累及造血干细胞的恶性克隆性疾病。90%以上慢性粒细胞白血病患者Ph1染色体阳性，少数为阴性。其发病率仅次于急性白血病，占所有白血病的20%。本病发生可见慢性期、加速期与急变期三阶段变化过程。慢性期以临床特征明显增多，并出现不同阶段幼稚粒细胞、脾大为特征；加速期原始粒细胞增多；急变期临床特征与急性白血病基本相同，且缓解率很低。慢性白血病发展缓慢，自然病程为数年或数十年不等。依据中国中西医结合学会血液病专业委员会第七、八届全国中西医结合血液病学术会议对白血病中医病名的讨论结果，参考陈信义等《规范常见血液病中医病名建议》关于白血病的中医命名，将"血癌"项下"慢性血癌"作为其中医病名。

二、病因及发病机制[2]

（一）病因

白血病发病原因尚未完全明确，现有研究认为是物理、化学、遗传、生物等多种因素相互作用的结果。

（二）发病机制

白血病发病机制迄今尚未完全明了。目前研究发现主要包括：①电离辐射，如 X 射线、γ 射线、电离辐射等，日本广岛和长崎受原子弹袭击后，幸存者中白血病发生率比未受照射的人群高 30 倍和 17 倍；②化学因素，多年接触苯及含有苯的有机溶剂，如汽油、橡胶等，与白血病发生有关，氯霉素、保泰松、乙双吗啉等发生白血病危险性显著增高，抗肿瘤药物烷化剂也具有致白血病作用；③遗传因素，家族性白血病约占白血病的 7/1000，Downs 综合征、Fanconi 贫血、Bloom 综合征等遗传性疾病白血病发生率较高；④病毒，目前在日本发现成人 T 淋巴细胞白血病/淋巴瘤可由人类 T 淋巴细胞病毒 I 型导致。此外，某些血液病最终可能发展为白血病，如骨髓增生异常综合征、淋巴瘤、多发性骨髓瘤、骨髓增殖性肿瘤等。

三、临 床 表 现[2]

白血病患者发病急，进展快，少数发展缓慢。主要表现为发热、出血、贫血、髓外浸润表现。①发热：约半数白血病患者以发热为首发症状，发热类型多样，可见弛张热、稽留热、间歇热或持续低热等。②出血：全身任何部位均可见出血，如视网膜出血、鼻衄、齿衄、皮肤紫癜、血尿、黑便、月经过多等，严重者可出现脑出血。③贫血：白血病可见严重贫血，表现为面色苍白、心慌、气短、乏力等症状。④髓外浸润表现：白血病细胞浸润各器官、组织，可表现为肝、脾、全身淋巴结肿大，以及骨及关节疼痛等。尤其以慢性粒细胞白血病脾大最为明显，甚者形成巨脾。

四、诊 断[3]

白血病目前结合临床表现，可从细胞形态学、细胞化学、免疫学及分子生物学作出诊断。急性白血病临床通常以细胞形态学检查为基础，外周血象可见白细胞总数增多、正常或减少，外周血可见原始及幼稚细胞，红细胞、血红蛋白、血小板减少；骨髓象可见骨髓有核细胞增生明显活跃或极度活跃。部分患者可增生低下，但相应系列的原始细胞或幼稚细胞明显增加。骨髓原始或幼稚细胞数＞20%，常有形态异常或核浆发育不平衡。除相应系列原始或幼稚细胞增殖外，其他系列细胞增生往往受抑制。

慢性白血病在慢性期红细胞和血红蛋白多正常，或见轻度贫血；加速期及急变期血红蛋白明显降低。白细胞显著增高，一般约＞50×10⁹/L；加速期白细胞计数可持续增高，原始细胞增多。慢性期血小板计数可在正常范围，或增高；加速期、急变期明显降低。骨髓象慢性期骨髓增生明显活跃或极度活跃，加速期原始白细胞增高达 10%～15%，急变期可＞20%，并可有异形变，可合并骨髓纤维化。慢性粒细胞白血病染色体或基因检查 90%以上患者 Ph1 染色体阳性，并有 *BCR/ABL* 基因重排，少数 Ph1 染色体阴性亦可见到 *BCR/ABL* 基因重排。

五、治　　疗[4]

（一）常用化学药物及现代技术

急性白血病治疗目前主要以骨髓移植、化疗、生物治疗为主，目标是使患者迅速获得完全缓解。此外，针对急性白血病需紧急处理高白细胞血症，防治感染，成分输血支持，防治尿酸性肾病，营养支持等。从中药雄黄、砒石中提取的砷制剂用于急性早幼粒白血病不仅可以促进白血病细胞凋亡，还可以诱导其分化，极大地提高了该型的疗效。酪氨酸激酶抑制剂伊马替尼等系列药品在治疗慢性粒细胞白血病中取得了重大的突破。

（二）中成药名方治疗

中医与西医结合全过程参与治疗对于提高疗效具有至关重要的作用。在诊断分型基础上，中医通过辨证针对化疗期、骨髓抑制期、缓解期及不化疗期等不同阶段采取个体化治疗，选用包括中成药在内的中药治疗，可以发挥"减毒增效"作用。

中医药防治白血病不同于化疗药是单靶点的单一调节治疗。中医药作用于多靶点、多环节。中药治疗不仅能改善临床症状和生存质量，还能大大提高患者的远期疗效及生存率。中医药治疗白血病是标本兼治。六神丸、当归龙荟丸、梅花点舌丹、鳖甲煎丸等古方的运用，疗效确切。青黄散、复方黄黛片、康莱特等新药应用，丰富了中药抗白血病的药物品种。尤其是砷制剂在临床的应用效果，极大地推动和鼓舞了中药抗白血病新药的研发。

第二节　中成药名方的辨证分类与药效[5,6]

中药治疗白血病是辨证用药。中成药的常见辨证分类及其主要药效如下：

一、解毒化瘀类

白血病既可因胎毒内伏或邪毒内侵，邪蕴骨髓日久而发病；也可因虚致病，外毒乘虚而入，毒蕴骨髓而发病。故中成药多从解毒化瘀以祛邪。

本证主要症状是发热或高热，骨痛明显，全身散在瘀斑、瘀点，舌质红绛，少苔或无苔，脉弦数。目前认为白血病发病与基因突变有关，解毒化瘀类药物不仅可以缓解症状，而且可以针对特定基因，靶向治疗。例如，亚砷酸、青黄散针对急性髓系白血病 M3 中 *PML-RARα* 靶向基因。

常用中成药：六神丸，青黄散，复方黄黛片，亚砷酸注射液，解毒维康片。

二、清肝泻火类

情志失调是白血病重要继发病因。情志失调引起气血功能紊乱，脏腑功能失调。肝胆郁火，使肝疏泄不畅，胆条达受阻，出现肝胆经气血瘀滞，出现痰核、胁下癥积等。肝气不疏，肝木克土，脾失健运，即可出现脘腹胀满、不思饮食等脾虚证候。

情志失调型主要症状是情绪波动，抑郁或易怒，腹胀纳呆，舌质红，苔黄或黄腻，脉弦滑。清肝泻火类药在缓解症状同时，也对白血病具有直接抑制治疗作用，尤其针对慢性粒细胞白血病具有靶向作用。

常用中成药：当归龙荟丸，梅花点舌丹。

三、消瘀散结类

白血病常有瘀毒互结，阻碍气机，形成积聚。尤其针对慢性粒细胞白血病，肝郁气滞，著于胁下，形成癥瘕。

本证主要症状是面色晦暗，胸胁胀满，痛有定处，食后加重，胁下癥积，质地坚硬，固定不移，舌质暗红，或紫暗，有瘀斑，舌下瘀筋，苔薄，脉弦涩或结、代、促。消瘀散结类药主要针对有形之痰核、积聚、癥瘕，软坚散结，化瘀消癥，同时也具有控制疾病发展的作用。

常用中成药：膈下逐瘀汤，鳖甲煎丸。

参 考 文 献

[1] 陈信义，麻柔，李冬云. 规范常见血液病中医病名建议[J]. 中国中西医结合杂志，2009，29（11）：1040-1041.
[2] 宋善俊，陆道培，郝玉书. 白血病[M]. 武汉：湖北科学技术出版社，2004：140-147.
[3] 张之南，沈悌. 血液病诊断及疗效评价标准[M]. 北京：科学出版社，2007：51-53.
[4] 黄振翘，梁冰，陈信义，等. 实用中医血液病学[M]. 上海：上海科学技术出版社，2005：391-436.
[5] 陈奇，张伯礼. 中药药效研究方法学[M]. 北京：人民卫生出版社，2016：14-27.
[6] 陈奇. 中成药名方药理与临床[M]. 北京：人民卫生出版社，1998：683-818.

（天津中医药大学　郝　征，中国中医科学院西苑医院　胡晓梅）

第三节　中成药名方

一、解毒化瘀类

六 神 丸

【药物组成】　牛黄、珍珠（豆腐制）、麝香、冰片、蟾酥、雄黄（飞）。

【处方来源】　清·雷允上《雷允上诵芬堂方》。国药准字 Z32020481。

【功能与主治】 清凉解毒，消炎止痛。用于烂喉丹痧，咽喉肿痛，喉风喉痈，单双乳蛾，小儿热疖，痈疡疔疮，乳痈发背，无名肿毒。

【药效】 主要药效如下：

1. 抗肿瘤[1-5] 对于血液系统恶性肿瘤，六神丸可以抑制 K562/ADM 细胞的增殖，其含药血清能够诱导 HL-60 白血病细胞凋亡。对于实体肿瘤，六神丸通过下调肿瘤炎性微环境中 TNF-α、IL-6、NF-κB 的表达而抑制实体瘤的生长；通过调控 VEGF 表达而抑制肿瘤血管生成，对肿瘤细胞有明显的抑制作用。六神丸含药血清可以显著下调人肺癌 A549 凋亡抑制基因 survivin mRNA 的表达，从而抑制肺癌细胞生长。

2. 抗炎、镇痛[6] 六神丸具有明显的镇痛效应，其镇痛作用通过抑制炎性物质的致痛效应而发挥。

【临床应用】

1. 急、慢性粒细胞白血病[7] 六神丸治疗后白细胞及血小板较前明显改善，肝、脾肿大明显好转，骨髓增生程度减轻，症状缓解，治疗期间无合并出血、感染现象。

2. 实体肿瘤[8] 六神丸联合化疗治疗非小细胞肺癌、食管癌、胃癌等，可显著改善患者一般情况，降低化疗对患者免疫功能的影响。

3. 止痛[9-12] 六神丸联合止痛药物可以有效缓解中重度癌痛，并能减少止痛药物的药物剂量，减轻毒副作用，明显改善生活质量。外敷六神丸联合刺络拔罐能够有效缓解带状疱疹的后遗神经痛，显著缩短疼痛时间。

【不良反应】 ①过敏反应：这与用量无关，而且不论内服、外用均可引起，主要表现为药疹，也有出现喉头水肿者，严重者会出现过敏性休克，故过敏体质者应慎用。②子宫收缩：因为六神丸中含有麝香，孕妇禁忌。

【使用注意】 ①过敏性体质者慎用。②六神丸含有雄黄，故不宜与多酶丸及胃蛋白酶合用，否则会使药物降效或失效；更不宜与阿托品等联用，否则会促使雄黄氧化，增加毒性反应。③六神丸性香燥，易败胃，故宜饭后服用。凡脾胃不足、身体虚弱者应慎用或禁用。④孕妇忌服。⑤儿童应遵医嘱，且必须在成人监护下使用。⑥六神丸含有麝香，运动员慎用。

【用法与用量】 口服，每日 3 次，温开水吞服；1 岁每次服 1 粒，2 岁每次服 2 粒，3 岁每次服 3～4 粒，4～8 岁每次服 5～6 粒，9～10 岁每次服 8～9 粒，成年每次服 10 粒。另可外敷在皮肤红肿处，取丸十数粒，用冷开水或米醋少许，盛食匙中化散，敷搽 4 周，每日数次常保潮润，直至肿退为止。如红肿已将出脓或已穿烂，切勿再敷。

参 考 文 献

[1] 黄振东，王晓红. 六神丸含药血清诱导 HL-60 细胞凋亡实验研究[J]. 山东中医杂志，2006，25（3）：157-159.

[2] 李海燕. 六神丸对 K562/ADM 细胞增殖的抑制作用及其机制研究[J]. 辽宁中医杂志，2011，38（6）：1216-1217.

[3] 李秀荣，李慧杰，王秀娟. 六神丸对肺癌 A549 细胞 Caspase-3 及 Survivin 表达的影响[J]. 中医学报，2013，（4）：469-471.

[4] 龚辉，张慧，黄立中，等. 六神丸对食管癌裸鼠移植瘤的作用及基于炎性微环境的机制研究[J]. 中南药学，2016，（1）：8-11.

[5] 齐元富，郑祎，黄利敏，等. 六神丸含药血清对人肺癌 A549 细胞凋亡及凋亡相关表达的影响[J]. 中医药信息，2014，（3）：67-69.

[6] 乔正东，周国伟，蔡国琴. 六神丸抗炎镇痛活性的初步研究[J]. 上海医药，2012，33（9）：26-27.

[7] 戴锡孟，杨学爽，杨文华，等. 中医药治疗白血病的临床及实验研究[J]. 天津中医，2000，（3）：56.

[8] 齐元富，郑祎，侯倩倩. 六神丸以毒攻毒治疗非小细胞肺癌临床研究[J]. 辽宁中医杂志，2013，（1）：6-7.

[9] 王玉华. 六神丸联合伊班膦酸钠治疗骨转移癌疼痛的疗效观察[J]. 中国厂矿医学，2008，21（6）：727.

[10] 陈立新，张建华，黄秀峰. 六神丸配合三阶梯止痛法治疗癌性疼痛疗效观察[J]. 承德医学院学报，2016，（2）：129-130.

[11] 蔡皎皓，沈淑荣，吴林锋，等. 六神丸联合盐酸羟考酮缓释片治疗中重度癌痛疗效观察[J]. 浙江中西医结合杂志，2015，25（8）：744-745.

[12] 李悦. 六神丸配合刺络拔罐治疗带状疱疹后遗神经痛的疗效观察[J]. 辽宁中医杂志，2015，（3）：516-517.

（天津中医药大学　曾丽蓉、郝　征）

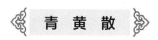

青黄散

【药物组成】　青黛、雄黄。

【处方来源】　元·危亦林《世医得效方》。

【功能与主治】　散瘀解毒。用于治疗急慢性白血病、白血病前期（骨髓增生异常综合征）。

【药效】　主要药效如下[1-9]：

1. 抑制肿瘤细胞 DNA、RNA 合成　研究显示，青黄散对 L615 和 S180 细胞 DNA、RNA 合成均有不同程度的抑制作用。

2. 抑制白血病细胞增殖、诱导凋亡、促进分化　青黄散可诱导慢性粒细胞白血病细胞发生核溶解、固缩、破碎及混合性变性坏死等凋亡现象。青黄散能够抑制急性髓细胞白血病细胞 HL-60 及 MDS 转化而来的 MDS/AML 细胞 F-36p 的增殖，并诱导其凋亡。

3. 对异常甲基化的调控作用　白血病前期（骨髓增生异常综合征）高风险向急性髓细胞白血病转化。骨髓增生异常综合征存在异常的 DNA 甲基化，这些异常的甲基化主要参与细胞增殖、细胞凋亡、细胞分化、细胞循环负调控、肿瘤通路等。青黄散对于异常高甲基化及低甲基化具有双重调控作用。

4. 调节细胞免疫　青黄散能显著抑制活化的外周血单个核细胞 $CD4^+$、$CD8^+$ 细胞的表达，上调 $CD4^+CD25^+Foxp3^+$ 调节性 T 淋巴细胞的表达，抑制活化的外周血单个核细胞产生的肿瘤坏死因子（TNF-α）和 IL-10 细胞因子的表达。

【临床应用】

1. 急、慢性白血病　青黄散可清热解毒、凉血散瘀、消癥除积。青黄散对慢性粒细胞白血病、急性非淋巴细胞白血病疗效好。这些白血病细胞中都含有颗粒，分化程度高，提示青黄散对颗粒细胞白血病的疗效好，电镜观察发现，青黄散在治疗慢性粒细胞白血病过程中首先破坏早幼粒细胞，成熟粒细胞受抑轻微，作用机制可能与细胞内的特异颗粒有一定关系。

2. 白血病前期（骨髓增生异常综合征）　青黄散可解毒化瘀，治疗白血病前期（骨髓增生异常综合征）具有显著临床疗效，尤其对伴随正常核型和 8 号染色体三体核型的患者效果明显好于其他核型[10-19]。

【不良反应】　服用青黄散出现的不良反应主要有消化系统反应，如胃脘不适、腹泻、腹痛、恶心，此外还可出现下肢浮肿或面部浮肿，肢体麻木，皮肤角化[13,14]。

【使用注意】　使用注意如下[20-26]：①青黄散君药——雄黄，属于砷剂，口服青黄散不得与其他含砷制剂（包括口服与静脉）同时使用。在有经验的医生指导下使用，严格按照医生的处方或医嘱服用。②不适用患者人群：18 岁以下未成年或大于 75 岁高龄老人；妊娠或哺乳期妇女；合并严重心肝肾功能异常，或周围神经病变，或慢性消化系统疾病，或严重精神疾患者。③从每日 1 粒开始[含雄黄 0.1g，《中国药典》（1995～2015 年版）规定剂量]。④口服雄黄剂量的调整：由于患者胃肠道吸收的个体性差异，可根据血砷浓度，适当增加雄黄剂量。口服雄黄的最低有效血砷浓度为 20μg/L。在监测血砷浓度的情况下，对血砷浓度不足者逐渐增加雄黄剂量，增加的雄黄剂量不超过 0.1g/d，雄黄最大剂量不超过 0.3g/d[《中国药典》（1990 年版）规定剂量]。⑤口服雄黄限制剂量与终止使用：血砷浓度≥140μg/L 者，每日雄黄剂量减半；血砷浓度≥940μg/L 者，终止使用。⑥口服雄黄复方中配伍不同的药物，可能影响胃肠道对雄黄中砷剂的吸收，导致血砷浓度的变化。⑦雄黄中毒应及时处理。重度：危及受试者生命，致残或致死，需要立即停药并及时处理。应急预案处理如下，中药：甘草 30g，绿豆 30g，或防己 30g，煎汁频服。化药：二巯基丙磺酸钠，每次 5mg/kg，肌内注射，第 1 日 3～4 次，第 2 日 2～3 次，以后每日 1～2 次，连用 7 天。

【用法与用量】 每次 1 粒，每日 1 次，饭后服用。

参 考 文 献

[1] 周霭祥，王奎，吕恩，等. 青黄散对正常造血细胞影响的实验研究[J]. 中华血液学杂志，1984，5（1）：16-19.

[2] 陈志伟，周霭祥，傅湘琦. 青黄散治疗慢性粒细胞性白血病的临床和超微结构研究[J]. 中国中西医结合杂志，1994,（增刊）：56-59.

[3] Hu X M, Yuan B, Tanaka S, et al. Involvement of oxidative stress associated with glutathione depletion and p38 MAPK activation in arsenic disulfide-induced differentiation in HL-60 cells[J]. Leuk Lymphom，2014，55（2）：392-404.

[4] Hu X M，Tanaka S，Onda K，et al. Arsenic disulfide induced apoptosis and concurrently promoted erythroid differentiation in cytokine-dependent MDS-progressed leukemia cell line F-36p with complex karyotype including monosomy 7 [J]. Chin J Integr Med，2014，20（5）：387-393.

[5] Hu X M, Yuan B, Tanaka S, et al. Arsenic disulfide-triggered apoptosis and erythroid differentiation in myelodysplastic syndrome and acute myeloid leukemia cell lines [J]. Hematology，2014，19（6）：352-360.

[6] Hu X M, Yuan B, Song M M, et al. Dose-dependent biphasic effects of arsenic disulfide on differentiation and apoptosis of HL-60 cells [J]. Current Topics in Pharmacology，2014，17（2）：13-25.

[7] 孙淑贞. 青黄散治疗骨髓增生异常综合征去甲基化作用研究[D]. 北京：中国中医科学院，2012.

[8] Sun S Z, Ma R, HuX M, et al. Karyotype and DNA-methylation responses in myelodysplastic syndromes following treatment with traditional Chinese formula containing arsenic[J]. Evid Based Complement Alternat Med，2012，2012：969476.

[9] Song M M, Fang S，Tanaka S, et al. Effects of arsenic disulfide on proliferation, cytokine production, and frequencies of CD4+，CD8+，and regulatory T cells in mitogen-activated human peripheral blood mononuclear cells [J]. Int Immunopharmacol. 2015，29（2）：832-838.

[10] 周霭祥，姚宝森，郑金福. 青黄散治疗慢性粒细胞白血病 25 例近期疗效观察[J]. 中西医结合杂志，1981，1（1）：16-18.

[11] 王展翔，周霭祥，杨留，等. 青黄散为主治疗慢性粒细胞白血病存活 10 年以上 6 例报告[J]. 白血病，1998，7（2）：93-94.

[12] 王展翔，周霭祥，杨留，等. 青黄散为主治疗急性非淋巴细胞白血病 7 例[J]. 白血病，1999，8（5）：297-299.

[13] Hu X M, Liu F，Ma R. Application and assessment of Chinese arsenic drugs in treating malignant hematopathy in China[J]. Chinese Journal of Integrative Medicine，2010，16（4）：368-477.

[14] 胡晓梅，麻柔，许勇钢，等. 青黄散在恶性血液病治疗中的应用[J]. 国际中医中药杂志，2011，33（6）：568-570.

[15] 徐述，胡晓梅，许勇钢，等. 青黄散加补肾健脾中药治疗骨髓增生异常综合症的临床观察[J]. 中国中西医结合杂志，2008，28（3）：216-219.

[16] Xu S, Ma R, Hu X M, et al. Clinical observation of the treatment of myelodysplastic syndrome mainly with Qinghuang Powder[J].

Chin J Integr Med, 2011, 17（11）：834-839.

[17] 高飞, 麻柔, 胡晓梅, 等. 青黄散为主治疗伴有原始细胞增高的骨髓增生异常综合征远期疗效初步观察[J]. 临床血液学杂志, 2013, 26（1）：16-18.

[18] 朱千赜, 胡晓梅, 王洪志, 等. 青黄散胶囊为主治疗骨髓增生异常综合征 150 例回顾性分析[J]. 中医杂志, 2018, 59（4）：303-306.

[19] 马俊丽, 曲文闻, 胡晓梅. 中药复方青黄散治疗骨髓增生异常综合征的克隆选择性与砷体内效应的相关性研究[J]. 中国中医药信息杂志, 2013, 20（6）：5-8.

[20] 王月, 宋敏敏, 方苏, 等. 复方青黄散治疗骨髓增生异常综合征的临床安全性分析[J]. 国际中医中药杂志, 2014, 36（12）：1074-1077.

[21] 邓中阳, 方苏, 王洪志, 等. 含砷中药复方青黄散安全有效治疗骨髓增生异常综合征方法研究[J]. 中国中医药信息杂志, 2017, 24（10）：1-5.

[22] 朱千赜, 邓中阳, 王明镜, 等. 含砷中药复方青黄散治疗骨髓增生异常综合征患者血砷浓度及临床安全性分析[J]. 国际中医中药杂志, 2017, 39（11）：976- 980.

[23] 郑筱萸. 中药新药临床研究指导原则（试行）[M]. 北京：中国医药科技出版社, 2002：19-20.

[24] 杨丽红. 绿豆对砷中毒的解毒作用研究[J]. 亚太传统医药, 2010, 6（8）：8-9.

[25] 邓援, 姜良择. 解毒方对雄黄致小鼠砷中毒解毒作用的实验研究[J]. 环球中医药, 2009, 2（3）：182-184.

[26] 李祥华, 高林, 余万桂, 等. 粉防己碱对雄黄中毒大鼠尿砷血砷含量的影响[J]. 中国医院药学杂志, 2009, 29（24）：2083-2086.

（天津中医药大学　曾丽蓉、郝　征, 中国中医科学院西苑医院　胡晓梅）

❦ 复方黄黛片 ❦

【药物组成】　青黛、雄黄（水飞）、太子参、丹参。

【处方来源】　研制方。国药准字 Z20090788。

【功能与主治】　清热解毒, 益气生血。主要用于治疗急性早幼粒细胞白血病, 或使用化疗药物治疗的其他白血病, 真性红细胞增多症。

【药效】　主要药效如下：

1. 促进肿瘤细胞凋亡及细胞毒作用[1-9]　研究表明, 用复方黄黛片含药灭活兔血清作用于人急性早幼粒细胞 NB₄, 则 NB₄ 细胞株生长受到抑制, 且呈一定的浓度及时间依赖性。体外研究还发现砷剂可以促进白血病细胞系 NB₄、HL-60、K562 细胞凋亡。而复方制剂抑制白血病细胞系 NB₄ 及 HL-60 细胞裸鼠移植瘤的效果明显高于单味雄黄。据临床报道：经复方黄黛片治疗 15～25 天后, 急性早幼粒细胞白血病患者骨髓中单个核细胞及与细胞凋亡有关的 Fas、Apo2.7 蛋白表达明显增高。另外, 硫化砷还能增加白血病细胞系 K562 细胞和耐药 K562 ADM 细胞的细胞膜 HSP70 蛋白表达, 而凋亡率与膜 HSP70 的表达有一定相关性, 端粒酶活性下降是 K562 细胞诱导凋亡机制之一; 硫化砷还可增加 NB₄ 细胞内 caspase-3 酶活性, 下调突变型 p53 蛋白表达（caspase 的活化级联形式是砷剂诱导凋亡的重要通路）。目前多数学者认为下调凋亡抑制基因 *Bcl-2* 是砷剂的主要作用机制, 而 *Bax*, *Bcl-x*, *c-myc* 和 *p53* 基因表达不受影响。通过对基因表达谱芯片的研究, 推测砷促进白血病细胞 U937 凋亡与信号转导和细胞骨架的改变相关。研究还发现复方黄黛片在白血病细胞与正常造血细胞之间具有选择性作用, 其对正常造血功能无明显抑制, 这与传统化疗药物的细胞毒作用有明显区别。

2. 影响肿瘤细胞周期, 促进骨髓细胞分化[10]　复方黄黛片加强了骨髓细胞的分化重组, 使 NB₄ 细胞更多地阻滞在 G_0/G_1 期, 对急性早幼粒细胞白血病骨髓单个核细胞具有

G_2/M 期阻滞作用。复方黄黛片可下调表面分化抗原 CD33 的表达，而使 CD11b 的表达有上升趋势，说明其具有促分化作用。雄黄对白血病 NB_4 细胞有不完全的分化诱导作用：雄黄作用后，部分细胞出现核浆比例减少、核凹陷，与中、晚幼粒细胞结构相似，但细胞不向末端分化。

3. 调节免疫功能 复方黄黛片成分之一太子参能大补元气，益气健脾，润而不燥；丹参去滞生新，补血生血；两药共用可化瘀、益气、生血，调节免疫功能，恢复正气。方中太子参、丹参的配伍正是复方黄黛片增效减毒的特色。

4. 诱导急性粒细胞白血病细胞凋亡和分化 通过观察 21 例经复方黄黛片治疗的急性早幼粒细胞白血病患者，取不同治疗阶段患者的骨髓细胞，用流式细胞仪检测急性早幼粒细胞白血病骨髓细胞分化抗原（CD33 和 CD11b）、细胞周期，以及与细胞凋亡相关的 Fas 和 Apo2.7 蛋白的表达。结果发现，服用复方黄黛片治疗后，患者骨髓的急性早幼粒细胞白血病细胞 CD33 表达明显下降，CD11b 表达升高，对细胞周期的影响主要表现为 G_2/M 期的阻滞，服药后 Fas 蛋白及 Apo2.7 蛋白表达增加。此研究结果提示：复方黄黛片对急性早幼粒细胞白血病细胞有促凋亡和分化的双重作用，且细胞凋亡可能与 Fas 和 Apo2.7 蛋白有关。

5. 有效促进 *PML/RARα* 融合基因转阴[11] 急性早幼粒细胞白血病常伴重现性细胞遗传学异常和独特的融合基因，即 t（15；17）（q22；q11-12）和 *PML/RARα* 融合基因，目前有一种观点认为，急性早幼粒细胞白血病患者在完全缓解期内的治疗目标应是 *PML/RARα* 融合基因转阴，而且是早期转阴。用复方黄黛片治疗急性早幼粒细胞白血病，60 天内可使 98%急性早幼粒细胞白血病患者获完全缓解，之后 1 个月内融合基因转阴率达 92.3%（12/13）。完全缓解早期即可获很高的分子生物学缓解，降低了残留白血病细胞负荷。使大部分患者融合基因处于持续阴性状态，是复方黄黛片治疗急性早幼粒细胞白血病能获得高长期生存率的原因之一。

6. 诱导 NB_4 细胞株发生凋亡[12] 通过研究发现：复方黄黛片含药兔血清可明显抑制人急性早幼粒细胞白血病 NB_4 细胞株的生长，抑制作用呈一定的浓度、时间依赖性；此外，复方黄黛片含药兔血清亦可诱导人急性早幼粒细胞白血病 NB_4 细胞株发生凋亡，该作用呈一定的浓度、时间依赖性。复方黄黛片有解毒清热、益气活血之功效，不仅可特异性地诱导病理性早幼粒细胞凋亡，而且可恢复组织器官的正常功能，对急性早幼粒细胞白血病具有特异性疗效，因此可认为其抗急性早幼粒细胞白血病作用是中药复方的抗白血病代谢产物的直接作用与其诱生的机体内源性成分所产生的间接效应的总和。

【临床应用】

急性早幼粒细胞白血病[13] 是急性粒细胞白血病的一种特殊类型，原发性急性早幼粒细胞白血病的病因目前尚未完全清楚，外周血典型的血象显示贫血、白细胞数量的变化，并可见幼稚细胞、血小板减少。复方黄黛片由雄黄、青黛、太子参及丹参 4 味中药组成，具有解毒清热、益气活血之功效，治疗急慢性白血病具有很好的疗效，尤其是急性早幼粒细胞白血病的完全缓解率达 95%以上。

【不良反应】 ①胃肠道反应：恶心、呕吐、腹痛、腹泻、胃痛等，一般可适应性消失，无须停药。症状明显者可伍用泼尼松。②皮肤反应：偶见皮肤溃疡，皮肤干燥，皮疹等。③少数患者出现肝功能异常，但治疗结束后，绝大多数患者可以恢复正常。④患者亦可出现以下不良反应：口干、眼干、头痛、浮肿、口腔黏膜水肿、肌肉疼痛、乳房胀痛、胸闷胸痛、出血、发热、肺部感染、关节痛、血尿等。

【使用注意】 ①本品需在医师的指导下使用。②肝肾功能异常者慎用。③过敏体质及对本品过敏者禁用。④妊娠及哺乳期患者禁用。⑤治疗期间如发生维甲酸综合征则按常规处理。⑥注意监测血砷情况，如异常范围严重或有相关临床表现，则进行相应的处理。⑦复方黄黛片用于急性早幼粒细胞白血病的诱导缓解治疗，尚未有复治的急性早幼粒细胞白血病、儿童等特殊人群及远期疗效的研究资料。⑧复方黄黛片尚未有研究数据支持凝血功能障碍者的应用。

【用法与用量】 口服。每次 3～5 片，每日 3 次，逐步加大剂量，到 10 天左右，达到每日 30 片，分 3 次服用，疗程最长不超过 60 天。

参 考 文 献

[1] 向阳，黄世林，郭爱霞，等. 复方黄黛片治疗急性早幼粒细胞白血病疗效分析[J]. 临床血液学杂志，2000，13（1）：11-12.

[2] 陈楠楠，黄世林. 向阳，等. 复方黄黛片含药灭活兔血清对 NB4 细胞株的作用[J]. 中西医结合学报，2007，5（1）：65-69.

[3] 张晨，黄世林，向阳，等. 复方黄黛片诱导急性早幼粒细胞白血病细胞凋亡的研究[J]. 解放军医学杂志，2003，28（6）：556-557.

[4] 张晨，向阳，黄世林，等. 硫化砷对 K562/ADM 细胞 HSP70 蛋白表达的影响[J]. 中国癌症杂志，2011，11（1）：33-34.

[5] 李静，曹云新，郝锦霞. 对比硫化砷对两种白血病细胞株凋亡和 hTERT-mRNA 表达的影响[J]. 细胞与分子免疫学杂志，2009，25（10）：900-906.

[6] 刘延方，江滨，陆道培，等. 硫化砷诱导 NB4 细胞凋亡及细胞周期阻滞的研究[J]. 中华血液学杂志，2000，21（12）：647.

[7] 吴天勤，蒋复高，仇红霞. 复方黄黛片治疗复发与维甲酸诱导未缓解急性早幼粒细胞白血病[J]. 江苏医药，1999，25（4）：290-291.

[8] 顾春红，陈芳源，韩洁英. 硫化砷作用后 U937 细胞变化的研究[J]. 诊断学理论与实践，2002，1（2）：82-87.

[9] 唐敏，傅楠楠，黄世林. 中药含砷药剂治疗白血病的研究概况[J]. 中国疗养医学，2009，18（11）：1008-1010.

[10] 陈思宇，刘陕西. 李信民. 雄黄对急性早幼粒细胞白血病细胞诱导凋亡和促进分化的双重作用[J]. 西安交通大学学报（医学版），2002，23（4）：401-404.

[11] 成玉斌，黄世林，向阳，等. 复方黄黛片及其与化疗序贯应用清除 APL-PML/RARα 融合基因的临床研究[J]. 临床血液学杂志，2008，21（3）：154-156.

[12] 陈楠楠，向阳，张德杰，等. 复方黄黛片含药兔血清对 NB4 细胞株作用的研究[J]. 中国中医急症，2007，16（7）：844-846，848.

[13] 向阳. 国内中文医学期刊有关复方黄黛片的论文及被引分析[J]. 中华中医药学刊，2008，26（8）：1650-1652.

（天津中医药大学 郝 征，中国中医科学院西苑医院 胡晓梅）

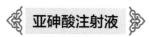

亚砷酸注射液

【药物组成】 三氧化二砷（As_2O_3）。

【处方来源】 研制方。国药准字 H19990191。

【功能与主治】 急性早幼粒细胞白血病，多发性骨髓瘤，恶性淋巴瘤，肝癌，肺癌，胰腺癌，结肠癌，乳腺癌，宫颈癌等。

【药效】

1. As_2O_3 诱导 APL 细胞分化和凋亡[1-3] As_2O_3 对急性早幼粒细胞白血病（APL）细胞

存在剂量依赖的双重作用，高浓度时引起细胞凋亡，而低浓度时诱导细胞分化。As_2O_3 主要依赖与巯基（—SH）结合而发挥作用。针对 As_2O_3 引起肿瘤细胞凋亡，目前研究已发现多条途径。调控基因转录方面，As_2O_3 可通过下调抑癌基因 Bcl-2、抑制 NF-κB 释放等使细胞进入程序化凋亡。另外，As_2O_3 也可使细胞内的活性氧（ROS）生成增多或清除减少；或与线粒体通透性转运复合物上的巯基结合，使线粒体跨膜电位下降，细胞色素 C 等外漏，可进一步激活 Caspase 级联反应，介导细胞凋亡。

2. As_2O_3 降解 PML-RARα 融合蛋白[4]　目前认为 PML-RARα 的 PML 部分是 As_2O_3 治疗 APL 的主要靶点，降解 PML-RARα 融合蛋白也是 As_2O_3 治疗 APL 的最重要的分子机制。As_2O_3 可直接作用于 PML-RARα 融合蛋白或野生型 PML 蛋白中的 PML-RBCC 区域，诱导 RING-锌指结构发生异构，进而促进其寡聚化、泛素化和蛋白酶体激活，最终导致 PML 降解

3. 促进肝癌细胞分化、诱导其凋亡[5-6]　低剂量亚砷酸具有诱导肝癌 Bel-7402 细胞分化的作用。对建立肝脏移植瘤模型的新西兰大白兔行经肝动脉灌注亚砷酸，结果发现，实验组肝移植瘤细胞线粒体发生不同程度肿胀、固缩，并与亚砷酸剂量相关。

【临床应用】

1. 急性早幼粒细胞型白血病[7-9]　亚砷酸（As_2O_3）注射液治疗初发性早幼粒细胞白血病，可获得 90% 的完全缓解，治疗复发的性早幼粒细胞白血病仍可获得 80% 以上的再缓解。并且作为早幼粒细胞白血病的巩固和维持治疗药物。

2. 原发性肝癌[10]　亚砷酸（As_2O_3）治疗肝癌，筛选对 As_2O_3 敏感的肝癌患者进行个体化治疗；可以结合现代给药技术和给药方式，达到减毒增效的目的，还可以联合其他药物或治疗手段协同治疗肝癌。

3. 其他肿瘤[11]　亚砷酸（As_2O_3）注射液在多发性骨髓瘤、淋巴瘤以及其他实体瘤的治疗中也被广泛应用。

【不良反应】　本品的不良反应与患者个体对砷化物的解毒和排泄功能及对砷的敏感性有关。临床观察表明本品毒副作用轻，较少出现骨髓抑制和外周血象（主要是白细胞）的下降。较常见的不良反应如下：①消化系统，常见食欲减退、胃肠胀满或腹部不适、恶心、呕吐及腹泻等。②皮肤反应，主要有皮肤干燥、丘疹、红斑或色素沉着等。③肝功能改变：AST、ALT、γ-GT 及血清胆红素升高，血清氨基转移酶升高等。④其他亦可见到：关节或肌肉酸痛、浮肿、指尖麻木、头痛、尿素氮增高，极少见精神及神经症状等，轻度心电图异常改变，停药或相应处理后可逐渐恢复正常。

【使用注意】　①本品为医疗用毒性药品，对本品过敏者，严重肝、肾功能不全者，慎用，或在专科医生指导下观察使用。②使用过程中如出现肝、肾功能损害应立即停药，并及时对症治疗，密切观察病情，待恢复后再继续使用。③如肝功能异常是因白血病细胞浸润所致者，应同时并用保肝治疗。④用药期间出现外周血白细胞过高时，可酌情选用白细胞单采分离，或应用羟基脲、高三尖杉脂碱、阿糖胞苷等化疗药物。⑤非白血病所致的严重肝肾功能损害、妊娠期妇女及长期接触砷或有砷中毒者禁用。⑥遇未按规定用法用量用药而发生急性中毒者可用二巯基丙磺酸钠类药物解救。⑦如出现其他不良反应时，可对症治疗，严重者可停药观察。⑧由于本品在肝癌患者中的半衰期延长，因此临床应用中应

关注砷蓄积及相关不良反应。

【用法与用量】　治疗白血病的用法用量：成人每日 1 次，每次 10mg（或按体表面积每次 7mg/m²），用 5%葡萄糖注射液或 0.9%氯化钠注射液 500ml 稀释后，静脉滴注 3～4 小时。4 周为 1 个疗程，间歇 1～2 周，也可连续用药。儿童每次 0.16mg/kg，用法同上。

治疗肝癌的用法用量：每日 1 次，每次 7～8mg/m²，用 5%葡萄糖注射液或 0.9%氯化钠注射液 500ml 稀释后静脉滴注 3～4 小时。2 周为 1 个疗程，间歇 1～2 周可进行下一个疗程。

参 考 文 献

[1] 唐韦，陈国强，史桂英，等. 三氧化二砷对急性早幼粒细胞性白血病细胞株的双重效应研究[J]. 中华医学杂志，1997，77（7）：509-512.

[2] 马东初，孙英慧，马小锋，等. 亚砷酸钠选择性诱导 G2 +M 期 NB4 细胞凋亡[J]. 中华血液学杂志，1999，20（6）：296-299.

[3] 田玉青，王海英，冯安华，三氧化二砷诱导急性早幼粒细胞株凋亡机制研究[J]临床血液学杂志（输血与检验）. 2016，29（8）：619-622.

[4] 郝睿，苏力德，邵一鸣，等. PML 蛋白参与三氧化二砷治疗急性早幼粒细胞白血病的分子生物学机制研究[J]. 浙江大学学报（医学版），2018，10：541-551.

[5] 刘连新，朱安龙，陈伟，等. 三氧化二砷对原发性肝癌的作用及其机理研究[J]. 中华外科杂志，2005，43（1）：33.

[6] 刘琳，秦叔逵，陈惠英，等. 三氧化二砷选择性诱导人肝癌细胞凋亡及相关基因的实验研究[J]. 中华肝脏病杂志，2000，8（6）：367-369.

[7] 祝洪明，李军民. 三氧化二砷治疗急性早幼粒细胞白血病的进展[J]. 药学与临床研究，2012，20（4）：277-284.

[8] 马军. 三氧化二砷治疗急性早幼粒细胞白血病的回顾及进展[J]. 国际输血及血液学杂志，2007，30（3）：210-213.

[9] 李国辉，范玉贞，陈任安. 三氧化二砷治疗急性早幼粒细胞白血病患者的疗效及预后分析[J]. 国际输血及血液学杂志，2019，42（4）：296-304.

[10] 丁涛，李腾越，李春宇，等. 三氧化二砷对肝癌治疗的新进展[J]. 吉林医药学院学报，2018，39（5）：383-385.

[11] 高静，陈蓓蕾，董昌虎. 三氧化二砷治疗肿瘤临床应用进展[J]. 陕西医学杂志，2015，44（6）：758-759.

（天津中医药大学　曾丽蓉、郝　征，中国中医科学院西苑医院　胡晓梅）

❀ 解毒维康片 ❀

【药物组成】　绵马贯众、半枝莲、土茯苓、青黛、白花蛇舌草、黄芪、狗脊、肉苁蓉、巴戟天、菟丝子、青蒿、枸杞子、乌梅。

【处方来源】　研制方。国药准字 Z20026566。

【功能与主治】　清热解毒，补益肝肾。用于白血病热毒壅盛，肝肾不足证及放化疗引起的血细胞减少等症。

【药效】

1. **抑制癌细胞增殖，促进癌细胞凋亡**[1]　解毒维康片可以有效地抑制白血病细胞系 HL-60 细胞增殖，其机制与其能诱导白血病细胞凋亡，改变凋亡抑制基因和凋亡促进基因表达的相互关系有关。

Bcl-2 基因是一种凋亡抑制基因，过度表达可抑制正常细胞和肿瘤细胞的凋亡，解毒维康片在诱导细胞凋亡过程中随药物浓度的增加，逐渐下调凋亡相关基因 *Bcl-2* mRNA 表达。

2. 抑制恶性肿瘤新生血管的形成 肿瘤的生长和转移依赖于新生血管的形成，血管生成促进因子中以 VEGF 作用最强，解毒维康片能显著降低 HL-60 细胞上清中 VEGF 的浓度[2,3]。

【临床应用】 辅助治疗急性或难治复发性白血病[4] 急性或难治复发性白血病经化疗可见白细胞下降，解毒维康片治疗一段时间后白细胞反弹上升，配合化疗可促进诱导缓解，明显促进体力恢复，增强免疫功能。

【不良反应】 尚不明确。未发现解毒维康片不良反应的相关临床及文献报道。

【使用注意】 定期复查血象，观察血细胞变化。

【用法与用量】 口服，每次 3 片，每日 3 次。

参 考 文 献

[1] 吴品,王智,陆时运,等. 解毒维康片对 HL-60 细胞体外增殖影响的研究[J]. 齐齐哈尔医学院学报,2008,29(18):2177-2180.

[2] 张日, 吴品, 朱子玲. 解毒维康片抑制 HL-60 细胞增殖及其机制探讨[J]. 中华血液学杂志, 2007, 28（10）: 708-709.

[3] 吴品, 张日, 朱子玲. 解毒维康片对 HL-60 白血病细胞血管内皮生长因子表达的影响[J]. 白血病淋巴瘤, 2007, 16（3）: 214-216.

[4] 黄一虹、李德鹏. 解毒维康片治疗急性白血病 5 例报告[C]//昆明：七届全国中西医结合血液病学术会议论文集. 2004: 131-137.

（天津中医药大学 郝 征，中国中医科学院西苑医院 胡晓梅）

二、清肝泻火类

当归龙荟丸（龙脑丸）

【药物组成】 当归、龙胆草、栀子、黄连、黄柏、黄芩、芦荟、青黛、大黄、木香、麝香。

【处方来源】 金·刘完素《黄帝素问宣明论方》[1]。

【功能与主治】 清泻肝胆实火。主治肝胆实火证。头晕目眩，神志不宁，谵语发狂，或大便秘结，小便赤涩。

【药效】 主要药效如下：

1. 治疗慢性粒细胞白血病[2-5] 当归龙荟丸治疗慢性粒细胞白血病用量小、显效快、副作用轻，不抑制机体免疫功能，对骨髓抑制作用轻微；电镜所见患者骨髓中大量幼稚细胞变性、坏死，呈核溶解现象，其细胞免疫功能可随病情好转恢复到正常水平，原来体液免疫功能低下者可恢复正常，并可使患者血液中 cAMP 的含量随治疗显效而上升。用当归龙荟丸给小鼠灌胃后，观察到其可经消化道缓慢吸收，血中的浓度亦逐渐浓集，1 天后逐渐下降，维持时间较长。可提高小鼠血浆凝血素水平，增加 NK 细胞活性。对大鼠 W256（瓦克瘤）肿瘤组织的 DNA 生物合成有一定的抑制作用，而不影响 RNA 和蛋白质的生物合成。并能提高动物单核吞噬细胞系统的吞噬作用。

2. 促进肠蠕动[6,7] 当归龙荟丸灌胃对正常和便秘小鼠均有促进小肠推进、提高通便能力的作用。研究表明，大鼠口服，减少大肠水分吸收，使大肠水分增加。使小鼠肠蠕动增加，改善肠肌运动功能，因而提早排便时间，增加排便粒数。

3. 抑制肠道病菌，促进胆道蛔虫排出[8,9] 当归龙荟丸所有药物组成均有不同程度的抗菌作用，对金黄色葡萄球菌、痢疾杆菌、伤寒杆菌、霍乱弧菌有一定的抑制作用。能降低毛细血管通透性，抑制肠管痉挛，抗病原微生物，对炎性屏障的形成有促进作用，能促进炎细胞的吞噬作用，抑制肠道致病菌，减少肠道对内毒素的吸收。

【临床应用】

1. 慢性粒细胞白血病 当归龙荟丸可有效治疗慢性粒细胞白血病。

2. 其他 此外，还可以泻火通便、清肝明目，用于改善耳聋、耳鸣、胃肠湿热、头晕牙痛、大便不通等症状。

【不良反应】 服用当归龙荟丸，仅见反应轻微的腹痛、腹泻等消化道症状，少数病例有腹胀、恶心和呕吐等。

【使用注意】 ①本方药物偏于苦寒，故非肝胆实火证不宜使用，否则易削伐脾胃，耗伤阳气，引起变证，且不宜久服。②阴虚火旺、体虚便溏者不宜用；孕妇及阳气虚弱之人禁用；老幼体弱脾胃虚寒者慎用，若需使用，须在医师指导下用药。③服药期间忌烟、酒，忌辛辣、油腻食物。④对本品过敏者禁用，过敏体质者慎用。⑤糖尿病、原发性高血压、心脏病、肝病、肾病等慢性病患者须在医师指导下服用。⑥服药后大便次数每日 2～3 次者应减量；每日 3 次以上者应停用并向医师咨询。

【用法与用量】 口服，成人每次 6～9g，每日 2 次，空腹温开水送服。7 岁以上儿童服成人 1/3 量。

参 考 文 献

[1] 邓中甲. 方剂学[M]. 2 版. 北京：中国中医药出版社，2013：107.

[2] 劳动和社会保障部医疗保险司. 国家基本医疗保险药品诠释中药卷[M]. 北京：化学工业出版社，2002：312.

[3] 郭忻. 当归龙荟丸的古今应用[J]. 中成药研究，1983，（1）：38-39.

[4] 陈德兴. 中成药学[M]. 10 版. 上海：上海科学技术出版社，2009：136-137.

[5] 黄正良，李仪奎. 中成药药理与应用[M]. 北京：科学出版社，1997.

[6] 张琦，李国秀. 当归龙荟丸治疗老年性热结便秘 60 例[J]. 陕西中医，2007，28（9）：1162-1163.

[7] 杨振邦，张庆慈. 当归龙荟丸的临床应用[J]. 云南中医学院学报，1978，（4）：32-34.

[8] 陈仁寿. 新编临床中成药学[M]. 北京：科学出版社，2012：128.

[9] 李心. 当归龙荟丸主要药效学研究[J]. 首都医药，2002，（2）：61-62.

（天津中医药大学 任海燕，中国中医科学院西苑医院 胡晓梅）

梅花点舌丹

【药物组成】 没药、硼砂、雄黄、熊胆、乳香、血竭、葶苈、大冰片、沉香、蟾酥、麝香、珍珠、朱砂、牛黄。

【处方来源】 清·王洪绪《外科全生集》。国药准字 Z14021763。

【功能与主治】 清热消炎，凉血排毒，消肿止痛，抑制肿瘤。治疗恶疮初起，无名肿毒、红肿痈疖、乳蛾、咽喉肿痛、牙龈肿痛、头痛目赤、吐血、衄血。

【药效】 主要药效如下：

1. 抗肿瘤 梅花点舌丹对接种在小鼠身上的实体肿瘤如肉瘤 S-180 的抑制率为 54.92%，对宫颈癌 U-14、肉瘤 S-37 抑制率亦在 40% 左右。梅花点舌丹与抗肿瘤药丝裂霉素联合用药时，可提高抑瘤率[1,2]。

梅花点舌丹对 L-7212 白血病小鼠有治疗作用，能提高 L-7212 白血病小鼠和昆明种小鼠正常粒细胞–巨噬细胞集落形成单位（GM-CFUC）的生长，能明显抑制白血病细胞，延长 L-7212 白血病小鼠生存期。

2. 增强免疫功能 梅花点舌丹可促进正常机体分泌 IL-2、IFN-γ，恢复 L-7212 白血病小鼠细胞因子（CK）的分泌水平，降低 L-7212 白血病瘤细胞异常分泌的 IL-1 水平，提高 L-7212 白血病小鼠 NK 细胞的杀伤活性，进而提高机体的体液及细胞免疫功能，提供恢复机体杀伤白血病瘤细胞的可能性。梅花点舌丹能显著增加小鼠免疫器官的重量，提高腹腔巨噬细胞的吞噬功能，促进抗体形成[3,4]。

【临床应用】

1. 慢性粒细胞白血病 梅花点舌丹服用 7～10 天后，对外周血、骨髓象均有改善，继而临床症状改善，肝、脾淋巴结缩小，减轻骨骼疼痛，且较少合并感染[5,6]。

2. 外科疾病 梅花点舌丹外用可治疗皮肤疖肿、急性乳腺炎、静脉炎、淋巴结炎、口腔溃疡、带状疱疹、银屑病、寻常痤疮[7-18]。

【不良反应】 蟾酥、雄黄、朱砂对神经系统具有毒性，不能长期应用。个别患者出现耳鸣症状，停药后消失。另有个别患者出现腹泻。

【使用注意】 该药含朱砂、雄黄、蟾酥，毒性较大，一般炎症不宜使用。

【用法与用量】 内服：治疗急慢性粒细胞白血病，每次 8～12 粒，每日 3 次，温开水送服。其他病症，每次 2～3 粒，每日 3 次。小儿酌减。外用：梅花点舌丹 10 粒，碾碎，加白醋适量，调成糊状，分摊于无菌纱布上，贴敷于患处，24 小时后取下，隔日 1 次。

参 考 文 献

[1] 李先荣，刘德宽，张燚，等. 梅花点舌丹抗肿瘤作用实验研究[J]. 中成药，1982，6：30-33.

[2] 高月，戴锡孟，杨学爽，等. 梅花点舌丹对白血病作用机理的研究[J]. 中国中西医结合杂志，1990，2：41-42.

[3] 戴锡孟，柯富扬，戴锡珍，等. 梅花点舌丹抗 L-7212 小鼠白血病的实验研究[J]. 中国中西医结合杂志，1997，（增刊）：130-133，299.

[4] 李先荣，李奉惠，刘毅. 梅花点舌丹免疫药理作用的研究[J]. 山西中医，1986，2（4）：26-29.

[5] 戴锡孟，杨学爽，范宝印，等. 梅花点舌丹治疗白血病及其实验研究[J]. 天津中医，1968，6：14-16.

[6] 戴锡孟，杨学爽，杨文华，等. 中医药治疗白血病的临床及实验研究[J]. 天津中医，2000，（3）：56.

[7] 杨可心，郑丽. 自制梅冰膏治疗带状疱疹 100 例[J]. 中医外治杂志，2007，16（1）：13.

[8] 张梅，尹清志，丁宗强，等. 梅花点舌丹治疗头面部带状疱疹的临床观察[J]. 现代口腔医学杂志，2010，24（1）：55，80.

[9] 王福权. 药物羊肠线穴位埋植治疗银屑病[J]. 辽宁中医杂志，1994，21（4）：164.

[10] 韩仲成. 克银膏治疗银屑病[J]. 山西中医，1992，8（2）：52-53.

[11] 陈富祺，严汝庆. 点舌丸治疗寻常痤疮 63 例的临床疗效观察[J]. 广西医学，2009，31（2）：303.

[12] 张梅. 梅花点舌丹治疗复发性口腔溃疡临床观察[J]. 河北医药，2010，32（4）：456-457.

[13] 刘连花，杨晓峰. 梅花点舌丹治疗放射性口腔粘膜损伤 22 例临床观察[J]. 职业与健康，2000，16（11）：128-129.

[14] 楼正才，陈家海，楼兴华，等. 中西医结合治疗儿童鼻疖疗效观察[J]. 中国中西医结合耳鼻咽喉科杂志，2004，12（1）：33.

[15] 王艳兰，王玉萍. 梅花点舌丹外敷治疗早期乳痈 30 例[J]. 内蒙古中医药，2000，2：2.

[16] 张云超. 梅花点舌丹外敷治疗化疗致静脉炎的效果观察[J]. 护理学杂志：综合版，2009，24（7）：42-43.

[17] 秦万章，韩垫元. 中医中药治疗毛囊炎[J]. 上海中医药杂志，1982，2：18.

[18] 王永兴. 余步卿医师治疗痰毒发背经验[J]. 浙江中医学院学报，1981，2：51-52.

（天津中医药大学　任海燕、郝　征）

三、消瘀散结类

膈下逐瘀汤

【药物组成】　五灵脂、当归、川芎、桃仁、牡丹皮、赤芍、乌药、延胡索、甘草、香附、红花、枳壳。

【处方来源】　清·王清任《医林改错》。

【功能与主治】　活血祛瘀，行气止痛。主治瘀血阻滞膈下证。膈下瘀血蓄积；或腹中胁下有痞块；或肚腹疼痛，痛处不移；或卧则腹坠似有物者。

【药效】　主要药效如下：

1. 抑制癌细胞增殖[1-3]　AKT 的活化与肿瘤的发生发展密切相关。在多种癌症中都发现有 AKT 的过度表达。膈下逐瘀汤可通过抑制细胞内磷酸化 AKT 这一途径而起作用，从而阻断了肿瘤的发生和发展。抑癌基因 *PTEN* 的突变失活与多种肿瘤的发生发展密切相关。*PTEN* 在调节细胞的增生和死亡、细胞的转移和粘连等方面均起重要作用。而膈下逐瘀汤可促进 PTEN 蛋白的表达，从而阻断肝癌的发生发展。膈下逐瘀汤可抑制细胞 SMMC-7721 增殖，能诱导 SMMC-7721 细胞凋亡，转变 PI3K-Akt 信号转导通路。

2. 改善微循环，扩张血管，改善血流[4,5]　膈下逐瘀汤对改善肝脏微循环，降低门静脉压力，改善胃肠道血液循环，建立侧支循环，增强损伤部位的供血，消除微循环中红细胞瘀滞聚积和炎症细胞浸润，改善组织缺氧等均有良好作用。可改善血液流变性，降低血管阻力，抑制血小板聚集和释放，防止血栓产生，还可提高纤溶酶活性，促进纤维蛋白溶解，扩张血管，改善微循环，溶解微小栓子，增加内环境稳定。

3. 抗肝纤维化[6,7]　肝脏肌成纤维细胞是肝星状细胞（hepatic stellate cell，HSC）的激活形式，活化 HSC 是肝脏胶原产生和纤维化形成的中心环节。α-SMA 的表达为 HSC 激活的标志，随着肝纤维化程度的加重，α-SMA 表达增加。膈下逐瘀汤能对 α-SMA 的表达进行调控，从而延缓甚至抑制肝纤维化的进程。采用猪血清腹腔注射诱导大鼠免疫性肝纤维化模型，VG 染色法检测肝组织病理学改变，ELISA 检测肝组织 TGF-β_1 含量，定量 RT-PCR 检测肝组织 TGF-β_1 表达。研究结果提示，膈下逐瘀汤抗肝纤维化的作用机制是阻止星状细胞活化，进而抑制星状细胞自分泌 TGF-β_1，减缓星状细胞活化的维持和持续放大，发挥抗肝纤维化的作用。

【临床应用】　主要用于急性白血病、慢性粒细胞白血病、慢性淋巴细胞白血病、恶性淋巴瘤、骨髓增殖性肿瘤等气滞血瘀证者。还可以用于慢性活动性肝炎、血卟啉病、糖尿病、宫外孕、不孕症等属气滞血瘀者。

【不良反应】 未发现膈下逐瘀汤不良反应的相关临床及文献报道。

【使用注意】 体弱无瘀和孕妇忌用，有出血倾向者不宜多用，过敏者禁用。

【用法与用量】 水煎，成人每次1剂，每日分2次服。

参 考 文 献

[1] 邓中甲. 方剂学[M]. 2版. 北京：中国中医药出版社，2013.

[2] 季幸妹，吴仕九. 膈下逐瘀汤对肝癌 Bel-7402 细胞增殖的抑制及与磷酸化 AKT 的相关性研究[J]. 新中医，2007，39（3）：101-103.

[3] 季幸妹，文小敏，吴仕九. 膈下逐瘀汤对肝癌 Bel-7402 细胞增殖的抑制及其机制[J]. 中国组织工程研究与临床康复，2007，11（12）：2375-2377.

[4] 赵韬. 膈下逐瘀汤联合 TACE 术治疗原发性肝癌 90 例的临床研究[J]. 中药药理与临床，2015，31（6）：169-171.

[5] 刘中勇，邓鹏，胡丹，等. 膈下逐瘀汤现代临床应用研究[J]. 江西中医药，2012，43（349）：75-80.

[6] 张英博，贾彦，牛英才. 膈下逐瘀汤对大鼠纤维化肝组织 α-SMA 和 MMP-2 表达的影响[J]. 齐齐哈尔医学院学报，2008，29（15）：1800-1801.

[7] 杨婧，贾彦，刘宏，等. 膈下逐瘀汤对大鼠纤维化肝组织 α-SMA 和 TGF-β1 表达的影响[J]. 中国中医基础医学杂志，2012，18（2）：158-160.

鳖 甲 煎 丸

【药物组成】 鳖甲、射干、黄芩、鼠妇虫、干姜、大黄、桂枝、石韦、厚朴、紫葳、阿胶、柴胡、蜣螂、芍药、牡丹皮、土鳖虫、蜂房、赤硝、桃仁、瞿麦、人参、半夏、葶苈。

【处方来源】 东汉·张仲景《金匮要略》。《中国药典》（1985年版）。

【功能与主治】 行气活血，祛湿化痰，软坚消癥。主治疟母、癥瘕。疟疾日久不愈，胁下痞硬成块，结成疟母；以及癥瘕结于胁下，推之不移，腹中疼痛，肌肉消瘦，饮食减少，时有寒热，女子月经闭止等。

【药效】 主要药效如下[1]：

1. **抗急慢性白血病合并肝脾肿大** 鳖甲煎丸可有效改善急性白血病、慢性白血病合并肝脾肿大者，尤其慢性粒细胞白血病伴见巨脾，通过抑制肿瘤细胞增殖，抗胶原纤维等缩减肿大的肝脾。可改善肝脾肿大引起的包膜紧张，缓解周围组织炎。

2. **抗肝纤维化[2-5]** 鳖甲煎丸无论对轻度或较重度肝纤维化均能明显减轻其肝脏Ⅰ型胶原（CoⅠ）、Ⅲ型胶原（CoⅢ）、Ⅳ型胶原（CoⅣ）阳性程度，降低血清水平和透明质酸（HA）、层黏蛋白（LN）、Ⅲ型前胶原（PcⅢ）含量，改善血液循环，增加肝内循环血量，使肝内胶原纤维的降解增加，或其能直接抑制肝内胶原的沉积，从而减缓肝纤维化的发生。利用免疫性纤维化模型大鼠，分别使用了原位杂交法、免疫组化法，观察鳖甲煎丸对肝组织胶原及其相关细胞因子表达的影响。实验结果表明了鳖甲煎丸能够明显抑制 TGF-β1 mRNA 等细胞因子的表达，因而鳖甲煎丸具有较好的防治肝纤维化的作用。

3. **抗肺纤维化，保护肾脏，抗肾间质纤维化[6-8]** 采用博来霉素气管内注入法，制备肺纤维化模型，于实验第28天留取标本，用免疫组化技术检测 TGF-β1 及 smad3、smad7

在肺组织中的表达。结果显示鳖甲煎丸中、高剂量组大鼠 TGF-β_1 表达减弱、smad7 表达增强，smad3 在鳖甲煎丸高剂量组表达减弱。得出结论鳖甲煎丸能够减轻博来霉素导致的大鼠肺纤维化程度，其作用机制与调控 TGF-β_1 的 smad 蛋白表达有关。

采用单侧输尿管结扎的方法复制大鼠肾梗阻模型，观察梗阻侧肾脏肾上腺髓质素（ADM）在蛋白及基因水平的表达，并测定其在肾组织中蛋白含量。得出结论鳖甲煎丸能够明显上调肾间质纤维化大鼠肾脏 ADM 的蛋白及 mRNA 的表达，对肾脏起到保护作用。

采用单侧输尿管结扎的方法复制大鼠肾梗阻模型，观察梗阻侧肾脏增殖细胞核抗原（PCNA）蛋白及基因的表达，同时检测肾间质细胞和肾小管细胞的增殖、凋亡及细胞周期的变化。得出结论鳖甲煎丸能够下调肾间质纤维化大鼠肾间质细胞 PCNA 的蛋白及 mRNA表达，促进肾间质细胞凋亡，抑制其增殖，阻止其由 G_0/G_1 期进入 S 期，对肾脏起到保护作用。

4. 抗肿瘤，抑制肝癌细胞的侵袭转移[9,10]　用免疫组织化学方法检测 H22 荷瘤小鼠肿瘤组织 PCNA 的表达强度。实验发现，鳖甲煎丸可显著抑制 H22 荷瘤小鼠瘤块 PCNA 的表达。得出鳖甲煎丸抗肿瘤的机制之一是通过促进宿主免疫功能，抑制瘤块 PCNA 的表达。鳖甲煎丸可显著降低 H22 荷瘤小鼠瘤块的微血管计数（MDC），有效抑制 VEGF 的表达，并且存在量效趋势。因此，鳖甲煎丸抑瘤作用机制之一是通过抑制肿瘤组织的血管生成。鳖甲煎丸还能明显抑制人肝癌 HepG2 细胞株在体外的生长，其作用机制是通过上调促凋亡基因 *wt-p53* 基因表达，下调癌基因 *Bcl-2* 基因的表达。鳖甲煎丸还可以通过影响 Wnt/β-catenin 信号通路来调控 Tbx3 的表达，最终抑制肝癌细胞的侵袭转移，并促进其凋亡，达到抗肝细胞癌的目的。

5. 抗动脉粥样硬化[11]　观察鳖甲煎丸对动脉粥样硬化（AS）大鼠血脂及主动脉壁细胞间黏附分子-1（ICAM-1）表达水平的影响。得出结论鳖甲煎丸能有效调节 AS 大鼠血脂的异常，降低 ICAM-1 表达，减轻血管内皮病变程度。鳖甲煎丸能降低大鼠血清中血清总胆固醇（TC）、三酰甘油（TG）、低密度脂蛋白胆固醇（LDL-C），升高高密度脂蛋白（HDL-C）含量，并增强大鼠的血清脂联素水平，有效提高脂肪组织脂联素 mRNA 的表达，降低炎症因子、基质金属蛋白酶-9 的表达水平。

【不良反应】　个别患者服药后，有恶心、食欲减退、头晕、眼花、精神不振及腹部不适，上述反应多发生于体质虚弱患者，只需对症处理。

【使用注意】　①孕妇忌服。②年老体虚者慎用。③忌食辛辣、油腻、生冷、鸡蛋等食物。

【用法与用量】　大蜜丸每次 2 丸；水蜜丸每次 3g；小蜜丸每次 6g，每日 2～3 次，温开水送服，以饭后服为宜，儿童酌减。

参 考 文 献

[1] 邓中甲. 方剂学[M]. 2 版. 北京：中国中医药出版社，2013.

[2] 张在康，邓国兴，郑玉光，等. 鳖甲煎丸的临床和实验研究进展[J]. 中国中医药杂志，2008，33（8）：965-967.

[3] 罗庆东，姜德友. 鳖甲煎丸的临床研究与进展[J]. 齐齐哈尔医学院学报，2008，33（6）：764-766.

[4] 唐志宇，李天朗，唐小宾，等. 鳖甲煎丸对肺纤维化大鼠 TGF-β1 及 smad 信号通路的影响[J]. 世界中医药，2011，6（6）：522-523.

[5] 韩琳，陈志强，范焕芳，等. 鳖甲煎丸对肾间质纤维化模型大鼠肾脏的保护作用[J]. 北京中医药大学学报，2007，30（4）：260-262.

[6] 韩琳，秦建国，陈志强，等. 鳖甲煎丸对肾间质纤维化大鼠细胞增殖的影响[J]. 北京中医药大学学报，2009，32（7）：457-461.

[7] 张绪慧，陈达理，罗荣城，等. 鳖甲煎丸对 H22 荷瘤小鼠的抑瘤作用及对增殖细胞核抗原表达的影响[J]. 南方医科大学学报，2006，26（12）：1791-1793.

[8] 张绪慧，梁磊，蔡长青，等. 鳖甲煎丸对 H22 荷瘤小鼠肿瘤血管抑制作用的研究[J]. 山东中医杂志，2010，29（5）：330-331.

[9] 王丹，宋昊. 鳖甲煎丸含药大鼠血清对人肝癌 HEPG2 细胞 p53 和 Bcl-2 表达影响的实验研究[J]. 中华中医药学刊，2010，28（7）：1507-1509.

[10] 文彬，孙海涛，贺松其，等. 鳖甲煎丸对 HepG2 裸鼠移植瘤的抑制作用及瘤体组织中 β-catenin、Tbx Tbx3 表达水平的影响[J]. 南方医科大学学报，2016，36（2）：210-214.

[11] 董超，黄威，高伟敏，等.鳖甲煎丸对动脉粥样硬化大鼠血脂及 ICAM-1 表达的影响[J].时珍国医国药，2011，22（1）：129-131.

（天津中医药大学 郝 征，中国中医科学院西苑医院 胡晓梅）

第二十二章

淋巴瘤中成药名方

第一节 概 述

一、概 念[1,2]

恶性淋巴瘤（malignant lymphoma，ML）是起源于人类免疫系统细胞及其前体细胞的恶性增生性疾病。根据细胞学特点可以分为霍奇金淋巴瘤（Hodgkin lymphoma，HL）和非霍奇金淋巴瘤（non-Hodgkin lymphoma，NHL）。临床常以局部淋巴结肿大和全身消瘦衰弱为特征，属于中医学"石疽"、"恶核"、"痰核"等范畴。

二、病因及发病机制

（一）病因

人类淋巴瘤的发病原因尚不明确，病毒在病因中占据重要地位。EB 病毒和人类 T 细胞淋巴瘤/白血病病毒（HTLV-1）与淋巴瘤的发生明确相关。Hp 抗原的存在与胃黏膜相关淋巴样组织结外边缘区淋巴瘤发病密切相关。免疫功能低下与淋巴瘤的发病也有关。

（二）发病机制

淋巴瘤发生的可能机制：即在遗传性、获得性免疫障碍的条件下，淋巴细胞长期受到外源性或内源性抗原的刺激，导致增殖反应，淋巴细胞对抗原刺激的增殖反应失去正常的反馈控制，因而出现无限制的增殖，最终导致淋巴瘤的发生。

三、临 床 表 现

无痛性进行性的淋巴结肿大或局部肿块是淋巴瘤共同的临床表现。淋巴瘤浸润器官组织或因深部淋巴结肿大压迫，可引起各种相应症状。如咽淋巴环病变临床有吞咽困难、鼻塞、鼻出血及颌下淋巴结肿大；肺部累及肺门及纵隔常有咳嗽、咳痰、气短、呼吸困难，继发感染可有发热。胃肠道则是非霍奇金淋巴瘤最常见的结外病变部位，可有腹痛、腹泻和腹块。腹膜后淋巴结肿大可压迫输尿管，引起肾盂积水、肾功能损害。淋巴瘤还可以原发或继发于脑、硬脊膜外、睾丸、卵巢、阴道、宫颈、乳腺、甲状腺、肾上腺、眼眶球后组织、喉、骨骼及肌肉软组织等，临床表现复杂多样，应注意鉴别。皮肤受累可表现为肿块、皮下结节、浸润性斑块、溃疡等。淋巴瘤可出现发热、瘙痒、盗汗及消瘦等全身症状。

四、诊　　断

淋巴瘤临床表现多样，虽然可以有慢性、进行性、无痛性淋巴结肿大，但也可以表现为其他系统受累或全身症状。临床上怀疑淋巴瘤时，可以做淋巴结或其他受累组织或器官的病理切片检查（活检）以确诊。

五、治　　疗

（一）常用化学药物

淋巴瘤化疗多采用联合化疗，可以结合靶向治疗药物和生物制剂。细胞毒类药物如二氢叶酸还原酶抑制剂：阿糖胞苷；影响 DNA 结构与功能的药物：环磷酰胺、顺铂、多柔比星；抑制蛋白质合成与功能的药物：长春新碱；激素类：甲泼尼龙等。

（二）中成药名方治疗

本病的病因主要集中在"痰、毒、瘀、滞、虚"五个方面。利湿、化痰、解毒、化瘀、扶正是淋巴瘤的重要治法。淋巴瘤常分期治疗，早期多为因虚致瘀，因此早期应重视扶正补虚，正气强盛则痰瘀自消，放化疗手术期则主张多用调和之法，缓解恢复期则应特别重视祛痰化瘀的证治观念。淋巴瘤宜综合治疗，中医配合化疗，能发挥直接抗癌、提高放化疗疗效、减轻不良反应、逆转耐药、防止复发的作用，有利于提高患者生活质量，延长生存期。

第二节　中成药名方的辨证分类与药效[3-6]

淋巴瘤患者共同病理基础都是免疫力低下、淋巴瘤细胞或组织发生突变。中药治疗淋巴瘤的基本药效是提高机体免疫及抑制或杀伤癌细胞。但是不同中药尚有其他不同的药效，如除提高机体免疫及抑制或杀伤癌细胞以外，还可诱导癌细胞分化，抑制肿瘤血管新生，改善骨髓造血等多种药理效应，从而治疗淋巴瘤。中药治疗淋巴瘤是辨证用药，发挥治疗淋巴瘤的不同药效特点。中成药名方的常见辨证分类及其主要药效如下：

一、攻毒散结类

淋巴瘤痰凝血瘀毒结证患者主要表现为颈、腋及腹股沟等处肿核累累，坚硬木实，推之不移，难消难溃；伴胸膈满闷，胁肋胀痛，低热，烦闷急躁，口燥咽干，腹胀便干，或月经不调、痛经等；舌质暗红，苔薄腻，脉弦滑或弦细。

淋巴瘤痰凝血瘀毒结证者主要病理变化在于病变部位淋巴结等正常淋巴组织结构全部或部分破坏，在多种反应性细胞背景成分中散在数量不等的典型淋巴瘤细胞及其变异型，并可见浆细胞、嗜酸粒细胞、中性粒细胞、组织细胞、成纤维细胞及纤维组织。肿瘤血管新生明显，血液黏稠度增加。

攻毒散结类中成药具有活血化瘀、化痰软坚、解毒抗癌作用，能够直接抑制或杀伤肿瘤细胞，抑制肿瘤内皮血管新生，改善骨髓造血等。

常用中成药：艾迪注射液、复方斑蝥胶囊。

二、益气扶正类

淋巴瘤正气亏虚证主要临床表现为颈项或体表肿核硬实累累，推之不移，质硬，不痛不痒，经久不消，伴见精神疲乏，面色㿠白，恶心呕吐、或头眩心悸，容易困倦，纳呆，消瘦，舌淡，苔白，脉细弱。

淋巴瘤正气亏虚证主要病理变化在于患者免疫力低下，或伴随抑癌基因的缺失。

益气扶正类中成药不仅可以调节免疫功能，稳定或缩小瘤体，改善临床症状，而且在配合手术、放化疗等西医治疗方法的同时可以修复机体气血津液损伤，起到减毒增效作用。

常用中成药：康艾注射液。

参 考 文 献

[1] 阮长耿，沈志祥，黄晓军. 血液病学高级教程[M]. 北京：人民卫生出版社，2015.
[2] 陆再英，钟南山. 内科学[M]. 7版. 北京：人民卫生出版社，2008：617-626.
[3] 周岱翰. 中医肿瘤学[M]. 广州：广东高等教育出版社，2007：275-276.
[4] 田晓琳，杨臻，王建英，等. 恶性淋巴瘤的近现代中医诊疗现状[J]. 世界中医药，2016，11（8）：1644-1648.
[5] 王双双，胡兵，安红梅. 恶性淋巴瘤中医病机与治疗[J]. 世界科学技术（中医药现代化），2014，16（11）：2425-2429.
[6] 张伯礼，高学敏. 常见病中成药临床合理使用丛书血液科分册[M]. 北京：华夏出版社，2015.

第三节　中成药名方

一、攻毒散结类

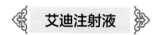
艾迪注射液

【药物组成】　斑蝥、人参、黄芪、刺五加。

【处方来源】 研制方。《中国药典》(2015 年版)。

【功能与主治】 清热解毒,消瘀散结。用于原发性肝癌、肺癌、直肠癌、恶性淋巴瘤、妇科恶性肿瘤等。

【药效】 主要药效如下[1-4]:

1. 杀伤和抑制癌细胞 艾迪注射液对肿瘤细胞具有直接杀伤作用,同时能够抑制肿瘤细胞 S 期 DNA 合成,呈现 S 期与 G_2+M 期阻滞现象,诱导细胞凋亡,发挥对肿瘤生长的抑制作用,其抑瘤作用呈剂量依赖性。艾迪注射液和抗癌药 5-FU、环磷酰胺联合应用及与放疗同步治疗有协同增效作用,可提高放化疗的缓解率,增加疗效。

2. 提高免疫功能 艾迪注射液中人参含有多种皂苷和人参多糖,可提高抗原递呈能力,促进 DC-T 细胞簇的形成而活化初始 T 淋巴细胞;黄芪所含黄芪多糖能提高单核吞噬细胞系统吞噬功能,增强 T 淋巴细胞、NK 细胞、LAK 细胞、IL-2 的抗癌活性;刺五加可升高白细胞,提高机体对缺氧、辐射、应激疲劳等非特异损害的适应能力,提高机体免疫力。

3. 改善患者生存质量 艾迪注射液对改善癌性疼痛有一定的疗效。黄芪作为艾迪注射液成分之一,黄芪总苷具有一定的镇痛作用。一定剂量的黄芪总苷可降低小鼠福尔马林致痛后的疼痛反应,且镇痛作用不受纳洛酮拮抗,镇痛机制可能与抑制一氧化氮参与疼痛反应炎症介质的生成有关。艾迪注射液能增加脑内 5-羟色胺,改善脑组织供血及脑神经代谢,减少觉醒,延长睡眠时间。艾迪注射液可缓解癌因性疲乏,药理研究显示,刺五加通过其扶正补虚、益气活血等作用,可明显改善机体疲乏状况,且刺五加皂苷抗疲劳作用与人参皂苷及其他人参提取物相协同,能提高患者 KPS,明显缓解疲乏、疼痛等症状。

【临床应用】

1. 辅助抗淋巴瘤 多项临床研究及 Meta 分析证实,艾迪注射液联合化疗可以提高化疗疗效,增强机体免疫功能,降低化疗药物毒副作用,保护骨髓造血干细胞,减轻白细胞和血小板的下降程度,保证化疗的顺利完成,提高患者生存质量,延长生存期。且药物本身安全性较高,可作为临床抗淋巴瘤治疗的有效辅助药物[5-8]。

2. 其他肿瘤 见肿瘤册相关章节。

【不良反应】 首次应用本品,偶有患者出现面红、荨麻疹、发热等反应,极个别患者有心悸、胸闷、恶心等反应。

【使用注意】 ①首次用药应在医师指导下进行,给药速度开始 15 滴/分,30 分钟后如无不良反应,给药速度控制在 50 滴/分。②如有不良反应发生应停药并作相应处理。再次应用时,艾迪注射液用量从 20～30ml 开始,加入 0.9%氯化钠注射液或 5%～10%葡萄糖注射液 400～450ml,同时可加入地塞米松注射液 5～10mg。③因本品含有微量斑蝥素,外周静脉给药时注射部位静脉有一定刺激反应,可在静脉滴注本品前后给予 2%利多卡因 5ml 加入 0.9%氯化钠注射液 100ml 中静脉滴注。

【用法与用量】 静脉滴注。成人每次 50～100ml,加入 0.9%氯化钠注射液或 5%～10%葡萄糖注射液 400～450ml 中,每日 1 次。疗程:①与放化疗合用时,疗程与放化疗同步;②手术前后及介入治疗使用本品,10 天为 1 个疗程;③单独使用,15 天为 1 个周期,间隔 3 天,2 个周期为 1 个疗程;④晚期恶病质患者,连用 30 天为 1 个疗程,或视病情而定。

参 考 文 献

[1] 卢素琳，钟恒亮，张贯林，等. 艾迪注射液药效学实验[J]. 中国肿瘤临床，1998，25（3）：1-11.

[2] 陈静. 艾迪注射液对老年肿瘤放化疗患者生活质量影响分析[J]. 现代中西医结合杂志，2015，24（15）：1638-1639.

[3] 杨晓刚. 艾迪注射液联合化疗治疗恶性淋巴瘤对免疫功能影响的临床研究[J]. 中医学报，2013，27（7）：789-790.

[4] 田杰，贾玫，陈信义，等. 艾迪注射液改善肿瘤相关性抑郁患者生活质量的研究[J]. 中国实验方剂学杂志，2013，19（15）：310-313.

[5] 李志刚，张莉，孙静宜，等. 艾迪注射液配合化疗治疗老年恶性肿瘤疗效观察[J]. 中国中西医结合杂志，2003，23（2）：97-98.

[6] 陆国权，周晓红，陈红，等. 艾迪注射液辅助利妥昔单抗联合 CHOP 化疗方案治疗弥漫性大 B 细胞淋巴瘤[J]. 中国实验血液学杂志，2016，24（3）：733-737.

[7] 王萍，张佳佳. 艾迪注射液联合化疗治疗 40 例恶性淋巴瘤效果及安全性分析[J]. 中国继续医学教育，2016，8（33）：215-216.

[8] 张莹石，李清，孙飞龙，等. 艾迪注射液联合 CHOP 方案治疗恶性淋巴瘤的 Meta 分析[J]. 中国新药与临床杂志，2014，33（11）：807-812.

复方斑蝥胶囊

【药物组成】　斑蝥、人参、黄芪、刺五加、三棱、半枝莲、莪术、山茱萸、女贞子、熊胆粉、甘草。

【处方来源】　研制方。国药准字 Z52020238。

【功能与主治】　破血消瘀，攻毒蚀疮。用于原发性肝癌，肺癌，直肠癌，恶性淋巴瘤，妇科恶性肿瘤等。

【药效】　主要药效作用如下[1-4]：

1. 直接作用于癌细胞　复方斑蝥胶囊中的有效成分能迅速直达病灶，抑制 DNA 和 RNA 的合成，主动杀死癌细胞，同时能够抑制癌细胞的生长、增殖，诱导癌细胞分化成熟，促进癌细胞凋亡，并可抑制病灶血管的形成，对于抑制癌细胞的扩散转移也有作用，能抑制肿瘤的进展，缩小肿瘤体积。在此基础上，对放化疗有协同和辅助作用，能提高放化疗的效果。

2. 增强免疫　复方斑蝥胶囊能够活化机体效应细胞和细胞因子，增加巨噬细胞、NK 细胞活性，诱导干扰素、白细胞介素、肿瘤坏死因子的产生，激活抑癌基因，从而提高免疫功能，增强机体对肿瘤细胞的抑制和杀伤能力，不仅能够抑制肿瘤细胞的生长和增殖，而且能够保护正常细胞。

【临床应用】

1. 辅助治疗淋巴瘤　多项临床观察显示，在淋巴瘤采用 CHOP 方案化疗过程中，服用复方斑蝥胶囊能够增效减毒，对非霍奇金淋巴瘤的总有效率达 87.5%，不仅能提高化疗对淋巴瘤的治疗效果，而且能够保护机体正常组织细胞，促进机体免疫细胞功能的恢复，减少毒副作用，达到延长患者生存时间、提高生活质量的目的[5-7]。

2. 其他肿瘤　见肿瘤册相关章节。

【不良反应】　尚不明确。

【使用注意】　①当药品性状发生改变时禁止服用；②儿童必须在成人监护下使用并将此药品放在儿童不能接触的地方。

【用法与用量】 口服，每次 3 粒，每日 2 次。

参 考 文 献

[1] 宋春光，梁晓辉，薄挽澜. 复方斑蝥制剂对直肠癌微淋巴管生成影响的实验研究[J]. 哈尔滨医科大学学报，2011，45（4）：327-329.

[2] 裴慧荣，杨世英，李白强，等. 复方斑蝥胶囊药效学实验研究[J]. 中国新医药，2008，3（8）：33-34.

[3] 夏恪迪，张赢予，张馨木，等. 复方斑蝥胶囊体内抗肿瘤作用的实验研究[J]. 中国药业，2007，16（15）：13-14.

[4] 张若燕. 中药斑蝥及复方斑蝥制剂在治疗恶性肿瘤中的作用[J]. 内科，2006，1（1）：73-74.

[5] 杨宏，刘修莉，周俊，等. 斑蝥胶囊联合稳心颗粒辅助 CHOP 方案治疗非霍奇金淋巴瘤疗效观察[J]. 现代中西医结合杂志，2018，27（9）：991-993.

[6] 吴光兴，杨志华，陈恩碧. 化疗联合复方斑蝥注射液治疗恶性淋巴瘤临床观察[J]. 中国医师杂志，2005，7（10）：1326-1425.

[7] 王丽发. 复方斑蝥胶囊联合化疗治疗弥漫大 B 细胞淋巴瘤的临床研究[J]. 癌症进展，2018，16（5）：647-650.

二、益气扶正类

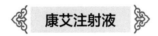
康艾注射液

【药物组成】 黄芪、人参、苦参素。

【处方来源】 研制方。《中国药典》（2015 年版）。

【功能与主治】 益气扶正，增强机体免疫功能。用于原发性肝癌、肺癌、直肠癌、恶性淋巴瘤、妇科恶性肿瘤；各种原因引起的白细胞低下及减少症。慢性乙型肝炎的治疗。

【药效】 主要药效作用如下[1-7]：

1. 抑制和杀伤肿瘤细胞 康艾注射液中的氧化苦参碱通过抑制 DNA 的生物合成发挥对肿瘤细胞的直接细胞毒作用或增殖抑制作用；同时能够抑制血管内皮细胞的增殖，明显降低淋巴瘤患者血清 VEGF 水平，间接抑制肿瘤细胞增殖。

2. 增强机体免疫功能 康艾注射液能够提高荷瘤小鼠脾脏 CD4+T 细胞和 CD8+T 细胞的比例，显著降低荷瘤小鼠 IL-6、IL-1β、IL-10 的含量，提高荷瘤小鼠 IL-12、IFN-γ 的表达；能提高肿瘤患者 T 淋巴细胞亚群及 NK 细胞的抗癌活性，改善患者的免疫功能，提高机体的抗肿瘤能力。

3. 促进骨髓造血 康艾注射液中的黄芪多糖能刺激有核细胞分泌造血细胞因子 G-CSF、GM-CSF 等，促进造血；其含的人参皂苷和人参多糖，可诱导造血微环境基质细胞分泌 IL-3 和 GM-CSF 等，促进骨髓基质细胞（BMSC）、巨核细胞和 IL-6 基因的表达，从而促进造血，有升高白细胞、红细胞和血小板的作用。

【临床应用】

1. 淋巴瘤 临床研究表明，康艾注射液联合化疗方案治疗恶性淋巴瘤能明显提高患者的近期疗效，并有效地减轻化疗的毒副作用，有助于提高患者的生活质量。可以认为，康艾注射液配合化疗治疗淋巴瘤有很好的增效减毒作用。

2. 其他肿瘤 见肿瘤册相关章节[8-10]。

【不良反应】 本品不良反应十分罕见，在临床使用过程中罕见有过敏反应的报道。

【使用注意】 ①禁止和含有藜芦的制剂配伍使用；②对过敏体质的患者，用药应慎重，并随时进行观察；③临床使用应辨证用药，严格按照药品说明书规定的功能主治使用；④医护人员应严格按照说明书规定的用法用量使用；⑤输液速度：滴速勿快，老人、儿童以 20～40 滴/分为宜，成年人以 40～60 滴/分为宜；⑥加强用药监护，用药过程中，应密切观察用药反应，特别是开始 30 分钟，发现异常，立即停药，对患者采用积极救治措施。

【用法与用量】　缓慢静脉注射或滴注；每日 1～2 次，每日 40～60ml，用 5%葡萄糖注射液或 0.9%氯化钠注射液 250～500ml 稀释后使用。30 天为 1 个疗程或遵医嘱。

参 考 文 献

[1] 黄素培. 康艾注射液和苦参素注射液对不同肿瘤细胞增殖的抑制作用[J]. 中国医院用药评价与分析, 2012, 12(8): 712-715.

[2] 王兵, 王国俊, 徐钧. 氧化苦碱对肿瘤诱导血管内皮细胞增殖的抑制作用[J]. 实用肿瘤学杂志, 2000, 15 (5): 297-300.

[3] 唐庆. 康艾注射液对非霍奇金淋巴瘤患者血清 VEGF 水平的影响[J]. 白血病·淋巴瘤, 2006, 15 (1): 30-31.

[4] 樊慧婷, 丁世兰, 裴迎霞, 等. 康艾注射液调节荷瘤机体免疫功能的研究[J]. 中国新药杂志, 2016, 25 (18): 2154-2160.

[5] 王勇, 王莎莉, 王亚平, 等. 人参总皂甙对造血生长因子活性及其 mRNA 表达的影响[J]. 解剖学报, 1999, 30(4): 362-366.

[6] 王璐, 王亚平. 人参总皂苷诱导人基质细胞表达的实验研究[J]. 解剖学报, 2004, 24 (1): 52-53.

[7] 姜晓芬, 张炳华, 宋京, 等. 黄芪多糖对有核细胞分泌造血细胞因子的影响[J]. 中药新药与临床药理, 2003, 14(5): 310-312.

[8] 王鹏. 康艾注射液联合化疗治疗恶性淋巴瘤的临床观察[J]. 中国中医药现代远程教育, 2009, 7 (6): 25-26.

[9] 李萍. 康艾注射液联合 CHOP 方案治疗非霍奇金淋巴瘤的临床观察[J]. 中华肿瘤防治杂志, 2008, 15 (22): 1751-1752.

[10] 蔡小平, 郑翠苹, 石岳坚. 康艾注射液在辅助非霍奇金淋巴瘤化疗中的作用观察[J]. 中国药房, 2013, 24(31): 2959-2960.

（江苏省中医院　孙雪梅、代兴斌）

第二十三章

过敏性紫癜中成药名方

第一节 概 述

一、概 念[1]

过敏性紫癜（Henoch-Schönlein purpura，HSP），又称自限性急性出血症，是因机体对某些致敏物质发生变态反应，引起广泛小血管炎症，导致毛细血管通透性和脆性增加而引起渗出性出血和水肿。

二、病因及发病机制

（一）病因

过敏性紫癜发病原因可能是病原体感染、某些药物作用、过敏等致使体内形成 IgA 或 IgG 类循环免疫复合物，沉积于真皮上层毛细血管而引起的血管炎。

（二）发病机制

过敏性紫癜发病机制是由于异常抗原与抗体结合形成免疫复合物后在血管壁沉积，激活补体，导致毛细血管和小血管壁及其周围产生炎症，使血管壁通透性增高，从而产生渗出性出血和水肿。

三、临 床 表 现

过敏性紫癜主要表现为皮肤、黏膜、胃肠、关节及肾脏等部位的毛细血管壁渗透性和脆性增加，造成出血症状，或同时伴腹痛、便血、关节痛、尿血、尿蛋白等。

四、诊　　断

过敏性紫癜诊断根据为可触性紫癜，或同时伴腹痛、便血、关节痛、肾脏损害等典型症状，同时检查血小板计数正常，血小板功能和凝血时间正常，排除免疫性血小板减少症，可以确定诊断。鉴别诊断确有困难的则可进行病理检查，组织学检查发病部位皮肤真皮层的小血管周围中性粒细胞聚集，血管壁可有灶性纤维样坏死，上皮细胞增生和红细胞渗出血管外，血管炎病灶有 IgA 和补体 C3 在真皮层血管壁沉着。

五、治　　疗

（一）常用化学药物及现代技术

1. 抗生素　有感染因素者可选用适当的抗生素。

2. 抗组胺药　适用于单纯型紫癜，可同时使用芦丁、维生素 C、钙剂、卡巴克洛或酚磺乙胺敏等。

3. 氨苯砜　早期选用有效。

4. 糖皮质激素　适用于严重皮肤损害或关节型、腹型、肾型过敏性紫癜。

5. 免疫抑制剂　可选用环磷酰胺或硫唑嘌呤，可与糖皮质激素联合应用。

6. 丙种球蛋白　对严重病例可用大剂量丙种球蛋白冲击治疗。

除用药物治疗外，血浆置换可有效清除血液循环中的免疫复合物，从而防止血管阻塞和梗死，适用于血浆中存在大量免疫复合物的严重腹型、肾型患者。另外还有血液透析、血液灌流、血液滤过等技术用于难治、重症过敏性紫癜，或严重肾功能损害的过敏性紫癜。

（二）中成药治疗

中医药治疗过敏性紫癜多以辨证论治为主，辨证分型后进行针对性治疗。中药治疗过敏性紫癜注重祛风和活血，即消除感染源，改善毛细血管炎症，降低血管壁通透性和脆性。中药治疗改善出血症状明显，稳定性好，无毒副作用。

第二节　中成药名方的辨证分类与药效

中药治疗过敏性紫癜是辨证分型针对性用药。常用中成药辨证分类及其主要药效如下：

一、凉血止血类

过敏性紫癜患者多有外感症状，可表现为发热，咳嗽、咳痰等，皮下见针尖样出血点，严重者可表现为皮肤黏膜瘀斑。

凉血止血类药物具有类似免疫抑制作用，还可以通过降低毛细血管的通透性、调整免疫功能及抗炎作用等消除病因。

常用中成药：茜根散、荷叶丸。

二、益气摄血类

病程长，缠绵难愈，反复发作、出血，久病必虚，导致气虚不能摄血，以致血液逸于脉外，属气不摄血证候。患者出血症状较轻，皮下瘀点瘀斑时轻时重，散在分布，色红或紫红。

采用益气摄血类药物，统摄血液，使血液循经而不外溢。

常用中成药：归脾丸（浓缩丸、合剂、颗粒）。

参 考 文 献

[1] 王今朝，石年，毛辉.过敏性紫癜的治疗进展[J].中国麻风皮肤病杂志，2018，34（1）：53-56.

第三节 中成药名方

一、凉血止血类

茜 根 散

【**药物组成**】 茜草根、侧柏叶、黄芩、阿胶、生地黄、甘草。

【**处方来源**】 宋·严用和《重订严氏济生方》。

【**功能与主治**】 滋阴清热，凉血止血。主治：阴虚火旺出血证，症见肌肤斑点、齿衄鼻衄、女子月经过多等。

【**药效**】 主要药效作用如下[1]：

1. 抗炎和抗过敏作用 过敏性紫癜主因是血管变态反应，基本病变为广泛毛细血管和小动脉无菌性炎症，导致内皮细胞受损，血管壁脆性和通透性增加。

茜根散具有免疫调节作用，可以抑制中性粒细胞 LTB4 的合成，显著降低炎症因子 IL-6 和 TNF-α 水平，具有较强的抑制炎症作用，具有抗炎和抗过敏作用。

2. 促进造血 本方有促进造血的功能。

【**临床应用**】

治疗过敏性紫癜 治疗过敏性紫癜及并发肾炎等病证，联合使用化疗药效果更佳。

过敏性紫癜患者经茜根散联合糖皮质激素治疗，降低了体内炎症因子水平，阻断了血管内皮细胞和白细胞之间的作用位点，抑制了毛细血管和小动脉无菌性炎症，进而提高了临床效果[1]。加减茜根散联合黄芪注射液治疗单纯型过敏性紫癜的有效率优于对照组[2]。常规西医治疗的基础上加用中药茜根散汤剂，治疗过敏性紫癜性肾炎可取得较好疗效[3]。过敏性紫癜患者均口服中药茜根散加味治疗，结果疗效显著[4]。

【不良反应】 尚不明确。

【使用注意】 尚不明确。

【用法与用量】 阿胶烊化，余药水煎取汁，加阿胶汁分服。

参 考 文 献

[1] 武进华, 贾林萍. 茜根散联合糖皮质激素对过敏性紫癜患儿可溶性细胞间黏附分子-1、可溶性血管细胞黏附分子-1 表达水平的影响[J]. 现代中西医结合杂志, 2017, 26（14）: 1502-1504.

[2] 卢晓燕, 甘才斌, 张晓宁. 加减茜根散联合黄芪注射液治疗单纯型过敏性紫癜的疗效及安全性评价[J]. 中国医药指南, 2010, 8（13）: 120-121.

[3] 马军. 茜根散治疗过敏性紫癜性肾炎 80 例临床观察[J]. 中国现代药物应用, 2015, 9（11）: 176-177.

[4] 张海涛. 茜根散加味治疗过敏性紫癜 68 例[J]. 吉林中医药, 2011, 31（9）: 877-878.

荷 叶 丸

【药物组成】 荷叶、藕节、大蓟炭、小蓟炭、知母、黄芩炭、地黄（炭）、棕榈炭、栀子（焦）、茅根炭、玄参、白芍、当归、香墨。

【处方来源】 研制方。国药准字 Z11020227。

【功能与主治】 具有凉血止血之功效。主治血热所致的咯血、衄血、尿血、便血、崩漏。

【药效】 主要药效作用如下：

止血 过敏性紫癜主要表现为皮肤、黏膜、胃肠、关节及肾脏等部位的毛细血管壁渗透性和脆性增加，造成出血症状。实验研究表明，荷叶丸能明显缩短出血时间。且有抑菌、消炎作用。

【临床应用】 用于血热所致的咯血，衄血，尿血，便血，崩漏，临床新用于过敏性紫癜及出血症状[1]。

【不良反应】 尚不明确。

【使用注意】 ①服用前应除去蜡皮、塑料球壳。②本品可嚼服，也可分份吞服。

【用法与用量】 口服，每次 1 丸，每日 2～3 次。

参 考 文 献

[1] 陈锐. 荷叶丸临床应用解析[J]. 中国社区医师, 2012, 28（9）: 13.

二、益气摄血类

归脾丸（浓缩丸、合剂、颗粒）

【药物组成】 党参、白术（炒）、黄芪（蜜炙）、甘草（蜜炙）、茯苓、远志（制）、酸枣仁（炒）、龙眼肉、当归、木香、大枣。

【处方来源】 宋·严用和《济生方》。《中国药典》（2015 年版）。

【功能与主治】 益气健脾、养血安神。用于心脾两虚，气短心悸，失眠多梦，头昏头晕，肢倦乏力，食欲不振，崩漏便血等。

【药效】 主要药效如下：

1. 促进造血功能 本品可促进造血功能。

2. 改善血液循环功能 本品有改善血液循环功能作用。

【临床应用】

1. 过敏性紫癜 单独使用或联合西药用于治疗病程日久且反复发作的脾虚型过敏性紫癜，可取得良好疗效，未见明显不良反应。在西药常规治疗基础上，配合应用归脾汤并灵活辨证加减，二者结合能取长补短、相得益彰，疗效显著[1-3]。

2. 其他 归脾丸用途广泛，可用于治疗心律失常、房性期前收缩、冠心病、低血压、神经衰弱、功能性子宫出血、内痔便血等证属心脾两虚，气血不足者。

【不良反应】 在常规剂量下连续用药副作用较轻，不会导致机体脏器组织严重的健康损害。

【使用注意】 ①有痰湿、瘀血、外邪者，或热邪内伏、阴虚脉数者忌用。②阴虚火旺者慎用。③服药期间，宜食清淡易消化食物，忌食辛辣、油腻、生冷食物。④忌思虑过度或过劳。⑤感冒发热患者不宜服用。⑥本品宜饭前服用。

【用法与用量】 丸剂：用温开水或生姜汤送服。水蜜丸每次 6g，小蜜丸每次 9g，大蜜丸每次 1 丸，每日 3 次。浓缩丸：口服，每次 8～10 丸，每日 3 次。合剂：口服，每次 10～20ml，每日 3 次，用时摇匀。颗粒：开水冲服，每次 1 袋，每日 3 次。

参 考 文 献

[1] 曹亮, 刘瑛, 韩海军, 等.归脾汤加减内服治疗过敏性紫癜 42 例疗效观察[J]. 中医临床研究, 2014, 6（24）: 26-27.

[2] 孔志凤, 张文华. 归脾汤加减治疗过敏性紫癜 31 例[J]. 实用中医内科杂志, 2004, 18（5）: 427.

[3] 杨泽明. 归脾汤加减联合糖皮质激素治疗过敏性紫癜 38 例临床观察[J]. 云南中医中药杂志, 2010, 31（1）: 34-35.

（江西中医药大学 徐国良、尚广彬）

索　引